中医临床必备参考书系

现代中医
眼科学

主　审　高健生

主　编　金　明

中国健康传媒集团
中国医药科技出版社

内 容 提 要

本书是近代眼科专家百余年临床经验和科研成果的总结，兼顾普适性和特色性。全书分为总论和各论两部分：总论中汇集了传承至今的传统疗法、眼科常用中药、效验方及常用中成药等；各论精选 30 多个临床常见、中医有效、指南收录的病种予以详尽介绍，并增加了经典传承和典型病例。本书既浓缩了中医眼科精华，又兼顾西医学前沿研究，可供眼科专业学生、眼科医师、全科医师学习、参阅。

图书在版编目（CIP）数据

现代中医眼科学 / 金明主编 . — 北京：中国医药科技出版社，2020.11
ISBN 978-7-5214-2019-7

Ⅰ . ①现…　Ⅱ . ①金…　Ⅲ . ①中医五官科学—眼科学　Ⅳ . ① R276.7

中国版本图书馆 CIP 数据核字（2020）第 176757 号

美术编辑　陈君杞
版式设计　也　在

出版　**中国健康传媒集团** | 中国医药科技出版社
地址　北京市海淀区文慧园北路甲 22 号
邮编　100082
电话　发行：010-62227427　　邮购：010-62236938
网址　www.cmstp.com
规格　787 × 1092 mm $\frac{1}{16}$
印张　39 $\frac{3}{4}$
彩插　6
字数　1011 千字
版次　2020 年 11 月第 1 版
印次　2020 年 11 月第 1 次印刷
印刷　三河市万龙印装有限公司
经销　全国各地新华书店
书号　ISBN 978-7-5214-2019-7
定价　**178.00 元**

获取新书信息、投稿、为图书纠错，请扫码联系我们。

编　委　会

序

当我翻起这本书的手稿时，被其中的内容吸引了，这确实是一部很有特色的参考书。正如作者在前言中所说，近20年随着现代科技的不断进步，带动了中医眼科突飞猛进的发展，非常需要归纳和总结。

随着各种眼科影像技术层出不穷，对眼底的组织结构和疾病的认识更透彻了，同时，也对中医疗效提出了新的挑战。从辨证论治、辨病论治、病证结合等角度不断思考，开拓出中医一整套诊治思路，其现代诊疗设备的数据至关重要，是评价疗效的依据。令人欣慰的是，此书中记载的典型病例，都是用图像反映治疗经过和疗效，很有说服力，真正用数据说明了中医疗效。

近代眼科专家经历百余年的经验积累，希望把宝贵的学术思想传承下去，在这部书的经典传承栏目中生动地展示了老一代眼科专家的经验、观点、医集等浓缩精华，使中医传承落在实处，令人欣喜。

本书执笔者都是当今很有学术建树的知名专家，他们善于思考，潜心科研，将临床行之有效的经方、经验方、中成药、单味药、药物有效成分等进行科研研究，以实验为依据，探索药物的疗效机制，并发表了文章、获得了课题经费，有些课题获得了成果，并在书中做了展示，为中医眼科学的学术发展做了大量的工作。

本书是一部中医特色和西医学进展结合的眼科学著作，对于读者来说是很有可读性的。无论是中医眼科大夫，还是西医眼科医生，都值得认真学习和参考。

高健生

2020 年 9 月

前　言

　　我一直想编写一部反映当代中医眼科学的专著，既涵盖眼科疾病的最新知识和各种影像学等诊断技能，又要展现出中医眼科学在近20年取得的与时俱进之成就。借助于中华中医药学会眼科分会的平台，我实现了这个愿望，集中医眼科界近40余名活跃在学术舞台的知名专家共同撰写了这本《现代中医眼科学》，这是一部凝聚眼科专家智慧、经验和科研成果的巨作。

　　本书分总论和各论两部分，在总论中有几大特点：①详尽串讲了中医眼科发展史；②汇集了传承至今的传统疗法，包括常用技能和创新技术；③精选了百余味眼科常用中药并介绍其眼用功能主治和药理学研究；④归纳了历代100多种用于眼科疾病治疗的效验方；⑤筛选了82个眼科及眼科相关常用中成药，并详尽介绍其用量用法和禁忌证。中药、效验方和中成药的精选力求常用、可用、适用。

　　在各论中，对疾病的选择并非包罗万象，而是精选出30多个临床常见、中医有效、指南收录的病种。首先，采用了通俗易懂的惯用写作手法，先介绍疾病的中西医基本概念；其次，谈疾病的中西医病因病机、临床表现、相关检查以及诊断与鉴别诊断；最后，讲中西医的治疗方法。各论的撰写特点如下：①治疗是重点，既展现了中医对常见病、疑难病的治疗特色，又介绍了中西医协同诊疗某些疾病的优势；②增加了经典传承栏目，突出介绍历代经典和现代名医的医集经验、学术思想、独到观点等；

③增加了典型病例介绍，疾病治疗前后所附彩插真实地反映治疗经过和效果。

这是一本涵盖眼科中西医临床研究的参考书，既浓缩了中医眼科精华，又不失西医学前沿研究；对疾病的介绍既以中医传承为基奠，又以科技创新为支撑；其图文并茂的典型病例分享更增加了热爱中医的读者们的兴趣和信心；精选的中药、中成药、效验方便于读者查找。本书适合临床眼科医生学习和参考。

金　明

2020 年 8 月

目　录

总　　论

各　论

总　论

第一章　中医眼科理论基础

第一节　概念、分类与范围

中医眼科是中国宝贵文化遗产的一部分，是中国人民几千年来在与眼病做斗争的过程中，逐渐形成和发展起来的一门临床学科，现代中医眼科是传统中医眼科与西医学技术发展相结合的产物，该学科以中医理论体系为基础，结合传统及西医学技术和方法，研究眼病的发生、形成、解剖、生理、病理、病因、病机、诊断以及防治。

与西医眼科相比，中医眼科更加重视眼与脏腑经络的关系，将眼的病证与整体生理病理变化结合，形成了独特的辨证理论体系，如五轮学说、八廓学说及六经辨证等，用来指导眼病的临床诊断与治疗，其中五轮学说是中医眼科学的重要基本理论之一。五轮学说明确了眼局部与整体的关系，应用五轮与五脏的隶属关系，通过观察各轮的外显症状，去推断相应脏腑病变的方法，对临床确有一定的指导意义和应用价值，故由宋至今一直应用比较普遍。但由于时代的限制，各种辨证体系包括五轮辨证均有其明显的局限性。随着现代诊断手段在眼科的应用，临床各项实验室检查、裂隙灯显微镜、检眼镜、电生理、FFAG、OCT 等现代检查技术提高了对疾病的认识水平，诊断过程中思维模式也随之改变，现代病证双重诊断形成了"病证结合"的诊断新模式。这种模式概括起来讲是从"病"的发展过程中分析"证"的变化规律，以病为经，通过对疾病病因、疾病发生发展过程中的病理变化，了解疾病全程的发展规律；以证为纬，在疾病发展的各阶段，根据临床表现及四诊资料，进行病机分析，确定辨证类型。随着诊断模式改变，现代中医眼科在实施治疗时的思路和方法亦发生了变化，将特异性治疗、对症治疗和辨证论治有机结合是其主要特色，治疗方法在过去主要的中药内服、外用、针灸的基础上增加了化学药物、生物制剂、激光及显微手术等。

现代中医眼科学吸纳了西医眼科的研究技术和方法，基础科学与相关学科的快速发展推动了中医眼科的发展，其研究范围不仅包括理论研究，而且包括临床研究及基础实验研究，尤其是在疗效机制探讨方面，采用细胞生物学以及分子生物学技术从整体、系统、细胞、分子不同层面进行阐释并取得可喜进展，现代中医眼科学是当代中医学领域发展最快、最活跃的学科之一。

（梁丽娜）

第二节　中医眼科学术发展史

中医眼科学是我国劳动人民长期与眼病做斗争的经验总结。按其发展过程，大体上可分为萌芽、奠基、独立发展、兴旺昌盛、衰落与复兴、全面发展六个时期。

一、萌芽时期

这一时期，从遥远的上古开始，经历商、周、秦、汉诸代，历时甚久。文字标志着文明社会的历史进程。有了文字，就有了眼科萌芽的最早记载。从河南安阳殷墟出土的甲骨文祈祷辞和卜辞可知，早在武丁时代，人们已将眼睛这一感觉器官命名为"目"，眼睛得病称为"疾目"，眼病失明称为"丧明"。如甲骨文卜辞中有："贞王串疾目""大目不丧明"等。这是我国关于眼病的最早史料。至春秋时期，对目盲一病，又根据眼部病状不同，分别以"瞽""蒙""瞍"等词略加区别。如《书经》有："瞽奏鼓。"《诗经》有："有瞽有瞽，在周之庭""蒙瞍奏公"等句。据《毛传》注释："有眸子而无见曰蒙，无眸子曰瞍。"相传古代乐师多由盲人担任。古代著名音乐家师旷，就是"瞽奏鼓"的典型。

最早记载瞳孔异常的是《荀子》。《荀子·非相》中，有"尧舜参瞳子"之句。至汉代《史记·项羽本纪》亦说："项羽亦重瞳子。"汉代许慎所著的《说文解字》，是我国现存最早的字典，也是最早解释眼目生理病理文字的工具书。全书共收载以"目"为形符的字有 123 个，其中论述眼目生理的有 59 个，如"眸，目瞳子也""眨，动目也""盱，张目也"，论述眼目病理的有 64 个，如"目咸，目陷也""眴，目摇也""眛，目不明也""罘，目惊视也""眯，草入目中也""眚，目病生翳也"。其次，还收载与视觉有关以"见"为形符的字有 48 个，所谓："见，视也，从儿从目，凡见之属皆从见。"其后刘熙所撰《释名》，收入有关眼病的字词又有增加。如所收载的"蒙"字，解释为"有眸子两失明，蒙蒙无所别也"。还收"通视"一词，明确解释为"眸子明而不正"。

我们的祖先，在长期的生活和医疗实践中，逐渐发现并记载了一些治疗眼病的药物。如先秦古地理著作《山海经》，记录药物 100 多种，其中记载标明治疗眼病的药物有丹遗之鱼、植楮、箨、椒等 8 种，还收载了蔓荆、枸杞、白芷、川芎、芍药、薏仁、怀山药、磁石、赭石等当今眼科临床常用的药物。我国古代最早的诗歌总集《诗经》，提到的药用植物有 150 多种，其中如瓜蒌、枸杞、芍药、车前仁、茜草、甘草、远志、益母草、刺蒺藜、菟丝子等均为当今眼科临床所喜用。《淮南子》中也记载了一些治疗眼病的药物，如书中记载的岑术，就是当今常用的秦皮。该书还首次记载了灼烙疗法，所谓："目中有疵，不害于视，不可灼也。"

在有关治疗眼病的医家和医著方面，据《史记·扁鹊列传》记载，我国战国时期的扁鹊，医术全面，随俗为变。他在经过周都洛阳时，见当地尊敬爱护老人，即为"耳目痹医"。因而扁鹊是我国最早的五官科医生。"华佗立眼科，忧后世之盲医""钩割针烙之法，肇自华佗"，这些论述先后载于《证治准绳》和《审视瑶函》等书中。据（晋书）记载，华佗为景王做过眼科手术。还载有："帝目有瘤疾，使医割之。"这种难度颇大的割目瘤手术，大约在华佗受害后半个世纪就开展了，所以华佗立眼科，创手术，具有相当的可靠性。

成书于战国末期的《黄帝内经》（简称《内经》），收载与眼科有关的医论有238条之多，其中《素问》116条、《灵枢》122条，可归纳为生理、病理、诊断、治疗4个部分，对眼与脏腑经络的关系，眼的解剖生理、病因病机、临床证候、针刺治疗等，都做了初步的论述。如将眼局部组织按与脏腑相应的关系，大体上划分为瞳子、黑眼、白眼、络、约束、目系等6个部分。书中详细记载了眼与经络的生理病理关系，记载了大量的眼部病症，如目赤、目痛、目似脱、目妄见、目锐眦痛等30余种。《灵枢·大惑论》是一篇主要论述眼的生理病理的医论，对后世中医眼科的发展具有深远的影响。特别是后世总结的五轮、八廓、内外障学说以及脏腑辨证等许多基本理论，都是在《内经》的基础上发展起来的。

东汉杰出的医学家张仲景，博采东汉以前医学精华，结合自己的实践经验，写成《伤寒杂病论》（简称《伤寒论》）一书。书中以六经论伤寒，脏腑论杂病，首创了理、法、方、药和辨证论治的临证法则，这对临床各科都有普遍的指导意义，该书中涉及较多的眼部病症，如目赤、目瞑、目眩、目黯、目晕黄、血从目出等。经初步查阅，《伤寒论》中所载与眼部病症有关的条文共23条，有10条列举了方。所列的方剂中，如麻黄汤、真武汤、大承气汤、小柴胡汤、苓桂术甘汤等至今为眼科广泛应用。《金匮要略》中所载与眼部病症有关的条文共45条，其中有20条列举了方。所列的方剂有甘草泻心汤、五苓散、茵陈蒿汤、越婢加半夏汤、小半夏加茯苓汤、葶苈大枣泻肺汤等。该书所载的"狐蜮"一病，与西医的眼、口、生殖器三联综合征颇相类似，其所列清热解毒除湿法，至今仍为中医眼科医治该病的常用方法之一。仲景学说在中医学术领域里，有着巨大而深远的影响。对后世眼科应用全身辨证和经方治疗眼病具有重要的指导意义。

大约成书于秦汉时期的《神农本草经》，是我国现存最早的药物学专著。书中共收载明目或治疗眼病的药物有87种，其中上品47种，中品27种，下品13种。如上品中的人参、菟丝子、茺蔚子、蒺藜子、蔓荆子、地肤子等均主明目；菊花，主目欲脱，泪出；黄连，主目痛、眦伤、泣出；蕤核，主明目，目赤痛，伤泪出；决明子，主青盲，目淫肤、赤白膜，眼赤痛，泪出。又如中品中的白芷，主侵目泣出；秦皮，主目中青翳白膜；伏翼（夜明砂），主目瞑、明目、夜视有精光等。其中有不少药物的功效，已被现代药理所证实，这充分反映了当时治疗眼疾的药物已达较高的水平。

二、奠基时期

这一时期，从晋朝到唐代，历时近七百年之久。据《隋书·经籍志》记载，南北朝时有《陶氏疗目方》及甘浚之《疗耳眼方》，可算是我国最早的眼科专书。可惜两书早已遗失，内容不得而知，但可推断这一时期的医家，已为眼科的独立发展奠定了基础。王叔和、皇甫谧、葛洪是晋代三位著名的医学家，分别为眼病的诊断和治疗做出了贡献。王叔和所著的《脉经》，成书于280年，最早记载从脉象鉴别眼病，如目痛有肾与膀胱俱实、肝与胆经气逆之别，该书设有"目病脉"专论，列举了弦、紧、芤、滑、涩、微、散、浮、伏、实等10种辨别眼病的脉象。如："三部俱弦肝有余，目中疼痛苦玄虚，怒气满胸常欲叫，翳蒙瞳子泪如珠。"书中还载有"察目色以辨病之生死"的专论，将《内经》中的目诊发扬光大，屡被后世医书引用。

皇甫谧所著的《针灸甲乙经》，成书于282年，是我国现存最早的针灸专书。全书分

12卷，共128篇，载穴名384个，所列腧穴主治800余条。其中收载主治眼病的穴位有神庭、本神、临泣、风池、攒竹、睛明、承泣、四白、水沟、上关、上星、目窗、内关、解溪等36个，所主治的目病有青盲、目眩、目痒、目泣出、目系急、目白翳、目中淫肤、目眦赤痛、远视不明、白膜覆瞳子等30多种，尤其对睛明、承泣、风池等眼科要穴论述更详。如"目不明，恶风日，泪出憎寒，目痛目眩。内眦赤痛，目眵无所见，眦痒痛，淫翳白膜，睛明主之"。由于本书是将《素问》《灵枢》《明堂孔穴针灸治要》的内容"使类相从"，把散见于各书、各篇章中的一些相类的经文汇集一处，这就为后世学习带来不少方便，从而对针灸治疗眼病起到承先启后的作用。葛洪所著的《肘后备急方》，成书于341年，是一部实用有效可供急救的单方验方集，书中共收集民间治疗眼病的单方验方32个，如用治"肝虚，目睛疼，冷泪不止，筋脉痛，羞明怕日"的补肝散（夏枯草、香附）就是其中的代表方，用苍术治雀目，用白龙散（马牙硝、龙脑）退翳，用车前子、干地黄、寸冬治内障等，都具有简、便、廉、效的特点。其他还有龚庆宣所著的《刘涓子鬼遗方》，也载有医治眼病的针灸方法和方药。

巢元方是隋代著名的医学家，所著的《诸病源候论》，成书于610年，是我国现存第一部论述病因、病理和证候学的专著。该书卷二十八列目病专篇计38候。此外，在伤寒、温病、妇女病、小儿病等证候中列有与目病有关的证候18候，共计56候。书中提到的解剖名词，除目、眼、白睛、黑睛、瞳子、眦等外，还首次应用了睑、眉、睫毛、缘等名称。书中收载了不少眼科的新病名，如针眼、目涩、目黑、目晕、目眇、目蜡、目肥、目珠管、目偏视、目飞血、目疱疮、目脓漏、目封塞、目内有丁、目珠子脱出、伤寒毒攻眼、时气毒攻眼、热病毒攻眼、温病毒攻眼等，对眼病症状的描述颇详。这些都为以后眼科临床证候诊断打下了良好基础。

唐代初期，由于国家统一，经济繁荣，随着印刷术的发展，太医署的建立，中外文化的不断交流，为中医学的发展创造了良好条件。中医眼科从基础理论到临床实践都有了进一步的发展。特别是唐初武德年间设立的太医署，将耳目口齿疾病，从内外科范围中划分出来，首次建立"耳目口齿科"，这就为以后中医眼科的独立发展奠定了基础。

唐代孙思邈所著的《备急千金要方》与《千金翼方》中，记载了不少眼科的内容，该书于七窍病中首列目病，首次将目病病因进行总结，归纳为19因，明确指出生食五辛、房室无节、饮酒不已、夜读细书、久处烟火等皆为丧明之本。在眼病的治疗上，《备急千金要方》介绍验方71首，《千金翼方》介绍验方30首，其中有"神曲丸，主明目，百岁可读细书"，此方即现代常用的磁朱丸。在内服及食疗方中，首次提出猪、牛、羊、兔等动物肝脏具有明目作用。同时内服与外治并重，书中收载了不少外点、熏洗、外敷等外治方及钩割、针灸、按摩等治法，对后世眼科的发展产生了较大的影响。

唐代王焘著《外台秘要》，卷二十一专论眼疾，首先引用《天竺经眼论》的内容作为总论，谓眼为六神之主，而身由地、水、火、风四原质所成。所引用的《天竺经眼论》，从内容分析，并非印度医学的翻译作品，而是受印度医学生理解剖观点影响的我国早期的眼科专著。如在眼的解剖生理方面，认为眼乃轻膜裹水，外膜白睛重数有三，黑睛水膜只有一重，不可轻触。在论述眼病方面，对青光眼有独特见解，认为"内肝管缺，眼孔不通所致"，而且指出"急需早治，若已成病，便不复可疗"，并将青光眼分为黑盲、乌风、绿翳青盲三类。在眼病手术方面，首次提出用金针拨治白内障，所谓"宜用金篦决，一针之后豁若开云而见白日"。此外还记载了用烧灼外治眼病的方法。

《通志·艺文略》中，首次记载的《龙树眼论》与《刘皓眼论准的歌》，是唐代问世的两部有影响力的眼科专著。因为《通志·艺文略》收载的都是唐代以前的文献。从唐代白居易的诗里，"案上漫铺龙树论，盒中空捻决明丸"，可以看出《龙眼树论》在唐代已经盛行。《龙树眼论》在宋史中仍有记载，原书已经失传，后人推测为隋唐医家所辑。因隋唐时期佛教在我国盛行，"龙树"又是第三世纪印度著名的佛教哲学家和名医。《隋书》记载，《龙树菩萨方》有十多种，托名"龙树菩萨"所撰，以广其传。该书分总论与各论两部分，总论所述病因病机与《诸病源候论》相似，多主风热。各论30节，所用的眼部解剖名词和病症名称均较以前的眼科文献多，如眼睑、眼皮、眼带、眼睑皮里等解剖名词，皆属首见。所提的病症亦已增至60多种。不仅详述了"开内障用针法"，并且提出了治疗翼状胬肉的割烙法。从该书的体裁、文字和内容来看，与《备急千金要方》和《外台秘要》相似，很可能是我国晚唐时期的一本托名医书。

《刘皓眼论准的歌》亦是晚唐时期的眼科专书，是在《龙树眼论》的基础上，整理改编而成。全书为诗歌体裁，所谓"论录为歌，以贻后代"。据日本人丹波元简考证，在现存《秘传眼科龙木论》中，《龙木总论》的"审的歌"即属该书的内容。该书所载的五轮歌及内外障分类法，不仅奠定了中医眼科的七十二证学说，而且促使了中医眼科真正走向独立发展的道路。

据史料记载，我国唐代已能安置假眼。北宋李昉等编辑的《太平御览》中谓："唐崔嘏失一目，以珠代之。"又北宋钱俨所撰《吴越备史》载："唐立武选，以击球较其能否，置铁钩于球杖以相击，周宝尝与此选，为铁钩摘一目，……敕赐木睛以代之。"原书还说："置目中无所碍，视之如真睛。"据考，周宝是公元九世纪中叶唐武宗时的人，说明我国远在公元九世纪就能安装假眼，是世界上最早的。

三、独立发展时期

这一时期，从宋代直至元末以前，历时近五百年。时至宋代，眼科的生理解剖、病机学说等基础理论又得到了进一步的发展，在理论与临床方面都具备了成立专科的条件。故在北宋元丰年间的太医局，开始将眼科从耳目口齿科中分出来。从此，中医眼科一直作为独立学科不断发展。

北宋之初，由官方组织王怀隐等人所辑的《太平圣惠方》，成书于992年。该书卷三十二与卷三十三，为眼科专篇，收载眼科病症约60种。有关眼科病症的论述，大多出于《诸病源候论》，收载的新病名有蟹睛、坠睛、眼睑垂肿、睑生风粟、眼血灌瞳人、眼被物撞打、眼赤脉冲贯黑睛、丹石毒上攻眼目等。收载治眼方剂500多首，基本上总结了唐以前众医家治疗眼病的经验。该书不仅对五轮的配位作了改进，而且将它与眼病的病机联系起来，使五轮学说有利于临床运用。关于眼科手术，介绍了钩割针镰诸法，尤其对金针开内障眼法作了比较详细的介绍，是一部很有价值的文献著作。

北宋末期，由朝廷组织人员编撰的《圣济总录》，成书于1117年，是宋代的医学巨著。全书共200卷，收载医方2万余首，其中卷一·二至卷一·一一三为眼科专篇，是在《太平圣惠方》的基础上扩充内容而成。书中有论有方，所录治眼方剂已达890余首。首列眼目统论，次列肝虚、肝实、肾肝虚、目睑垂缓等50多个病症，理论论述比较粗糙，且未载录五轮学说。在眼科手术方面，介绍了钩、割、针、劆和熨烙，同时列述了适应证，只是对金针开内障法略去未提。本书集宋代医方之大成，记载了不少民间经验良方和医家秘方，是一部具有研究价值的历史医学文献。

成书于1151年的《太平惠民和剂局方》，是继《圣济总录》之后的著名方书，它实际上是宋代官府所设"和剂局"的一种成药处方配本，其中卷七有"治眼目疾"一篇。所载方剂多属当时民间习用的有效成方，不但广泛地被宋代以后各家方书所引用，而且有些已被作为成方规范流传至今。

在金与南宋对峙时期，许叔微编著的《普济本事方》、刘昉编著的《幼幼新书》，刘完素编著的《宣明论方》与《素问玄机原病式》，陈无择编著的《三因极一病证方论》，张子和编著的《儒门事亲》，李杲编著的《东垣试效方》与《兰室秘藏》、杨士瀛编著的《仁斋直指方》等，都收载了不少关于眼科的论述，对眼病的病机、辨证和治疗，各具创见。如《素问玄机原病式》首次倡导玄府学说；《三因极一病证方论》最早提到"八廓"名称；《儒门事亲》载有九篇眼科专论，倡导"目不因火则不病"，针刺放血治疗眼病以及经络辨证治疗眼病等。《东垣试效方》载有冲和养胃汤、助阳活血汤、明目细辛汤等28个眼科常用方剂，强调从调理脾胃论治。《仁斋直指方》收载治眼方剂45个，特别对五轮学说的定位配属，作了精辟的论述，流传到现在未改变。以上诸书，从不同方面丰富了眼科理论，推动了眼科的发展。

在眼科用药方面，宋代唐慎微总结了北宋以前药物学的成就，参考了《神农本草经》以后的各种主要本草著作和其他经史方书共247家，编撰成《经史证类备急本草》，成书于1116年。全书共31卷，收载中药1746种，较《唐本草》增加了一倍以上，其中有关眼科用药已达180多种，说明当时眼科用药的范围已大大扩充。

元代危亦林所著的《世医得效方》，成书于1337年。全书共19卷，收载经验方剂3000余首，卷十六为眼科专篇，其内容分总论、各论、附篇三部。总论中对五轮配属，按《仁斋直指方》中的定位，并在病因证治上作了补充，对"八廓"不仅首次配上天、地、火、水、风、雷、山、泽八卦副名，而且还将每一廓配属眼位。各论列72症，每症的症状描述主要以《刘皓眼论准的歌》为基础，其药物治疗多重新选方，手术疗法则略而未提。

《秘传眼科龙木论》，是由宋元医家辑集前人眼科著述而成的眼科名著。由《龙木总论》与《葆光道人眼科龙木集》等几个部分组成。前者载列"七十二证方论""诸家秘要名方""针灸经""诸方辨论药性"。主要内容是按内外障分类记叙72种眼病的病因、症状和治疗。后者主要部分是以问答形式编写的"眼科七十二问"。具体内容与"七十二证方论"不同；并在论述五轮之后，首次介绍了八廓学说的名称和内容。

署名孙思邈撰的《银海精微》，据考，为元末的医人所辑。书中首先叙述五轮八廓学说和中医眼科的一些基本知识，接着列叙81种眼病的病因和证治，并附有眼病简图。其中66种眼病，已见于唐宋文献，另外新增的有胞肿如桃、眵泪净明，蝇翅黑花等15种。治疗方面，除内服药外，有半数眼病配合点眼药外治。该书的附篇涵盖眼的生理、病理、辨证，以及常用内服方剂、中药药性与外用药的制法等，一应俱全，在眼科临床上有重要的实用价值。

宋代的另一眼科成就，是眼镜的发明和使用。如南宋赵希鹄所著的《洞天清录》一书中记载："叆叇，老人不辨细书，以此掩目则明。"《正字通》说："叆叇，眼镜也。"所以配制眼镜，实以我国为最早，只是当时限于配制老花镜罢了。

四、兴旺昌盛时期

这一时期，从明代到清代鸦片战争以前，历时 400 余年，明代与清代前期，医学分科继承了宋元时期的建制，眼科仍为独立专科。有关眼科的医药著作，无论是数量，还是质量，都大大超过了以前各代。

元末明初，倪维德著《原机启微》，成书于 1370 年。全书共两卷，上卷将眼内、外各部病症按病因分为"风热不制之病""淫热反克之病"等 18 类，并理论联系实际，详细分析病机，严谨辨证论治。下卷论方剂配伍，附 40 余方，对每方皆有说明。这是一本独具一格，被后世推崇备至的眼科专著。

明初朱橚等编撰的《普济方》，成书于 1406 年。就内容而论，是我国自古以来最大的一本方书，全书原 168 卷，四库全书本改为 426 卷，收方 6 万多首，眼目门占 16 卷，收方 2300 多首，集眼科病名 300 多种。该书由数十种书籍的眼科资料汇集而成，不但有较高的历史参考价值，而且对眼科临床也有重要的实际意义。

李时珍于公元 1678 年，辑成药物学巨著《本草纲目》，全书共 52 卷，收载药物 1892 种，其中眼科用药已 400 多种。该书的第四卷眼目一节还记载治眼赤肿、昏盲、翳膜等药物数百种，多数药后附有单方验方。该书的编写形式近乎生物学，但实际内容以临床应用为主。如对每种药物的性味、产地、形态、采集、炮制、主治、方剂配伍等都有详细记载，故有很高的临床应用和学术研究价值。

王肯堂于 1602 年辑成临床医学巨著《证治准绳》，在"七窍门"内有眼科专篇，其总论首次对五轮八廓等词的含义作了解释，而且对八廓的配位，首次提出了八方配位法，对瞳神首次记载内含神膏、神水、神光、真气、真血、真精的论述，这些都被后世医家所推崇。各论汇集眼部病症 170 多种，凡肉眼所能见到的症状几乎都作了描述，对临床诊断很有帮助。该书"类方"第七册，还收载眼科方剂 405 首，其中外治方 106 首。所述眼科内容，皆以证治为主。具有"博而不杂，详而有要"的特点。

傅仁宇于 1644 年辑成眼科重要专著《审视瑶函》。该书卷首，介绍名医医案、五轮八廓、运气学说、前贤医论等；卷一主要讨论眼科的基础理论；卷二重点论述眼病的病因病机；卷三至卷六，将眼病归纳为 108 症，按病症分节，详述每种眼病的症状、诊断和治疗。卷六之后，附有针灸治疗要穴和 22 个外用药方的配制与应用等，并记载眼科用方 300 多首。该书内容十分丰富，所以流传颇广。

明代的眼科专著还有袁学渊编辑的《秘传眼科全书》和邓苑编著的《一草亭目科全书》，前者首先介绍历代眼科理论，次列眼科 72 症，然后分类介绍眼科常用药物的药性。后者首作目论、目议，次论辨外障、内障及治法，再次论小儿痘毒眼治法及小儿雀目治法等。上述两书均是中医眼科的重要参考资料。明代还有不少综合医书收载了不少眼科内容。如徐春甫辑的《古今医统大全》，其眼科部分仍列 72 症，有证有方，并首次转载了《原机启微》18 篇原文。薛己等撰的《薛氏医案》，不但全部收录《原机启微》一书，而且于后附录各家论述摘要、前贤医案和按十剂分类的 39 个处方，此外还收录了治疗小儿眼病的 25 个处方。李梴辑《医学入门》，对眼病的论述，主张分表里，将五轮中的肉轮细分为上胞属脾，下睑属胃，对八廓的配脏腑和配眼位也有所调整。杨继洲著的《针灸大成》，在耳目门中记载眼病 21 种，针灸用穴 80 多个。其他篇章还有不少针灸治疗眼病的记载，对穴位的主治功能阐述亦较详细。其他还有楼英的《医学纲目》，龚信的《古今医鉴》，龚廷贤的《寿世保元》，赵献可的《医贯》，张介宾的《景岳全书》等，都有眼科专篇。其共同特点是注重整体辨证，可供眼科临床参阅。

清代前期，我国还是世界东方最强盛的国家，中医眼科事业有较大的发展，传世的眼科专著不少，在丛书类书中亦有不少眼科的内容。黄庭镜于 1748 年著《目经大成》，全书三卷，卷一立论，包括眼的解剖、生理、病因、辨证，内外治法等方面的杂论；卷二考证，包括 12 类眼因，81 症以及似因非症 8 条；卷三仿景岳八阵，列方 200 多首，并有方义说明。该书对很多眼科病名作了改动，如改"黄膜上冲""黄液上冲"就是其中的一例。黄氏精于眼科手术，对针拨术总结出审机、点睛、射复、探骊、扰海、卷帘、圆镜、完璧等八法，使手术操作规范化。顾锡于 1810 年撰《银海指南》，全书共四卷，前两卷比较全面地论述眼科五轮八廓、运气学说、眼病的病因病机、脏腑主病及全身兼症等；第三卷列内服药方 170 余首，外用方 11 首，第四卷录验案 176 则。全书自始至终体现了眼局部辨证与全身辨证相结合的综合辨证观。马化龙于晚清辑《眼科阐微》，全书共四卷，卷一为总论，主要讨论中医眼科生理病理和辨证论治等问题；卷二主要摘录《老年眼科书》《孙真人眼科总理七十二症秘诀》和《明堂七十二眼症治法》等内容；卷三主要论述感染性眼病、外伤性眼病和妇女眼病的治疗；卷四主要论述婴幼儿眼病的治疗和 20 多种外用药的配制方法。全书共载方 253 个，具有实用、简便等特点，特别为老年性眼病的防治提供了宝贵的经验。王子固于 1657 年著《眼科百问》，全书分上下两卷。上卷 42 问，主要论述五轮八廓、五运六气、七表八里、三阴三阳以及目赤、流泪、目疼、目昏等常见眼病的辨证论治；下卷 79 问，主要论述妇女、小儿、老人、眼外伤等眼病的辨证论治，共计 121问，选方 199 个。末为眼科杂集，收载外治法和单方验方 55 个。该书所选方剂，一般在15 味以上，具有寒温并用、组合全面的特点。《异授眼科》与《眼科奇书》，均于清代刊行，撰人不详。前者首载论赋歌括，论述眼科的基本知识，并载有供眼科外用的主要方药及其炼制使用方法；继为 72 症医治，用问答形式介绍每一证的病情、病因、治法和方药。后者喜用辛散温补的药物治疗眼病。认为外障是寒，主张用四味大发散或八味大发散随症加减治疗；认为内障是气，主张用破气、补气和温肾的方药治疗。篇幅短、内容奇、剂量大，很可能是高寒地区与眼病做斗争的经验总结。其他还有程玠的《眼科应验良方》等，均对后世有一定的影响。

在类书和丛书中，首推张璐于 1805 年著的《张氏医通》。该书在"七窍门"内，汇集了明清以前 20 多种医著中眼科资料，结合作者临床实践，除阐述眼科基础理论外，还评述了金针拨障术的适应证、操作方法和拨针的制造等，并列举若干手术成功与失败病例，以供参考。书中列述眼部病证约 160 种，依症状及病因分为 43 类，内容虽多取法于《证治准绳》，但选辑较精，文字通俗，故流传很广，影响较大。陈梦雷等人于 1726 年编辑的《古今图书集成·医部全录》，全书共 520 卷，其中目门 13 卷，该书搜集历代主要眼科著述，依成书年代顺序择要辑录，前为医论、后为方药、针灸、医案等，内容丰富，颇有参考价值。

吴谦等人于 1742 年编辑的《医宗金鉴》，内有"眼科心法要诀"两卷。首先总论眼科诊法，然后将眼病按内障 24 症，外障 48 症叙述，另补遗 10 症，共计 82 症，载方 113 首，正文都用七言歌诀概括，附加注释，内容简明，便于记诵。只是辨证方面有详于局部而忽略整体的倾向。

五、衰落与复兴时期

这一时期，从 1840 年鸦片战争起，历时 150 年之久。清代处于封建社会末期，由于世界资本主义的发展，帝国主义对中国的侵略，加上清代后期政治腐败，中国逐渐衰落下去。以鸦片战争为标志，中国社会逐步走向半封建半殖民地转化。中华民族的经济文化遭到空前的破坏，特别是国民党统治时期，反动当局极力宣扬洋奴买办思想和民族虚无主义，污蔑中医不科学，企图消灭中医，使中医学受到严重摧残，中医眼科势必随之衰落了。

这一时期前期，主持太医院的仍是中医，也将眼科列为独立专科，但形势已日趋衰落，眼科学术处于停滞不前状态。虽然刊行了一些眼科专著，但大多为沿袭之作。较有创见的为数不多。其中黄岩于 1867 年编撰的《秘传眼科纂要》，刘耀先于 1911 年编辑的《眼科金镜》，在当时还有一定的影响。前者首重药物的临床应用，按脏腑及眼症分类叙述 119 种内服药及 38 种外用药的制法与应用。后者以内障、外障为纲，详细论述了 91 种常见眼病的证治，并在针拨白内障等手术方面有所改进。全书分为四卷，卷一、卷二为"内障正宗"；卷三、卷四为"外障备要"。收录方剂 315 首，治验医案 17 个，是刘氏在继承明清眼科学术的基础上，结合自己长期的临床经验编著而成，具有较高的理论水平和实用价值。

清末刊行的其他眼科专著计有王锡鑫于 1847 年编的《眼科切要》，胡鳌于 1847 年编的《眼科神应方》，陈国笃于 1861 年编的《眼科六要》，奇克唐阿于 1865 年编的《厚德堂集验方萃编》，月潭禅师于 1886 年辑的《眼科秘书》，罗云从于 1891 年辑的《孙真人眼科秘诀》，吕熊飞于 1894 年辑的《眼科易秘》，还有 1875 年撰人不详的《广勤轩遗稿》，1881 年撰人不详的《眼科神方》，1907 年撰人不详的《双燕草堂眼科》，1910 年《不空和尚目医三种》，以及撰人和年代不详的《眼科家传》《胡氏家传》《庄氏家传》等，基本上是沿袭前代眼科医籍中的内容，或内容简单，不具特色。

自 1912 年清代结束，中华民国建立之后，由于军阀混战，社会动乱，加之国民党政府推行扼杀中医政策，中医眼科随着整个中医事业的衰落而衰落。当时虽有一些中医眼科工作者不懈地奋斗，但所遗著作较少。其中有陆天医于 1922 年编的《简明眼科秘诀》，黄荔州于 1928 年编的《救目慈航》，尚有刊于 1931 年撰人不详的《裕氏眼科正宗》，刊于 1935 年的《黄乔岳眼科全书》，以上各书，其内均无特殊创见。唯康维恂于 1935 年编的《眼科菁华录》还有一定的影响力。该书共 3 卷，卷首为总论，阐述一般的眼科知识，卷上、卷下为各论，按 17 门分述了 123 种眼病的病因、症状及方剂等。此书虽沿袭《原机启微》《审视瑶函》等医籍摘录而成，但内容简明扼要，还绘有"治疗应用器具图"，对眼科临床有一定的参考价值。此外，鸦片战争以后，由于西医眼科的传入和影响，我国眼科界中开始出现中西医汇通的趋势。如唐容川于 1892 年所著的《中西汇通医经精义》，试图用中西医结合的方式，对眼的大体解剖绘图说明；徐庶遥于 1924 年编的《中国眼科学》将传统的 36 种中医眼科病症，加入少量西医知识以及预后、摄生而成；陈滋于 1936 年著的《中西医眼科汇通》是一部具有代表性的著作，该书采用西医眼科分类法，将眼病分为 10 类，共 98 症，每病均列有中西医名称。这些编著虽在学术理论上无卓越见解，但标志着中西医结合诊治眼病已进入萌芽状态。

六、全面发展时期

1949 年，中华人民共和国诞生以后，党和政府十分重视发挥中医学在人民卫生保健事业中的作用，特别是制定了一系列的中医政策，使中医事业得到拯救和发展，中医眼科也被从濒临失传的边缘抢救过来，并走向全面发展之路。1955 年在北京成立了中医研究院，开设了中医眼科研究室；1956 年起陆续在上海、南京、广州、成都建立了中医学院；1959 年起开办西医学习中医班，一批西医大夫加入中医眼科队伍，共同为继承发扬中医眼科学术做出了重要贡献。1960 年出版了第一部全国统编的中医眼科教材《中医眼科学讲义》，此教材又于 1964 年、1975 年、1979 年、1983 年先后四次修订，不断充实完善，供全国高等医药院校中医专业使用；中医眼科专著不断出版，尤其是总结介绍中医眼科名家学术思想与经验的著作，如路际平的《眼科临症笔记》，陆南山的《眼科临证录》，姚和清的《眼科论治经验》，陈达夫的《中医眼科六经法要》，庞赞襄的《中医眼科临床实践》，还有《韦文贵眼科经验选》《陈南溪眼科经验》《张皆春眼科证治》等，均各具特色、深受欢迎。此外集诸家之大成的《中国医学百科全书·中医眼科学》《中医眼科全书》等权威著作出版后，在学术界产生了很大的影响；1980 年后各省、市先后成立了中医眼科学会、中西医结合学会，积极开展中医及中西医结合眼科学术交流、促进学术发展；1978 年后，中医药院校开始招收中医眼科研究生，培养高层次专业人才；1980 年后先后创办了《中西医结合眼科杂志》《中国中医眼科杂志》《中医眼耳鼻喉杂志》，为中医眼科学术交流提供了良好的平台；1987 年后湖南、成都、广州等中医药院校开设了中医五官科专业，培养了大批中医眼科专门人才。为加强中医医疗技术标准化规范化建设，国家中医药管理局从 1983 年开始编制了部分中医病证诊疗标准并在部分省市试行；经过 10 余年实践和多次修改审定，于 1994 年 6 月发布了《中医病证诊断疗效标准》，其中对 46 个眼科病证规范了病证名、诊断依据、证候分类、疗效评定标准；1997 年 10 月由朱文锋教授担任主编制的《中医临床诊疗术语》作为国家标准正式颁布，在全国推广实施，其中包括中医眼科标准病名 91 个，新增了目偹、酸碱伤目等多个病名；2007 年 11 月国家中医药管理局推出了 18 个眼科重点专科（专病）和 7 个眼科特色专科（专病）建设项目，积极开展高水平的专科专病研究，加强了中医眼科临床基地建设，提升了中医眼科临床水平；2010 年起国家中医药管理局先后发布了 24 个专业 304 个病种的中医诊疗方案及临床路径，其中包括 20 个眼科病种，有力地促进了中医眼科标准规范化建设。值得特别一提的是在科学研究方面，国家重大科技专项、科技攻关计划、"863"计划、自然科学基金资助了大量中医眼科项目，中医眼科基础研究、临床研究、新药研究及新产品开发全面展开，取得了大批科技成果，部分成果获得国家和部省级重要科技奖励，在国内外产生了重要影响，如中国中医科学院的白内障针拨套出术研究、加减逍遥散治疗儿童视神经萎缩研究，成都中医药大学的糖尿病视网膜病变系列研究，湖南中医药大学的视网膜色素变性研究、青光眼及视网膜疾病防治机制研究等，和血明目片、双丹明目胶囊等新药获得原国家食品药品监督管理局批准，为眼科疑难疾病的治疗提供了新的药物。在中医眼科工作者的共同努力下，中医眼科不断取得新的成绩，展现了广阔的发展前景。

（秦裕辉）

第三节　眼的解剖生理

眼是视觉器官，它是由眼球、视路、眼附属器三部分组成。眼球接受外来光线的刺激形成视觉信息，经过处理，转化为神经冲动，通过视路向视皮质中枢传递信息，从而引起视觉。眼附属器对眼球有保护及协调其运动等作用。

一、中医解剖生理基础知识

中医眼科，是中医学文化遗产的一块瑰宝，是中华民族几千年来在与疾病做斗争的过程中，发展起来的一门医学临床学科。中医眼科的解剖生理学，在古代典籍及近现代眼科专著中都有记载。《灵枢·经水》篇云："若夫八尺之士，皮肉在此，外可度量切循而得之，其死可解剖而视之。"篇中记载了较多的眼部解剖名词，如睛、目、白眼、黑眼、目系、瞳子、眦、目眶、约束等；把眼的"别黑白，审长短"的功能及其与人体脏腑经络的关系，也作了比较深刻的阐述。历代医家以眼与脏腑的密切相关为基础，将眼局部由外向内分为五个部分，谓之为五轮学说，并分属于五脏。五轮学说正确地描述了眼局部的重要解剖标志。为了便于学习和研究古典医籍，特将中医学对眼解剖生理的认识，简介于下。

（一）眼珠

眼珠，相当于西医学的眼球。因形圆似珠，为人身百骸九窍之至宝，故曰眼珠。又名目珠、睛珠、目睛等。在《外台秘要·卷二十一》中有这样的描述说："轻膜裹水，圆满精微，皎洁明净，状如宝珠，称曰眼珠。"

眼珠由白睛、黑睛等构成外壳，白睛计有3层，黑睛计有1层。目珠后连目系，通于脑，珠内有黄仁、神水、瞳神、晶珠、神膏、视衣等组织，内含气、血、精，使眼能审万物，明秋毫，辨颜色。故《银海精微》有曰："人有两眼，犹如天地之有两曜，视万物，察纤毫，何所不至。"

1. 黑睛

黑睛位于眼珠前段中央，周围环绕白睛，本身晶莹清澈，无色透明，由后方之黄仁颜色衬托而呈黑色故名。早在《圣济总录》中即称黑睛，该书在"蟹目"中云："其则黑睛上生黑珠子，如蟹目状。"黑睛又名黑珠、黑仁、黑眼、乌珠、乌睛、乌轮、青睛、青轮、神珠等。即西医学之角膜。

黑睛，在五轮中称风轮，为肝之精腾所结，内应于肝，是保证神光发越的重要组织。肝与胆相表里，所以黑睛疾病常与肝胆相关。若有外邪侵袭，则易生星点翳膜，阻碍神光发越而影响视力。古代医书早有所载，《外台秘要·卷二十一》曰："黑睛水膜止有一重，不可轻触，致败俄倾，深可慎之。"

黑睛有保护瞳神及其他珠内组织的作用，其晶莹透明，不可触犯。如《证治准绳》言："风轮则有包卫涵养瞳神之功，故凡风轮有损，瞳神不久留矣。"受外物撞刺，易伤瞳神。

黑睛之病，因其无丝毫微细血络，其清气之升运，多靠白睛血络输布，若白睛血络阻滞，则黑睛清气不得升运，黑睛失养，可致病变久不愈合。因黑睛与白睛紧密相邻，黑睛病变，亦可影响白睛。

2. 白睛

白睛位于眼珠后段大部，除前部黑睛外，其余均是白睛。白睛与黑睛紧密连接，共同组成眼珠的外壳，其质地坚韧。白睛是眼珠外壳表层的主要部分，因其色白而称白睛。在《诸病源候论》中最早记载，又名白珠、白仁、白轮、白眼等。《外台秘要·卷二十一》在眼的解剖方面指出："眼乃轻膜裹水，外膜白睛重数有三……"可见古代中医学之白睛即包括了西医学之球结膜、球筋膜及前部巩膜。

白睛最外面的一层薄膜，古代医书也多有记载，《张氏医通·七窍门》中曰："其有进针时。手法迟慢。目珠旋转。针尖划损白珠外膜之络而见血。"此膜受风热邪毒侵袭，易致红赤壅肿，如《秘传眼科龙木论·暴风客热外障》指出："此眼初患之时，忽然白睛胀起……"《张氏医通》中也有记载："暴风客热证，卒然而发，其证白仁壅起，包小乌睛，疼痛难开……"根据外膜有血和其病变特点，可知本膜与今西医学之球结膜相当。

白睛，在五轮中称气轮，为肺之精腾所结，内应于肺金，五脏属肺，肺气充沛调顺，邪不易入，则白睛色白而润泽。因肺与大肠相表里，故白睛疾病常与肺和大肠有关。

白睛质地相对最为坚韧，有保护珠内组织的重要作用。在《证治准绳·七窍门》中已有认识。又如《医灯续焰》说："肺在行为金，金至坚，故白眹独坚实。"

3. 黄仁

黄仁在黑睛之后，状似圆盘，悬于神水之中，色呈棕黄故名。见于《银海精微》。黄仁又称虹采、眼帘。即西医学之虹膜。

黄仁中央圆孔谓之瞳仁。黄仁具有细密的纹理，能伸展收缩，有调节瞳神大小的功能。《银海精微·辘轳展开》有云："瞳仁之大小随黄仁之展缩，黄仁展则瞳人小，黄仁缩则瞳仁大。"光线的强弱与黄仁的展缩有密切的关系，光线暗淡，则黄仁收缩，瞳神散大；光线充足，则黄仁伸展，瞳神缩小。若黄仁为邪气所乘，可致瞳神缩小，久则瞳神紧锁如针孔菜子许，中间遂结黄白翳障，瞳神凝定，阴看不能大，阳看不能小，神光被蔽，而成盲目。黄仁组织娇嫩，血络丰富，稍有触撞，即可出血。《张氏医通》云："进针之后，触着黄仁，而血灌瞳神，急当出针。"

4. 神水

神水，现代中医多认为相当于西医学之房水，早期还包括了泪液，《证治准绳·杂病》有云："神水者，由三焦而发源，先天真一之气所化，在目之内。在目之外，则目上润泽之水是也。"实指房水及泪液。近代认为神水瘀滞可致青光眼等症。

神水，藏于黑睛之后，黄精之四周。神水明净澄澈，不易察见。血养水，水养膏，膏护瞳神。神水具有营养部分眼组织的作用。

5. 瞳神

瞳神，出自《证治准绳·七窍门》。它的涵义有二，其一是狭义上专指黄仁中间之圆孔，即仅指西医学之瞳孔。瞳神与黄仁关系至密。如《审视瑶函》说："目形类丸，瞳仁居中而独前"。因瞳神色黑而清澈晶莹，有如宝镜，彼此相视，目中有如儿童之小人，其理神妙莫测，故名。又名瞳人、瞳仁、瞳子、金井等。其二广义上泛指瞳孔及眼珠内各种组织，包括黄精、神膏、视衣、目系、神光等有形之物以及真精、真气、真血等无形之物。

瞳神，在五轮中称水轮，为肾之精腾所结，内应于肾，因肾与膀胱相表里，故瞳神病变往往从肾、膀胱论治。由于瞳神包括不同组织，且结构复杂，故除与肾和膀胱有关外，与其他脏腑也有密切相关。

6. 晶珠

晶珠又名黄精，位于瞳仁之后，神膏之前，清代唐宗海的《中西汇通医经精要》又称之为睛珠。《目经大成·五轮》曰："膏中有珠，澄澈而软，状类水晶棋子，曰黄精，总名瞳神……"1985 年全国高等医药院校教材《中医眼科学》改称为晶珠，即西医学之晶状体。

晶珠有调节视近察远之功。眼能明视万物，晶珠起着极其重要的作用。若晶珠浑浊，即为内障而影响视力。

7. 神膏

神膏被眼珠壳包涵，位于黄精之后，藏于眼珠内后方之空腔，如鸡子清样透明。最早在《证治准绳·杂病·七窍门》中提出："大概目圆而长，外有坚壳数重，中有清脆，内包黑稠神膏一函。膏外则白稠神水，水以滋膏。"

《目经大成》中言："又木春生夏长，根枝连理，故人身筋系于肝，而相火亦寓焉；风轮下一圈收放者为金井，井内黑水曰神膏，有如卵白涂以墨汁。"初步描绘了神膏的形态。《张氏医通》金针开内障论（造金针法）中载有："又年高卫气不固。针时神膏微出者。即与保元汤调补之。"据此神膏应指今之玻璃体。但亦有人认为还包括部分色素膜。

《审视瑶函》中又称神膏为护睛水。如《疡医大全》云："白睛最坚属肺金，内藏护睛水，如鸡子清之稠浓。"记载了神膏的解剖部位及生理功能。

神膏与脏腑的隶属关系在《眼科阐微·辨肾水不养神膏神膏干论》中有载："神膏乃目中包涵之膏液也。由胆中精汁积成，涵养瞳神者。膏中一点黑莹，是肾、胆所聚之精华，能照万物。如血不滋膏，神膏干矣。故滋膏须以养肝血为主。"神膏病变，古人认为与胆肾有关者居多。神膏有卫护瞳神含养神光之功，也是眼明视万物的保障。一旦发生浑浊，即可见眼前黑花飘动，甚则障碍视力。神膏在白睛内，透明且富含水液，起支撑作用，能使眼保持珠状。

8. 视衣

最早于近代中医眼科著作中才应用此名，泛指西医学的视网膜、脉络膜。

9. 神光

神光，即视功能。最早见于《证治准绳》，在《审视瑶函》引用并整理。《审视瑶函》有云："五脏之中，惟肾水神光，深居于中，最灵最贵，辨析万物，明察秋毫……"

《审视瑶函·目为至宝论》中说："神光者，谓目中自然能视之精华也。夫神光原于命门，通于胆，发于心，……在耳能听，在目能见，有莫知其所以然而然者夫神源舍乎心，故发于心焉。"可知神光之强弱与命门及心火之盛衰密切相关。

10. 眼孔、肝管

眼孔、肝管，部位不明，是精津气血濡养眼珠的通道。早在唐代王焘的《外台秘要》中即有绿翳青盲的叙述："此疾之源，皆因内肝管缺，眼孔不通所致也，急需早治。"说明是眼孔不通．肝管缺如，为绿翳青盲，即青光眼的主要原因，故眼孔、肝管只宜通畅，不能滞塞。

11. 玄府

玄府又称元府。一词源自《内经》，指汗孔。金代医家刘完素根据自己长期的实践研究，进一步提出了"玄府"学说。其著作《素问玄机原病式》中谓："玄府者，无物不有。人之脏腑、皮毛、肌肉、筋膜、骨髓、爪牙，至于世之万物，尽皆有之，乃气出入升降之道路门户也。是以升降出入，无器不有，人之眼耳鼻舌意识，能为用者，皆由升降出入之通利也。有所闭塞者，不能为用也。若目无所见……玄府闭密而致，气液血脉，荣卫精神，不能升降出入故也。"目中玄府郁滞或闭塞，致目失濡养，则视物昏暗，甚或失明。可见目中玄府为精津气血升降出入之通道。

12. 真气、真血、真精

真气，真血、真精，即气、血、精，均为滋目之源液，因目中脉道幽深细微，非轻清精微之性，难以升腾上达，故曰真。《眼科阐微》中言："真血者，肝中升运于目，轻清之血，乃滋目经络之血也。真气者，目络往来生动之气，乃先天真一发生之原阳也。真精者，先、后二天元气所化之精汁，先起于肾，次施于胆，而后及乎瞳神也。"

（二）珠外组织

1. 目系

目系前连目珠，后通于脑，又名眼系、目本。眼珠—目系—脑的连接通路是视觉功能正常产生的重要组织，最早见于《灵枢·大惑论》。书中谓："五脏六腑之精气皆上注于目而为之精……脑转则引目系急，目系急则目眩以转矣。"又如《证治准绳·杂病·七窍门》中说："目珠者，连目本，目本又名目系，属足厥阴之经也。"目系相当于西医学的视神经、视路及包裹在视神经周围的组织及血管，如视网膜中央动脉、静脉及视神经鞘膜等组织。

2. 胞睑

胞睑最早出自《秘传眼科龙木论》，又名目胞、眼胞、眼睑、约束、目睑、眼皮、睑胞等。胞睑相当于西医学中的眼睑。在较多的医籍中将胞睑分为上下，在上者名上睑或上胞或上睥等，在下者名下胞或下睑或下睥等，并针对其中的组织分别命名，如睑弦、睫毛等。其中睑弦相当于西医学的睑缘，睫毛同西医学之睫毛。

胞睑，在五轮中称肉轮，在脏属脾，脾主肌肉。脾与胃相表里，所以胞睑病变常常与脾胃相关。

胞睑位于眼珠最外部，司眼之开合，具有保护其内部组织的作用，若眼睑不能闭合，可致暴露赤眼生翳。在《医宗金鉴·刺灸心法要诀》中有云："目胞者，一名目窠，一名目裹，即上下两目外卫之胞。"

3. 目眦

目眦，即上下眼睑交接处，俗称眼角，简名为眦。最早见于《灵枢·癫狂》篇。又名两眦、眦、眦头。关于内眦、外眦的形态和定位在《医宗金鉴·刺灸心法要诀》中指出："目内眦者，乃近鼻之内眼角，以其大而圆，故又名大眦也。目外眦者，乃近鬓前之眼角也，以其小而尖，故称目锐眦也。"在鼻侧者称内眦或大眦；在颞侧者称外眦或小眦。内眦与外眦与西医学之解剖名称相同。

目眦，在五轮中称血轮，内应于心，心主血。心与小肠相表里，故目眦病变可从心经与小肠经论治。

4. 泪泉、泪窍

泪泉，最早出自《眼科临症笔记》，即西医学中的泪腺，主要功能是分泌泪液。

泪窍位于大眦处，上下眼睑各一，形若细小针孔，出自《血证论》，又名泪堂，此在《银海精微·充风泪出》中就有记载，说："大眦有窍，名曰泪堂。"与西医学中泪点相同，具有排泄泪液之功。

5. 眼带

眼带是从病名的叙述中见到的这一解剖名词，出自《杂病源流犀烛》。《太平圣惠方·坠睛》中说坠睛是风寒之邪"攻于眼带"。

眼带功能失调，可致眼珠出现病理性偏斜，《沈氏尊生书·辘轳转关》中谓："若风寒直灌瞳人，攻于眼带，则瞳人牵拽向下，名坠睛眼"。可见眼带与西医学中的眼外肌相同。

6. 眼眶

眼眶一名见于《秘传眼科龙木论》，又名目眶。《医宗金鉴·刺灸心法要诀》中说："目眶者，目窠四围之骨也，上曰眉棱骨，下即曰䪼骨，䪼骨之外即颧骨。"对其解剖位置进行了阐述，与西医学的眼眶同名。

眼眶具有重要的卫护功能。由眉棱骨、鼻甲骨等组成，为一锥形骨腔，内藏眼珠、眼带、目系等多种组织。

综上所述，历经各代医家经过长期的医疗实践，中医眼科的解剖生理等理论日臻完善，有较为深刻的认识，但受当时历史条件的限制，需结合现代知识，以利于充实和发展中医眼科基础理论。

附：

中西医眼部解剖名称对照表

中医解剖名称	西医解剖名称
眼珠（睛珠、目珠）	眼球
白睛（白眼、白仁、白珠）	包括球结膜、球筋膜、前部巩膜
黑睛（黑眼、黑仁、黑珠、乌睛、乌珠等）	角膜
黄仁（眼帘、虹彩、睛帘）	虹膜
神水	房水
瞳神（瞳子、瞳仁、瞳人、金井）	瞳孔
晶珠（睛珠、黄精）	晶状体
神膏（护睛水）	玻璃体
视衣	包括脉络膜和视网膜
目系（眼系、目本）	包括视神经、包裹视神经的鞘膜及血管
胞睑（约束、眼胞、眼睑、睥）	眼睑
上胞（上睑、上睥）	上眼睑
下睑（下胞、下睥）	下眼睑
睑弦（眼弦、睥沿）	睑缘
睫毛	睫毛
睑裂	睑裂
内眦（大眦）	内眦
外眦（锐眦、小眦）	外眦
泪泉	泪腺
泪窍（泪堂、泪孔）	泪点
眼带	眼外肌
眼眶（目眶）	眼眶

二、西医解剖生理基础知识

（一）眼球的解剖与生理

眼球近似球形，刚出生时正常眼球前后径约 16mm，3 岁时达 23mm，成人眼球前后径平均为 24mm，水平径（宽度）平均为 23.5mm，垂直径（高度）平均为 23mm。

眼球位于眼眶的前部，借韧带、眶筋膜与眶壁联系，周围垫衬的脂肪组织对其起到保护作用。眼球后有视神经，直接与脑相通。眼球向前平视时，突出于外侧眶缘 12~14mm，该突出度受眼屈光状态等因素的影响，但两眼球突出度相差一般不超过 2mm。眼眶外缘相比于眶下、上、内缘稍偏后，使眼球暴露较多，视野较宽广，但遇外力时眼球易受伤。

眼球由眼球壁和眼内容物组成。

1. 眼球壁

眼球壁由外层的纤维膜、中层的葡萄膜和内层的视网膜三层组成。

1）外层纤维膜

主要由纤维组织构成。前 1/6 为透明的角膜，后 5/6 为乳白色的巩膜，二者的移行区为角巩膜缘，共同构成具有保护眼内组织和维持眼球形态的完整封闭的眼球外壁。

（1）角膜：为眼球前部中央的透明部分，呈椭圆形，略向前凸。横径为 11.5~12mm，垂直径为 10.5~11mm。3 岁以上的儿童，其角膜直径已接近成人。角膜前表面曲率半径约为 7.8mm，后表面约为 6.8mm。角膜周边厚约 1mm，中央厚 0.5~0.58mm。具有重要的屈光作用。

在组织学上，角膜由前向后可依次分为 5 层。

①上皮细胞层：厚约 50μm，占整个角膜厚度的 1/10，含 5~6 层鳞状上皮细胞。主要由基底细胞、翼状细胞、表面细胞 3 种细胞构成。细胞无角化，排列整齐，易与其内面的前弹力层分离，再生能力非常强，一般在损伤后，若无感染的情况下可于 24 小时内修复，且修复后不留痕迹。

②前弹力层（又名 Bowman 膜）：厚约 12μm，为无细胞成分的均质透明薄膜，前与上皮层基底膜相毗邻，后与基质层相融合。抵抗力弱，易损伤，损伤后不能再生，由不透明的瘢痕组织替代。

③基质层：厚约 500μm，约占整个角膜厚度的 9/10，由 200~250 个板层相互重叠形成规则的纤维束薄板，与角膜表面平行，形成相同的屈光指数（如板层排列不规则，则屈光指数不同形成散光）。其间有少数游走细胞和固定细胞，固定细胞即成纤维细胞，对角膜损伤以及炎症均有修复作用。基质层的周围延伸至巩膜组织中，炎症时二者可相互影响。本层损伤后无再生能力，通过结缔组织的修复形成较厚的瘢痕，临床上称为角膜斑翳或角膜白斑。

④后弹力层（又名 Descemet 膜）：厚约 12μm，为透明均质膜。该层易与相邻的基质层和内皮细胞分离。后弹力层对外伤的抵抗力弱，但对病理损害和化学物质的抵抗力较强，当整个基质层溃烂化脓时，此层向前膨出，仍可存留无损。该层损伤后可再生。

⑤内皮细胞层：厚约 5μm，由单层六角形扁平细胞构成，位于角膜最内面，其细胞顶部朝向前房，基底面朝向后弹力层。本层由于细胞之间的紧密联系具有角膜 – 房水的

屏障功能，从而限制房水进入到角膜基质层，当内皮细胞损伤后，房水渗入到角膜组织内会引起基质层水肿。内皮细胞损伤后不能再生，其缺损区只能靠邻近细胞的扩张和移行来覆盖。

角膜透明、无血管，周围的血管终止在角膜缘形成血管网，房水、泪膜及此血管网为其提供营养。角膜代谢所需的氧主要来源于空气，另有少部分由血管网和房水提供。角膜的表面有一层防止角膜干燥、保持角膜光学特性的泪膜。

角膜的神经支配非常丰富，主要由三叉神经的眼支通过睫状长神经到达角膜，故角膜感觉特别敏锐，一旦受到外界刺激，则立即发生保护性闭目反应，同时也是测定人体知觉的重要部位。角膜也是眼球重要的屈光间质之一，相当于43D的凸透镜。

（2）巩膜：位于角膜周边和后方，占眼球壁外层的后5/6。巩膜表面被筋膜包裹，前面被球结膜覆盖，并于角膜缘处三者相连接。内面与睫状体、脉络膜相连，在后部视神经穿出眼球处将巩膜分为内、外两层，外2/3与视神经的鞘膜相移行，内1/3呈网眼状，此处极薄，称为巩膜筛板，视神经纤维束由此穿出眼球。巩膜筛板处抵抗力弱，当眼压升高时则会压迫视盘，使生理凹陷加深、病理改变扩大。

巩膜由致密相互交错的纤维组织所构成，质地较硬，有保护眼球内组织的作用，外观呈瓷白色，不透明，但儿童因巩膜较薄，可透见葡萄膜的颜色而呈淡青色；老人因脂肪沉着而呈浅黄色。

巩膜厚度各处不同，视神经周围及角巩膜缘处最厚，约1mm，眼外肌附着处最薄，仅0.3mm，斜视矫正术时应避免损伤该处巩膜。巩膜结构由外至内可分为3层。

①巩膜上层：由疏松结缔组织及弹力纤维组成，表面与眼球筋膜相连接，深部与巩膜基质层相融合，本层含有丰富的血管和感觉神经纤维，故巩膜表层炎时常伴有明显的疼痛及充血。

②巩膜实质层：由胶原纤维束、纤维细胞及基质组成。在眼球的不同部位，胶原纤维束的排列方式不同。该层基本不含血管，代谢缓慢，故发生炎症时病程长，不易恢复。

③棕黑板层：由弹性纤维组成。因其含有较多的色素细胞使巩膜内面呈淡棕色，故称棕黑层。该层最内面与脉络膜相连形成一潜在的腔隙，称脉络膜上腔。

巩膜的血管很少，仅分布于巩膜上层，主要血液供应来自睫状前、后动脉的分支。巩膜的神经，受睫状神经支配。

（3）角巩膜缘：是透明角膜嵌入不透明巩膜内的移行区，并逐渐过渡到巩膜，无论在眼球表面或者组织学上，二者都没有十分明确的界线，该区宽1.5~2.5mm。组织学上多认为连接角膜前、后弹力层止端的平面为角巩膜缘前界，而巩膜突或虹膜根部为角巩膜缘的后界。角膜、巩膜和结膜三者在此处汇合，是前房角及房水引流系统所在的部位，也是临床上部分内眼手术常用的切口部位或重要标志。

（4）前房角：由角巩膜缘交界处与虹膜根部所构成，在角巩膜缘内面有一凹陷称作巩膜内沟，沟内有Schlemm管及小梁网。位于巩膜沟的后内侧，巩膜突出的部分称为巩膜突。角膜后弹力层止端（Schwalbe线）至巩膜突为前房角的前外侧壁。睫状体的前端和虹膜根部为后内侧壁。

2）中层葡萄膜

葡萄膜位于巩膜与视网膜之间，是眼球壁的第二层膜，富含黑色素和血管，又名色素膜、血管膜。此层由相互衔接的三部分组成，由前至后分别为虹膜、睫状体和脉络膜。

（1）虹膜：是葡萄膜的最前部，位于角膜后，晶状体前，为一圆盘状膜，悬在房水中，其周边根部与睫状体相连，将眼球前部腔隙隔成前房和后房两部分。虹膜表面高低不平的辐射状隆起的皱褶形成虹膜纹理和隐窝。

虹膜的中央有一 2.5~4mm 的圆孔，称为瞳孔。其大小受年龄、精神因素及屈光状态的影响。瞳孔周围有受副交感神经支配的呈环行排列的瞳孔括约肌，使瞳孔缩小；还有受交感神经支配的呈放射状排列的瞳孔开大肌，使瞳孔开大。虹膜前面距瞳孔缘约 1.5mm 处有一环形齿轮状隆起，即虹膜小环，或称虹膜卷缩轮。此轮将虹膜表面分成两个区域：卷缩轮外部为睫状部，卷缩轮内部为瞳孔部。虹膜与睫状体相连处称虹膜根部，此处较为薄弱，眼球挫伤时，容易从睫状体上离断。虹膜的颜色因人种而异，白色人种色素少，虹膜色浅，呈浅黄或浅蓝色；有色人种色素多，虹膜色深呈棕褐色。由于虹膜位于晶状体的前面，当无晶状体或晶体脱位时，则可发生虹膜震颤。

在组织学上，前面的基质层和后面的色素上皮层构成虹膜。其基质层是由疏松的结缔组织和虹膜色素细胞构成，神经、血管走行其间。基质层内含丰富的血管，但被虹膜丰富的色素所覆盖，正常情况下看不到血管。色素上皮层分前、后两层，由于两层细胞中均含丰富的黑色素而虹膜呈深黑色。

虹膜的血管和神经非常丰富，主要为三叉神经纤维网，感觉特别敏锐。当其发生炎症时会出现剧烈的眼痛以及虹膜肿胀、纹理消失，同时还会有大量的渗出。

（2）睫状体：睫状体是葡萄膜的中间部分，为一宽 6~7mm 的三角形环状组织，位于虹膜根部与脉络膜之间，外侧与巩膜相邻，内侧环绕晶状体赤道部。睫状体前 1/3 较肥厚称睫状冠，血管极为丰富，误伤此处极易出血，长约 2mm，其内侧表面有 70~80 个纵行放射状嵴样皱褶，指向晶体赤道部，称为睫状突，是产生房水的要地。后 2/3 薄而平坦称睫状体扁平部，此处为一个重要的解剖结构，血管相对较少，选择此处做玻璃体切割手术切口可避免出血以及损伤晶体、视网膜等。扁平部与脉络膜连接处为睫状体的后界，呈锯齿状，称锯齿缘。

纤细的韧带将睫状体与晶状体赤道部连接，称晶状体悬韧带。睫状体主要由睫状肌和睫状上皮细胞组成。睫状肌为平滑肌，受副交感神经支配，由纵行、放射状、环行三组肌纤维组成。当睫状肌环形收缩时，使晶状体悬韧带松弛，晶状体凸度增加，屈光力增强，视近清晰，这一作用称为调节。当睫状肌纵行肌纤维收缩时，前部脉络膜受到牵引，将巩膜突向后拉，使小梁网开放，使房水的外流通畅。若睫状肌长时间收缩，会因睫状肌调节过度而产生疲劳及近视；又因前部脉络膜被牵引影响锯齿缘部视网膜，可能会造成视网膜的囊样变性，甚至周边视网膜的裂孔。

睫状体从内向外分为 5 个部分：①无色素睫状上皮；②色素睫状上皮；③基质；④睫状肌；⑤睫状体上腔。

（3）脉络膜：为葡萄膜的最后部分，介于巩膜与视网膜之间，前起锯齿缘，后止于视盘周围。脉络膜内面借玻璃膜（Bruch 膜）与视网膜色素上皮层相连，外侧面与巩膜之间有一潜在腔隙称脉络膜上腔。

脉络膜血供非常丰富，约占眼球血液总量的 65% 左右，主要来自睫状后长、短动脉，为视网膜外层和黄斑区提供营养。因血流出入口均小使血流缓慢，血中病原体不易被代谢排出，易停留此处产生病变。脉络膜毛细血管通透性高，小分子的荧光素钠易于渗漏，而大分子吲哚菁绿不易渗漏，所以临床常用吲哚菁绿对脉络膜血管进行影像学检查。

脉络膜血管间隙间有丰富的色素细胞，起到遮光作用，使眼球成暗箱以确保成像清晰。脉络膜不含感觉神经纤维，发生炎症时无疼痛感。脉络膜由外向内分为5层。

①脉络膜上腔：即脉络膜与巩膜之间的空隙，为弹力纤维、色素细胞、平滑肌纤维构成的网状结缔组织，是睫状后长动脉、睫状后短动脉、睫状神经通过的部位。临床上脉络膜脱离即自此层分离。

②大血管层：大部分由动脉和互相吻合的静脉构成，各血管之间有结缔组织、色素细胞及少量平滑肌。该层的血管网状条纹特别显著，豹纹眼底由此而来。黄斑部无此大血管层。

③中血管层：与大血管层之间无明显界限，仅表现为血管逐渐变细，色素减少。

④毛细血管层：为一层无色素的毛细血管，在黄斑部最为稠密。

⑤玻璃膜（Bruch膜）：位于视网膜和脉络膜之间，为一层均质性透明玻璃样薄膜，与视网膜色素上皮层紧密相连，在视乳头附近较厚，在周边部较薄。

3）内层视网膜

是一层透明的膜，位于脉络膜的内侧，前起锯齿缘，后至视乳头。视网膜仅在锯齿缘和视神经穿过处与外层组织紧密相连。视网膜后极部有一无血管凹陷区，解剖上称为中心凹，直径约1.5mm，临床上称为黄斑，是视网膜上视觉最敏锐的地方。位于黄斑鼻侧约3mm处有一边界清楚的橙红色竖椭圆形的盘状结构称为视乳头，又名视盘，直径约1.5mm，是视觉神经纤维汇聚成视神经，向视觉中枢传递，穿出眼球的部位，其中央有一小凹称为视杯或杯凹，颜色稍淡，正常人视杯/视盘（C/D）多在0.3以下。

视网膜主要由3种细胞构成：光感受器细胞，为第一级神经元；双极细胞，为第二级神经元；神经节细胞，为第三级神经元。光感受器细胞分为视锥与视杆细胞，称为神经上皮层。双极细胞和神经节细胞有传导作用，称为脑层。在脑层中的所谓联合组织，即水平细胞和无长突细胞，有协调兴奋的作用。此外，视网膜中的神经胶质，如Müller细胞，起到支撑的作用。

在组织学上，视网膜由外层的色素上皮层和内层的神经感觉层（又称神经上皮层）组成。由外向内分为以下10层。

（1）色素上皮层：由单层排列整齐的六角形色素上皮细胞组成。此层与脉络膜紧密相连，不易分离，但与神经上皮层间存在潜在间隙，临床上视网膜脱离即是由此处发生了色素上皮层与神经上皮层的分离。

（2）视杆视锥层：视锥和视杆细胞可以感受光线的刺激，为视觉感受器。视锥细胞主要分布在黄斑及中心凹，周边网膜较少，感受强光和色觉。视杆细胞在黄斑区以外距中心凹5~6mm处分布最多，往网膜周边部逐渐减少，而中心凹无此细胞，视杆细胞感受弱光。视杆细胞外节所含感光色素为视紫红质，视紫红质的合成需要维生素A的参与，当其缺乏时，会引起视杆细胞功能障碍而产生夜盲。

（3）外界膜：是一层网状薄膜，它从视盘边缘起，延伸至锯齿缘。视杆细胞与视锥细胞的内节穿过其网眼。该层由临近的光感受器和Müller细胞的相交处形成。

（4）外核层：由视杆细胞与视锥细胞的细胞核构成，此层没有血管，其营养来自脉络膜。

（5）外丛状层：为疏松的网状结构，由视锥视杆细胞的轴突和双极细胞的树突，同时还有水平细胞与Müller细胞的突起共同构成。外丛状层在黄斑部最厚，到周边部变薄。

（6）内核层：此层由水平细胞、双极细胞、Müller细胞及无长突细胞四种细胞构成。水平细胞和无长突细胞有协调兴奋的作用；双极细胞具有传导作用；Müller细胞为神经胶质，起到支撑的作用。

（7）内丛状层：主要是双极细胞、神经节细胞和无长突细胞相互接触形成突触的部位。

（8）神经节细胞层：主要由神经节细胞核组成，此外，还有Müller细胞、神经胶质细胞以及视网膜的血管分支等。

（9）神经纤维层：主要由神经节细胞的轴突所组成。此外，还有Müller纤维、神经胶质细胞以及视网膜血管等。神经纤维最后向视神经乳头汇聚形成视神经，该层含有丰富的血管系统。

（10）内界膜：是介于视网膜和玻璃体间的一层透明薄膜，此膜无细胞，为Müller纤维终止于玻璃体后界膜所致。

视信息通过三级神经元的传递在视网膜内形成视觉神经冲动，由光感受器→双极细胞→神经节细胞，沿视路将信息传递到视中枢而形成。

2. 眼球内容物

眼球内容物由房水、晶状体、玻璃体三种透明物质构成，它们同角膜一并构成眼的屈光系统，是光线进入眼内并到达视网膜的通路，对维持正常视力起着重要的作用。

（1）房水：为眼内透明液体，其主要成分为水，充满前房与后房。前房指角膜后面与虹膜和瞳孔区晶状体前面形成的空间，容积约0.2mL。前房中央深度为2.5~3mm，周边稍浅。近视眼者其前房较深，远视眼则前房较浅。后房是由虹膜后面、睫状体内侧以及晶状体赤道前面所形成的环形腔隙，容积约0.06mL，通过瞳孔与前房相连。房水处于动态循环中，总量约占整个眼内容物的4%。

房水循环途径：房水由睫状突产生进入后房，经过瞳孔到达前房，再从前房角小梁网进入巩膜静脉窦，通过集液管和房水静脉，流入巩膜表面睫状前静脉，最后回到体循环。此外，有10%~20%的房水由葡萄膜巩膜通道进入体循环，另有约5%的房水经虹膜隐窝吸收。

（2）晶状体

位于虹膜后面、玻璃体的前面，是富有弹性的双凸透镜的透明体，由晶状体悬韧带与睫状体的冠部联系固定。晶状体赤道部与睫状突之间的距离为0.5mm。晶状体前表面的曲率半径为9~10mm，后表面为5.5~6mm，前后两面交界处称晶状体的赤道部。静息状态下晶状体的直径约为9mm，中央厚度4~5mm。晶状体的厚度随年龄的增加而缓慢增加。晶状体分晶状体囊膜、晶状体皮质、晶状体核。

晶状体主要由水和蛋白质组成，不含神经、血管，其营养主要来源于房水。晶状体是眼屈光介质的重要组成部分，相当于19D的凸透镜。晶状体可吸收部分紫外线，对视网膜有一定的保护作用。同时，通过睫状肌的舒缩，对屈光状态起到调节作用。当房水代谢发生变化或晶状体受损时，可出现浑浊，临床称之为白内障。随着年龄增长，晶状体弹性减

第一章 中医眼科理论基础

弱使调节功能减退而出现老视（又称老花眼）。

（3）玻璃体

为一种无色透明的凝胶体，其主要成分为水，约占99%，充满玻璃体腔。玻璃体占眼球后4/5的容积，约4.5mL。玻璃体前面有一容纳晶状体凹面，称玻璃体凹。玻璃体在锯齿缘前2mm到后4mm区域、视盘边缘以及黄斑中心凹周围紧密粘连，而其他部分与视网膜和睫状体相贴。

玻璃体由玻璃体皮质、中央玻璃体及中央管三部分构成（中央管为胚胎时期玻璃体动脉残留，出生后消失，有时可有此动脉的残迹，一般不影响视力）。玻璃体无血管，其营养来自脉络膜血管和房水。

玻璃体为眼重要的屈光介质之一，并对晶状体、视网膜和眼球壁起着支撑、减震的作用。

（二）眼附属器

眼附属器包括：眼眶、眼睑、结膜、泪器、眼外肌5部分。

1. 眼眶

为四边锥形的骨窝，尖端朝向后内，与颅腔相通，底边即眶口，开口朝向前外。成人眼眶深度40~50mm，容积为25~28mL，由腭骨、额骨、蝶骨、筛骨、泪骨、上颌骨、颧骨共7块头骨组成。

眼眶内容纳有眼球、眼外肌、泪腺、视神经、血管、筋膜及眶脂肪。筋膜与脂肪共同形成软垫，对眼球起到支撑和减震的作用。眼眶的动脉来自颈内动脉，而静脉最终汇于海绵窦与颅腔静脉。

眼眶有上壁、下壁、内侧壁和外侧壁4个壁。眶壁上重要的裂、孔和管道，是神经、血管的通过之处。眼眶外侧壁前缘稍偏后，眼球暴露较多，使外侧视野开阔的同时增加了外伤的机会。其余3个壁骨较薄，受到外力时易发生骨折。

眼眶骨壁的主要结构为以下4种。

（1）视神经孔及视神经管：视神经孔为眶尖部的椭圆形孔，直径为4~6mm，其后是与颅腔相通的长4~9mm的视神经管，管内有眼动脉、交感神经分支、视神经及三层鞘膜分布。外伤致视神经管骨折压迫视神经时，可致视神经病变。

（2）眶上裂：位于眶上壁和眶外侧壁之间，为一长形裂孔，与颅中窝相通。通过眶上裂的神经和血管有第Ⅲ、Ⅳ、Ⅵ脑神经和第Ⅴ脑神经第一支，以及部分交感神经纤维丛、眼上静脉及脑膜中动脉的眶支。因此，此处受伤时易损伤上述的神经和血管而发生眶上裂综合征。

（3）眶下裂：位于眶下壁与外侧壁之间，眶下裂在后下方与翼腭窝相通，在前下方与颞下窝相通。通过眶下裂的有第Ⅴ脑神经第二支、眶下神经及眶下动脉静脉等。

（4）眶上切迹（眶上孔）眶下孔：眶上切迹位于眼眶上缘的内1/3处，通过的神经有第Ⅴ脑神经第一支（眼支）、眶上神经及血管。眶下孔位于眶下缘内1/3处，距眶缘约4mm处，通过的神经有眶下神经、第Ⅴ脑神经第二支，是泪囊手术麻醉点之一。

2. 眼睑

位于眼眶的前面，覆盖于眼球表面，保护眼球免受外伤、强光以及异物的刺激，同时可以通过眼睑的收缩引起睑裂大小的变化以协助瞳孔调节进入眼内的光线。

眼睑分上睑、下睑，其游离缘称睑缘，即皮肤与睑结膜的交界处。上、下睑缘之间的裂隙称睑裂。正常平视时睑裂高度约 8mm。上下睑缘在内外侧的接合处分别称为内眦和外眦，二者之间的距离称为睑裂长度，一般为 27~28mm。内眦处有小的肉样隆起称泪阜。在上下睑缘的内侧端有一乳头状突起，中间有一小孔，称泪小点，是泪液排出通道的起点。睑缘有前唇和后唇，前唇有 2~3 行排列整齐睫毛，形态略圆，后唇成直角，与眼球表面紧密接触，两唇之间有一皮肤与结膜交界的灰色线。灰线与后唇之间有一排细孔，称睑板腺开口。

眼睑由外向内分为 5 层。

1）眼睑皮肤层

是人体最薄的皮肤之一，柔软、纤细，富有弹性，容易形成皱褶。眼睑皮肤血供丰富，外伤后伤口愈合迅速。

2）皮下组织层

由疏松的结缔组织和少量的脂肪组成。因此，炎症或外伤时易出现水肿、瘀血。

3）肌层

包括上睑提肌与眼轮匝肌。上睑提肌由动眼神经支配，司眼睑开启，若动眼神经麻痹则出现上睑下垂。眼轮匝肌属横纹肌，肌纤维排列呈环形与睑裂平行，由面神经支配，司眼睑闭合。

4）睑板层

为致密的结缔组织，是眼睑的支架，对维持眼睑的形态有一定的作用。两端分别与内、外眦韧带相连，固定于眼眶内外侧眶缘上。睑板内有若干睑板腺，与睑缘垂直，腺口开于睑缘，分泌类脂质，参与泪膜的构成起到润滑眼表的作用。

5）睑结膜层

是紧贴在睑板后面的黏膜层，薄而透明，含有丰富的血管。

（1）眼睑的血供：眼睑的血供十分丰富，有浅部的颈外动脉的面动脉分支和深部的颈内动脉的眼动脉分支两个动脉血管丛。离睑缘约 3mm 处形成睑缘动脉弓，以营养眼睑组织。浅部（睑板前）静脉回流到颈内和颈外静脉，而深部静脉则回流入海绵窦。

（2）眼睑的淋巴：以睑板为界限分为深浅两个部分，接受睑皮肤及眼轮匝肌淋巴回流的为浅层，接受睑板和睑结膜的淋巴回流为深层。眼睑的深浅淋巴，最终均由眼睑内、外两组淋巴管汇入颈深淋巴结。

（3）眼睑的神经：有感觉神经、运动神经和交感神经三种。感觉神经包括三叉神经的眼支与上颌支；运动神经包括面神经、动眼神经；交感神经支配眼睑血管和 Müller 肌。

3. 结膜

结膜为一透明的薄层黏膜，覆盖于眼睑内面（睑结膜）、前部巩膜的表面（球结膜），以及睑部到球部的折返部分（穹窿结膜）。以睑裂为开口，角膜为底，结膜围成一囊状空间，称结膜囊。

1）睑结膜

覆盖在眼睑内面，可以分为睑缘部、睑板部与眶部结膜三部分。在睑缘后唇约 2mm 处，有一平行睑缘的横行浅沟，称睑板下沟，常为异物存留之处。睑板部与睑板紧密黏附不能被推动，含血管组织。

2）球结膜

覆盖于眼球前 1/3 的巩膜外面的部分，球结膜最薄、最透明，可以透见下面白色的巩膜。它分为巩膜部与角膜缘部。巩膜部指覆盖于巩膜表面的部分，该部结膜与球结膜下组织连接疏松，易于移动。角膜缘部指距角膜缘 3mm 以内的部分，角膜缘部与其下方的眼球筋膜和巩膜联系紧密，故手术中可用固定镊夹持此处固定。

3）穹窿结膜

介于睑结膜与球结膜之间，呈环形，是结膜组织最松弛的部分，便于眼球运动。穹窿部结膜还含有血管、淋巴组织及副泪腺。

结膜的组织学结构：结膜是一黏膜，组织上分为结膜上皮层和固有层。结膜上皮层各部分的厚度和细胞形态不完全相同，此层一般有 2~5 层。该层中有较多的杯状细胞，能分泌黏液，起到保护角膜结膜的作用。固有层为上皮下的结缔组织，分为腺样层和纤维层，含有血管和淋巴管。腺样层极薄，穹窿部发育较好，含有许多腺体，如 Krause 腺、Wolfring 腺等，亦称为副泪腺，能分泌浆液，以润泽眼球。在无情绪激动以及眼部刺激的情况下，主要依靠副泪腺分泌泪液以维持泪膜的形成。

结膜血供主要由睫状前动脉和眼睑动脉弓供应。结膜深层及浅层的淋巴网中的淋巴液均向外眦部的耳前淋巴结及内眦部的颌下淋巴结汇入。结膜有较丰富的感觉神经，主要为第 V 脑神经。

4. 泪器

泪器包括泪腺和泪道两部分。

1）泪腺

位于眼眶的外上角，额骨泪腺窝内，为一淡黄色椭圆形的分叶状物，其长约 20mm，宽约 12mm，由结缔组织固定在眶骨膜上。从中穿过的上睑提肌的外侧肌腱将泪腺分隔为较大的眶部泪腺和较小的睑部泪腺，无病变时不易触到。泪腺的排泄管有 10~20 个，开口大多位于距睑板上缘 4~5mm 处的上穹窿结膜外侧部，有分泌泪液的作用，若有异物入眼时，泪腺可分泌大量泪液以冲出异物。

泪腺的血液供应主要来自眼动脉的分支泪腺动脉，静脉血回流到眼静脉。泪腺淋巴管与眼睑和结膜的淋巴管一起注入耳前淋巴结。泪腺的神经包含支配泪腺感觉的第五脑神经的第一支、促进泪液分泌的副交感神经以及抑制泪液分泌的交感神经。

2）泪道

为泪液排出的通道，由泪小点、泪小管、泪囊及鼻泪管 4 部分组成。

（1）泪小点：是泪道系统的起始部，为隆起泪乳头中间的小孔，直径为 0.2~0.3mm，上下睑各一，上、下泪小点位于内眦外侧分别为 6mm、6.5mm 处。泪小点四周被含弹性纤维的致密结缔组织包裹，因此具有括约肌的作用。正常情况下，上、下泪小点借泪乳头与眼球紧密接触以使泪点浸于泪湖中吸取泪液。如果某些原因导致泪小点狭窄，阻塞或者位置异常，均会引起溢泪。

（2）泪小管：连接泪小点与泪囊的管道，长约 10mm，直径 0.3~0.5mm。分垂直部和水平部，垂直部与睑缘垂直，长 1~2mm，然后呈一直角转为水平部，全长约 8mm。上、下泪小管汇合成泪总管，进入泪囊，也可以各自单独开口于泪囊。

（3）泪囊：位于泪骨的泪囊窝内，在内眦韧带的后面。长约 12mm，宽 5~6mm。其上方为盲端，下端与鼻泪管相接。

（4）鼻泪管：上接泪囊，向下开口于下鼻道。管长约 18mm，管径约 3mm。可分为长 5~6mm 的鼻内段及长约 12mm 的骨内段两部分。鼻泪管下端的开口处有一扁平瓣膜，称为 Hasner 瓣，起到阀门作用。

泪液分泌后，经瞬目作用分布于眼球表面，并汇聚于内眦部的泪湖，经由泪小点和泪小管的虹吸作用，经泪囊、鼻泪管排泄至鼻腔吸收。若泪道中的某一部位发生阻塞则会引起泪液排泄障碍，从而产生溢泪。若泪道正常，但泪道周围的肌纤维收缩无力，致使虹吸现象减弱使泪液不能进入泪小点，同样易发生溢泪。

5. 眼外肌

眼外肌是司眼球运动的肌肉。眼肌分成两组，即眼内肌与眼外肌。每眼眼外肌有 6 条，即 4 条直肌、2 条斜肌。4 条直肌分别为上直肌、下直肌、内直肌、外直肌，2 条斜肌为上斜肌、下斜肌。

所有的直肌都起自眶尖部视神经孔周围的总腱环，各成一束，向前向外展开，越过眼球赤道部，分别附着于眼球前部的巩膜上。直肌止点距角膜缘不同，内直肌附着点距角膜缘 5.5mm，下直肌距角膜缘 6.5mm，外直肌距角膜缘 6.9mm，上直肌最远距角膜缘 7.7mm。内外直肌的主要功能是让眼球向肌肉收缩的方向转动。上、下直肌走向与视轴呈 23° 角，上直肌收缩主要使眼球上转，同时可使眼球内转、内旋；下直肌收缩主要使眼球下转，同时可使眼球内转、外旋。

上斜肌起自眶尖总腱环旁蝶骨体的骨膜，沿着眼眶上壁向前至眶内上缘，穿过滑车向内转折，经上直肌下面到达眼球赤道部的后方，最终上斜肌的上端附着在眼球的外上巩膜处。下斜肌起于眼眶下壁前内侧上颌骨眶板近泪窝处，经下直肌与眶下壁之间，附着于眼球赤道部后外侧的巩膜上；上、下斜肌的作用力方向与视轴呈 51° 角，上斜肌收缩时主要功能是使眼球内旋，其次作用是下转、外转；下斜肌收缩时主要功能是使眼球外旋，其次作用为上转、外转。

表 1-1 眼外肌的主要功能

名称	主要动作	次要动作
内直肌	内转	
外直肌	外转	
上直肌	上转	内转、内旋
下直肌	下转	内转、外旋
上斜肌	内旋	下转、外转
下斜肌	外旋	上转、外转

（三）视路

视路是视觉信息从视网膜光感受器到大脑枕叶视中枢的传导路径，即从视神经开始经过视交叉、视束、外侧膝状体、视放射至大脑枕叶的神经传导径路。

1. 视神经

视神经是中枢神经系统的一部分。从视盘起至视交叉的这段神经称视神经，总长度平均约 40mm。按其部位分为眼内段、眶内段、管内段及颅内段 4 部分。

（1）眼内段：是从视盘开始，视神经纤维成束穿过巩膜筛板，长约 1mm 的部分。可分为 4 部分：分别是神经纤维层、筛板前层、筛板和筛板后区。筛板前的神经纤维无髓鞘，故质地透明，筛板以后有髓鞘包裹。眼内段由视网膜动脉分支和睫状后短动脉分支供给营养。

（2）眶内段：是从巩膜后孔到骨性神经管（孔）前端的部分，此段长约 30mm，呈 S 形弯曲，便于眼球转动。视神经外围由神经鞘膜包裹，此鞘膜从三层脑膜延续而来，鞘膜间隙与颅内同名隙相通，有脑脊液填充。血供来自眼动脉分支和视网膜中央动脉分支。

（3）管内段：是视神经通过颅骨视神经管的部分，长 5~10mm。其鞘膜与骨膜紧密粘连，使视神经得以固定。若该管外伤或骨折时，可导致视神经损伤。其血液供应主要来自眼动脉。

（4）颅内段：是视神经出视神经骨管进入颅内到视交叉前角、长约 10mm 的部分。由颈内动脉和眼动脉供血。

2. 视交叉

是两侧视神经交汇处，位于颅内蝶鞍上方，为长方体、横径约 12mm、前后径约 8mm、厚 2~5mm 的神经组织。此处的神经纤维分两组，即来自两眼视网膜鼻侧的纤维在此处交叉到对侧，来自两眼视网膜颞侧的纤维在此处不交叉。若受邻近组织炎症影响或被肿块压迫时，可见两眼颞侧偏盲。

3. 视束

为视神经纤维在视交叉后重新排列的左、右各一束神经，称为视束。这段神经束由一眼颞侧神经纤维与另一眼鼻侧神经纤维组成，绕大脑脚至外侧膝状体。因此，一侧视束发生病变时，可见两眼同侧偏盲。

4. 外侧膝状体

为视觉的皮质下中枢，位于大脑脚外侧，卵圆形。视网膜神经节细胞发出的神经纤维约 70% 在此同外侧膝状体的神经节细胞形成突触，换神经元后，由此神经元发出的纤维形成视放射，为视分析器的低级视中枢。

5. 视放射

是外侧膝状体换神经元后发出的神经纤维，向下呈扇形展开，分成背侧、外侧及腹侧，三束到达枕叶，是联系外侧膝状体和大脑枕叶皮质的神经纤维结构。

6. 视皮质

位于大脑枕叶皮质的距状裂上、下唇和枕叶纹状区，全部视觉纤维在此终止，是人类视觉的最高中枢。每侧与双眼同侧一半的视网膜相关联，如左侧视皮质与左眼颞侧和右眼鼻侧视网膜相关。

视路中视觉纤维在各段排列不同，因此当中枢神经系统发生病变或受损时，可表现出特定的视野异常。因此，检出这些视野缺损的特征改变，对中枢神经系统病变及损伤定位诊断具有十分重要的意义。

（四）眼部血管与神经

1. 血管

眼球的血液供应主要来自眼动脉。

1）动脉

主要有眼动脉分出的视网膜中央动脉和睫状血管系统。

（1）视网膜中央动脉

为眼动脉眶内段的分支。在眼球后 9~12mm 处进入视神经中央，前行至视盘穿出，在视网膜分为颞上支、颞下支、鼻上支、鼻下支，然后逐级分为若干小支，直达锯齿缘，以营养视网膜内 5 层。该动脉为终末动脉，一旦发生阻塞，可导致视网膜严重损害而影响视力。视网膜血管在检眼镜下可直接观察，有助于临床判断和诊治疾病。

（2）睫状动脉

①睫状后短动脉：是眼动脉的分支，分为鼻侧和颞侧两支，从视神经周围穿过巩膜进入并分布于脉络膜，在其内逐级分支，构成脉络膜各血管层，营养脉络膜和视网膜的外5 层。

②睫状后长动脉：由眼动脉分出 2 支，自视神经鼻侧和颞侧穿入巩膜，经脉络膜上腔达睫状体，多数到睫状体前部及虹膜根部，与睫状前动脉吻合，组成虹膜大环，再分出小支在近瞳孔缘处形成虹膜小环。为虹膜、前部脉络膜和睫状体供给营养。

③睫状前动脉：来自眼动脉分支肌动脉。在肌腱止端处分支，其中 1 支在距角膜缘3~5mm 处垂直穿入巩膜到睫状体，参与虹膜动脉大环，为虹膜和睫状体供给营养。未穿入巩膜的分支走行于表面巩膜，向前至角膜缘，成为结膜前动脉，并与来自眼睑的结膜后动脉吻合，构成角膜缘血管网，为角膜、结膜供给营养。

2）静脉

（1）视网膜中央静脉：与视网膜中央动脉伴行，经眼上静脉或直接回流到海绵窦。视网膜静脉颜色较暗，管径较粗，动、静脉管径之比为 2：3。

（2）涡静脉：在眼球赤道以后，有 4~6 条，位于各条直肌间，收集部分虹膜、睫状体和全部脉络膜的血液，通过眼上、下静脉进入海绵窦。

（3）睫状前静脉：收集虹膜、睫状体的血液，经眼上、下静脉，大部分由眶上裂进入海绵窦。

2. 神经分布

眼部的神经分布十分丰富，脑神经中有 6 对与眼有关。第二脑神经 – 视神经；第三脑神经 – 动眼神经，支配所有眼内肌、上睑提肌和除外直肌、上斜肌以外的眼外肌；第四脑神经 – 滑车神经，支配上斜肌；第五脑神经 – 三叉神经，司眼部感觉；第六脑神经 – 外展神经，支配外直肌；第七脑神经 – 面神经，支配眼轮匝肌。第三和第五脑神经与自主神经在眼眶内还形成特殊的神经结构。

1）睫状神经节

位于眼眶后部，在视神经外侧，距视神经孔约 10mm 处。节前纤维由长根、短根和交感根组成。长根为感觉根，由鼻睫状神经而来，长 6~12mm，支配全眼球的感觉，其中有交感神经纤维；短根为运动根，较短，长 1~2mm，由动眼神经的下斜肌支而来，内含副交感神经纤维；交感根由颈内动脉周围的交感神经丛发出。节后纤维即睫状短神经，是混合纤维，共 6~10 支，从视神经周围穿入巩膜，进入眼球，经脉络膜上腔到睫状体，组成神经丛，最终分布至角膜、虹膜和睫状体。其中，来自长根的交感神经纤维分布到瞳孔开大肌；来自短根的副交感纤维支配瞳孔括约肌和睫状肌；来自交感根颈内动脉丛的纤维支配眼血管的舒缩。

由于睫状神经节是眼球感觉神经的集中点，当行眼球手术时，常在术前进行球后麻醉，即阻断此神经节。

2）鼻睫状神经

为第Ⅴ脑神经眼支的分支，司眼部感觉。在眶内又分出：睫状节长根，睫状长神经，筛后神经和滑车下神经等。

（1）睫状节长根：沿视神经外侧向前进入睫状神经节。

（2）睫状长神经：当鼻睫状神经越过视神经上方时发出，有两条。于视神经两侧穿过巩膜进入眼球，有交感神经纤维加入，分布在角膜、虹膜、睫状体和瞳孔括约肌。

（卢山）

第四节　病因病机学概论

一、中医病因病机

（一）病因

病因是指导致人体发生疾病的原因。眼部疾病常见病因有六淫、疠气、七情、饮食不节、劳倦、外伤、先天与衰老等。临床上，眼病病因复杂，故临证时须依据各种眼病的不同临床表现，通过眼部症状分析，"审证求因"，找出致病病因。因此，掌握眼科常见致病因素的性质及特点具有重要的临床意义，兹介绍如下。

1. 六淫

风、寒、暑、湿、燥、火为自然界六气，在反常而能致病的情况下被称为"六淫"。当人体正气亏虚、腠理不固时，六淫之邪乘虚而入，常由肌表或口鼻入侵，亦可直接侵犯眼部，且往往具有明显的季节性，因此常被称为"外感六淫"。

眼位居头面部，直接暴露于外，易受六淫之邪侵袭，因此，六淫为眼科常见致病因素。《银海指南·六气总论》中曰："寒、暑、燥、湿、风、火是为六气。当其位则正，过则淫，人有犯其邪者，皆能为目患。风则流泪赤肿，寒则血凝紫胀，暑则红赤昏花，湿则沿烂成癣，燥则紧涩眵结，火则红肿壅痛。"指出六淫皆能导致眼病发生。六淫常致外障眼病发生，其中尤以风、火、湿邪导致眼病最为常见，暑邪致病仅限于夏季，因而较少。六淫常单独为害，亦可多邪兼夹致病，临证时常因感受六淫邪气的不同，临床表现各异，应仔细辨识。

1）风

（1）风为阳邪，其性开泄，易犯上窍：风为阳邪，性轻扬、向上而升散。《素问·太阴阳明论》曰："伤于风者，上先受之。"目为阳窍、其位至高，肝为风木之脏、肝开窍于目，按同气相求原则，风邪最易上犯于目。

（2）风为百病之长、易兼夹他邪：风邪为百病之长，为外感六淫中首要致病因素。除单独致病外，常为火、湿、寒、燥等邪入侵的先导，上犯于目、引发眼病，临床中外障眼病常因外感风热、风寒、风湿、风火引起。

（3）风善行数变、易引动内邪：风邪致病常表现为发病迅速、病情变化快等特点。如风热侵袭白睛导致的"风热眼"常突发白睛红赤肿痛。风邪中络，可致口眼㖞斜。风邪易引动内邪，如肝胆火炽、火盛动风所致绿风内障病，常突发头目剧痛、视力骤降，若治不及时，常致失明。

风邪致病的眼部表现：①风邪袭表：眼痒目涩、羞明流泪、胞睑浮肿、黑睛生翳、目劄。②风中经络：上胞下垂、口眼歪斜、目偏视、胞轮振跳。③风邪夹湿：眼痒湿烂，病势缠绵。④风邪夹热：赤肿疼痛，眵多黏结等。⑤风邪夹寒：冷泪长流等。⑥风邪夹燥：眼痒眼红，目干目涩等。

2）火

火邪致病常在夏季，但六淫皆可化火，故四季均可见。火热同性，火为热之极，热为火之渐，故火热常并称。火热为眼科最常见的致病因素，《儒门事亲》谓"目不因火则不病""能治火者，一句可了"。许多眼病常因火热引起，如火疳、凝脂翳、瞳神紧小等。

（1）火为阳邪、火性炎上：目为上窍，火性升腾上炎，易于犯目。其他外邪常易化火，故火邪所致外障眼病甚多，且常发病急、变化快、病情重，如火疳、漏睛疮、凝脂翳等。

（2）火热生眵："眼眵多结者必因有火"，临床上眵多黄稠常责之于火热。

（3）火易伤阴津：睛珠多水，内含神水、神膏、真血、泪液等阴液，易被热邪灼伤而致各种眼病。此外，火热病后期亦常伤津耗液。

（4）火易灼伤脉络：目多血络，火热易灼伤脉络，迫血妄行，导致眼内外各种出血性眼病，如致白睛溢血、血灌瞳神、络损暴盲等。

（5）火性燔灼，伤津腐肉："热盛则肿""诸痛痒疮皆属于火"，火热易致眼部发生红肿、痒痛、疮疡、疖肿、翳膜、黄液上冲等病证。

火邪致病的眼部表现：眼干、目赤肿痛、红赤焮热，灼热刺痒、碜涩羞明、怕热畏光、眵多黄稠、热泪频流；火热若客于胞睑，致胞睑红肿、生疮溃脓；若客于两眦，致眦肉赤肿、赤脉传睛，大眦脓漏；若客于白睛，致白睛红赤、胞轮红赤、白睛混赤，火疳隆起、赤脉粗大；若客于黑睛，致黑睛生翳溃陷、变生蟹睛，若火热灼伤黄仁，致黄液上冲、瞳神紧小；若侵入神膏，致神膏浑浊甚至眼珠灌脓；若侵袭目眶，致突起睛高、胞肿如桃；若灼伤血络，致白睛溢血、血灌瞳神、络损暴盲等眼部出血症。

3）湿

湿为长夏主气，夏秋之交湿气最盛。若久居湿地，或涉水冒雨，易感湿邪。湿邪伤目，仅次于风、火。

（1）湿为阴邪，郁遏气机：阳气阻遏、眼部气机升降失调，清阳不升则目失所养、浊阴不降则蒙蔽清窍，可致头重视昏。

（2）湿邪重着黏滞：湿邪秽腻，伤目多见眵泪胶黏，湿邪导致眼病常病势缠绵，反复发作，日久难愈，如混睛障、聚星障、睑弦赤烂、湿翳等。

（3）内外湿邪，相互影响：外湿入里，脾阳受困，化生内湿；内湿外湿相互影响，致水液运化失司，可见眼部水肿、渗出等症。

湿邪致病的眼部症状：眼睑浮肿，湿痒疼痛，起泡糜烂，肿痛麻木，眵泪胶黏，睑弦湿烂垢腻，白睛黄浊，白睛污红，黑睛翳障呈灰白雾状浑浊或边缘灰白溃陷如蚕蚀状，神水神膏浑浊，黄仁肿胀浑浊，眼部水肿、渗出等。

4）寒

寒邪在冬季或其他季节气温骤降时入侵体表，引起眼病。一定条件下，亦可直中脏腑而发。

（1）寒为阴邪，易伤阳气：目失温煦，致紫胀疼痛，目昏冷泪，可伴眼部或全身畏寒、喜热。

（2）寒性凝滞：可使气血精津滞涩，凝闭不畅，致头疼目痛、脉络紫胀，视物昏花等。

（3）寒主收引：头面筋肉受寒，拘急牵引，可致口眼偏斜。

寒邪致病的眼部表现：目昏冷泪、泪水清稀，目珠紧涩、头目疼痛、胞睑难睁，胞睑紫胀、白睛血脉紫暗或淡红，眼底脉络瘀滞或口眼㖞斜、目偏视等。

5）燥

燥为秋之主气。外感燥邪致病，有凉燥、温燥两种，而温燥更易引致眼病。

（1）燥易伤津：燥胜则干，燥邪犯目，易伤津耗液。津液亏竭，则目失濡养，干涩不明。

（2）燥易犯肺：燥邪易侵袭肺经，致白睛少泽涩痛。

燥邪致病的眼部表现：眼眵干结、眼干涩不适、视物不爽、视物昏花、频频眨目、泪少眵结，眼睑皮肤干燥粗糙，睑弦鳞屑附着，白睛红赤失泽，黑睛生翳、晦暗少泽等。

6）暑

暑是夏令主气，仅夏季致病。暑邪致病的特点如下。

（1）暑为阳邪，其性炎热：暑邪致病，常见火热炽盛证。

（2）暑性升散，易伤津耗液：暑为阳热之邪，热盛易伤阴。

（3）暑多夹湿：长夏多湿，暑热致病往往兼夹湿邪。

暑邪致病的眼部表现：目赤肿痛、眵泪黏稠、视物昏花，胞睑白睛红赤肿胀，黑睛生翳，花翳白陷等。

2. 疠气

疠气指具有强烈传染性、能引起广泛流行的致病邪气。又称"疫疠""毒气""时气""天行""戾气"等。疠气可通过空气传染，常由口鼻眼入侵，疠气的致病特点为具有较强的传染性，发病急，病情重，其眼部临床表现类似于风火外袭所致的外障眼病。《银海精微》曰："天地流行毒气，能传染于人，一人害眼传于一家，不拘大小皆传一遍。"疠气一年四季皆可发生，尤以夏秋季常见，如天行赤眼、天行赤眼暴翳。疠气伤目引起眼病的严重程度，与感受毒邪的轻重，病人正气的虚实，是否内有积热等因素有关。一般感邪重，正气虚或内有积热者发病急重；反之则发病较轻。

3. 情志失调

七情作为病因，是指喜、怒、忧、思、悲、恐、惊七种情志变化过度，如受到突然的、强烈的或长期持久的精神刺激时，超过了机体的适应范围而致病，属精神致病因素。七情致病具有以下特点。

（1）有明显的精神因素史：如过怒过悲，可致绿风内障发病；过度愤怒，亦可诱发络阻暴盲等。

（2）影响体内气机运行：情志失调影响内脏各有所主，扰乱气机也各不相同。如《素问·举痛论》中曰："怒则气上，喜则气缓，悲则气消，恐则气下，惊则气乱，忧思则气结。"脏腑一旦受伤，导致人体气机运行紊乱，脏腑阴阳气血失调，致气血不和，经络阻滞，则可诱发多种眼病。如气火上逆，可致视力剧降；脏腑内损，精气不能上注于目，目失濡养，可致视力缓降；气机紊乱可致气滞血瘀、津液不行，或血随气逆，血灌瞳神、云雾移睛等；情志内伤，郁久可化火，即"五志化火"，若气火攻目，可致绿风内障等。

（3）直接损害脏腑：七情过度，可直接损害脏腑，情志内伤导致的眼病内、外障皆有，尤以内障眼病居多。七情中尤以忧郁、忿怒、悲哀对眼的危害为甚。如忿怒致肝气上逆，常能引起暴盲、绿风内障等；长期忧虑，肝郁气滞，致脾失健运，或悲哀不解，心肺气耗，目失所养，则可致视瞻昏渺、视瞻有色、青风内障、绿风内障、圆翳内障、暴盲、青盲等。内伤性眼病往往病情重，对视力影响大，治疗相对困难。

4. 饮食失调

饮食失调导致脏腑功能失常而诱发眼病，包括饥饱失常、饮食偏嗜及饮食不洁等原因。

（1）饥饱失常：饮食应有规律而适量。若饥而不食，胃肠空虚，气血生化乏源，日久脏腑精气亏虚，目失濡养，发生内、外障眼病，尤以青盲、视瞻昏渺等多见。若暴饮暴食，胃肠积滞，郁久化热上攻于目，可致胞睑红肿疼痛、生疮溃脓等。若饥饱失常，损伤脾胃，运化失司，水湿内停，上泛清窍，致胞虚如球、眼底水肿、渗出等。若为小儿病人，可导致疳积上目，严重者可致失明。

（2）饮食偏嗜：过食辛辣炙煿、肥甘厚味，致脾胃功能受损，蕴积痰湿热毒，阻滞经络；或择食偏嗜，致机体摄取营养不足，致脾胃功能受损，影响气血化生，导致目失濡养，均可引起眼病。如针眼、胞生痰核、风赤疮痍、黑睛生翳、云雾移睛、视瞻昏渺、暴盲、疳积上目、目倦、能近怯远等。

（3）饮食不洁：若小儿饮食不洁，肠道染虫，日久成疳，疳积上目，可引发雀目、翳障、蟹睛等。若摄入工业酒精、药物等有害物质，可损伤睛珠目系等。

5. 过劳

过劳是指过度劳累。由过劳而致眼病的因素，包括体力、脑力、目力及房劳过度等，体力过劳则耗气，目力过劳则伤血，脑力过劳则伤神，房劳过度则耗精。气、血、精、神是维持人体及眼功能的基础，因此，过劳常致气、血、精、液耗伤，阴精亏损，心火上亢，心肾不交、肝肾不足和气血不荣等脏腑功能紊乱，目失濡养，均可引发眼病。过劳导致的眼部病症以内障为主，常见者如近视、云雾移睛、视瞻昏渺、青风内障、圆翳内障、暴盲、青盲、视瞻有色等。此外，过劳还可导致眼疾复发。

6. 眼外伤

眼外伤，指眼部由外物所致的损伤。眼居头面部前方，直接暴露于外，易受外伤。受伤后，除眼组织本身创伤外，常致外邪乘机入侵，引发眼病。由于目结构精细、组织纤弱，对外界伤害的抵抗力较弱，因此，外伤极易伤目而影响视觉功能。眼外伤的共同病理特点为：轻者胞睑皮肤、肌肉损伤，血脉瘀阻，眼部疼痛、瘀斑、血肿、出血等；重者损伤白睛、黑睛、瞳神，甚至真睛破损、眼珠塌陷等，严重者可致失明。

眼外伤的原因很多，轻者如沙尘、飞丝、小虫及各种碎屑飞扑入目；重者如跌仆、钝物撞击、挤压，或刀剪、铁丝、树枝、竹片、玻璃、金属等锐器刺伤；也有爆炸、雷击、电击、烧烫、化学腐蚀性物质损伤、各种射线辐射伤等。眼构造精细，外伤后修复困难，后果难以预料，有时仅轻伤，即导致严重的视功能障碍。临床上应引起我们足够重视，认真防治眼外伤。

7. 其他因素

包括先天、衰老、药物和全身性疾病等因素。

1）先天与衰老

（1）先天因素：常因禀赋不足、父母遗传、孕期患病、用药不当等引发。先天性眼病与生俱来，常影响胎儿发育，如色盲、胎患内障、小儿青盲、高风内障、上胞下垂、青盲、青风内障、能近怯远、能远怯近等。

（2）衰老：年过半百，肝肾亏虚，气血渐衰，精津匮乏，脏腑功能衰退，目失濡养，常致老年性眼病发生。如《灵枢·天年》中曰："五十岁，肝气始衰，目始不明。"如老视、圆翳内障、云雾移睛、视瞻昏渺、青盲、暴盲等老年性眼病。

2）药物反应性眼病

药物因素是指用药不当造成眼病的一种致病因素。多因用药过量，或用法不当所致。如部分病人对青霉素、阿托品、磺胺等药物过敏引发过敏性眼病，或长期局部使用激素滴眼液等药物，引发圆翳内障、青风内障；或使用乙胺丁醇引发目系暴盲、青盲。

3）全身性疾病继发或并发眼病

小儿疳积日久，可形成疳积上目；久患消渴，可导致消渴目病、云雾移睛、暴盲、圆翳内障等。其他如动脉硬化、高血压、肾炎、血液病等全身性疾病，可在视衣上引起特有的病理改变。风湿、类风湿关节炎可合并葡萄膜炎等。

2. 病机

病机是疾病发生发展及其变化的机制。眼病病机取决于致病因素和机体自身抗病能力两方面，而眼病的发生发展则是正邪双方斗争的结果。由于受病因性质、感邪轻重、发病部位、体质强弱等诸因素影响，眼病病机具有多样性特点，主要包括脏腑、经络、气血、津液等功能失调几方面，现分述如下。

1）脏腑功能失调

脏腑功能失调是指心、肝、脾、肺、肾五脏和胆、胃、小肠、大肠、膀胱、三焦六腑生理功能的失调。当机体正气亏虚时，致病因素可致机体阴阳失衡，脏腑经络、气血津液功能紊乱，从而导致眼病发生，并影响其发展和变化。眼部外感六淫邪气或遇外伤时，眼局部病变可致经络气血运行障碍，进而影响脏腑功能，导致脏腑功能紊乱，进一步影响眼病的发展。

（1）心与小肠：心主血脉，主神明，目得血而能视，两眦属心。眼病常由心血亏虚、心火亢盛导致。若失血过多或心神暗耗，致心血亏虚，虚火上炎者，常见两眦淡红，血运迟缓，视力缓降等。若心火内炽，上炎于目，可见两眦红赤，胬肉攀睛，或胞睑眦部红肿焮痛、生疮溃脓；若心火内炽，灼伤血络，迫血妄行而致白睛溢血、血灌瞳神、络损暴盲等眼内外出血诸症。

心与小肠相表里，心火可移热于小肠，致小便短赤；小肠有热亦可上熏于心，故心火上炎于目，常兼治小肠。如《银海精微》治心经实热之大眦赤脉传睛，由小肠导赤、引火下行，以降心火。

（2）肝和胆：肝主藏血，主疏泄，肝开窍于目，黑睛属肝，足厥阴肝经本经上连目系。眼病常由肝阴亏虚、肝郁气滞、肝胆火炽、阴虚火旺、肝风内动等引发。若肝阴亏虚，阴血不足，不能上荣于目，可见目干目涩、视物昏花、视力缓降等内障眼病。若肝郁气滞，气郁化火，气火上逆，可致头目胀痛如劈、目珠胀硬如石、视物昏矇、视力骤降，甚至失明等症。若肝火炽盛，循经熏蒸黑睛、黄仁，致黑睛生翳溃陷、瞳神紧小等症。若暴怒伤肝，肝火上逆，或素体阴虚，阴不制阳，虚火上炎，灼伤目中血络，迫血妄行，或瘀滞血络，可致血灌瞳神、络损暴盲等。若阳亢动风，肝风上扰清空，则可致绿风内障、青风内障、目偏视、口眼㖞斜等病。

肝胆脏腑互为表里，胆的精汁又能涵养瞳神，故发病时常相互影响。若肝胆湿热上攻于目，可致黑睛生翳、瞳神紧小等症；若肝阴不足，胆失所养，目失濡养，可致能远怯近或视物昏花等症。

（3）脾和胃：脾胃为后天之本，若饮食有节，脾输胃纳，则气血精微化生充足，目得其养而视明，胞睑属脾。眼病常由脾胃湿热、脾气亏虚、胃火炽盛等引起。若饮食不节，过食辛辣炙煿，致阳明胃火炽盛，火热上攻于目，可致目赤头痛、胞睑肿硬生疮溃脓、黄液上冲等。若恣食肥甘厚味，致脾胃湿热，循经上攻胞睑，常引发针眼、睑弦赤烂、风赤疮痍等症。若脾胃运化失司，水湿不化，聚而成痰，痰湿集聚胞睑，可见胞生痰核；若痰湿客于眼内，可致神膏浑浊及眼底渗出、增殖等病变。若痰火上逆，上攻头目，可导致目珠胀痛欲脱，视力骤降。若忧思过度，或久病失养，或饮食不节，损伤脾胃，脾气亏虚，目失所养；可致疳积上目、圆翳内障、云雾移睛、视瞻昏渺等；若脾气虚弱，失于统摄，可致血不循经而泛溢于目络之外，引起眼前黑花飘移，视物昏矇，甚至络损暴盲等眼病。

（4）肺和大肠：肺主气，具有宣发肃降功能，白睛属肺。若肺失宣降，易致白睛患病。眼病常由风热袭肺、肺火炽盛、肺阴虚、肺气虚等导致。若外感六淫邪气，外邪袭肺，肺失宣降，可致白睛红赤壅肿、羞明畏光、涩痛不舒、流泪生眵等症。若肺火炽盛，气滞血壅，可致白睛呈紫红色结节样隆起而发为火疳。若阴虚肺燥，虚火上炎，或久病气阴双亏，可致白睛涩痛，或生玉粒样小泡，反复发作等症。

肺与大肠相表里，若大肠实热腑气不通而便秘，可致肺气不得肃降，引起白睛红赤壅肿。故治疗白睛疾患时，若病人兼见便秘，在泻肺火的同时，结合清泄阳明实火，往往可起到釜底抽薪的效果。

（5）肾和膀胱：肾主藏精，瞳神属肾。肾阴虚、肾阳虚、肾精虚和阴虚火旺等均可导致眼病的发生。若年老体虚、病久或热病伤阴，致肾阴亏虚，目失所养，可见目干目涩、晶珠浑浊或神膏浑浊、老视、视瞻昏渺等。若先天禀赋不足，或年老病久，肾阳亏虚，阳不制阴，可引起高风内障、青盲等；若阳虚不能温化水湿，水邪上泛清窍，可致云雾移睛、视瞻昏渺、视直如曲、视大为小等症；亦可见眼底水肿、渗出等。若过劳或年老久病，肾精暗耗，精血不能上注于目，瞳神、目系失养，可致晶珠与神膏浑浊、视瞻昏渺、青盲等症。若阴阳俱虚，瞳神、目系失养，则易发生多种内障眼病。肾精虚可致肾阴、肾阳化生不足，故常致肾阴阳俱亏，常致多种内障眼病发生。若肾阴亏虚，水不制火，阴虚火旺，虚火上炎，灼伤瞳神，可致瞳神紧小、瞳神干缺、圆翳内障、绿风内障、青风内障、视瞻昏渺等症，虚火上炎，灼伤目中血络，可见眼内出血诸症。

肾与膀胱相表里，若膀胱排泄水液功能失常，体内水液潴留，上凌于目，可致眼内外组织水肿等症。

临床上，眼病的发生、发展，可由单一脏腑功能失调引起，亦可由多个脏腑同时发病，如肝胆火炽、脾胃湿热、肝肾阴虚、脾肾阳虚、心脾两虚、肝火犯肺等均可引起眼病。脏腑之间亦可传变，如白膜侵睛、疳积上目即为病变在肺肝、脾肝之间传变引起。

2. 气血津液失调

气血津液是脏腑功能活动的产物，又是人体生命活动的物质基础。人体各种病理变化常影响气血津液，致气血津液失调，进而导致眼病的发生、发展。现将气血津液失调引起眼病病机简介如下。

1）气的失调

气与眼关系密切。《太平圣惠方·眼内障论》曰："眼通五脏，气贯五轮。"气的正常与否，可直接或间接由眼部表现出来。临证时，常按气的虚实归纳为气虚气陷、气滞气逆两大类。

（1）气虚气陷：多因劳伤过度或久病失养致元气亏耗，气机衰微，不能正常敷布精微物质，进而润泽五脏，目失所养，致卫外不固，统摄、温煦失司等而引发眼病。如气虚可致胞睑下垂、抬举无力、冷泪常流，黑睛陷翳久不敛复，目倦不耐久视，晶珠浑浊，神膏浑浊，眼内水肿、出血，视衣脱离及多种眼病经久不愈等。全身常伴少气懒言、形寒畏冷、自汗、心悸、怔忡、头晕、耳鸣、倦怠乏力、食少便溏、小便清长，舌淡而胖大，脉细弱无力等。

（2）气滞气逆：多因痰湿停聚、食滞不化、情志不畅等，引起脏腑经络气机郁滞，气机运行不畅，升降失常等而导致眼病。如外邪犯肺，肺气阻遏，可致白睛红赤壅肿，形成小泡样或结节样隆起；若情志不畅，肝郁气滞或气郁化火，气火上逆，可致头目剧烈胀痛、眼眶胀痛。头痛如劈，发为绿风内障等；气滞不行，气不帅血，血脉瘀阻，或气逆于上，血随气逆，可致眼内血络阻塞，以致眼底缺血或瘀血，表现为云雾移睛、络损暴盲或络阻暴盲等症。

2）血的失调

《审视瑶函》曰："夫目之有血，为养目之源，充和则有生发长养之功，而目不病，少有亏滞，目病生矣。"说明目得血方能视，若血失调，可致目病。眼部血证常分为血热、血虚、血瘀3种。

（1）血热：血热有虚实之分，实证多由外感邪热或脏腑郁热入血分所致。血热可致眼部焮赤肿痛，赤脉增多、色紫红而粗大；若血热迫血妄行，泛溢目络之外，可致血灌瞳神、络损暴盲等眼部出血诸证。一般实火所致出血急、量多色鲜红，全身伴心烦恶热，口渴喜饮，便秘溲赤，舌红苔黄，脉数有力等症。虚证可由肝肾阴虚，虚火上炎引发。虚火入血，可致目中血络红赤、充盈或血热妄行而溢于目络之外，出血常较缓，血量少而淡红。全身伴五心烦热、颧红盗汗，心烦失眠，口燥咽干等症。

（2）血虚：常由失血过多、久病或气血化生不足，导致目失气血濡养而致眼病。眼部常表现为目珠干涩不舒、眉棱骨酸痛、不耐久视或视物不清、胞睑色苍白、眦部与白睛及眼底血络淡红，或见眼内出血等症。全身伴面色少华、唇舌色淡、爪甲色淡、头晕目眩、心悸怔忡、脉细弱等。

（3）血瘀：多由于情志内伤，外邪侵袭，津液亏耗，跌仆损伤，久病正虚等因素导致血液运行不畅，瘀滞体内甚至阻塞不通而成血瘀。在眼部常表现为痛处固定不移，目刺痛；或见血脉紫赤迂曲，或胬肉红赤肥厚，鹘眼凝睛，或眼内外瘀血等。瘀血既病理产物，又可成重要的致病因素导致病情进一步发展加重。若大量瘀血积聚眼内，则视力剧降；若瘀血积于眶内，可致睛珠突起。若瘀血阻塞神水排出通道，神水瘀滞目内，可致眼珠胀硬，头眼剧痛，视力骤降；若瘀血瘀阻眼底，致视力骤降而发为络损暴盲，可见舌质紫暗或有瘀斑、脉涩等症。

3）津液失调

津液为人体组织正常输布之水液，眼部结构独特，富含津液，如神水、神膏、真精等，以滋润目珠，并维持眼珠圆润明澈。津液不调，可致眼部发病，主要包括以下3种。

（1）津液亏虚：津液亏虚，则目窍失养。在目外，可致泪液减少，目干目涩，白睛表面少泽红赤，黑睛晦暗失泽、黑睛生翳，甚者目珠转动不灵。在目内，多致神水、神膏暗耗，瞳神失养，致视物昏朦，甚或目盲。若津液大耗，可致目珠内陷等症。

（2）水液停滞：津液运行障碍，则停聚为水。在眼外，若脾失健运，或肾阳不足，致水湿上泛于目，则胞睑浮肿，水液潴留白睛，则白睛浮肿，甚者包埋黑睛。在眼内，肺脾肾三脏功能障碍，可致水湿内停，引起眼底水肿。黄斑水肿常责之于脾湿，视乳头及其附近视网膜水肿常责之于肾水。若大量水液潴留于视网膜下，可致视网膜脱离。

（3）痰湿积聚：水湿停聚日久可以生痰。水液积聚体内，遇寒邪凝聚或火热煎熬，则变为痰湿。痰既是病理产物，又为致病因素，导致眼病进一步发展加重。若痰湿积聚胞睑，可致胞生痰核。若痰郁生热、热郁化火、火盛动风，上攻目窍，则致绿风内障。若痰浊停于眼内，可见视网膜及黄斑渗出。痰瘀互结，可为眼底增殖性病变，或致目珠突起，甚或发为眼部肿瘤。若风痰攻冲眼带，见致眼珠偏斜，转动受限，视一为二等症。

3.经络功能失调

经络是人体脏腑之间以及与四肢、五官九窍相互联系的通道，具有沟通表里上下，调节各脏腑组织生理功能的作用。十二经脉和奇经八脉是运行气血上注于目的主要道路。经络为病，可致眼病的发生和发展。

（1）经络失调：经脉气血的盛衰及是否通利，关系到眼病的发生与发展。若外邪客于经脉，循经上犯于目，可致眼病发生，受邪经脉不同，眼部见证亦不同。如《医宗金鉴·眼科心法要诀》指出："外邪乘虚而入，入项属太阳，人面属阳明，入颊属少阳，各随其经之系，上头入脑中，而为患于目焉。"如足厥阴肝经和足少阳胆经病变常导致黑睛病变；足阳明胃经失调常出现胞睑疾病；手太阴肺经和手阳明大肠经失调常出现白睛病变等。

（2）经筋失调：经筋为病，常致胞睑开合、目珠转动障碍。如《灵枢·经筋》曰："经筋之病，寒则反折筋急，热则筋弛纵不收。"指出足阳明之筋，因寒而拘急，可致胞睑不能闭合；因热而弛纵，可致胞睑不能张开；足阳明与手太阳两筋拘急，则致口眼㖞斜，眦部拘急，不能视物等。

二、西医病因病机

（一）病因

眼部结构精细，直接接触外界，眼病病因以各种微生物的感染最为常见，如细菌、病毒、衣原体、真菌、梅毒螺旋体、寄生虫等感染而引发。亦可因机体免疫反应、眼外伤、遗传、衰老、心理因素、先天异常、不讲究用眼卫生、药物食物过敏及中毒导致，或由全身疾病如高血压、糖尿病、肾炎等引起。本节重点介绍眼部微生物的感染。

1. 细菌感染

细菌为原核细胞性微生物，无核膜、核仁及细胞器，不进行有丝分裂。临床常见眼部致病菌包括表皮葡萄球菌、腐生葡萄球菌、金黄色葡萄球菌、肺炎链球菌、甲型溶血性链球菌、草绿色链球菌、乙型溶血性链球菌、丙型链球菌、铜绿假单胞菌、淋菌、脑膜炎球菌、卡他球菌、流感嗜血杆菌、莫拉双杆菌、大肠埃希菌、变形杆菌、肺炎杆菌、黏质沙雷菌、白喉杆菌、类白喉杆菌、干燥杆菌、结核分枝杆菌、枯草杆菌、蜡样杆菌、星形奴卡菌、破伤风杆菌、产气荚膜杆菌、肉毒杆菌、衣氏放线菌、链丝菌、痤疮丙酸杆菌、消化球菌、消化链球菌等；正常结膜囊内常有表皮葡萄球菌、金黄色葡萄球菌、类白喉杆菌，一般无危害，但当机体免疫低下时，结膜囊内病菌数量增加、细菌迅速繁殖，群集附着于眼组织，导致眼病发生。

金黄色葡萄球菌为眼及其周围组织化脓性炎症，或毒素性眼病的主要致病菌，常致麦粒肿、睑缘炎、泪囊炎、结膜炎、角膜溃疡、眶蜂窝织炎、眼外伤或内眼术后眼内炎、转移性眼内炎、全眼球炎等眼病发生；乙型溶血性链球菌致病性强，能引起多种眼病；肺炎链球菌常致急性结膜炎、泪囊炎、角膜溃疡、眼内炎、转移性眼内炎等；淋球菌常致淋菌性结膜炎、新生儿淋菌性结膜炎、角膜溃疡、眼内炎、眶蜂窝织炎等发生；卡他球菌偶致结膜炎、角膜炎、眼内炎；铜绿假单胞菌常致铜绿假单胞菌性角膜脓肿、环形角膜溃疡、眼内炎、全眼球炎、眶蜂窝织炎、泪囊炎、转移性眼内炎、新生儿结膜炎等发生；流感嗜血杆菌可致急性结膜炎；莫拉双杆菌可引发眦部睑缘炎、眦部眼睑及结膜炎、慢性滤泡性结膜炎，有时可致角膜溃疡、眼内炎；变形杆菌可致角膜溃疡、环形角膜炎等；黏质沙雷菌可致匐行性角膜溃疡、环形角膜脓肿、内眼手术后眼内炎、全眼球炎、泪道感染等；结核分枝杆菌偶致结膜结核、巩膜结核；对结核菌蛋白过敏性眼病有泡性眼炎、葡萄膜炎、脉络膜炎；蜡样杆菌因眼部穿通伤侵入玻璃体，可致视网膜坏死、爆发性眼内炎、玻璃体脓肿、全眼球炎；星形奴卡菌常引发慢性角膜结膜炎、角膜溃疡、持续性角膜上皮缺损，眼睑、结膜及巩膜肉芽肿，眼外伤及内眼手术后眼内炎、转移性眼内炎、脉络膜视网膜炎、脉络膜脓肿、全眼球炎等；产气荚膜杆菌因眼外伤致气性坏疽性眼内炎、全眼球炎、眶蜂窝织炎；衣氏放线菌可致慢性泪小管炎、泪囊炎、眼睑小脓肿、角膜溃疡、眶蜂窝织炎等；链丝菌常致下泪小管炎、慢性结膜炎、泪囊炎；痤疮丙酸杆菌则是白内障摘除、青光眼术后眼内炎的常见病原菌，可致迟发性慢性色素膜炎、反复前房积脓、肉芽肿性虹膜睫状体炎、玻璃体炎、眼内炎、黄斑囊样水肿等。消化链球菌可致泪囊炎、泪小管炎、结膜炎、结膜炎、眶蜂窝织炎、转移性眼内炎等。

2. 病毒感染

病毒仅有脱氧核糖核酸（DNA）或核糖核酸（RNA）一种类型的核酸作为遗传信息载体。引发眼病的常见病毒有单纯疱疹病毒、腺病毒、水痘－带状疱疹病毒、人乳头瘤病毒、肠道病毒 70 型、EB 病毒、巨细胞病毒、柯萨基病毒 A24、风疹病毒、腮腺炎病毒、麻疹病毒、新城疫病毒、传染性软疣病毒、痘苗病毒、人免疫缺陷病毒等；眼睑、睑缘、结膜、角膜暴露于外，可直接感染病毒，病毒亦可通过神经组织感染眼部，或于全身病毒感染病毒血症期通过血流侵入眼内，先天性眼病则因胎盘感染致胎儿发病。

单纯疱疹病毒感染可致眼睑、睑缘单纯疱疹、急性滤泡性结膜炎、单纯疱疹病毒性角膜炎、虹膜睫状体炎、角膜炎葡萄膜炎、视网膜脉络膜炎等；水痘－带状疱疹病毒常致单侧眼睑皮肤、睑缘带状疱疹、急性卡他性结膜炎、滤泡性结膜炎、巩膜炎、带状疱疹病毒性角膜炎、虹膜睫状体炎、继发性青光眼、眼内外肌麻痹、急性视网膜坏死综合征等；巨细胞病毒可致角膜内皮炎、葡萄膜炎、巨细胞病毒性视网膜炎、视网膜脱离等；先天性巨细胞病毒感染眼部可致眼部先天异常，如小眼球、无眼球、先天性白内障、视乳头发育不全或缺损、视网膜脉络膜炎等；EB 病毒可致急性滤泡性结膜炎、原发性眼干燥症、泪腺炎、钱币状角膜炎、虹膜睫状体炎、视神经炎、脉络膜视网膜炎等；腺病毒感染可致流行性角膜结膜炎、咽结膜热、非特异性滤泡性结膜炎等；传染性软疣病毒可致眼睑、睑缘传染性软疣伴慢性滤泡性结膜炎；肠道病毒 70 型可致流行性出血性结膜炎；麻疹病毒可致卡他性结膜炎、上皮性结膜角膜炎；风疹病毒感染可引起虹膜睫状体炎、先天性白内障、脉络膜视网膜炎或先天性青光眼、弱视、斜视、视神经萎缩、眼球震颤等。

3. 真菌感染

真菌是大量存在于自然界的真核细胞型微生物。导致眼病的真菌常为腐生菌，如曲霉菌属、白色念珠菌、头孢霉属、毛霉菌属、串珠镰刀菌、交链孢霉菌、新型隐球菌、青霉菌属、拟青霉菌、荚膜组织胞浆菌、皮炎芽生菌。

外源性感染常继发于真菌性角膜溃疡、眼外伤和眼内手术创伤，常见致病菌为念珠菌、曲霉菌和镰刀菌，初起表现为轻度虹膜睫状体炎或玻璃体炎，继之发生前房积脓、玻璃体脓肿、眼内炎、脉络膜视网膜炎等。

内源性感染常继发于眼内邻近组织真菌感染或血源性感染。血源性真菌感染的主要致病菌为白色念珠菌，常侵犯脉络膜和视网膜，形成化脓和肉芽肿混合性炎症，甚至在玻璃体内形成脓肿和视网膜坏死。其他真菌主要引起坏死性视网膜脉络膜炎，并伴弥漫性肉芽肿性炎症。

4. 衣原体感染

衣原体为专性细胞内寄生，介于细菌病毒之间的原核微生物。与眼病有关的衣原体有沙眼衣原体和包涵体结膜炎衣原体。沙眼衣原体会引发沙眼；包涵体性结膜炎衣原体致成人包涵体性结膜炎、游泳池结膜炎及新生儿包涵体结膜炎。

5. 螺旋体感染

螺旋体是细长柔软的螺旋状或波状单细胞微生物。引起眼部炎症的螺旋体包括梅毒螺旋体、包柔螺旋体和钩端螺旋体。先天性梅毒在眼部可致弥漫性视网膜色素上皮病变，或伴虹膜睫状体炎和视神经病变；后天性梅毒常致各种眼内炎症，如基质性角膜炎、虹膜睫状体炎、弥漫性视网膜脉络膜炎、弥漫性视神经视网膜炎、视网膜血管炎、视乳头炎等；

神经梅毒常出现 Argyll Robertson 瞳孔、脊髓性小瞳孔。

包柔螺旋体易侵犯葡萄膜，引起浅层巩膜炎、肉芽肿性虹膜睫状体炎、中间部葡萄膜炎和多灶性视网膜脉络膜炎，玻璃体炎，或引发视乳头炎、视乳头水肿、视网膜血管炎、视神经萎缩、渗出性视网膜脱离、黄斑水肿、眼眶眼肌炎等。

钩端螺旋体在眼部主要累及葡萄膜，引起急性虹膜睫状体炎、慢性弥漫性全葡萄膜炎及视网膜脉络膜炎，偶有结膜炎、巩膜黄染、角膜炎等发生。

6. 寄生虫感染

常见眼部寄生虫包括猪肉绦虫、鼠弓形体、棘阿米巴、旋盘尾丝虫、罗阿丝虫、犬弓蛔虫、猫弓蛔虫、结膜吸吮线虫、羊狂蝇等。寄生虫可通过血液循环侵入眼内，并致眼内炎症，尤以弓形体性炎症最常见。

猪肉绦虫的囊尾蚴可寄生于眼部，尤以经睫状动脉抵睫状体、脉络膜视网膜下，或穿透视网膜入侵玻璃体内较为常见；弓形体病包括先天性及后天性两类，先天性可伴眼部病变。眼部弓形体感染常表现为复发性局灶性坏死性视网膜脉络膜炎，以后极部常见。弓蛔虫幼虫可直接侵入眼组织或通过脉络膜、睫状体和视网膜中央动脉侵入眼内，发生眼弓蛔虫症，表现为眼内炎、肉芽肿性炎葡萄膜炎等，亦可寄生于玻璃体，引起玻璃体脓肿；棘阿米巴可致棘阿米巴性角膜炎。

（二）病机

1. 眼部炎症

炎症是机体对各种致病因子产生的非特异性防御反应。导致炎症发生的因素有以下几方面：①物理因素：包括冷、热、电、放射伤、挤压伤等；②化学因素：包括酸碱等化学伤；③生物因素：包括细菌、病毒、支原体、寄生虫等病原微生物；④免疫性因素等。

根据病程长短，炎症分为急性、亚急性、慢性三种；根据病变特征，分为变质、渗出、增生三种病变过程，其中，炎症早期以变质及渗出为主，后期以增生为主，三者密切关联。一般急性炎症常表现为变质及渗出，慢性炎症以增生为主。

1）变质

是炎症局部组织发生的各种变性及坏死，好发于实质细胞及间质。实质细胞发生浑浊、肿胀、脂肪变性、液化坏死等；间质发生黏液变性、纤维素样变性或坏死崩解等。如细菌性角膜炎常出现角膜溃疡，局部组织出现变性坏死。

2）渗出

表现为炎症病灶有大量渗出物，常伴组织细胞的变性及坏死。以血管反应为中心的渗出性病变为炎症的重要标志，据渗出物特征的不同分为浆液性炎、纤维素性、化脓性、出血性及卡他性渗出。

（1）浆液性渗出：血清性浆液性渗出常见于黏膜、浆膜和疏松结缔组织处，表现为炎性水肿，如急性结膜炎时结膜水肿等。

（2）纤维素性渗出：若发生于黏膜组织，常表现为由渗出的纤维素、白细胞和坏死的黏膜上皮混杂而成的灰白色膜样物，与黏膜组织牢固附着不脱落者，属真膜；附着疏松易脱落者，属假膜。假膜常见于腺病毒性结膜炎、新生儿包涵体性结膜炎等。真膜常见于白喉性结膜炎。

（3）化脓性渗出：中性粒细胞大量渗出，伴不同程度组织坏死及脓液形成。如睑腺炎常出现眼睑局部脓肿、眼睑及眶蜂窝织炎常出现蜂窝织炎。

（4）出血性渗出：渗出物中含大量红细胞，常见于毒性较强的病原微生物感染，如流行性出血性结膜炎，可见结膜下出血。

（5）卡他性渗出：包括浆液性卡他、脓性卡他、黏液性卡他。黏膜组织较轻的渗出性炎症，如急性卡他性结膜炎、春季卡他性结膜炎等。

眼内炎时，前房、后房、玻璃体、脉络膜上腔出现渗出物，形成前房积脓、玻璃体脓肿、虹膜睫状体渗出致瞳孔缩小、粘连甚者膜闭、渗出性视网膜脉络膜脱离、黄斑囊样水肿等。

3）增生

发生炎症的局部组织出现巨噬细胞、内皮细胞和纤维母细胞增生，伴不同程度的变质及渗出。眼部的睫状体无色素上皮细胞、视网膜色素上皮细胞、葡萄膜内血管性结缔组织、视网膜内胶质细胞等易发生增生。葡萄膜内血管结缔组织的反应性增生可出现虹膜红变、睫状膜、增生性视网膜病变和脉络膜新生血管等；视网膜色素上皮的局灶性增生多见于视网膜脉络膜炎；视网膜胶质细胞反应性增生表现为在慢性炎症的视网膜出现萎缩坏死区。

除各种变质性和渗出性炎症迁延至慢性期，转变为以组织细胞增生为主的增生性炎症外，增生性炎症还包括肉芽肿性炎、炎性假瘤、炎性息肉等，如眼睑肉芽肿、结膜及巩膜肉芽肿、眼眶炎性假瘤等。

2. 眼部血液循环障碍

眼部血液循环障碍包括眼部血管异常、血液性状及血管内容物异常（如血栓形成和栓塞）等方面。

（1）眼部血管异常：主要表现为结膜血管充血、扩张和迂曲；虹膜新生血管。视网膜静脉阻塞时静脉充盈、扩张、迂曲；视盘血管炎及视网膜静脉周围炎时，视网膜静脉扩张、迂曲、周边视网膜小血管闭塞及出现血管鞘、视网膜新生血管等；视网膜中央动脉阻塞时，动脉狭小、变窄或呈铜丝状变；糖尿病视网膜病变时产生视网膜微血管瘤；Coats病时视网膜毛细血管扩张扭曲、静脉扩张、微动脉瘤等。上述血管异常均可致眼血液循环障碍，致局部充血或缺血，缺血严重者可致组织坏死。

（2）眼组织血栓及栓塞：血栓系因血管内膜损伤、血流状态和血液性质改变形成。血管内膜损伤引发血栓素和凝血酶的释放，导致血小板聚集，激发凝血过程；血液中全血黏度、血浆黏度增高，红细胞聚集指数及纤维蛋白原增加，血沉增快，血液凝固性增加，血流迟缓，导致血栓形成。如视盘血管炎即由炎症引发视网膜血管内膜损伤而发病；视网膜静脉阻塞系因血流状态和血液性质改变而诱发；视网膜动脉阻塞常因动脉血管血栓堵塞引发。

3. 眼组织损伤、修复、代偿与适应

1）眼组织损伤

组织细胞损伤常分为两类：①组织的断裂损伤，如刺伤等；②组织细胞物质代谢障碍导致形态改变。后者，据形态特征的不同分为萎缩、变性、坏死3类。

（1）萎缩：为发育正常的器官、组织或细胞体积缩小。常见的病理性萎缩有退行性萎缩、营养不良性萎缩、压迫性萎缩、神经性萎缩、废用性萎缩等。如长期高眼压导致的视神经萎缩，高度近视引发的脉络膜、视网膜萎缩等。

（2）变性：为细胞新陈代谢障碍导致的形态变化，在细胞或细胞间质内常出现一些异常物质。常见的变性包括纤维素样变性（纤维蛋白样变性）、浑浊肿胀（颗粒变性）、玻璃样变（透明变性）、水变性（空泡变性）、黏液样变性和病理性色素沉着等，如睑裂斑、翼状胬肉、角膜老年环、晶状体浑浊、玻璃体变性、黄斑变住、视网膜色素变性等。

（3）坏死：系指眼局部组织、细胞的死亡。坏死分凝固性坏死、液化性坏死、脂肪坏死等。如角膜溃疡时角膜组织的坏死、急性视网膜坏死综合征、视网膜中央动脉栓塞后的梗死等。

2）眼组织修复

修复是机体细胞、组织或器官损伤缺损时，由周围健康组织增生修补的过程。再生为组织缺损后由相同的细胞分裂、增生完成修复的过程。组织不同再生能力亦不同，黏膜、表皮、结缔组织细胞再生力强，损伤后常可再生，如结膜、角膜上皮细胞损伤后可完全再生。

创伤愈合即组织再生的过程。据损伤程度及感染情况，创伤愈合分两类。

（1）一期愈合：见于组织缺损范围少、创缘整齐、创面无感染、创缘对合严密的伤口，如眼科手术切口，能迅速愈合，术后瘢痕小。

（2）二期愈合：见于组织缺损范围大、创面不整齐的伤口，愈合缓慢，易致瘢痕形成，如眼部穿通伤、贯通伤伤口。

3）眼组织代偿与适应

代偿系指疾病过程中，当器官结构破坏及功能障碍时，机体通过调整器官代谢、结构及功能，以替代、补偿损伤器官，使机体达到新平衡的现象。如外伤及内眼手术导致角膜内皮缺损时，邻近角膜内皮细胞变得肥大并移行至缺损处，替代、补偿缺损细胞的功能。

适应系指当环境改变、器官损伤或功能变化时，机体通过改变自身代谢、结构及功能加以协调的过程。如共同性斜视时，双眼常形成异常视网膜对应以消除复视；暗适应现象，当人从亮处转至暗处，视网膜的视杆细胞中的视紫红质合成增多、分解减少，提高了眼对弱光的敏感度，使人在暗处也能视物等，都属适应。

4. 眼部免疫反应

免疫反应属机体的防御反应，包括变态反应、自身免疫病、免疫增殖、免疫缺陷、免疫排斥等。眼属于微型免疫系统，可发生多种类型的免疫反应。如眼睑、结膜、角膜、房水、葡萄膜、晶体、玻璃体、视网膜、视神经、泪液等均有免疫功能，眼部免疫疾病好发于眼睑、结膜、角膜、葡萄膜等部位。眼部免疫病理性质特征包括以下几方面。

（1）眼睑与结膜：常发生Ⅰ型（过敏反应型）变态反应，Ⅰ型变态反应性结膜炎呈速发型，主要指过敏性结膜炎，包括季节性过敏性结膜炎、常年性过敏性结膜炎、巨乳头性结膜炎、春季角结膜炎、异位性角结膜炎等。

（2）葡萄膜：葡萄膜组织细胞具有膜抗原、可结合抗体，在补体参与下发生细胞毒效应。葡萄膜炎中常见细胞毒型（Ⅱ型）和免疫复合物型（Ⅲ型）变态反应。

（3）Ⅲ型变态反应：为眼免疫反应常见类型，有两种形式：①Arthus反应，急性Ⅱ型反应，见于角膜炎、晶体过敏性葡萄膜炎。②炎症反复发作，如巩膜炎、蚕食性角膜溃疡、葡萄膜炎等。眼的Ⅲ型变态反应性疾病多为自身免疫病。

（4）典型Ⅳ型变态反应：无抗体参加，但在眼病中，常有抗原抗体反应的参与，如角膜移植早期及细胞免疫反应型葡萄膜炎等。

（5）免疫分离现象的存在：是指细胞免疫反应和体液免疫反应不一致，表现为一方亢进、一方低下。部分眼病表现为眼局部免疫反应亢进而发生病变，而全身免疫反应低下。免疫分离现象多见于病毒性角膜炎、慢性葡萄膜炎等。

（6）眼免疫病：常伴全身多器官病变，如皮肤黏膜、关节滑膜、神经系统、肾、心血管等病变，多属自身免疫病。

（郭承伟）

第二章 诊断学概论

第一节 中医眼科四诊

中医眼科四诊是指在诊察眼病时所运用的望、闻、问、切四种方法。由于眼特殊的结构和功能，以及眼与脏腑经络密切的内在联系，四诊之中重在望诊与问诊。望诊的重点是在眼部，其次是望舌、颜面、形体及其他；问诊主要是询问与眼病有关的病史，自觉的眼部与全身症状；切诊以眼部触诊为主，切脉多在问诊与眼部望、触诊以及闻诊之后。正如《审视瑶函·目不专重诊脉说》所言："如目病，……尤望闻问居其先，而切脉居于后。"

随着现代科技的进步，中医眼科四诊与时俱进，从原来仅用人的五官和手进行简单的四诊方法，发展为应用现代科技手段，从不同角度对眼病进行诊察。现代科学仪器的应用是望诊和切诊的发展与延伸，使四诊的内容更加丰富而深入，极大地提高了诊断的精准度及正确率，并使疗效及预后的判断更加客观科学。

一、问诊

问诊是通过询问以了解眼病的发生、发展、治疗经过、现在症状和其他与眼病有关的情况以诊察眼病的方法。问诊应有目的、有次序地进行，既要突出重点，又要全面了解。临床上首先要询问病人眼部的自觉症状和有关眼病的病史，如发病时间、起病情况及治疗经过等，再问全身的自觉症状。

（一）主诉

主诉是指病人最明显的主观感觉及就医的主要原因，包括病人感觉最痛苦的主要症状或最明显的体征及其性质、持续时间与部位等。

（二）问病史

1. 问现在病史

询问发病时间与起病情况，是单眼还是双眼，是初发还是复发，有无时间性或季节性，起病及病情变化发展的快慢。了解病人可能清楚的病因，如感冒、外伤、情绪激动、工作性质、目力使用情况或戴镜情况，是否接触过红眼病病人、过敏药物及饮食因素等。了解是否经过治疗，在何处曾使用过什么药物及使用多长时间，疗效如何，目前是否还在继续使用等。

2. 问既往病史及家族病史

询问病人过去眼病史、既往健康情况；询问家族有无类似病史。

（三）问眼部症状

眼部自觉症状是眼科辨证论治的重要依据，也是问诊的重点内容之一。

1. 视觉症状

询问视力有否下降，是远视力下降还是近视力下降，或远近视力均下降，是急剧下降还是缓慢下降；视物不清有无时间性，是在傍晚与暗处看不清，还是恰恰相反；视野有无缺损，有否经常碰撞周围物件等；眼前有否有黑影，若有是固定的还是飘动的，形状及方位，是急起的还是缓起的；视灯光有无虹视现象，是在什么情况下出现的；视物有否变形、变色、视一为二，如有是单眼看有还是双眼看才有；眼前有无闪光感觉，如有应询问闪光的程度、时间。

2. 感觉症状

询问眼痛，了解疼痛的性质、部位、时间以及有关兼症；疼痛的程度是剧痛、胀痛、刺痛、抽痛，还是灼痛、涩痛、隐痛；疼痛发生有何诱因，与精神因素有何关系；疼痛是否涉及他处，如有是涉及额颞、头顶还是脑后；眼痛时有否头痛，是头痛引起眼痛还是眼痛引起头痛，或是头眼疼痛同时发生。询问眼痒，眼痒的程度是一般作痒还是痒极难忍，与季节有何关系，与使用化妆品有无关联。询问眼梗塞，了解梗塞的性质、程度和兼症，梗塞是否兼有目赤、生翳，有无异物入目，有无泪液减少，是否口、鼻、咽喉皆干。询问羞明，了解羞明的程度及兼症，是目赤多眵而羞明，或是无赤痛而羞明；如果眼部正常而有羞明，应询问发生的诱因，是否可自然缓解。

3. 外观异常

询问流泪是否突发热泪如汤，还是冷泪常流；是羞明流泪，还是迎风流泪或眵泪混杂；是否眼痛泪下，或目昏流泪；是否少泪而干涩。询问是否有眼眵及量的多少，其性质是黏稠似脓，还是稀如黏水，或干结，或呈丝状；眼眵的颜色是黄色、白色，还是微绿色；眼眵是骤起还是常有。

（四）问全身症状

1. 问头面部情况

询问有无头痛，头痛的原因甚多，眼病也可伴有头痛，眼病引起的头痛是先有眼痛，病情加剧时放射至头部，还是在用眼时才引起头痛；了解头痛的部位及性质；了解是否伴有恶心呕吐等；询问有无口干口渴，有无耳鸣、耳胀、耳聋，是否有鼻塞流涕、口疮、咽部疼痛等。

2. 问饮食与二便

询问平素饮食习惯及嗜好，近日食欲及食量有无增减；有无大便干结或溏泻；小便清长还是黄赤等。

3. 问妇女经带胎产

询问月经是否有提前或延后，经量多少，颜色如何，是否有瘀块，是否有经前胁胀或经来腹痛；白带多少，是否黏稠腥臭；是否怀孕、哺乳或新产之后；分娩时是否有出血过多等现象。

二、望诊

中医眼科非常重视望诊，《灵枢·本脏》说："视其外应，以知其内脏，则知所病矣。"早在《银海精微》中就有"看眼法""察翳法"的记载，总结了望诊的方法和顺序。现代中医眼科应用裂隙灯显微镜、检眼镜、眼底照相机等科学仪器，改变了传统中医眼科仅凭肉眼观察的局限性，扩大和丰富了望诊的内容。

（一）望胞睑

观察胞睑是否开闭自如，有无目闭不全或目开不闭，或上胞下垂、欲睁不能，两眼胞睑是否对称；睑弦有无内翻或外翻，睫毛排列是否整齐，有无睫毛乱生、倒入，或睫毛脱落现象，睫毛根部有无红赤、鳞屑、脓痂、溃疡与缺损；胞睑皮肤有无水疱、脓疱、红肿、水肿等，如有应注意其部位、范围和程度。如有外伤史，则望胞睑有无擦伤、裂口及皮下瘀血，有无瘢痕。胞睑内面脉络是否清晰分明或模糊不清，睑内表面是否光滑，有无椒样或粟样颗粒，有无瘢痕及其部位，有无结石，有无异物存留，有无卵石样排列的颗粒等。

检查睑内面时，必须翻胞睑。翻转下睑时，嘱被检者眼向上看，检查者用拇指将下睑轻轻往下拉，即可暴露下睑和穹窿部结膜；翻转上睑时，嘱被检者眼向下看，检查者将大拇指放在被检眼上睑中央部近睑弦处，食指放在眉弓下凹陷处，两指同时挟住相应部位皮肤向前下方轻拉，然后用食指轻压睑板上缘，拇指同时将眼皮向上捻转，上睑即可翻转。

（二）望两眦

观察两眦皮肤有无红赤糜烂，大眦处有无红肿，注意红肿范围，有无瘘管存在；泪窍是否存在，有无外倾或内卷；有流泪主诉者，应做泪道冲洗查视有无分泌物自泪点反流；干涩无泪者应查视泪膜情况。

（三）望白睛

观察白睛是否红赤，红赤的范围及程度，是整个白睛红赤（结膜混合充血），还是红赤远离黑睛，推之可移（结膜充血），亦或是围绕黑睛作胞轮状（睫状充血）；白睛表面是否光滑，有无结节隆起或小疱疹，其数目、部位、大小及周围的红赤情况如何；白睛是否润泽，有无皱纹或浑浊干燥斑；白睛有无膜状物，并注意膜状物的进展方向及赤脉的粗细多少；白睛颜色有无黄染、青蓝等；浅层下有无出血，出血的部位与范围；白睛浅层与眼睑有无粘连；如有外伤，应注意白睛有无异物、裂口，裂口的大小及部位，是否有眼内容物嵌顿于创口等。一般观察白睛时，应轻轻用拇指与食指将上、下睑分开，并嘱被检者将眼向上、下、左、右各方向转动。

（四）望黑睛

观察黑睛大小与透明度如何，有无光泽，表面是否光滑。重点观察有无翳障及其形态与部位。注意其形状是星点状、片状、树枝状、地图状、圆盘状，还是凝脂状或蚕食状；是位于浅层还是深层；在正中还是偏旁；可用荧光素钠染色法进一步观察。如有外伤，应注意黑睛有无异物及其性质和部位，有无穿透伤及穿透伤口的大小，有无黄仁脱出等。黑睛后壁有无沉着物，分布情况如何。

（五）望瞳神、黄仁、晶珠

观察瞳神的大小、形态、位置与对光反应，且要两眼对比。瞳神形状是否为整圆，或呈梨形、菊花形及其他不规则形状；瞳神位置是在正中还是偏斜于一方；如有外伤，应注意瞳孔是否变形。观察黄仁（即虹膜）颜色是否正常，纹理是否清楚，有无肿胀、膨隆、缺损、萎缩；有无新生血管与结节存在；其前是否与黑睛粘连，或其后是否与晶珠粘连。用散瞳药物后其粘连能否拉开，粘连的部位及范围如何。如有外伤，要注意黄仁是否存在，根部是否断离；当眼球转动时，黄仁有无震颤现象。观察晶珠前壁是否有色素沉着，有无浑浊，若有浑浊，注意观察浑浊的形态、部位；晶珠有无脱位，若有脱位观察是半脱位还是全脱位。眼底检查也属于望瞳神范畴，须借助检眼镜检查。

（六）望眼珠

观察眼珠大小及位置是否正常，两侧是否对称。眼珠是否突出，突出程度、方向及其眼别。眼珠有无低陷，是单侧还是双侧。眼珠有无震颤及震颤的方向。

三、闻诊

闻诊指听声音与嗅气息，前者是听病人的语言、呻吟、咳嗽等声音，后者是嗅病室、病体等的异常气味，亦可通过闻诊了解病人排泄物如痰涎、大小便等的气味来协助诊断与鉴别疾病。

四、切诊

切诊包括触诊和切脉两部分。触诊如触按胞睑有无肿块、硬结及压痛，肿块的软硬及是否与皮肤粘连；胞睑、眶内生脓肿可借触诊判断脓成与否；用两手食指触按眼珠的软硬，以估计眼压情况；如眼眶外伤，注意触摸眶骨有无骨折、皮下有无气肿等。如眼珠突出，应触查眶压是否增高，眶内有无肿块，若有肿块注意检查肿块的部位、质地、大小和边界是否清楚，表面是否光滑以及有无弹性等。按压内眦睛明穴处，注意有无脓液或黏液从泪窍溢出。

切脉是中医诊病的重要方法之一：外障眼病，其脉多见浮、数、滑、实等；内障眼病，其脉多见沉、细、微、弱、弦等。

第二节　眼科一般检查

一、眼科常规检查

眼科常规检查主要包括视功能、眼球及附属器、眼球突出度、眼位及眼球运动、眼压等眼科基础检查项目。

（一）视功能检查

视功能检查是眼科最基本的检查方法，主要包括视力、视野、色觉、立体视觉、暗适应、对比敏感度等。视觉电生理等亦反映视觉能力，将在"眼科特殊检查"中介绍。

1. 视力

视力即视锐度，又称中心视力，主要反映黄斑的视功能，分远视力与近视力。

1）远视力检查

有多种视力表，现国内多使用国际标准视力表与对数视力表进行检查，视力表应为标准灯箱或置于明亮照明下。

（1）国际标准视力表为 E 字视标，视力表与被检者相距 5m，表上第 10 行视标应与被检眼向前平视时高度大致相等。检查时两眼分别进行，遮盖一眼，先查右眼后查左眼，如戴镜者，先查裸眼视力，再查戴镜视力。嘱被检查者辨别视标的缺口方向，自视标 0.1 顺序而下，至病人不能辨别为止，记录其能看清的最后一行为视力结果，如能看清 1.0 全部视标，则记录为 1.0。若此行有几个视标辨认不清，或再下一行能辨清几个，则用加减法表示，如 1.0~2（表示 1.0 视标还有 2 个辨认不清），1.0+2（表示 1.0 视标能全部看清外，1.2 视标还可看清 2 个）。正常视力为 5m 处能看清 1.0 及其以上。

若被检查者在 5m 处不能辨明 0.1 视标时，则嘱病人逐渐向视力表移近，至刚能辨清为止，测量其与视力表的距离，然后按下列公式计算：

$$视力 = 被检查者与视力表距离（m）/5m \times 0.1$$

若被检查者在 4m 处看清 0.1 视标，则视力为 $2/5 \times 0.4 = 0.08$，依此类推。若在 1m 处仍不能辨别 0.1 时，则嘱被检查者背光而坐，检查者散开手指置于被检者眼前，由近至远嘱病人辨认手指的数目，记录其能够辨认指数的最远距离，如指数 /30cm（FC/30cm）。若在眼前 5cm 仍无法辨认指数，则改为检查眼前手动，记录其眼前手动的最远距离，如手动 /30cm（HM/30cm）。若手动也不能辨别，则在眼前以灯光照射，检查光感，如有或无光感则相应记录为光感（LP）或无光感（NLP）。

（2）对数视力表：对数视力表系用 5 分记录法表示视力增减的幅度，其检查方法与国际视力表相同。5m 处能看清 5.0 及其以上为正常视力。最佳视力可测至 5.3。4.0 以下的视力也按向视力表走近的方法进行检查，据表可查出视力记录。3.0 为指数，2.0 为手动，1.0 为光感，0 为无光感。

光定位检查：仅有光感，则需要作光定位检查，可在暗室内用蜡烛光在离眼 1m 处自正中、上、下、左、右、颞上、颞下、鼻上、鼻下 9 个方位进行检查，让病人辨认光源的方位。凡能辨认的方位以"+"表示，不能辨认的以"~"表示，分别填在"井"字形或"米"图形上。

2）近视力检查

常用的有标准近视力表或 Jaeger 近视力表。检查时需在充足的自然光线或灯光下进行，将标准近视力表置受检眼前 30cm 处，两眼分别进行检查，由上而下，若能辨别 1.0以上或 J1 视标缺口方向者，则该眼近视力正常。若不能辨别者，可以调整其距离，至看清为止，然后将视力与距离分别记录，如 1.0/20cm，0.5/40cm 等。

2. 视野

视野是指眼向前方固视时所见的空间范围。相对于视力的中心视锐度而言,它反映了周边视网膜的视力。距中心注视点30°以内的范围称为中心视野,30°以外的范围为周边视野。许多眼病及神经系统疾病可引起视野的特征性改变,所以视野检查在疾病诊断中有重要意义。

1)视野检查的种类

视野检查分动态和静态视野检查。动态视野检查即传统的检查法,用不同大小的视标,从周边不同方位向中心移动,记录受试者刚能感受到视标出现或消失的点于视野图上,最后将记录的各点连接起来即为被检眼的周边视野范围。静态视野检查是在视屏的各个设定点上,由弱至强增加视标亮度,被检眼刚能感受到的亮度即为该点的视网膜敏感度或阈值。

常用的视野检查方法有以下6种。

(1)对照法:检查者与受检者面对面而坐,距离约1m。检查右眼时,受检者遮左眼,右眼注视检查者的左眼;而检查者遮右眼,左眼注视受检者的右眼。检查者将手指置于自己与受检者之间等距离处,分别从各方位向中央移动,嘱受检者看到手指出现时即告之,这样检查者就能以自己的正常视野比较受试者视野的大致情况。此法不精确,且无法记录供以后对比。

(2)平面视野计:是简单的中心30°动态视野计。其黑色屏布$1m^2$,中心为注视点,屏两侧水平径线15°~20°,用黑线各标一竖圆示生理盲点。检查时用不同大小的视标绘出各自的等视线。

(3)Amsler方格表:为$10cm^2$的黑底白线方格表,检查距离为33cm,相当于10°范围的中心视野,其纵横边20×20个方格,中央的小圆点为注视点。主要用于检查黄斑功能或测定中心、旁中心暗点。黄斑病变者会感到中央暗影遮盖、直线扭曲、方格大小不等。

(4)弧形视野计:是简单的动态周边视野计。其底板为180°的弧形板,半径为33cm,其移动视标的钮与记录笔同步运行,操作简便。

(5)Goldmann视野计:为半球形视屏投光式视野计,半球屏的半径为30cm,背景光为31.5asb,视标的大小及亮度都以对数梯度变化,视标面积大小共6种。视标亮度以0.1对数单位(1.25倍)变换,共20个光阶。此视野计为以后各式视野计的发展提供了刺激光的标准。

(6)自动视野计:电脑控制的静态定量视野计。有针对青光眼、黄斑疾病、神经系统疾病的特殊检查程序,能自动监控受试者固视的情况,能对多次随诊的视野进行统计学分析,提示视野缺损是改善还是恶化。Octopus、Humphrey视野计具有代表性。

2)正常视野

正常人动态视野的平均值为:上方56°,下方74°,鼻侧65°,颞侧91°。生理盲点的中心在注视点颞侧15.5°,水平中线下1.5°,其垂直径为7.5°,横径5.5°。生理盲点的大小及位置因人而稍有差异。在生理盲点的上、下缘均可见到有狭窄的弱视区,为视盘附近大血管的投影。

3)病理性视野

因疾病不同而有多种。

（1）向心性视野缩小。

（2）偏盲：以注视点为界，视野的半边缺损称偏盲；同侧偏盲有部分性、完全性、象限性 3 类，以部分同侧偏盲多见；颞侧偏盲常从轻度颞上方视野缺损到双颞侧全盲。

（3）扇形缺损。

（4）暗点：除生理盲点外，在视野范围内出现任何暗点均为病理性，有中心暗点、弓形暗点、环形暗点，生理性盲点扩大。

3. 色觉检查

视网膜锥体细胞辨别颜色的能力称色觉。检查色觉的方法有多种，如假同色图（即色盲检查本）、FM~100 色彩试验及 D~15 色盘试验、色觉镜检查、色线检查等。

最常用的方法是假同色图检查，应在白昼日光下进行，但不能戴有色眼镜，色盲表距离被检者眼前约 50cm，图本要放正，每个版面辨认时间不得超过 10 秒钟，如发现辨色力不正常，可参照说明书进行确定。色觉障碍包括色盲与色弱，对颜色完全丧失辨别能力的称色盲，对颜色辨别能力减弱的称色弱。色盲有红色盲、绿色盲、全色盲等，以红绿色盲最常见。

4. 立体视觉

立体视觉亦称深度觉、空间视觉，一般是以双眼单视为基础。立体视觉不仅认识物体平面形状，还认识立体形状和与人眼的距离，以及物体与物体间相对远近距离关系。立体视觉可用同视机或颜少明立体视觉检查图谱检查。立体视锐度的正常值 ≤ 60 弧秒。

5. 暗适应检查

当从明亮处进入暗处时，人眼开始一无所见，随后逐渐能看清暗处的物体，这种对光的敏感度逐渐增加并达到最佳状态的过程称为暗适应（dark adaptation）。暗适应的检查方法有以下 2 种。

（1）对比检查法：检查者和被检查者同时从同一明亮处进入暗室，两人距视力表同等距离，分别记录两人看清弱光下的远视力表第一行所需的时间，以粗略地判断被检查者的暗适应是否正常。此检查要求检查者的暗适应必须正常。

（2）暗适应计检查法：目前常用的是 Goldman Weeker 半球形暗适应计，可以测定暗适应曲线及其阈值。

6. 对比敏感度（CSF）检查

是光学理论中的调制传递函数拓展在眼科中的应用，用其评价视觉功能具有普通视力表无法替代的作用。临床上视觉对比敏感度测定方式分 3 类。

（1）Arden 光栅图表：方法简便，适用于普查，但测定的最高 CSF 约 6c/d。

（2）电视 / 示波器：显示正弦条纹，对比度连续可调，空间频率范围广，适于精确地测定全视觉系统 CSF。

（3）氦 – 氖激光视网膜对比度干涉视标：不受眼屈光状态及间质浑浊影响，直接测定视网膜 – 脑系统的视功能。

临床应用：①系统的形觉功能检查，用于多发性硬化、视神经损伤、视神经炎、青光眼、黄斑部病变、弱视以及眼外伤等的视觉功能评价；②了解先天性白内障及白内障术后无晶体眼的视功能，预测术后视功能的恢复情况；③可更加科学地评测角膜屈光手术的疗效。

（二）眼外部及眼球前段检查

眼外部及眼球前段检查的内容在中医眼科望诊中已有叙述。现代中医眼科主要应用裂隙灯显微镜进行检查，裂隙灯显微镜简称裂隙灯，它以强而可调节的集中光源和双目显微镜的放大作用相配合，放大10~16倍，不仅能准确观察外部眼附属器各组织的细微病变，而且可以调节焦点和光源宽窄，形成光学切面，观察角膜、前房、房水、虹膜、瞳孔、晶状体及玻璃体前1/3的情况。如配合前置镜、接触镜、三面镜、前房角镜等，可进行玻璃体后部、眼底以及前房角的检查。

裂隙灯检查在暗室进行。检查时，一般使光线自颞侧射入，与显微镜成45°左右，在检查深部组织如晶状体或玻璃体前部时，角度要小，可在30°或30°以下，检查玻璃体后部和眼底时，角度以5°~10°为宜。常用检查方法有弥散光线照射法、角膜缘分光照射法、直接焦点照射法、后部反光照射法及间接照射法等5种，应根据检查目的及部位不同而选择不同的检查法。如在虹膜睫状体炎时，有蛋白质和炎性细胞渗入前房，房水浑浊，用直接焦点照射法可见前房出现一条灰白色光带，即丁道尔（Tyndall）现象。

（三）眼底检查

眼底检查应用检眼镜在暗室进行，检眼镜有直接检眼镜和双目间接检眼镜，检眼镜检查不仅可观察眼底，还可查见角膜、晶状体、玻璃体有无浑浊。

1.直接检眼镜检查

直接检眼镜所看到的眼底像是放大16倍的正像。一般先在小瞳孔下初步观察，如瞳孔过小或欲详查眼底各部，可在排除青光眼的情况下散大瞳孔后检查。

（1）使用方法：食指放在检眼镜的转盘上，以便拨动转盘。检查病人右眼时，检查者站在被检者右侧，用右手持检眼镜，用右眼检查。检查左眼时则相反。

（2）彻照法检查：用于检查屈光介质有无浑浊。把转盘拨到+8~+10屈光度，距被检眼10~20cm，将检眼镜光线射入被检眼瞳孔区。正常时，瞳孔区呈均匀橘红色反光。如果屈光介质有浑浊，则在红色的背影下可见点状、丝状或片状黑影。判断浑浊部位的方法是：令被检者转动眼球，如黑影移动方向与眼球转动方向一致，则浑浊在角膜上。如眼球转动时，黑影的位置不变，则浑浊位于晶状体上。如黑影移动的方向与眼球转动方向相反，且在眼球突然停止转动后，黑影仍有飘动，则浑浊位于玻璃体内。

（3）眼底检查：检眼镜尽量靠近被检眼，将转盘拨到"0"处。如有屈光不正，可拨动转盘到看清眼底为止。首先检查视盘，令病人向正前方平视，光线自颞侧约15°处射入，视盘便可窥清。然后沿视网膜动静脉分支，检查视网膜血管及后极部各象限视网膜。检查黄斑部时，将检眼镜光源稍向颞侧移动即可。最后让病人向上、下、左、右各方向注视，并改变检眼镜的投照角度，以检查视网膜各部。

2.双目间接检眼镜检查

双目间接检眼镜所看到的眼底像为放大3~4倍的倒像。常用于检查视网膜脱离，查找裂孔（术前、术后）、眼底隆起物，或用直接检眼镜察看眼底困难者等。被检眼充分散大瞳孔，采用坐位或卧位。检查者如有屈光不正，先戴矫正眼镜，再戴上间接检眼镜，调好瞳距，站在被检者头侧，相距约为0.5m。将集光镜对准被检眼瞳孔，先用弱光观察瞳孔区红光背景下的角膜、晶状体、玻璃体有无浑浊。然后检查者用左手拇指与食指持物镜，以无名指牵开眼睑并固定于眶缘，物镜常用 +20D 凸透镜，较凸的一面朝向被检者，置于被检眼前 5cm 处（+20D 透镜的焦距为 5cm），便可看清眼底后极部的视盘、黄斑等的倒像。检查眼底近周边部时，使病人向各方转动眼球予以配合。检查锯齿缘附近时，应先在结膜囊滴 0.5% 的地卡因表面麻醉，检查者右手食指或中指戴巩膜压迫器协助检查。双目间接检眼镜检查，虽然眼底像为倒像，放大倍数较小，但可见范围大，在同一视野内可以观察视盘、黄斑及后极部视网膜。结合巩膜压迫器的使用，易于发现视网膜周边部病变。

眼底检查结果可以用示意图记录，在示意图上用文字或有色铅笔予以标志，应记录病变的部位、范围以及病变的形态、颜色、边界等。

（四）眼球突出度检查

我国正常人眼球突出度为 12~14mm，两眼差不超过 2mm，眶距约为 98mm。其测量方法有 2 种。

1. 小尺测量法

嘱病人平视前方，检查者将透明小尺的一端紧贴其眶外侧的前缘，小尺与受检者视平线平行，检查者从颞侧观察角膜正中顶点在小尺上的毫米数，即为眼球突出度。以同样方法检查另一侧，两侧进行对比。

2. 眼球突出计测量法

Hertel 测量计由一个带有尺度的水平杆及装于此杆两端的两个测量器组成。测量器由一小刻度板及两个组成 45° 角的平面镜组成，一个测量器固定在杆上，另一个可以在杆上滑动。检查时将测量器嵌于病人双眼之外侧眶缘，嘱其向前平视，然后检查者用单眼分别观察测量器的反光镜，查出两眼角膜顶点投影在标尺上的毫米数，即为眼球的突出度。如右眼球突出度为 14mm，左眼 13mm，眶距 98mm，记录时按如下方式表示：14 > –98– < 13mm，应同时记录眶距，再次测量时眶距应一致。

（五）眼位及眼球运动检查

观察眼球位置是否偏斜，眼球运动有无障碍，以了解眼外肌的功能。最常用的检查方法有以下几种。

1. 眼球运动检查

嘱被检查者头部固定不动，检查者伸出食指并让受检者注视之，跟随食指向左、右、上、下、左上、左下、右上、右下各方向转动，观察眼球转动情况。正常情况下，当眼球向外转动时，角膜外侧缘可达外眦角；向内转动时，瞳孔内缘可与上下泪小点成一条垂直线；向上转动时，瞳孔上缘可接近上睑缘；向下转动时，瞳孔下缘可被下睑遮盖。双眼对称等同，否则为不正常。

2. 角膜光点投影法

检查者与受检者相对而坐，用手电筒或集光灯自 33cm 远投照于被检查者鼻根部位，嘱被检查者注视灯光，检查者观察受检者两眼角膜反光点位置，正常者反光点位于角膜中央。若反光点偏于鼻侧，为外斜视；偏于颞侧，为内斜视。根据反光点偏位的程度可以估计斜视的度数。一般是将角膜中央至角膜缘的连线划为 3 等份，每等份相当于 15°。如反光点位于瞳孔缘为15°左右，位于瞳孔缘与角膜缘中间为30°左右，位于角膜缘处为45°左右。

3.交替遮盖法

嘱受检者向前注视33cm远的目标，检查者用遮板交替遮盖一眼，观察眼球是否移动。如遮盖右眼，左眼注视，当遮盖板迅速移遮左眼时，如右眼由内向外移动，则为内斜视；如由外向内移动，则为外斜视。以同样方法检查左眼。当遮盖任何一眼时另一眼不动，则为正位。若光点法正常而遮盖法系斜视，为隐斜视；两者检查结果均系斜视者，为显斜视。光点投影法与交替遮盖法可结合进行。

（六）眼压检查

眼压又称眼内压，是眼内容对眼球壁的压力。检查方法有两种，一种是指测法，一种是眼压计测量法。

1.指测法

检查时令受检者双眼自然向下注视，检查者双手食指尖置于受检者一眼上睑皮肤面，两指尖交替轻压眼球，借指尖的感觉以大致估计眼压的高低。记录时用"Tn"表示眼压正常，"T+1"表示眼压轻度升高，"T+2"表示眼压中度升高，"T+3"表示眼压极高。"T-1"表示眼压稍低，"T-2"表示中等度减低，"T-3"为眼压极低。本法简单易行，虽不十分精确，但可初步判断眼压，亦可为眼压计测量做准备。

2.眼压计测量法

（1）修兹眼压计测量法：修兹眼压计主要结构包括眼压计支架、与砝码连接在一起的压针以及杠杆和指针。眼压的高低决定于角膜被压陷的深度，并通过杠杆和指针，在刻度盘上指示出一定的读数，再从换算表上查得眼压的实际数值。检查前先在试盘上测试，指针应在刻度"0"处，否则应进行校正，然后用75%酒精消毒底盘待干。受检者取低枕仰卧位，用表面麻醉剂滴眼，待角膜刺激症状消失、双眼能自然睁开时开始测量。嘱受检者注视正上方一指定目标，使角膜保持水平正中位。检查者用左手拇指和食指分开受检者上下眼睑并固定于上下眶缘，避免对眼球施加任何压力，右手持眼压计垂直放在角膜中央，迅速读出指针的刻度读数。先用5.5g砝码，当读数小于3时，应依次更换7.5g、10g、15g砝码测量。记录方法为：砝码重量／刻度读数＝mmHg（kPa），可从换算表中查出。例如：5.5/5=17.30mmHg。正常眼压为10~21mmHg，病理值≥24mmHg（3.192kPa）。双眼眼压差≤4mmHg（0.532kPa），病理值>8mmHg。修兹眼压计操作方便，其缺点是易受巩膜硬度的影响。

（2）戈德曼压平眼压计测量法：戈德曼压平眼压计是将嵌有棱镜的测压头和附有杠杆的弹簧测压器装在裂隙灯上进行测量。其基本原理是角膜压平面积恒定不变（直径3.06mm，面积7.354mm2），根据使用压力的不同测量眼压。由于角膜压平的面积小，引起眼内容积的改变很小，使所测量的眼压几乎不受巩膜硬度与角膜弯曲度的影响，故所测结果更为准确。

（3）非接触眼压计：是利用可控的空气脉冲作为压平的力量，使角膜压平到一定的面积，并记录角膜压平到某种程度的时间，再自动换算为眼压值。优点是避免了眼压计接触所致的交叉感染和可能的损伤，亦可用于对表面麻醉剂过敏的病人，缺点是不够准确。

第三节　眼科特殊检查

一、眼底血管造影检查

眼底血管造影是将造影剂从肘静脉注入，利用眼底照相机和特定的滤光片，拍摄眼底血管及其灌注过程的一种检查方法。它是一种观察眼底微循环动态和静态改变的有效方法，分为荧光素眼底血管造影（FFA）和吲哚菁绿血管造影（ICGA）两种。前者以荧光素钠为造影剂，主要观察眼底视网膜血管循环情况；后者以吲哚菁绿为造影剂，观察脉络膜血管动态循环情况，有助于黄斑病变、脉络膜疾病等眼病的诊断与鉴别诊断。

（一）荧光素眼底血管造影（FFA）

1. FFA 的分期

1）正常人臂 - 视网膜循环时间（A-RCT）

即荧光素钠从肘静脉注入后随血流到达眼底的时间，为 7~12 秒。

2）FFA 视网膜血管循环的分期

静脉内注射荧光素钠后，从眼底血管（脉络膜血管、视网膜血管）开始出现荧光至荧光素在眼底血管内逐渐消退的时间，称为荧光素视网膜循环时间。一般分为 5 期。

（1）动脉前期：脉络膜血管充盈荧光，称背景荧光，见眼底有地图状或小斑状朦胧荧光。

（2）动脉充盈期：视网膜动脉在短时间内见到完全充满荧光。

（3）静脉充盈期：从静脉有层流开始，至静脉内全部充盈荧光的时间。

（4）后期：时间较长，指荧光素血流从视网膜血管慢慢消退的时间。静脉荧光强度高于动脉荧光强度。

（5）晚期：视网膜血管内及视盘上荧光基本消退，仅见视盘周边有朦胧荧光环或有病变的视网膜内留有异常强荧光。

2. 常见的异常眼底荧光

1）高荧光

通常有以下几种情况。

（1）透见荧光：又称窗样缺损。造影早期出现，在造影过程中其大小形态不变，亮度随背景荧光的增强而增强、消退而消退。常见于各种原因引起的色素上皮萎缩、先天性色素上皮的色素减少。

（2）渗漏：当视网膜内屏障或外屏障受损害时则产生荧光素渗漏。

（3）新生血管：可发生于视网膜、视盘上、视网膜下，并可伸入玻璃体内，越新鲜的新生血管荧光素渗漏越强。

（4）异常血管及其吻合：反映视网膜缺血缺氧。常见的有微动脉瘤、侧支循环、血管迂曲扩张等。微动脉瘤绝大多数呈现为荧光亮点，造影后期其周围出现荧光晕。

2）低荧光

通常有两种情况。

（1）荧光遮蔽：由于色素、出血、渗出物等的存在，其下在正常情况时应显示荧光的部位荧光明显减低或消失。

（2）充盈缺损：由于血管阻塞，血管内无荧光充盈所致的弱荧光。若毛细血管闭塞则可形成大片无荧光的暗区，称为无灌注区。

3. 荧光素钠的不良反应

注射荧光素钠后，较常见的不良反应是恶心、呕吐、喷嚏、眩晕等，属于轻型反应，发生率在 1%~15% 之内。如仅出现上述反应，一般检查尚可以完成，但亦有极少数出现过敏性休克而导致死亡者，因此进行本项检查时必须具备急救所需的设备。检查前必须详细了解病人有无禁忌证，有严重心、肝、肾疾病者禁用。

（二）吲哚菁绿血管造影（ICGA）

吲哚菁绿血管造影（ICGA）是以吲哚菁绿为造影剂，使用红外线作为激发光，可穿透视网膜色素上皮、较厚的出血和渗出物，清晰地显示脉络膜的血液循环状况，对于发现脉络膜或视网膜新生血管膜有其独特之处。有过敏史，尤其是碘过敏病人、严重肝脏疾病、尿毒症、孕妇不宜使用本法。

二、视觉电生理检查

常用的视觉电生理检查包括视网膜电图（ERG）、视觉诱发电位（VEP）和眼电图（EOG），其中以前两种更为常用。

（一）视网膜电图（ERG）

测量闪光或图形刺激视网膜后的动作电位。根据刺激视网膜的条件的不同，又分为以下 2 种。

1. 闪光 ERG（F-ERG）

主要由一个负相的 a 波和一个正相的 b 波组成，叠加在 b 波上的一组小波为振荡电位（oscillatory potentials，OPs）。

各波改变的临床意义主要有：①a 波和 b 波均下降：提示视网膜内层和外层均有损害；②b 波下降、a 波正常：反映视网膜内层功能受损；③OPs 波下降或熄灭：提示视网膜血液循环障碍。

2. 图形 ERG（P-ERG）

正常图形 ERG 由小的负波、较大的正波和随后负的后电位组成，目前多以 a 波、b 波和负后电位来表示。它的起源与神经节细胞的活动密切相关，其正相波有视网膜其他结构的活动参与。临床主要用于开角型青光眼、黄斑病变等眼病的检查。

（二）视觉诱发电位（VEP）

从视网膜神经节细胞到视皮质之间的任何部位神经纤维病变都可引起 VER 的异常。由于视皮质的外侧纤维主要来自黄斑，因此 VER 亦是检测黄斑功能的一种方法。根据刺激视网膜条件的不同，又分为闪光 VEP（F-VEP）与图形 VEP（P-VEP）2 种。

临床应用：①视神经和视路疾病，多表现为 P-100 波的振幅下降和峰时延长；②继发于脱髓鞘疾病的视神经炎，多表现为 P-100 波的振幅正常而峰时延长；③检测弱视的治疗效果；④判断婴幼儿和无语言能力儿童的视力；⑤鉴别伪盲；⑥预测屈光间质浑浊的病人术后视功能。P-VEP 的检测结果比 F-VEP 的结果更可靠，但视力低于 0.3 时，则需用 F-VEP 检查。

（三）眼电图（EOG）

EOG 记录的是眼的静息电位。在暗适应后，眼的静息电位下降，此时的最低值称为暗谷；转入明适应后，眼的静息电位上升，逐渐达到最大值称为光峰。由于光感受器细胞与视网膜色素上皮（RPE）的接触及离子交换是产生 EOG 的前提，因此 EOG 异常可反映 RPE、光感受器细胞的疾病及中毒性视网膜疾病。

（四）多焦视网膜电图及多焦视觉诱发电位

能同时分别刺激视网膜多个不同部位，把对应于各部位的波形分离提取出来，并可用立体图（即地形图）直观地显示对应于视网膜各部位的反应幅度，从而反映各部位的视功能。多焦视网膜电图能记录视网膜局部小区域的反应，定量分析病变部位和病变程度；多焦视觉诱发电位起到客观视野的测定作用，主要用于黄斑病变、青光眼等眼病的检查。

三、眼科影像学检查

（一）眼超声检查

1. A 型超声

是将探测组织的每个声学界面的回声，以波峰形式，并按回声返回到探头的时间顺序依次排列在基线上，构成与探测方向一致的一维图像。波峰的高度表示回声的强度。其优点是测距精确、回声强弱量化。临床多用于白内障术前的眼球生物测量。

2. B 型超声

是通过扇形或线阵扫描，将界面反射回声信号转变为大小不等、亮度不同的光点。光点的明暗代表回声的强弱，回声形成的众多光点构成一幅局部组织的二维声学切面图像。

临床应用：①在屈光间质浑浊时，超声扫描是显示眼球内病变的首选检查方法；②探查眼内肿物；③探查眼内异物；④玻璃体切割术前例行检查，以确定病变的范围和程度；⑤眼球突出的病因诊断；⑥视网膜脱离的诊断。

3. 彩色多普勒成像（CDI）

利用多普勒原理，将血流特征以彩色的形式叠加在 B 型灰阶图上，红色表示血流流向探头（常为动脉），蓝色表示血流背向探头（常为静脉）。可检测眼动脉、视网膜中央动脉、睫状后动脉血流等，多用于眼和眶部血流动力学的研究。

4. 超声生物显微镜（UBM）

属于实时 B 型超声波成像仪，由于换能器的频率高，因此可以获得高分辨率图像，其最大分辨率可达 50μm，与光学显微镜的分辨水平相等。它可以在非侵入条件下，获得任意子午线的眼前段结构的二维图像，突破了以往眼前段结构在活体状态下的限制，可以清晰地显示虹膜、睫状体、晶状体赤道部和悬韧带、后房、周边玻璃体、眼外肌止端等结构；可测量各种参数，如角膜直径、前房深度、晶体厚度、相对晶状体位置、睫状突厚度、睫状体晶状体距离、小梁睫状体距离、虹膜悬韧带距离、虹膜晶状体接触距离、房角开放距离、眼外肌厚度等，弥补了其他眼科检查方法如裂隙灯显微镜、前房角镜以及普通超声波检查的不足，主要用于眼前段检查。

临床应用：①青光眼的发病机制研究和治疗方法选择；②眼前节囊肿和实质性肿瘤的诊断和鉴别诊断；③周边玻璃体浑浊与周围组织的关系；④精确揭示角膜、巩膜穿通伤的位置及大小和房角有无后退等；⑤可作为角膜移植术前的常规检查之一；⑥鉴别前巩膜疾病；⑦眼外肌手术前后肌肉位置及邻近组织的改变等。

（二）X 线检查

X 线检查为眼科常用的检查诊断方法之一。眼科多采用 Waters 位 X 线平片检查，这样在正位片上可以避免颞骨岩部重叠于眼眶。视神经孔采用后前或前后斜位分侧投照。临床主要用于眼眶肿瘤、眼部外伤、眼内及眼眶金属异物等诊断与鉴别诊断，尤其是用于眼内金属异物及其他高密度异物的定位。

（三）计算机断层扫描（CT）

CT 是以电离射线为能源，用计算机的辅助来显示多个横断面影像的技术。成像面可分为轴向、冠状位、重建冠状位和重建矢状位。每次扫描的层厚常为 3mm，检查视神经则用 1.5mm 厚度。CT 可用于观察骨性结构或软组织。

临床应用：①眼外伤眶骨骨折；眼内及眶内异物的诊断和定位。②眼眶病变，包括肿瘤和急、慢性炎症、血管畸形。③眼内肿瘤。④不明原因的视力障碍、视野缺损等，探查视神经和颅内占位性病变。

（四）磁共振成像（MRI）

MRI 是通过射频探测病变的检查方法，用于眼内、眶内及颅内病变的诊断。在发现病变、确定病变性质、位置及其与周围组织的关系方面，磁共振成像的灵敏度优于 CT。因其可消除骨质的干扰与伪影，临床特别适宜于各段视神经以及与眼相关的颅神经病变的检测。但禁忌探测磁性异物及心脏起搏器。

（五）眼科计算机图像分析

1. 角膜地形图
将 Placido 盘在角膜前表面的像用数字记录，将 7000 个数据点采入分析系统计算角膜前表面曲率，折算成屈光度，以彩色编码地形图（color coded map）形式，用 10 余种不同色级表明不同屈光度的分布了解角膜不同区域的曲率分布。

临床应用：①充分而准确地评价角膜曲率；②监测各种类型的眼部手术后角膜发生的变化；③指导角膜屈光手术的有效开展；④评估角膜接触镜的配戴效果；⑤定量分析角膜散光、圆锥角膜等。

2. 光学相干断层扫描仪（OCT）

是一种高分辨率、非接触性的生物组织成像技术。根据光学原理以光扫描形式获得的信息，经计算机处理，再以图形或数字形式显示，提供量化诊断指标。它是现有眼科标准影像技术（如荧光眼底血管造影）的补充。它以伪彩色或黑白清楚表示组织截面，不仅可用于解释眼部组织解剖上的病理改变，而且可以精确地测量眼部组织的厚度，可对某些疾病进行准确的诊断，可对病人进行反复的无创性的追踪观察，还可对手术的效果进行客观的评价。OCT分为视网膜OCT和眼前段OCT。

临床应用：视网膜OCT最常用于黄斑疾病的诊断和追踪观察，以及青光眼视网膜神经纤维层厚度测量和视乳头立体结构的分析；还可鉴别视网膜脱离和视网膜劈裂症等。眼前段OCT可清晰地显示眼前段组织的结构改变。

3. 扫描激光地形图（SLT）

该法利用共焦激光对视盘32个层面进行扫描，以三维描绘视盘表面地形，自动检测视盘、视杯、盘沿有关参数。临床主要用于青光眼早期诊断及视神经疾病的随诊监测。

4. 共焦激光眼底断层扫描仪（HRT）

HRT可以对视盘及视神经纤维层各项参数如视盘面积、视杯面积、盘沿面积、杯盘面积比、沿盘面积比、视网膜神经纤维层的平均厚度等进行快速、自动、客观的定量检测，为早期发现视网膜神经纤维层（RNFL）及视盘、视杯的改变提供帮助。该法的准确性及可重复性较好。利用它可以获取视盘的三维地形图，通过对图像的分析处理，得到视盘和视网膜神经纤维层厚度的定量描述，并且可用于地形图变化的定量分析。临床主要用于青光眼早期诊断和视神经损害进展的监测。

（肖家翔）

第四节　辨证概要

辨证是指通过四诊（望、问、闻、切）收集的病史、症状、体征等临床资料后，根据整体宏观辨证与眼局部的微观辨证相结合进行分析。

《审视瑶函·识病辨证详明金玉赋》指出："论目之病，各有其病，识症之法，不可不详。故曰：症候不明，愚人迷路，经络不明，盲子夜行，可不慎乎。"说明了眼病辨证的重要性。

中医眼科学是在内科学的理论基础上发展起来的，其辨证方法是在中医整体观念理论指导下进行的。由于眼具有独特的生理与病理变化，临床辨证逐步发展成为五轮辨证、六经辨证、常见证候辨证、眼内证候辨证，以及八纲辨证、脏腑辨证，等等。以眼局部辨证为主，结合使用其他辨证方法。

一、五轮辨证法

五轮辨证法是中医眼科学五轮学说的重要实践应用。眼与五脏六腑有不可分割的密切关系，五轮辨证法体现了轮属标，脏属本，轮之有病，多由脏腑功能失调所致。脏腑有病，可现于轮。《审视瑶函·五轮不可忽论》指出："脏有所病，必现于轮。"临床应用五轮理论，通过观察各轮外显症状，去推断相应脏腑内蕴病变的方法，是眼科独特的五轮辨证法。这是古代中医眼科学宏观辨证与微观辨证相结合的发展，从眼局部进行脏腑辨证的方法。五轮辨证主要在于确定病位的作用，故临证时必须结合四诊和病因辨证、气血津液辨证等辨证方法，才能得出全面正确的治疗方案。

1. 肉轮

（1）实证：胞睑红肿多属脾胃积热，睑弦赤烂而痒，多属脾胃湿热或外感风邪，胞睑皮下硬结，不红不痛，多属痰湿结聚；眵泪黏胶，睑内颗粒累累，多属脾胃湿热蕴结；外伤或术后致胞睑肿胀，多属气滞血瘀。

（2）虚证：上睑下垂多属中气不足，若自幼上睑下垂则为先天禀赋不足；睑内色泽较淡，多属脾虚血少；两睑虚肿，多属脾虚湿泛或脾肾阳虚；胞轮振跳，多属血虚生风；目眨，多属脾虚肝旺。

2. 血轮

（1）实证：两眦红赤，多属心火上炎；赤脉粗大且刺痛，多属心经实火；眦头红肿溢脓，多属心脾积热，兼有气血瘀滞。

（2）虚证：两眦血丝淡红，干涩不舒，多属心经虚火或相火上炎；大眦漏睛疮溃漏难敛，属正虚邪留。

3. 气轮

（1）实证：白睛红赤属肺经风热；赤丝鲜红满布，多为肺经实热；白睛结节隆起，血脉紫暗，多属肺经热毒郁结，气血瘀滞；白睛浮肿，多属肺气不利；红赤肿起，属肺热亢盛。

（2）虚证：白睛红丝淡而稀疏或局限，多属肺经虚火；白睛青蓝，属气虚血滞；白睛干涩少泪属肺阴不足。

4. 风轮

（1）实证：黑睛生翳初起多属外感风热之邪；翳大浮嫩或有溃陷，多属肝火炽盛；黑睛浑浊或兼有血丝伸入，多属肝胆湿热兼有瘀滞。

（2）虚证：翳久不敛或时隐时现，多为肝阴不足或气血不足。

5. 水轮

（1）实证：瞳神紧小，黄仁肿胀，眼坠痛拒按，多属肝经风热或肝胆实火；绿风内障，眼珠胀痛欲脱，多属肝胆火炽；黄液上冲，属脾胃热邪炽盛。

（2）虚证：瞳神干缺多属肝肾不足或阴虚火旺；瞳神变色多属肝肾不足或心脾两亏。

五轮辨证对临床虽有一定的指导意义，但仍存在其局限性。如白睛发黄，病位虽在气轮，但其因不在肺，而是脾胃湿热交蒸肝胆，胆汁外溢所致；又如黑睛生翳，其病位在风轮，与肝胆有关，但也有肺阴不足或痰湿内阻，湿热蕴结所致；瞳神疾病，不但与肾有关，且与肝以及其他脏腑均有密切关系。故临证时，不可拘泥于五轮，而应从整体出发，四诊合参，才能得出正确的诊断，从而得出准确的治疗方案。

二、眼科六经辨证

眼科六经辨证是陈达夫根据伤寒六经辨证与眼病具体特点相结合，创立了眼科六经辨证理论体系，按六经命名，即太阳目病、阳明目病、少阳目病、太阴目病、少阴目病、厥阴目病，以六经统率五轮，将局部辨证与全身辨证紧密地结合起来，认为举经才能包括脏腑，举脏腑则不能包括六经，既有整体性，又有灵活性。三阳属表，三阴属里，具体三阳之中太阳为表，阳明为里，少阳为半表半里。三阳证多属实属热，三阴证多属虚属寒。运用六经辨证来探讨眼证，在中医眼科临床中具有一定作用。

三、常见病和证的辨证要点

临证中，一种病在不同阶段或不同个体可辨为不同的证，或多种不同的病可辨为相同的证，这就需要对病与证有全面的认识。

1. 辨视觉异常

对视觉异常的辨证，必须把自觉症状与检查所得结合起来综合分析。视觉异常主要有视力下降，视野缩窄，视物易色，视物变形等。

视力下降：视力下降伴白睛红赤，属外感风热；视力下降兼见翳膜遮睛，灼热赤痛，羞明流泪或瞳神紧小，属肝胆火炽。视力骤降而目外观端好，兼有头晕头痛，属气血瘀滞，脉络郁闭。视力急降且兼有眼球转动牵引痛，属肝气郁结，目系受邪。视力急降兼见眼前红光满目，属血热妄行，或肝气上逆，或虚火上炎，脉络瘀滞。视力急降且伴有视物晃动，多因脾虚湿困，浊气上泛所致视衣脱落。若暴怒伤肝引起视力骤降者，多因肝气上逆，清窍受扰。视力缓降而外观端好，多属血少神劳，肝肾两亏，阴虚火旺或肝郁气滞。内障日久，视物不见或仅辨光觉者，多属气血两亏。入暮目暗，若小儿体虚瘦弱者，多属肝血虚少，若兼视野缩窄者，则属肝肾阴虚或肾阳不足。

能近怯远者为近视，属阳气不足；能远怯近者为远视，属阴精亏损。

眼前黑花飞舞，云雾移睛，多属痰浊上泛，或肝肾不足，阴虚火旺，坐起生花，多属精血亏少，目失所养。

视物变形，视直为曲，视大为小，视小为大者，属痰湿内阻，肝气郁结或肝肾不足。视一为二者，多属风痰阻络，或阴虚血少，筋脉失于濡养。

由于导致视觉异常的原因复杂，必须通过内眼检查明确诊断及结合整体情况进行辨证。

2. 辨痛痒

痛痒之症皆可见于内外障眼病，可单独出现或二者兼有之。

1）目痛

外障引起的目痛常常表现为刺痛、涩痛或灼热痛，内障引起的目痛则大多数表现为胀痛、牵引痛或眼珠深部疼痛。

中医学认为，痛则不通，通则不痛。引起疼痛的原因主要有热邪、寒邪或瘀滞导致气血流通不畅。一般来说，灼热痛多属风热；涩痛多属津液不足或血虚生燥；隐痛绵绵，多属阳气不足，阴寒内生，气血运行不畅；胀痛多属肝胆实热，肝火上炎，或肝阳上亢，或气滞血瘀。痛如针刺，多属邪热亢盛，或热盛兼有瘀滞；胞睑肿硬赤痛，大便秘结者属阳明实火；白睛微红微痛，干涩不舒者属水亏血虚，目痛而红赤者属风热壅盛；目痛拒按者属实证，目痛喜按者属虚证，目痛得热则减者属寒证，目痛得凉则缓者属热证。眼珠深部疼痛或眼珠转动时疼痛加剧，多属肝郁气滞或阴虚火旺所致目系患病。目痛伴头痛呕吐，瞳神散大，多属肝胆火盛，痰热上扰之绿风内障。目痛兼见红赤，瞳神紧小，多属肝经风热或肝胆火邪上攻。

目痛牵连头痛与经络循行的部位有关。目痛连头顶后项者，为太阳经受邪。目痛连颞颥者，为少阳经受邪。目痛连前额、眼眶、鼻颊者为阳明经受邪。目痛连颠顶痛者，为厥阴经受邪。

2）目痒

目痒虽有因风，因火，因湿与因血虚等不同，但临床上以风邪引起者居多，辨证须从目痒的程度以及兼证，季节性，或因某些食物或药物引起等方面进行综合分析。《证治准绳》指出："有风邪之痒；有血虚气动之痒；有虚火入络，邪气行动之痒；有邪退火熄，气血得行，脉络通畅则痒。"

目赤目痒，迎风尤甚，属外感风热，睑弦赤烂，眵泪交加，瘙痒不已，多属脾胃湿热兼风邪。胞内颗粒肥大，痒如虫行，多属风邪兼有瘀热。痛痒兼作，为邪毒炽盛。痒涩不舒，时作时止，为血虚生风，常见于老年人与妇女。春夏之季目痒发作，痒极难忍，过期而愈，多为感受时邪所致之时复，进食虾蟹等食物或某些药物而目痒，兼有胞睑浮肿或湿烂，或全身皮肤起疱疹者，多为饮食不和所致。若目病将愈而痒者，多为气血渐复。

3. 辨翳与膜

古代眼科医籍书中，眼病以翳命名者甚多，狭义的翳，专指黑睛上的浑浊，而广义者则包括瞳神内晶珠的浑浊。本节仅介绍黑睛上翳之辨证，且与易于混淆的黑睛上的膜加以分辨。

1）辨翳

起于黑睛上的浑浊称为翳，可呈点状、树枝状、地图状或虫蚀状等，根据浑浊的形态、色泽、深浅程度不同，翳的名称也甚多，但首先要区别是新翳还是宿翳，然后再结合其他症状进行辨证。

（1）新翳：凡黑睛上浑浊呈灰白色，表面粗糙，边界模糊，具有发展趋势，伴有不同程度的目赤疼痛、畏光流泪等症者均属新翳，如聚星障、凝脂翳及花翳白陷等，即属此类。黑睛新翳，多因外感所致。星翳初起，稀疏色淡，浮于风轮，胞轮微赤者，属聚星障，轻者其邪可从表而解，邪盛正实，内热素盛者，外邪易入里化热，可致星翳连缀成片，翳色黄白，多见溃疡，白睛混赤，此属花翳白陷，治之及时者，其邪可从气分而解，但须防止病变继续扩大，或向纵深发展。如感受邪毒，发展迅速，翳满风轮，状如凝脂，此属凝脂翳，若不及时抢救，极易导致黑睛溃破。如翳生日久，不见进退者，为正虚邪衰之象，聚星障、花翳白陷皆可出现此候。因此，临床上对于新翳，必须辨别表里虚实，严密观察其发展变化，而不能掉以轻心。

黑睛之翳还可由他轮病变影响而生，且常波及黄仁与瞳神，其中的因果关系，亦须明辨，以免贻误病情。

新翳愈后，轻者可消散，重者则转为宿翳。

（2）宿翳：凡黑睛浑浊，表面光滑，边缘清晰，无发展趋势，不伴赤痛流泪者，统属宿翳范畴，如瑕翳、云翳、厚翳与斑翳等，皆属此类。临床常分以下几种：①翳薄如浮云，如淡烟，须在集光下始见者称云翳；②翳色灰白混杂，色较坚沉者，或在自然光线下可见者称斑翳；③翳厚色白如瓷，一望即知者称白斑。

宿翳是新翳愈合后或外伤之后遗留的瘢痕，若能早治，尚能使翳部分消退，或大部分祛除，若日久邪气已定，则药物难以奏效。此时，翳对视力影响的程度如何，主要看翳的部位而定，大小厚薄则在其次。翳遮瞳神，视力可明显减退，翳在黑睛边缘，虽然大而厚，视力也无多大影响，辨别宿翳多为气血瘀滞或气血虚弱。

2）辨膜

自白睛或黑白际起障一片，或白或赤，渐渐向黑睛中央方向蔓延者，称之为膜。膜中赤丝密集者称为赤膜，多属肝肺二经风热壅盛，脉络瘀滞。膜中赤丝不显者称为白膜，多属肺气壅实。凡膜薄色淡，尚未掩及瞳神者为轻，膜厚色赤，掩及瞳神者较重，膜生阔大，赤厚如血积肉堆，掩没整个黑睛者，最为严重。膜厚色红者多属实，膜白菲薄者常为虚中挟实。赤膜需与胬肉鉴别，胬肉者自眦部横贯白睛，伸入黑睛表面，状如筋膜的翼状赘片，属心肺经壅热所致。

3）辨红肿

红赤与肿胀相兼出现，是外障眼病常见的临床表现，多发生于胞睑与白睛。红肿的病因多以热为主，"热胜则肿"。

胞睑微红，微肿，微痒者，多属风热之邪初犯。胞睑红肿痛者，为脾胃热盛。若胞睑红肿如桃，灼热疼痛，或兼有硬结，脓点而拒按者为脾胃热毒壅盛，兼有硬结，脓点而拒按者为脾胃热毒壅盛，兼有瘀滞，胞睑红肿湿烂者为湿热蕴结。睑弦赤烂，或结鳞屑皮，或起水疱，痒痛并作，或睫毛脱落或秃睫，甚则睑弦变形，多属脾胃素有湿热蕴结，复感风邪。胞睑肿起若球，皮色光亮，不伴赤痛者，为脾肾阳虚，水气上泛。胞睑青紫肿胀，为气血瘀滞。

白睛暴赤，浮肿兼有痒痛眵多，为肺经风热。白睛红赤如火，为肺经实热或三焦热盛。白睛混赤，浮壅高起者为热毒较甚，气滞血瘀。白睛浮壅，状如鱼胞，为肺气壅盛，或因过敏所致。白睛红赤隐隐，伴干涩不爽，为肺经虚热。胞轮红赤，羞明流泪，为肝胆实热。胞轮微红，目昏泪出，为阴虚火旺。

大眦赤痛或赤脉传睛，为心经实热，眦部赤烂，多为湿热之邪所致。

血翳包睛多为肝肺热胜，热极成瘀。黑睛肿胀，属肝胆火盛。

珠突出眶伴胞睑肿胀者，为痰火壅盛，鹘眼凝睛者属气血瘀滞。

4）辨眵泪

眼眵是外障眼病中常见的临床表现。眵多眵少以辨虚实，眵多且硬结，为肺经实热；眵多且稠黄似脓，为热毒炽盛；眵多且黏胶为湿热之邪，眵稀不结，为肺经虚热。

迎风流泪兼胞睑微肿而痒者，多属风盛，热泪如汤多属肝经风热。冷泪长流，多属肝肾不足，或排泪窍道阻塞所致。

4. 辨眼底常见症

眼底病属中医学"内障"眼病范畴，眼底包括视乳头、视网膜、脉络膜等组织。眼底各组织与五脏六腑相关，眼底之病理变化反映脏腑功能失调，这些眼底变化通过眼底检查，结合西医学的病理学认识，运用中医理论加以分析，找出其中的规律性。

（1）充血：主要表现为视盘充血，视网膜血管充盈，多见于炎症的早期征象，因肝气郁结、气血失和或血瘀阻滞，血行障碍，或肝气上逆、气血郁闭所引起。

（2）水肿：主要表现为视盘水肿，视网膜水肿，多见于炎症期或颅内压增高所致，多为水湿停留，瘀滞结聚，多与肺、脾、肾三脏功能失调，气化障碍有关。

（3）渗出物：主要表现为视网膜上或下具有黄白色团块状渗出物，玻璃体尘状或团絮状浑浊，多因脏腑功能失调，体液运化，排泄功能发生障碍而产生痰、湿等病理产物。

（4）出血：主要表现为视盘出血，视网膜出血或脉络膜出血，甚则玻璃体积血。根据病情长短及出血颜色，可分为早期、中期、晚期三个阶段。其病因多为热邪所犯，血受热迫，溢于络外，与心、肝、脾三脏有关。

（5）循环障碍：主要表现为眼底血管的痉挛或阻塞以及血管管径改变。由于血液循环于血管之中，循环障碍皆与气血失和，气滞血瘀有关。肝主疏泄，调达气机，如肝失疏泄，气机不畅，则可导致脉络瘀阻，此与肝脏有关。

（6）增生：主要表现为玻璃体增殖及视网膜机化物形成，网膜上或网膜下新生血管，色素增生等。凡出血性眼底所致增生者，多属气血瘀滞，久郁成结；凡炎症所致增生者，属痰湿蕴结，日久不消，新生血管形成者皆为气血瘀滞，或正虚邪留，虚实夹杂所致。

（7）变性、萎缩：主要表现为视网膜退行性变或视神经萎缩，视网膜脉络膜萎缩，多见于病变后期，久病体虚，气血不足，不能上荣于目，目不得滋养而出现变性萎缩，也可由于先天禀赋不足所致。

5. 辨外障与内障

"障"是遮蔽之意。虽然古代眼病列症繁多，但均从内障与外障归类。外障者乃从外而遮。内障则由内而蔽。现就内外障辨证特点分述如下。

（1）外障：指发生于肉轮、血轮、气轮、风轮等部位的病变之总称，即指发生于胞睑、两眦、白睛、黑睛的眼病。

外障眼病病因多为六淫外袭或遭受外伤所致，也可由食滞、湿毒或痰火等原因引起。《张氏医通》指出："外障诸证，究其本，不出风火湿热内蕴。"《医宗金鉴》谓："外障之病，皆因六淫所感，然必因其人内热外蒸，腠理不密，相召外邪，乘虚而入。"但临床上也有因虚致病，如脾虚不能上举致上胞下垂，或先天禀赋不足而生外障眼病。

外障眼病的发病特点多为突然起病，发展快，外病比较明显，如胞睑肿胀如桃或睑弦赤烂，风赤疮痍，白睛红赤，眵多黏结，热泪如汤，翳膜遮睛，上胞下垂，胬肉攀睛等。同时，外障眼病的局部自觉症状比较突出，如目痒且痛，羞明流泪，不能睁眼，间或伴有寒热头痛，二便不利等全身症状。一般说来，外障眼病以实证为多，如胞睑红肿，多属脾胃积热；睑弦赤烂，多属脾胃湿热；皮下硬结，多属痰湿结缔；胞内椒疮。粟疮累累，多属湿热蕴结；大眦溢脓，多属心脾积热；两眦赤痛或大眦内红肉肿起者，多属心火上炎；白睛红赤，多属肺经风热；红赤如火，多属肺经实火；白睛血脉紫赤迂曲，多属气滞血瘀；黑睛星翳初起浮嫩，多属肝经风热；翳色黄白或有溃陷赤痛难忍，多属肝火炽盛；翳色淡绿或黄绿，伴黄液上冲，多属三焦热毒炽盛；翳色白浊如腐渣，多属湿热蕴结。

上胞下垂，多属脾虚气陷；胞内色淡，多属脾虚血少；两眦赤脉淡红，多属心经虚火；白睛隐隐淡红，多属肺经虚火；黑睛翳久不敛，时隐时现，多属肝阴不足或气阴两虚等皆为虚证，故不能一概认为外障属实证。

（2）内障：内障有广义与狭义之分。狭义的内障专指瞳神中生翳障者，主要病变在于晶珠；而广义的内障则泛指水轮疾病，包括发生于瞳神及其后一切眼内组织的病变。对于眼外观端好而只有视觉方面改变的内障眼病，则需要使用现代医疗仪器如检眼镜、眼底血管荧光造影、光学相干视网膜扫描、视觉电生理仪等检查以协助发现眼内组织（包括神膏、视衣、目系、血脉等）有否充血、渗出、水肿或萎缩等病变。

内障眼病的病因多为七情过伤，过用目力及疲劳过度等。导致精气耗损，血脉阻滞，脏腑经络或血气功能失调所致。也可由外伤所引起。五脏六腑受损，阴阳不平衡，均可发生内障。《医宗金鉴·眼科心法要诀》指出："内障之病，皆因七情过伤，……脏腑内损，精气不上注于目。"由此看来，发生内障的病因有脏腑内损，气血两亏，目失濡养；阴虚火旺，虚火上炎；忧思郁怒。肝失条达，气滞血瘀；或由某些外障眼病如火疳、凝脂翳等邪气内侵，或因撞击伤目引起内障。

内障眼病的发病特点有瞳神外观端好与瞳神外观异常二种，且伴有视物昏蒙。瞳神外观端好的眼病主要以视觉异常为主，如视瞻昏渺、暴盲、青盲，或眼前黑花，或萤星满目，蛛丝飘舞，或视物变形，视物变色，或入夜目盲，或盲无所见等。瞳神外观异常的眼病有瞳神紧小、瞳神干缺、绿风内障、青风内障、圆翳内障等。

内障眼病有虚证与实证，也有虚实夹杂之证。若瞳神紧小，胞轮红赤，多属肝热上攻；瞳神散大多为肝火亢盛，痰火上扰或外伤气血瘀阻；若瞳神干缺，多属阴虚火旺；瞳神色白，多属肝肾不足或气血两亏。视物昏蒙而兼见萤星满目，飞蝇幻视，蛛丝飘舞，则多属脾肾亏虚，痰湿内阻所致神膏浑浊；视物变形、视物易色、属肝气郁结、脾湿内阻或肝肾不足；入夜目盲，属肾阳虚亏；视瞻昏渺日久，多属肝肾阴虚；暴盲多属脉络受阻或视衣脱落，抑或目系受邪，气血逆乱；青盲多属病程日久，气血精液受损，脏腑虚衰。

内障初起，有虚有实或虚实夹杂，病至晚期，则多属虚证。内障病变在瞳神之内，又因眼内结构精细，病情复杂，需借助现代仪器检查才能诊断，并结合全身症状，辨证求因，审因论治。

总之，外障、内障主要是从部位而分，所见症状有一定的特点，但属虚属实，必须从局部症状与全身症状相结合，按八纲，脏腑、病因等辨证方法，进行归纳分析，不能拘泥于外障属实、内障属虚之说。

6. 脏腑辨证

脏腑辨证是根据脏腑的生理、病理特点对脏腑功能失调而产生的症状进行分析、归纳，以明确判断疾病的具体部位、性质和正邪斗争等情况的一种辨证方法。由于眼与脏腑之间有着密切的关系，脏腑功能失调就容易引起眼的相应部位发生各种病症，故脏腑学说也是眼科进行脏腑辨证的理论基础。《审视瑶函》指出："脏腑之疾不起，眼目之患即不生。"脏腑辨证是中医辨证方法中的重要组成部分，眼科的五轮辨证、六经辨证皆以脏腑学说为基础。

在脏腑之间相互关联，影响病变的发生过程，因此临床上既有某个脏腑的病变，也可有两个或多个脏腑合病的病理变化。

1）脾与胃的辨证

（1）脾胃虚弱：眼部表现：胞睑浮肿，胞肿如球，上胞下垂，上举无力。脾主运化水湿，湿邪内阻可致眼底视网膜水肿出现视直为曲，视正反斜，视物变形，视大为小。小儿脾虚肝旺，可致疳积上目。黑睛溃陷经治日久不愈，是为脾气虚。全身表现：身倦乏力，少气懒言，面色萎缩；肌肉消瘦，食少腹满，便溏，舌淡苔白，脉缓弱。

（2）脾不统血：眼部表现：黄斑部出血，糖尿病性视网膜病变出血，血液病引起视网膜出血，多为脾虚无力统摄血液而致血溢脉外。全身表现：以脾胃虚弱症状为主，或兼见全身性出血，皮下出血，便血等症。

（3）脾胃湿热：眼部表现：胞生硬结，针眼，睑弦赤烂，风赤疮痍，睑内椒疮，粟疮累累，眵多黏稠，病程缠绵不愈，眼底视神经乳头水肿，视网膜水肿，视网膜渗出物等皆与脾胃湿热有关。全身表现：头重体倦，脘腹胀满，胸闷口黏而甜，口干不欲饮，大便里急后重，便烂不畅，小便黄，舌质红，苔黄腻或白腻等。

2）肺与大肠的辨证

（1）风热犯肺：眼部表现：白睛红赤，痒痛并作，羞明流泪，眵多黄稠，胞睑红肿或白睛溢血，白睛生疮，黑睛生翳初起等皆为风热之症，乃病之初期。全身表现：头痛发热，恶风寒，口渴、咽痛、咳嗽痰黄，舌尖边红，苔薄黄，脉浮数。

（2）肺热壅盛：眼部表现：白睛红赤肿痛，或为火疳，羞明流泪甚，目眵燥结或黏稠。全身表现：发热头痛，口干欲饮，大便秘结，小便短赤，舌质红，苔黄厚干，脉数。

（3）肺阴不足：多因久病伤阴或燥热耗伤肺阴所致。眼部表现：眼干涩痛，白睛微红，眵泪不结，或胬肉淡红，时轻时重，金疳微红病久难愈。全身表现：干咳痰少，痰稠，口干烦躁，骨蒸烦热，盗汗，颧红声嘶，便干结，舌红少津，薄苔或无苔，脉细数。

3）心与小肠的辨证

（1）心火亢盛：眼部表现：两眦红赤，脉络赤虬，或生漏睛疮，泪窍溢脓，或生胬肉攀睛，或血翳包睛，或视网膜血管炎症，血管迂曲，出血。全身表现：面赤口渴，口舌生疮，小便短赤刺痛，舌红苔黄，脉数。

（2）心阴不足：眼部表现：视物昏花，眦部赤脉淡红，干涩不舒，或眼底视神经乳头淡白，视网膜贫血，视网膜血管阻塞等。全身表现：心悸健忘，失眠多梦，面色无华，唇舌色淡，头晕，口咽干燥，脉细弱或结代。

4）肝与胆的辨证

（1）肝气郁结：眼部表现：视物模糊伴眼胀痛，眼珠变硬，视瞻昏渺，青风内障，眼底可见视乳头充血，或视乳头生理凹陷加深扩大，视网膜水肿，视网膜晦暗或渗出物。全身表现：胸胁胀痛，善太息，嗳气，胸闷痞满，精神忧郁，女性病人常伴有月经不调，或行经腹痛，经前乳房胀痛等，舌暗红，苔白，脉弦。

（2）肝气上逆：眼部表现：眼胀痛伴头痛，瞳神散大伴视力下降，眼珠变硬，眼底见视网膜血管痉挛、阻塞或出血。全身表现：胸胁胀痛，恶心呕吐，嗳气，口干苦，脉弦等。

（3）肝火上炎：眼部表现：眼痛眼胀，羞明流泪，胞轮红赤或白睛混赤，黑睛生翳，状如凝脂；或瞳神紧小，神水浑浊，黄仁肿胀，纹理不清；或瞳神散大，瞳色淡绿，眼珠变硬，眼底可见视乳头水肿，视网膜水肿，渗出，出血等。全身表现：头痛头胀，胁肋灼痛，烦躁易怒，面赤颧红，口干口苦，便秘溺赤，舌红苔黄，脉弦数等。

（4）肝胆湿热：眼部表现：黑睛生翳如虫蚀，经久不愈，胞轮红赤，神水浑浊，黄仁肿胀，瞳神紧小，神膏浑浊，眼底可见视网膜或脉络膜水肿，渗出，甚则出血等。全身表现：头痛头重如裹，体倦乏力，肢节酸痛，或呕恶腹胀，大便不畅，小便短赤，外阴瘙痒，舌红苔黄腻，脉弦滑数。

（5）肝血不足：眼部表现：干涩昏花，隐涩羞明，举睫无力，胞轮振跳，频频眨目，或入夜目盲，视物易色。全身表现：头昏眼花，面色无华，肢体麻木，筋脉拘急，爪甲不荣，女性病人月经量少或闭经，舌淡白脉细弱。

（6）肝肾阴亏：眼部表现：自觉视物昏矇，双眼干涩，或无时泪下，或眼前似有云雾状阴影飘动，晶珠浑浊，神膏浑浊，眼底可见视乳头颜色淡白或苍白，眼底出血，血管阻塞等，多为视力下降而眼外观端好，或见瞳神干缺。若肝风内动则可见口眼㖞斜，或风牵偏视。全身表现：头晕耳鸣，五心烦热，腰膝酸软，失眠多梦，盗汗，舌红，少苔或无苔，脉细。

5）肾与膀胱的辨证

（1）肾阴不足：眼部表现：干涩不舒，视物昏矇，瞳神干缺，瞳神淡白或晶珠浑浊，眼底可见视网膜出血，视网膜萎缩，视乳头颜色淡白，血管变细等。全身表现：头昏健忘，耳鸣耳聋，腰膝酸痛，失眠多梦，夜间口干，盗汗，舌红无苔，脉细。

（2）肝肾同源，肾阴不足可导致肝阴不足，肝阳上亢，可见头痛目眩，眼珠作胀，面热目赤，耳鸣失眠等症。肾阴不足，可导致虚火上炎，出现手足心热，虚烦不眠。

（3）肾精不足：眼部表现：多见于胎患内障，眼珠小，黑睛小以及发育不良所致的先天性缺损如虹膜缺损，脉络膜缺损等。全身表现：男子精少不育，女子经闭不孕，小儿生长发育迟缓，智力和动作迟钝，骨骼痿软，囟门迟闭，或见早衰脱发齿动，健忘呆钝，动作迟缓等。

（4）肾阳不足：眼部表现：视力下降，眼外观端好，或晶珠浑浊，眼底视网膜水肿，视乳头水肿等。全身表现：面色苍白，形寒肢冷，神疲乏力，夜尿多，口淡乏味，舌体胖，苔白，脉沉细，若膀胱气化失职，可出现身肿面浮，小便不利。

7. 八纲辨证

八纲，即指阴、阳、表、里、寒、热、虚、实八类证候。八纲辨证是通过四诊所获得的症状，按八纲的体系进行综合分析，概括为八个具有普遍性的证候类型，用以表示疾病的性质（寒热），病变的部位和病情的轻重（表里），邪气的盛衰及体质的强弱（虚实），疾病的类别（阴阳），通过八纲辨证为治疗提供依据，是一切辨证的总纲。而八纲中阴阳又可概括其他六纲，表、实、热证属阳，里、虚、寒证属阴。故阴阳又是八纲中之总纲。

1）辨表里

外障眼病属病在表，内障眼病属病在里。风、寒、暑、湿、燥、火六淫之邪从外而入侵者属表证，喜、怒、忧、思、悲、恐、惊七情过伤，脏腑内损，病自内生者属里证。表证一般发生于胞睑，两眦、白睛、黑睛等浅表组织，其特点是病位浅，起病急，病情较轻，如眼部砂涩痒痛，流泪眵多，畏光羞明，胞睑微肿或赤烂，白睛红赤，黑睛生翳点等，病程短而易治。里证一般发生于瞳神以内之内障眼病或外障眼病失治，邪气由浅入深，病变由表入里，由内而生者如视力急降或缓降，瞳神变白或瞳神紧小，瞳神干缺，或瞳神散大，眼前莹星满目，或视物变形等。外障失治病变由浅入深者如胞睑肿痛，白睛混赤，黑睛凝脂，黄液上冲，血灌瞳神，睛高突起等。表证与里证中有虚、有实、有虚实夹杂。表证未除而邪入里，或里证复感外邪，皆为表里同病。正如《审视瑶函》所指出："按目病有外感，有内伤，外感者风寒暑湿燥火，此标证也，病人致目暴发疼痛，白睛红肿，眵泪赤烂，其势虽急易治；内伤者，喜怒忧思悲恐惊，此七情也，病人致黑珠下陷，或起蟹睛，翳膜障蒙，或白珠不红，瞳神大小，视物昏花，内障不一，其势虽缓，难治。"

2）辨寒热

寒热是辨别阴阳盛衰的关键，"寒热者，阴阳之化也"。寒证通常指机体阳气不足或感受寒邪所致的证候，有表寒与里寒之分。表寒证的表现如涕泪交流、迎风冷泪、冷泪长流，兼有头痛项强、鼻塞等表证者。里寒证的表现如冷泪长流，不能久视，入夜目盲，能近怯远诸症，结合全身如肢冷畏寒、小便清长、舌淡白，此即为"阴盛则寒""阳虚生外寒"之所指也。

热证通常指机体感受热邪或脏腑积热所引起的证候，可分表热、里热、实热、虚热等。表热证的表现如胞睑红肿，白睛红赤，黑睛星翳初起，畏光流泪眵多。表热证未解入里，病情加重而形成时热证，表现为胞睑肿痛、化脓，白睛混赤，黑睛凝脂，黄液上冲等热毒壅盛之证，伴有口干、便秘、舌红苔黄等症。病程日久未愈，脏腑功能失调，津液受损，阴虚火旺引起虚热证，兼有全身心烦口干、骨蒸痨热、盗汗、舌红少苔等症。

寒热之为病，虽有本质的区别，但又互相联系，互相转化，临证时需加以细辨，方能对症下药。

3）辨虚实

虚实是辨别病邪与人体正气盛衰的两个纲领。虚是指正气不足，由正气虚所表现的证候即虚证；实是指邪气盛，邪气过盛所表现的证候即实证。一般认为，新病多实，久病多虚，暴病多实，缓病多虚，外障多实，内障多虚，年轻体壮者多实，年老体弱者多虚，但不能孤立地应用此类原则，必须整体与局部相结合进行辨证。

实证的眼部表现为病邪盛，正气足，发病急骤的内外眼病。其特点是发病急，症状明显，变化快，眼痛眵黏，热泪如汤，视力骤降，胞睑红肿赤痛或赤烂而痒，白睛红肿，胞轮红赤，或白睛混赤，黑睛生翳或凝脂，黄液上冲，或血灌瞳神，瞳神紧小或散大呈绿色，眼底见水肿、渗出、出血，血管阻塞等；兼见全身面红气粗，口渴便秘，口苦咽干，胸闷烦躁，舌绛苔黄，脉洪数有力等症状。

虚证的眼部表现为正气不足，脏腑功能减退的慢性或先天性内外障眼病。其特点是发病缓慢，或反复发作，眼干涩隐痛，睑举无力，或冷泪长流，胞睑虚肿如球，上胞下垂，黑睛花翳白陷难愈，蟹睛或眼珠塌陷，视网膜退变，色素沉着，黄斑变性等；兼见全身神疲乏力，面色萎黄或苍白，心悸气短，自汗盗汗，腰膝酸软，头晕耳鸣，四肢不温，舌淡质胖，脉细弱等症状。

4）辨阴阳

阴阳是辨别疾病性质的纲领，是八纲中的总纲，一切疾病都可用阴阳归纳为两大类。

（1）阳证：凡表证、热证、实证皆属于阳证。多见于外障眼病。

（2）阴证：凡里证、寒证、虚证皆属于阴证。多见于内障眼病。

在临床应用八纲辨证时，既要注意分纲的六别，又要善于综合归纳，并注意八纲之间的相互转化，相互配合。如表里同病、寒热互见、虚实兼夹时，应根据轻重缓急，具体证候，具体分析，做出正确辨证，才能进一步提高治疗效果。

（詹宇坚）

第三章　中医治法概要

疾病离不开治疗，中医眼科在长期的医疗实践中，积累了丰富的治疗眼病的各种方法，常用的治疗方法包括内治、外治、手术、激光等，临证时可根据病情进行选择，本章主要介绍以中医为主的治疗方法。

第一节　常用内治法

依据望、闻、问、切所得"四诊"资料立法处方，通过内服中药以驱除病邪，调理脏腑气血阴阳以达到治疗疾病的目的，常用的内治大法可概括为以下八大法。

一、祛风法

风为百病之首，并常与其他外邪兼夹为患，古往今来祛风法在眼科临床运用极为广泛，风邪所致目病有外风及内风之分，凡风热、风寒、风湿、风痰或血虚生风所致的各种眼病，症见红肿、疼痛、畏光、流泪、瘙痒、翳膜、湿烂、痉挛及麻痹等，其相应的治疗方法有疏风清热法、辛温解表法、祛风通络法、祛风止痒法、祛风理血法、平肝息风法等。

1. 疏风清热法

适用于风热犯目所致的眼睑红肿，结膜充血，眵多流泪，疼痛畏光，或黑睛生翳，瞳神紧小，或伴发热恶风，头痛口渴，舌质红，苔薄白或薄黄，脉浮数等。代表方：银翘散、散热消毒饮子、驱风散热饮子、新制柴连汤等。

2. 辛温解表法

适用于风寒犯目所致的黑睛生翳，眼睑红赤不显，畏光而泪水汪汪，伴鼻塞清涕，恶寒重发热轻，舌质淡红，苔薄白，脉浮紧。代表方：桂枝汤、四味大发汤、除风汤、羌活胜风汤等。

3. 祛风通络法

适用于风中经络所致的目及面肌痉挛，麻痹性斜视，上睑下垂等病症。代表方：正容汤、小续命汤、羌活胜风汤、牵正散等。

4. 祛风止痒法

适用于风邪或风、湿、热合邪外侵所致的目痒多泪或睑弦赤烂等症。代表方：驱风一字散等。

5. 祛风理血法

适用于血虚生风所致的胞轮振跳，头晕、头痛，目痒不适，但痒作轻微或伴眼干涩不适；或风热壅盛，气血凝滞所致的胞睑红肿等。代表方：四物汤、消风养血汤、除风益损汤等。

6. 平肝息风法

适用于肝阳上亢所致的头目疼痛，视物昏花，瞳孔散大，眼位偏斜，视盘水肿、充血，视网膜水肿、出血、渗出等。代表方：天麻钩藤饮、镇肝息风汤、绿风羚羊饮、养肝息风汤等。

二、泻火法

火为五行之一，具有炎上之性，而目为窍之至高，最易受火热之邪为害，故泻火法在眼病中运用极为广泛。本法以寒凉清热降火药物为主，凡症见眼部灼热疼痛，头痛欲裂，胞轮高度红肿，或翳如凝脂，瞳神紧小，黄液上冲，口苦，口干，大便秘结，小便黄赤，舌质红，苔薄黄，脉数等，其相应的治疗方法有清热解毒法、清热凉血法、清心泻火法、清肺泻火法、清肝泻火法、通腑泻热法、清虚热法等。

（1）清热解毒法：适用于热毒实火之炎性眼病，尤其是眼部的化脓性炎症或眼外伤、眼部手术后合并的感染性眼病等。症见胞睑红肿焮热，头目剧痛，热泪眵稠、呈黄绿色，白睛结节高突，畏光怕热，角膜溃疡、前房积脓，瞳神紧小，或伴发热口渴，头痛流涕，舌红，苔黄，脉数等。代表方：五味消毒饮、黄连解毒汤、内疏黄连汤、四顺清凉饮子、明目散等。

（2）清热凉血法：适用于火热炽盛，热入营血所致的结膜下出血，眼内出血。代表方：犀角地黄汤等。

（3）清心泻火法：适用于心经火热所致的眦部充血，小便黄赤灼热，或患急性泪囊炎，翼状胬肉等眼病。代表方：导赤散、泻心汤、洗心散、竹叶泻经汤等。

（4）清肺泻火法：适用于肺热壅盛所致的结膜充血、眵多泪热，或热结为巩膜炎，泡性结膜炎等眼病。代表方：治金煎、泻肺饮、桑白皮汤、泻肺散、泻肺汤等。

（5）清肝泻火法：适用于肝胆火热所致的目赤红肿，口苦、咽干，便秘，或角膜炎，葡萄膜炎，青光眼等眼病。代表方：龙胆泻肝汤、洗肝散、泻肝散、泻肝汤、凉肝丸、当归散等。

（6）通腑泻热法：本法是通里攻下和清火泻热法的结合，适用于胃肠实热瘀毒较甚的眼病，症见目赤肿痛，眵多黄稠，口渴喜饮，大便秘结，腹胀痛满，舌红苔黄，脉数；或睑缘炎，角膜溃疡，前房积脓等眼病。代表方：泻脾汤、通脾泻胃汤、除风清脾饮、防风通圣散等。

（7）清虚热法：适用于阴虚火旺所致的各种眼病，此多为炎症性眼病的后期，或干眼，慢性葡萄膜炎等眼病。代表方：知柏地黄汤、清肾抑阳丸、滋阴降火汤等。

三、祛湿法

湿为阴邪，重浊黏腻，按其病因分有外湿与内湿之分，外湿由外感而致，并多与风、寒、火、暑之气同时感受，而内湿的产生，多以脏腑功能失调有关。凡症见眼病反复发作，眼睑浮肿，睑缘或睑皮肤湿烂，球结膜污秽暗红，角膜水肿、溃疡，或玻璃体浑浊，视网膜水肿等眼病；或伴头痛如裹，食少胸闷，腹胀便溏，呕吐痰涎，四肢困重乏力等症。其相应的治疗方法有芳香化湿法、温阳化湿法、清热利湿法、利水渗湿法、祛风除湿法等，而临证中常常 2~3 种祛湿法联合应用以加强疗效。

（1）芳香化湿法：适用于湿浊内盛所致的各种眼病或眼病兼有内科、妇科疾病者。代表方：三仁汤、藿香正气散、夏藿平胃散、藿朴夏苓汤等。

（2）温阳化湿法：适用于寒湿内盛所致的各种眼病或眼病兼有内科、妇科疾病者。代表方：苓桂术甘汤、防己黄芪汤、真武汤、苓泽茱萸汤、实脾饮等。

（3）清热利湿法：适用于湿热，或暑温夹湿，或湿浊郁久化热所致的各种眼病或眼病兼有内科、妇科疾病者。代表方：茵陈蒿汤、抑阳酒连散、猪苓散、龙胆泻肝汤、加味八正散、泻湿汤等。

（4）利水渗湿法：适用于内湿壅盛所致的各种眼病或眼病兼有内科杂病者。代表方：猪苓汤、四苓散、五苓散等。

（5）祛风除湿法：适用于外湿夹风或夹热所致的各种眼病。代表方：除湿汤、茯苓燥湿汤、升阳除湿汤等。

四、化痰法

痰乃病理产物，与水液的代谢障碍有关，痰证的成因可分为内外两大类，外感痰证与六淫致病有关，致病可分为风痰、热痰、寒痰、湿痰、燥痰等。内生痰症与肺脾肾关系密切，因脾为生痰之源，肺为贮痰之器，肾虚水泛则易形成痰饮。凡症见头晕目眩，眼睛酸胀，视物模糊，偏头痛或眶上神经痛，麻痹性斜视，霰粒肿，玻璃体浑浊以及眼底有渗出、机化等眼部病症。其相应的治疗方法有：清热化痰法、燥湿化痰法、理气化痰法、软坚化痰法、祛风化痰法、滋润化痰法、祛寒化痰法等。

（1）清热化痰法：适用于眼病兼有痰热证者。代表方：小陷中汤、化痰丸、清痰饮、治金煎等。

（2）燥湿化痰法：适用于眼病兼有湿痰证者。代表方：二陈汤、燥湿汤、芎辛导痰汤、涤痰汤等。

（3）理气化痰法：适用于眼病兼气郁痰阻证者。代表方：六君子汤、理气降痰汤、款冬橘红汤、八味顺气散等。

（4）软坚化痰法：适用于痰核、囊肿或结核所致的眼病。代表方：加减二陈汤、消瘰丸、瘿瘤丸等。

（5）祛风化痰法：适用于眼病兼风痰证者。代表方：细辛汤、苍术汤、防风羌活汤、半夏茯苓天麻汤、青州白丸等。

（6）滋润化痰法：适用于眼病兼痰燥证者。代表方：沙参麦冬汤、百合固金汤、九仙丸等。

（7）祛寒化痰法：适用于眼病兼寒痰证者。代表方：小青龙汤、理中化痰丸、射干麻黄汤等。

五、理气法

气是构成人体及生命活动最基本最重要的物质，对人体具有推动、温煦、防御、固摄及气化作用，气在人体的运动方式称为气机运动，其表现形式为气机的升、降、出、入。

如气机郁滞不畅，即会出现各种眼病，其中尤以青光眼、视神经疾病，视疲劳等眼病较常见；并兼胸胁胀闷、头胀痛，急躁易怒或喜叹息，脉弦等症。其相应的治疗方法有：疏肝理气法、行气导滞法、调和营卫法等。

（1）疏肝理气法：适用于肝郁气滞或郁久化热所致的各种眼病。代表方：逍遥散、柴胡疏肝散、柴胡参术汤、柴芍汤等。

（2）行气导滞法：适用于肝胃不合或肝脾不合所致的各种眼病，常伴呕吐泄泻，脘腹痞胀，食少便溏或大便先硬后烂，反吐酸水，四肢乏力等症者。代表方：健脾丸、枳实消痞丸、橘皮竹茹汤、旋覆代赭石汤等。

（3）调和营卫法：适用于肝郁气滞致营卫失调所致的各种眼病，常伴目痛鼻干，头痛眼胀，或恶风、身热，心烦失眠等症者。代表方：柴葛解肌汤、桂枝汤、当归四逆汤、黄芪桂枝五物汤等。

六、理血法

血是营养人体的重要物质，血运正常则内可灌注脏腑经脉，外可营养四肢百骸。血分受病，则脏腑经脉失养，从而变生诸种血证。故因出血、血瘀、血虚、血热所致的眼病，均可应用理血法调治。相应的治疗方法有：凉血止血法、益气摄血法、收敛止血法、化瘀止血法、活血化瘀法等。

（1）凉血止血法：适用于出血性眼病的早期，如球结膜下出血、前房积血、玻璃体积血、各种病因所致的眼底出血等。代表方：生蒲黄汤、十灰散、宁血汤等。

（2）益气摄血法：适用于脾虚气不摄血所致的前房积血、玻璃体积血、眼底出血等。代表方：归脾汤、补中益气汤等。

（3）收敛止血法：选用具有收敛止血作用的药物，如乌贼骨、白及、荆芥炭、血余炭等配合凉血止血法、益气摄血法应用于各种出血性眼病。

（4）化瘀止血法：选用具有化瘀止血作用的药物，如三七、茜草、生蒲黄等配合凉血止血法、益气摄血法应用于各种出血性眼病。

（5）活血化瘀法：适用于出血性眼病的中、晚期。代表方：血府逐瘀汤、桃红四物汤、通窍活血汤等。

七、补益法

补益法，又称补法，是运用具有补益作用的方药，通过补养气血、调补阴阳以达到辅佐正气，消除虚弱所致各种眼病的目的。凡症见眼目干涩昏花，头晕目眩，溢泪症，夜盲症，近视，远视，视神经炎，视神经萎缩，各种慢性葡萄膜炎等眼病，均可运用益气补血法或滋补肝肾法。其相应的治疗方法有：补气法、补血法、气血双补法、攻补兼施法、滋阴补肾法、温阳补肾法等。

（1）补气法：适用于气虚所致的各种眼病，症见上睑下垂，晨轻暮重，身倦乏力等症。代表方：四君子汤、补中益气汤、参苓白术散、补调中益气汤、七味白术散等。

（2）补血法：适用于血虚所致的各种眼病，症见视物不清，甚则失明，舌质淡，苔薄白。代表方：四物汤、归芪六一汤、芎归补血汤等。

（3）气血双补法：适用于气血两虚所致的各种眼病，症见胞轮振跳，视物不清，或眼底出血，或产后暴盲等，或兼头晕目眩，惊悸健忘，舌质淡，苔薄白，脉细弱。代表方：八珍汤、归脾汤等。

（4）攻补兼施法：适用于气血亏虚兼夹诸邪所致的各种眼病，症见眼胀痛，隐涩难睁，代表方：助阳活血汤；若症见内障目昏、耳鸣耳聋，代表方：益气聪明汤；或见迎风流泪，冷泪长流，代表方：止泪补肝散等。

（5）滋阴补肾法：适用于肝肾亏虚所致的各种眼病，症见目乏神光，视物昏花或眼内干涩，眼前黑影及瞳神散大或干缺，伴头昏耳鸣，腰膝酸软，失眠多梦，盗汗，舌质红绛，少苔，脉细弱等。代表方：杞菊地黄丸、二至丸、补肾磁石丸、滋阴地黄丸等。

（6）温阳补肾法：适用于命门火衰、肾阳亏虚所致的各种眼病，症见视物昏暗，面色苍白，畏寒怕冷，浮肿，腰腿冷痛，尿频而少，舌质淡，脉沉细无力。代表方：右归丸、金匮肾气丸等。

八、退翳明目法

退翳明目法为眼科临床专用的治疗方法，对各种黑睛疾病所致的浸润、水肿、溃疡、云翳、斑翳等，具有促进翳障消散，减少瘢痕形成的治疗作用。其相应的治疗方法有：祛风退翳法、泻火退翳法、扶正退翳法等。

（1）祛风退翳法：适用于黑睛疾病的初期，星翳点点，红赤流泪等症。代表：消翳汤、救睛丸、聚星决明散、拨云退翳丸等。

（2）泻火退翳法：适用于黑睛疾病初期夹有热邪者。代表方：密蒙花散、连翘散、芩连退翳汤、明目退翳汤、菊花决明散等。

（3）扶正退翳法：在黑睛疾病风热渐退时，可根据血虚或气虚或阴虚或阳虚等不同情况选用扶正药物。代表方：四物退翳汤、滋阴退翳汤、海藏地黄散等。

第二节　常用外治法

中医外治法，与中医内治法一样都是中医治疗学中不可缺少的治疗手段之一。中医外治法是根据中医辨证施治的原则，选择不同的外治技术，通过人体体表、孔窍、穴位给予药物进行贴敷、熏洗、熨或对经络及患处施予针法、灸法以及推拿点穴疏通手法或配合物理刺激疗法，以达到治疗疾病目的的一种治疗方法。与内治法相比，中医外治疗法具有用药无须经由体内代谢、安全无损、疗效持久、简便易行的特点，临证中与内治法配合，可谓珠联璧合，相得益彰，更可彰显疗效。现将目前眼科临床常用的外治法介绍如下。

一、针刺疗法

针刺疗法的理论基础是经络学说，大量的临床及实验研究证明，针刺是治疗眼病有效的方法之一。眼科常用的针刺疗法包括眼针（眼局部取穴）、体针（循经远端取穴）、头针（针刺头皮的刺激区）、电针（电针仪的电生理效应与毫针结合）及穴位皮下埋针。通过眼局部取穴、循经远端取穴或头部大脑皮层在头皮上的相应投射区针刺，可疏通本经经气，促进眼部气血运行。实验研究证明：针刺能扩张血管，使血管紧张度下降，增加缺血、缺氧区的血流量，改善机体微循环，提高新陈代谢，从而有利于出血、渗出和水肿的消退。针刺还能激活神经细胞，对视觉电生理、视觉中枢功能及生物活性因子均有一定的调节作用。

眼为五官之一，主司视觉。眼虽属局部器官，但与脏腑经络有着密切的联系。《灵枢·大惑论》曰："五脏六腑之精气，皆上注于目而为之精。精之窠为眼，骨之精为瞳子，筋之精为黑眼，血之精为络，其窠气之精为白睛，肌肉之精为约束，裹撷筋骨血气之精而与脉并为系，上属于脑，后出于项中。"充分揭示了眼的发育构成是五脏六腑精气作用的结果，而人出生后眼能视万物、辨形状、别颜色，仍需五脏六腑精气的濡养，才能维持正常的功能。这就需要有一条通路能通达上下、表里、内外，方能源源不断地将五脏六腑的精华上输而滋养眼。人体经络可运行气血，沟通表里，贯穿上下，联络脏腑、器官，把人体有机地连接成一个统一的整体。正如《灵枢·口问》所说："目者，宗脉之所聚也。"《灵枢·邪气脏腑病形》又说："十二经脉，三百六十五络，其血气皆上于面而走空窍，其精阳气上走于目而为睛。"若脏腑及经络功能失调，既不能化生精气，亦不能输送精气至目，致使目失气血津液的充养而影响视觉。《太平圣惠方·眼论》曰："明孔遍通五脏，脏气若乱，目患即生；诸脏既安，何辄有损。"《灵枢·经脉》篇说："大肠手阳明之脉，……是主津液所生病者，目黄，口干""膀胱足太阳之脉，……是动则病冲头痛，目似脱""胆足少阳之脉，……是骨所生之病者，头痛、颔痛、目锐眦痛"，说明眼目所生之病无不与脏腑经络有关，而通过内调脏腑，外调经络或针对病灶进行治疗是眼病治疗中不可缺少的治疗手段。

1. 适应证

麦粒肿（针眼），睑缘炎（睑弦赤烂），上睑下垂（上胞下垂），目劄，眼轮匝肌痉挛（胞轮振跳），溢泪症（流泪症），急性细菌性结膜炎（暴风客热），流行性出血性结膜炎（天行赤眼）、流行性角结膜炎（天行赤眼暴翳），浅层巩膜炎（火疳），干眼或慢性结膜炎（白涩症），单纯疱疹病毒性角膜炎（聚星障），葡萄膜炎（瞳神紧小、瞳神干缺），慢性开角型青光眼（青风内障）、急性闭角型青光眼（绿风内障）、慢性闭角型青光眼（黑风内障），老年性白内障（圆翳内障），玻璃体浑浊（云雾移睛），老年性黄斑变性或 Stargardt 病（视瞻昏渺）、中心性浆液性脉络膜视网膜病变或中心性渗出性脉络膜视网膜病变（视直如曲），糖尿病视网膜病变（消渴目病），视网膜中央动脉阻塞或视网膜中央静脉阻塞或前部缺血性视神经病变或特发性视神经炎或视神经脊髓炎（暴盲），视神经萎缩（青盲），原发性视网膜色素变性（高风内障），麻痹性斜视（风牵偏视），眶上神经痛（眉棱骨痛），视疲劳（肝劳），弱视，近视（能近怯远），远视（能远怯近），散光等。

2. 操作方法

（1）75% 的酒精棉球消毒穴位皮肤后，术者一手用拇指或食指按压穴位，另一手持针，紧靠手指甲缘，以拇、食指下压力快速将针刺入皮肤。

（2）进针角度：针体与皮肤呈直角，垂直刺入，称"直刺"，适用于肌肉丰厚，深刺的部位；针身与皮肤表面呈 45° 角，倾斜刺入，称为"斜刺"，适用于骨骼边缘的腧穴，或内有重要脏器不宜深刺的部位，或为避开血管及瘢痕组织而采用此法，如胸、背部的穴位，项部、咽喉部、侧胸部、背部穴多用斜刺，在施行某种行气、调气手法时亦常用；针体与皮肤呈 15° 角刺入，称"横刺"或"平刺"，适用于肌肉浅薄的部位，如眼部及头面部穴位多采用平刺。

（3）手法：针刺得气后，根据证的虚实，采用相应的补泻手法。一般得气后，捻转幅度小，速度慢，或提插时，重插慢提为补法；相反，在得气后捻转幅度大，速度快，或提插时，轻插重提为泻法。眼周穴位一般不需提插。

（4）针感：当针刺入一定深度时，局部出现酸、麻、胀、重感，亦可向一定方向传导，此为"得气"，为正常针感。

（5）起针：一手用干棉球压迫穴位处，另一手将针柄轻轻捻转上提，将针取出，同时用干棉球轻轻按压穴位即可。头面部及眼周穴位需按压时间稍长，特别是在使用活血化瘀药物时，按压应比平常多一倍的时间，以免引起"熊猫眼"。

3. 注意事项

（1）因小儿不能合作，故对小儿用针时宜采用速针法，不宜留针。

（2）体质虚弱的病人，刺激不宜过强，并尽量采用卧位。

（3）进针时有触电感，疼痛明显或针尖触及坚硬组织时，应退针而不宜继续进针，以免发生滞针、弯针或断针。

（4）避开血管针刺，以防出血。有自发性出血倾向或因损伤后出血不止的病人，不宜针刺。

（5）眼区、项部、胸背部、胁肋部等部位穴位，应掌握好针刺的角度、方向和深度。

（6）对第一次接受针刺治疗的病人，医者要做好解释工作，使病人消除紧张顾虑。

（7）行针时要随时观察病人面色、出汗情况，并询问病人感觉，如病人诉头晕、恶心，并有汗出、面色苍白等情况，即为"晕针"，应立即取针，扶病人平卧，喝些热开水。严重者指压或针刺人中穴（水沟）或灸百会、关元穴。

（8）除睛明穴外其余穴位均可进行埋针治疗，但需避开眉毛，头发。

（9）使用电针疗法应注意：①熟悉所用电针治疗仪的性能和各项输出参数，辨认出电针仪输出端的正负极（刺激强者为负极，刺激弱者为正极）。②治疗前各旋钮位置应全部置于"0"位，治疗开始时再将输出电位由"0"位逐渐调高输出电流量至所需程度，严禁突然骤增电量，导致病人因强烈刺激而恐慌或痛苦。③眼周诸穴靠近眼球，且眼眶内较多血管及神经组织，如电针时针尖摆动易损伤上述组织器官，故不宜采用电针。④对患有严重心脏病或近期有脑血管意外的病人以及妊娠妇女、极度衰弱或严重晕针反应者均慎用或不用电针。

二、放血疗法

"放血"是中医古老而有效的"去火"方法，即《内经》中的刺络法，是用"三棱针"或一次性点刺针等针具刺破某些腧穴或病灶处及病理反应点或浅表血管，放出适量血液而达到治疗目的的一种特殊的外治疗法。刺络疗法通过对血络的刺激，可直接作用于经络系统，以达"通其经络，调其气血"，来疏通经络中壅滞的气血，从而使机体恢复正常的功能。特别适合各种有急、慢性红、痛、痒的眼病。

1. 适应证

麦粒肿，急性细菌性结膜炎，流行性出血性结膜炎、流行性角结膜炎，过敏性结膜炎，浅层巩膜炎，单纯疱疹病毒性角膜炎，角膜溃疡，葡萄膜炎，急性闭角型青光眼，玻璃体浑浊，视网膜中央动脉阻塞，视神经萎缩，麻痹性斜视，眶上神经痛，视疲劳等。

2. 操作方法

（1）点刺放血：暴露操作部位，75%酒精或复合碘皮肤消毒液消毒皮肤后，根据病情和放血部位选择无菌三棱针或一次性注射针头，迅速刺入皮肤0.1~0.3cm，立即出针，用手指轻轻挤压点刺穴位周围皮肤，挤出少量血液（每穴3~5滴），用干棉签压迫止血，清洁消毒皮肤。

（2）梅花针放血：一般选择背部穴位，消毒皮肤后，用右手握针柄尾部，针尖对准叩刺部位，用腕力将针尖垂直叩打在皮肤上，并立即提起，反复进行。叩打时针尖要垂直，避免勾挑。每个穴位可以叩打10~15次，用棉球清洁消毒皮肤。

3. 注意事项

（1）患有血小板减少症、血友病等有出血倾向疾病的病人以及晕血者，或局部皮肤有感染、瘢痕、硬结及高度水肿处禁用本法。

（2）操作前做好解释工作，告之病人放血的目的、作用、放血部位及放血量等，以消除病人的紧张情绪，取得病人的配合。

（3）根据放血部位取合适体位，操作过程注意保暖。

（4）放血针具必须严格消毒，防止感染。最好选用一次性针具。

（5）放血手法宜稳、准、轻，不宜过猛，初次放血不可过多。一般1个部位1周放血不超过2次。如出血不易停止，要延长压迫时间。

（6）操作过程注意询问病人的感觉，观察病人面色，如病人诉头晕、心慌、胸闷等不适时，立即停止操作，并让病人平卧休息，测量脉搏、血压，一般休息片刻症状多会逐渐缓解；如出现晕厥，面色苍白，出冷汗，脉搏细弱，血压下降等，立即按压人中（水沟穴）等，待病人清醒后给予喝温开水；症状较重者，及时对症处理。

（7）行放血疗法后，注意保持放血部位皮肤的清洁，8小时后方可用温水洗澡，以免造成皮肤感染，并注意保暖，避免受凉引起感冒或风寒之邪再次入侵肌体。

三、艾灸疗法

艾灸疗法乃是中国最古老的医术之一，传统灸法主要指艾灸，它包括艾条灸、艾炷灸、温针灸、隔物灸等。艾灸法的作用之一是通经活络：经络是气血运行的通路，经络通畅，则利于五脏六腑之精华上输而滋养目窍。寒湿等病邪停留于体内，则闭阻经络，导致疾病的发生。灸法就是借助其温热肌肤的作用，达到温经通络、活血化瘀，治疗寒凝血滞、经络不通所引起的各种眼病。

1. 适应证

麦粒肿，上睑下垂，目劄，眼轮匝肌痉挛，溢泪症，干眼，单纯疱疹病毒性角膜炎，葡萄膜炎，慢性开角型青光眼，慢性闭角型青光眼，玻璃体浑浊，老年性黄斑变性，中心性浆液性脉络膜视网膜病变，中心性渗出性脉络膜视网膜病变，视网膜中央动脉阻塞，视网膜中央静脉阻塞，前部缺血性视神经病变，特发性视神经炎，视神经脊髓炎，糖尿病视网膜病变，视神经萎缩，原发性视网膜色素变性，眶上神经痛，视疲劳，弱视，近视，远视，散光等。

2. 操作方法

1）手法棒式悬灸

手持艾条，对施灸部位实行相应的灸法。包括温和灸、雀啄灸、回旋灸等。

（1）温和灸：将点燃的一端对准施灸穴位（距皮肤 2~3cm）熏灸，使病人局部有温热感而无灼痛为宜。

（2）雀啄灸：将点燃的一端对准施灸穴位，先灸至病人感觉热时，再行雀啄灸，如鸟雀啄食般，一上一下移动，反复熏灸，每穴约 5 分钟。

（3）回旋灸：将点燃的一端对准施灸穴位，先灸至病人感觉热时再来回旋转移动，反复熏灸，每穴约 5 分钟。

2）灸盒施灸法

灸胸腹部、四肢时取仰卧位；灸背部取俯卧位；灸眼部时多采取坐位。将艾条分成约 5cm 长的小段，将每段艾条点燃一端，分别置于灸盒中，将灸盒固定于施灸部位，盖上大浴巾保暖，灸眼部不需盖浴巾。施灸过程随时询问病人的感觉，及时调整施灸部位或距离，避免烫伤，每处灸 20~30 分钟。

3）隔物灸法

包括隔姜灸、隔盐灸。

（1）隔姜灸：将鲜生姜切成直径 2~3cm、厚 0.2~0.3cm 的薄片，中间用针刺数孔，然后将姜片置于应灸腧穴部位或患处，再将艾绒放在姜片上点燃，当艾绒燃尽，再换艾绒。一般灸 3~5 壮，以局部皮肤潮红不起泡为度。

（2）隔盐灸：用纯净的食盐填放于脐部，或盐上再置一片生姜，姜上置艾绒，一般灸 3~7 壮。

3. 注意事项

（1）隔姜灸材料要新鲜，姜片的厚薄要均匀。

（2）施灸的顺序，如有上下前后配穴，应先上后下，先头顶、胸背部，后腹部、四肢依次进行。

（3）施灸过程中出现头晕、眼花、恶心、面色苍白、心慌、汗出等症状为晕灸，要立即停灸，给予平卧休息，行足三里温和灸 10 分钟左右即可缓解。

（4）施灸过程中出现口渴、发热、皮肤瘙痒或起红疹、尿黄、牙痛等症状可多饮水，也可加灸涌泉穴引火下行，必要时隔天灸或停灸，症状很快会消失。

（5）施灸后局部皮肤出现微红灼热，属正常现象。如灸后出现小水疱时，无需处理，可自行吸收。如水疱较大疼痛剧烈时，立即用 95% 酒精湿敷，待疼痛减轻，用无菌注射器抽去泡内液体，外涂湿润烫伤膏，覆盖消毒纱布，保持干燥，防止感染；如皮肤不慎破损，可用重组牛碱性成纤维细胞生长因子眼用凝胶外涂以促进创面修复。

（6）艾灸完毕，用干净纱布清洁局部皮肤。未燃尽的艾条要密闭至完全熄灭。

四、拔罐疗法

拔罐疗法是以罐为工具，利用燃烧、挤压等方法排出罐内空气，造成负压，使罐吸附于体表特定部位（患处、穴位），产生广泛刺激，形成局部充血或瘀血现象，而达到防病治病，强壮身体为目的的一种治疗方法。它包括留罐法、走罐法、闪罐法、刺络拔罐法及扶阳罐拔罐等。该疗法具有行气活血、舒筋活络、温经散寒、祛风除湿、消肿止痛、清热解毒及调节阴阳等功效。

1. 适应证

麦粒肿，睑缘炎，目劄，眼轮匝肌痉挛，溢泪症，急性细菌性结膜炎，流行性出血性结膜炎，流行性角结膜炎，浅层巩膜炎，干眼，慢性结膜炎，单纯疱疹病毒性角膜炎，葡萄膜炎，急性闭角型青光眼，玻璃体浑浊，中心性浆液性脉络膜视网膜病变，视网膜中央动脉阻塞，视网膜中央静脉阻塞，前部缺血性视神经病变，特发性视神经炎，视神经脊髓炎，麻痹性斜视，眶上神经痛，视疲劳等。

2. 操作方法

（1）留罐法：暴露拔罐部位，用止血钳夹紧酒精棉球，点燃后在罐内中段绕 1~2 圈（勿将罐口烧热，以免烫伤皮肤），迅速退出，立即将罐扣在所选部位，摇动罐体检查火罐吸附是否牢固，以此法将所有火罐吸附在治疗部位上，盖上大浴巾保暖。留罐时间：颈肩部、背部、四肢 10~15 分钟，胸腹部 5~7 分钟。留罐过程勿扭动身体，以免火罐松动脱落。如选用气罐，身体可轻轻扭动，利于排出体内瘀毒。

（2）走罐法：在治疗部位均匀地涂上润滑油，按拔火罐法将罐扣在治疗部位上，然后沿经络走向来回反复推动火罐，推下时手法宜重，推上时手法宜轻，直到皮肤呈现出红、紫痧点为宜。

（3）闪罐法：按拔火罐法将罐扣在治疗部位，立即将罐取下，在同一部位反复进行，直到皮肤呈现出红、紫痧点为宜。

（4）刺络拔罐法：此法是将刺络放血与拔罐相结合应用的一种治疗方法。适用于体内瘀毒较重的眼病病人，刺络放血点位于肌肉丰满处（如背部、大腿部等）。刺络可采用点刺或梅花针法放血，随即立即将火罐或气罐扣在放血部位，留罐 10~15 分钟，取罐时必须将拔出的血清理干净并消毒。

（5）扶阳罐拔罐法：此法是将扶阳中药经煮沸后完全浸泡竹罐 5~10 分钟，用镊子将罐夹出，罐口朝下，甩去罐内水珠，迅速将折叠的湿冷毛巾紧扣罐口，以降低罐口温度，然后快速将罐口扣按在应拔的部位上，留罐 10~15 分钟。

3. 注意事项

（1）操作前了解病人全身情况、拔罐部位局部皮肤情况等，如有凝血功能障碍、皮肤破损、水疱及大血管处均不宜拔罐。孕妇腹部及腰骶部禁止拔罐。

（2）操作前要检查罐口周围是否光滑，有无裂痕，如有破损，禁止使用。根据拔罐部位选择大小适合的罐。

（3）拔火罐时动作要稳、准、快，不要将燃烧的酒精落在病人的身上，火焰禁止直接烧罐口，以免烫伤。坐罐过程中，要注意保暖，要随时检查火罐吸附情况，询问病人的感觉，如病人诉局部皮肤疼痛难忍或有胸闷等全身不适时，应立即起罐。

（4）起罐时注意掌握起罐技巧，切勿强拉，起罐后注意检查皮肤情况，如局部出现小水疱，可不必处理，待自行吸收；如水疱较大，消毒局部皮肤后，用注射器吸出液体，覆盖消毒敷料。

（5）使用过的火罐，均应消毒后备用。

（6）需连续治疗的病人，同一部位在拔罐的斑痕消退后，方可再做拔罐。

（7）单纯拔罐疗法，6个小时后才能洗澡，刺络拔罐疗法需8个小时后才能洗澡。

五、耳穴疗法

《灵枢·口问》篇曰："耳者，宗脉之所聚。"20世纪法国医学博士P.Nogier提出耳廓穴位分布像一倒置胎儿，当人体内脏或躯体有病时，往往会在耳廓的相应部位发现局部有反应点，如压痛、结节、变色等，用王不留行籽贴压刺激相应部位，可达到预防及调治疾病的目的，该法简单、方便、安全，特别适合惧怕针刺、无时间跑医院又需要长期调治的眼病。

1. 适应证

麦粒肿，上睑下垂，目箚，眼轮匝肌痉挛，溢泪症，急性细菌性结膜炎，流行性出血性结膜炎，流行性角结膜炎，浅层巩膜炎，干眼，单纯疱疹病毒性角膜炎，葡萄膜炎，慢性开角型青光眼，急性闭角型青光眼，慢性闭角型青光眼，玻璃体浑浊，老年性黄斑变性，中心性浆液性脉络膜视网膜病变，中心性渗出性脉络膜视网膜病变，糖尿病视网膜病变，视网膜中央动脉阻塞，视网膜中央静脉阻塞，前部缺血性视神经病变，特发性视神经炎，视神经脊髓炎，视神经萎缩，原发性视网膜色素变性，麻痹性斜视，眶上神经痛，视疲劳，弱视，近视，远视，散光等。

2. 操作方法

（1）在光线充足的环境下观察耳穴的颜色及反应点，75%酒精由内向外、由上至下消毒，耳廓皮肤，待干。

（2）一手固定耳廓，一手取王不留行籽耳豆，在相应的穴位压贴，稍用力按揉耳豆至耳部微红，病人感到按压部位热、麻、胀、痛的感觉。

（3）操作完毕询问病人，如有耳部疼痛难忍或有全身不适时应给予相应处理。

3. 注意事项

（1）外耳有炎症、冻伤的部位，以及有习惯性流产史的孕妇禁用。对胶布过敏者慎用。

（2）贴穴后嘱病人每日按压贴穴部位2~3次，按压时病人感到按压部位热、麻、胀、痛的感觉，为"得气"。坚持每日按压可加强疗效。

（3）一些病人的部分耳穴比较敏感，或瘙痒或疼痛，根据具体情况如果瘙痒、疼痛不影响生活和睡眠可暂时保留，如果影响到生活和睡眠，可将影响部位的穴贴自行摘取。如局部红肿疼痛较轻，可涂2.5%碘酒，每日2~3次；如重者局部涂擦三黄膏或消炎抗菌类的软膏，如局部化脓，恶寒发热，白细胞增高，发生软骨膜炎，选用清热解毒中药内服或使用抗生素治疗。

（4）对年老体弱、有严重器质性疾病及高血压病者，治疗时手法要轻柔，刺激量不宜过大，以防发生意外。如果病人是失眠症状，睡前1小时不宜按压，因为这样反而会影响睡眠。

（5）贴耳穴后耳部皮肤不宜湿水，耳穴贴留3~4天即可自行摘除，如需要连续治疗的病人，嘱其晚上洗澡前将耳穴摘除，休息一晚后次日再给予贴上。

六、推拿、点穴疗法

推拿、点穴疗法是古老的中医技法，是以中医学的经络学说、脏腑学说以及气血学说为理论依据，按不同的病种与病情，在病人体表适当的穴位或经络线上，运用手掌或手指进行点、按、推、拨、击、揉等不同手法刺激，以疏通人体十二经脉及任、督二脉气血，梳理阻滞经脉，消散瘀滞，恢复经络及脏腑功能的一种外治疗法。针对儿童，通常选用小儿捏脊法捏拿小儿的脊背，以振荡小儿的阳气，从而达到阳生阴长的目的。

1. 适应证

眼轮匝肌痉挛，葡萄膜炎，中心性浆液性脉络膜视网膜病变，糖尿病视网膜病变，视网膜中央动脉阻塞，视网膜中央静脉阻塞，特发性视神经炎，视神经萎缩，原发性视网膜色素变性，麻痹性斜视，眶上神经痛，视疲劳，弱视，近视，远视，散光等。

2. 操作方法

（1）根据所要推拿按摩部位及病人情况选取体位，一般选坐位或卧位。按摩头面部、腹部可选择仰卧位；按摩颈肩部，选择坐位头稍前倾；按摩背部、下肢背面选择俯卧位，头部前额垫小枕，面朝按摩床凹形处，双下肢踝关节处垫条形枕。

（2）根据穴位所处的位置选用不同的手法，眼病常用手法有疏通推拿法、拨经法、点法、按法、揉法、捏拿法等，临床上常用联合手法，如任脉、督脉，及在躯干上的十二经脉均可用疏通推拿手法，四肢上的十二经脉常用疏通推拿手法结合拨经法，眼周穴用点按法，太阳穴用按揉法，风池穴及小儿背脊、四肢用捏拿法等。根据病人的耐受力来调整对穴位进行按摩的力度，小儿和初次接受按摩者手法宜轻，并随病人的适应逐渐加大力度，要求做到深透，按摩过程用力由弱渐强再由强而弱，反复用力，不断询问病人的感觉，并及时调整手法，按摩部位酸胀麻为正常反应，有瘀阻结节处可适当延长按摩时间。每穴每次按摩 30 秒 ~1 分钟，所有穴位按摩完毕重复下一轮按摩，每次推按 20~30 分钟。

3. 注意事项

（1）进行腰腹部推拿时，需先排空膀胱，推拿过程中注意保暖，冬季将室温调至 28℃以上，必要时暴露在外的身体旁加用取暖器、红外灯等。

（2）根据脏腑辨证、经络辨证选择相应的经络进行治疗，手法和刺激强度因人而异。因其目的是疏通经络，调理脏腑。故手法要适中，用力要均匀、柔和、持久，禁用暴力，有瘀阻结节处可用分、理、拨经的手法，平补平泻。

（3）推拿过程中观察或询问病人对手法的反应，若有不适，应及时调整手法或停止操作，以防发生意外。

（4）推拿按摩后部分病人局部皮肤会有手法反应疼痛，一般 1~2 天即可缓解或消失，无反应性不适翌日可继续治疗，有反应性不适者可间隔 1~2 天再进行治疗。

（5）小儿捏脊法最好选在空腹时进行，操作力要适当，沿脊柱中线前进，不要歪斜，根据小儿的体质来决定力的大小，治疗后，应安静休息 15~20 分钟方能进食或吃奶，同时避免吹风受凉。

七、穴位埋线疗法

穴位埋线疗法是传统中医穴位埋针法的改进，该法是用特制的针将医用可降解的羊肠线埋入穴位，是经络理论与西医学相结合的产物。穴位埋线法的作用之一是：利用肠线作为异性蛋白埋入穴位可提高机体应激、抗炎能力。穴位埋线法的作用之二是：以线代针、针药双效，因此穴位埋线中还包含了穴位封闭效应、针刺效应、刺血效应等多种功效。《灵枢·终始》曰："久病者，邪气入深，刺此病者，深内而久留之。"肠线在组织中被分解吸收时，对穴位起到"长效针感"效应，延长了对经穴的有效刺激时间，从而达到了协调脏腑、平衡阴阳、疏通经络、调和气血、补虚泻实、扶正祛邪及免疫双向调节作用。尤其适宜于慢性、顽固性眼病的治疗。

1. 适应证

过敏性结膜炎，单纯疱疹病毒性角膜炎，浅层巩膜炎，葡萄膜炎，视神经萎缩，原发性视网膜色素变性等。

2. 操作方法

（1）准确取穴：用拇指点触按压，测试病人局部感觉及反应，用十字指痕做标记。

（2）常规消毒：以穴位为中心，直径大于 6cm，用茂康碘进行消毒。

（3）上线：左手持针柄，右手持镊子将医用羊肠线从针尖处注入针管，羊肠线要全部注入针管内，否则影响进针；成人肢端、小儿、形体消瘦者，可根据需要用消毒剪刀剪断羊肠线。

（4）进针及注线：左手拇、食指绷紧或捏起进针部位皮肤，右手持针柄，针尖对准穴位迅速刺入皮下，用针刺手法将针身刺至一定深度，并上下提插，得气后注入羊肠线，注入过程逐渐退出针身。

（5）退出针身后按压针口片刻，检查针口，如有羊肠线露出皮肤外，可用消毒剪刀剪去露出部分，贴上医用贴保护针口。

（6）在操作过程中，密切观察病人情况，出现晕针等意外情况需紧急处理。

3. 注意事项

（1）疲乏、饥饿或高度紧张不能配合时或月经期、感冒发热等疾病期间暂缓行此疗法。

（2）局部皮肤有感染、瘢痕，或有出血倾向及高度水肿，或者是肺结核活动期，骨结核，严重心脏病或妊娠期禁用此法。

（3）埋线治疗前，应详细向病人告之该疗法的治疗特点及治疗中所出现的正常反应。进针后出现同针灸一样的酸、麻、胀痛等感觉。治疗后个别病人局部可轻微肿胀、瘙痒体温升高等，均属正常反应，不需处理，一般多在 4~72 小时内自行消失。

（4）严格执行无菌操作，预防感染。穿刺针刺入穴位后，如未出现酸胀、麻痛及触电样感觉，可将穿刺针退至皮下、更换方向及针刺角度，直至出现相应针感后，再推动针芯将线埋入穴位之中。

（5）对于颈、面部及前胸后背、腹部的穴位，应严格掌握进针方向及针刺深度，埋线最好埋在皮下与肌肉之间，肌肉丰满处可埋入肌层，行下腹部穴位埋线时，先排空膀胱。避免刺伤内脏、大血管和神经干。

（6）穴位埋线完毕拔出穿刺针后，局部压迫片刻，以防出血，用医用贴贴敷穿刺点，防止感染并嘱病人埋线处 2 小时内，切勿碰水，并保持局部清洁卫生。

（7）个别病人局部红肿热痛，湿敷庆大霉素和地塞米松混合液即可愈。

八、穴位注射疗法

穴位注射疗法，又称"水针"疗法，所谓"水针"，是相对于原来针灸所采用的"银针"而言。该疗法是在穴位内进行药物注射以治疗疾病的一种方法。由于使用了现代提纯的药物，这种疗法又不同于传统的针灸。因为药物进入经络，其治疗规律和传统的针灸治疗规律又不尽相同。因此可以理解为该疗法也是以传统经络理论为基础进行的，但该疗法除了针刺的即时效应外，还有治疗药物在穴位内进行生物化学作用的慢效应，以及病人自身调节的后效应。

1. 适应证

麦粒肿，上睑下垂，浅层巩膜炎，糖尿病视网膜病变，视网膜中央动脉阻塞或视网膜中央静脉阻塞，前部缺血性视神经病变，特发性视神经炎，视神经脊髓炎，视神经萎缩，原发性视网膜色素变性，眶上神经痛，弱视，近视等。

2. 操作方法

（1）用 2~5mL 一次性注射器及 4.5 号针头抽吸好备用药。确定注射穴位，用拇指点触测试病人局部感觉及反应，用十字指痕做标记。

（2）常规消毒皮肤，消毒范围直径 5cm 以上。

（3）右手执笔式持注射器，左手绷紧皮肤，针尖对准穴位迅速刺入皮下，然后用针刺手法将针身刺至一定深度，并上下提插，询问病人得气（酸胀感）后回抽无血，即将药液缓慢注入。如所用药量较多，先推入部分药液后，将针头稍微提起后再注入余药。

（4）针刺、注药过程中注意询问病人的感觉，对正常的疼痛、酸胀感给予解释，若病人有触电感，应立即退针改换角度再进针，观察病人有无晕、弯、折针及不良反应。

（5）拔出针后，嘱病人按压注射部位 5~10 分钟。

3. 注意事项

（1）局部皮肤有感染、瘢痕或有出血倾向及高度水肿者禁用此法。

（2）疲乏、饥饿、精神高度紧张时慎操作，病人因精神因素不能配合治疗的禁止注射。

（3）孕妇的下腹腹部、腰骶部及合谷、三阴交等不宜作穴位注射，以防流产。

（4）同一穴位需长期注射者，进针时需避开旧针眼及硬结。

（5）切勿将针柄全部刺入，以防断针。

九、中药贴敷疗法

中药贴敷疗法又称外敷疗法，是将药物研为细末，加适量赋型剂调成糊状制剂，贴敷于所需的穴位或患处，以治疗疾病的方法，也是中医常用的外治法之一。贴敷疗法除了能使药力直达病所发挥作用外，还可以使药性通过皮毛腠理而由表及里，循经络传至脏腑，以调节脏腑气血阴阳及祛邪外出，而达到治疗疾病的目的。中药敷贴疗法包括敷眼疗法、敷脐疗法、敷足疗法、穴位贴敷疗法及三伏贴、三九贴等。三伏贴、三九贴统称为中医的"伏九贴敷疗法"，该疗法是指在三伏天和三九天利用特制的中药膏贴敷于人体特定穴位上的一种中药敷贴疗法，它包含"冬病夏治"与"冬病冬防"两个时间段的治疗，特别适合于因阳气亏虚、气血失和、阴阳失调所致的各种眼病。

1. 适应证

麦粒肿，霰粒肿，急性泪囊炎，急性结膜炎，过敏性结膜炎，单纯疱疹病毒性角膜炎，浅层巩膜炎，葡萄膜炎等。

2. 操作方法

（1）根据中医辨证及不同的病情调配好各种中药散剂或中药粉末。

（2）赋型剂：生理盐水、蜂蜜、姜汁、香麻油等。根据需要来选择。

（3）眼部敷贴：多用于麦粒肿，霰粒肿，急性泪囊炎等眼病。根据不同的眼病分别选用具有清热解毒，消肿止痛；或软坚散结，清肝泻火中药散剂，分别用适量赋型剂调成膏状。晚上睡前患眼结膜囊先涂少许抗生素眼膏；将调好的中药膏（冬天可加热至40~42℃）3~5g 均匀地摊平于无菌小方纱内层，将无菌小方纱按原样叠好敷贴患眼处（患眼闭上），轻轻按压无菌小方纱，使药膏紧密接触眼部皮肤，再以胶布固定。若患眼皮肤无烧灼、痒痛等不适感觉，4~6 小时或翌日，病人即可自行取下，5 天为 1 个疗程。

（4）神阙穴敷贴：多用于各种眼病伴失眠、便秘等症状的病人，药品调好后将其放入神阙穴，用穴位防敏敷料覆盖。

（5）涌泉穴敷贴：多用于麦粒肿，急性泪囊炎等眼病的上病下治，药品调好后将其用手压成 1.5cm² 大小药饼，用穴位防敏敷料覆盖。

（6）三伏贴（三九贴）敷贴：多用于免疫功能紊乱易反复发作的各种眼病，将配制好的药膏隔水加热至 40~42℃，取 3~5g 药膏均匀地摊平于穴位防敏敷料正中，按选定的穴位贴敷并固定。在关节部位等易脱落的穴位贴敷，可用胶布加强固定。若敷贴部位皮肤无烧灼、痒痛等不适感觉，4~6 小时后病人即可自行取下。

3. 注意事项

（1）贴敷前做好解释，"三伏贴"并非是立竿见影的治疗方法，许多疾病需要连续治疗 3 年或更长的时间才能见效，所以，病人要至少坚持贴 3 年，如果不愿意长期坚持治疗，切莫为了一时效益而盲目跟风。

（2）贴敷前清洁皮肤，敷贴后其部位保持干燥，以免影响敷贴的效果，敷完 6 小时后可用温水洗澡。

（3）小儿皮肤娇嫩，贴敷时间不宜过长，一般 2~4 小时。贴敷药物后，在敷药处若出现热、凉、麻、痒、蚁行感或轻中度疼痛属于正常现象，一般无需处理，如贴敷处有烧灼或针刺样剧痛，发红、起泡，无法忍受，可提前揭去药物。若局部小泡破溃，须保护好贴敷面，注意卫生，保持干燥，可涂以绿药膏或锡类散防止局部感染。

（4）为保证疗效，方便病人，行双眼贴敷或贴敷神阙穴、涌泉穴的病人，贴敷宜安排在睡前进行，起床后自行取下。

十、刮痧疗法

刮痧疗法是在中医经络理论指导下，利用水牛角刮板和活血剂或润滑剂，在人体的一定部位，实施循经走穴刮拭，从而达到内病外治的一种中医疗法。其疗效的产生与临床诊断、手法特点、施术部位以及相关经络、穴位有密切的关系。眼病刮痧疗法包括全身十四经脉刮痧、双眼局部刮痧。经络是人体经脉和络脉的总称。十二经脉与任督二脉合为十四经脉。对十四经脉施予刮痧，可疏通经络、活血化瘀、扶正祛邪，还可重新调整人体阴阳、气血及脏腑功能，活化细胞，祛除病邪，提高抗病能力。双眼局部刮痧是在眼部周围刮痧，可解除眼周经络的紧张、痉挛及瘀阻状态，改善局部缺血缺氧状态，从而促进眼局部功能的恢复。

1. 适应证

眼轮匝肌痉挛，眶上神经痛，视疲劳，麻痹性斜视，单纯疱疹病毒性角膜炎，浅层巩膜炎，葡萄膜炎，视网膜中央动脉阻塞，视网膜中央静脉阻塞，特发性视神经炎，视神经萎缩等。

2. 操作方法

（1）根据刮痧部位及病人情况选取体位。眼部刮痧选取仰卧位；头部刮痧可根据刮痧部位的不同选择仰卧位或侧卧位；颈肩部刮痧可取坐位或卧位；背部、腿后部刮痧可取俯卧位；胸、腹部，腿前部、两侧刮痧可取仰卧位或侧卧位。

（2）眼周刮痧：将眼用凝胶 3~4 滴滴在眼睑皮肤上，嘱病人闭眼，操作者左手绷紧眼部皮肤，右手持刮痧板，由内往外刮痧，手法要轻揉，不需起痧，每部位刮 40~50 下。

（3）头部及颈部刮痧：用牛角刮痧板先在头维、头顶、侧头部上下刮拭，刮痧板与所刮拭的部位保持 90° ~45° 夹角，刮痧时用力要均匀，采用轻重适中，快慢适中的平补平泻手法；然后用少许刮痧油均匀涂在前额、颈项部、颈侧部。前额自中间往两边刮；后颈项部刮痧时头部向前低；颈侧部刮痧时，头分别向对侧偏斜，使所刮部位皮肤绷紧。刮痧操作时，由上往下刮，每部位刮 20 下，同样采取平补平泻手法。出痧部位痧退后方可第 2 次刮痧；头部刮痧可每日或隔日进行。

（4）背部、腿后部刮痧：当病人有全身不适症状时加用。病人俯卧位，取背部督脉及背部两侧从肩背到腰骶部整个区域，包括足太阳膀胱经的循行路线，均匀涂上刮痧油，刮痧板与刮拭方向保持 90° ~45° 夹角，然后沿经络走向进行刮痧，遵循从上至下、从里至外的原则进行刮痧，向单一方向，不要来回刮，用力要均匀，禁用暴力，痧退后方可第 2 次刮痧。

（5）胸、腹部，腿前部、两侧刮痧：有全身不适症状时加用。刮妇女胸部时，应将乳房固定，绷紧局部皮肤再刮。每部位的刮拭次数应根据病人个体情况而定，直至皮下呈红色或紫色为度。

（6）刮痧过程中，随时询问病人感觉，观察病情及皮肤情况，及时调节手法及力度，刮痧完毕，用干净纱布清洁局部皮肤。

3. 注意事项

（1）体型过于消瘦、有出血倾向、皮肤有病变处不宜刮痧；孕妇的腹部、腰骶部禁止刮痧；有传染性疾病、精神病、脏器严重受损等特殊情况的病人不宜使用刮痧疗法。

（2）刮拭部位要做好保暖工作，以防复感风寒而加重病情。对初次接受刮痧的病人，做好解释工作，消除病人的紧张心理。

（3）刮痧时用力要均匀，切勿损伤皮肤。操作应根据病人刮拭的部位和疾病的特点掌握力度和控制时间。遵"实则重之，虚则轻之"，体质较强、病属实证、病情较重的病人用力稍重，时间稍长；体质虚弱、病属虚证、病情稍轻的病人用力则轻，时间稍短。刮痧过程中要随时观察病情变化，发现异常，立即停止操作，并报告医师，采取相应的处理。

（4）刮痧后嘱病人保持情绪安定，注意休息、保暖，8小时后方可用温水洗澡；并注意饮食清淡，忌食生冷油腻之品。

（5）使用过的刮具，应消毒后备用；需再次刮痧者，待痧退后方可在原部位再次刮痧。

十一、足浴疗法

足浴疗法是中药外洗疗法的一种。足乃人体的第二心脏，但它却离心脏最远，而负担却最重。生物全息理论认为，足部是人体经络汇聚的地方之一，人体各器官均在脚部有特定的反射区。足浴时选择不同的中药液，通过水的温热作用，借助药物蒸汽和药液熏洗，可刺激足部各穴位，促进机体气血运行、畅通经络、改善新陈代谢，使之疏通腠理，散风降温，透达筋骨，理气和血或引火归原。从而达到增强心脑血管功能、改善睡眠、消除疲劳、增强人体抵抗力等功效。尤其适用于气滞血瘀、气虚血瘀及阳虚寒凝所致的各种眼病。

1. 适应证

麦粒肿，睑缘炎，上睑下垂，眼轮匝肌痉挛，浅层巩膜炎，干眼，单纯疱疹病毒性角膜炎，葡萄膜炎，慢性开角型青光眼、急性闭角型青光眼、慢性闭角型青光眼，老年性白内障，玻璃体浑浊，老年性黄斑变性，中心性浆液性脉络膜视网膜病变，中心性渗出性脉络膜视网膜病变，糖尿病视网膜病变，视网膜中央动脉阻塞，视网膜中央静脉阻塞，前部缺血性视神经病变，特发性视神经炎，视神经脊髓炎，视神经萎缩，原发性视网膜色素变性，麻痹性斜视，眶上神经痛，视疲劳，弱视，近视，远视，散光等。

2. 操作方法

（1）根据中医辨证选用不同的中药液进行足浴。

（2）熏蒸：将适量药液倒入熏洗盆内，测温度，一般在60℃左右，盆内放置木架。木架需高出水面10~15cm，双足搁在木架上，盖好大浴巾，进行熏蒸，时间控制在30分钟以内，以头颈微微汗出为宜。

（3）泡洗：调好水温（38~45℃），将双足浸入药液中泡洗，泡洗时间20~30分钟，头颈微汗出即可。

3. 注意事项

（1）对温度失去知觉者禁止足浴；足部有炎症、皮肤病、外伤或皮肤烫伤者慎用此法。

（2）饭前、饭后30分钟内不宜足浴。由于足浴时，足部血管扩张、血容量增加，造成胃肠及内脏血液减少，影响胃肠的消化功能。饭前足浴可抑制胃液分泌，对消化不利，饭后立即足浴可造成胃肠的血容量减少，影响消化。

（3）足浴是利用药力和热力的协同作用而发挥效用的。足浴时暴露部位尽量加盖衣被，注意保暖，药液需要保持适宜的温度，稍冷即应加温或选用可调温的足浴盆。浴后，应立即擦干脚部，穿衣保暖，以免受凉感冒。

（4）足浴的时候，可予适当的物理刺激，如按摩、搓脚。由于足部血管受热扩张，使头部血液供应量减少，病人可能会出现头晕的症状。这时候可以暂停足浴，让病人平卧片刻后，症状就可以消失。也可给病人冷水洗脚，使足部血管收缩，以缓解症状。

（5）如果足浴中使用的药物引起了皮肤过敏，应该立即停止足浴，必要时给予抗过敏治疗。

（6）所用物品须清洁消毒，用具一人一份一消毒，避免交叉感染。

（7）足浴结束，应休息片刻后再起来走动，避免引起头晕、跌倒等意外。

十二、超声雾化疗法

该方法是在继承中医传统熏洗法的基础上，结合超声雾化工作原理，选用不同的药液置入超声波雾化仪的容器中，通过超声波的作用使药物雾化，形成微小的雾粒，经软橡胶管导入眼睛，使眼的结膜、角膜和眼周围皮肤直接接触药液雾粒并渗入眼部，从而达到治疗眼病的目的。

1. 适应证

睑缘炎，干眼，单纯疱疹病毒性角膜炎，急性细菌性结膜炎，流行性出血性结膜炎，流行性角结膜炎，慢性结膜炎等。

2. 操作方法

（1）使用前先打开机器上的电源开关，将雾化量开关调至最小位置。

（2）取下雾化罐，往水槽里加入冷开水约250mL至水位线，使浮标浮起。

（3）将雾化罐放回原位，备用中药液20~30mL倒入雾化罐内。

（4）连接雾化管和喷嘴，把定时器调至15分钟，打开机器上的电源开关，调整雾出的大小。

（5）指导病人一手握雾化管，喷嘴口距离眼睑10cm，使雾气的微小雾粒徐徐吹入眼球表面，在雾化过程病人应睁眼看上、下、左、右各个方位；同时另一手拿无菌纱布或纸巾，随时擦拭脸颊雾露；双眼均需要雾化时，1~2分钟左右眼交换雾化，根据需要随时调节雾化量，病情较重眼雾化量应小，雾化时间适当延长。

（6）治疗结束，按要求关机器电源开关，清洁或消毒雾化器及其部件。

3. 注意事项

（1）有对拟用药物过敏史的病人应禁用此类药物，对其他药物过敏史的病人也应慎用。

（2）眼外伤，角膜裂伤或溃疡者禁用此法。

（3）有哮喘病史病人慎用雾化疗法。

（4）行眼部雾化时雾量宜小，时间15~20分钟，避免因雾量过大或雾化时间过长造成角膜水肿。喷嘴与眼睑距离约10cm，避免误伤角膜。

（5）雾化过程中注意观察病人的反应，如有胸闷或有眼部严重辣痛等不适，及时调整雾量或暂停治疗。

（6）雾化结束及时关机，倒掉水槽内的水，擦干水槽，以防机器损坏。雾化罐、螺纹管用含0.5‰消佳净浸泡消毒，1小时后洗净、晾干备用。

十三、离子导入疗法

离子导入仪是根据同性电荷相斥，异性电荷相吸原理，利用直流电将药物离子经完整皮肤导入体内，并使导入体内的药物保持原有药理性质的一种物理治疗技术。此种给药方式眼局部利用率较全身用药浓度高，疗效持久，且不需经过肝、肾代谢，因此副作用相对低。

1. 适应证

浅层巩膜炎，干眼，单纯疱疹病毒性角膜炎，葡萄膜炎，玻璃体浑浊，老年性黄斑变性，中心性浆液性脉络膜视网膜病变，中心性渗出性脉络膜视网膜病变，糖尿病视网膜病变，视网膜中央动脉阻塞，视网膜中央静脉阻塞，前部缺血性视神经病变，特发性视神经炎，视神经脊髓炎，视神经萎缩，原发性视网膜色素变性，眶上神经痛，视疲劳等。

2. 操作方法

（1）接通电源，将机器开关和紧急开关均调至"关"的位置。

（2）取三块无菌纱布置于治疗碗内，根据医嘱分别用药物或生理盐水浸湿备用。

（3）病人取坐位或仰卧位，轻闭双眼，将浸有药物的纱布放置患眼眼睑上（如单眼治疗，健眼所用纱布用生理盐水浸湿），戴上电极板眼罩；浸有生理盐水的纱布放置左或右手的合谷穴上，固定电极板。

（4）根据药物的性质选择正负极，打开紧急开关（给病人手握，如有不适，病人自行关闭）。打开机器开关，导入指示灯亮，按（▲）或（▼）键调电流 0.3~0.4mA，病人感到有微弱针刺感（有部分病人没感觉）即可，这时机器工作处于导入状态，15 分钟机器铃响，导入结束；按下脉冲键，脉冲指示灯亮，机器工作处于脉冲状态，按脉冲（▲）或（▼）号键，病人感到手部穴位处有微刺感即可，5 分钟机器铃响，脉冲治疗结束。

（5）先关紧急开关，再关机器开关和电源开关。取下眼罩和合谷穴上电极板，取下纱布，用干纱布擦净皮肤。

3. 注意事项

（1）传染性结、角膜炎，角膜溃疡，双眼睑皮肤湿疹病人禁用；青光眼眼压异常时慎用；严重心功能不全、治疗部位有金属异物或带有心脏起搏器病人禁用。

（2）治疗前先将病人眼部皮肤擦净，如有破损，可用油布或薄膜覆盖，并注意除去头部所带的金属物品。

（3）电极片不可直接接触皮肤，且药液要完全渗透纱布，以防电极片灼伤皮肤。

（4）了解药物的化学成分，明确有效电极性，根据药物的导入电极（＋）或（－），正确安放电极，不可放错。中药液无法辨别阴阳性，导入时可隔日转换电极。

（5）严格控制电流量，导入过程中要密切观察病人反应和机器运转情况。如病人感到眼部针刺感加重难以忍受时，应给予调小电流量；如病人出现面色苍白、胸闷、出冷汗等不适时，应立即停止操作，给予平卧休息、喝温开水等，症状会逐渐缓解。

（6）治疗过程嘱病人闭眼，以免损伤角膜。手部合谷穴要覆盖生理盐水纱布，才可安放电极板。

（7）在进行导入时药物成分应纯，且易溶于水。药物浓度一般在 1%~10% 范围，以减少眼部刺激。

（8）治疗所用的衬垫均为一次性无菌纱布，治疗结束后电极板需清洁消毒后备用。治疗时间每次 20 分钟。

（9）反复治疗后，电极板下皮肤由于电解产物的刺激，可能出现瘙痒、脱屑、皮疹等反应，可暂停治疗，外涂氧氟沙星眼膏。发生电灼伤按烧伤处理，注意预防感染。

十四、中药热奄包疗法

根据中医辨证施治原则，选择相应中药，布包后放锅中加热，趁热外熨患处，通过温热作用促进药物中有效成分渗透入局部病灶，激发眼部气血，疏通眼部脉络，而达到治疗眼部疾病的目的。

1.适应证

麦粒肿，眼轮匝肌痉挛，睑板腺功能障碍，眶上神经痛，视疲劳等。

2.操作方法

（1）中药包放置在蒸汽锅上或微波炉内加热，药包温度达到45~50℃即可用。

（2）用消毒棉质包布或一次性包布包好加热过的中药包，嘱病人双手托住包的两端，放置于患处（敷眼部时需闭眼），徐徐摩转运行或上下推移，根据病人的感觉来移动中药包的位置及频率，待中药包温度逐渐下降，病人感觉舒适时即可固定于眼部，每次时间为15~20分钟。

（3）对老年人或感觉迟钝不能自己操作的病人，护理人员可协助热敷，但温度不宜过高，热敷过程中，随时询问病人感觉，观察病情及皮肤情况，及时调节热包的位置及频率。如病人感觉疼痛或皮肤出现水疱时，马上停止操作，并给予对症处理。

（4）冬季中药包温度下降快，可重复加热再敷。

3.注意事项

（1）严重糖尿病、截瘫、偏瘫等感觉神经功能障碍的病人禁用；对药包内的药物过敏、皮肤溃疡、不明肿块或有出血倾向者禁用；急性结膜炎、急性外伤或手术后24小时内禁用；沙眼病人慎用。

（2）严格执行一人一巾，防止交叉感染。

（3）中药包温度不宜过高，一般45~50℃为宜。

（4）中药包内的药物可连续使用1周后再更换。

十五、壮医药线点灸疗法

壮医药线点灸疗法，是流传于壮族民间的一种医疗方法。通过以壮医秘方浸泡过的苎麻线，点燃后直接灼灸在病人体表的一定穴位或部位，疏调龙路（龙路是指人体内血液的通道，又称血脉）、火路气机（火路是指人体内的传感通道，类似于现代医学的神经系统），而达到预期的治疗目的。本法具有通痹、止痛、止痒、祛风、消炎、活血化瘀、消肿散结等作用。

1.适应证

麦粒肿，霰粒肿、翼状胬肉，睑、球结膜肉芽肿，眼睑黄色瘤，过敏性睑皮炎，眼睑皮肤赘生物，带状疱疹，眶上神经痛，视疲劳，角膜云翳，老年性白内障初发期，眼轮匝肌痉挛等。

2.操作方法

（1）病灶清洁：如病灶（皮肤或黏膜）上有分泌物，或涂擦有其他药物，施灸前用生理盐水清洗并用干棉球吸干，否则影响疗效。

（2）选线、整线：根据需要选择合适干燥的药线，使用前将药线拧紧、拉直。点灸需要重手法时，可将两条药线搓在一起再行点灸。

（3）持线：用右手拇指和食指持线的一端，露出线头 1~2cm。

（4）制取珠火：将露出的线端在酒精灯火上充分点燃，然后吹灭火焰，得到一颗饱满炭火星，即为珠火。

（5）施灸：熏灸法：适用于病灶在黏膜处的眼病，如霰粒肿、翼状胬肉、睑、球结膜肉芽肿等。操作时珠火对准病灶，距离病灶约 0.5cm，角度为 30°~60°，熏灸时局部有温热感。每部位 10 壮，每日 1 次，5 天为一疗程；点灸法：适用于病灶在皮肤上的疾病。将珠火对准病灶，顺应拇指的屈曲动作，拇指指腹稳重而敏捷地将珠火直接点按于病灶上，点按角度 30°~60°，点灸时局部有蚁咬样灼热感。每穴 1~3 壮，每日一次，5 天为一疗程。病灶面积大或病情严重者可适当增加时间。

（6）灸后处理：眼睛结膜囊用生理盐水冲洗，避免线灰残留；睑缘灰线及周围的病灶用生理盐水冲洗，然后涂少许氧氟沙星眼膏；眼睛以外的皮肤灸后留下线灰，无需清洗。灸后局部可有灼热感或瘙痒感，此症状片刻可自行消失，切不可用手抓破，以免感染，如不慎抓破，可用 75% 酒精消毒后再涂少许氧氟沙星眼膏，保持清洁，脱痂后不会形成瘢痕。

3. 注意事项

（1）对初次进行药线点灸的病人，需耐心解释，消除病人惧怕火星的心理，提高依从性，告知病人此病不仅能治疗，而且不留瘢痕或后遗症，治疗时间短，费用低，复发率低。

（2）持线手的火端必须露出线头 1~2cm，以略长于拇指端即可，太长不便点火，太短易烧着术者指头。（彩插 3-1　持线手势图）

（3）严格掌握火候，施灸时以线头火星最旺时为点按良机，不要平按，眼周皮肤使用珠火（圆火）着病灶或穴位。睑缘灰线或结膜囊使用珠火熏病灶。（彩插 3-2、彩插 3-3　珠火图）

（4）施灸角度：即药线前端与病灶或穴位皮肤之间的夹角应控制在 30~60℃，此范围内的点灸角度可取得最好的效果

（5）施灸手法：掌握"以轻应轻，以重对重"的原则，眼周、面部皮肤较薄嫩，宜用轻手法（轻手法：快速扣压，珠火接触病灶或穴位时间短），以免留下瘢痕影响美观；头部可用重手法（重手法：缓慢扣压，珠火较长时间接触病灶或穴位）

（6）点灸时一按火灭即为 1 壮，点一次火灸 1 壮，再点再灸，一般每穴可点灸 3~5 壮，注意观察灸后病灶皮色的改变，变灰白最佳。点灸眼区及头面部靠近眼睛的穴位时，必须叮嘱病人闭目，以免火花飘入眼内烧伤眼球。

（7）壮医药线应有药水浸泡密闭保存，存放在阴凉干燥处，有计划地取出，不宜频繁打开瓶盖，以免药液挥发，影响药效。

（8）各种皮肤病，如头面、眼周湿疹、荨麻疹、带状疱疹等，在应用壮医药线点灸治疗期间，应忌食生葱、牛肉、马肉、母猪肉，以及海味、竹笋、韭菜、南瓜苗、公鸡、鲤鱼等。

（郝小波）

第三节　常用中药

一、祛风药

祛风药性多辛散，具有祛风解表、止痛消肿、退翳明目、收泪止痒等作用。适用于内外障眼病，尤宜外障眼病初期。常用祛风药有祛风散寒、祛风清热药。

（一）祛风散寒药

本类药性味辛温，能发散风寒。适用于风寒侵目所致胞睑浮肿，白睛微赤，黑眼浅层翳，羞明流泪，眼疼头痛，鼻塞流涕等症。常用的药物有荆芥、防风、羌活、白芷、细辛等。

1.荆芥

［性味］味辛，性微温。

［归经］归肺、肝经。

［功效］具有祛风止痛、止痒、退翳、理血明目的功效。

［主治］①用于风寒眼病伴有目痛者，常与羌活、防风、柴胡、川芎配伍；亦可与清热药配伍治疗风热眼病。②常与川乌、川芎、羌活等配伍，用于目赤不显之目痒。③荆芥入血分，并能通血中滞气，常与四物汤同用，治疗眼外伤引起的眼痛或瘀滞证；亦可与清热药同用治眼睑疮疖。蒙医常用荆芥配金银花、千里光等，治眼部外伤感染化脓者。

［用法用量］水煎服，3~9g。

［注意事项］服用时不要食鱼、蟹、河豚、驴肉。

［现代报道］荆芥有抗菌、解热、镇痛、抗炎作用，炒炭后有止血作用。荆芥煎剂对金黄色葡萄球菌、白喉杆菌及结核杆菌、伤寒杆菌、痢疾杆菌、铜绿假单胞菌有较强的抗菌作用。

2.防风

［性味］味辛、甘，性微温。

［归经］归膀胱、肝经。

［功效］祛风散寒胜湿，退翳散目中滞气。

［主治］①祛风止痛：通过配伍可广泛用于风寒、风热或风湿眼痛，眉棱骨痛，偏头痛，常常是荆芥、防风同用。②祛风通络：常与炙全蝎、天麻等配伍，治风邪入络所致上胞下垂、目偏视等；还有通络解痉作用，可治动脉痉挛等。③祛风退翳：与蝉蜕、木贼草同用，治风寒或风热所致黑睛生翳。④散结祛瘀：与祛痰软坚药同用，治眼部硬结肿胀；与活血化瘀药同用，治眼部瘀滞证。

［用法用量］水煎服，6~9g。

［注意事项］阴虚火旺头痛病人不宜用本品。

［现代报道］防风有解热，镇痛，抗炎，抗菌，增强免疫功能等作用。体外抑菌试验表明，防风对金黄色葡萄球菌、乙型溶血性链球菌、肺炎双球菌及两种霉菌均有抑菌

作用。

3. 羌活

［性味］味辛、苦，性温。

［归经］归膀胱、肾经。

［功效］祛风止泪，胜湿止痛，退翳明目。

［主治］①祛风退翳：与防风、荆芥、蝉蜕等配伍，用于风寒或风湿所致的黑睛生翳。②祛风止痛作用强，用于风寒或风湿眼痛、头痛，尤宜太阳经头痛。③祛风止泪：与白芷配伍，用于风寒阻络所致的流泪。

［用法用量］水煎服，6~10g。

［注意事项］血虚头痛，肾虚腰痛，阴津不足等症，均不宜用本品。

［现代报道］羌活挥发油有显著的解热、镇痛作用及一定的抗炎、抗过敏、抗菌作用。

4. 白芷

［性味］味辛，性温。

［归经］归肺、胃经。

［功效］祛风止痛，燥湿敛疮，消肿排脓。

［主治］①祛风止痛：对眼病兼有前额痛、眉棱骨痛、眼眶痛者，常配川芎、防风、蔓荆子等同用。用于风寒或风湿所致的黑睛生翳。②消肿排脓：眼睑疮疖，早期用之能消散，溃后用之能排脓，常与蒲公英、紫花地丁等同用。③通窍止泪：用于风寒流泪。肝虚冷泪，亦可配伍补肝药用之。

［用法用量］水煎服，3~9g。

［注意事项］血虚有热或阴虚火旺者忌用本品；痈疽已溃者也宜少用，以免耗伤气血。

［现代报道］白芷有镇痛、中枢神经兴奋作用；体外试验对葡萄球菌、链球菌、铜绿假单胞菌、皮肤真菌等有抑制作用。

5. 细辛

［性味］味辛，性温。

［归经］可入心、肾、肺、肝四经。

［功效］祛风、止痛、散风寒。

［主治］①发散风寒：常与麻黄等配伍，用于重症风寒眼病，伴头痛鼻塞、恶寒无汗者。②祛风止痛：与羌活、川芎配伍，用于风寒头痛、眼痛比较剧烈者，但不宜久用。③温散寒湿：因痰湿所致的眼底陈旧性渗出，可通过配伍少量细辛，以促进渗出吸收。由于细辛燥烈，易伤阴动火，故常与当归、白芍配伍，以减少细辛的副作用。

［用法用量］煎服，1~3g。

［注意事项］细辛一般用量不超过 3g。前人有"细辛不过钱"的说法，但这是指单服细辛而言。在与其他药物配伍应用时，可视具体情况而定，不可贸然地使用大量。

［现代报道］细辛有镇痛、解热、抗炎、抗菌等作用。

（二）祛风清热药

本类药性味以辛凉为主，能发散风热。适用于风热侵目所致的胞睑肿胀微赤，白睛红赤，黑睛浅层生翳，热泪不止，磨痛作痒等症。常用的药物有桑叶、菊花、薄荷、柴胡、葛根等。

1. 桑叶

［性味］味苦、甘，性寒。

［归经］归肺、肝经。

［功效］疏风清热、清肝明目。

［主治］①疏散风热：用于风热所致的目赤肿痛，迎风流泪等。由于桑叶祛风作用较弱，故只用于风热之轻证。②清肝明目：用于肝火上炎之目赤肿痛，常与菊花、决明子配伍；对肝阴不足所致的头昏目眩者，可配伍枸杞子、何首乌等。

［用法用量］煎服，5~10g。

［注意事项］使用需注意，经霜后采收者更佳。

［现代报道］桑叶中的芸香苷及石槲皮素能保持毛细血管正常的抵抗力，减少血管通透性，可使因脆性增加而出血的毛细血管恢复正常的弹性。此外，桑叶还有抗炎、解痉、降压、抗菌等作用。

2. 菊花

［性味］味辛、甘、苦而性微寒。

［归经］归肝、肺经。

［功效］疏风清热退翳，理肝明目解毒。

［主治］①疏散风热：用于风热眼病。由于菊花疏风力弱，清热力强，故常与桑叶、薄荷等祛风药同用。②清肝明目：对肝火上炎所致的目赤肿痛、黑睛生翳等，常与青葙子、决明子等配伍；对肝阳上亢所致的头晕、目眩、眼胀，常配珍珠母、钩藤等；对肾不足所致的冷泪长流、眼目昏暗，常配枸杞子、熟地黄等。③清热解毒：与银花、蒲公英等配伍，用于一切疮疖及目赤肿痛，尤以野菊花为佳；亦可与桑叶、夏枯草配伍治疗天行赤眼等。

［用法用量］水煎服，6~15g。

［注意事项］菊花、薄荷都能散风热、清头目，但薄荷偏于发散，辛凉发汗的力量大于菊花；菊花则偏于清热，祛肝风，并有养肝明目的作用，可以常用；薄荷则没有养肝之效，不能久服。

［现代报道］菊花有抗菌、消炎、解毒作用及抗病毒作用，并能降低毛细血管通透性。另外菊花有兴奋视觉细胞功能的作用。

3. 薄荷

［性味］味辛，性凉。

［归经］归肝、脾经。

［功效］疏散风热，清利头目，利咽透疹。

［主治］①疏散风热：用于风热所致目赤肿痛等外障眼病，常与荆芥、防风、银花等同用。②祛风退翳：用于风热所致的黑睛生翳，尤宜病毒所致者，常与柴胡、大青叶等同用。③疏肝解郁：与柴胡、白芍等配伍，用于肝气郁滞而致眼胀目痛、视物昏朦等症。

［用法用量］煎服，3~10g。

［注意事项］入汤剂时，要注明"后下"。表虚自汗者、久病、大病之后不可用，以免出汗不止。忌与鳖肉同服。

［现代报道］薄荷有较强的抗病毒作用和抑菌作用。

4. 柴胡

［性味］味苦，性平。

［归经］归心包络、肝、三焦、胆经。

［功效］疏解风热，退翳明目，疏肝升阳。

［主治］①疏解风热：常与黄芩配伍，用于风热或郁热所致的眼病，伴有少阳头痛者用之更佳。②退翳明目：用于黑睛生翳，早期常配其他祛风清热药物；后期常配其他退翳药，以促进翳障的消退。③疏肝解郁：与白芍、薄荷等配伍，用于肝气郁滞引起的眼病。④升提阳气：与升麻、黄芪等同用，治中气不足所致的上胞下垂、视疲劳、圆翳内障病等眼病。

［用法用量］煎服，3~10g。

［注意事项］本品性能升发，故真阴亏损、肝阳上亢之证忌用。

［现代报道］柴胡有抗病毒作用，尤对单纯疱疹病毒作用较强。柴胡和补气药同用，对青光眼术后浅前房或前房不形成有良效。亦能影响垂体和肾上腺皮质功能，调节免疫功能、抑制或调节炎症介质，如前列腺素和环－磷酸腺苷的合成释放，而表现出对眼部炎症的抑制作用。

5. 葛根

［性味］味辛、甘，性微寒。

［归经］归肺、脾、胃经。

［功效］疏散风热，解痉，生津止渴，升阳止泻。

［主治］①疏散风热：与柴胡、菊花等配伍，用于风热眼病。因葛根入阳明经，故眼病兼有前额痛、眉棱骨痛者，用之更佳。若与麻黄、桂枝、芍药同用，亦适宜风寒眼病。②疏风解痉：与地龙、全蝎等配伍，用于视网膜动脉痉挛、动脉硬化而致眼底出血。若见血管阻塞者，还需配伍其他活血药。③生津止渴、升阳止泻：眼病兼有口渴、泄泻者，用之更佳。

［用法用量］水煎服，10~15g。

［注意事项］服用期间忌食用刺激性及辛辣温热食物。

［现代报道］葛根有一定降血压、降血糖与解热作用。葛根和葛根素肌内注射或静脉滴注治疗视网膜动脉阻塞，能改善视网膜血管末梢的阻滞状态，从而提高视功能；还能抑制血小板聚集，改善微循环。

二、清热药

清热药性寒凉。通过清热泻火、解毒除邪达消肿止痛、退红消翳、泻火止血、散结消瘀等作用。适用于热邪所致内外障眼病，症见胞睑红肿、白睛混赤、黑睛凝脂大片、瞳神紧小、眼底出血等。清热药分清热泻火药、清热解毒药和清热凉血药等。

（一）清热泻火药

本类药多性寒味苦。寒能清热，用于火热攻目之眼病，而眼病常出现肺火、肝火、胃火、大肠火及心火等，须辨别是何脏腑为主的火证而着重清泻之；苦能燥湿，用于湿热所致的目赤肿烂、黑睛生翳等。常用的药物有石膏、知母、大黄、栀子、夏枯草、黄连、黄芩、黄柏、龙胆草。

1. 石膏

[性味] 味辛、甘，性大寒。

[归经] 归肺、胃经。

[功效] 清热泻火，除烦止渴，生肌敛疮。

[主治] ①清阳明热邪：常与知母、炒山楂等配伍，用于胞睑疮疖、白睛红赤、黄液上冲伴有口渴欲饮、舌苔黄燥等气分证候。②清泄肺热：与少量麻黄配伍，用于白睛红赤，或白睛有小泡样隆起等。

[用法用量] 煎服，15~60g。

[注意事项] 脾胃虚寒及阴虚内热者忌服。

[现代报道] 有解热，镇痉，扩张血管，缩短血凝时间，降低血管通透性等作用。

2. 知母

[性味] 味苦、甘，性寒。

[归经] 归肺、胃、肾经。

[功效] 清热泻火，滋阴润燥。

[主治] ①清阳明热邪：常与石膏配伍，用于胞睑疮肿、黄液上冲，伴烦渴、发热等。②滋阴润燥：与黄柏配伍，用于阴虚火旺所致的内外障眼病。③常与夏枯草、玄参、茵陈、麦冬等配伍治疗葡萄膜炎、白塞综合征、原田－小柳综合征等。

[用法用量] 煎服，6~12g。

[注意事项] 本品性质寒润，能滑肠，故脾虚便溏者不宜用。

[现代报道] ①知母有类皮质类固醇的作用。②对金黄色葡萄球菌、溶血性链球菌、肺炎双球菌、真菌等均有不同程度的抑制作用。③增强人体单核吞噬细胞系统的吞噬功能，对继发性免疫缺陷性眼病有良好的治疗作用。

3. 大黄

[性味] 味苦，性寒。

[归经] 归脾、胃、大肠、肝、心经。

[功效] 泻下攻积，清热泻火，活血祛瘀。

[主治] ①泄热通腑：与芒硝配伍，用于眼部红肿热痛而伴有大便燥结的火毒炽盛证候。②凉血行瘀：大黄既可泻血分实热，又能祛瘀，促进眼内瘀血的吸收，善治热迫血分引起的眼内出血。③清肝化湿：用于肝经湿热所致的黑睛深层浑浊、神水浑浊，伴大便干结等。④用于内眼手术后前房延缓形成，可与黄芪、太子参等配伍以益气通腑，促进前房形成。⑤治疗角膜基质水肿房水浑浊、炎性玻璃体浑浊、化学性眼烧伤等，与黄芪、红花配伍以扶正祛邪，促进眼部毒素的排泄。

[用法用量] 水煎服，3~12g。

[注意事项] 妇女怀孕、月经期、哺乳期应慎用或忌用。

[现代报道] 大黄有泻下、抗菌、止血、活血、降血脂、解热、抗炎等作用。大黄衍生物蒽醌对机体免疫功能有明显的抑制作用。

4. 栀子

[性味] 味苦，性寒。

[归经] 归心、肺、胃、三焦经。

[功效] 泻火除烦，清热利湿，凉血解毒。

[主治] ①清热泻火：栀子清三焦火邪，治一切热毒、实火所致的目赤肿痛，常与黄连、黄芩等配伍，以增强功效。②清热利湿：与茵陈、黄芩等相配，治湿热眼病，症见目赤痒、眵黏结、黑睛生翳、神水浑浊等。③凉血止血：与生地、丹皮、侧柏叶等配伍，用于血热妄行所致的眼部出血。

[用法用量] 水煎服，3~10g。清热泻火生用，止血炒炭用，除湿热炒焦用。

[注意事项] 脾虚便溏，食少者忌用。本药不宜久用，中病即止，以免伤正。

[现代报道] 栀子有较强的抗单纯疱疹病毒作用，此外，还有抗菌、抗炎、降血压、止血、防治动脉粥样硬化等作用。

5. 夏枯草

[性味] 味苦、辛，性寒。

[归经] 归肝、胆经。

[功效] 清肝明目，软坚散结。

[主治] ①清肝火：与石决明、菊花等配伍，用于肝火所致的目赤肿痛、黑睛生翳、眼底出血等，伴头痛目眩者尤宜。②散痰结：与昆布、半夏、陈皮等配伍，用于眼底硬性渗出与机化物等。③常与龙胆草、黄芩、栀子配伍治疗葡萄膜炎。

[用法用量] 水煎服，10~15g。

[注意事项] 夏枯草主要是偏于平肝清热，解郁、散结和玄参、菊花等不同。

[现代报道] 有降压作用，抑菌作用明显，可抑制 PVR。

6. 黄连

[性味] 味苦，性寒。

[归经] 归心、肝、胃、大肠经。

[功效] 清泻心胃火热，凉肝胆，解热毒，并有燥湿作用。

[主治] ①泻火解毒：黄连泻心火、解热毒，是眦部红痛常用之药。若配伍黄芩、黄柏、连翘等泻火解毒药，可用于一切热毒上炎所致的内外障眼病。用黄连制成滴眼剂滴眼可治疗目赤肿痛、结膜炎。②清热燥湿：与半夏、竹茹配伍，用于痰热或湿热所致的目赤肿痛、睑缘赤烂、胞睑疖肿等。

[用法用量] 水煎服，3~10g。

[注意事项] 本品大苦大寒，过量或服用较久，易败胃。凡胃寒呕吐、脾虚泄泻之证均忌用。

[现代报道] 黄连有明显的抗菌作用，且抗菌范围广，并有抗病毒、增强免疫功能、降血压、降血糖、抑制血小板聚集等作用。

7. 黄芩

[性味] 味苦，性寒。

[归经] 归肺、胆、胃、大肠经。

[功效] 清热燥湿，泻火解毒，止血退赤。

［主治］①清肺火：与桑白皮、知母等配伍，治肺热亢盛所致的白小泡样隆起或有紫红色结节等。可单用本品制成滴眼液点眼。②清热燥湿：与龙胆草、炒山栀等配伍，用于湿热所致的睑缘赤烂、黑睛生翳、神水浑浊等。③清热解毒：与银花、连翘等相配，用于热毒所致的胞睑红肿生疮、眦部流脓等。④泻火止血：黄芩炒炭止血，常与生地、丹皮等配伍，用于热毒炽盛、迫血妄行所致的眼部出血。

［用法用量］水煎服，3~10g。

［注意事项］脾胃虚寒者禁用。

［现代报道］黄芩抗菌谱较广，对多种革兰阳性、阴性菌均有抑制作用，其中对金黄色葡萄球菌、铜绿假单胞菌抑制作用最强；对多种致病性真菌亦有一定的抑制作用；对流感病毒有一定的抑制作用。此外，还有抗过敏、解热、解痉、抗血栓形成、镇静、降压、降血脂等作用。

8. 黄柏

［性味］味苦，性寒。

［归经］归肾、膀胱、大肠经。

［功效］清热燥湿，泻火解毒，退虚热。

［主治］①清湿热、泻实火：与栀子、黄芩等配伍，用于一切因湿热、实火所致的内外障眼病。蒙医用黄柏膏配红花、牛黄、熊胆等外用，治黑睛生翳、目赤肿痛。②清虚热、泻肾火：与知母、地黄等配伍，用于肾阴不足、虚火上炎而致的眼病。

［用法用量］水煎服，3~9g。

［注意事项］本药大苦大寒，易损胃气，脾胃虚寒者忌用。

［现代报道］黄柏具有抗菌、抗病毒作用，对真菌也有一定的抑制作用，还有降血压、利胆及解热作用。用于治疗玻璃体浑浊有效。

9. 龙胆草

［性味］味苦，性寒。

［归经］归肝、胆、胃经。

［功效］清热燥湿，泻肝火，止热泪。

［主治］①泻肝火：与栀子、黄芩、木通等配伍，用于肝胆火盛所致的黑睛生翳、瞳神紧小、眼珠胀硬等。也有用本药配草决明、野菊花内服，可治角膜溃疡。配荆芥、僵蚕内服可治结膜炎、角膜炎。②清湿热：与黄连、茵陈等同用，治湿热所致的目赤肿烂、白睛黄浊等。

［用法用量］煎服，3~6g。

［注意事项］脾胃虚寒、大便溏泄者不宜用；中病即止，不可久服。

［现代报道］有抗炎作用，对致病性真菌亦有抑制作用。

（二）清热解毒药

本类药适用于热毒炽盛所致的眼病。若热在血分，可与凉血药配伍，火热炽盛，可与泻火药配伍；夹湿者，可与燥湿药相配。常用的药物有金银花、连翘、大青叶、板蓝根、紫花地丁、蒲公英、千里光等。

1. 金银花

［性味］味甘，性寒。

［归经］归肺、胃、大肠经。

［功效］清热解毒，疏风清热。

［主治］①清热解毒：常与蒲公英、野菊花等配伍，用于热毒燔盛所致的眼部红肿热痛、生疮溃脓等。②疏风清热：常配桑叶、菊花等，用于风热所致的外障眼病。

［用法用量］煎服 10~20g。生用易后下。入凉血止血之剂可炒炭用。

［注意事项］虚寒泄泻及疮流青脓无热毒者，不宜用本品。

［现代报道］金银花为作用较强的广谱抗菌中药。对流感病毒、疱疹病毒等也有抑制作用，与青霉素合用能加强青霉素对耐药金黄色葡萄球菌的抗菌作用。此外，金银花还有增强免疫功能、抗炎、解热等作用。

2. 连翘

［性味］味苦，性微寒。

［归经］归肺、心、胆经。

［功效］清热解毒，消痈散结。

［主治］清热解毒，散结消肿：用于热毒所致的胞睑疮肿，对位于眦部者尤宜，亦可与丹皮、赤芍等配伍，用于热伤血络而致的视网膜出血、眼底陈旧性病变。

［用法用量］煎服，6~15g。

［注意事项］大肠有寒，大便溏泄者不宜用。

［现代报道］连翘抗菌谱广，对多种致病性细菌、病毒、真菌等均有抑制作用，还具有抗炎、解热、扩张血管、改善微循环等作用。

3. 大青叶

［性味］味苦，性大寒

［归经］归心、肺、胃经。

［功效］清热解毒，凉血消斑。

［主治］清热解毒：与银花、蒲公英等配伍，用于热毒所致的目赤肿痛、黑睛生翳等。②凉血止血：与生地、丹皮等配伍，用于热入血分所致的胞睑丹毒、疔痈及热伤血所致的眼部出血。

［用法用量］水煎服，6~15g。重症有时加到 30g。

［注意事项］脾胃虚寒证忌用。

［现代报道］大青叶对多种革兰阳性菌、革兰阴性菌及病毒均有抑制作用，并有解热、抗炎、增强免疫功能、降低毛细血管通透性等作用。

4. 板蓝根

［性味］味苦，性寒。

［归经］归心、胃经。

［功效］清热解毒，凉血，利咽，散结。

［主治］见大青叶。

［用法用量］水煎服，15~30g。

［注意事项］脾胃虚寒者不宜用本药。

［现代报道］板蓝根对多种细菌有抑制作用，并对多种病毒有治疗作用。

5. 紫花地丁

［性味］味苦、辛，性寒。

［归经］归心、肝经。

［功效］清热解毒，凉血消肿。

［主治］常与蒲公英等配伍，用于热毒所致的目赤肿痛、化脓破溃等症。

［用法用量］水煎服，9~15g，重症者可加用至30~60g。

［注意事项］无热证者不宜使用。

［现代报道］紫花地丁有抗菌、抗炎等作用。

6. 蒲公英

［性味］味苦，性寒。

［归经］归肝、胃经。

［功效］清热解毒，利湿退赤，消痈散结。

［主治］清热解毒，消痈散结：用于热毒上攻所致的目赤肿痛。由于蒲公英入胃经，故对胞睑肿痛者用之更佳，若配鱼腥草、天花粉则可增其消痈排脓作用。

［用法用量］水煎服，10~30g。鲜蒲公英捣烂外敷，可用于疔疮、痈疮。

［注意事项］凡阴疽及疮疡久溃不愈者，均忌用。

［现代报道］蒲公英对金黄色葡萄球菌耐药菌株、溶血性链球菌有较强的杀菌作用；对某些真菌亦有抑制作用。

7. 千里光

［性味］味苦，性寒，有小毒。

［归经］归肺、肝、大肠经。

［功效］清热解毒，清肝明目。

［主治］①清热解毒：与蒲公英、紫花地丁等配伍，用于热毒所致的胞睑疔肿、目赤肿痛、眦多黄稠等症。②清肝明目：与决明子、夏枯草等配伍，用于肝热所致的黑睛生翳、赤脉下垂等症；也可用于脓漏眼。

［用法用量］煎服，15~30g；鲜品30~60g。

［注意事项］古方中有时将石决明称为千里光，应注意分辨之。

［现代报道］千里光煎剂有广谱抗菌作用，尤其对葡萄球菌、伤寒杆菌、铜绿假单胞菌作用最强，对钩端螺旋体也有较强的杀灭作用。

（三）清热凉血药

本类药用于热入血分所致的胞肿如桃，白睛红赤、溢血，瞳神紧小，血灌瞳神及某些眼底病。症见血管粗大，急性视网膜出血等。常用的药物有生地黄、丹皮、赤芍、紫草、玄参等。

1. 生地黄

［性味］味甘、苦，性寒。

［归经］归心、肝、肾经。

［功效］清热凉血，养阴生津。

［主治］①清热凉血：与丹皮、赤芍等配伍，用于血热妄行所致的眼内出血。一般适用于出血的早期、未止，视力急剧下降者。②养阴生津：与麦冬、玄参等同用，治疗阴虚有热之眼病。

［用法用量］水煎服，9~15g。

［注意事项］本品性寒而滞，脾虚湿滞、腹满便溏者不宜用。

［现代报道］生地黄有类似皮质类固醇的作用，还有止血、抗炎、镇静、利尿、降血糖等作用。

2. 丹皮

［性味］味苦、辛，性微寒。

［归经］归心、肝、肾经。

［功效］清热凉血，活血化瘀。

［主治］①清热凉血：与生地、玄参等相配，用于血热妄行或阴虚血热所致的眼部出血；配伍板蓝根、紫草等，可用于眼部热毒痈疮；配伍青蒿、地骨皮等，可治阴虚眼病，兼有骨蒸无汗者。②活血化瘀：常配伍当归、赤芍、生蒲黄，治眼底出血；配伍赤芍、桃仁、红花，可用于眼外伤、眼科手术后瘀血停留者。

［用法用量］水煎服，6~9g。

［注意事项］凉血止血时炒炭用，凉血清热、活血化瘀时生用。脾胃虚寒泄泻者忌用。

［现代报道］丹皮有抗菌、抗炎、抗变态反应、解热、镇痛、抗血小板聚集、降血压等作用。

3. 赤芍

［性味］味辛、苦，性微寒。

［归经］归肝经。

［功效］清热凉血，祛瘀止血。

［主治］①清热凉血：与炒山栀、生地等配伍，用于血热所致的眼病。②活血止痛：常配桃仁、红花等，用于热结瘀滞所致的胞睑痈疮或眼内瘀血停留者。③与石决明、决明子、青葙子等配伍用于目赤肿痛、黑睛生翳等。

［用法用量］煎汤服，4~10g。

［注意事项］虚寒性的闭经忌用。反藜芦。

［现代报道］赤芍有抗凝、抗炎、增强免疫功能、解热、镇痛、镇静、抗菌、抗病毒等作用。近年来用于治疗单纯疱疹病毒性角膜炎及眼部烧伤取得了较好的效果。

4. 紫草

［性味］味甘，性寒。

［归经］归心、肝经。

［功效］凉血活血，清热解毒。

［主治］①凉血活血：常配生地、丹皮等，用于血热所致眼部出血、瞳神紧小等。②清热解毒：与蒲公英、银花等配伍，用于热毒所致的胞睑痈疮、白睛红赤、黑睛生翳等。

［用法用量］水煎服，6~15g。

［注意事项］本品有轻泻作用，脾虚便溏者忌用。

［现代报道］紫草有抗病毒作用，尤对单纯疱疹病毒作用更强；有抗菌及诱导干扰素作用。其紫草乙醇提取物有收缩血管、降低血压、兴奋呼吸、抑制平滑肌收缩等作用。

5. 玄参

［性味］味苦、甘、咸，性寒。

［归经］归肺、胃、肾经。

［功效］清热凉血，养阴解毒散结。

［主治］①滋阴凉血：与知母、黄柏等配伍，用于阴虚火旺之眼病；与生地、丹皮等配伍，用于血分有热之眼病。②清热解毒：与紫草、大青叶等配伍，治热毒所致的眼部疮疖、白睛红赤、瞳神紧小病等。③与浙贝母、牡蛎等配伍，治疗眼底渗出、眼内组织瘢痕、出血机化、增殖等。

［用法用量］水煎服，10~15g。

［注意事项］本品性寒而滞，脾胃虚寒，胸闷少食者不宜用。反藜芦。

［现代报道］玄参有降血压、强心、利尿、抗菌、抗病毒、解热、降血糖等作用。

三、祛湿药

祛湿药具有利湿消肿、燥湿化浊、祛湿止痒、化湿散瘀等作用。适用于湿邪所致的一切眼病。祛湿药分芳香祛湿药和利水渗湿药等。

（一）芳香祛湿药

芳香祛湿药多属辛温香燥之品，有化湿醒脾、行气和胃的作用。适用于湿阻脾胃、湿浊上泛之眼病、睑弦湿烂，白睛黄浊，黑睛浑浊，眼底水肿；兼脘腹胀满，食欲不振者等。常用的药物有藿香、苍术、砂仁等。

1. 藿香

［性味］味辛，性微温。

［归经］归脾、胃、肺经

［功效］化湿，解暑，止呕。

［主治］常配佩兰、厚朴、薏苡仁等，用于暑湿时令，外感湿邪或湿困脾胃所致的眼病。近年来用于治疗白塞综合征、后葡萄膜炎有一定疗效，也可用于眼科手术后恶心呕吐的预防和治疗。

［用法用量］水煎服，6~10g。

［注意事项］阴虚火旺、邪实便秘者禁服。

［现代报道］藿香对多种致病性真菌有抑制作用，并有抗菌、抗病毒作用。

2. 苍术

［性味］味辛、苦，性温。

［归经］归脾、胃经。

［功效］燥湿健脾，祛风湿，明目。

［主治］健脾燥湿：用于湿困脾胃所致的眼病，因苍术温燥而辛烈，主要用于寒湿较重的眼病，舌苔白腻厚浊者。对湿热眼病，亦可配石膏、知母、黄柏用之。用于夜盲，高风雀目病、眼目昏涩之症，常配羊肝、石决明、夜明砂等。与楮实子、茯苓等配伍，用于

黄斑囊样水肿、中心性浆液性脉络膜视网膜病变、老年性黄斑变性初发期等。近年来用于治疗视野缩窄有效。

［用法用量］煎汤服，3~9g。

［注意事项］本品苦温燥烈，故阴虚内热，气虚多汗者忌用。

［现代报道］苍术含挥发油、胡萝卜素与维生素A。苍术利尿作用不明显，但能增加钠、钾从小便排出，有降血糖、镇静、抗菌等作用。

3. 砂仁

［性味］味辛，性温。

［归经］归脾、胃、肾经。

［功效］理气化湿，醒脾和胃。

［主治］砂仁常与厚朴、白术、枳壳、陈皮同用，治眼病伴有脘腹胀满、食欲不振等湿阻脾胃症状者。此外，砂仁还有安胎的作用。

［用法用量］内服，煎汤3~6g；研末，1.5~3g。

［注意事项］砂仁有芳香温燥之性，阴虚有实热者不宜用。

［现代报道］砂仁有芳香健胃作用，可促进胃的功能，并可排出消化管内的积气。

（二）利水渗湿药

本类药具有淡渗利湿的作用。适用于水湿滞目所致的胞睑水肿、黑睛浑浊、神水浑浊、云雾移睛、眼底水肿等。若兼有脾虚，与健脾药同用；兼有湿热，配伍清热燥湿药；兼有肾阳虚，与温补肾阳药同用。常用的药物有茯苓、猪苓、车前子、泽泻、木通、滑石、地肤皮等。

1. 茯苓

［性味］味甘、淡，性平。

［归经］归心、脾、肾经。

［功效］利水渗湿，健脾，安神，明目。

［主治］①利水渗湿：常配车前子、猪苓、泽泻等，用于水湿停滞眼部而致的局部水肿。②健脾补中：常配补脾气药，治脾虚有湿之眼病。③养心安神：与酸枣仁、远志、石菖蒲等配伍，用于眼病兼有失眠、心悸者。

［用法用量］水煎服，9~15g；用于安神可以朱砂拌用，即为朱茯苓。

［注意事项］①茯苓加工时菌核内部白色为白茯苓，偏于健脾。皮层下的赤色部分为赤茯苓，偏于安神。茯苓黑色的外皮为茯苓皮，性味同茯苓，功能为利水消肿。②忌与醋同服。阴虚津液枯乏者不宜用，滑精者慎用。

［现代报道］茯苓有降低眼内压作用；还有利尿、增强免疫功能、镇静、抗菌等作用。

2. 猪苓

［性味］味甘、淡，性平。

［归经］归肾、膀胱经。

［功效］利水渗湿。

［主治］淡渗利湿：与车前子、泽泻等配伍，用于水湿停滞所致的目疾。因本病无补脾作用，若见脾虚水肿，与白术、茯苓同用。

［用法用量］水煎服，5~10g。

［注意事项］阴虚目昏或无水湿者忌服。

［现代报道］猪苓有利尿、抗肿瘤、抗菌、增强网状内皮系统吞噬功能等作用。

3. 车前子

［性味］味甘，性寒。

［归经］归肾、肝、肺经。

［功效］利水消肿，清肝明目，清肺化痰。

［主治］①利水渗湿：用于水湿、痰湿滞目所致的黑睛浑浊，胞睑水肿，眼珠胀硬，云雾移睛，眼底水肿、渗出等，皆可配伍应用。②清肝明目：与菊花、龙胆草、黄芩等清肝药同用，治肝热所致的赤痛翳膜；与楮实子、枸杞子、山药等同用，用于肝肾阴虚，眼目昏花，视力渐降者。③清肺化痰：与昆布、海藻等配伍，用于胞生痰核、云雾移睛及眼底水肿、渗出等症。④本品能利水、降低眼内压，可用于青光眼。

［用法用量］布包入汤剂，5~15g。

［注意事项］无湿热者忌用。

［现代报道］车前子有利尿、降压、抗炎、降血脂等作用。

4. 泽泻

［性味］味甘、淡微咸，性寒。

［归经］归肾、膀胱经。

［功效］利水渗湿，泄热明目。

［主治］①利水渗湿：常与茯苓、猪苓等配伍用于水湿滞留或湿热所致的眼病。②清泻肾火：与山药、熟地、枸杞子、丹皮等配伍，用于肾阴不足、虚火上炎之眼病。

［用法用量］水煎服，6~12g。

［注意事项］阴虚无湿热及肾虚目昏者忌用。

［现代报道］泽泻有显著的利尿作用，还有降血脂、降血糖、轻度降血压、降低细胞免疫功能、抗炎等作用。

5. 滑石

［性味］味甘、淡，性寒。

［归经］归膀胱、肺、胃经。

［功效］清热，利湿，通淋。

［主治］①清热利湿：常与甘草配伍，组成六一散入药包煎，用于湿热眼病。热病恢复期也可于滋阴药中配滑石，使余热从小便出，以致补而不留邪。②清热解毒：用于眼病兼有暑热烦渴，小便短赤者。

［用法用量］水煎服，10~15g。

［注意事项］脾胃虚寒、滑精、小便多者忌用。

［现代报道］滑石有利尿通淋，清热解暑，祛湿敛疮的作用。用于热淋，石淋，尿热涩痛，暑湿烦渴，湿热水泻；外治湿疹，湿疮，痱子。

6. 地肤子

［性味］味苦，性寒。

［归经］归膀胱经。

［功效］清热利水，止痒，聪耳明目。

［主治］①清热利湿：与木通、滑石等配伍，用于湿热眼病，尤宜于眼部有痒感的外眼病。内眼病兼有水肿、尿赤痛者，亦可用之。②可与楮实子、枸杞子、芜蔚子、菟丝子等配伍用于耳鸣、耳聋目昏视暗等内障眼病。

［用法用量］煎汤，6~15g。

［注意事项］地肤子恶螵蛸（《本草备要》）。

［现代报道］地肤子富含维生素 A，对致病性真菌有抑制作用。

四、化痰药

化痰药具有消痰、软坚、散结、止咳平喘的作用。不仅用于痰多咳嗽，并可用于痰湿滞目形成的肿块、结节、渗出、机化物等，及痰湿阻络所致的上胞下垂、目偏视、视一为二等。祛痰药根据性能不同分温化寒痰药和清化热痰药。

（一）温化寒痰药

本类药多为温性，适用于寒痰、湿痰所致的目疾。常用的药物有半夏、天南星、桔梗等。

1. 半夏

［性味］味辛，性温；有毒。

［归经］归脾、胃、肺经。

［功效］燥湿化痰，降逆和胃，消痞散结；是治疗湿痰之要药。

［主治］①化痰散结：常与陈皮、茯苓相配，用于寒湿、痰湿所致的胞生肿核、黑睛生翳反复不愈、瞳神紧小等。对眼底渗出、机化物等，常与海藻、昆布等同用。②和胃降逆：常用于眼病有泛恶症状者，对绿风内障、有恶心呕吐者尤宜。

［用法用量］煎汤服用制半夏，5~10g。

［注意事项］反乌头。阴亏燥咳、血症、热痰等证，当忌用或慎用。久煎，可降低其毒性。

［现代报道］半夏有降低眼内压、镇咳、镇吐作用。

2. 天南星

［性味］味苦、辛，性温；有毒。

［归经］归肺、肝、脾经。

［功效］燥湿化痰，祛风止痉，软坚散结。

［主治］①燥湿化痰，息风解痉：与地龙、僵蚕等配伍，用于风痰阻络所致的目偏视，上胞下垂，视网膜血管痉挛，动脉硬化等。②消肿散结：配少许冰片外涂，以消较小的胞睑肿核。③常与黄芩、青黛、栀子等配伍，用于痰闭目窍引起的暴盲，视力障碍，瞳神散大，绿风内障等。

［用法用量］制天南星煎汤服，3~9g。

［注意事项］阴虚有燥湿及孕妇忌用。生天南星一般不内服。

［现代报道］天南星解痉抗惊厥作用确切，祛痰作用显著；另有镇静、镇痛等作用。

3. 桔梗

[性味] 味苦、辛，性平。

[归经] 归肺经。

[功效] 开宣肺气祛痰，载药上行利头目。

[主治] ①宣肺利目：桔梗宣肺、升中有降，可用于某些外眼病早期，若风热犯目目，配银花、连翘等；若风寒犯目，配荆芥、防风等。②祛痰排脓：与薏苡仁、冬瓜、鱼腥草配伍，用于眼部疮疖。③升提作用：桔梗可载药上行，达于头目，可佐入诸眼科用药方中。

[用法用量] 煎汤服，3~6g。

[注意事项] 因可溶血，不能作注射剂用。

[现代报道] 桔梗有祛痰、抗炎、镇静、解热、镇痛、降血糖、降血脂等作用，还可增强巨噬细胞的吞噬功能，增强嗜中性白细胞的杀菌力，提高溶菌酶的活性，通过人体防御系统而发挥作用。

（二）清化热痰药

本类药多属寒性，适用于痰热所致的目疾。某些药物不仅可化痰，还有软坚散结之功。常用的药物有贝母、瓜蒌、昆布、海藻等。

1. 浙贝母

[性味] 味苦，性寒。

[归经] 归肺、心经。

[功效] 化痰宣肺收泪，清热散结消积。

[主治] ①清热化痰：浙贝母苦寒较重，清火散结作用较强，用于痰热所致的白睛紫红结节、黄液上冲、眼底渗出及机化物等。②宣肺化痰：常与玄参、麦冬配伍，用于肺气不宣及肺阴不足。③解毒散结：与蒲公英、天花粉等配伍，治热毒聚集所致的眼部疮疖。与穿山甲、夏枯草、昆布、海藻等配伍，用于角膜斑翳、玻璃体浑浊、眼内组织渗出、瘢痕、陈旧性出血或机化等。④用于泪点狭小、鼻泪管狭小，或眼睑松弛，泪点外翻所致的泪溢或迎风泪出。

[用法用量] 煎汤服，3~10g；研细粉冲服，每次 1~1.5g。

[注意事项] 反乌头。

[现代报道] 浙贝母有止咳平喘、扩瞳等作用。此外，还有降血压、扩张外周血管、解痉、抑制 PRV 和促进白内障术后残留皮质的吸收等作用。

2. 瓜蒌

[性味] 味甘，性寒。

[归经] 归肺、胃、大肠经。

[功效] 清热化痰，润肠通便，理气宽胸，消肿散结。

[主治] ①清热化痰，润肠通便：用于痰热所致的目疾，兼有大便干结者，与知母、浙贝母等配伍。痰热互结引起的眼底出血、暴盲等证，可与半夏、郁金、丹参等配伍。其中瓜蒌皮专主清肺化痰，宽中理气；瓜蒌仁偏主润燥滑肠；全瓜蒌两者兼有，选择用之。②理气宽胸，散结消肿：用于眼部疮肿初起、白睛隆起结节等。③用于眼科手术后便秘，

可与郁李仁、火麻仁配伍。

[用法用量] 煎汤服：全瓜蒌 9~20g；瓜蒌皮 6~12g；瓜蒌仁 10~15g。

[注意事项] 反乌头。脾虚便溏者忌用。

[现代报道] 瓜蒌有显著增加冠脉血流量的作用，且有降低血脂、抗菌、祛痰、泻下等作用。

3. 昆布

[性味] 味咸，性寒。

[归经] 归肝、胃、肾经。

[功效] 消炎利水，软坚散结。

[主治] 清热化痰，软坚散结：与海藻、牡蛎等配伍，用于眼部肿块、结节，神膏浑浊，眼底渗出、机化等。

[用法用量] 煎汤服，6~9g。

[注意事项] 脾胃虚弱、便溏者不宜用；甲亢病人慎用。

[现代报道] 昆布含碘，碘化物进入组织及血液后，尚能促进病理产物如炎性渗出物的吸收，并能使病态的组织崩溃和溶解。昆布还有降压、清除血脂的作用，可用于动脉硬化病人。此外，昆布还有抗肿瘤作用。

4. 海藻

[性味] 味咸，性寒。

[归经] 归肝、胃、肾经。

[功效] 消痰软坚，利水。

[主治] 常与昆布、夏枯草、贝母等配伍，治疗眼底硬性渗出、PVR、眼内组织增生及玻璃体浑浊、早期白内障黑睛生翳等。与昆布、连翘、玄参等配伍，用于眼肿瘤、胞生痰核、突起睛高病等证。亦可治疗屈光不正及视疲劳等证。

[用法用量] 煎汤服，5~15g。

[注意事项] 反甘草。甲亢病人慎用；脾胃虚寒者不宜用。

[现代报道] 海藻含有丰富的碘、钾以及粗蛋白，能对抗心绞痛。

五、平肝药

平肝药具有平肝息风，平肝潜阳等作用。适用于肝阳上亢、肝风内动所致的眼病。平肝药分平肝息风药和平肝潜阳药等。

（一）平肝息风药

本类药息风力强。适用于风阻经络所致的上胞下垂、目偏视等；肝风上扰所致的视网膜血管拘急、阻塞、瞳孔散大、眼珠胀硬等；血虚生风所致的胞轮振跳等。常用的药物有钩藤、天麻、全蝎、蜈蚣、地龙、僵蚕等。

1. 钩藤

[性味] 味甘，性微寒。

[归经] 归肝、心包经。

[功效] 息风止痉，清热平肝，祛风止目痒。

［主治］与天麻、白蒺藜等配伍，用于肝热上扰或肝阳上亢之眼病，并有头晕目眩者。对阴虚生风者，常与首乌、生地、熟地同用。兼有高血压者用之更佳。用于单纯疱疹病毒性角膜炎，特别对眼睑痉挛、畏光流泪甚者更为相宜。

［用法用量］煎汤服，5~15g。大剂量可用至 30g。

［注意事项］钩藤的有效成分钩藤碱加热易被破坏，故不宜久煎。一般不超过 20 分钟。

［现代报道］钩藤有降血压、镇静、解痉作用，能缓解眼睑痉挛及角膜刺激症状。

2. 天麻

［性味］味甘，性平。

［归经］归肝经。

［功效］息风止痉，平肝潜阳，除目痒。

［主治］①息风解惊：用于肝阳上亢，肝热上扰，或肝虚生风之眼病，兼头痛、头晕、失眠者。②消风化痰：与僵蚕、地龙、半夏等同用，治风痰阻络之眼病。③祛风止痒：与乌梢蛇、防风、川芎等配伍，用于眼痒不休者。

［用法用量］煎汤服，3~9g；研末，1~1.5g。

［注意事项］血虚者慎用。

［现代报道］天麻对冠状动脉及外围血管均有一定的扩张作用。此外，天麻还有降血压、镇静、镇痛、抗炎、增强免疫功能等作用。

3. 全蝎

［性味］味辛，性平；有毒。

［归经］归肝经。

［功效］息风止痉，退翳明目，解毒散结，通络止痛。

［主治］①祛风止痉：全蝎祛风力强，有较强解痉作用，适用于风阻经络之眼病。对肝风内扰所致的视网膜血管痉挛、阻塞，常与地龙、荆芥等同用。②通络止痛：用于风湿所致的目痛。对痰火动风上攻于目而致的目胀痛，可在辨证基础上加本药。③解毒散结药：常配清热解毒药，治胞睑疮肿、漏睛疮等。

［用法用量］水煎服，2~5g；研末，1~1.5g。

［注意事项］本品有毒，用量不可过大。血虚生风者忌服。孕妇忌用。

［现代报道］全蝎有抗惊厥、镇痛、持久的降血压、延长凝血时间等作用。

4. 蜈蚣

［性味］味辛，性温；有毒。

［归经］归肝经。

［功效］攻毒散结，通络止痛。

［主治］祛风定惊，攻毒散结：常与全蝎、地龙等配伍，用于风邪阻络之目疾及某些眼底血管病变。

［用法用量］水煎服，2~5g；研末，0.5~1g。

［注意事项］血虚生风者及孕妇禁服。

［现代报道］蜈蚣有降血压、抗真菌、抗心肌缺血等作用。

5. 地龙

[性味] 味咸，性寒。

[归经] 归肝、脾、肺、膀胱经。

[功效] 清热息风，平喘利尿，通络止痛。

[主治] ①祛风通络：用于风邪阻络之眼病及经络不舒而致的视网血管痉挛、硬化等。②清热平肝：与石决明等配伍，用于肝热之眼病兼有瘀肿者。

[用法用量] 煎服一般 3~9g，研末 1~2g，鲜品 10~20g。

[注意事项] 阳气虚损、脾胃虚弱、肾虚喘促、血虚不能濡养筋脉者不宜使用。

[现代报道] 地龙有扩张支气管、解热、抗组胺、抗血栓形成、降血压等作用。

6. 僵蚕

[性味] 味咸、辛，性平。

[归经] 归肝、肺经。

[功效] 息风止痉，解毒散结，止痛除痒。

[主治] ①祛风散热：配荆芥、桑叶等，用于风热所致的目赤、目痒。②祛风化痰：与全蝎、白附子等同用，治风痰阻络之眼病，如口眼歪斜等。③化痰散结：配天南星、半夏等，用于胞生痰核初起者。与浙贝母、夏枯草配伍，有软坚散结作用，用于眼底机化物形成、瘢痕组织、色素堆积、膜性白内障等。④用于治疗病毒性角膜炎，急性视网膜坏死等。

[用法用量] 煎汤服，3~10g；研末，1~3g。

[注意事项] 心虚不宁、血虚生风者慎服僵蚕。过敏体质者慎用。由于僵蚕有抗凝作用，故对血小板减少、凝血机制障碍及出血倾向病人应慎用。僵蚕、僵蛹均含草酸铵，进入体内可分解产生氨，肝昏迷病人慎用。

[现代报道] 僵蚕有抗病毒和刺激肾上腺素皮质的作用。

（二）平肝潜阳药

本类药适用于肝阳上亢所致的目赤，眼胀痛，眉骨痛，及眼底水肿、渗出、出血等，伴有头痛、耳鸣、失眠、面部烘热者。某些药物还具有退翳明目的作用。常用的药物有石决明、珍珠母、磁石、白蒺藜、龙骨、牡蛎等。

1. 石决明

[性味] 味咸，性寒。

[归经] 归肝经。

[功效] 平肝潜阳，清肝明目，退翳祛障。

[主治] ①平肝潜阳，清热明目：用于肝阳上亢、肝肾阴虚所致的眼病，常与枸杞子、菊花、白芍等同用。②清肝退翳：与青葙子、白蒺藜等配伍，用于黑睛生翳、血翳包睛、圆翳内障等。③与青葙子、蒲公英、薏苡仁等同用，治疗眼外伤、内眼手术、白内障术后皮质残留及人工晶体前膜形成等。

[用法用量] 水煎服，15~30g。入煎剂宜先煎。

[注意事项] 脾肾阳虚者不宜服用。

[现代报道] 石决明主要含有碳酸钙和20多种氨基酸，有降血压作用。

2. 珍珠母

[性味] 味咸，性寒。

[归经] 归肝、心经。

[功效] 平肝潜阳，清肝明目，退翳消障。

[主治] ①平肝潜阳：与钩藤、天麻、菊花、决明子等配伍，用于肝阳上亢之眼病。②清肝明目、退翳：与青葙子、密蒙花等同用，治黑睛生翳；可与菊花、木贼、夏枯草等配伍，治疗肝火上炎所致的目赤肿痛等。亦可单用珍珠层粉制成眼膏点眼。③定惊安神：可与黄连、磁石、朱砂同用，用于眼病兼有心悸、失眠者。

[用法用量] 煎服，10~30g，宜先煎；研末，1.5~3g。

[注意事项] 脾胃虚寒者慎用。孕妇不宜使用。

[现代报道] 珍珠母含碳酸钙和多种氨基酸，有抗组胺、促进子宫收缩和镇静安神的作用。

3. 磁石

[性味] 味辛、咸，性寒。

[归经] 归肝、心、肾经。

[功效] 潜阳安神，聪耳明目，纳气平喘。

[主治] ①益精明目：与辰砂、生神曲、枸杞子等配伍，用于肝肾不足所致的冷泪长流、视物模糊等。对阴虚阳亢所致的头晕目眩，头痛眼胀，耳聋耳鸣者伴有目视不明，目络瘀阻者，多与石决明、白芍、生地配伍应用。②平肝退翳，潜阳纳气：常配其他滋肾平肝药，治黑翳如珠，白内障初期伴头晕、耳鸣者。亦可用于肾虚所致的瞳孔散大。③镇惊安神：用于小儿痰热惊痫而致的目系猝病，视力下降。

[用法用量] 水煎服，10~30g。

[注意事项] 脾胃虚弱者慎用。

[现代报道] 磁石有降血压、镇静及补血的作用。

4. 白蒺藜

[性味] 味苦、辛，性平。

[归经] 归肝经。

[功效] 平肝疏肝，祛风明目，止痒。

[主治] ①平肝疏肝：用于肝阳上亢、肝郁气滞所致的头目胀痛、视物模糊等。若配熟地、白芍等，可用于肝肾阴虚之眼病。②平肝退翳：配青葙子、密蒙花等，治黑睛生翳；亦可配菊花、木贼草，治角膜云翳。③祛风明目：与菊花、蔓荆子等同用，治风热所致的目赤多泪。

[用法用量] 煎服，6~9g。

[注意事项] 气血虚弱及孕妇慎用。

[现代报道] 白蒺藜有降血压、利尿、抗菌等作用。

5. 龙骨

[性味] 味甘、涩，性平。

[归经] 归心、肝、肾经。

[功效] 平肝潜阳，镇惊固涩。

［主治］潜阳安神：用于肝阳上亢、肝肾阴虚之眼病，伴有头痛、盗汗、失眠者，常配牡蛎、白芍、钩藤、玄参、天麻等。

［用法用量］水煎服，10~15g，宜先煎。

［注意事项］有湿热、实邪者忌服。

［现代报道］龙骨主要成分为碳酸钙、磷酸钙，亦含铁、钾、钠、氯、硫酸根等，有镇静、催眠、抗惊厥作用。

6. 牡蛎

［性味］味咸，性微寒。

［归经］入肝经、肾经。

［功效］敛阴，潜阳，止汗，涩精，化痰，软坚。

［主治］①益阴潜阳：用于肝阳上亢之眼病，伴有头痛、眼胀、盗汗、失眠、口渴者。②化痰软坚：与夏枯草、昆布等配伍，用于眼底陈旧性渗出、机化物等。

［用法用量］煎服，15~30g。

［注意事项］虚寒者忌用。

［现代报道］牡蛎含有多种优良氨基酸，富含微量元素、糖原、磷及维生素 B_{12}，有抑制血小板聚集、降血脂、促进胎儿生长发育、治疗贫血、促进钙质吸收等作用。

六、理血药

凡以理血药为主组成，具有止血或活血化瘀作用，以治疗瘀血或出血病证的方剂，统称为理血剂。

（一）止血药

止血药多适用于眼部出血早期，视力继续下降，眼部检查有新鲜出血者。止血药分凉血止血药、收敛止血药、化瘀止血药等。常用的药物有旱莲草、白茅根、槐花、侧柏叶、大蓟、小蓟等。

1. 旱莲草

［性味］味甘、酸，性寒。

［归经］归肝、肾经。

［功效］滋阴益肾，凉血止血。

［主治］①凉血止血：常与女贞子配伍，用于阴虚火旺、迫血妄行所致的眼内出血。②补益肾阴：用于肾阴亏损及肾虚有热之眼病，兼有腰膝酸痛。该药既可滋阴，又能凉血，止血单味药应用即有效，也可与生地黄、蒲黄、荆芥炭、白茅根等配伍。③白塞综合征可辨证选用。

［用法用量］煎服，9~30g。

［注意事项］脾胃虚寒，大便泄泻者不宜服用。

［现代报道］止血效果确切，且对金黄色葡萄球菌有抑制作用。

2. 白茅根

［性味］味甘，性寒。

［归经］入肺、胃、膀胱经。

［功效］凉血止血，利尿明目。

［主治］①凉血止血：与大小蓟、仙鹤草、旱莲草、侧柏叶等同用，治各种血热妄行之眼部出血。②清热生津：白茅根能清肺胃伏热，又能生津，可治肺胃之火攻目所致的眼病，兼口渴、咽痛者。③利尿消肿：配车前子、木通等，治因热而致的目肿。

［用法用量］煎服，10~15g；鲜品，30~60g。以鲜品为佳。

［注意事项］尿多不渴者忌服。湿痰停饮、发热者不宜服用。

［现代报道］白茅根有利尿、抑菌作用，能缩短出凝血时间，并能降低毛细血管通透性。

3. 槐花

［性味］味苦，性微寒。

［归经］归肝、大肠经。

［功效］凉血止血。

［主治］槐花能泻心肝之火，用于热伤血络之眼内出血，对高血压、血管炎引起的眼内出血用之更佳，常与侧柏叶、白茅根、仙鹤草等配伍应用。

［用法用量］8~15g，生用或炒用。

［注意事项］脾胃虚寒者慎服。

［现代报道］槐花含大量维生素 P，能降低血压、改善毛细血管的脆性。此外，槐花还能缩短出血凝血时间。

4. 侧柏叶

［性味］味苦、涩，性微寒。

［归经］归肺、肝、大肠经。

［功效］凉血止血。

［主治］侧柏叶为眼科常用的止血药，与仙鹤草、白茅根等同用，用于血热妄行所致的眼部出血。本品还有祛风行气散瘀作用，故止血不易留瘀。

［用法用量］煎服，6~15g。生用或炒炭用。

［注意事项］多食亦能倒胃。

［现代报道］侧柏叶有扩张血管、降低血压、抗菌、抗病毒等作用。

5. 大蓟

［性味］味甘、苦，性凉。

［归经］归心、肝经。

［功效］凉血止血，散瘀消痈。

［主治］①凉血止血：大蓟、小蓟常同用，治血热妄行所致的眼部出血。②本品有较强的解毒消痈作用，可用于热毒壅盛所致的胞睑肿痛。③与大青叶、蒲公英、玄参等配伍，治疗流行性出血性结膜炎、流行性角结膜炎。

［用法用量］水煎服，5~15g，鲜品，30~60g。

［注意事项］脾胃虚寒而无瘀滞者忌服大蓟。

［现代报道］大蓟可减轻肾炎水肿，有降低肾盂肾炎尿中白细胞的作用，能缩短出凝血时间。此外，大蓟还有抗菌、抗病毒作用。

［附］小蓟味甘性凉，归心、肝经。功效、应用、用量、用法同大蓟。

6. 仙鹤草

［性味］味苦、涩，性平。

［归经］归肺、肝、脾经。

［功效］收敛止血，止痢杀虫。

［主治］用于各种眼部出血。对虚证出血用之更佳。治疗血热妄行之出血须配伍凉血止血药如侧柏叶、白茅根、旱莲草等。

［用法用量］水煎服，9~15g。

［注意事项］高血压者勿用。有部分病人服本品后会出现恶心、呕吐现象。

［现代报道］仙鹤草有促凝血、抗纤溶、抗菌、抗溃疡、抗炎、镇痛、抗病毒等作用。

7. 白及

［性味］味苦、甘、涩，性微寒。

［归经］归肺、肝、胃经。

［功效］收敛止血，消肿生肌。

［主治］①收敛止血：与旱莲草、仙鹤草等同用，用于阴虚有热，或气不摄血之眼部出血，尤宜用于眼病后期，反复出血者。②消肿生肌：与芙蓉叶、黄柏等同用，用于眼部疱疖或溃口不收者。值得注意的是，三七可治一切出血，白及偏止肺胃出血；三七可散瘀定痛，白及可去腐生肌。

［用法用量］水煎服，3~10g；研末，1.5~3g。

［注意事项］不可与附子、乌头同用。

［现代报道］白及有促凝血、抗纤溶等作用，可抑制结核杆菌生长，有助于网膜脱离属猴的视力恢复。

8. 蒲黄

［性味］味甘，性平。

［归经］归肝、心包经。

［功效］收敛止血，行血祛瘀。

［主治］是眼科常用的止血药，广泛用于眼科诸出血证内，特别是新鲜出血，炒炭有收敛作用，止血不留瘀为本品的特点。常与旱莲草、侧柏叶、丹皮等同用。另外，蒲黄还可用于眼科诸肿痛病证。

［用法用量］10~20g，包煎。冲服每次3g。

［注意事项］生蒲黄有收缩子宫的作用，孕妇忌服。

［现代报道］蒲黄有缩短凝血时间、增加抗血小板数目、降低血清胆固醇、抑菌等作用。大剂量使用有降低血压的作用。

9. 茜草

［性味］味苦，性寒。

［归经］归肝经。

［功效］凉血止血，活血化瘀。

［主治］与大小蓟、侧柏叶等相配，用于血热妄行之眼部出血；与桃仁、红花、当归等同用，既可活血化瘀，又可防止再度出血。

［用法用量］6~15g，生用活血止血，炒用凉血止血。

［注意事项］血虚、血少者不宜用。

［现代报道］茜草不仅能缩短出血和凝血时间，还有升高外周白细胞作用。

10. 三七

［性味］味甘、微苦，性温。

［归经］归肝、胃经。

［功效］止血散瘀，消肿定痛。

［主治］①止血散瘀，消肿止痛：用于眼部各种出血。对外伤所致的眼部瘀肿、胀痛尤宜，常配蒲黄、茜草等，亦可单独应用。②退红消翳：用于眼赤呈紫暗色，黑睛严重浑浊水肿者。

［用法用量］水服，3~9g；生粉，1~3g；熟粉，9~15g。

［注意事项］本品性温，可用于各种出血及瘀血。用于出血阴虚口干者，需配滋阴凉血药同用。

［现代报道］三七能促进凝血过程，使止血时间明显缩短，有较强的止血作用；亦能抑制血小板聚集，使血液黏度降低，有活血功效。此外，三七还有降低毛细血管的通透性、增加毛细血管的抵抗力、增加冠状动脉血流、降血压、抗炎、镇痛等作用。

（二）活血化瘀药

活血化瘀药具有行血、祛瘀、消肿、定痛等作用。适用于血滞或血瘀所致的眼部出血久不吸收，胞睑肿块、结节，眼底渗出、变性，眼部固定性疼痛等。常用的药物有川芎、丹参、红花、桃仁、泽兰、牛膝、茺蔚子、乳香、没药、五灵脂、穿山甲、郁金、莪术、三棱等。

1. 川芎

［性味］味辛，性温。

［归经］归肝、胆、心包经。

［功效］活血行气，祛风止痛。

［主治］①活血行气：川芎为血中气药，用于眼内各种血证。若血虚者，配熟地、当归、白芍等；血瘀者，配桃仁、红花等；出血者，配茜草、蒲黄等。②祛风止痛：用于一切因气痛、因血瘀、因血虚所致的目痛、头痛。气痛配香附；风痛配防风；血虚配当归、鸡血藤；血瘀或外伤配桃仁、红花。川芎亦治目痒，常与川乌、荆芥等同用。临床使用祛风清热除湿方药中常见本品，以祛风散邪、活血通窍。

［用法用量］水煎服，6~15g；研末吞服，每次 1~1.5g。

［注意事项］本品辛温升散，凡阴虚火旺、舌红口干者不宜应用。妇女经期不宜用。

［现代报道］川芎有扩张末梢血管、改善微循环、降低血液黏稠度和血小板聚集、抑制 PVR、镇静、抗菌、抗病毒等作用。

2. 丹参

［性味］味苦，性微寒。

［归经］归心、心包、肝经。

［功效］活血祛瘀，凉血消痈，养心安神。

［主治］①活血祛瘀：常用于一切眼病兼有气血瘀滞者，尤其是眼内瘀血、陈旧性渗

出等，用之更佳。对眼底脉络阻塞，可用丹参注射液静脉滴注或穴位注射。②养血安神：用于血热瘀滞之眼病。③凉血消痈：与蒲公英、连翘等配伍，用于眼睑痈疮。

［用法用量］水煎服，5~15g。

［注意事项］反藜芦。月经过多及咳血、尿血者慎用。

［现代报道］丹参有改善微循环，扩张冠脉，增加血流量，抑制血小板聚集，抗血栓，抗炎，镇静，提高耐缺氧能力，促进组织的修复与再生，抗动脉粥样硬化，促进免疫功能，抑菌，降血压，降血糖等作用。

3. 红花

［性味］味辛，性温。

［归经］归心、肝经。

［功效］活血祛瘀，明目退翳。

［主治］①活血祛瘀：红花少用养血，多用破血通经，常与桃仁、赤芍、当归配伍，用于眼部各种出血，特别是眼内积血日久不消散，难以吸收等证。对于眼部脉络阻塞，血行不通者，常与丹参、牛膝、川芎等同用。②与赤芍、当归、黄芩、栀子等配伍，用于胬肉肥厚、红赤等证。③与紫草、大青叶、蒲公英等配伍，用于病毒性角结膜炎。

［用法用量］水煎服，3~9g。

［注意事项］无瘀血者及孕妇忌用。少用能养血活血，多用可有破血行瘀的作用。

［现代报道］红花能改善微循环，对缺氧组织有保护作用；能解除睫状肌痉挛、消除眼科手术后及眼外伤后眼部组织炎性反应，还有抗血栓形成、降血脂等作用。

4. 桃仁

［性味］味苦，性平。

［归经］归心、肝、肺、大肠经。

［功效］活血祛瘀，润肠通便。

［主治］①活血化瘀：与红花、当归、川芎配伍，用于诸眼内积血日久难以消散及眼外伤等一切血瘀证。②润燥滑肠：用于瘀滞之眼病，兼有肠燥便秘者尤宜。③也可用于角膜炎、角膜溃疡等。

［用法用量］水煎服，5~10g。

［注意事项］孕妇及眼内新鲜出血忌用。

［现代报道］桃仁有显著的抗凝及溶血作用，亦有降血压、润肠缓泻、抗炎等作用。此外，还对体外纤维母细胞增生亦有抑制作用，可用于青光眼术后，减少瘢痕形成。

5. 泽兰

［性味］味苦、辛，性微温。

［归经］归肝、脾经。

［功效］活血祛瘀，行水消肿。

［主治］泽兰辛散温通，行而不峻，具有祛瘀散结不伤正气的特点。①活血祛瘀：与丹参、川芎配伍，用于眼部一切血瘀证或出血伴有水肿之证。与山药、薏苡仁、茯苓等健脾除湿药同用，可用于黄斑囊样水肿及早期年龄相关性黄斑变性、黄斑盘状脱离等证。②行水消肿：与泽泻、马鞭草同用，治眼部肿块、水肿等。③与苏木、桃仁、红花配伍，可用于眼外伤、手术后瘀肿疼痛及组织炎性反应。

［用法用量］水煎服，6~12g。

［注意事项］孕妇忌用。

［现代报道］泽兰有降低血压作用，用于对抗青光眼术后，可减轻粘连、瘢痕形成等。

6. 牛膝

［性味］味苦、酸，性平。

［归经］归肝、肾经。

［功效］活血化瘀，补益肝肾，强筋骨，引血下行。

［主治］①活血祛瘀：常和当归、川芎、桃仁、红花配伍，用于眼部各种瘀血证，因性善下行，对气火上逆所致的出血尤宜。②补益肝肾：与熟地、枸杞子等配伍，用于肝肾亏虚之眼病，各种瘀滞而兼有腰膝酸软者用之更佳。③与菟丝子、楮实子、枸杞子、茺蔚子等配伍，用于视物模糊、视疲劳、屈光不正等。

［用法用量］水煎服，6~15g。

［注意事项］孕妇及月经过多者忌用。

［现代报道］牛膝有降血压、轻度利尿、止痛作用，对子宫有明显的收缩作用。怀牛膝具有降低大鼠全血黏度、红细胞压积、红细胞聚集指数的作用，并能延长大鼠凝血酶原时间。

7. 茺蔚子

［性味］味辛、甘，性微寒。

［归经］归肝、心经。

［功效］活血祛瘀，凉肝明目。

［主治］①活血祛瘀：与川芎、赤芍、桃仁、红花等配伍，用于瘀血内阻，瘀久不散，目暗不明，瘀赤作痛等。②凉肝明目：与青葙子、石决明等同用，治肝经热盛所致的目赤肿痛、黑睛生翳等。

［用法用量］水煎服，6~15g。

［注意事项］瞳神散大者禁用，血虚无瘀者慎用。过量易致全身无力，下肢瘫痪。

［现代报道］茺蔚子能明显升高血糖，有改善微循环、抗血栓形成作用。此外，茺蔚子还能激发视细胞的储备功能，有散瞳作用。

8. 乳香 / 没药

［性味］味辛、苦，性温。

［归经］归心、肝、脾经。

［功效］活血止痛，消肿生肌。

［主治］①活血祛瘀：乳香、没药常同用，用于外伤所致眼部瘀血肿痛、眼底陈旧性渗出等。②消肿止痛：与银花、穿山甲等同用，治眼部疮肿疼痛，或溃后不收口者。

［用法用量］水煎服，3~10g。

［注意事项］本品味苦，入煎剂使汤浑浊，用量不宜过大；无瘀滞者及孕妇不宜用。

［现代报道］乳香有明显的消肿、止痛作用。

［附］没药性味归经、用法用量、注意事项等同乳香。现代研究表明没药对霉菌有轻度抑制作用。

9. 五灵脂

［性味］味苦、甘，性温。

［归经］归肝经。

［功效］活血止痛，化瘀止血。

［主治］散瘀止痛，活血止血：与蒲黄、乳香等配伍，用于眼部出血，瘀滞已久，或因瘀而致目痛等。与夜明砂及新鲜动物肝脏配伍，用于肝风雀目及高风雀目病。

［用法用量］水煎服，3~10g，包煎。行血生用，止血炒用。

［注意事项］孕妇慎用，与人参相畏。

［现代报道］五灵脂含维生素 A，有镇痛作用，并对多种真菌有抑制作用。此外，还有缓解平滑肌痉挛、扩张血管、抗血栓形成、增加血管通透性等作用，可用于治疗玻璃体陈旧性积血、PVR 等。

10. 穿山甲

［性味］味咸，性微寒。

［归经］归肝、胃经。

［功效］活血通络，消肿排脓。

［主治］①活血通络：穿山甲性走窜，有搜风活络之效。用于气血瘀滞，风邪入络所致的目偏视、胞轮振跳、眼底血管阻塞等。与贝母、昆布、海藻配伍，也可用于视网膜前膜形成。②消肿排脓：与皂角刺配伍，用于眼部疮疖成脓或脓成不破溃者。若脓已溃忌服。与夏枯草、贝母、牡蛎等配伍，用于突眼证及眶内假瘤等。

［用法用量］水煎服，3~10g。

［注意事项］孕妇及眼内急性出血期忌用。

［现代报道］可抑制纤维细胞的形成与增殖。

11. 郁金

［性味］味辛、苦，性寒。

［归经］归心、肝、胆经。

［功效］活血止痛，行气解郁，凉血清心，利胆退黄。

［主治］①凉血祛瘀：与丹皮、丹参配伍，用于血热瘀滞之眼病。②行气止痛：用于肝气上逆所致的一切眼病，兼有头痛、胸胁满痛、食少嗳气者。③祛痰开窍：与石菖蒲、远志等配伍，用于痰阻经络所致的急性眼病或一些比较顽固的眼病，视力难以上升者。

［用法用量］水煎服，3~10g，研末，1.5~3g。

［注意事项］畏丁香。血虚无瘀滞者及孕妇均忌用。

［现代报道］郁金能降低主动脉及冠状动脉内膜斑块的形成及脂质沉积。有镇痛作用，并对真菌有抑制作用，可用于早期视网膜前膜的治疗。

12. 三棱

［性味］味苦，性平。

［归经］归肝、脾经。

［功效］破血行气，祛瘀止痛。

［主治］常与莪术、牛膝、郁金、五灵脂等同用，治目内瘀血难以消散，机化瘢痕等；

与莪术、昆布等配伍，用于眼底渗出、胞睑硬结等。

［用法用量］水煎服，5~10g。醋炒止痛作用加强。

［注意事项］脾胃虚弱者，月经过多者及孕妇忌用。

［现代报道］三棱有促进出血吸收、抗肉瘤的作用。

13. 莪术

［性味］味辛、苦，性温。

［归经］归肝、脾经。

［功效］破血祛瘀，行气止痛。

［主治］①与三棱、牛膝、郁金、五灵脂等配伍，用于气滞血瘀，目络阻塞不通，眼部出血日久不消，机化瘢痕，及眼部包块肿物，亦可用于 PVR、视网膜前膜及 AMD 瘢痕期等。②用于脾失健运引起的眼底渗出、水肿增殖、机化膜形成等，与三棱、慈菇粉、昆布等配伍，可促进白内障术后残留皮质的吸收。

［用法用量］3~10g。

［注意事项］月经过多及孕妇忌用。

［现代报道］莪术有促进出血吸收、抗肉瘤的作用。

七、补益药

补益药有补气、补血、补阴、补阳的作用。适用于气、血、阴、阳不足之眼病。

（一）补气药

本类药用于气虚之眼病。常见肺气虚、脾气虚之证。症见胞睑开合无力，黑睛翳陷，病久难愈，眼底反复出血、色淡，视网膜脱离，视力疲劳等。常用的药物有人参、党参、黄芪、白术等。

1. 人参

［性味］味甘、微苦，性微温。

［归经］归脾、肺经。

［功效］大补元气，补脾益气，生津止渴，安神增智，聪耳明目。

［主治］①大补元气，补肺益脾：用于气虚之眼病，气不摄血之眼部出血。②益气生津：常配麦冬、五味子，用于气阴不足之眼病，兼有心悸、失眠者。用于消渴及消渴眼部兼证。③本品可提高机体的免疫功能，减轻或减少病情的反复发作频率和程度。激发机体的升发能力，促进手术切口的愈合和修复，促进青光眼术后前房形成等。

［用法用量］水煎服，3~10g，宜文火另煎，将参汁兑入其他药汤内饮服。研末，1~2g。日服 2~3 次。

［注意事项］实证、热证而气血不虚者忌服。反藜芦、畏五灵脂，恶皂荚，均忌同服。在服用人参期间，不宜喝茶和吃萝卜以免影响药力。

［现代报道］人参有明显抗疲劳，扩张血管，降血糖，强心镇静，抗过敏作用。能增强机体抗病能力及应激能力，促进石细胞繁殖和再生能力。

2. 党参

［性味］味甘，性平。

現代中医眼科学

［归经］归脾、肺经。

［功效］补脾益气、健脾明目，生津养血。

［主治］①补中益气：用于中气不足及诸气虚之眼病。如与升麻、葛根等配伍，用于上睑下垂、眼球下陷等证。与茯苓、白术、山药等配伍，用于眼底黄斑水肿、渗出等。视物不清、视瞻昏渺、不耐久视，常和楮实子、菟丝子、枸杞子同用。眼干、雀目，常与夜明砂、石决明等配伍。②气虚无力摄血、退行性变性诸眼部出血，常与黄芪、白术等配伍。③血虚或出血之暴盲、青盲，常与熟地、枸杞子、白芍、当归等同用。

［用法用量］10~30g。生用或蜜炙用。

［注意事项］本品对虚寒证最为适用，热证则不宜单独应用。反藜芦，也不宜同用。

［现代报道］党参有增强免疫功能，提高机体应激能力，促进血凝等作用。对预防血栓形成可因剂量不同而呈双向调节作用；有促使红细胞及血红蛋白增加，而相对白细胞减少的作用。

3. 黄芪

［性味］味甘，性微温。

［归经］归脾、肺经。

［功效］补气升阳增视，益气固表明目，利水托毒生肌。

［主治］①益气升阳：与党参、升麻配伍，用于气虚之上胞下垂，胞举乏力，视力疲劳，黑睛翳陷、久不收敛等。②益气摄血：与党参、旱莲草等同用，治气不摄血之眼部反复出血。③健脾利水：与茯苓、泽泻、薏苡仁相配，用于脾虚气弱所致的胞睑浮肿、黄斑水肿等。④托毒排脓：常配人参、川芎、皂角刺等，用于眼部痈疮溃口难收，或脓成久不溃破者。⑤用于气血不摄之眼血症和顽固性葡萄膜炎。

［用法用量］煎汤服，10~15g。补气升阳宜炙用，其他方面多生用。

［注意事项］本品补气升阳易于助火，又能止汗，故表实邪盛、气滞湿阻、食积内停、阴虚阳亢、痈疽初起或溃后热毒尚盛等证均不宜用。

［现代报道］黄芪有增强非特异性、特异性免疫功能，抗血小板聚集，解聚已聚集的血小板的作用；并可促进血细胞的生成、发育和成熟过程。此外，还有强心利尿、降血压、止汗、抗病毒、抗菌等作用。

4. 白术

［性味］味苦、甘，性温。

［归经］归脾、胃经。

［功效］健脾燥湿，益气明目，固表利水。

［主治］①补脾益气：是补气健脾的要药。与党参、茯苓等配伍，用于脾虚气弱之眼病。②燥湿利水：与茯苓、猪苓配伍，用于脾虚气弱、水湿停留所致的眼部水肿。③与黄芪配伍，能益气固表，明目退翳，用于角膜炎及大疱性角膜病变。

［用法用量］煎汤服，6~15g。燥湿利水宜生用，补气健脾宜炒用，健脾止泻宜炒焦用。

［注意事项］阴虚内热或津液亏耗烦渴者，均不宜服。

［现代报道］白术有利尿、降血压、降血糖、抗凝血、增强免疫功能等作用。

（二）补血药

本类药用于血虚之眼病。症见眼干不舒、视物模糊、不耐久视、眼前有黑花飞舞及某些慢性眼病。通过配伍，可用于血虚生风、血虚血滞之眼病。常用的药物有熟地黄、当归、阿胶、白芍等。

1. 熟地黄

［性味］味甘，性微温。

［归经］归肝、肾经。

［功效］养血滋阴明目，补精益髓、消障。

［主治］本品为补血要药，是滋阴的常品。①补血活血：常配当归、川芎等，用于血虚或血滞之眼病。②滋阴明目：与枸杞子、女贞子等配伍，用于肝肾不足之眼病。与知母、黄柏等配伍，用于阴虚火旺之眼病，也可作为热性眼病恢复期的主要调理药。

［用法用量］煎汤服 10~30g。宜与陈皮、砂仁之类同用以醒脾防滞，炭用可止血。

［注意事项］凡气滞多痰，脘腹胀痛，食少便溏者忌用。

［现代报道］熟地黄富含维生素 A，有降血糖、利尿、抗真菌等作用。

2. 当归

［性味］味甘、辛，性温。

［归经］归肝、心、脾经。

［功效］补血明目，活血通络。

［主治］①补血和血：与熟地、白芍等配伍，用于血虚之眼病。与赤芍、川芎等配伍，用于血滞之眼病。②润燥通便：用于血虚眼病，兼有便秘者。③活血通络：常与黄芩、红花、赤芍等配伍，用于胞睑痛肿疼痛、缺血性视神经病变、视神经萎缩等证。

［用法用量］5~10g。补血用当归身，破血用当归尾，和血用全当归。酒炙能加强活血功效。

［注意事项］大便溏泄者慎服。

［现代报道］当归有抗血小板聚集、抗血栓形成、促进血红蛋白及红细胞生成、扩张血管、降血脂、增强非特异性和特异性免疫功能、镇痛、镇静、抗炎、抗缺氧、体外抗菌等作用。

3. 阿胶

［性味］味甘，性平。

［归经］归肺、肝、肾经。

［功效］补血止血，滋阴润燥，增视明目。

［主治］①补血止血：用于血虚之眼部出血，常见视网膜出血后期、近视黄斑出血，以及视网膜静脉周围炎所致反复出血者。②滋阴润肺：与人参同用，治热病后肺胃阴伤、视物模糊者。与白芍、钩藤、鸡子黄等配伍，用于阴虚风动之眼病。

［用法用量］5~10g。入汤剂应烊化冲服。止血宜蒲黄炒，润肺润燥宜蛤粉炒。

［注意事项］脾胃虚弱，不思饮食，或纳食不消以及呕吐泄泻者忌用。

［现代报道］阿胶有增加红细胞与血红蛋白等作用。富含氨基酸，治疗眼科退行性变性出血疗效确切。

4. 白芍

[性味] 味甘、酸、苦，性微寒。

[归经] 归肝、脾经。

[功效] 养血敛阴，柔肝止痛，平抑肝阳。

[主治] ①养血敛阴：与熟地、当归等配伍，用于阴血不足之眼病。②柔肝止痛：配当归、柴胡等，用于血虚肝旺、肝气不和所致的胞轮振跳、频频眨目、眼珠胀痛、眉棱骨痛等。

[用法用量] 煎汤服，5~12g。大剂量15~30g生用或炒用。

[注意事项] 阳衰虚寒之证不宜单独应用。反藜芦。

[现代报道] 白芍能扩张冠脉，缩短出血、凝血时间，炒炭止血作用更强。此外，白芍还有抗菌、抗病毒等作用。

（三）补阴药

本类药用于阴分不足之眼病。常见肺阴虚、肺胃阴虚、肝肾阴虚、肾阴虚之证。症见眼干不舒，眨眼频繁，白睛溢血，白睛有小泡隆起，及热病后目系病变，并兼有鼻干咽燥、口渴咳嗽等；肝肾阴虚证，症见冷泪长流，眼部干涩，视物模糊，不耐久视，及某些眼病恢复期，可兼有腰膝酸软、头昏耳鸣等。常用的药物有沙参、麦冬、石斛、枸杞子、女贞子、楮实子、山茱萸等。

1. 沙参

[性味] 味甘，性微寒。

[归经] 归肺、胃经。

[功效] 清肺养阴，益胃生津，润燥明目。

[主治] ①养阴清肺：与麦冬、石斛等配伍，用于肺热阴伤所致的眼部干涩、白睛红赤色淡、泪液减少及热病后期肺胃阴伤之眼病。②与钩藤、防风等配伍，用于阴虚风动所致的青风内障、黄风内障、视衣退变，目系枯萎等证。

[用法用量] 煎汤服10~15g。北沙参滋阴作用较强。南沙参兼有益气祛痰作用。

[注意事项] 虚寒证忌用。反藜芦。

[现代报道] 沙参有明显持续的祛痰作用，对真菌有抑制作用。

2. 麦冬

[性味] 味甘、微苦，性微寒。

[归经] 归肺、心、胃经。

[功效] 润肺养阴，益胃生津，清心除烦。

[主治] ①养阴润肺：与沙参、天花粉同用，治阴虚肺燥所致的白睛溢血、白睛有小泡隆起、眵干而硬等。亦治肺肾阴虚所致的眼部反复少量出血。②益胃生津、清心除烦：与生地黄、黄芩、茵陈等同用，用于阴虚湿热之眼病，兼有心烦不眠，口渴欲饮者。

[用法用量] 煎汤服，6~15g。

[注意事项] 脾胃虚寒，食少便溏者忌服。

[现代报道] 麦冬有升高外周白细胞、增加网状内皮系统吞噬功能、抗炎等作用。

3. 石斛

［性味］味甘，性微寒。

［归经］归胃、肾经。

［功效］养阴清热，生津明目。

［主治］与生地、麦冬等配伍，用于热病伤阴，久病阴虚内热所致的眼病。

［用法用量］煎汤服，6~12g。入汤剂宜先煎。

［注意事项］本品能敛邪，使邪不外达，所以湿热病不宜早用；又能助湿，即湿温尚未化燥者忌服。

［现代报道］石斛有一定的止痛退热作用，对白内障有明显的预防和治疗作用，并能促进胃液分泌帮助消化。

4. 枸杞子

［性味］味甘，性平。

［归经］归肝、肾肺经。

［功效］滋补肝肾，明目止泪，退翳障。

［主治］①补益肝肾：枸杞子平补阴阳，亦能补血，常配菊花、熟地黄、山茱萸、山药等，用于肝肾不足所致的内、外障眼病。②明目止泪：善补肝肾摄泪，对目窍津液不足，干涩不适者多与沙参、玉竹、麦冬配伍；治冷泪绵绵，与菊花、巴戟天、肉苁蓉等配伍。③用于消渴和消渴目病。

［用法用量］煎汤服，5~15g。

［注意事项］脾虚便溏者不宜服用。

［现代报道］枸杞子有增强免疫功能、促进造血功能、降血糖、降血压、降低胆固醇等作用。此外，还能激发视神经、石细胞储备功能，增视明目。

5. 女贞子

［性味］味甘、苦，性凉。

［归经］归肝、肾经。

［功效］补益肝肾，清热明目。

［主治］为清补之品。①滋阴补肾：与枸杞子、楮实子等同用，治肝肾不足之眼病。本品善治阴虚内热证。②配旱莲草，用于阴虚内热所致的眼内出血、视物不清等。③对老年性黄斑变性病人及老年性白内障者可辨证选用。

［用法用量］煎汤服，9~15g。

［注意事项］脾胃虚寒泄泻及阳虚者忌服。

［现代报道］女贞子有增强免疫功能、降血脂、利尿、抗菌等作用。

6. 楮实子

［性味］味甘，性寒。

［归经］归心、肝、肾经。

［功效］滋补肝肾，明目退翳，利水。

［主治］①滋补肝肾：与菟丝子、茺蔚子等配伍，用于肝肾不足之眼病。②清肝退翳：与决明子、青葙子等同用，治疗肝热生翳，亦治小儿翳眼。兼有眼部水肿、小便不利者尤宜。③与苍术配伍，用于中浆病、黄斑囊样水肿、老年性黄斑变性早期等。

［用法用量］煎汤服，6~15g。

［注意事项］使用时忌辛辣食物。

［现代报道］楮实子有兴奋视功能、提高视力的作用，对视网膜水肿、黄斑水肿有一定的缓解和消除作用。

7. 山茱萸

［性味］味酸，性微温。

［归经］归肝、肾经。

［功效］补益肝肾，固精明目止泪。

［主治］①与熟地黄、枸杞子等配伍，治肝肾不足之眼病，兼有腰膝酸软、遗精盗汗者。②与菟丝子、楮实子、枸杞子等配伍，用于肾阳虚衰，冷泪不止及眼内的反复出血久治不愈等。

［用法用量］煎汤服，5~10g。

［注意事项］湿热及小便不利者不宜用。

［现代报道］山茱萸有抑制血小板聚集、降血糖、降血压、增强免疫功能、抗组胺、抗菌等作用。

（四）补阳药

本类药适用于阳气不足之眼病。常见肾阳不足、脾肾阳虚之证。症见胞睑水肿、冷泪长流、视物模糊，兼有腰膝酸冷、遗精尿频等。常用的药物有补骨脂、菟丝子、潼蒺藜等。

1. 补骨脂

［性味］味苦、辛，性大温。

［归经］归肾、脾经。

［功效］温脾补肾，固精缩尿，聪耳明目。

［主治］温肾助阳：与菟丝子、覆盆子等同用，治肾阳不足之眼病。

［用法用量］6~15g，炒用。

［注意事项］阴虚火旺及大便秘结者忌用。

［现代报道］补骨脂有扩张冠状动脉、兴奋心肌的作用，亦对细菌、霉菌有抑制作用。

2. 菟丝子

［性味］味辛、甘，性平。

［归经］归肝、肾经。

［功效］补阳益阴，固精缩尿，明目止泻。

［主治］①补肾益精，养肝明目：常与楮实子、覆盆子等配伍，用于肝肾不足所致的慢性眼病。②与山药、白术、黄芪等配伍，用于脾肾两虚所致的眼病。

［用法用量］煎汤服，10~15g。

［注意事项］本品为平补之剂，但仍偏补阳，故阴虚火旺之大便秘结、小便短赤者不宜服。

［现代报道］菟丝子含维生素和胡萝卜素，能激发视细胞储备功能，与楮实子配伍，有协同作用。

3. 潼蒺藜

[性味] 味甘，性温。

[归经] 归肝、肾经。

[功效] 补肾固精，养肝明目，止泪。

[主治] ①补益肝肾，益精明目：与菟丝子、枸杞子等配伍，用于肝肾不足之眼病。②养肝明目止泪：与巴戟天、肉苁蓉等配伍，用于冷泪长流。与羌活、防风、白蒺藜、夏枯草配伍，用于肝热夹风之泪流不止。对功能性溢泪，多与益智仁、白芍、五味子配伍应用。

[用法用量] 煎汤服，6~9g。

[注意事项] 本品为温补固涩之品，阴虚火旺及小便不利者忌服。

[现代报道] 潼蒺藜富含维生素 A，有收缩子宫及抗利尿作用。

八、退翳明目药

退翳明目药具有祛风退翳，清肝明目，退障等作用。主要适用于黑睛生翳，亦可用于晶珠浑浊、目赤肿痛、夜盲目昏等。常用的药物有蝉蜕、木贼草、谷精草、秦皮、决明子、密蒙花、夜明砂、蛇蜕等。

（一）祛风退翳药

1. 蝉蜕

[性味] 味甘，性寒。

[归经] 归肺、肝经。

[功效] 疏散风热止痒，明目退翳止痉。

[主治] ①祛风退翳：配祛风清热药，用于风热引起的黑睛生翳。恢复期亦可配其他退翳药同用。②祛风止痒：与荆芥、菊花等配伍，用于外障眼病，有明显目痒者。③祛风止痉：与防风、僵蚕等同用，治风热所致小儿频频眨目、胞轮振跳、目偏视等。④疏风散热：用于外感风热，目赤肿痛，畏光流泪等眼病。

[用法用量] 煎服，3~10g。

[注意事项] 孕妇慎服。

[现代报道] 蝉蜕有镇静作用，能降低横纹肌紧张度，阻断神经结。此外，还可消除角膜免疫沉淀物，促进浑浊吸收。

2. 木贼草

[性味] 味甘、苦，性平。

[归经] 归心、肝经。

[功效] 疏风散热，明目退翳。

[主治] 疏风热、退翳膜：配蝉蜕、谷精草等，用于肝经风热引起的翳障、目赤、迎风流泪等。与谷精草、鲜猪肝等配伍，用于目生翳障，昏花不清，雀目夜盲等证。近年来，对玻璃体浑浊、视网膜中央静脉阻塞、急性泪囊炎等辨证选用有一定疗效。

[用法用量] 煎汤服，3~10g。

[注意事项] 目疾因于怒气及暴赤肿痛者不宜用本品。气血虚者慎服。多服损肝，不宜久服。

［现代报道］木贼草有降血压、减慢心率的作用。有预防实验性家兔动脉粥样硬化斑块形成的作用。

3. 谷精草

［性味］味甘，性平。

［归经］归肝、胃经。

［功效］疏散风热，明目退翳。

［主治］①散风热、退翳膜：常与木贼草、蝉蜕等相配，用于风热所致目生翳膜、目赤肿痛等。②养肝明目：用于夜盲及小儿肝热。常与动物肝脏同食，治疗维生素 A 缺乏所致的夜盲症及小儿疳热。与密蒙花配伍，治疗沙眼性角膜血管翳。

［用法用量］入煎剂，5~15g。

［注意事项］血虚病者慎用，忌铁。

［现代报道］谷精草煎剂对铜绿假单胞菌、金黄色葡萄球菌、大肠埃希菌有抑制作用，能有效抑制角膜免疫沉积物，促进浑浊吸收。

（二）清肝明目退翳药

1. 秦皮

［性味］味苦、微涩，性寒。

［归经］归肝、胆、大肠经。

［功效］清热燥湿，清肝明目。

［主治］①清肝明目：配青葙子、密蒙花等，用于肝热或风热所致的目赤肿痛、黑睛生翳、迎风流泪等。亦可单用秦皮煎汁洗眼、熏眼。②清热燥湿：配黄芩、黄连等，用于湿热之眼病。

［用法用量］水煎服，5~15g。

［注意事项］脾胃虚寒者忌服。

［现代报道］秦皮有抗菌、抗炎、抑制血小板凝集等作用，对风湿性关节炎、风湿性肌炎等有治疗作用。

2. 决明子

［性味］味甘、苦，性微寒。

［归经］归肝、大肠经。

［功效］清肝明目退翳，疏散风热通便。

［主治］①清肝明目、疏散风热：与青葙子、木贼草等配伍，用于肝火上炎或肝经风热所致的目赤肿痛、黑睛生翳。与枸杞子、女贞子等同用，治肝肾不足之眼病。②润肠通便：用于目赤肿痛、黑睛生翳，兼有大便干结者。

［用法用量］煎服，5~10g。生用清肝通便作用强，炒用补肝肾作用佳。

［注意事项］脾虚便溏者忌用。

［现代报道］决明子有降血压、降血脂、泻下、抗菌等作用。其含有的决明子素对视神经有保护作用。

3. 青葙子

［性味］味苦，性微寒。

［归经］归肝经。

［功效］清肝明目，退翳除障。

［主治］①清肝火、祛风热、退翳膜：与决明子、石决明等配伍，用于肝火上炎或肝经风热所致的黑睛生翳等。②有扩瞳作用，是治疗瞳神紧小的要药。③用于治疗眼外伤及眼科手术后肝热风动所致诸证。④用于治疗高血压视网膜病变属肝热风阳上亢者。⑤用于治疗角膜移植术后排斥反应。

［用法用量］煎服，6~15g。

［注意事项］青光眼患者忌用。

［现代报道］青葙子对葡萄膜炎有明显的治疗作用。另外，还有确切的扩瞳作用，能扩张血管，对视神经病变有治疗作用，并有降血压和抗菌作用。

4. 密蒙花

［性味］味甘，性微寒。

［归经］归肝经。

［功效］清肝，明目，退翳。

［主治］本品为眼科要药。石决明、青葙子同用，治肝热所致的黑睛生翳、晶珠浑浊等。与枸杞子、菟丝子等相配，治肝虚所致的视物昏花、目暗不明等。配谷精草，治疗沙眼角膜血管翳和角膜移植术后的排斥反应。

［用法用量］煎服，6~15g。

［注意事项］目疾属阳虚内寒者慎服。

［现代报道］密蒙花有类似维生素 P 样的作用，能降低毛细血管的通透性与脆性，并有利尿作用。

5. 夜明砂

［性味］味辛，性寒。

［归经］归肝经。

［功效］清热明目，散血消积。

［主治］主治肝热目赤、青盲雀盲、内外障翳、疳积、瘀血作痛等证。与茺蔚子、赤芍等配伍，用于肝热血滞所致的血翳包睛、黑睛生翳等；与石决明、羊肝等配伍，用于夜盲。

［用法用量］煎汤服，3~9g；研末，1~1.5g。

［注意事项］目疾无瘀滞者及孕妇慎服。

［现代报道］夜明砂含有维生素 A，有散瘀血及降低胆固醇的作用。

（刘安）

第四节 常用方剂

一、经典效验方

1. 一贯煎

［组成］北沙参、生地黄、麦冬、当归身、枸杞、川楝子。(《柳州医话》)

［功用］滋阴疏肝。

［主治］干眼症之阴虚证。

［注意事项］大便秘结加瓜蒌仁，虚热或汗多加地骨皮，舌红而干加石斛。

2. 八珍汤

［组成］人参、白术、茯苓、甘草、当归、白芍药、川芎、熟地黄、生姜、大枣。(《正体类要》)

［功用］益气补血。

［主治］青光眼术后视物模糊，视野狭窄；视瞻昏渺之气血两虚证；弱视之气血亏损证；圆翳内障之气血两虚证。

［用法］人参另煎兑服。

［注意事项］大便溏薄可加怀山药健脾益气，目珠胀痛者可加郁金、枳壳理气化痰。

3. 八味还睛散

［组成］白蒺藜、防风、木贼、山栀子、草决明、青葙子、蝉蜕。(《世医得效方》)

［功用］祛风清热，退翳明目。

［主治］风热偏盛之滑翳、涩翳、散翳。

4. 人参养荣汤

［组成］当归、白芍、熟地黄、党参、白术、茯苓、炙甘草、肉桂、五味子、远志、陈皮、生姜、大枣、黄芪、人参。(《太平惠民和剂局方》)

［功用］补益气血。

［主治］高风雀目之气血不足，目失濡养证；青盲之气血两虚证。

［用法］人参另煎兑服。

［注意事项］本方益气有余补肾不足，可加用补肝肾之品枸杞子、淫羊藿、菟丝子；口干舌燥者加玄参、天花粉养阴生津，大便秘结者加柏子仁、决明子润肠通便。

5. 人参白术散

［组成］人参、白术、当归、芍药、大黄、山栀子、泽泻、连翘、栝楼根、干葛、茯苓、官桂、木香、藿香、寒水石、甘草、石膏、滑石、芒硝。(《三消论》)

［功用］滋阴益气，清热去燥。

［主治］消渴目病之阴虚燥热。

［用法］上为粗末，每服五钱，水一盏，生姜三片，同煎至半盏，绞汁，入蜜少许，温服。渐加至十余钱，无时，日三服。人参另煎兑服，寒水石、石膏、滑石打碎先煎。

6. 二陈汤

[组成]茯苓、半夏、橘红、甘草、生姜、乌梅。(《太平惠民和剂局方》)

[功用]燥湿化痰，理气和中。

[主治]偏漏之痰湿结聚证。

[用法]每日1剂，水煎取汁500mL，分2次口服。

7. 十全大补汤

[组成]人参、肉桂、川芎、地黄、茯苓、白术、甘草、黄芪、当归、白芍。(《太平惠民和剂局方》)

[功用]补益气血。

[主治]圆翳内障之气血不足证。

[用法]人参另煎兑服。

[注意事项]血虚甚者加紫河车、女贞子、阿胶；夜寐不安加莲子心、夜交藤。

8. 十味益营煎

[组成]人参、黄芪、五味子、枣仁、当归、地黄、甘草、枣皮、山药、肉桂。(《目经大成》)

[功用]补气养血，平补阴阳。

[主治]目昏而惑。

[用法]人参另煎兑服。

9. 十灰散

[组成]侧柏叶、荷叶、小蓟、大蓟、茅根、茜根、棕榈皮、牡丹皮、大黄、栀子。(《十药神书》)

[功用]凉血止血。

[主治]血热妄行之暴盲，血灌瞳神。

10. 三仁汤

[组成]杏仁、白豆蔻、生薏仁、半夏、滑石、通草、竹叶、厚朴。(《温病条辨》)

[功用]清热化湿。

[主治]黑睛生翳湿热蕴蒸证；白涩症脾胃湿热证；畏光；聚星障之湿热蕴蒸证；火疳之湿热困阻证；瞳神紧小之湿热蕴蒸证；白塞病之脾胃湿热证。

[用法]滑石包煎。

[注意事项]加木贼草、谷精草清热退翳明目；上下胞睑红肿者加川连、熟大黄，兼有风寒者加羌活、白芷，眼红加密蒙花、车前子；热偏重者加鱼腥草、茵陈、山栀、龙胆草、黄芩以加强清热泻肝之力，湿重者加车前子、茯苓、猪苓、防己、苍术以助利湿燥湿；若大便黏滞不爽，加白术、茯苓以健脾祛湿。

11. 三黄汤

[组成]黄连、黄芩、黄柏。(《眼科秘书》)

[功用]化痰祛瘀通络。

[主治]暴盲之痰浊血瘀证。

[注意事项]出血多加侧柏叶、藕节、槐花炭、荆芥炭，瘀重出血陈旧加桃仁、红花、丹参、葛根、石菖蒲。

12. 三仁五子汤

［组成］薏苡仁、酸枣仁、柏子仁、车前子、枸杞子、覆盆子、菟丝子、五味子、肉苁蓉、当归、白茯苓、熟地、沉香。(《审视瑶函》)

［功用］补益肝肾。

［主治］肝肾不足所致视瞻昏渺。

13. 小承气汤

［组成］大黄、厚朴、枳实。(《伤寒论》)

［功用］清热导滞。

［主治］暴风客热之表罢里重，壮火上逆。

14. 大承气汤

［组成］大黄、厚朴、芒硝、枳实。(《伤寒论》)

［功用］泻火清热导滞。

［主治］暴风客热之表罢里重，壮火上逆。

15. 川芎茶调散

［组成］川芎、细辛、荆芥、炙甘草、防风、薄荷叶、白芷、羌活。(《太平惠民和剂局方》)

［功用］祛风止痛。

［主治］白睛疼痛拒按。

［用法］薄荷叶后下。

［注意事项］眼痛剧甚者加延胡索、蔓荆子、蜈蚣、僵蚕。

16. 丹栀逍遥散

［组成］丹皮、栀子、当归、白芍、柴胡、茯苓、白术、甘草、薄荷、生姜。(《医统》)

［功用］疏肝解郁，清火散瘀。

［主治］火疳之经期血热证；青风内障之肝郁化火证；视瞻昏渺之肝郁气滞证；慢性球后视神经炎；肝脾失调而兼血分郁热之暴盲，视瞻昏渺，视直如曲，青盲之肝郁气滞证，五风内障。

［用法］薄荷后下。

［注意事项］若肝火旺者，加龙胆草、连翘，重用柴胡、栀子以加强泻火作用，若白睛有紫红色结节者，加浙贝母、生牡蛎以化痰散结，若偏头痛者，加蔓荆子、白芷以疏散止痛；眼胀者加车前子、石决明、夏枯草清热平肝利水；胸胁胀痛者加郁金、川楝子疏肝理气，活血止痛。

17. 六味地黄丸

［组成］熟地黄、山药、茯苓、丹皮、泽泻、山萸肉。(《小儿药证直诀》)

［功用］滋补肝肾。

［主治］高风雀目之肝肾两亏，精血不足证；能近怯远肝肾亏虚证。

［注意事项］偏阴虚者加枸杞子、菊花滋阴降火，兼气虚者加黄芪、党参益气。

18. 天麻钩藤饮

［组成］天麻、钩藤、生石决明、川牛膝、桑寄生、杜仲、山栀、黄芩、益母草、朱茯神、夜交藤。(《杂病证治新义》)

［功用］平肝潜阳，行气活血。

［主治］暴盲之肝肾阴虚，肝阳上亢证；下虚上实之暴盲，视瞻昏渺，青盲，五风内障。

［用法］钩藤后下，生石决明打碎先煎。

［注意事项］出血不吸收加桃仁、红花、当归尾、丹参，风痰盛加胆南星、姜竹茹、白僵蚕，大便干加枳壳、大黄，肢体麻木加全蝎、地龙。

19. 天王补心丹

［组成］酸枣仁、柏子仁、当归身、天冬、麦冬、生地、人参、丹参、玄参、白茯苓、五味子、远志、桔梗。（《摄生秘剖》）

［功用］养阴清热，祛瘀明目。

［主治］暴盲之血虚血瘀证。

［用法］人参另煎兑服。

［注意事项］出血时间长吸收不好加红花、桃仁、苏木、丹参，眼肿明显者加茺蔚子、车前子、泽兰、桂枝，五心烦热、口干舌燥加夏枯草、连翘、昆布、海藻、川贝，血瘀较重者加川芎、牛膝、石菖蒲、麝香。

20. 五苓散

［组成］猪苓、茯苓、泽泻、白术、桂枝。（《伤寒论》）

［功用］利水渗湿。

［主治］眼压偏高之水湿内停证；暴盲之水湿内停证。

［注意事项］恶心呕吐者加竹茹、法半夏，纳呆者加炒麦芽、砂仁，眼珠胀硬者加郁金、车前子活血利水。

21. 五味消毒饮

［组成］金银花、野菊花、蒲公英、紫花地丁、紫背天葵。（《医宗金鉴》）

［功用］清热泻火，兼以疏风。

［主治］暴风客热以眵泪胶黏为主症；黑睛星翳如凝脂，红赤热痛，眵多或黄绿；偏漏之热毒入侵证。

［用法］每日1剂，水煎取汁500mL，分2~3次口服。

［注意事项］白睛赤肿者加桑白皮、牛蒡子；痒甚者加连翘、薄荷；目痛者加白芷、蔓荆子；口苦咽干者加龙胆草。

22. 双解散

［组成］防风、川芎、归尾、赤芍、大黄、麻黄、薄荷、连翘、芒硝、黄芩、桔梗、石膏、滑石、荆芥、甘草、山栀、白术。（《目经大成》）

［功用］发汗解表，祛风清凉。

［主治］暴风客热。

［用法］薄荷后下，芒硝冲入药汁内，滑石包煎，石膏打碎先煎。

［注意事项］人弱大便不结者，去芒硝、黄芩；天燥热多汗，去麻黄。

23. 甘露消毒丹

［组成］飞滑石、绵茵陈、淡黄芩、石菖蒲、木通、川贝母、射干、连翘、薄荷、白蔻仁、藿香。（《温热经纬》）

［功用］清热利湿。

［主治］瞳神紧小之湿热蕴蒸证。

［用法］飞滑石包煎，薄荷后下。

［注意事项］若头昏沉，胸脘痞闷加厚朴、枳壳宽中利湿。若口唇干燥，舌红苔黄燥，加天冬、麦冬、石斛、茵陈、枇杷叶以养阴润燥。

24. 甘露饮

［组成］熟地黄、麦冬、枳壳、甘草、茵陈、枇杷叶、石斛、黄芩、生地黄、天冬。（《太平惠民和剂局方》）

［功用］滋阴清热利湿。

［主治］凝脂翳之正虚邪留证；圆翳内障之脾胃湿热证。

［注意事项］目赤畏光明显，加草决明、青皮；流泪明显，加石决明、谷精草；湿热重，加藿香、佩兰。

25. 甘草泻心汤

［组成］甘草、黄芩、干姜、半夏、大枣、黄连。（《伤寒论》）

［功用］滋阴清热解毒。

［主治］白塞病之阴虚热毒证。

26. 归脾汤

［组成］白术、茯神、黄芪、龙眼肉、酸枣仁、人参、木香、甘草、当归、远志、生姜、大枣。（《济生方》）

［功用］益气养血，行气散瘀。

［主治］暴盲之气虚血瘀证；消渴目病之气阴两虚证；暴盲之气血两亏，元气不固。

［用法］人参另煎兑服。

［注意事项］解郁行滞加柴胡、枳壳、郁金，气血虚合八珍汤并用，水肿明显加车前子、赤小豆、白茅根、泽兰，渗出明显加牡蛎、连翘、昆布、海藻、夏枯草。

27. 归芍红花散

［组成］当归、赤芍、红花、大黄、栀子、黄芩、甘草、白芷、防风、生地、连翘。（《审视瑶函》）

［功用］消肿散结，活血化瘀。

［主治］眼胞肿硬，内生疙瘩。

［用法］当归、红花、大黄、栀子、黄芩酒洗，微炒。

28. 加减地黄丸

［组成］熟地、生地、川牛膝、枳壳、杏仁、羌活、防风、当归。（《原机启微》）

［功用］滋阴清热散邪。

［主治］黑睛生翳阴虚邪恋证；干眼症之肝肾阴虚证。

［用法］杏仁打碎后下。

［注意事项］气阴不足者，加党参、麦冬益气生津；虚火上炎者，加知母、黄柏滋阴降火；邪热留恋者，加密蒙花、谷精草清热退翳；外感燥邪者加玉竹、麦冬、芦根；腰膝酸软明显者，加牛膝；肾精虚弱者，加紫河车。

29. 加减驻景丸

[组成] 楮实子、菟丝子、枸杞子、车前子、五味子、当归、熟地黄、川椒。(《银海精微》)

[功用] 益睛明目,软坚散结。

[主治] 暴盲之肾虚血瘀证。

[用法] 车前子包煎。

[注意事项] 肾阴虚明显者,加石斛、山茱萸,肾阳虚明显者,加肉桂、附子。

30. 加味修肝散

[组成] 羌活、防风、桑螵蛸、栀子、薄荷、当归、赤芍药、甘草、麻黄、连翘、菊花、木贼、白蒺藜、川芎、大黄、黄芩、荆芥。(《银海精微》)

[功用] 清热解毒,祛风解表。

[主治] 角膜溃疡。

[用法] 薄荷后下;水煎,入酒,温服。

31. 龙胆泻肝汤

[组成] 龙胆草、生地、当归、柴胡、木通、泽泻、车前子、栀子、黄芩、生甘草。(《医方集解》)

[功用] 清肝泻火。

[主治] 黑睛生翳肝胆火炽证;聚星障之肝火炽热证;凝脂翳肝胆火炽证;黑睛凝脂等翳膜翳障,呈现肥浮脆嫩,目赤肿胀,热泪如汤,眵黄黏稠等肝胆实热之证者;瞳神紧小之风湿化热,湿热蕴结;瞳神紧小之肝胆火炽证;白塞病之肝胆湿热证;Vogt- 小柳 -原田综合征之肝胆实热证;眼压偏高之肝胆火炽证;暴盲之肝火上炎证;暴盲之伤于阳者;血灌瞳神,青盲,视瞻昏渺。

[用法] 每日 1 剂,水煎取汁 500mL,分 2 次口服。

[注意事项] 大便秘结者,加大黄、芒硝,热毒炽盛者,加蒲公英、金银花、板蓝根,亦可加入草决明等清肝退翳;目赤肿甚者,加紫花地丁、大青叶、茵陈等加强解毒之力;头眼痛甚者,加青皮、夏枯草、茺蔚子泄热止痛;若眼赤痛较重,伴血灌瞳神者,加生蒲黄、侧柏叶、丹皮、赤芍以凉血活血止血;若见黄液上冲,可加生石膏、大黄清阳明火。

32. 生脉散

[组成] 人参、麦门冬、五味子。(《内外伤辨惑论》)

[功用] 益气养阴。

[主治] 消渴目病之气阴两虚证。

[用法] 人参另煎兑服。

[注意事项] 自汗、盗汗,加牡蛎、浮小麦;视网膜水肿、渗出较明显者,加猪苓、车前子。

33. 生蒲黄汤

[组成] 生蒲黄、旱莲草、生地、荆芥炭、丹皮、郁金、丹参、川芎。(《中医眼科六经法要》)

[功用] 疏肝理气,祛瘀通络。

[主治] 暴盲之肝郁气滞证;暴盲出血初期;血灌瞳神;黄斑出血,伴视网膜水肿。

［用法］生蒲黄包煎。

［注意事项］水肿明显者可加车前子、泽泻、茯苓；血压高可加石决明、夏枯草。

34. 石决明散

［组成］石决明、草决明、羌活、栀子、大黄、荆芥、木贼、青葙子、赤芍、麦冬。（《普济方》）

［功用］清热平肝，明目退翳，祛风散邪。

［主治］肝火内炽，羞明泪热，目痛难睁，胞轮红赤，黑睛星翳，头昏目眩；圆翳内障之肝经郁热证；超级性细菌性结膜炎之余热未尽证。

［用法］石决明打碎先煎。

［注意事项］口苦甚者加龙胆草；心烦加黄连；小便短赤加木通、莲子心。

35. 石斛夜光丸

［组成］生地黄、人参、天门冬、麦门冬、五味子、黄连、熟地黄、枳壳、杏仁、牛膝、枸杞、菟丝子、山药、蒺藜、石斛、防风、肉苁蓉、茯苓、甘草、犀角（水牛角代）、羚羊角、决明子、菊花、青葙子。（《原机启微》）

［功用］滋阴明目，平息肝风。

［主治］视物昏渺，暴盲后期，青盲，圆翳内障初期。

［用法］人参另煎兑服，犀角（水牛角代）、羚羊角先煎。

36. 四顺清凉饮子

［组成］当归身、龙胆草、黄芩、桑皮、车前子、生地黄、赤芍、枳壳、炙甘草、熟大黄、防风、川芎、川连、木贼草、羌活、柴胡。（《审视瑶函》）

［功用］泻火解毒。

［主治］凝脂翳之热盛腑实证。

［注意事项］可加芒硝加强通腑泻便之功，加金银花、蒲公英加强清热解毒之效。

37. 四顺凉肝散

［组成］荆芥、川芎、当归、防风、赤芍、汉防己、甘草。（《银海精微》）

［功用］养血祛风化湿。

［主治］视瞻昏渺。

38. 四君子汤

［组成］人参、白术、茯苓、甘草。（《太平惠民和剂局方》）

［功用］健脾益气摄血。

［主治］黄斑出血之气不摄血证。

［用法］人参另煎兑服。

［注意事项］心神不宁、夜寐不安者加炒枣仁、远志；有气虚下陷甚者加升麻、柴胡。

39. 四物汤

［组成］川芎、当归、白芍、熟地黄。（《太平惠民和剂局方》）

［功用］调血补血。

［主治］时复症风热犯目证、肝血不足，虚风内动证；云雾移睛之肝血不足证。

40. 四物五子丸

［组成］熟地黄、当归、地肤子、白芍、菟丝子、川芎、覆盆子、枸杞子、车前子。

（《审视瑶函》）

[功用] 补益肝肾，滋阴养血。

[主治] 弱视之肝肾不足证。

[注意事项] 偏肾阳虚加山茱萸、补骨脂；偏肾阴虚者加楮实子、桑椹子；兼脾虚者加白术、山药。

41. 四味大发散

[组成] 麻黄、细辛、蔓荆子、藁本、老姜。（《眼科奇书》）

[功用] 发表散寒，祛风退翳。

[主治] 风寒外障，翳膜新嫩，白睛嫩红，涕泪交流，头痛鼻塞，恶寒无汗。

42. 四妙勇安汤

[组成] 金银花、玄参、当归、甘草。（《验方新编》）

[功用] 清热解毒，活血止痛。

[主治] 风热火毒，风赤疮痍，眼睑红肿。

43. 玉女煎

[组成] 生石膏、熟地黄、麦门冬、知母、牛膝。（《景岳全书》）

[功用] 滋阴清热，凉血止血。

[主治] 消渴目病之肺胃燥热证。

[用法] 生石膏打碎先煎。

[注意事项] 如大便秘结不行加大黄、玄参、肉苁蓉；如出血量多，加小蓟、白茅根。

44. 左归丸

[组成] 熟地黄、山药、山萸肉、菟丝子、枸杞子、川牛膝、鹿角胶、龟甲胶。（《景岳全书》）

[功用] 滋阴补肾，填精益髓。

[主治] 高风雀目之肝肾两亏，精血不足证。

[用法] 鹿角胶、龟甲胶烊化兑服。

45. 右归丸

[组成] 熟地、山茱萸、当归、肉桂、山药、枸杞子、鹿角胶、杜仲、菟丝子、制附子。（《景岳全书》）

[功用] 温补肾阳。

[主治] 夜盲症之元阳不足证。

[用法] 鹿角胶烊化兑服，制附子先煎、久煎。

46. 右归饮

[组成] 熟地、炒山药、枸杞子、制附子、山萸肉、肉桂、杜仲、炙甘草。（《景岳全书》）

[功用] 温补肾阳，益精填髓。

[主治] 高风雀目之禀赋不足，命门火衰证。

[用法] 制附子先煎。

[注意事项] 如症见口干、目涩、心烦、便秘者可加用地骨皮或熟大黄。

47. 宁血汤加减

[组成]仙鹤草、旱莲草、生地、栀子、白芍、没药、白及、白蔹、侧柏叶、阿胶、白茅根、丹皮。(《中医眼科学》1986年)

[功用]清热泻火,凉血散瘀。

[主治]积血性浑浊之血热瘀滞证。

[用法]阿胶烊化兑服。

48. 白虎加人参汤

[组成]知母、石膏、甘草、粳米、人参。(《伤寒论》)

[功用]滋阴降火,润燥化痰。

[主治]消渴目病之阴虚燥热证。

[用法]石膏打碎先煎,人参另煎兑服。

[注意事项]口渴甚者加天门冬、玄参、葛根、石斛;尿频加山药、枸杞子、桑螵蛸;视网膜出血鲜红者加白茅根、槐花、小蓟以凉血止血。

49. 托里消毒散

[组成]黄芪、皂角刺、金银花、甘草、桔梗、白芷、川芎、当归、白芍、白术、茯苓、人参。(《医宗金鉴》)

[功用]益阴清热。

[主治]凝脂翳之正虚邪留证;气血不足,翳陷不起,日久不愈,眼睑无力;聚星障之正虚邪留证。

[注意事项]去皂角刺,加白蒺藜、木贼、蝉蜕、乌贼骨等退翳明目;虚火甚者加知母、黄柏滋阴降火;角膜溃疡久不愈合加白蔹、白及促进溃疡愈合。

50. 血府逐瘀汤

[组成]当归、生地黄、桃仁、红花、枳壳、赤芍、柴胡、甘草、桔梗、川芎、牛膝。(《医林改错》)

[功用]活血理气,解郁明目。

[主治]玻璃体积血;黄斑水肿之血瘀水肿证;暴盲之肝郁气滞证;暴盲出血晚期;视物昏渺,视直如曲;青盲之气滞血瘀证。

[用法]桃仁捣碎入煎。

[注意事项]水肿重者加茯苓、薏苡仁、苍术;若局部瘀血明显可加丹皮、苏木凉血散瘀,眼周刺痛或钝痛者可加全蝎、地龙通络止痛。

51. 防风通圣散

[组成]荆芥、防风、薄荷、麻黄、栀子、黄芩、连翘、生石膏、大黄、滑石、当归、赤芍、川芎、白术、赤芍。(《宣明论方》)

[功用]祛风清热,表里双解。

[主治]暴风客热风热并重证,时复症湿热夹风证。

[用法]生石膏打碎先煎,薄荷后下,滑石包煎。

[注意事项]若热毒甚者,可加野菊花、蒲公英以助清热解毒;目痒且痛者,加蝉蜕、白芷、蔓荆子祛风止痒定痛。

52. 决明散

[组成] 石决明、人参、茯苓、大黄、车前子、细辛、防风、茺蔚子、桔梗。(《秘传眼科龙木论》)

[功用] 祛风清热，泻火明目。

[主治] 风热毒邪所致浮翳内障。

53. 决明夜灵散

[组成] 石决明、夜明砂、猪肝。(《原机启微》)

[功用] 补中升阳。

[主治] 高风雀目之脾胃虚弱，阳气下陷证。

[用法] 石决明打碎先煎。

54. 补阳还五汤

[组成] 黄芪、归尾、赤芍、地龙、川芎、桃仁、红花。(《医林改错》)

[功用] 益气活血。

[主治] 青风内障之气虚血瘀证；缺血性视乳头病变；暴盲之气虚血瘀证；暴盲出血中期；老年气虚暴盲，视瞻昏渺；弱视之气虚血瘀证。

[用法] 桃仁捣碎入煎。

[注意事项] 少气懒言者加党参、山药健脾益气，胸胁刺痛者加郁金、香附理气活血止痛；解郁行滞加柴胡、枳壳、郁金，气血虚合八珍汤并用，反复出血去桃仁、红花，水肿明显加车前子、赤小豆、白茅根、泽兰，渗出明显加牡蛎、连翘、昆布、海藻、夏枯草。

55. 补中益气汤

[组成] 黄芪、炙甘草、党参、当归、陈皮、升麻、柴胡、白术。(《东垣十书》)

[功用] 益气升阳。

[主治] 干眼症之气虚证；圆翳内障之脾虚气弱证；玻璃体积血，玻璃体变性浑浊；黄斑水肿之脾虚气弱证；中重度弱视。

[注意事项] 眼干涩伴口干者加熟地、麦冬，黑睛星翳加蝉蜕、蔓荆子，白睛红赤加密蒙花；脾虚湿停，大便溏泻者加薏苡仁、扁豆。

56. 补肾丸

[组成] 煅磁石、肉苁蓉、五味子、熟地、枸杞子、菟丝子、楮实子、覆盆子、车前子、石斛、沉香、黄柏。(《银海精微·坐起生花》)

[功用] 益气滋阴，补肾明目。

[主治] 肾阴不足之圆翳内障；云雾移睛之肾精亏虚证。

[用法] 煅磁石打碎先煎。

[注意事项] 阳虚者加附子、肉桂。

57. 补肾明目丸

[组成] 生地、肉苁蓉、枸杞子、楮实子、防风、石决明、菊花、羌活、当归、羊肝、羚羊角。(《银海精微·坐起生花》)

[功用] 补肾益精，养血明目。

[主治] 黄斑病变之精血亏虚证。

［用法］石决明打碎先煎。

［注意事项］气虚较重者加党参、茯苓，阴虚血少者加枸杞、熟地、山萸肉、知母。

58. 补肝汤

［组成］藁本、白芷、车前子、石决明、天麻、赤芍、防风、细辛。(《银海精微》)

［功用］清热凉肝，益气养血。

［主治］肝经虚热上攻之滑翳内障；能近怯远之肝血不足证。

［用法］石决明打碎先煎。

［注意事项］有虚热者加知母、黄柏滋阴降火；兼气虚者，加黄芪、党参益气。

59. 补肝散

［组成］熟地黄、白茯苓、菊花、细辛、芍药、柏子仁、炙甘草、防风、北柴胡。(《世医得效方》)

［功用］补益肝肾，安神明目。

［主治］气阴不足之圆翳内障。

60. 还阴救苦汤

［组成］升麻、柴胡、藁本、细辛、羌活、防风、黄连、黄芩、黄柏、龙胆草、连翘、知母、甘草、生地、当归、赤芍、红花、桔梗、苍术。(《兰室秘藏》)

［功用］泻火解毒，凉血散结。

［主治］火疳之火毒炽盛证；白睛青蓝。

［用法］每日 1 剂，水煎取汁 500mL，分 2 次口服。

［注意事项］若白睛里层见新生血脉者，加蒲公英、夏枯草以助清热解毒。

61. 还睛散

［组成］防风、车前子、黑参、石决明、五味子、细辛、知母。(《秘传眼科龙木论》)

［功用］疏风清热，益气养阴，退翳明目。

［主治］肝肺风热上攻之涩翳内障；肝经邪热上攻之枣花翳内障；虚热上扰之散翳内障；青风内障。

［用法］上捣，罗为细末，以水一盏，散一钱，煎至五分，去粗，食后温服。

62. 杞菊地黄丸

［组成］枸杞、菊花、熟地、山药、山萸肉、茯苓、丹皮、泽泻。(《医级》)

［功用］补益肝肾。

［主治］白涩症之肝肾不足证；圆翳内障之肝肾亏损证，青风内障之肝肾亏虚证；玻璃体变性浑浊；视瞻昏渺之肝肾阴虚证；暴盲后期；消渴目病之肝肾阴虚证；瞳神紧小之肝肾阴虚证。

［注意事项］若阴虚相火旺盛之症明显者，可加入黄连、肉桂；失眠心烦加黄柏、酸枣仁；视物昏矇可加菟丝子、茺蔚子、五味子补益肝肾。

63. 羌活胜风汤

［组成］柴胡、黄芩、白术、荆芥、防风、枳壳、川芎、羌活、独活、前胡、薄荷、桔梗、白芷、甘草。(《原机启微》)

［功用］疏风解表清热。

［主治］暴风客热风重于热证；风热翳障，翳如云雾，翳如丝缕，翳如秤星，羞明流

泪，头痛，鼻塞，眉骨疼痛，翳如秤星者。

［注意事项］若热甚者，去前胡、荆芥，加蒲公英、大青叶、野菊花；若红赤甚，加生地、赤芍、丹皮以清热凉血退赤；多泪生眵加野菊花、桑叶、蔓荆子以清热止泪。

64. 驱风散热饮子

［组成］连翘、牛蒡子、羌活、薄荷、大黄、赤芍、防风、当归尾、栀子仁、川芎、甘草。(《审视瑶函》)

［功用］祛风散热。

［主治］急性传染性结膜炎，眼睑痉挛。

［用法］薄荷后下，大黄酒浸。

65. 驱风一字散

［组成］制川乌、川芎、荆芥穗、防风、羌活、薄荷。(《审视瑶函》)

［功用］祛风化湿。

［主治］睑结膜型过敏性结膜炎，目痒。

［用法］制川乌先煎，薄荷后下。

66. 吴茱萸汤

［组成］吴茱萸、人参、生姜、大枣。(《审视瑶函》)

［功用］温肝暖胃，降逆止痛。

［主治］偏头痛引起的目痛；青风内障之饮邪上犯证。

［用法］人参另煎兑服。

67. 抑阳酒连散

［组成］黄芩、黄连、黄柏、生地、羌活、独活、防己、知母、寒水石、蔓荆子、前胡、防风、白芷、甘草、栀子。(《原机启微》)

［功用］清热祛湿。

［主治］瞳神紧小之风湿夹热证。

［用法］寒水石先煎。

［注意事项］便秘者加玄参；口糜阴烂者加土茯苓、金银花。

68. 阿胶鸡子黄汤

［组成］阿胶、鸡子黄、白芍、石决明、钩藤、生地、茯神、络石藤、生牡蛎、炙甘草。(《通俗伤寒论》)

［功用］养血柔肝。

［主治］眼压偏高之阴虚风动证；青风内障之阴虚阳亢证。

［用法］阿胶烊化兑服，钩藤后下，石决明、生牡蛎打碎先煎。

［注意事项］阴虚火旺者加知母、地骨皮。

69. 坠血明目饮

［组成］细辛、人参、赤芍、川芎、牛膝、石决明、生地、山药、知母、白蒺藜、当归尾、防风、五味子。(《审视瑶函》)

［功用］活血化瘀，软坚散结利水。

［主治］暴盲出血晚期。

［用法］人参另煎兑服，石决明打碎先煎。

70. 龟鹿二仙子膏

［组成］鹿角、龟甲、枸杞子、人参。(《审视瑶函》)

［功用］补肾益精，益气养神。

［主治］视瞻昏渺。

［用法］鹿角研末冲服，龟甲打碎先煎，人参另煎兑服。

71. 参苓白术散

［组成］莲子肉、薏苡仁、砂仁、桔梗、白茯苓、人参、甘草、白术、山药、白扁豆、大枣。(《太平惠民和剂局方》)

［功用］健脾化湿。

［主治］青风内障之脾虚湿泛证；暴盲之肺脾两虚证；黄斑水肿之气虚水泛证；能近怯远之脾气虚弱证；轻中度近视；弱视之脾胃虚弱证。

［用法］人参另煎兑服，砂仁捣碎后下。

［注意事项］眼珠胀痛者可加车前子、桂枝利水渗湿；纳食不馨者，加炒谷麦芽；食欲不振偏重者加神曲、山楂；气血不足偏盛者加当归、黄芪。

72. 定志丸

［组成］远志、菖蒲、党参、茯神。(《审视瑶函》)

［功用］补益心气，安神定志。

［主治］能近怯远之心阳不足证。

73. 金匮肾气丸

［组成］桂枝、附子、熟地黄、山萸肉、山药、茯苓、丹皮、泽泻。(《金匮要略》)

［功用］温肾散寒。

［主治］火疳之肾阳不足证；瞳神紧小之脾肾阳虚证；青风内障之肝肾亏虚证；高风雀目之禀赋不足，命门火衰证。

［用法］附子先煎，久煎。

［注意事项］羸弱之体可加太子参、黄芪培中扶土，白睛结节日久难消者，可加赤芍、丹参、郁金、瓦楞子消瘀散结；气血不足者，加黄芪、当归、白芍、川芎益气养血；眼酸眼胀者，加车前子、木香、薏苡仁、山药健脾理气，利水渗湿。

74. 明目地黄丸

［组成］熟地黄、生地黄、山萸肉、怀山药、泽泻、茯神、牡丹皮、柴胡、当归、五味子。(《审视瑶函》)

［功用］补益肝肾。

［主治］青光眼术后视物模糊，视野缩窄；玻璃体变性浑浊；肾虚目暗不明之视瞻昏渺；高风雀目之肝肾两亏，精血不足证；云雾移睛，青盲之肝肾阴虚证，暴盲后期；青风内障之肝肾阴虚证。

［注意事项］目珠肿痛加怀牛膝、鸡血藤活血祛瘀；视物昏矇者加麝香、冰片、石菖蒲通络开窍；精血亏少者可加何首乌、菟丝子益精养血。

75. 泻白散

［组成］地骨皮、炒桑白皮、炙甘草。(《小儿药证直诀》)

［功用］泻肺利气，活血散结。

［主治］火疳之肺热亢盛证。

［注意事项］若畏光流泪明显，加羌活、菊花以祛风清热；若头痛眼胀加石决明、夏枯草以平肝清热。

76. 泻肺汤
［组成］桑白皮、黄芩、地骨皮、知母、麦冬、桔梗。（《审视瑶函》）

［功用］清泻肺热，凉血消肿。

［主治］巩膜炎。

77. 泻肺饮
［组成］石膏、赤芍、黄芩、桑白皮、枳壳、木通、连翘、荆芥、防风、栀子、白芷、羌活、甘草。（《眼科纂要》）

［功用］清热泻火，兼以疏风。

［主治］暴风客热热重于风证。

［注意事项］若红肿热痛较剧者，加野菊花、金银花、蒲公英以清热解毒；若大便秘结者，加大黄泻火通腑。

78. 泻脑汤
［组成］防风、车前子、木通、茺蔚子、茯苓、熟大黄、玄参、元明粉、桔梗、黄芩。（《审视瑶函》）

［功用］祛风，清热解毒。

［主治］甲状腺相关性免疫眼眶病（Graves 病）。

［用法］元明粉冲入药汁中。

79. 泻脾除热饮
［组成］防风、茺蔚子、桔梗、大黄、芒硝、黄芩、黄连、黄芪。（《银海精微》）

［功用］清热解毒。

［主治］胬肉之脾胃热毒者。

［用法］芒硝冲入药汁中。

［注意事项］服药期间可用对交丹加清凉散，愈后服三黄丸巩固疗效。

80. 泻心汤
［组成］黄连、黄芩、大黄。（《金匮要略》）

［功用］清热降火。

［主治］白睛红赤肿胀。

81. 泻肝散
［组成］羌活、黄芩、黑参、桔梗、大黄、芒硝、地骨皮。（《银海精微》）

［功用］通腑泻热，清肝泻火。

［主治］肝火炽盛，阳明腑实，黑睛凝脂，红肿热痛诸症。

82. 知柏地黄丸
［组成］知母、黄柏、熟地黄、山萸肉、山药、茯苓、丹皮、泽泻。（《医宗金鉴》）

［功用］滋阴降火。

［主治］聚星障之阴虚火旺证；瞳神紧小之阴虚火旺证；白塞病之肝肾阴虚证；Vogt-小柳-原田病之阴虚火旺证；交感性眼炎之阴虚火旺证；云雾移睛之阴虚火旺证；视盘血

管炎（Ⅰ型）；暴盲之肝肾阴虚，肝阳上亢证；暴盲之伤于阴者。

［注意事项］若症情有波动，熟地改为生地；气虚者，加黄芪、太子参、生白术以益气；若午后潮热、盗汗，加地骨皮、鳖甲、青蒿清退虚热；若心烦失眠，加酸枣仁养心宁神。

83. 驻景丸加减方

［组成］菟丝子、楮实子、茺蔚子、枸杞子、车前子、木瓜、寒水石、紫河车、生三七、五味子。（《中医眼科六经药法》）

［功用］滋养肝肾，填精益髓。

［主治］玻璃体炎性浑浊；视瞻昏渺之肝肾阴虚证；消渴目病之阴阳两虚证；高度近视。

［用法］寒水石先煎，紫河车研末吞服。

［注意事项］阴虚有热者同服知柏地黄丸；阳气偏虚者可加紫河车、鹿角胶、苁蓉温肾益髓。

84. 驻景丸

［组成］川椒、楮实子、五味子、乳香、人参、熟地、菟丝子、肉苁蓉。（《银海精微》）

［功用］补肾益精明目。

［主治］视瞻昏渺病，青盲。

85. 育阴潜阳通脉汤

［组成］生地、山药、枸杞子、麦冬、赤芍、白芍、沙参、知母、木贼、蝉蜕、盐黄柏、生龙骨、生牡蛎、珍珠母、丹参、怀牛膝。（《中医眼科临床实践》）

［功用］滋阴降火，凉血散瘀。

［主治］长期或反复发作玻璃体积血。

［用法］生牡蛎打碎先煎。

86. 除风清脾饮加减

［组成］陈皮、连翘、防风、知母、元明粉、黄芩、黄连、荆芥穗、桔梗、生地、大黄。（《审视瑶函》）

［功用］散风邪，祛脾火。

［主治］过敏性结膜炎。

［用法］元明粉冲入药汁中。

87. 除风益损汤

［组成］当归、白芍、熟地、川芎、藁本、前胡、防风。（《原机启微》）

［功用］除风益损。

［主治］青光眼术后视物模糊，视野缩窄。

［注意事项］眼珠胀痛者加泽泻、车前子利水渗湿，少气懒言者加黄芪，大便稀溏者加茯苓、山药。

88. 除湿汤

［组成］连翘、滑石、车前子、枳壳、黄芩、黄连、木通、甘草、陈皮、荆芥、防风、茯苓。（《眼科纂要》）

［功用］清热除湿，解毒散邪。

［主治］聚星障之湿热蕴蒸证；睑缘炎之湿热偏盛证。

［用法］滑石、车前子包煎。

［注意事项］湿重于热者，去黄芩、黄连、滑石，加白豆蔻、薏苡仁。

89. 将军定痛丸

［组成］黄芩、僵蚕、陈皮、天麻、桔梗、青礞石、白芷、薄荷大黄、半夏。(《审视瑶函》)

［功用］泻火逐痰，平肝息风。

［主治］原发性急性闭角型青光眼。

［用法］薄荷后下。

90. 养阴清肺汤

［组成］甘草、芍药、生地、薄荷、玄参、麦冬、贝母、丹皮。(《重楼玉钥》)

［功用］养阴清热。

［主治］暴风客热邪热伤阴证；白涩症肺阴不足证；火疳之虚火上炎证。

［用法］薄荷后下。

［注意事项］热毒留恋者，可酌加连翘、夏枯草；若阴虚火旺者加知母、石斛、地骨皮，若白睛结节日久，难以消退者可加赤芍、白芍、瓦楞子、丹参、郁金以清热散结。

91. 栀子胜奇散加减

［组成］栀子、白蒺藜、蝉蜕、谷精草、木贼、黄芩、草决明、菊花、川芎、羌活、荆芥、防风、密蒙花、蔓荆子、甘草。(《原机启微》)

［功用］祛风清热，明目退翳。

［主治］风热壅盛，黑睛翳膜，胬肉攀睛，赤脉贯睛，羞明怕日，肿胀痛痒。

92. 神效退翳散

［组成］龙胆草、栀子、黄芩、黄连、大黄、连翘、草决明、防风、荆芥、薄荷、当归、川芎。(《普济方》)

［功用］清热祛风退翳。

［主治］肝胆炽盛，翳障溃陷，目赤疼痛，畏光流泪。

［用法］薄荷后下。

93. 复明丸

［组成］冬青子、元蝙蝠、夜明砂、枸杞子、熟地、绿豆壳、川黄连、白术、辰砂。(《审视瑶函》)

［功用］益气养血，补肝益肾。

［主治］视神经萎缩、黄斑变性。

［用法］每服五十丸，食后热酒送服。

94. 柴苓汤

［组成］白术、茯苓、泽泻、柴胡、猪苓、黄芩。(《景岳全书》)

［功用］疏肝理气，健脾利湿。

［主治］黄斑病变之气滞水停证。

［注意事项］若曾有眼底出血，有血瘀证候者加川芎、泽兰、牛膝、三棱。

95. 柴胡参术汤

［组成］人参、白术、甘草、青皮、当归、熟地、白芍、川芎、柴胡。(《审视瑶函》)

［功用］补益气血。

［主治］高风雀目之气血不足，目失濡养证。

［用法］人参另煎兑服。

［注意事项］本方益气有余补肾不足，可加用补肝肾之枸杞子、淫羊藿、菟丝子。

96. 涤痰汤

［组成］半夏、胆星、橘红、枳实、茯苓、人参、菖蒲、竹茹、甘草、生姜、大枣。（《济生方》）

［功用］涤痰开窍。

［主治］暴盲之痰浊上犯证。

［用法］人参另煎兑服。

［注意事项］风痰者加白附子；寒痰者加干姜、细辛。

97. 桑白皮汤

［组成］桑白皮、泽泻、黑元参、甘草、麦冬、黄芩、旋覆花、菊花、地骨皮、桔梗、白茯苓。（《审视瑶函》）

［功用］清热利肺。

［主治］白涩症邪热留恋证；火疳。

［用法］旋覆花包煎。

［注意事项］去泽泻、茯苓加金银花、薄荷以加强疏散外邪之力。

98. 桃红四物汤

［组成］桃仁、红花、当归、赤芍、熟地、川芎。（《医宗金鉴》）

［功用］凉血散血。

［主治］绿风内障之热郁湿滞；玻璃体积血；黄斑病变之痰瘀互结证；暴盲出血中期；黄斑水肿之气血滞络证；视瞻昏渺，视直如曲，血灌瞳神。

［用法］桃仁捣碎入煎。

99. 通窍活血汤

［组成］赤芍、桃仁、红花、川芎、老葱、生姜、红枣、麝香。（《医林改错》）

［功用］活血化瘀。

［主治］高风雀目之脉络闭阻，气机郁滞证。

［用法］桃仁捣碎入煎，麝香入丸散。

100. 通脾泻胃汤

［组成］知母、大黄、黄芩、茺蔚子、石膏、栀子、黑参、防风、天冬、麦冬。（《医宗金鉴》）

［功用］清热解毒，通腑泻热。

［主治］聚星障之黄液上冲。

［用法］石膏打碎先煎。

101. 逍遥散

［组成］柴胡、白术、白芍、当归、茯苓、生甘草、薄荷、煨姜。（《太平惠民和剂局方》）

［功用］疏肝解郁。

［主治］干眼症之肝郁证。

［用法］薄荷后下。

［注意事项］眼干涩者加生地、麦冬；黑睛星翳加蝉蜕、木贼；白睛红赤加山栀、丹皮。

102. 桂附理中丸

［组成］附子、肉桂、人参、干姜、白术、炙甘草。（《三因极一病证方论》）

［功用］温补脾肾。

［主治］瞳神紧小之脾肾阳虚证。

［用法］附子先煎、久煎，人参另煎兑服。

［注意事项］视物昏蒙，可加沙苑、蒺藜养肝明目；心悸气短、体倦乏力，加黄芪益气养阴。

103. 桂附八味丸

［组成］附子、肉桂、熟地、山萸肉、山药、丹皮、茯苓、泽泻。（《金匮要略》）

［功用］温补肾阳。

［主治］夜盲症之元阳不足证。

［用法］附子先煎、久煎。

104. 真武汤

［组成］茯苓、白术、生姜、芍药、附子。（《伤寒论》）

［功用］健脾固肾，温阳利水。

［主治］暴盲之脾肾阳虚证。

［用法］附子先煎、久煎。

105. 益气聪明汤

［组成］人参、黄芪、升麻、葛根、蔓荆子、黄柏、炙甘草、白芍。（《脾胃论》）

［功用］益气健脾。

［主治］高风雀目之脾胃虚弱，阳气下陷证；黄斑水肿之脾虚气弱证。

［用法］人参另煎兑服。

106. 黄连解毒汤

［组成］黄芩、黄连、黄柏、栀子。（《外台秘要》）

［功用］清热解毒。

［主治］偏漏之热毒入侵证。

［用法］每日 1 剂，水煎取汁 500mL，分 2~3 次口服。

107. 黄连温胆汤

［组成］黄连、竹茹、枳实、半夏、陈皮、甘草、生姜、茯苓。（《六因条辨》）

［功用］清热化痰，和胃降逆。

［主治］青风内障之痰火干扰证。

［注意事项］胸闷恶心，加瓜蒌、胆南星；目胀眼痛加郁金、柴胡。

108. 银翘散

［组成］银花、连翘、桔梗、薄荷、淡竹叶、甘草、荆芥穗、淡豆豉、牛蒡子、芦根。（《温病条辨》）

［功用］疏风解表清热。

［主治］暴风客热之风重于热证；黑睛生翳之风热上犯证，聚星障之风热上犯证。

［用法］薄荷后下。

［注意事项］若热甚者，去前胡、荆芥，加蒲公英、大青叶、野菊花；若红赤甚，加生地、赤芍、丹皮以清热凉血退赤；多泪生眵加野菊花、桑叶、蔓荆子以清热止泪；可加板蓝根、大青叶、蒲公英清热解毒，加防风、白蒺藜、蝉蜕祛风退翳；热重者加板蓝根、大青叶、紫草。

109. 清燥救肺汤

［组成］桑叶、麦冬、杏仁、甘草、阿胶、胡麻仁、人参、枇杷叶、石膏。（《医门法律》）

［功用］滋阴清热润燥。

［主治］干眼症之燥热证，畏光。

［用法］杏仁打碎后下，阿胶烊化兑服，人参另煎兑服，石膏打碎先煎。

［注意事项］口干者，加生地；黑睛星翳加蝉蜕、木贼，白睛红赤者，加密蒙花；畏光重者，加蝉蜕、防风、薄荷；兼有风寒者，加桑枝、桂枝。

110. 清瘟败毒饮

［组成］生石膏、鲜生地、水牛角、川连、栀子、桔梗、黄芩、知母、赤芍、玄参、连翘、生甘草、丹皮、淡竹叶。（《疫疹一得》）

［功用］清热解毒，凉血散血。

［主治］聚星障之黄液上冲；热毒炽盛，气血两燔，黑睛凝脂，色呈黄绿，目赤壅肿，头目剧痛，热泪如泉，眵多干结；瞳神紧小之火毒炽盛，气血两燔；黄斑病变之痰瘀互结证；黄斑出血之邪热伤络证。

［用法］生石膏打碎先煎，每日1剂，水煎取汁500mL，分2次口服。

111. 清营汤

［组成］犀角、生地、银花、连翘、玄参、黄连、竹叶心、丹参、麦冬。（《温病条辨》）

［功用］清营凉血。

［主治］Vogt-小柳-原田综合征之气血两燔证。

［用法］犀角（水牛角代）先煎3小时以上。

112. 猪苓散

［组成］猪苓、车前子、木通、山栀、狗脊、滑石、菖蒲、苍术、大黄、陈皮、龙胆草、防己。（《银海精微》）

［功用］利水渗湿，温阳化气。

［主治］云雾移睛之湿热蕴结证；玻璃体炎性浑浊。

［用法］滑石包煎。

［注意事项］久病多虚者加党参、黄芪以补气，阴虚者加五味子、女贞子、枸杞子以滋补肝肾。

113. 温胆汤

［组成］法半夏、陈皮、茯苓、甘草、枳实、竹茹。（《备急千金要方》）

［功用］化痰祛瘀通络。

［主治］暴盲之痰浊血瘀证；青光眼睫状体炎综合征之痰湿上犯证。

［注意事项］出血多者加侧柏叶、藕节、槐花炭、荆芥炭；瘀重出血陈旧者加桃仁、红花、丹参、葛根、石菖蒲。

114. 犀角地黄汤

［组成］犀角、生地、芍药、牡丹皮。（《备急千金要方》）

［功用］清肝泻火，凉血止血。

［主治］暴盲之肝火上炎证；血灌瞳神，因血热而致之眼病。

［用法］犀角（水牛角代）先煎 3 小时以上。

［注意事项］眼底出血多、新鲜，则加仙鹤草、藕节、大小蓟、侧柏叶、茜草、郁金。

115. 滋阴地黄汤

［组成］生地、熟地、知母、黄柏、玄参、丹皮、天冬、当归、丹参。（《目经大成》）

［功用］滋阴清热。

［主治］白睛青蓝之阴虚火旺证；视物不清；夜盲症之肾阴不足证。

［用法］每日 1 剂，水煎取汁 150mL，分 2 次口服。

116. 滋阴降火汤

［组成］当归、生地、熟地、白芍、麦冬、川芎、知母、黄柏、黄芩、柴胡、甘草。（《审视瑶函》）

［功用］滋阴降火，凉血止血。

［主治］暴盲之伤于阴者。

117. 新制柴连汤

［组成］柴胡、黄连、赤芍、蔓荆子、栀子、木通、黄连、荆芥、防风、龙胆草、甘草。（《眼科纂要》）

［功用］祛风清热。

［主治］凝脂翳之肝经风热证；风热壅盛，黑睛翳障，目赤肿痛，热泪频流，羞明怕光；瞳神紧小之肝经风热证。

［注意事项］热甚者加夏枯草、蒲公英清热解毒；热入血分者加虎杖、紫草凉血散瘀；若目中赤痛较甚，可加丹参、丹皮、生地、芫蔚子以凉血活血，退赤止痛。

118. 镇肝熄风汤

［组成］怀牛膝、白芍、牡蛎、龟甲、玄参、天冬、代赭石、龙骨、麦芽、川楝子、茵陈、甘草。（《医学衷中参西录》）

［功用］镇肝息风，滋阴潜阳。

［主治］肝阳上亢之暴盲，视瞻昏渺，血灌瞳神。

［用法］牡蛎、龟甲、代赭石、龙骨打碎先煎。

119. 镇肝丸

［组成］山药、五味子、人参、茯苓、石决明、细辛、车前子。（《秘传眼科龙木论》）

［功用］镇肝息风，益气和胃。

［主治］慢性虹膜睫状体炎。

［用法］石决明打碎先煎。

120. 增液汤

［组成］玄参、麦冬、生地。(《温病条辨》)

［功用］益气养阴。

［主治］消渴目病之气阴两虚证。

［注意事项］自汗、盗汗加牡蛎、浮小麦，视网膜水肿、渗出较明显者加猪苓、车前子。

二、名家自拟方

1. 退翳散

［组成］嫩钩藤、蝉蜕、制香附、当归、川芎、白芍。[《眼科临证录》(陆南山)]

［功用］散风退翳，息风镇痉。

［主治］黑睛患慢性翳障，形似轻度凝脂翳，白睛赤环如带（睫状充血），但流泪刺痛症状尚属轻微者。

［用法］嫩钩藤后下，在煎药结束之前 5~10 分钟放入。

［注意事项］该方在临床上运用必须随证加减，如热重者，可加黑山栀、连翘；大便秘结者，可加大黄；如风重者，可加荆芥、防风等。

2. 加减阿胶汤

［组成］阿胶、炒牛蒡子、炙甘草、杏仁、糯米。[《眼科临证录》(陆南山)]

［功用］补血止血。

［主治］阴虚内热引起视网膜静脉周围炎之眼底出血。

［用法］糯米包煎。

［注意事项］本方对瘀血多者可以加蒲黄、藕节或其他止血祛瘀药；如体质虚弱者，可加党参、炙黄芪、熟地等。

3. 眼科血证方

［组成］茜草根、小蓟、侧柏叶、蒲黄炭、赤芍、决明子、茺蔚子、甘草。[《眼科临证录》(陆南山)]

［功用］止血化瘀。

［主治］以无明显全身不舒适的眼底出血证为宜。

［用法］蒲黄炭包煎。

［注意事项］全身有明显阳亢症状者，可加黄连、黑山栀以及制大黄；如体质虚弱者，可加党参、黄芪。

4. 熟地首乌汤

［组成］大熟地、制首乌、枸杞子、黑元参、灵磁石、制黄精。[《眼科临证录》(陆南山)]

［功用］补肝肾，益精髓，滋阴降火。

［用法］灵磁石先煎 15~20 分钟。

［注意事项］若早期白内障病人，体质弱，特别是老年性白内障，如有明显的虚弱表现时，可以服用此方；但仍须根据不同的病情而作加减，配合外点冰香散眼药效果更佳。

5.退红良方

[组成]龙胆草、甘菊花、生地、焦栀子、密蒙花、夏枯草、黄芩、连翘、桑叶、草决明。(《中国百年百名中医临床家丛书·韦文贵经验方》)

[功用]清肝泻火,滋阴清热,退翳明目。

[主治]肝胆火盛之头痛目赤、口苦舌红,临床如巩膜炎、单纯性青光眼、角膜溃疡、色素膜炎等。

6.逍遥散验方

[组成]柴胡、当归身、焦白术、白芍、茯苓、炙甘草、丹皮、焦山栀、甘菊花、枸杞子、石菖蒲。(《中国百年百名中医临床家丛书·韦文贵经验方》)

[功用]疏肝解郁,清热解毒。

[主治]用于外感热病后或七情内伤,肝失调达所致的青盲证和暴盲证等(用于西医学之视神经萎缩、皮质盲、视神经视网膜炎、急性球后视神经炎),儿童视神经萎缩和皮质盲之血虚肝郁证。

7.散霰通用方

[组成]山楂、神曲、莱菔子、鸡内金、连翘、防风、清半夏。(《祁宝玉眼科方药心得》)

[功用]调理脾胃,化痰祛瘀。

[主治]胞生痰核即霰粒肿(睑板腺囊肿)。

[用法]水煎,早晚饭后温服。

[注意事项]脾胃素弱而过食肥甘生冷而致者,则酌加太子参、茯苓、白术、炒砂仁;如痰核较大,日久酿发息肉者可加僵蚕、浙贝、皂刺,如痰核皮色红赤肿痛者,此乃继发感染,则加清热解毒之品,如银花、三七(冲服)、海浮石。

8.眼表病变熏洗通用方

[组成]黄连、防风、蝉蜕、生草、桔梗、硼砂、银花、赤芍。(《祁宝玉眼科方药心得》)

[功用]祛风清热,凉血活血,解毒退翳。

[主治]干眼症、角膜炎、慢性结膜炎、浅层巩膜炎、疱疹性眼病。

[用法]水煎熏洗。

[注意事项]干眼症加杏仁、玄参、生甘草;角膜炎加白蒺藜、蒙花、钩藤、木贼;慢性结膜炎加黄芩、杏仁、菊花;浅层巩膜炎加黄芩、夏枯草、草薢;疱疹性眼病加大青叶、板蓝根、茵陈、炉甘石。

9.止劄饮(肥儿丸)

[组成]防风、天麻、僵蚕、焦三仙、茯苓、木瓜、白芍。(《祁宝玉眼科方药心得》)

[功用]健脾柔肝。

[主治]雀目眼劄、发搐目劄,惊眼劄或搐。

[注意事项]便溏体弱者,加山药、白术、炒苡仁;便秘、苔黄,加焦槟榔、枳壳;养肝用白芍、木瓜;血虚脉弱者加当归、柴胡;息风解痉用防风、天麻、僵蚕;目劄兼有抽动者加钩藤、伸筋草;若起病急,目劄兼有抽动者为肝风挟痰,可加法半夏、天竺黄;如有搐鼻者,可加辛夷、牛蒡子以疏风通窍。

10. 糖尿病视网膜病变出血阻断方

[组成] 阿胶、仙鹤草、白芍、玄参、杏仁、白蔻。(《祁宝玉眼科方药心得》)

[功用] 活血化瘀。

[主治] 糖尿病视网膜病变反复出血。

[用法] 阿胶烊化兑服，杏仁打碎后下，水煎服，早晚饭后各服 1 次。

11. 唐由之自拟方 1

[组成] 石膏、生地、丹皮、山栀子、连翘、黄芩、荆芥、防风、桔梗、赤芍、陈皮、穿山甲、皂角刺。(《国医大师临床经验实录·唐由之》)

[功用] 清热解毒，燥湿化痰。

[主治] 麦粒肿。

[用法] 石膏打碎先煎。

12. 唐由之自拟方 2

[组成] 金银花、连翘、黄芩、黄柏、黄连、炒山栀子、天花粉、菊花、地肤子、薏仁、白蒺藜、生地。(《国医大师临床经验实录·唐由之》)

[功用] 清利湿热，解毒消肿。

[主治] 眼部带状疱疹。

13. 唐由之自拟方 3

[组成] 炒栀子、炒牛蒡子、薄荷、连翘、丹参、赤芍、生地、荆芥、防风、生黄芪。(《国医大师临床经验实录·唐由之》)

[功用] 清热明目。

[主治] 慢性结膜炎。

[用法] 薄荷后下。

14. 唐由之自拟方 4

[组成] 木贼草、柴胡、钩藤、蝉蜕、白僵蚕、生地、赤芍、紫草、地肤子、白鲜皮。(《国医大师临床经验实录·唐由之》)

[功用] 清热泻火，祛风止痒。

[主治] 过敏性结膜炎。

[用法] 钩藤后下。

15. 唐由之自拟方 5

[组成] 生地、玄参、天冬、麦冬、白芍、丹参、川芎、赤芍、蔓荆子、木贼草、桂枝、党参、大枣、炙甘草、葛根。(《国医大师临床经验实录·唐由之》)

[功用] 养阴润燥，化痰祛湿，益气升阳。

[主治] 干眼症。

16. 唐由之自拟方 6

[组成] 炒栀子、金银花、连翘、蝉蜕、蛇蜕、木贼、薄荷、秦艽、秦皮、丹皮、赤芍、防风、生黄芪。(《国医大师临床经验实录·唐由之》)

[功用] 清热解毒，明目退翳。

[主治] 单纯疱疹病毒性角膜炎。

[用法] 薄荷后下。

17. 唐由之自拟方 7

[组成] 桑白皮、地骨皮、黄芩、黄连、山栀子、连翘、石决明、菊花、薄荷、蔓荆子、木贼、白芷、赤芍、川芎、丹皮。(《国医大师临床经验实录·唐由之》)

[功用] 清热泻火，散瘀止痛。

[主治] 浅层巩膜炎。

[用法] 石决明打碎先煎，薄荷后下。

18. 姚和清自拟方

[组成] 川芎、羌活、白芷、菊花、薄荷、细辛、防风、炒荆芥、生甘草、白僵蚕。(《百家名医治验实录·眼科疾病》)

[功用] 祛风散邪，止泪。

[主治] 外感风邪泪溢。

[用法] 薄荷后下。

19. 陆南山自拟方

[组成] 炙黄芪、炙甘草、党参、苍术、升麻、羌活、石膏、黄芩、柴胡。(《妙方解析眼科病》)

[功用] 补脾胃，泻阴火。

[主治] 角膜炎之脾胃虚弱证。

[用法] 石膏打碎先煎。

20. 张皆春自拟方 1

[组成] 当归、酒白芍、麦冬、旱莲草、车前子、黄芪、炒白术、甘草、力参。(《百家名医治验实录·眼科疾病》)

[功用] 填精益气。

[主治] 老年性白内障。

21. 张皆春自拟方 2

[组成] 枸杞子、桑椹子、茯苓、车前子、熟地黄、玄参、荷叶。(《张皆春眼科证治》)

[功用] 滋肾降浊。

[主治] 中心性浆液性脉络膜视网膜病变。

22. 张皆春自拟方 3

[组成] 熟地、枸杞子、桑椹子、菟丝子、女贞子、车前子、肉苁蓉、巴戟天、肉桂、山茱萸。(《张皆春眼科证治》)

[功用] 温补肾阳。

[主治] 视网膜色素变性之肾阳不足证。

23. 丁化名自拟方

[组成] 大生地、泽兰叶、钩藤、枸杞子、当归、菊花、炙香附、白芍、赤芍、石决明、郁金。(《百家名医治验实录·眼科疾病》)

[功用] 滋阴清热，理气化瘀。

[主治] 视网膜静脉阻塞。

[用法] 钩藤后下，石决明打碎先煎。

24. 张怀安自拟方

[组成] 柴胡、女贞子、白芍、茯苓、白术、牡丹皮、桑椹子、决明子、夜交藤、丝瓜络、甘草。(《百家名医治验实录·眼科疾病》)

[功用] 疏肝解郁。

[主治] 视网膜脱离。

25. 韦玉英自拟方 1

[组成] 生地黄、赤芍、密蒙花、白芷、石决明、赤石脂、焦白术、夏枯草、细辛、川芎、黄芩、甘草。(《百家名医治验实录·眼科疾病》)

[功用] 疏风清热。

[主治] 角膜溃疡之肝风热者。

[用法] 石决明打碎先煎。

26. 韦玉英自拟方 2

[组成] 柴胡、菊花、炒白术、白芍、牡丹皮、焦栀子、茯苓、丝瓜络、黄芪、石菖蒲、枸杞子、女贞子。(《百家名医治验实录·眼科疾病》)

[功用] 疏肝清热，益气补肾。

[主治] 视神经乳头炎。

27. 邓亚平自拟方

[组成] 楮实子、菟丝子、茺蔚子、枸杞子、丹参、郁金、牛膝、红花、石决明、草决明、青葙子、赤芍药。(《百家名医治验实录·眼科疾病》)

[功用] 补益肝肾，平肝清热。

[主治] 慢性结膜炎。

[用法] 石决明打碎先煎。

28. 黄叔仁自拟方

[组成] 柴胡、黄芩、薄荷、栀子、木通、紫草、决明子、木贼、蔓荆子、鱼腥草、蝉蜕、凤凰衣。(《眼病辨证论治经验集》)

[功用] 祛风清热。

[主治] 单纯疱疹性角膜炎之肝胆蕴热型。

[用法] 薄荷后下，水煎，1 日内分 2 次温服。

[注意事项] 全身有风热见症者加牛蒡子、荆芥；口渴加天花粉；风热夹湿加车前子、地肤子。

29. 庞赞襄自拟方 1

[组成] 钩藤、蝉蜕、木贼、连翘、栀子、黄芩、金银花、防风、柴胡、前胡、香附、白术、龙胆草、木通、赤芍、甘草。(《中医眼科临床实践》)

[功用] 祛风清热。

[主治] 单纯疱疹性角膜炎之肝热夹风邪。

[用法] 钩藤后下。

30. 庞赞襄自拟方 2

[组成] 生地黄、天花粉、知母、生石膏、牡丹皮、白芍、黄芩、麦冬、沙参、金银花、栀子、麦芽、山楂、神曲、甘草。(《中医眼科临床实践》)

［功用］养阴清热凉血。

［主治］葡萄膜炎。

［用法］生石膏打碎先煎。

31. 庞赞襄自拟方 3

［组成］银柴胡、菊花、蝉蜕、木贼、羌活、防风、苍术、白术、女贞子、赤芍、生地黄、甘草、菟丝子、夏枯草。(《中医眼科临床实践》)

［功用］清肝解郁。

［主治］肝郁血热型视网膜静脉周围炎；玻璃体大量出血，视力丧失严重，或仅存光感者。

32. 庞赞襄自拟方 4

［组成］生地黄、白芍、沙参、冬青子、旱莲草、知母、生龙骨、生牡蛎、木贼、蝉蜕、赤芍、栀子、黄芩、甘草。(《中医眼科临床实践》)

［功用］滋阴解郁。

［主治］视网膜静脉周围炎初起后反复发作型病人。

［用法］生龙骨、生牡蛎打碎先煎。

33. 张望之自拟方

［组成］茺蔚子、香附、牡丹皮、金银花、连翘、桑叶、麦冬、川贝母、生甘草。(《眼科探骊》)

［功用］清热润肺，活血化瘀。

［主治］白睛红赤，头眼胀痛，瞳神缩小，或瞳仁干缺不圆，视物不清。

［注意事项］口干苦加天花粉、龙胆草；头痛者加生石膏；便干者加大黄；胸满气逆者加槟榔、瓜蒌仁；纳呆者加鸡内金。

34. 杨国松自拟方

［组成］白芍、生地黄、牛膝、枸杞子、蝉蜕、决明子、柴胡、山药、党参、鸡内金、香附、炙甘草。(《眼科经验选》)

［功用］滋养肝肾，培中理气。

［主治］慢性单纯性青光眼之肝肾不足证。

35. 张梅芳自拟方 1

［组成］薏苡仁、砂仁、豆蔻仁、黄芩、法半夏、茯苓、白术、山药。[广州中医药大学学报，2008，25（5）：468-469.]

［功用］清热利湿。

［主治］原发性闭角型青光眼之湿热内蕴证。

［用法］砂仁后下。

36. 张梅芳自拟方 2

［组成］党参、茯苓、白术、密蒙花、石斛、山药、刺蒺藜。(《中医眼科》)

［功用］补气明目。

［主治］老年性白内障初期。

［注意事项］年老体弱常大便秘结者。

37. 张梅芳自拟方 3

[组成] 党参、麦冬、蒺藜、密蒙花、茯苓、法半夏、竹茹、毛冬青、仙鹤草、泽兰、瓦楞子、陈皮、五味子、枳实、郁金、三七。[新中医，2011，43（2）：158-159.]

[功用] 益气养阴，祛瘀化痰。

[主治] 糖尿病视网膜病变之痰瘀互结证。

[用法] 瓦楞子打碎先煎，三七磨粉冲入药汁中；每天 1 剂，水煎服。

38. 李传课自拟方

[组成] 生地、玄参、丹皮、归尾、赤芍、麦冬、知母、石斛、菊花、黄芩、茺蔚子、木贼、蝉蜕、甘草。（《角膜炎症治经验》）

[功用] 滋阴清热。

[主治] 细菌性角膜炎。

[注意事项] 晨起有分泌物者为肺热，加桑白皮。

39. 李巽芳自拟方

[组成] 党参、白术、黄芪、当归、陈皮、升麻、柴胡、茯神、龙眼肉、远志、石菖蒲、大枣。（《实用中医眼科学》）

[功用] 益气补血。

[主治] 视物不明，翳障初发，内障诸症因气血亏虚，三阴不足所致之目光晦暗，视物模糊，久治无效者。

[注意事项] 视若星翳，倍茯神加朱砂；视若烟雾倍石菖蒲加枳壳、建曲；瞳仁散大加五味子；视物不明倍远志、石菖蒲；气虚倍党参、黄芪；血虚加白芍、龙眼肉、黄芪。

40. 石守礼自拟方 1

[组成] 生石决明、钩藤、菊花、益母草、牛膝、杜仲、当归、赤芍、桃仁、苏木。（《眼底病的中医证治研究》）

[功用] 潜阳通络。

[主治] 视网膜中央动脉阻塞。

[用法] 生石决明打碎先煎，钩藤后下，桃仁捣碎入煎。

41. 石守礼自拟方 2

[组成] 黄芪、天花粉、玉竹、茯苓、生地黄、生石膏、赤芍、竹叶、麦冬、当归、丹参、茜草。（《眼底病的中医证治研究》）

[功用] 清热凉血，止血化瘀。

[主治] 糖尿病视网膜病变之肺胃燥热证。

[用法] 生石膏打碎先煎；水煎服，每日 1 剂。

42. 姚芳蔚自拟方 1

[组成] 干地龙、赤芍、当归、川芎、红花、桃仁、黄芪、茯苓、泽泻、白芷、丹参、葛根、山楂。（《眼科病名家医案·妙方解析》）

[功用] 益气活血通络。

[主治] 视网膜中央动脉阻塞。

43. 姚芳蔚自拟方 2

［组成］生地黄、玄参、麦冬、党参、生黄芪、五味子、知母、天花粉、山楂、玉米须、三七。(《眼底病的中医治疗》)

［功用］益气生津，养阴化瘀。

［主治］糖尿病视网膜病变之气阴两虚证。

［用法］三七磨粉冲入药汁中。

44. 姚芳蔚自拟方 3

［组成］生地黄、赤芍、当归、川芎、山药、茯苓、泽泻、山茱萸、牡丹皮、丹参、郁金、炒枣仁、炒杜仲。(《眼底病的中医治疗》)

［功用］补益肝肾，调理气血。

［主治］老年性黄斑变性之肝肾不足，气血失调证。

45. 姚芳蔚自拟方 4

［组成］党参、枸杞子、当归、生黄芪、川芎、丹参、夜明砂、补骨脂、鹿角片、肉桂、河车粉、葛根。(《三大眼底病的中医治疗》)

［功用］温补脾肾，益气化瘀。

［主治］视网膜色变性之脾肾阳虚证。

［用法］河车粉冲入药汁中。

46. 王明芳自拟方

［组成］茺蔚子、楮实子、菟丝子、枸杞子、昆布、海藻、鸡内金、山楂、浙贝母、郁金、炮山甲、丹参。[成都中医药大学学报，1999，(1)：1.]

［功用］补气活血，祛瘀散结。

［主治］视网膜中央静脉阻塞后期正气虚弱，瘀血久久不能彻底消散者。

［注意事项］若气短乏力，为气虚之证，加黄芪；口渴咽干、五心烦热者为阴虚明显，加沙参、麦冬；若瘀血存留较多者加三棱、莪术。

47. 庞万敏自拟方

［组成］熟地黄、山药、山茱萸、牡丹皮、苍术、玉竹、天花粉、黄连、炒茜草、白茅根、藕节、大蓟、小蓟。(《中医治疗眼底病》)

［功用］滋阴润燥，凉血散瘀。

［主治］糖尿病视网膜病变之燥热络阻证。

（彭华）

第五节 常用中成药

一、眼科中成药

1. 八宝眼药

［药物组成］炉甘石（三黄汤飞）、地栗粉、熊胆、硼砂（炒）、冰片、珍珠、朱砂、海螵蛸（去壳）、麝香。

［功效主治］消肿止痛，退翳明目。用于肝胃火盛所致的目赤肿痛、眼缘溃烂、畏光怕风、眼角涩痒。

［用法用量］每用 1~2 滴，点于眼角，一日 2~3 次。

［注意事项］

（1）本品孕妇慎用。

（2）点药后，轻轻闭眼 5 分钟以上。

（3）本药需摇匀后再用，用药后将药瓶口封紧。

2. 白敬宇眼药

［药物组成］熊胆、麝香、炉甘石（煅黄连水飞）、海螵蛸、珍珠（豆腐炙）、石决明（煅）、硇砂（炙）、冰片。

［功效主治］清热消肿，止痛止痒。用于肝胃火盛所致的暴发火眼、眼边刺痒、溃烂肿痛、胬肉攀睛、云翳多曚、视物昏花、迎风流泪。

［用法用量］取少许，点眼角内，一日 3 次。

［注意事项］

（1）睑内涂用时，适量即可。

（2）本品含麝香，孕妇慎用。

（3）忌食辛辣食物，戒除烟酒。

（4）用于睑弦赤烂时，应以温水洗净痂皮，暴露疮面后涂敷。

［规格］每管装 1.2g。

3. 板蓝根滴眼液

［药物组成］板蓝根。

［功效主治］板蓝根滴眼液用于风热疫毒所致的暴风客热、天行赤眼、聚星障等（即西医之急性卡他性结膜炎、流行性角膜结膜炎、流行性出血性结膜炎、单纯疱疹病毒性角膜炎等）。

［用法用量］滴入眼睑内。一次 1~2 滴，一日 6 次。一疗程 7 天。

［注意事项］过敏体质及对本品过敏者禁用。

［规格］每支装 8mL。

4. 拨云退翳丸

［药物组成］蝉蜕、蛇蜕、木贼、密蒙花、蒺藜（盐炒）、菊花、荆芥穗、蔓荆子、薄荷、黄连、地骨皮、楮实子、天花粉、当归、川芎、花椒、甘草。

［功效主治］散风清热，退翳明目。用于风热上扰所致的目翳外障、视物不清、隐痛流泪。

［用法用量］口服。一次 1 丸，一日 2 次。

［注意事项］

（1）本品阴虚火旺者慎用。

（2）本品含天花粉，孕妇慎服。

（3）忌食辛辣及饮酒。

（4）仅适合于早、中期胬肉攀睛。

［规格］每丸重 9g。

5. 拨云锭滴眼液

［药物组成］炉甘石（煅）、冰片、麝香、乳香（制）、没药（制）、龙胆浸膏、硼砂（煅）、明矾（煅）、芒硝、玄明粉。

［功效主治］明目退翳，解毒散结，消肿止痛。用于暴发火眼，目赤肿痛，痧眼刺痛，目痒流泪，翼状胬肉，牙龈肿痛，喉舌红肿。

［用法用量］外用，临用时，取本品 2 锭，加入滴眼用溶剂中，振摇使之溶解，摇匀后即可滴入眼睑内，一日 2~4 次。牙龈肿痛、喉舌炎症可含服，一次 1 锭，一日 3 次。

［注意事项］

（1）忌烟、酒、辛辣食物，忌鱼虾腥物。

（2）小儿应在医师指导下应用。

（3）用药后有眼痒、眼睑皮肤潮红、结膜水肿者停用，并到医院就诊。

（4）如与其他眼药联合使用，应间隔 1 小时后滴用。

（5）用药 3 天后症状无改善者应到医院就诊。

（6）对本品过敏者禁用，过敏体质者慎用。

（7）本品性状发生改变时禁止使用。

［规格］每锭重 0.17g，滴眼用溶剂每瓶装 8mL。

6. 拨云散眼药

［药物组成］人工牛黄、人工麝香、冰片、朱砂、琥珀、硇砂、硼砂、炉甘石（煅）。

［功效主治］清热消炎，明目退翳。用于暴发火眼，眼边赤烂，云翳遮睛。

［用法用量］每用少许，点入眼角，一日 2~3 次。

［注意事项］运动员慎用。

［规格］每瓶装 0.75g。

7. 补益蒺藜丸

［药物组成］沙苑子、黄芪（蜜炙）、菟丝子、芡实（麸炒）、白术（麸炒）、山药、白扁豆、茯苓、当归、陈皮。

［功效主治］健脾补肾，益气明目。用于脾肾不足之眼目昏花，视物不清，腰酸气短。

［用法用量］口服。一次 2 丸，一日 2 次。

［注意事项］

（1）本品脾胃湿热、肝胆实火者慎用。

（2）服药期间不宜食用辛辣、肥甘厚味之食物，忌饮酒。

[规格] 每丸重 6g。

8. 丹红化瘀口服液

[药物组成] 丹参、当归、川芎、桃仁、红花、柴胡、枳壳。

[功效主治] 活血化瘀，行气通络。用于气滞血瘀引起的视物不清、突然看不见之症；视网膜中央静脉阻塞症的吸收期见上述证候者。用于视神经萎缩气滞血瘀证，多见于外伤后或久病后，症见视力昏朦，眼底视盘色泽淡白或苍白等。

[用法用量] 口服。一次 1~2 支，一日 3 次，服时摇匀。

[注意事项]

（1）本品气虚体弱或阴虚体质者不宜单独使用。

（2）治疗过程中，不宜食用辛辣肥甘之食物，忌烟酒。

[规格] 每支装 10mL。

9. 复方熊胆滴眼液

[药物组成] 熊胆粉、天然冰片。

[功效主治] 清热降火，退翳明目。用于肝火上炎、热毒伤络所致的白睛红赤、眵多、羞明流泪；急性细菌性结膜炎、流行性角结膜炎见上述证候者。

[用法用量] 滴眼。一次 1~2 滴，一日 6 次；或遵医嘱。

[注意事项]

（1）本品性寒，虚寒证者不宜使用。

（2）本品用于传染性眼病，应避免瓶口污染。

[规格] 每瓶装 8mL。

10. 复方血栓通胶囊（颗粒、片）

[药物组成] 三七、黄芪、丹参、玄参。

[功效主治] 活血化瘀，益气养阴。用于血瘀兼气阴两虚证的视网膜静脉阻塞，症见视力下降或视觉异常、眼底瘀血征象、神疲乏力、咽干、口干；以及用于血瘀兼气阴两虚之稳定性劳累型心绞痛，症见胸闷、胸痛、心悸、心慌、气短、乏力、心烦、口干。

[用法用量] 口服。胶囊剂一次 3 粒，一日 3 次。颗粒剂开水冲服，一次 1 袋，一日 3 次。片剂一次 3 片，一日 3 次。

[注意事项]

（1）本品痰瘀阻络、气滞血瘀者慎用。

（2）用药期间不宜食用辛辣厚味、肥甘滋腻食物。

[规格] 胶囊剂：每粒装 0.5g。颗粒剂：每袋装 3g。片剂：0.40g×24 粒。

11. 复明片（胶囊、颗粒）

[药物组成] 山茱萸（制）、枸杞子、菟丝子、女贞子、熟地黄、地黄、石斛、决明子、木贼、夏枯草、黄连、菊花、谷精草、牡丹皮、羚羊角、蒺藜、石决明、车前子、木通、泽泻、茯苓、槟榔、人参、山药。

[功效主治] 滋补肝肾，养阴生津，清肝明目。用于肝肾阴虚所致的羞明畏光、视物模糊；青光眼，初、中期白内障见上述证候者。用于视神经萎缩肝肾不足证，症见视力渐降，甚至失明，视盘淡白或明显苍白等。

[用法用量] 片剂口服，一次 5 片，一日 3 次，一疗程为 30 天。胶囊剂口服，一次 5

粒，一日 3 次，一疗程 30 天。颗粒剂开水冲服，一次 1 袋，一日 3 次，一疗程 30 天。

［注意事项］

（1）本品脾胃虚寒者慎用。

（2）本品孕妇慎用。

（3）服药期间忌食辛辣之品。

［规格］片剂：每片 0.3g，每盒 90 片。胶囊剂：15 粒 / 板 ×2 板 / 盒。颗粒剂：2g×10 袋。

12. 和血明目片

［药物组成］蒲黄、丹参、地黄、墨旱莲、菊花、黄芩（炭）、决明子、车前子、茺蔚子、女贞子、夏枯草、龙胆草、郁金、木贼、赤芍、丹皮、山楂、当归、川芎。

［功效主治］凉血止血，滋阴化瘀，养肝明目。用于阴虚肝旺，热伤络脉所引起的眼底出血。

［用法用量］口服，一次 5 片，一日 3 次。

［注意事项］

（1）本方止血不留瘀，祛瘀而不伤血，养血而无壅滞，凉血而不凝血，从而达到和血的目的，使血行脉内，气助血行，血载气运的和谐常态，对多种出血性眼底病变均可应用。

（2）本方中偏于凉血的药物多一些，总体来说性偏寒凉，在使用过程中，对脾胃虚弱者，应佐以扶脾和胃之品，或加温中健脾之剂，以防其凉遏过度，气血凝滞不运，影响药效。

［规格］0.3g×30 片 ×2 板。

13. 琥珀还睛丸

［药物组成］熟地黄、地黄、肉苁蓉（酒炙）、杜仲（炭）、枸杞子、菟丝子、沙苑子、天冬、麦冬、知母、石斛、黄连、黄柏、党参（去芦）、山药、茯苓、当归、川芎、琥珀、水牛角浓缩粉、羚羊角粉、青葙子、菊花、苦杏仁（去皮炒）、枳壳（去瓤麸炒）、甘草（蜜炙）。

［功效主治］补益肝肾，清热明目。用于肝肾两亏，虚火上炎所致的内外翳障、瞳孔散大、视力减退、夜盲昏花、目涩羞明、迎风流泪。

［用法用量］口服。一次 2 丸，一日 2 次。

［注意事项］

（1）本品风热、肝火上扰者不宜应用。

（2）本品脾胃虚寒者慎用。

（3）本品孕妇慎服。

［规格］每丸重 6g。

14. 黄连羊肝丸

［药物组成］黄连、龙胆、胡黄连、黄芩、黄柏、密蒙花、木贼、茺蔚子、夜明砂、决明子（炒）、石决明（煅）、柴胡、青皮（醋炒）、鲜羊肝。

［功效主治］泻肝明目。用于肝火旺盛，目赤肿痛，视物昏暗，羞明流泪，胬肉攀睛。

［用法用量］口服。一次 1 丸，一日 1~2 次。

［注意事项］

（1）本品阴虚火旺、体弱年迈、脾胃虚寒者慎用。

（2）服药期间忌食辛辣肥甘之品。

（3）本品苦寒不可过服或久服。

［规格］每丸重 9g。

15. 金花明目丸

［药物组成］熟地黄、菟丝子（盐炒）、枸杞子、五味子、白芍、黄精、黄芪、党参、川芎、菊花、决明子（炒）、车前子（炒）、密蒙花、鸡内金（炒）、金荞麦、山楂、升麻。

［功效主治］补肝，益肾，明目。用于老年性白内障早、中期属肝肾不足、阴血亏虚证，症见视物模糊、头晕、耳鸣、腰膝酸软。

［用法用量］口服。一次 4g，一日 3 次，饭后服用。

［注意事项］脾胃虚弱者不宜用。

［规格］瓶装：每瓶 4g；袋装：每袋 4g。

16. 开光复明丸

［药物组成］黄连、黄芩、黄柏、栀子（姜炙）、大黄、龙胆、玄参、地黄、菊花、防风、蒺藜（去刺盐炒）、羚羊角粉、石决明、红花、当归、赤芍、泽泻、冰片。

［功效主治］清热散风，退翳明目。用于肝胆热盛引起的暴发火眼、红肿痛痒、眼睑赤烂、云翳气蒙、羞明多眵。

［用法用量］口服。一次 1~2 丸，一日 2 次。

［注意事项］

（1）本品脾胃虚寒者慎用。

（2）本品孕妇慎用。

（3）服药期间忌食辛辣肥甘滋腻之物。

［规格］每丸重 6g。

17. 马应龙八宝眼膏

［药物组成］牛黄、麝香、炉甘石、珍珠、琥珀、硼砂、硇砂、冰片。

［功效主治］清热退赤，止痒去翳。用于风火上扰所致的眼睛红肿痛痒、流泪、眼睑红烂；沙眼见上述证候者。

［用法用量］点入眼睑内，一日 2~3 次。

［注意事项］

（1）睑内涂用时，适量即可。

（2）内含麝香，孕妇慎用。

（3）用于睑弦赤烂症时，应清洁创面后涂敷。

［规格］每支装 2g。

18. 明目地黄丸（浓缩丸）

［药物组成］熟地黄、山茱萸（制）、枸杞子、山药、当归、白芍、蒺藜、石决明（煅）、牡丹皮、茯苓、泽泻、菊花。

［功效主治］滋肾，养肝，明目。用于肝肾阴虚，目涩畏光，视物模糊，迎风流泪；年龄相关性黄斑变性肝肾亏虚证，症见眼前固定暗影，眼目干涩，眼底渗出前期或斑痕期

病变等；视神经萎缩肝肾不足证，症见视力渐降，甚至失明，视盘淡白或明显苍白，双眼干涩等。

［用法用量］口服。水蜜丸一次 6g；小蜜丸一次 9g；大蜜丸一次 1 丸，一日 2 次；浓缩丸一次 8~10 丸，一日 3 次。

［注意事项］

（1）本品肝经风热、肝胆湿热、肝火上扰者不宜应用；脾胃虚弱，运化失调者宜慎用。

（2）服药期间不宜食用油腻肥甘、辛辣燥热之食物。

［规格］大蜜丸：每丸重 9g。浓缩丸：每 8 丸相当于原生药 3g。

19. 明目蒺藜丸

［药物组成］蒺藜（盐水炙）、蔓荆子（微炒）、菊花、蝉蜕、防风、荆芥、薄荷、白芷、木贼、决明子（炒）、密蒙花、石决明、黄连、栀子（姜水炙）、连翘、黄芩、黄柏、当归、赤芍、地黄、川芎、旋覆花、甘草。

［功效主治］清热散风，明目退翳。用于上焦火盛引起的暴发火眼、云蒙障翳、羞明多眵、眼边赤烂、红肿痛痒、迎风流泪。

［用法用量］口服。一次 9g，一日 2 次。

［注意事项］

（1）本品阴虚火旺者慎用。

（2）服药期间忌食辛辣、肥甘厚味之品，禁烟酒。

（3）本品年老体弱者慎用。

［规格］每 20 粒重 1g。

20. 明目上清片（丸）

［药物组成］菊花、连翘、黄芩、黄连、薄荷脑、荆芥油、蝉蜕、蒺藜、栀子、熟大黄、石膏、天花粉、麦冬、玄参、赤芍、当归、车前子、枳壳、陈皮、桔梗、甘草。

［功效主治］清热散风，明目止痛。用于外感风热所致的暴发火眼、红肿作痛、头晕目眩、眼边刺痒、大便燥结、小便赤黄。

［用法用量］片剂口服，一次 4 片，一日 2 次。丸剂口服，一次 9g，一日 1~2 次。

［注意事项］

（1）本品脾胃虚寒者慎用。

（2）服药期间忌食辛辣燥热、油腻黏滞之物。

［规格］片剂：每片重 0.64g；丸剂：每袋装 9g。

21. 明珠口服液

［药物组成］何首乌（制）、枸杞子、益母草、当归、白芍、赤芍、红花、决明子、珍珠母、夏枯草、菊花、车前子、茯苓、冬瓜子、甘草。

［功效主治］滋补肝肾，养血活血，渗湿明目。用于肝肾阴虚所致的视力下降、视瞻有色、视物变形；中心性浆液性脉络膜视网膜病变见上述证候者。

［用法用量］每次 10mL，一日 3 次。一疗程 1 个月。

［注意事项］

（1）本品风热、肝火实证者不宜应用。

（2）本品孕妇慎用。

（3）服药期间不宜食用烧烤炙、辛辣厚味，忌烟酒。

［规格］每支装 10mL。

22. 麝珠明目滴眼液

［药物组成］麝香、珍珠（水飞）、石决明（煅）、炉甘石（煅）、黄连、黄柏、大黄、猪胆（膏）、蛇胆、紫苏叶、荆芥、冬虫夏草、冰片。

［功效主治］清热，消翳，明目。用于肝虚内热所致的视物不清、干涩不舒、不能久视。早、中期年龄相关性白内障见上述证候者。

［用法用量］滴眼液：取本品 1 支（0.3g）倒入装有 5mL 生理盐水的滴眼瓶中，摇匀，即可使用，每次 3 滴（每滴之间闭眼 15 分钟），1 日 2 次。1 个月为一疗程。或遵医嘱。

［注意事项］

（1）用药前必须将药液摇晃均匀，用后将瓶盖拧紧。

（2）滴药时，瓶口不能触及眼睑，滴药后休息不少于 5 分钟。

（3）本品中含麝香，孕妇慎用。

［规格］每瓶装 0.3g，溶剂每瓶装 5mL。

23. 石斛明目丸

［药物组成］石斛、天冬、麦冬、地黄、熟地黄、枸杞子、肉苁蓉（酒炙）、菟丝子、五味子（醋炙）、牛膝、人参、山药、茯苓、甘草、水牛角浓缩粉、石膏、黄连、磁石（煅、醋淬）、决明子（炒）、青葙子、菊花、蒺藜（去刺、盐炒）、川芎、防风、苦杏仁（去皮炒）、枳壳（麸炒）。

［功效主治］滋阴补肾，清肝明目。用于肝肾两亏、阴虚火旺所致的视物昏花、内障目暗。

［用法用量］口服。一次 6g，一日 2 次。

［注意事项］

（1）本品肝经风热、肝火上攻实证者不宜使用。

（2）本品脾胃虚弱、运化失调者慎用。

（3）本品孕妇慎服。

［规格］浓缩丸每 100 粒重 12g。

24. 石斛夜光颗粒（丸）

［药物组成］石斛、天冬、麦冬、地黄、熟地黄、枸杞子、肉苁蓉、菟丝子、五味子、牛膝、人参、山药、茯苓、甘草、水牛角浓缩粉、羚羊角、黄连、决明子、青葙子、菊花、蒺藜（盐炒）、川芎、防风、苦杏仁、枳壳（炒）。

［功效主治］滋阴补肾，清肝明目。用于肝肾两亏，阴虚火旺，内障目暗，视物昏花；年龄相关性黄斑变性肝肾亏虚证，症见视物模糊，眼前固定暗影，眼底黄斑区域性色素上皮萎缩等；视神经萎缩肝肾不足证，症见视力渐降，视物昏花，直至不辨人物，视盘淡白或明显苍白等。

［用法用量］颗粒剂：开水冲服，一次 2.5g，一日 2 次。丸剂：口服，水蜜丸一次 6g，小蜜丸一次 9g，大蜜丸一次 1 丸，一日 2 次。

［注意事项］

（1）本品肝经风热、肝火上攻实证者不宜使用。

（2）本品脾胃虚弱、运化失调者慎用。

（3）本品孕妇慎服。

［规格］颗粒剂：每袋装 2.5g；丸剂：大蜜丸每丸重 9g。

25. 双黄连滴眼液

［药物组成］连翘、金银花、黄芩、氯化钠。

［功效主治］驱风清热，解毒退翳，用于风邪热毒性单纯疱疹病毒性树枝状角膜炎。

［用法用量］滴入眼睑内（临用前将一支药粉与一支溶剂配制成溶液，使充分溶解后使用）。一次 1~2 滴，一日 4 次。一疗程为 4 周。

［注意事项］

（1）如药液发生浑浊，应停止使用；配制好的滴眼液，应连续用完，不宜存放后使用，在使用过程中如药液发生浑浊，应停止使用。

（2）药粉与溶剂混匀后，残留于玻璃瓶内的药液量在计量范围之外，请勿刻意取净。

（3）取塞、扣接、混合过程中避免瓶口污染。

［规格］每支装 60mg；滴眼溶剂每支装 5mL。

26. 四味珍层冰硼滴眼液（珍视明滴眼液）

［药物组成］珍珠层粉、天然冰片、硼砂、硼酸。

［功效主治］清热解痉，去翳明目。用于肝阴不足、肝气偏盛所致的不能久视、轻度眼胀、眼痛、青少年远视力下降；青少年假性近视、视疲劳、轻度青光眼见上述证候者。

［用法用量］滴于眼睑内，一次 1~2 滴，一日 3~5 次；必要时可酌情增加。

［注意事项］

（1）忌烟、酒、辛辣刺激性食物。

（2）用药后有砂涩磨痛、流泪频频、眼痒、眼睑皮肤潮红、眼胀者应停用，并到医院就诊。

［规格］每瓶装① 8mL；② 15mL。

27. 夏天无眼药水

［药物组成］夏天无提取物。

［功效主治］活血明目舒筋。用于血瘀筋脉阻滞所致的青少年远视力下降、不能久视；青少年假性近视症见上述证候者。

［用法用量］滴眼睑内，一次 1~2 滴，一日 3~5 次。

［注意事项］

（1）本品对青光眼病人或疑似青光眼病人不宜使用。

（2）本品含有原阿片碱成分，不宜滴眼药量过多、次数过频。

［规格］每支装① 5mL（含原阿片碱 1.875mg）；② 10mL（含原阿片碱 3.75mg）

28. 消朦眼膏

［药物组成］珍珠粉、冰片、硼砂。

［功效主治］用于角膜炎症，角膜溃疡所致的角膜瘢痕及角膜浑浊。

［用法用量］涂入结膜囊内，涂后最好做温热敷 30 分钟，一次适量（如绿豆大小），

一日 4 次。

　　［注意事项］请遵医嘱。

　　［规格］每支装① 2.5g；② 5g。

29. 熊胆丸

　　［药物组成］熊胆、龙胆、大黄、栀子、黄芩、黄连、决明子、柴胡、防风、菊花、木贼、薄荷脑、当归、地黄、泽泻（盐制）、车前子（盐制）、冰片。

　　［功效主治］清热利湿，散风止痛。用于风热或肝经湿热引起的目赤肿痛、羞明多泪。

　　［用法用量］胶囊剂：口服，一次 4 粒，一日 2 次，小儿酌减。

　　［注意事项］

　　（1）本品脾胃虚寒、年老体弱及阴虚者慎用。

　　（2）服药期间不宜食用辛辣肥甘、煎炒炙食物，忌烟酒。

　　（3）本品用于针眼，三四天脓成以后，即可切开排脓，不宜再服本品。

　　（4）本品应用时，应配合外敷清热解毒、消肿退赤药膏，或点用眼药水。

　　［规格］每粒装 0.25g。

30. 熊胆眼药水

　　［药物组成］熊胆粉、硼砂、硼酸、氯化钠。

　　［功效主治］清热解毒，祛翳明目。用于急、慢性卡他性结膜炎，流行性角结膜炎。

　　［用法用量］滴入眼睑内，一次 1~2 滴，一日 3~5 次。

　　［注意事项］

　　（1）本品为外用滴眼药，禁止内服。

　　（2）孕妇慎用。

　　（3）忌烟、酒、辛辣刺激性食物。

　　［规格］每支装① 5mL；② 10mL。

31. 鱼腥草滴眼液

　　［药物组成］本品为鲜鱼腥草经加工制成的滴眼液。

　　［功效主治］清热，解毒，利湿。用于风热疫毒上攻所致的暴风客热、天行赤眼、天行赤眼暴翳，症见两眼刺痛、目痒、流泪；急性卡他性结膜炎、流行性角结膜炎见上述证候者。

　　［用法用量］滴入眼睑内。一次 1 滴，一日 6 次。急性卡他性结膜炎 7 天，流行性角结膜炎 10 天。

　　［注意事项］对鱼腥草过敏者禁用。

　　［规格］每支 8mL。

32. 增光片

　　［药物组成］党参、当归、枸杞子、茯苓、麦冬、五味子、远志（甘草水制）、石菖蒲、牡丹皮、泽泻。

　　［功效主治］补益气血，滋养肝肾，明目安神。用于肝肾不足、气血亏虚所致的远视力下降、不能久视、干涩不舒症。

　　［用法用量］口服。一次 4~6 片，一日 3 次。

［注意事项］

（1）本品非肝肾不足者慎服。

（2）有外感发热、食滞胀满者不宜服用。

（3）孕妇有视疲劳者忌用。

［规格］每片 0.8g。

33. 障眼明片（胶囊）

［药物组成］熟地黄、菟丝子、枸杞子、肉苁蓉、山茱萸、白芍、川芎、黄精、黄芪、党参、甘草、决明子、青葙子、薤仁（去内果皮）、密蒙花、蔓荆子、菊花、石菖蒲、车前子、升麻、葛根、黄柏。

［功效主治］补益肝肾，退翳明目。用于肝肾不足所致的干涩不舒、单眼复视、腰膝酸软或轻度视力下降；早、中期年龄相关性白内障见上述证候者。

［用法用量］片剂口服，一次 4 片，一日 3 次。胶囊剂口服，一次 4 粒，一日 3 次。

［注意事项］

（1）本品脾胃虚寒者应慎用。

（2）治疗过程中不宜食用辛辣烧烤、黏腻肥甘之食物。

［规格］片剂：薄膜衣片，0.21g×100 片 / 瓶。胶囊剂：0.25g×36 粒、0.4g×24 粒。

34. 障翳散

［药物组成］麝香、丹参、红花、茺蔚子、牛胆干膏、羊胆干膏、黄连素、青葙子、决明子、蝉蜕、荸荠粉、硼砂、木通、黄芪、山药、没药、昆布、海藻、珍珠、琥珀、海螵蛸、炉甘石（水飞）、天然冰片、核黄素、无水硫酸钙。

［功效主治］行滞祛瘀，退障消翳。用于老年性白内障及角膜翳属气滞血瘀证。

［用法用量］外用：临用时，将本品倒入滴眼用溶剂瓶中，摇匀后滴入眼睑内，一次 1~2 滴，一日 3~4 次，或遵医嘱。

［注意事项］

（1）每次用药前须将药液摇晃均匀，用后将瓶盖拧紧。

（2）滴药后休息 5 分钟以上，滴药时避免药瓶口触及眼睑。

（3）本品含麝香，孕妇慎用。

［规格］每瓶装 0.3g，滴眼用溶剂每瓶装 8mL。

35. 珍珠明目滴眼液

［药物组成］珍珠液、冰片。

［功效主治］清肝，明目，止痛。能改善眼胀、眼痛、干涩不舒、不能持久阅读等，用于早期老年性白内障、慢性结膜炎、视疲劳见上述证候者。

［用法用量］滴入眼睑内，滴后闭目片刻，一次 1~2 滴，一日 3~5 次。

［注意事项］

（1）使用本品时，要排除物理或化学方面的刺激。

（2）检查是否需要配戴合适的眼镜。

（3）检查是否有其他慢性全身性疾病的存在，如糖尿病等。

［规格］每支装① 10mL；② 8mL。

36. 止血祛瘀明目片

[药物组成] 蒲黄、丹参、地黄、墨旱莲、菊花、黄芩（炭）、决明子、车前子、茺蔚子、女贞子、夏枯草、龙胆、郁金、木贼、赤芍、牡丹皮、山楂、当归、川芎、糊精、硬脂酸镁。

[功效主治] 凉血止血，滋阴化瘀，养肝明目。用于阴虚肝旺，热伤络脉所引起的眼底出血。

[用法用量] 口服，一次 5 片，一日 3 次；或遵医嘱。

[注意事项] 脾胃虚弱者不宜。孕妇禁服。

[规格] 薄膜衣每片重 0.3g。铝塑板，每板 15 粒，每盒 3 板。

37. 紫金锭眼药

[药物组成] 炉甘石（煅）140g、冰片 80g、石膏（煅）200g、大青盐 10g、硼砂 10g。

[功效主治] 清热消炎，除湿止痒。用于风火烂眼，暴发赤肿，眼涩眼痒，视物不清。

[用法用量] 外用，少许涂入眼内，一日 2 次。

[注意事项] 请遵医嘱。

[规格] 每管装 2g。

二、眼科相关中成药

1. 银翘解毒丸（颗粒、胶囊、软胶囊、片、合剂、口服液）

[药物组成] 金银花、连翘、薄荷、荆芥、淡豆豉、牛蒡子（炒）、桔梗、淡竹叶、甘草。

[功效主治] 疏风解表，清热解毒。用于风热感冒，症见发热头痛、咳嗽口干、咽喉疼痛。亦可用于眼科肝经风热证，症见眼痛，羞明流泪，胞轮红赤，黑睛浅层点状浑浊或深层浑浊等；天行赤眼，初感疠气证，症见患眼碜涩灼热，羞明流泪，眼眵稀薄，白睛红赤等。

[用法用量]

（1）丸剂：口服，每丸 3g 装，一次 3 丸，一日 2~3 次。每丸 9g 装，一次 1 丸，一日 2~3 次。每丸 0.15g 装，一次 60 丸，一日 2~3 次。

（2）颗粒剂：开水冲服。每袋 15g 装，一次 1 袋，一日 3 次，重症者加服 1 次。每袋 2.5g 装，一次 6 袋，一日 3 次，重症者加服 1 次。

（3）胶囊剂：口服，一次 4 粒，一日 2~3 次。

（4）软胶囊剂（胶丸）：口服。一次 2 粒，一日 3 次。

（5）片剂：口服，每片 0.3g 装，一次 4 片，一日 2~3 次。素片每片 0.5g 装，一次 2 片，一日 2~3 次。薄膜衣片每片 0.52g 装，一次 2 片，一日 2~3 次。

（6）合剂（含口服液）：口服。一次 10mL，一日 3 次，用时摇匀。

[注意事项]

（1）过敏体质者慎用。

（2）不宜在服药期间同时服用滋补性中成药。

（3）风寒感冒者不适用，其表现为恶寒重，发热轻，无汗，鼻塞流清涕，口不渴，咯吐稀白痰。

（4）患有高血压、心脏病、肝病、糖尿病、肾病等慢性病严重者，孕妇或正在接受其他治疗的病人，均应在医师指导下服用。

（5）服药3天后，症状无改善，或出现发热咳嗽加重，并有其他症状如胸闷、心悸等症状时应去医院就诊。

（6）连续服用应向医师咨询。

［规格］

（1）丸剂：每丸重3g、9g，每10丸重1.5g。

（2）颗粒剂：每袋装2.5g、15g。

（3）胶囊：每粒装0.4g。

（4）软胶囊：每粒装0.45g

（5）片剂：每片重0.3g，素片每片重0.5g，薄膜衣片每片重0.52g。

（6）合剂（含口服液）：每支（瓶）装①10mL；②100mL。

2. 板蓝根颗粒（片剂）

［药物组成］板蓝根。

［功效主治］清热解毒，凉血利咽。用于肺胃热盛所致的咽喉肿痛、口咽干燥、腮部肿胀；急性扁桃体炎、腮腺炎见上述证候者。可用于眼科肝经风热证，症见眼痛，羞明流泪等；也可用于病毒性结膜炎，辨证为初感疠气证，症见患眼碜涩灼热，眼眵稀薄，白睛点片状溢血等。

［注意事项］

（1）不宜在服药期间同时服用滋补性中药。

（2）患有高血压、心脏病、肝病、糖尿病、肾病等慢性病严重者应在医师指导下服用。

（3）儿童、孕妇、哺乳期妇女、年老体弱、脾虚便溏者应在医师指导下服用。

（4）扁桃体有化脓或发热体温超过38.5℃的病人应去医院就诊。

（5）服药3天症状无缓解，应去医院就诊。

（6）儿童必须在成人监护下使用。

（7）请将本品放在儿童不能接触的地方。

（8）如正在使用其他药品，使用本品前请咨询医师或药师。

［用法用量］一次5~10g，一日3~4次。

［规格］

（1）颗粒剂：①每袋装3g（相当于饮片7g）；②每袋装5g（相当于饮片7g）；③每袋装10g（相当于饮片14g）。

（2）片剂：糖衣片每片重0.25g。

3. 双黄连合剂（口服液、颗粒、胶囊、片）

［药物组成］金银花、黄芩、连翘。

［功效主治］疏风解表，清热解毒。用于外感风热所致的感冒，症见发热、咳嗽、咽痛。亦可用于眼科肝经风热证，症见眼痛、羞明流泪、胞轮红赤等；天行赤眼，初感疠气证，症见患眼碜涩灼热、眼眵稀薄、眼睑微红、白睛点片状溢血等。

［用法用量］

（1）合剂：口服。一次 20mL，一日 3 次；小儿酌减或遵医嘱。

（2）颗粒剂：规格①口服或开水冲服。一次 10g，一日 3 次；6 个月以下，一次 2~3g；6 个月至 1 岁，一次 3~4g，1~3 岁，一次 4~5g；3 岁以上儿童酌量或遵医嘱。规格②口服或开水冲服。一次 5g，一日 3 次；6 个月以下，一次 1~1.5g；6 个月至 1 岁，一次 1.5~2g，1~3 岁，一次 2~2.5g；3 岁以上儿童酌量或遵医嘱。

（3）胶囊：口服。一次 4 粒，一日 3 次；小儿酌减或遵医嘱。

（4）片剂：口服。一次 4 片，一日 3 次；小儿酌减或遵医嘱。

［注意事项］

（1）不宜在服药期间同时服用滋补性中药。

（2）糖尿病病人及有高血压、心脏病、肝病、肾病等慢性病严重者应在医师指导下服用。

（3）儿童、孕妇、哺乳期妇女、年老体弱及脾虚便溏者应在医师指导下服用。

（4）体温超过 38.5℃的病人，应去医院就诊。

（5）服药 3 天症状无缓解，应去医院就诊。

（6）本品性状发生改变时禁止使用。

（7）儿童必须在成人监护下使用。

（8）请将本品放在儿童不能接触的地方。

（9）如正在使用其他药品，使用本品前请咨询医师或药师。

［规格］

（1）合剂：①每瓶装 100mL；②每瓶装 200mL；③每支装 10mL；④每支装 20mL。

（2）颗粒剂：①每袋装 5g（相当于净饮片 15g）；②每袋装 5g（相当于净饮片 30g）。

（3）胶囊：每粒装 0.4g。

（4）片剂：每片重 0.53g。

4. 黄连上清丸（颗粒、胶囊、片）

［药物组成］黄连、栀子（姜制）、连翘、炒蔓荆子、防风、荆芥穗、白芷、黄芩、菊花、薄荷、酒大黄、黄柏（酒炒）、桔梗、川芎、石膏、旋覆花、甘草。

［功效主治］散风清热，泻火止痛。用于风热上攻、肺胃热盛所致的头晕目眩、暴发火眼、牙齿疼痛、口舌生疮、咽喉肿痛、耳痛耳鸣、大便秘结、小便短赤；眼科肝胆火炽证，症见患眼涩痛、灼热畏光、热泪频流、白睛混赤等。

［用法用量］

（1）丸剂：规格①大蜜丸，口服，一次 1~2 丸，一日 2 次。规格②水蜜丸，口服，一次 3~6g，一日 2 次。规格③水丸，口服，一次 3~6g，一日 2 次。

（2）颗粒剂：口服，一次 2g，一日 2 次。

（3）胶囊：规格①口服，一次 4 粒，一日 2 次。规格②口服，一次 2 粒，一日 2 次。

（4）片剂：规格①、②口服，一次 6 片，一日 2 次。

［注意事项］

（1）不宜在服药期间同时服用滋补性中药。

（2）患有高血压、心脏病、糖尿病、肝病、肾病等慢性病严重者应在医师指导下服用。

（3）服药 3 天症状无缓解，应去医院就诊。

（4）儿童、年老体弱者应在医师指导下服用。

（5）对该品过敏者禁用，过敏体质者慎用。

（6）药品性状发生改变时禁止服用。

（7）儿童必须在成人监护下使用。

（8）请将此药品放在儿童不能接触的地方。

（9）如正在服用其他药品，使用该品前请咨询医师或药师。

［规格］

（1）丸剂：①每丸重 6g；②每 40 丸重 3g；③每袋装 6g。

（2）颗粒剂：每袋装 2g。

（3）胶囊：①每粒装 0.3g；②每粒装 0.4g

（4）片剂：①薄膜衣片每片重 0.31g；②糖衣片片心重 0.3g。

5. 上清丸（片）

［药物组成］菊花、酒黄芩、薄荷、连翘、黄柏（酒炒）、栀子、酒大黄、荆芥、防风、白芷、川芎、桔梗。

［功效主治］清热散风，解毒排便。用于风热火盛所致的头晕耳鸣、目赤、口舌生疮、牙龈肿痛、大便秘结；眼科肝经风热证，症见患眼涩痛、灼热畏光、黑睛生翳，扩大加深，呈树枝状或地图状等；暴风客热，热重于风证，症见目痛较甚、怕热畏光、热泪如汤、胞睑红肿等。

［用法用量］

（1）丸剂：口服，大蜜丸一次 1 丸，水丸一次 6g，一日 1~2 次。

（2）片剂：口服，一次 2 片，一日 2 次。

［注意事项］

（1）患有心脏病、肝病、糖尿病、肾病等慢性疾病病人应在医师指导下服用。

（2）服药后大便次数每天 2~3 次者，应减量；每天 3 次以上者，应停用并向医师咨询。

（3）服药 3 天后症状无改善，或加重者，应立即停药并去医院就诊。

（4）儿童、孕妇、年老体弱及脾虚便溏者应在医师指导下服用。

（5）对本品过敏者禁用，过敏体质者慎用。

（6）本品性状发生改变时禁止使用。

（7）儿童必须在成人监护下使用。

（8）请将本品放在儿童不能接触的地方。

（9）如正在使用其他药品，使用本品前请咨询医师或药师。

［规格］

（1）丸剂：大蜜丸每丸重 9g；水丸每 10 丸重 1g。

（2）片剂：每基片重 0.3g。

6. 清宁丸

［药物组成］大黄、白术（炒）、半夏（制）、麦芽、牛乳、香附（醋制）、姜厚朴、陈皮、车前草、黑豆、绿豆、桑叶、侧柏叶、桃枝。

［功效主治］清热泻火，消肿通便。用于火毒内蕴所致的咽喉肿痛、口舌生疮、头晕

耳鸣、目赤牙痛、腹中胀满、大便秘结；眼科肝胆火炽证，如症见患眼涩痛、灼热畏光、热泪频流、黑睛生翳，扩大加深、呈树枝状或地图状等；暴风客热，热重于风证，症见目痛较甚、眵多黄稠、热泪如汤、白睛红赤浮肿等。

［用法用量］口服。水蜜丸一次 6g，一日 1~2 次。

［注意事项］

（1）不宜在服药期间同时服用滋补性中药。

（2）患有高血压、心脏病、肝病、糖尿病、肾病等慢性疾病的病人应在医师指导下服用。

（3）服药后大便次数增多且不成形者，应酌情减量。

（4）服药 3 天后症状无改善，或加重者，应立即停药并去医院就诊。

（5）儿童、哺乳期妇女、年老体弱及脾虚便溏者应在医师指导下服用。

（6）对本品过敏者禁用，过敏体质者慎用。

（7）本品性状发生改变时禁止使用。

（8）儿童必须在成人监护下使用。

（9）请将本品放在儿童不能接触的地方。

（10）如正在使用其他药品，使用本品前请咨询医师或药师。

（11）治疗喉痹、口疮、口糜、牙宣、牙痛时可配合外用药物，以增强疗效。

（12）严格按照用法用量服用，本品不宜长期服用。

［规格］水蜜丸每袋装 6g。

7. 新清宁片（胶囊）

［药物组成］熟大黄。

［功效主治］清热解毒，泻火通便。用于内结实热所致的喉肿、牙痛、目赤、便秘、下痢、发热；感染性炎症见上述症候者。亦可用于眼科肝胆火炽证，症见患眼涩痛、热泪频流、白睛混赤、黑睛生翳，扩大加深、呈树枝状或地图状等；暴风客热，热重于风证，症见目痛较甚、怕热畏光、胞睑红肿、白睛红赤浮肿等。

［用法用量］

（1）片剂：口服。糖衣片一次 3~5 片，一日 3 次；薄膜衣一次 3~5 片，一日 3 次。必要时可适当加量。

（2）胶囊剂：口服。一次 3~5 粒，一日 3 次，必要时可适当加量。

［注意事项］

（1）有心脏病、肝病、糖尿病、肾病等慢性疾病的病人应在医师指导下服用。

（2）服药后大便次数每天 2~3 次者，应减量；每天 3 次以上者，应停用并向医师咨询。

（3）服药 3 天后症状无改善或加重者，应立即停药并去医院就诊。

（4）儿童、孕妇、年老体弱及脾虚便溏者应在医师指导下服用。

（5）对本品过敏者禁用，过敏体质者慎用。

（6）本品性状发生改变时禁止使用。

（7）儿童必须在成人监护下使用。

（8）请将本品放在儿童不能接触的地方。

（9）如正在使用其他药品，使用本品前请咨询医师或药师。

［规格］

（1）片剂：每片重① 0.3g（糖衣）；② 0.31g（薄膜衣）。

（2）胶囊：每粒装 0.3g。

8. 龙胆泻肝丸（颗粒、胶囊、片）

［药物组成］龙胆草、黄芩、栀子、车前子、泽泻、木通、当归、地黄、柴胡、甘草。

［功效主治］清肝胆，利湿热。用于肝胆湿热，头晕目赤，耳鸣耳聋，耳肿疼痛，胁痛口苦，尿赤涩痛，湿热带下。亦可用于眼科湿热蕴蒸证，症见眼睛热泪胶黏、胞轮红赤、病情缠绵、反复发作等；病毒性结膜炎，辨证为热毒炽盛，症见患眼灼热疼痛、热泪如汤、白睛弥漫溢血、黑睛星翳等。

［用法用量］

（1）丸剂：口服。水丸：一次 3~6g，一日 2 次；大蜜丸：一次 1~2 丸，一日 2 次；

（2）颗粒剂：开水冲服，一次 4~8g，一日 2 次；

（3）胶囊剂：口服，每粒 0.25g 装，一次 4 粒，一日 3 次；每粒 0.45g 装，一次 2 粒，一日 3 次。

（4）片剂：口服，一次 4 片，一日 2 次。

［注意事项］

（1）清肝胆火，若脾胃虚寒，胃部冷痛，大便稀者慎用。

（2）含有活血、泄热之品，有碍胎气，孕妇慎用。

（3）本品苦寒，易伤正气，儿童、体弱年迈者慎服，即使体质壮实者，也不可过服、久服。

（4）原发性高血压病人服药后出现高血压危象者，应立即停药并采取相应急救措施。

（5）肾功能不全病人慎用。

（6）对本品过敏者禁用，过敏体质者慎用。

（7）不宜在服药期间同时服用滋补性中药。

（8）服药后大便次数增多且不成形者，应酌情减量。

（9）服药期间宜饮食清淡易消化之品，忌烟、酒及辛辣、油腻之品，以免助热生湿。

［规格］

（1）丸剂：大蜜丸每丸重 6g，水丸每 100 粒重 6g。

（2）颗粒剂：每袋装 4g。

（3）胶囊剂：每粒装① 0.25g；② 0.45g。

（4）片剂：每片重 0.41g。

9. 清瘟解毒丸（片）

［药物组成］大青叶、黄芩、葛根、连翘、羌活、防风、白芷、柴胡、川芎、玄参、天花粉、炒牛蒡子、赤芍、桔梗、淡竹叶、甘草。

［功效主治］清瘟解毒。用于外感时疫，憎寒壮热，头痛无汗，口渴咽干，痄腮，大头瘟。也可用于病毒性结膜炎湿热蕴蒸证，症见眼睛热泪胶黏、胞轮红赤、黑睛生翳，如地图状，或黑睛深层生翳，呈圆盘状浑浊、肿胀等；眼科热毒炽盛，症见患眼灼热疼痛、热泪如汤、胞睑红肿、黑睛星翳等。

［用法用量］

（1）丸剂：口服。大蜜丸一次 2 丸，一日 2 次。

（2）片剂：口服。糖衣片一次 6 片，一日 2~3 次；薄膜衣片一次 6 片，一日 2~3 次，小儿酌减。

［注意事项］

（1）不宜在服药期间同时服滋补性中药。

（2）患有高血压、心脏病、肝病、肾病等慢性病严重者应在医生指导下服用。

（3）服药 3 天症状无缓解，应去医院就诊。

（4）儿童、年老体弱者应在医师指导下服用。

（5）儿童必须在成人监护下使用。

（6）请将本品放在儿童不能接触的地方。

（7）如正在使用其他药品，使用本品前请咨询医师或药师。

［规格］

（1）丸剂：大蜜丸每丸重 9g。

（2）片剂：每片重① 0.3g（糖衣）；② 0.3g（薄膜衣）。

10. 连花清瘟胶囊（颗粒）

［药物组成］连翘、金银花、炙麻黄、炒苦杏仁、石膏、板蓝根、绵马贯众、鱼腥草、广藿香、大黄、红景天、薄荷脑、甘草。

［功效主治］清瘟解毒，宣肺泄热。用于治疗流行性感冒属热毒袭肺证，症见发热或高热、恶寒、肌肉酸痛、鼻塞流涕、咳嗽、头痛、咽干咽痛、舌偏红、苔黄或黄腻。亦可用于眼科湿热蕴蒸证，症见胞轮红赤、黑睛生翳、如地图状，或黑睛深层生翳，呈圆盘状浑浊、肿胀，或病情缠绵，反复发作等；病毒性结膜炎，辨证为热毒炽盛，症见患眼灼热疼痛、热泪如汤、胞睑红肿、白睛红赤壅肿、弥漫溢血等。

［用法用量］

（1）胶囊：口服，一次 4 粒，一日 3 次。

（2）颗粒剂：口服，一次 1 袋，一日 3 次。

［注意事项］

（1）不宜在服药期间同时服用滋补性中药。

（2）高血压、心脏病病人慎用。有肝病、糖尿病、肾病等慢性病严重者应在医师指导下服用。

（3）儿童、孕妇、哺乳期妇女、年老体弱及脾虚便溏者应在医师指导下服用。

（4）发热体温超过 38.5℃的病人，应去医院就诊。

（5）严格按用法用量服用，本品不宜长期服用。

（6）服药 3 天症状无缓解，应去医院就诊。

（7）儿童必须在成人监护下使用。

（8）请将本品放在儿童不能接触的地方。

（9）如正在使用其他药品，使用本品前请咨询医师或药师。

［规格］

（1）胶囊：每粒装 0.35g。

（2）颗粒剂：每袋装 6g。

11. 牛黄清胃丸

［药物组成］牛黄、黄芩、黄柏、栀子、石膏、麦冬、玄参、菊花、连翘、薄荷、大黄、枳实（沙烫）、番泻叶、炒牵牛子、冰片、桔梗、甘草。

［功效主治］清胃泻火，润燥通便。用于心胃火盛所致的头晕目眩、口舌生疮、牙龈肿痛、乳蛾咽痛、便秘尿赤。亦可用于眼科湿热蕴蒸证，症见胞轮红赤、黑睛深层生翳、呈圆盘状浑浊、肿胀等；病毒性结膜炎，辨证为热毒炽盛，症见患眼灼热疼痛、胞睑红肿、白睛红赤壅肿、黑睛星翳等。

［用法用量］口服。一次 2 丸，一日 2 次。

［注意事项］服用前应去蜡皮、塑料球壳，本品可嚼服，也可分份吞服。

［规格］每丸重 6g。

12. 加味地黄丸

［药物组成］生地黄、熟地黄、牛膝、当归、枳壳、杏仁、羌活、防风。

［功效主治］滋阴降火祛风。可用于眼科阴虚邪恋证，症见眼内干涩不适、胞轮微红、黑睛生翳日久、迁延不愈或时愈时发等。

［用法用量］口服，一次 1 袋，一日 2 次。

［注意事项］

（1）忌烟、酒及辛辣、生冷、油腻食物。

（2）风寒感冒者不适用。

（3）糖尿病病人及有高血压、心脏病、肝病、肾病等慢性病严重者应在医师指导下服用。

（4）儿童、孕妇、哺乳期妇女应在医师指导下服用。

（5）对本品过敏者禁用，过敏体质者慎用。

［规格］丸剂：大蜜丸每丸重 6g，水丸每 100 粒重 6g。

13. 养阴清肺丸（膏、颗粒、口服液）

［药物组成］地黄、麦冬、玄参、川贝母、白芍、牡丹皮、薄荷、甘草。

［功效主治］养阴润燥，清肺利咽。用于阴虚肺燥，咽喉干痛，干咳少痰或痰中带血。可用于干眼症，辨证为肺阴不足，症见眼部干涩，畏光，少泪，久视易疲劳，黑睛细点星翳，病势迁延难愈等。

［用法用量］

（1）丸剂：规格①大蜜丸，口服，一次 1 丸，一日 2 次。规格②水蜜丸，口服，一次 6g，一日 2 次。

（2）煎膏剂：口服，一次 10~20mL，一日 2~3 次。

（3）颗粒剂：规格①、②口服，一次 1 袋，一日 2 次。

（4）口服液：口服，一次 10mL，一日 2~3 次。

［注意事项］

（1）忌烟、酒及辛辣食物。

（2）痰湿壅盛病人不宜服用，其表现为痰多黏稠，或稠厚成块。

（3）风寒咳嗽者不宜服用，其表现为咳嗽声重，鼻塞流清涕。

（4）有支气管扩张、肺脓肿、肺心病的病人及孕妇，应在医师指导下服用。糖尿病病人服用前应向医师咨询。

（5）服用 3 天，症状无改善者，应去医院就诊。

（6）按照用法用量服用，小儿、年老体虚者应在医师指导下服用。

（7）长期服用应向医师咨询。

（8）药品性状发生改变时禁止服用。

［规格］

（1）丸剂：①每丸重 9g；②每 100 粒重 10g。

（2）煎膏剂：①每瓶装 50g；②每瓶装 150g；③每瓶装 80mL；④每瓶装 100mL。

（3）颗粒剂：①每袋装 6g；②每袋装 15g。

（4）口服液：每支 10mL。

14. 百合固金丸

［药物组成］百合、地黄、熟地黄、麦冬、玄参、川贝母、当归、白芍、桔梗、甘草。

［功效主治］养阴润肺，化痰止咳。用于肺肾阴虚，燥咳少痰，痰中带血，咽干喉痛。亦可用于眼科肺阴不足证，症见眼部干涩、畏光、少泪、视物不清、黑睛细点星翳等。

［用法用量］口服，大蜜丸一次 1 丸，一日 2 次。

［注意事项］

（1）风寒咳嗽者不宜服用，表现为咳嗽痰白质稀，可伴有怕冷、鼻流清涕等症。

（2）痰热咳嗽者不宜服用，表现为咳嗽声高气促、痰多色黄、身热面赤、口渴心烦等症。

（3）寒湿咳喘者不宜服用，表现为咳嗽痰多、色白质稀。

（4）忌烟、酒及辛辣、生冷、油腻食物。

（5）支气管扩张、肺脓肿、肺心病、肺结核病人出现咳嗽时应去医院就诊。

（6）有高血压、心脏病、肝病、糖尿病、肾病等慢性病严重者应在医师指导下服用。

（7）儿童、孕妇、哺乳期妇女、年老体弱者应在医师指导下服用。

（8）服药期间，若病人发热体温超过 38.5℃，或出现喘促气急者，或咳嗽加重、痰量明显增多者应去医院就诊。

（9）服药 7 天症状无缓解者，应去医院就诊。

（10）对该品过敏者禁用，过敏体质者慎用。

（11）药品性状发生改变时禁止使用。

［规格］大蜜丸每丸重 9g。

15. 三仁合剂

［药物组成］苦杏仁、豆蔻、薏苡仁、滑石、淡竹叶、姜半夏、通草、厚朴。

［功效主治］宣化畅中，清热利湿。用于湿温初起，邪留气分，尚未化燥，暑温夹湿，头痛身重，胸闷不饥，午后身热，舌白不渴。亦可用于脾胃湿热证，症见眼部干涩隐痛、白睛淡赤等。

［用法用量］口服，一次 20~30mL，一日 3 次，儿童酌减，体质虚弱者及孕妇慎用。

［注意事项］忌食肥甘食物。

［规格］每 1mL 相当于生药 1g，每瓶装 100mL。

16. 归脾丸（合剂、颗粒）

[药物组成] 党参、炒白术、炙黄芪、炙甘草、茯苓、制远志、炒酸枣仁、龙眼肉、当归、木香、大枣（去核）。

[功效主治] 益气健脾，养血安神。用于心脾两虚，气短心悸，失眠多梦，头晕头昏，肢倦乏力，食欲不振，崩漏便血。亦可用于眼科脾胃虚弱证，症见眼部干涩、睑内可有小泡样分泌物；气血两虚证，症见视力渐降、日久失明、视盘多苍白等。

[用法用量]

（1）丸剂：规格①大蜜丸，用温开水或生姜汤送服，一次1丸，一日3次。规格②浓缩丸，用温开水或生姜汤送服，一次8~10丸，一日3次。规格③水蜜丸，用温开水或生姜汤送服，一次6g，一日3次。规格④、⑤、⑥小蜜丸，用温开水或生姜汤送服，一次9g，一日3次。

（2）合剂：规格①、②口服，一次10~20mL，一日3次，用时摇匀。

（3）颗粒剂：开水冲服，一次2袋，一日3次。

[注意事项] 宜饮食清淡、易消化食物，忌辛辣、油腻、生冷食物。

[规格]

（1）丸剂：①每丸重9g；②每8丸相当于原药材3g；③每袋装6g；④每袋装9g；⑤每瓶装60g；⑥每瓶装120g。

（2）合剂：①每支装10mL；②每瓶装100mL。

（3）颗粒剂：每袋装3g。

17. 参苓白术散（丸、颗粒）

[药物组成] 人参、茯苓、白术（炒）、山药、白扁豆（炒）、莲子、薏苡仁（炒）、砂仁、桔梗、甘草。

[功效主治] 补脾胃，益肺气。用于脾胃虚弱，食少便溏，气短咳嗽，肢倦乏力。也可用于干眼症，辨证为脾气亏虚，症见双目干涩、异物感等；年龄相关性黄斑变性脾虚湿盛证，症见视物变形、视物发暗、黄斑区色素紊乱、玻璃膜疣形成、中心凹反光消失，或黄斑出血、渗出及水肿等。

[用法用量]（1）散剂：规格①、②、③口服，一次6~9g，一日2~3次。

（2）丸剂：口服。一次6g，一日3次。

（3）颗粒剂：口服。一次6g，一日3次。

[注意事项]

（1）忌肥甘油腻等不易消化食物。

（2）感冒发热病人不宜服用。

（3）泄泻兼有大便不通畅，肛门有下坠感者不宜服用。

（4）有高血压、心脏病、肝病、糖尿病、肾病等慢性病严重者应在医师指导下服用。

（5）儿童、孕妇、哺乳期妇女应在医生指导下服用。

（6）服药4周症状无缓解者，应去医院就诊。

[规格]

（1）散剂：①每袋3g；②每袋装6g；③每袋装9g。

（2）丸剂：每100粒重6g。

（3）颗粒剂：每袋装 6g。

18. 补中益气丸（颗粒、口服液）

［药物组成］炙黄芪、党参、炙甘草、炒白术、当归、升麻、柴胡、陈皮。

［功效主治］补中益气，升阳举陷。用于脾胃虚弱、中气下陷所致的泄泻、脱肛、阴挺，症见体倦乏力、食少腹胀、便溏久泻、肛门下坠或脱肛、子宫脱垂。也可用于干眼症，辨证为脾气亏虚，症见双目干涩、眼睑无力、常喜垂闭等；年龄相关性黄斑变性脾虚气弱证，症见视物模糊、眼底后极部有渗出性浅脱等。

［用法用量］

（1）丸剂：规格①大蜜丸，口服，一次 1 丸，一日 2~3 次。规格②浓缩丸，口服，一次 8~10 丸，一日 3 次。规格③水丸，口服，一次 6g，一日 2~3 次。

（2）颗粒剂：口服。一次 3g，一日 2~3 次。

（3）口服液：口服。一次 1 支，一日 2~3 次。

［注意事项］

（1）忌肥甘油腻等不易消化食物。

（2）感冒发热病人不宜服用。

（3）有高血压、心脏病、肝病、糖尿病、肾病等慢性病严重者应在医师指导下服用。

（4）儿童、孕妇、哺乳期妇女应在医生指导下服用。

（5）服药 4 周症状无缓解者，应去医院就诊。

［规格］

（1）丸剂：①每丸重 9g；②每 8 丸相当于原生药 3g；③每袋装 6g。

（2）颗粒剂：每袋装 3g。

（3）口服液：每支 10mL。

19. 四君子丸

［药物组成］白术、党参、茯苓、炙甘草。

［功效主治］益气健脾。用于脾胃气虚，胃纳不佳，食少便溏。也可用于干眼症，辨证为脾气亏虚证，症见双目干涩、异物感、眼睑无力、常喜垂闭等；年龄相关性黄斑变性脾虚气弱证，症见视物变形、眼前暗影、反复发生黄斑部出血等。

［用法用量］口服。一次 1~2 袋，一日 3 次。

［注意事项］

（1）外感或实热内盛者不得服用。

（2）忌肥甘油腻等不易消化食物。

（3）感冒发热病人不宜服用。

（4）有高血压、心脏病、肝病、糖尿病、肾病等慢性病严重者应在医师指导下服用。

（5）儿童、孕妇、哺乳期妇女应在医生指导下服用。

（6）服药 4 周症状无缓解，应去医院就诊。

［规格］每盒 15 袋，每袋装 3g。

20. 杞菊地黄丸（胶囊、片、口服液）

［药物组成］枸杞子、菊花、熟地黄、酒萸肉、牡丹皮、山药、茯苓、泽泻。

［功效主治］滋肾养肝。用于肝肾阴亏，眩晕耳鸣，羞明畏光，迎风流泪，视物昏花

等。亦可用于眼科肝肾亏虚证，症见视物模糊，或眼前固定暗影，眼目干涩，眼底黄斑区域性色素上皮萎缩等；视神经萎缩肝肾不足证，症见视力渐降，甚至失明，视盘淡白或明显苍白等。

［用法用量］

（1）丸剂：规格①大蜜丸，口服，一次1丸，一日2次。规格②浓缩丸，口服，一次8丸，一日3次。规格③水蜜丸，口服，一次6g，一日2次。规格④、⑥小蜜丸，口服，一次9g，一日2次。规格⑤小蜜丸，口服，一次6g，一日2次。

（2）胶囊：口服。一次5~6粒，一日3次。

（3）片剂：口服。一次3~4片，一日3次。

（4）口服液：口服。一次10mL，一日2次。

［注意事项］

（1）儿童及青年病人应去医院就诊。

（2）脾胃虚寒，大便稀溏者慎用。

（3）用药2周后症状未改善，应去医院就诊。

（4）按照用法用量服用。

（5）对本品过敏者禁用，过敏体质者慎用。

（6）本品性状发生改变时禁止使用。

（7）如正在使用其他药品，使用本品前请咨询医师或药师。

［规格］

（1）丸剂：①每丸重9g；②每8丸相当于原药材3g；③每袋装6g；④每袋装9g，⑤每瓶装60g；⑥每瓶装120g。

（2）胶囊：每粒装0.3g。

（3）片剂：片心重0.3g。

（4）口服液：每支装10mL。

21. 八珍丸（颗粒、胶囊、片）

［药物组成］党参、炒白术、茯苓、甘草、当归、白芍、川芎、熟地黄。

［功效主治］补气益血。用于气血两虚之面色萎黄，食欲不振，四肢乏力，月经过多。也可用于年龄相关性黄斑变性脾虚气弱证，症见视物变形，或视物变形，眼前暗影，反复发生黄斑部出血等；视神经萎缩气血两虚证，症见视力渐降，日久失明，视盘多苍白等。

［用法用量］

（1）丸剂：规格①大蜜丸，口服，一次1丸，一日2次。规格②、④浓缩丸，口服，一次8丸，一日3次。规格③水蜜丸，口服，一次6g，一日2次。

（2）颗粒剂：规格①、②开水冲服。一次1袋，一日2次。

（3）胶囊：口服，一次3粒，一日2次。

（4）片剂：口服，薄膜衣片一次2片，一日2次。

［注意事项］宜饮食清淡、易消化食物，忌辛辣、油腻、生冷食物。

［规格］

（1）丸剂：①每丸重9g；②每8丸相当于原生药3g；③每袋装6g；④每瓶装60g。

（2）颗粒剂：①每袋装3.5g（无蔗糖）；②每袋装8g。

（3）胶囊：每粒装 0.4g。

（4）片剂：薄膜衣片每片重① 0.4g；② 0.6g。

22. 人参养荣丸

［药物组成］人参、白术（土炒）、茯苓、炙黄芪、当归、熟地黄、白芍（麸炒）、陈皮、远志（制）、肉桂、五味子（酒蒸）、炙甘草。

［功效主治］补益气血。用于心脾不足，气血两亏之形瘦神疲，食少便溏，病后虚弱。也可用于年龄相关性黄斑变性脾虚气弱证，症见视物模糊，或视物变形，眼前暗影，眼底后极部有渗出性浅脱等；视神经萎缩气血两虚证，症见视力渐降、日久失明、视盘多苍白等。

［用法用量］口服，一次 1 丸，一日 1~2 次。

［注意事项］宜清淡饮食。

［规格］每丸重 9g。

23. 六味地黄丸（颗粒、胶囊）

［药物组成］熟地黄、酒萸肉、牡丹皮、山药、茯苓、泽泻。

［功效主治］滋阴补肾。用于肾阴亏损之头晕耳鸣，腰膝酸软，骨蒸潮热，盗汗遗精，消渴。也可用于年龄相关性黄斑变性肝肾亏虚证，症见视物模糊，眼目干涩，眼底黄斑区域性色素上皮萎缩等。

［用法用量］

（1）丸剂：规格①大蜜丸，口服，一次 1 丸，一日 2 次，规格②浓缩丸，口服，一次 8 丸，一日 3 次。规格③水蜜丸，口服，一次 6g，一日 2 次。规格④、⑤、⑥小蜜丸，口服，一次 9g，一日 2 次。

（2）颗粒剂：开水冲服。一次 5g，一日 2 次。

（3）胶囊：规格①口服，一次 1 粒，一日 2 次。规格②口服，一次 2 粒，一日 2 次。

［注意事项］

（1）忌辛辣食物。

（2）不宜在服药期间服感冒药。

（3）服药期间出现食欲不振、胃脘不适、便秘、腹痛等症状时，应去医院就诊。

（4）服药 2 周症状无缓解，应去医院就诊。

［规格］

（1）丸剂：①每丸重 9g；②每 8 丸重 1.44g（每 8 丸相当于饮片 3g）；③每袋装 6g；④每袋装 9g；⑤每瓶装 60g；⑥每瓶装 120g。

（2）颗粒剂：每袋装 5g。

（3）胶囊：①每粒装 0.3g；②每粒装 0.5g。

24. 芪明颗粒

［药物组成］黄芪、葛根、地黄、枸杞子、决明子、茺蔚子、蒲黄、水蛭。

［功效主治］益气生津，滋养肝肾，通络明目。用于 2 型糖尿病视网膜病变单纯型，辨证属气阴亏虚、肝肾不足、目络瘀滞证，症见视物昏花、目睛干涩、神疲乏力、五心烦热、自汗盗汗、口渴喜饮、便秘、腰膝酸软、头晕、耳鸣等。

［用法用量］开水冲服。一次 1 袋，一日 3 次。

［注意事项］

（1）服用本品期间应忌食辛辣油腻食物。

（2）服用本药期间仍需服用基础降糖药物，以便有效地控制血糖。

（3）脾胃虚寒者，出现湿阻胸闷、胃肠胀满、食少便溏者，或痰多者不宜使用。

（4）个别病人服药后出现 ALT 的轻度升高，尚不能完全排除与本品有关。

（5）服药期间出现胃脘不适、大便稀溏者，可停药观察。

（6）与大剂量养阴生津、活血化瘀中药合用，或与大剂量扩张血管药物合用时，应咨询有关医师。

［规格］每袋装 4.5g。

25. 左归丸

［药物组成］熟地黄、菟丝子、牛膝、龟甲胶、鹿角胶、山药、山茱萸、枸杞子。

［功效主治］滋肾补阴。用于真阴不足之腰酸膝软、盗汗、神疲口燥。也可用于年龄相关性黄斑变性肝肾亏虚证，症见视物模糊、眼目干涩、眼底黄斑区域性色素上皮萎缩等；视神经萎缩肝肾不足证，症见视力渐降，甚至失明，视盘淡白或明显苍白等。

［用法用量］丸剂：水蜜丸一次 9g，一日 2 次。

［注意事项］

（1）忌油腻食物。

（2）感冒病人不宜服用。

（3）服药 2 周或服药期间症状无改善，或症状加重，或出现新的严重症状，应立即停药并去医院就诊。

［规格］水蜜丸每 10 丸重 1g。

26. 右归丸

［药物组成］当归、杜仲、附子、枸杞子、鹿角胶、肉桂、山药、山茱萸、熟地黄、菟丝子。

［功效主治］温补肾阳，填精止遗。用于肾阳不足，命门火衰之腰膝酸冷、精神不振、怯寒畏冷、阳痿遗精、大便溏薄、尿频而清。亦可用于眼科肾阳亏虚证，症见眼前固定暗影、眼目干涩、视物不清等。

［用法用量］口服，一次 1 丸，一日 3 次。

［注意事项］

（1）忌油腻食物。

（2）感冒病人不宜服用。

（3）服药 2 周或服药期间症状无改善，或症状加重，或出现新的严重症状，应立即停药并去医院就诊。

［规格］每丸重 9g。

27. 金匮肾气丸（片剂）

［药物组成］地黄、山茱萸（酒炙）、山药、牡丹皮、泽泻、茯苓、桂枝、附子（炙）、牛膝（去头）、车前子（盐炙）。

［功效主治］温补肾阳，化气行水。用于肾虚水肿，腰膝酸软，小便不利，畏寒肢冷。亦可用于眼科肾阳亏虚证，症见视物模糊、眼目干涩及眼底渗出、水肿或增殖等病变。

［用法用量］

（1）丸剂：规格①大蜜丸，口服，一次 1 丸，一日 2 次。规格②水蜜丸，口服，一次 4~5g（20~25 粒），一日 2 次。

（2）片剂：口服。一次 4 片，一日 2 次。

［注意事项］

（1）忌房事、气恼。

（2）忌食生冷食物。

（3）服药 2 周症状无缓解，应去医院就诊。

［规格］

（1）丸剂：①每丸重 6g；②每 100 粒重 20g。

（2）片剂：每片重 0.27g。

28. 五苓散（胶囊、片）

［药物组成］茯苓、泽泻、猪苓、肉桂、炒白术。

［功效主治］温阳化气，利湿行水。用于阳不化气、水湿内停所致的水肿，症见小便不利、水肿腹胀、呕逆泄泻、渴不思饮。亦可用于眼科痰湿蕴结证，症见视物昏矇，视物变形；眼底视网膜有边界模糊的黄白色渗出、渗出性浅脱等。

［用法用量］

（1）散剂：规格①、②口服，一次 6~9g，一日 2 次。

（2）胶囊：口服，一次 3 粒，一日 2 次。

（3）片剂：口服，一次 4~5 片，一日 3 次。

［注意事项］

（1）服药期间，尽量避免食用生冷油腻、刺激性、难消化的食物。

（2）服药前后半小时不宜吃水果。

（3）根据病情和治疗需要，寒性病不吃生冷，热性病忌辛辣油腻，胸痹者不吃动物内脏肥肉，忌烈酒，肝阳上亢者不食胡椒辣椒和酒，皮肤病病人不吃海鲜及辛辣刺激食品，外感病人不吃油腻食物等。

［规格］

（1）散剂：①每袋装 6g；②每袋装 9g。

（2）胶囊：每粒装 0.45g。

（3）片剂：每片重 0.35g。

29. 二陈丸

［药物组成］陈皮、半夏（制）、茯苓、甘草。

［功效主治］渗湿化痰，理气和胃。用于痰湿停滞导致的咳嗽痰多、胸脘胀闷、恶心呕吐。亦可用于年龄相关性黄斑变性痰湿蕴结证，症见视物昏矇、视物变形；眼底黄斑区水肿、渗出反复迁延不愈等。

［用法用量］口服，一次 9~15g，一日 2 次。

［注意事项］

（1）忌烟、酒及辛辣、生冷、油腻食物。

（2）不宜在服药期间同时服用滋补性中药。

（3）肺阴虚所致的燥咳不适用。

（4）支气管扩张、肺脓肿、肺心病、肺结核病人出现咳嗽时应去医院就诊。

（5）有高血压、心脏病、肝病、糖尿病、肾病等慢性病严重者应在医师指导下服用。

（6）儿童、孕妇、哺乳期妇女、年老体弱者应在医师指导下服用。

（7）服药期间，若病人体温超过 38.5℃，或出现喘促气急者，或咳嗽加重、痰量明显增多者应去医院就诊。

（8）服药 7 天症状无缓解，应去医院就诊。

［规格］每 100 粒重 6g。

30. 六君子丸

［药物组成］党参、茯苓、白术（麸炒）、甘草（蜜炙）、半夏（制）、陈皮、生姜、大枣。

［功效主治］补脾益气，燥湿化痰。用于脾胃虚弱之食量不多，气虚痰多，腹胀便溏。亦可用于眼科痰湿蕴结证，症见视物变形，眼底视网膜有边界模糊的渗出性浅脱，或黄斑区水肿等。

［用法用量］口服，每次 9g，每日 2 次。

［注意事项］

（1）忌食生冷油腻及不易消化食物。

（2）不适用于脾胃阴虚，主要表现为口干、舌红少津、便干者。

（3）小儿、年老体弱者应在医师指导下服用。

（4）服药 7 天症状无缓解，应去医院就诊。

［规格］每盒 6 袋，每袋 9g。

31. 清气化痰丸

［药物组成］半夏、陈皮、胆南星、茯苓、瓜蒌仁霜、酒黄芩、苦杏仁、枳实。

［功效主治］清肺化痰。用于肺热咳嗽之痰多黄稠，胸脘满闷。亦可用于眼科痰湿蕴结证，症见视物变形，眼底视网膜有边界模糊的黄白色渗出，或黄斑区水肿、渗出反复迁延不愈等。

［用法用量］口服，一次 6~9g，一日 2 次。

［注意事项］

（1）忌烟、酒及辛辣、生冷、油腻食物。

（2）不宜在服药期间同时服用滋补性中药。

（3）风寒咳嗽，痰湿阻肺者不适用。

（4）支气管扩张，肺脓肿，肺心病，肺结核病人出现咳嗽时应去医院就诊。

（5）有高血压、心脏病、肝病、糖尿病、肾病等慢性病严重者应遵医嘱。

（6）儿童，孕妇，哺乳期妇女，年老体弱及脾虚便溏者应遵医嘱。

（7）服药期间，若病人体温超过 38.5℃，或出现喘促气急者，或咳嗽加重、痰量明显增多者应去医院就诊。

（8）服药 3 天症状无缓解，应去医院就诊。

（9）对本品过敏者禁用，过敏体质者慎用。

（10）本品性状发生改变时禁止使用。

（11）儿童必须在成人监护下使用。

（12）请将本品放在儿童不能接触的地方。

（13）如正在使用其他药品，使用本品前请咨询医师或药师。

［规格］每 6 丸相当于原生药 3g。

32. 知柏地黄丸

［药物组成］知母、黄柏、熟地黄、山茱萸（制）、牡丹皮、山药、茯苓、泽泻。

［功效主治］滋阴降火。用于阴虚火旺之潮热盗汗，口干咽痛，耳鸣遗精，小便短赤。亦可用于眼科阴虚火旺证，症见突然视力下降，视物变形，黄斑出血、渗出和水肿等眼底病。

［用法用量］规格①大蜜丸，口服，一次 1 丸，一日 2 次。规格②、⑥浓缩丸，口服，一次 8 丸，一日 3 次。规格③、⑤水蜜丸，口服，一次 6g，一日 2 次。规格④小蜜丸，口服，一次 9g，一日 2 次。

［注意事项］

（1）忌肥甘油腻等不易消化食物。

（2）感冒发热病人不宜服用。

（3）有高血压、心脏病、肝病、糖尿病、肾病等慢性病严重者应在医师指导下服用。

（4）儿童、孕妇、哺乳期妇女应在医生指导下服用。

（5）服药 4 周症状无缓解，应去医院就诊。

［规格］丸剂：①每丸重 9g；②每 10 丸重 1.7g；③每袋装 6g；④每袋装 9g；⑤每瓶装 60g；⑥每 8 丸相当于原生药 3g。

33. 丹栀逍遥丸（片、胶囊剂）

［药物组成］牡丹皮、栀子（炒焦）、柴胡（酒制）、白芍（酒炒）、当归、茯苓、白术（土炒）、薄荷、甘草（蜜炙）。

［功效主治］疏肝解郁，清热调经。用于肝郁化火，胸胁胀痛，烦闷急躁，颊赤口干，食欲不振或有潮热，以及妇女月经先期，经行不畅，乳房与少腹胀痛。亦可用于眼科肝气郁结证或肝气郁结化火证，症见视物模糊等眼底病变。

［用法用量］

（1）丸剂：口服。水丸一次 6~9g，一日 2 次。

（2）片剂：口服。薄膜衣片一次 6~8 片，一日 2 次。

（3）胶囊：口服。一次 3~4 粒，一日 2 次。

［注意事项］

（1）宜清淡饮食，忌辛辣、生冷及油腻食物。

（2）应保持心情舒畅。

［规格］

（1）丸剂：水丸每袋重 6g。

（2）片剂：薄膜衣片每片重 0.35g。

（3）胶囊：每粒装 0.45g。

34. 四物颗粒

［药物组成］当归、川芎、白芍、熟地黄。

［功效主治］养血，调经。适用于产后康复以及营血虚弱、瘀血内阻所致月经不调、面部皮肤色素斑沉着等。亦可用于气血不足，症见突然视力下降，眼底出血、视物变形，网膜水肿、视神经萎缩等。

［用法用量］温开水冲服。一次 5g，一日 3 次。

［注意事项］

（1）忌肥甘油腻等不易消化食物。

（2）感冒发热病人不宜服用。

（3）有高血压、心脏病、肝病、糖尿病、肾病等慢性病严重者应在医师指导下服用。

（4）儿童、孕妇、哺乳期妇女应在医生指导下服用。

（5）服药 4 周症状无缓解，应去医院就诊。

［规格］每袋重 5g。

35. 防风通圣丸（颗粒）

［药物组成］防风、荆芥穗、薄荷、麻黄、大黄、芒硝、栀子、滑石、桔梗、石膏、川芎、当归、白芍、黄芩、连翘、白术（炒）、甘草。

［功效主治］解表通里，清热解毒。用于外寒内热，表里俱实，恶寒壮热，头痛咽干，小便短赤，大便秘结，瘰疬初起，风疹湿疮。亦可用于暴风客热，风热并重证，症见患眼焮热疼痛，刺痒交作，怕热畏光，泪热眵结，白睛赤肿等。

［用法用量］

（1）丸剂：规格①大蜜丸，口服，一次 1 丸，一日 2 次。规格②浓缩丸，口服，一次 8 丸，一日 2 次。规格③水丸，口服，一次 6g，一日 2 次。

（2）颗粒剂：口服。一次 1 袋，一日 2 次。

［注意事项］

（1）不宜在服药期间同时服用滋补性中药。

（2）严格按用法用量服用，本品不宜长期服用，服药 3 天后症状未改善或皮疹面积扩大加重者，应去医院就诊。

（3）忌烟酒及辛辣、生冷、油腻食物。

［规格］

（1）丸剂：①每丸重 9g；②每 8 丸相当于原药材 6g；③每 20 丸重 1g。

（2）颗粒剂：每袋装 3g。

36. 感冒退热颗粒

［药物组成］大青叶、板蓝根、连翘、拳参。

［功效主治］清热解毒，疏风解表。用于上呼吸道感染、急性扁桃体炎、咽喉炎属外感风热、热毒壅盛证，症见发热、咽喉肿痛。亦可用于病毒性结膜炎，辨证为初感疠气证，症见患眼碜涩灼热、眼眵稀薄、眼睑微红、白睛红赤等。

［用法用量］开水冲服，一次 1~2 袋，一日 3 次。

［注意事项］

（1）不宜在服药期间同时服用滋补性中药。

（2）糖尿病人及有高血压、心脏病、肝病、肾病等慢性病严重者应在医师指导下服用。

（3）忌辛辣、油腻食物。

（4）本品形状发生改变时禁止使用。

（5）儿童、孕妇、哺乳期妇女、年老体弱及脾虚便溏者应在医师指导下服用。

（6）扁桃体有化脓或发热超过 38.5℃的病人应去医院就诊。

（7）服药 3 天症状无缓解，应去医院就诊。

（8）儿童必须在成人监护下使用。

（9）请将本品放在儿童不能接触的地方。

（10）如正在使用其他药品，使用本品前请咨询医师或药师。

［规格］每袋装 18g；无蔗糖 4.5g。

37. 逍遥丸（颗粒、胶囊）

［药物组成］柴胡、当归、白芍、炒白术、茯苓、炙甘草、薄荷、生姜。

［功效主治］疏肝健脾，养血调经。用于肝郁脾虚所致的郁闷不舒、胸胁胀痛、头晕目眩、食欲减退、月经不调。亦可用于眼科肝气郁结证，症见视物模糊，视盘色淡或苍白，或视盘生理凹陷扩大加深等。

［用法用量］

（1）丸剂：规格①大蜜丸，口服，一次 1 丸，一日 2 次。规格②、③水丸，口服，一次 6~9g，一日 1~2 次。规格④浓缩丸，口服，一次 8 丸，一日 3 次。

（2）颗粒剂：规格①、②、③、④开水冲服。一次 1 袋，一日 2 次。

（3）胶囊剂：口服。一次 4 粒，一日 2 次。或遵医嘱，儿童酌减。

［注意事项］宜清淡饮食，忌辛辣、生冷食物。

［规格］

（1）丸剂：①每丸重 9g；②每袋装 6g；③每袋装 9g；④每 8 丸相当于原生药 3g。

（2）颗粒剂：①每袋装 4g；②每袋装 5g；③每袋装 6g；④每袋装 15g。

（3）胶囊：每粒装 0.34g。

38. 血府逐瘀丸（口服液、胶囊、颗粒、片）

［药物组成］柴胡、当归、地黄、赤芍、红花、炒桃仁、麸炒枳壳、甘草、川芎、牛膝、桔梗。

［功效主治］活血祛瘀，行气止痛。用于气滞血瘀所致的胸痹、头痛日久、痛如针刺而有定处、内热烦闷、心悸失眠、急躁易怒。亦可用于视神经萎缩气滞血瘀证，多见于外伤后或久病后，症见视力昏矇、眼底血管病变性或视神经萎缩等。

［用法用量］

（1）丸剂：规格①大蜜丸，空腹，用红糖水送服。一次 1~2 丸，一日 2 次。规格②水蜜丸，空腹，用红糖水送服。一次 6~12g，一日 2 次。规格③水丸，空腹，用红糖水送服。一次 1~2 袋，一日 2 次。规格④小蜜丸，空腹，用红糖水送服。一次 9~18g（45~90 丸），一日 2 次。

（2）口服液：口服，一次 10mL，一日 3 次，或遵医嘱

（3）胶囊：口服。一次 6 粒，一日 2 次，1 个月为一疗程。

（4）颗粒剂：开水冲服。一次 1 袋，一日 3 次。

（5）片剂：口服。一次 6 片，一日 2 次。

［注意事项］宜清淡饮食，忌生冷、油腻食物。

［规格］

（1）丸剂：①每丸重9g；②每60粒重6g；③每67丸约重1g；④每100丸重20g。

（2）口服液：每支装10mL。

（3）胶囊：每粒装0.4g。

（4）颗粒剂：每袋6g。

（5）片剂：每片重0.4g。

39. 银杏叶胶囊（片、滴丸、颗粒、口服溶液、酊剂）

［药物组成］银杏叶提取物。

［功效主治］活血化瘀通络。用于瘀血阻络引起的胸痹心痛、中风、半身不遂、舌强语謇；冠心病稳定型心绞痛、脑梗死见上述证候者。亦可用于视神经萎缩气滞血瘀证，多见于外伤后或久病后，症见视力昏矇、眼底视盘色泽淡白或苍白等。

［用法用量］

（1）胶囊：规格①口服，一次2粒，一日3次；或遵医嘱。规格②口服，一次1粒，一日3次；或遵医嘱。

（2）片剂：规格①口服，一次2片，一日3次；或遵医嘱。规格②口服，一次1片，一日3次；或遵医嘱。

（3）滴丸剂：规格①、②口服，一次5丸，一日3次；或遵医嘱。

（4）颗粒剂：开水冲服。一次2袋，一日3次。

（5）口服液：口服。一次10mL，一日3次，4周一疗程。

（6）酊剂：口服。一次2mL，一日3次；可滴入少许温开水中服用。或遵医嘱，儿童酌减。

［注意事项］忌烟酒、浓茶及生冷、辛辣、油腻食物。

［规格］

（1）胶囊：①每粒含总黄酮醇苷9.6mg、萜类内酯2.4mg；②每粒含总黄酮醇苷19.2mg、萜类内酯4.8mg。

（2）片剂：①每片含总黄酮醇苷9.6mg、萜类内酯2.4mg；②每片含总黄酮醇苷19.2mg、萜类内酯4.8mg。

（3）滴丸剂：①每丸重60mg；②薄膜衣丸每丸重63mg。

（4）颗粒剂：每袋2g。

（5）口服溶液：每支装10mL。

（6）酊剂：每瓶装30mL。

40. 复方丹参片（颗粒、胶囊、滴丸）

［药物组成］丹参、三七、冰片。

［功效主治］活血化瘀，理气止痛。用于气滞血瘀所致的胸痹，症见胸闷、心前区刺痛；冠心病心绞痛见上述证候者。可用于眼科气滞血瘀证，多见于视力昏矇、眼底血管性病变等。

［用法用量］

（1）片剂：规格①、③口服，一次3片，一日3次。规格②口服，一次1片，一日

3次。

（2）胶囊：口服。一次3粒，一日3次。

（3）颗粒剂：口服。一次1袋，一日3次。

（4）滴丸剂：规格①、②吞服或舌下含服。一次10丸，一日3次。28天为一疗程；或遵医嘱。

［注意事项］

（1）忌烟酒、浓茶及生冷、辛辣、油腻食物。

（2）服药后胃脘不适者宜饭后服。

［规格］

（1）片剂：①薄膜衣小片每片重0.32g（相当于饮片0.6g）；②薄膜衣大片每片重0.8g（相当于饮片1.8g）；③糖衣片（相当于饮片0.6g）。

（2）颗粒剂：每袋装1g。

（3）胶囊：每粒装0.3g。

（4）①滴丸剂每丸重25mg；②薄膜衣滴丸每丸重27mg。

41. 丹参注射液（片、胶囊、滴注液）

［药物组成］丹参。

［功效主治］活血化瘀，通脉养心。用于冠心病胸闷、心绞痛。亦可用于用于眼科气滞血瘀证，多见于外伤后或久病后，症见视力昏蒙、眼底血管性病变等。

［用法用量］

（1）注射液：肌内注射，一次2~4mL，一日1~2次；静脉注射，一次4mL（用50%葡萄糖注射液20mL稀释后使用），一日1~2次；静脉滴注，一次10~20mL（用5%葡萄糖注射液100~500mL稀释后使用），一日1次。或遵医嘱。

（2）片剂：口服，一次3~4片，一日3次。

（3）胶囊：口服，一次3~4粒，一日3次。

（4）滴注液：静脉滴注。一次250mL，一日1次。或遵医嘱，儿童酌减。

［注意事项］

（1）宜清淡饮食。

（2）滴注液不宜静脉注射。

（3）注射制剂不得与罂粟碱、山梗菜碱、士的宁、喹诺酮类抗生素、细胞色素C、硫酸庆大霉素、注射用头孢拉定、普萘洛尔、维生素C等注射剂混合使用；不宜与川芎嗪、维生素K、凝血酶类药物、阿托品注射液配伍使用。

（4）注射制剂溶解不完全、与其他化学药物配伍后出现浑浊或产生沉淀者禁用。

（5）出现浑浊、沉淀、变色、漏气或瓶身细微破裂者均不能使用。

［规格］

（1）注射液：①每支装2mL；②每支装10mL。

（2）片剂：每片重0.27g。

（3）胶囊：每粒装0.28g。

（4）滴注液：每瓶装250mL。

42. 十全大补丸

[药物组成] 熟地黄、党参、白术（炒）、茯苓、炙黄芪、当归、酒白芍、肉桂、川芎、炙甘草。

[功效主治] 温补气血。用于气血两虚之面色苍白，气短心悸，头晕自汗，体倦乏力，四肢不温，月经量多。亦可用于视神经萎缩等气血两虚证，症见视力渐降、日久失明、视盘多苍白等。

[用法用量] 口服。丸剂：大蜜丸一次 1 丸，小蜜丸次 9g，水蜜丸一次 6g，一日 2~3 次；水丸一次 6g，一日 2 次；浓缩丸一次 8~10 丸，一日 3 次。

[注意事项] 宜饮食清淡、易消化食物，忌辛辣、油腻、生冷食物。

[规格] 丸剂：大蜜丸每丸重 9g；小蜜丸每 100 丸重 20g；水蜜丸每 10 丸重 1.8g；水丸每 10 丸重 0.6g；浓缩丸每 8 丸相当于原材料 3g。

43. 人参归脾丸

[药物组成] 人参、炙黄芪、当归、龙眼肉、麸炒白术、茯苓、远志（去心，甘草炙）、炒酸枣仁、木香、炙甘草。

[功效主治] 益气补血，健脾养心。可用于视神经萎缩等气血两虚证，症见视力渐降、日久失明、视盘多苍白等。

[用法用量] 口服。丸剂：大蜜丸一次 1 丸，小蜜丸次 9g，水蜜丸一次 6g，一日 2 次。

[注意事项]

（1）宜饮食营养丰富、易消化吸收食物，饮食有节；忌烟酒、浓茶及生冷食物。

（2）保持精神舒畅，劳逸适宜；忌过度思虑，避免恼怒、抑郁、惊恐等不良情绪。

[规格] 丸剂：大蜜丸每丸重 9g；小蜜丸每瓶装 90g（每 10 丸重 2g）；水蜜丸每瓶装 30g（每 100 粒重 30g）。

44. 血栓通注射液

[药物组成] 本品为五加科植物三七根茎经加工制成的三七总皂苷配制成的灭菌水溶液。

[功效主治] 活血祛瘀，通脉活络。可用于中风偏瘫，瘀血阻络证；动脉粥样硬化性血栓性脑梗死、脑栓塞、视网膜中央静脉阻塞见瘀血阻络证者。

[用法用量]

（1）静脉注射：一次 2~5mL，用氯化钠注射液 20~40mL 稀释后使用，一日 1~2 次。

（2）静脉滴注：一次 2~5mL，用 10% 葡萄糖注射液 250~500mL 稀释后使用，一日 1~2 次。

（3）肌内注射：一次 2~5mL，一日 1~2 次。

（4）理疗：一次 2mL，加注射用水 3mL，从负极导入。

[注意事项] 本品遇冷可能析出结晶，可置 50~80℃热水中溶解，冷至室温即可使用。

[规格] 每支 5mL：175mg（三七总皂苷）。

45. 血栓通胶囊

[药物组成] 三七总皂苷。

[功效主治] 活血祛瘀，通脉活络。可用于脑络瘀阻引起的中风偏瘫，心脉瘀阻引起的胸痹心痛；脑梗死、冠心病心绞痛见上述证候者。

［用法用量］口服，一次 1 粒，一日 3 次。

［注意事项］过敏体质者慎服。

［规格］0.18g×20 粒。

（苑维　秦亚丽）

第四章　预防与康复概要

预防与康复是从不同的角度针对疾病发生前和发生后的不同阶段采取的措施。预防是防止致病因素侵袭和伤害机体，故而有"虚邪贼风，避之有时""不治已病治未病"之说。康复是对病后的一个调理，"病后康复"指在治疗上要做到善始善终。

眼科疾病的预防及康复，是眼科医疗工作的重要组成部分。由于眼部结构精细，并且有部分组织直接外露于体表，即使轻微损伤，都可能引起结构改变，导致视功能减退，甚至完全丧失；同时由于眼作为视觉器官，是机体的一部分，不少眼部的病变可影响到全身，全身性的疾病也可导致眼部病变。因此，认真做好眼部疾病的预防及康复工作，对个人、家庭及社会，均具有十分重要的意义。

一、眼科疾病的预防

眼科疾病的预防包括未病先防与既病防变两个方面的内容。

（一）未病先防

未病先防，即在疾病未发生之前，采取综合性的预防措施，增强人体正气，防止眼部疾病的发生。其中，有关不同时期随季节气候变化的不同来预防眼部疾病；有关青少年、电脑族、老年人等不同人群各自用眼特点的不同来预防眼部疾病；不同情况下根据眼表疾病与眼底疾病的差异来预防眼部疾病的内容。本章重点讨论对眼部常见病、时疫病、眼科急症的预防。

1.遵从规律

人从幼年到老年，由于用眼的频繁度及机体代谢的不同，所导致的眼部疾病也有所差异。因此，根据人的不同年龄阶段，在眼部疾病的预防上主要有以下几个方面。

（1）青少年及电脑族：青少年学业繁重以及电子产品广泛应用，使得眼部疾病大为增加，如白涩症、目昏、目芒芒等。《审视瑶函》曰："劳瞻竭视，能致病而损光华""久视伤睛成近视"等。说明长期使用目力不当，可促使视功能减退。因此，在这类疾病的预防上，应做到合理休养、起居有常；顺应四时、调和七情；辨证择食、营养有节；同时每日可配合按摩眼周穴位，以疏通经络气血，消除疲劳，从整体的角度去预防。

（2）中老年人：《灵枢·大惑论》曰："五脏六腑之精气皆上注于目、而为之精。"《太平惠民和剂局方》云："明孔遍通五脏，脏器若乱，目患即生；诸脏既安，何辄有损。"老年人由于身体功能的退化，脏腑精液气血的盈亏，身体其他部位脏器多病变，眼作为视觉器官，是机体的一部分，因此全身性的疾病导致眼部病变的可能性也大为增加，而这部分眼病主要以圆翳内障、视瞻昏渺、云雾移睛、消渴目病、白睛溢血等为主。在预防上，我们可以从以下几点入手：①积极控制：基础疾病如有眩晕、消渴等全身病时，应积极治疗全身病；②饮食调护：饮食上应多以清淡为主，勿食肥甘厚腻、炙煿辛辣之品；③调畅情志：情志舒畅，畅达气机，避免急躁、沮丧；④及早治疗：当发现疾病时，及时到医院检查诊治。

2. 防疫避秽

时疫病在眼科疾病中占有一定地位，随着季节性的变化，天气变化对人的眼睛产生重要影响，有些甚至可致盲。因此，做好时疫疾病的预防工作至关重要。对眼部时疫病的预防，主要采取以下几方面的措施。

（1）注意卫生：风热眼、天行赤眼、天行赤眼暴翳、时复症等疾病，部分随季节性变化而具有传染性，因此在个人平时生活时，要注意手帕、毛巾、脸盆及其生活用品的卫生，尽量减少与别人共用；在饮食上，宜清淡，多食蔬果，少食辛辣刺激性食物；在用眼卫生上，注意勿经常用脏手、脏毛巾揉擦眼睛。

（2）隔离病人：前人很早就认识到隔离以防疫的重要性，认为及时隔离病人要较服药预防为好，如《疫痧草》记载："家有疫痧人，吸收病人之毒，而发病者为传染，兄弟痧而预防弟服药，盍若兄发痧而使弟他居之为妙乎。"除注意隔离病人外，尚应强调对曾与病人接触而未发病的人，也要隔离。采取隔离的方法，可分为家庭隔离或医院隔离等多种形式。新中国成立初期，广泛流行的沙眼疾病曾导致多人致盲，至今在偏远的农村地区仍存在，因此，预防沙眼仍具有重要意义。

（3）药物预防：用避秽祛毒药物防疫的方法由来已久。早在晋代葛洪的《肘后备急方》中就已提出用"渡瘴散""辟瘟疫"等内服方药，以预防时疫的传染。各家医籍中也有记载，如用苍术、白芷、艾叶等焚烧进行室内消毒；用贯众、白矾置水中等进行饮水消毒；佩戴大蒜、大黄以避秽等。

3. 谨防急症

眼科急症虽然很少危及生命，但如络阻暴盲、络瘀暴盲、目系暴盲等疾病，其致盲性对个人、家庭及社会造成极大影响。《抄本眼科》云："不害疾，忽然眼目黑暗，不能视见，白日如夜。"预防此类急症，尽早发现、及时去医院就诊是关键。

此外，眼居高位，暴露于外，易受外来伤害，眼外伤可以造成视力严重障碍，甚至完全失明，故平时要做好预防眼外伤的宣传教育工作，使广大群众了解眼外伤的基本预防知识，一旦发生眼外伤，必须及时去医院诊治。

（二）既病防变

病既已成，应及早发现进行治疗，以防疾病的发展和传变，是中医"治未病"预防思想的另一重要内容。如《素问·八正神明论》所云："上工救其萌芽……下工救其已成，救其已败。"即指此意。眼部结构精细，且居高位，暴露于外，当外感之邪侵袭眼部时，目赤、目痒、目痛、流泪等不适症状马上就会出现，因此及时控制病情变化，以防疾病传变尤为重要。又如糖尿病可以引起白内障、糖尿病视网膜病变等，糖尿病日久，不仅肺脾肾受损，其他脏腑经络亦失调，脏腑阴液亏损，虚火上扰清窍，热扰血络，则会致眼底出血。所以糖尿病病人应该定期做眼底检查，并给予相应的治疗，避免眼底损害的发展。正如《难经·七十七难》云："治未病者，见肝之病，知肝传脾，故先实其脾气，无令得受肝之邪。"《审视瑶函》所说："目之害者起于微，睛之损者由于渐。"

二、眼科疾病的康复

有关眼科疾病的康复内容，主要有以下几个方面。

1. 严密观察病情

眼部疾病有急、慢性之分，慢性病损及急性病损都对生活质量造成很大影响。当发现病变时，要从整体出发，望、闻、问、切四诊合参，全面把握病情，详细加以记录，以防病情传变。

2. 合理服药调理

病愈后根据具体情况服些具补益作用的调理性药物。如当急性眼病痊愈后，往往伴有机体正气不足和脾胃运化功能的减退，此时服些调理脾胃、补气养血等药物，可使机体正气及脾胃功能早日恢复，提高机体抵抗力，对防止眼病复发有很好的作用。

3. 强调饮食宜忌

饮食乃生精化血之源，宜规律有常，品种多样，营养丰富、化源充盛。不可暴饮暴食；忌食辛辣刺激之物，如葱、姜、辣椒、蒜等；戒烟慎酒，烟酒为辛热刺激之物，其性辛热，有生热助火之忧。目为火户、邪火炎上，为害目之源。同时尚需注意"食复"。"食复"是指久病或大病初愈，因饮食不节，脾胃受损，而使疾病复发。故病后调护，尤其要注意饮食。

4. 合理运动休息

在眼病康复治疗过程中，要处理好全身和眼局部动与静的辩证关系，注意动静结合，分为两种情况：一为静中防动。全身和眼局部都需要安静休息，便于眼病康复。如有慢性虚证疾病，或体力消耗过多的情况下，就需全身和眼部都静养，不宜用目力过度。二为全身情况良好，而眼局部病情较重。例如，年轻体壮者眼外伤的前房出血反复发作，虽然令病人卧床休息配合治疗，而仍不能控制病情的情况，其重要因素是只考虑了全身的静养，而未注意限制眼球局部的活动。因此，应该合理地运动及休息，保证眼部疾病的康复。

5. 注意精神调摄

七情指人的喜、怒、忧、思、悲、恐、惊七方面的情志活动。情志过极，致使脏腑功能失调，气血运行失畅，而致疾病丛生。如《证治准绳·杂病七窍门》谓："病伤于阳者，缘忿怒暴悖……病伤于阴者，多色欲悲伤，思竭哭泣太频之故。"因此，眼部疾病病人，务必保持七情和畅，精神愉快乐观，使百脉通畅，脏腑安和，气机升降有度，从而眼部得到气血精液濡养而康复。

（杨薇）

参考文献

［1］姜恒. 关注眼健康：正确预防眼科疾病. 中国医药报，2015-06-05.

［2］王丽云，刘开全. 眼科常见季节性疾病的预防. 世界最新医学信息文摘. 2016-07-05.

［3］张花指，刘莹. 用"治未病"思想指导眼科疾病的防治. 甘肃省中医药学会，2008年学术年会论文集，2008-07-01.

［4］高健生. 中医康复治疗在眼病中的应用. 中国中医眼科杂志. 1996（02）：11.

［5］彭清华. 中医眼科学. 北京：中国中医药出版社. 2012.

各　论

第五章　眼表疾病

第一节　睑缘炎

睑缘炎是指睑缘部皮肤黏膜、睫毛毛囊及睑板腺等组织的亚急性或慢性炎症，为临床常见疾病，一般双眼发病，呈慢性、复发性临床过程。因炎症累及睑缘部位不同，睑缘炎可分为前部睑缘炎（主要为睫毛根部的炎症）、后部睑缘炎（主要表现为睑板腺功能障碍）和混合型睑缘炎，而以往国内通常将睑缘炎分为鳞屑性睑缘炎、溃疡性睑缘炎和眦部睑缘炎。

属于中医"睑弦赤烂""风弦赤眼""眦赤烂"等范畴，俗称烂眼边、红眼边。

近几年，关于睑缘炎、睑缘炎引起的角结膜病变以及睑板腺功能障碍逐渐受到广大眼科医师的重视，大家对这些疾病的认识也越来越广、越来越深，但目前国内外尚无确切的发病率及流行病学资料。

【病因病机】

（一）中医病因病机

（1）脾胃蕴热，复受风邪，风热合邪触染睑缘，伤津化燥。

（2）脾胃湿热，外感风邪，风、湿、热邪相搏，循经上攻睑缘而发病。

（3）心火内盛，风邪犯眦，引动心火，风火上炎，灼伤睑眦。

古人认为该病主要为风热所致。《诸病源候论·目病诸候》曰：目赤烂眦候"此由冒触风日，风热之气伤于目，而眦睑皆赤烂"，目数十年赤候"风热伤于目眦，则目眦赤烂，其风热不去，故眦常赤烂"。

《太平圣惠方》曰："目热则内外眦烂。"

后世医家则认为该病的病因与风、湿、热三邪关系密切，风胜则痒、湿胜则烂、热胜则赤。

睑缘炎的病机转化取决于风、湿、热等病邪与人体正气相争，邪正盛衰，孰强孰弱，内外相感的情况。发病初期以实证为主，偏于风者，以睑缘部位赤痒、睫毛根部鳞屑为主；偏于湿者以睑缘皮肤糜烂、溃疡灶为主；偏于热者，以睑缘红赤为主；心火旺盛者，以两眦为发病部位多见。治疗得当，则病邪去而诸症消，若失治误治，则缠绵难愈，最终导致虚实错杂证，出现眼睑肥厚，倒睫、秃睫，溢泪等。

其病位主要涉及脾、心。

（二）西医病因病机

目前睑缘炎的病因仍不清楚，一般认为睑缘炎是由多种病因共同作用导致的疾病。

睑缘炎常可分为感染性和非感染性两大类，前者主要包括细菌（其中葡萄球菌、棒状杆菌属和痤疮丙酸杆菌多见）、蠕形螨虫、真菌及病毒；后者主要有免疫性、睑板腺功能障碍相关性、溢脂性、红斑狼疮相关性、过敏性及药物性等。

此外，长期眼部化妆、全身性疾病、环境因素等均可导致睑缘炎的发生。

【临床表现】

（一）症状

1. 鳞屑性睑缘炎

睑缘干痒、刺痛和异物感。

2. 溃疡性睑缘炎

睑缘干痒、刺痛、烧灼感和异物感明显。

3. 眦部睑缘炎

内外眦部痒、异物感、烧灼感、畏光和流泪。

（二）体征

1. 鳞屑性睑缘炎

睑缘充血，皮肤和睫毛根部覆有细小灰白色或黄色皮样鳞屑。病程长者，睑缘肥厚，钝圆，睑缘轻度外翻。

2. 溃疡性睑缘炎

睑缘充血、糜烂，黏液脓性渗出，睫毛根部形成小脓包或溃疡，覆有黄色痂皮。睫毛毛囊破坏、脱落，形成秃睫，常并发倒睫、慢性结膜炎、睑缘肥厚变形、外翻、泪点闭塞。

3. 眦部睑缘炎

内外眦部反复充血、皲裂和糜烂，表面有灰黄色黏液脓性分泌物，多伴有眦部结膜炎。长期慢性病人可致眦部粘连、睑裂缩小。

4. 慢性睑缘炎

睑缘红赤反复发作，皮肤燥裂或有脱屑。

表 5-1 中医证型与西医类型对照

中医证型	西医类型
风热偏盛证	鳞屑性睑缘炎
湿热偏盛证	溃疡性睑缘炎
心火上炎证	眦部睑缘炎
血虚风燥证	上述三种类型，病程日久者

【实验室及其他辅助检查】

1. Marx 线检查

正常位于睑板腺开口的结膜侧，可被荧光素钠、虎红或丽丝胺绿染色，其宽度为（0.11±0.09）mm。根据 Marx 线荧光色染色的结果，对其进行评分，共分为 0~3 分，用以判断睑板腺的功能。

2. 睑板腺红外线分析

利用红外线睑板腺分析仪，可观察睑板腺的缺失并进行评分和评级。

3. 角膜激光共聚焦显微镜检查

可测量睑板腺直径、密度以及是否有炎症细胞浸润等。有助于了解活体睑板腺的病理变化、指导治疗和判断疗效。

4. 眼前节 OCT 检查

可构建睑板腺的 3D 图像，目前主要用于睑板腺的研究。

【诊断与鉴别诊断】

一、诊断要点

（一）辨病要点

注重病人的主观症状及睑缘部的改变。

病人均有不同程度的眼部刺痒感、异物感、烧灼感。如果眼部检查发现睑缘充血，皮肤和睫毛根部覆有细小灰白色或黄色皮样鳞屑，与皮肤凝结或为干痂，无溃疡及秃睫多为鳞屑性睑缘炎；如果睑缘睑缘充血、糜烂，黏液脓性渗出，睫毛根部形成小脓包或溃疡，覆有黄色痂皮，并可见秃睫形成则为溃疡性睑缘炎；如果病变主要发生在外眦部，表现为充血、糜烂和皲裂，严重者内眦部也受累，则为眦部睑缘炎。

（二）中医辨证要点

发病初期以实证为主。

1. 风热外袭证

睑弦赤痒，灼热刺痛，睫毛根部有糠皮样鳞屑；舌质红，苔薄黄，脉浮数。常见于鳞屑性睑缘炎病人。

2. 湿热壅盛证

患眼痒痛并作，睑弦红赤糜烂，睫毛根部结痂，除去痂皮后可见出血、溃疡，黏液与睫毛胶结成束，睫毛乱生；舌质红，苔黄腻，脉滑数。常见于溃疡性睑缘炎病人。

3. 心火上炎证

眦部睑弦红赤、灼热刺痒，甚或睑弦赤烂、化脓出血；舌尖红，苔黄腻，脉数。常见于眦部睑缘炎病人。

4. 血虚风燥证

睑缘红赤反复发作，皮肤燥裂或有脱屑，痒涩不适；舌质淡，苔薄黄，脉细。多见于病久耗伤阴血，病情反复发作者，属虚实错杂证。

（三）西医诊断要点

睑缘炎的临床诊断主要依据体征、并参考病史和症状。

1. 前睑缘炎

（1）双眼发病，反复发作或迁延性病史。

（2）睑弦充血或毛细血管扩张和睫毛根部鳞屑、结痂或溃疡等。

2. 后睑缘炎

（1）双眼发病，反复发作或迁延性病史。

（2）睑弦充血或毛细血管扩张和睑缘形态（包括睑板腺开口）改变，或睑脂质和量改变。

3. 混合型睑缘炎

符合前睑缘炎和后睑缘炎的诊断标准。

鳞屑性睑缘炎可伴有颜面部痤疮；眦部睑缘炎可伴有角膜、鼻前庭炎病史。

二、鉴别诊断

1. 接触性睑皮炎

本病也可出现眼部发痒和烧灼感，但多有过敏原接触史，眼睑皮肤可见湿疹样改变。

2. 睑腺炎

本病可出现眼睑皮肤及睫毛根部睑缘的红赤肿胀，但由眼睑腺体的细菌性感染引起，开始时红肿范围较弥散，可发现明显压痛硬结，疼痛较剧烈，数日后可自行溃破，以疼痛为主，同侧耳前淋巴结肿大和压痛。

【治疗】

一、中医治疗

（一）治疗原则

本病以祛风清热除湿为主，内治、外治相结合。

（二）辨证施治

1. 风热外袭证

1）辨证要点

睫毛根部有糠皮样鳞屑。舌红苔薄，脉浮数。

2）治疗法则

祛风清热止痒。

3）方剂

（1）常规方药：银翘散（《温病条辨》）加减。常用药：金银花、连翘、薄荷、桔梗、荆芥穗、淡竹叶、牛蒡子、甘草、淡豆豉、芦根、蝉蜕、乌梢蛇、蛇床子。

（2）中成药：明目蒺藜丸、明目上清丸（片）、银翘解毒丸（颗粒、胶囊、软胶囊、片、合剂、口服液）、双黄连合剂（口服液、颗粒、胶囊、片）、上清丸（片）。

（3）《中医眼科全书》中用加减四物汤化裁治疗。睑弦红赤重者，选加银花、蒲公英之品以助清热解毒退赤之功。

2. 湿热壅盛证

1）辨证要点

睑弦红赤糜烂，脓血结痂，眵泪胶黏，睫毛稀疏，或倒睫，秃睫。舌质红，苔黄腻，脉滑数。

2）治疗法则

清热除湿，祛风止痒。

3）方剂

（1）常规方药：除湿汤（《眼科纂要》）加减。常用药：连翘、黄连、黄芩、滑石、车前子、枳壳、荆芥、防风、陈皮、茯苓、天花粉、甘草、蝉蜕、薄荷、蒺藜、苍术、黄柏、蒲公英、金银花。

（2）中成药：龙胆泻肝丸（颗粒、胶囊、片）、熊胆丸、马应龙八宝眼膏、白敬宇眼药、三仁合剂。

（3）《中医眼科全书》中对痒甚者，可选加地肤子、白鲜皮、苦参、白蒺藜之类以增强除湿止痒之力。

3. 心火上炎证

1）辨证要点

眦部睑弦红赤，灼热刺痒，甚或睑弦赤烂，出脓出血。舌尖红，苔黄腻，脉数。

2）治疗法则

清心泻火。

3）方剂

（1）常规方药：导赤散（《小儿药证直诀》）合黄连解毒汤（《外台秘要》）加减。常用药：地黄、通草、淡竹叶、甘草、黄连、黄芩、黄柏、栀子、赤芍、牡丹皮、地肤子、防风、苍术。

（2）中成药：开光复明丸，黄连上清丸（颗粒、胶囊、片）。

4. 血虚风燥证

1）辨证要点

睑缘红赤反复发作，皮肤燥裂或有脱屑。舌质淡，苔薄黄，脉细。

2）治疗法则

养血祛风润燥。

3）方剂

（1）常规用方：四物汤（《太平惠民和剂局方》）加减。常用药：熟地黄、白芍、当归、川芎、地黄、牡丹皮、天冬、麦冬、白鲜皮、蝉蜕。

（2）中成药：四物颗粒。

（三）外治法

外治法是治疗本病十分关键的方法，应当仔细地对睑缘进行清洁，拭去鳞屑、脓痂、拔出已松脱的睫毛，清除毛囊中脓液，充分暴露病损处，才能药达病所。

1. 熏洗法

用千里光、白鲜皮、苦参、野菊花、蒲公英、蛇床子等，或苦参、白鲜皮、黄柏、蛇床子、地肤子等水煎熏洗睑缘皮肤。

熏洗方剂用量及操作方法：千里光 30g、白鲜皮 15g、苦参 30g、野菊花 15g、蒲公英 30g、蛇床子 30g，加水煎煮，以汤药热气熏眼，每次 10~15 分钟，距离不要太近，以蒸气能达到患眼，感觉温热为准，避免烫伤；待汤药温度下降到 40℃以下时，用药液洗眼。

鳞屑性睑缘炎：加荆芥、防风、蒺藜；溃疡性睑缘炎：加金银花、连翘、蒲公英等。

2. 湿敷法

用内服中药的药渣，或用消毒纱布浸渍内服或外洗药液后湿热敷。

3. 涂药膏法

炉甘石 50g，火煅，研为细末，过 200 目筛，装瓶备用。用时取炉甘石粉适量，麻油调匀，涂于睑缘上，每晚 1 次。

4. 超声雾化法

超声雾化熏眼能使药物直接作用于眼部达到疏通经络、祛风清热、解毒消肿、止痒的效果，适用于各种类型的睑缘炎。具体操作：双黄连粉针剂 0.6g，加 30mL 蒸馏水溶解后加入雾化器中，进行眼部超声雾化，每日 2 次，每次 20 分钟，8 天为 1 个疗程；鱼腥草注射液 20mL 加入雾化器中，对准患眼局部熏眼 20 分钟，症状较轻者 1 日 1 次，较重者 1 日 2 次。

中药汤剂熏眼：根据病情，选择白芷、防风、菊花、黄连等药煎汤，置超声雾化器中喷雾患眼；或用苦参、黄连、黄柏各 10g 加蒸馏水煎煮取液 100mL，灭菌瓶装置冰箱备用，治疗时取药液 20mL，加入超声雾化器中，熏眼同上。

二、中西医协同治疗

西医对睑缘炎的认识除了睑弦充血、睫毛根部鳞屑、结痂或溃疡外，还重视睑板腺的功能障碍。治疗强调尽量避免危险因素，抑制细菌繁殖，积极进行眼局部治疗，改善睑板腺脂质代谢与分泌，处理并发症的发生。

一般来讲，临床上不管什么类型，首先都要进行局部治疗，包括局部物理治疗和局部药物治疗。

1. 局部物理治疗

眼局部热敷是公认治疗睑缘炎的重要步骤之一。一方面可以使睑缘的分泌物软化便于清洁，另一方面，可升高眼睑的局部温度，使睑脂黏滞度下降，便于排出。中医的熏洗法和湿敷法除有上述作用外，还因中药的清热解毒作用能更好地达到治疗目的。建议热敷温度以 40℃为宜，每次热敷时间 5~10 分钟，每天 2~3 次。

热敷完成后，可通过按摩眼睑，促进睑板腺分泌物的排出。方法：用食指沿睑板腺走行方向，由上向下，自内眦角向外眦角，轻柔地按压眼睑，注意不要压迫眼球。可促进眼睑血液循环以及疏通受阻塞的睑板腺管口，每天 1~2 次。如睑板腺阻塞较严重的病人，应定期到医院，由医务人员进行睑板腺按摩。同时，在热敷完成后还应进行睑缘清洁。可用稀释的婴儿沐浴液（用水 1∶1 稀释），用消毒棉签蘸取清洁睫毛根部，去除结痂及脂质分泌物，最好每天早晚各进行 1 次。

2. 局部药物治疗

睑缘炎病人睑缘微环境的改变，更有利于细菌的生长和繁殖，所以对睑缘炎病人通常局部可选用红霉素眼药膏、夫西地酸凝胶及氟喹诺酮类抗生素等进行治疗。眼膏或凝胶制剂可在睑缘停留时间较长，效果更好，建议在局部物理治疗后涂抹眼药膏，也可应用中药传统制剂如马应龙八宝眼膏、白敬宇眼药等。每天涂睑缘 1~2 次，共 2 周；当炎症减轻后，可改为每晚 1 次，持续 2~3 个月。中药超声喷雾治疗，每天 1 次，10 次为一疗程，可进行 1~2 个疗程。

在局部治疗的同时，应根据病人的全身情况及舌苔脉象进行辨证施治。

另外，如病人有全身疾病，如脂溢性皮炎、红斑狼疮、免疫性疾病等，以及中、重度后睑缘炎或混合型睑缘炎，且常规局部治疗疗效欠佳的病人可选用全身药物治疗。主要是口服，常用四环素类药物、大环内酯类抗生素。

【典型案例】

案例 1　女性，72 岁，双眼干痒，刺痛 2 个月余。既往一直按结膜炎治疗，效果不佳。

［眼部及全身检查］双眼睑缘充血，睫毛根部可见较多鳞屑，结膜充血，角膜清，染色阴性，BUT 2 秒。舌红苔薄，脉浮数。

［西医诊断］睑缘炎（前睑缘炎）、干眼。

［中医诊断］睑弦赤烂、白涩症。

［治疗经过］嘱病人以中药金银花、蒲公英、蝉蜕、菊花、白蒺藜、防风煎汤，用汤药热气熏眼，每次 10~15 分钟，每天 3~4 次。熏敷后，用鱼腥草眼药水滴湿消毒棉签，用其自睫毛根部刷向睫毛梢，清洁睫毛根部，去除鳞屑。治疗 2 周后，自觉症状明显减轻。

［复诊检查］睑缘充血减轻，睫毛根部鳞屑减少。坚持治疗近 2 个月，病人自觉症状不明显自行停药。后反复发作数次，都嘱病人用上法治疗，均明显减轻症状。

［病例分析］睑缘炎多表现为慢性炎症，常合并结膜炎、角膜炎、干眼，且容易反复发作，临床上容易误诊为结膜炎，故对久治不愈的结膜炎病人要注意除外睑缘炎。用清热解毒的中药煎汤熏敷，可使睑板腺腺口的酯质黏滞度下降，便于排出，分泌物软化便于清洁，其清热解毒的药性又可达到祛风清热止痒的功效，同时用鱼腥草眼药水滴湿棉签清洁睫毛根部，既可去除鳞屑，又是局部上药，否则睑缘部位很难药到病所。

案例 2　女性，58 岁，双眼干痒、刺痛、伴有明显的烧灼感和异物感 1 个月余。

［眼部检查］双眼睑缘充血，睫毛根部有脓痂，睑板腺开口阻塞，结膜充血，角膜清，染色阴性。舌质红，苔微黄略腻，脉滑数。

［西医诊断］睑缘炎（混合型睑缘炎）。

［中医诊断］睑弦赤烂。

［治疗经过］除湿汤（《眼科纂要》）加减。连翘、黄连、黄芩、滑石、车前子、枳壳、荆芥、防风、陈皮、茯苓、天花粉、甘草、蝉蜕、蒺藜、苍术、黄柏、蒲公英、金银花、苦参。每日1剂，嘱病人前2煎早晚分服，第3煎，少加水，煎时少许，用以温热熏敷，每次10~15分钟，每天3~4次。熏敷后，用鱼腥草眼药水滴湿消毒棉签，用其自睫毛根部刷向睫毛梢，清洁睫毛根部，去除脓痂，之后再用棉签清洁睑板腺口，使睑缘光滑。治疗10余天，症状好转。

［复诊检查］睑缘充血减轻，睫毛根部脓痂减少，睑板腺口仍有少量脂栓。嘱继续以上法治疗，并在清洁睑板腺口之后，用氧氟沙星眼膏涂抹睑缘，坚持治疗3个月。

［病例分析］本例病人主要表现为睑缘充血，睫毛根部有脓痂，睑板腺开口阻塞，舌质红，苔微黄略腻，脉滑数，属于中医湿热壅盛证。选用除湿汤清热除湿，祛风止痒。方中黄连、黄芩、连翘清热燥湿，兼以解毒；滑石、车前子清热利湿；茯苓健脾祛湿；荆芥、防风散风清头目，止目痒；枳壳、陈皮、甘草健脾理气逐湿；苍术、黄柏、苦参加强清热燥湿之力；蒲公英、金银花清热解毒等，全方共奏清热利湿、散风止痒之功。同时，重视局部治疗，用中药温热熏敷后，以滴湿鱼腥草眼药水的消毒棉签清洁睫毛根部，去除脓痂，并且清理睑板腺腺口，使其开放，光滑，然后上消炎眼药膏。因湿邪致病的特点即黏滞，缠绵不愈，故要嘱咐病人坚持治疗，症状好转后仍要继续治疗一段时间，以巩固疗效。

【预防与调护】

（1）注意饮食调节，勿过食辛辣刺激之品：睑缘炎病人宜清淡饮食，戒烟禁酒，少吃辣椒、胡椒、芥末等辛辣食物，以及高脂肪、高胆固醇的油腻食物。眦部睑缘炎病人可适当补充维生素 B_2 或食用富含维生素 B_2 的食物如动物肝脏、蛋黄、糙米及绿叶蔬菜等。

（2）适当运动，增强体质，保证充足睡眠：避免过度疲劳，保证睡眠充足，加强体育锻炼，增强体质，是预防本病的重要措施。

（3）保持眼部清洁，避免风沙烟尘刺激：注意眼部清洁，不用脏手揉眼睛，避免使用劣质化妆品及风沙烟尘刺激可以预防该病的发生。

（4）凡屈光不正、视疲劳者，应及时矫正和注意眼的劳逸结合：屈光不正是本病的一个重要诱因，要及时矫正；注意用眼卫生，避免长时间使用电脑、电视、手机等视频终端，可以通过做眼保健操缓解眼疲劳。

【现代研究进展】

一直以来，睑板腺疾病未得到临床应有的重视。迄今为止，国内外尚缺乏对睑缘炎共识性的诊断和治疗标准，对其可能的病因主要有以下几点。

细菌感染是引起睑缘炎发病的主要因素之一。细菌产生的酯酶可使睑板腺脂质分泌物发生改变，有利于细菌的进一步生长和繁殖。细菌还可通过其毒性作用，对组织直接侵袭，引发组织炎性反应，以及免疫反应导致睑缘炎的发生。

病毒可能是导致睑缘炎的病因之一。

寄生虫，尤其是蠕形螨可能是睑缘炎的另一发病原因。螨虫的侵袭以及其代谢产物可导致毛囊或睑板腺的阻塞，从而诱发睑缘炎的发生。

过敏反应也可为睑缘炎的发病原因。另外，长期使用化妆品、全身性疾病、眼局部其他疾病、空气污染等均可能与睑缘炎的发生有一定关系。

近几年，对睑缘炎及其周围组织的相关性有了较多认识。提出睑板腺功能障碍（MGD）与睑缘炎有着十分密切的关系，是导致睑缘炎发生的重要病因之一。另外，随着临床对睑缘炎认识的加深和相关研究的开展，逐渐发现严重的睑缘炎还会导致睑缘炎相关角结膜病变，如不及时诊治，会给病人的视功能带来不可逆的损害。

目前睑缘炎的治疗方式主要包括：眼睑热敷（使用潮湿的热气、化学方法加热、中药熏洗或红外线热源等方法）、睑缘清洗以及手工睑板腺挤压按摩等，其中中药熏洗湿敷的报道较多。研究发现，温热刺激能升高眼睑局部的温度，使之温度高于睑板腺脂质的熔点，从而提升脂质的流动性；温热刺激还能使眼睑和结膜的毛细血管扩张，促进其血液和淋巴液循环，有利于药物的吸收、渗透和传播；亦能湿润眼睑、结膜、角膜，并缓解这些部位干燥引起的不适感，因此，中药熏蒸外洗既有热敷作用，又有药物治疗作用。

通过中药煎汤之热气熏蒸眼部的治疗称为熏法，取药汁直接在睑缘上擦洗为外洗法，蘸取药液在患部浸渍为湿敷。此三种方法多联合使用，如先熏后洗、外洗加湿敷等。常用的中药有黄芩、黄连、荆芥、防风、茯苓、蝉蜕、连翘及白鲜皮等，此类药物共奏清热解毒燥湿、祛风止痒之功效。

睑缘炎多以局部治疗为主，各种疗法的联合应用效果更佳，中西医结合、内服与超声雾化熏眼、中药熏洗与内服、熏洗与湿敷、外洗与外敷及联合局部点药、涂眼药膏等都是治疗睑缘炎的较好疗法。

（宋立）

参考文献

［1］孙旭光．睑缘炎与睑板腺功能障碍．人民卫生出版社，2015．

［2］段俊国，中医眼科学．人民卫生出版社，2012．

［3］肖国士，唐由之．中医眼科全书．人民卫生出版社，2011．

［4］金明．中医临床诊疗指南释义（眼科疾病分册）．中国中医药出版社，2015．

［5］孙旭光．睑缘炎及其相关角结膜病变．眼科，2012，21（3）：154–156．

［6］黄丽娟，高莹莹，许锻炼．蠕形螨睑缘炎的研究进展．国际眼科纵横，2007,（3）．

［7］穆剑，田臻，鲁长明，等，睑缘炎病人眼部蠕形螨感染调查分析．中国实用眼科杂志，2009（7）．

［8］田晔，李朝品．睑缘炎病人眼睑蠕形螨感染调查．中国寄生虫病防治杂志，2004，（4）．

［9］李海燕，庞国祥．睑缘炎．睑板腺功能障碍与干眼症．国外医学眼科学分册，2003，23（2）：67–72．

［10］高莹莹，刘文．睑板腺功能异常研究进展．国外医学眼科学分册，2003，23（1）．

[11] 孙旭光, 侯文博, 邓世靖. 睑缘炎及其相关角结膜病变. 中华眼科杂志, 2012 (7).

[12] 梁庆丰, 刘含若, 郭燕, 等. 睑板腺热脉动系统治疗睑板腺功能障碍的临床观察. 中华眼科杂志, 2015, 51 (12): 924-931.

[13] 高英, 刘莹, 符碧峰. 睑板腺功能障碍的研究进展. 中国中医眼科杂志, 2016, 26 (3): 201-205.

[14] 李志勇. 睑缘炎的临床治疗进展. 中国中医眼科杂志, 2005, 15 (1): 59-60.

[15] 巩鸿霞, 孟秀阁. 中药外洗治疗睑缘炎的临床观察. 天津中医药, 2011 (4).

[16] 王砚颖, 姚小平, 庄晋峰, 等. 中药熏蒸法联合眼部按摩治疗睑缘炎的临床观察. 国际眼科杂志, 2012 (4).

[17] 陈兹满, 邱波, 李振萍. 加味除湿汤与熏洗方外洗治疗睑缘炎 40 例. 陕西中医, 2010 (4).

[18] 杨孝埔, 张栋, 马龙. 中药熏敷加内服治疗慢性睑缘炎 36 例. 中医研究, 2011 (10).

[19] 周峻. 中药外洗汤治疗睑缘炎 116 例疗效观察. 湖北中医杂志, 2011 (11).

[20] 常学静. 中药熏洗为主治疗睑缘炎 32 例. 四川中医, 2004 (12).

[21] 毛泉报, 王印昌. 复方苦参洗剂治疗睑缘炎 342 例. 河北中医, 2002 (11).

第二节　细菌性结膜炎

超急性细菌性结膜炎

超急性细菌性结膜炎由奈瑟菌属细菌引起, 包括淋球菌性结膜炎和脑膜炎球菌性结膜炎, 其特征为潜伏期短, 病情进展迅速, 结膜充血水肿, 并伴有大量脓性分泌物, 治疗不及时, 几天后可发生角膜溃疡、穿孔等多种并发症, 严重威胁视力。成人淋球菌性结膜炎较脑膜炎球菌性结膜炎更为常见, 而脑膜炎球菌性结膜炎多见于儿童。两种致病菌均可引起全身扩散, 包括败血症。

本病在中医古籍中未有相关记载, 近代中医根据其分泌物由病初的浆液性很快转变为脓性, 脓液量多, 不断从睑裂流出的病症特点, 称之为"脓漏眼"。

【病因病机】

(一) 中医病因病机

外感疫毒, 或眵泪相染, 致肺胃邪毒炽盛, 夹肝火升腾, 上攻于目。

(二) 西医病因病机

由奈瑟菌属细菌 (淋球菌或脑膜炎球菌) 引起, 淋球菌性结膜炎, 成人主要通过生殖器 – 眼接触传播而感染, 新生儿主要因分娩时经患有淋球菌性阴道炎的母体产道感染, 潜伏期 2~5 天者多为产道感染，出生后 7 天发病者为产后感染。奈瑟脑膜炎球菌性结膜炎最常见于血源性播散感染，也可通过呼吸道分泌物传播。

【临床表现】

淋球菌性结膜炎，成人潜伏期为 10 小时至 3 天不等，起病急，双眼常同时受累。新生儿病人多在出生后 2~3 天发病，症状较成人更为严重。脑膜炎球菌性结膜炎的潜伏期为数小时至 1 天，多见于儿童，通常为双眼性，表现类似于淋球菌性结膜炎，严重者可发展成化脓性脑膜炎，危及生命。

（一）症状

患眼红肿、疼痛、畏光、流泪、大量分泌物。

（二）体征

初期眼睑和结膜轻度水肿，继而症状迅速加重，结膜充血水肿伴有大量分泌物。分泌物由初期的浆液性很快转变为脓性。常伴有耳前淋巴结肿大和压痛，可有淋球菌性阴道炎或尿道炎。

【实验室及其他辅助检查】

眼分泌物涂片或结膜刮片可见淋球菌；急性期尿道或阴道分泌物涂片可见革兰阴性双球菌；急性期血常规检查，白细胞总数可增加，中性粒细胞比例可升高。

【诊断及鉴别诊断】

一、诊断要点

（一）辨病要点

（1）发病急剧。
（2）胞睑及白睛高度红肿。
（3）眵多如脓。
（4）易引起黑睛生翳溃损。

（二）中医辨证要点

1. 热毒炽盛证

患眼灼热疼痛，畏光难睁，白睛红肿，眵泪黄稠，拭之即生，黑睛星翳，或见睑内有点状出血及假膜形成；恶寒发热，便秘溲赤；舌质红，苔薄黄，脉数。

2. 气血两燔证

患眼灼痛剧烈，胞睑及白睛红肿，赤脉深红粗大，脓性眼眵源源不断，黑睛溃烂，甚则穿孔；兼见身热头痛，咽痛口渴，大便秘结，小便赤痛；舌绛，苔黄，脉数。

3. 余热未尽证

病数日后，眼眵减少，灼痛减轻，干涩不舒，睑内粟粒丛生，白睛微红赤，黑睛留有翳障；舌质红，苔薄黄，脉细数。

（三）西医诊断要点

（1）有淋病史或接触史；新生儿病人母亲有淋球菌性阴道炎。

（2）胞睑及白睛高度红肿，大量脓性眼眵。

（3）眼分泌物涂片或结膜刮片发现淋球菌。

二、鉴别诊断

急性细菌性结膜炎

超急性细菌性结膜炎自觉症状严重，脓性分泌物较急性细菌性结膜炎多，常合并角膜浸润、溃疡、穿孔。细菌学检查可找到淋球菌。

【治疗】

一、中医治疗

（一）治疗原则

本病病情凶险，发展迅速，故强调全身与局部治疗相结合的治疗原则。

（二）辨证施治

1. 热毒炽盛证

［治疗法则］泻火解毒，行气利水。

［方药］普济消毒饮加减。黑睛星翳者，可加芦荟、夏枯草、决明子以清热退翳；白睛肿胀较甚者，可加葶苈子下气行水；白睛红赤明显者，可加牡丹皮、生地黄以清热凉血。

2. 气血两燔证

［治疗法则］泻火解毒，气血两清。

［方药］清瘟败毒饮加减。白睛赤脉深红粗大明显者，可加紫草以增凉血活血之效；眼眵源源不断者，可加金银花、败酱草以清热解毒；黑睛溃烂者，可加夏枯草、石决明以清肝退翳；口渴咽痛者，可加天花粉、葛根清热生津；便秘溲赤明显者，加生大黄、车前子。

3. 余热未尽证

［治疗法则］清热消瘀，明目退翳。

［方药］石决明散加减。宜去方中的羌活、大黄；加川芎以活血消瘀，黑睛遗留翳障明显者，加珍珠母、密蒙花以增明目退翳之功。

（三）外治法

1. 洗眼法

金银花 15g、野菊花 15g、紫花地丁 30g、蒲公英 30g、败酱草 30g 等清热解毒之品煎水外洗。

2. 点眼药

清热解毒类滴眼液如熊胆滴眼液；若黑睛溃烂，伴瞳神紧小者，需用 1% 阿托品滴眼液或眼药膏散瞳。

二、中西医协同治疗

本病需同时全身应用抗生素治疗，可配合西医局部治疗。

1. 局部治疗

（1）当患眼分泌物多时，可用无刺激性的冲洗剂如生理盐水或 3% 硼酸溶液冲洗结膜囊，直至分泌物消失。冲洗时注意冲洗液勿流入健眼，避免造成交叉感染。

（2）眼局部使用有效的抗生素滴眼液和眼药膏，可用 5000~10000U/mL 青霉素滴眼液，或用 15% 磺胺醋酰钠、0.1% 利福平、0.3% 诺氟沙星、多黏菌素 B 等滴眼液频繁滴眼，10 分钟 1 次。同时，应用 0.5% 四环素或红霉素眼膏。用药时，注意头偏向患侧，以防感染健眼。

2. 全身治疗

（1）奈瑟菌性结膜炎应全身及时使用足量的抗生素。成人宜大剂量抗生素肌内注射或静脉滴注，首选青霉素或头孢类药物；青霉素过敏者，可用大观霉素。还可联合口服阿奇霉素或多西环素；或喹诺酮类药物。

（2）补充抗衣原体感染的药物。约有 30% 的淋球菌性结膜炎病人伴有衣原体感染，因此应补充对衣原体有效的抗生素，如红霉素、强力霉素、阿奇霉素等。

（3）新生儿可用青霉素每日每千克体重 10 万单位，静脉滴注或分 4 次肌内注射，连用 7 天。

（4）大约 1/5 外源性（原发性）脑膜炎球菌性结膜炎可引起脑膜炎球菌血症，单纯局部治疗，病人发生菌血症的几率比联合全身用药病人高 20 倍。因此必须联合全身用药。可静脉注射或肌内注射青霉素。青霉素过敏者可用氯霉素代替。

【典型案例】

案例　闫某某，女，39 岁，2015 年 4 月 30 日初诊。

［主诉］双眼大量脓性分泌物 1 天。病人昨日上午眼部开始出现大量脓性分泌物，自行滴用润洁眼药水，分泌物不减，并伴有眼睑红肿、畏光，询问病史，其丈夫患有淋病，正在治疗中。实验室检查示淋球菌阳性。

［眼部及全身检查］双眼视力 0.6，双眼睑轻度红肿，内外眦部及结膜囊脓性分泌物阳性，结膜充血，口臭，便秘，焦虑烦躁，失眠。舌红苔黄，脉数。

［西医诊断］双眼超急性淋菌性结膜炎。

［中医辨证］热毒炽盛。

［治法］清热解毒，导热下行。

［处方］

（1）蒲公英、紫花地丁、桑白皮、黄芩、赤芍、荆芥、防风、枳壳、大黄、生地、茯苓、栀子、柴胡、甘草，水煎，日1剂。4剂。

（2）左氧氟沙星滴眼液点眼，每10分钟滴眼1次；睡前加替沙星眼用凝胶涂眼。

（3）青霉素注射剂800万单位，日2次，静脉滴注。

［二诊］5月1日。病人眼睑红肿减轻，分泌物减少，查双眼睑结膜充血，口臭、便秘减轻。左氧氟沙星滴眼液点眼，每30分钟滴眼1次，余原法治疗。

［三诊］5月4日。病人双眼视力1.0，晨起少量分泌物，球结膜轻度充血，便畅眠安。处方：上方去大黄、栀子，加麦冬、山药，7剂。左氧氟沙星滴眼液点眼，每2小时滴眼1次，余治疗同前。

［四诊］5月12日。病人双眼视力1.0，无阳性体征。处方：防风、荆芥、黄芩、草决明、青葙子、麦冬、山药、茯苓、秦皮、大枣、甘草。左氧氟沙星滴眼液，日3次滴眼，停用其他药物。

［病例分析］

（1）病人热毒炽盛：口臭、便秘、焦虑、烦躁，所给予的方剂以蒲公英、紫花地丁为主药，清热解毒；以黄芩、桑白皮、荆芥、防风为辅，疏风散邪清肺热；大黄、枳壳，行气止痛，导热下行；栀子、柴胡，清热除烦，并防止向角膜传变；赤芍、生地，清热凉血；茯苓健脾渗湿消肿；甘草调和诸药。服药1日，诸症有所缓解，病人感觉舒适。4日后病情得到控制，便畅烦除，防苦寒伤正，去大黄、栀子，加麦冬、山药调养胃气。再诊已达临床治愈，为防止复发，方剂以除风益气养阴为主，以善其后。

（2）问题与对策：该病例为典型的淋菌性结膜炎，该病发病急，容易感染角膜，造成角膜溃疡及穿孔，因此，治疗宜重剂清热解毒，局部与全身给药相结合并中西医结合控制病情。急则治标，初发以清热解毒为主，但清热解毒药物性味苦寒，不可久用；并注意配伍。及时调理病人的气血阴阳失衡，有助于扶助正气以助祛邪，遏制传变，缩短病程。

【疗效判定标准】

（一）疾病疗效判定标准

参照中华人民共和国中医药行业标准——《中医病证诊断疗效标准》（ZY/T001.1-94，74）

（1）治愈：白睛红肿消退，症状消失。

（2）好转：白睛红肿减退，症状减轻。

（3）未愈：诸症不减，甚至发生变证。

（二）证候疗效标准

参照《中药新药临床研究指导原则》（中国医药科技出版社，2002版）

表 5-2 超急性细菌性结膜炎症状／体征分级评分表

序号	症状／体征	得分	评分标准
1	眼痒	0 分	无眼痒
		3 分	微痒可忍
		6 分	轻痒揉眼
		9 分	痒极难忍
2	白睛红赤	0 分	无白睛红赤
		3 分	白睛微红
		6 分	白睛红赤
		9 分	白睛赤肿
3	畏光	0 分	无畏光
		1 分	轻度畏光，不需要配戴太阳镜
		2 分	中度畏光，需要配戴太阳镜
		3 分	重度畏光，配戴太阳镜无效
4	流泪	0 分	无流泪
		1 分	轻度流泪，没有溢出
		2 分	中度流泪，偶有溢出
		3 分	重度流泪，连续溢出
5	异物感	0 分	无异物感
		1 分	轻度异物感，不痛无泪
		2 分	中度异物感，微痛流泪
		3 分	重度异物感，灼痛持续流泪
6	生眵	0 分	无眼眵
		1 分	少量眼眵，呈丝状
		2 分	较多眼眵，呈条状
		3 分	甚多眼眵，呈片状
7	眼睑红肿	0 分	无眼睑红肿
		1 分	微微红肿
		2 分	红肿明显
		3 分	眼睑肿如桃
8	结膜滤泡或乳头	0 分	无结膜滤泡或乳头
		1 分	滤泡或乳头稀疏，占睑内 1/3 以下
		2 分	滤泡或乳头较密，占睑内 2/3 以下
		3 分	滤泡或乳头稠密，占睑内 2/3 以上

计算公式为（尼莫地平法）：［（治疗前积分 – 治疗后积分）/ 治疗前积分］× 100%

（1）痊愈：中医临床症状、体征消失或基本消失，n ≥ 95%。

（2）显效：中医临床症状、体征明显改善，n ≥ 70%。

（3）有效：中医临床症状、体征好转，n ≥ 30%。

（4）无效：中医临床症状、体征无改善，n < 30%。

【预防与调护】

（1）宣传性病防治知识，严格控制性病传播，淋病病人患病期间禁止到游泳池或浴池洗澡。

（2）严格注意个人卫生和集体卫生。勤洗手、洗脸，不用手或衣袖擦拭眼睛。

（3）病人隔离治疗；严格消毒病人用过的洗脸用具及接触的医疗器械。

（4）医护人员接触病人后必须洗手消毒防止交叉感染。必要时应戴防护眼镜。

（5）新生儿出生后应常规立即用1%硝酸银滴眼剂滴眼1次或涂0.5%四环素眼药膏以预防。

【注意事项】

本病禁忌包眼，单眼发病以透明眼罩保护健眼。

【重点提示】

超急性细菌性结膜炎由于眼部感染病情险恶，发展迅速，应高度警惕，认真处理。治疗时要全身应用抗生素合并局部用药以控制，避免并发症。

【现代研究进展】

（一）基础研究

发病机制：张明烜认为，新生儿淋球菌性结膜炎的发病症状较轻，主要是在有淋菌性阴道炎的母亲的产道内被感染，一般情况下，在感染1天后进行球结膜的上皮细胞涂片检查，能够发现在球结膜上皮细胞的周围有球菌的附着，4天后作用于患儿的淋菌数量会急剧增加，1周左右时，患儿球结膜的上皮细胞被淋菌吞噬。

（二）西医临床研究

盅佩等将新生儿淋球菌性结膜炎病人20例分为2组，18例青霉素皮试（−）者予以1∶4000青霉素溶液冲洗患眼结膜囊，1∶2000青霉素溶液滴眼；2例青霉素皮试（＋）者予以生理盐水100mL冲洗结膜囊，并滴用妥布霉素眼液。结果：18例青霉素皮试（−）患儿中有1例治疗3天后病情好转出院，余17例患儿住院5~8天均治愈出院；2例青霉素皮试（＋）者治疗2天眼部症状稍有减轻，应家属要求出院。

青霉素是治疗新生儿淋球菌性结膜炎的首选药物，局部应用可以在保证疗效的基础上，避免静脉穿刺等给患儿带来的不适，并大大降低发生药物不良反应的几率。

急性细菌性结膜炎

急性细菌性结膜炎，又称急性卡他性结膜炎，俗称"红眼病"。多发于盛夏或春秋之季，传染性强，可散发感染，也可流行于学校、幼儿园等集体场所。潜伏期短（1~3天），发病急，双眼同时或相隔1~2天发病，一般在发病3~4天炎症最重，后逐渐减轻，病程一般不超过3周。最常见的致病菌是肺炎双球菌、金黄色葡萄球菌和流感嗜血杆菌。致病菌可随季节变化，有研究表明冬季主要是肺炎双球菌引起的感染，流感嗜血杆菌性结膜炎多见于春夏时期。

本病在中医学属于"暴风客热"范畴，该病名首见于《银海精微·卷之上》，《秘传眼科龙木论》中称之为"暴风客热外障"。

【病因病机】

（一）中医病因病机

风热之邪外袭，客于内热阳盛之体，风热相搏，内外合邪，客于肺经，上攻于白睛。

（二）西医病因病机

常见致病菌为肺炎双球菌、流感嗜血杆菌、金黄色葡萄球菌和 Koch-Weeks 杆菌。金黄色葡萄球菌性结膜炎多伴有睑缘炎，任何年龄均可发病。肺炎双球菌性结膜炎有自限性，儿童发病率高于成人。流感嗜血杆菌是儿童细菌性结膜炎的最常见病原体。

【临床表现】

（一）症状

病人自觉刺激感和充血。早晨醒来时有分泌物，糊住眼睛而睁眼困难。视力一般不受影响。

（二）体征

眼睑肿胀，结膜充血，伴有分泌物，分泌物起初为较稀的浆液性，后随病程发展变为黏液性及脓性。溶血性链球菌可引起假膜形成。

（三）并发症和后遗症

肺炎双球菌性结膜炎，上睑结膜和穹隆结膜可有结膜下出血，球结膜水肿。儿童流感嗜血杆菌感染可引起眶周蜂窝织炎，部分病人伴有体温升高、身体不适等全身症状。

【实验室及其他辅助检查】

发病早期和高峰期，眼分泌物涂片可发现病原菌；结膜刮片可在显微镜下发现大量多形核白细胞。

【诊断与鉴别诊断】

一、诊断要点

（一）辨病要点

（1）发病迅速。

（2）白睛红赤肿胀，灼热痒痛。

（3）眵多黏稠，严重者可覆有假膜。

（二）中医辨证要点

1. 风重于热证

涩痒交作，畏光流泪，眵多黏稠，胞睑及白睛红肿；可伴有恶风发热，头痛鼻塞；舌质红，苔薄白或微黄，脉浮数。

2. 热重于风证

目痛灼热，怕热畏光，眵多黏稠，流泪，眼睑红肿，白睛红赤；兼有口渴烦躁，便秘，溲赤；舌红，苔黄，脉数。

3. 风热俱盛证

患眼焮热疼痛，刺痒较重，恶热畏光，白睛红肿；兼见恶风发热，头痛鼻塞，口渴，便秘，溲赤；舌红，苔黄，脉数。

（三）西医诊断要点

（1）起病急，或有接触史。

（2）结膜明显充血，分泌物多。

（3）分泌物涂片或结膜刮片镜下可见大量多形核白细胞和病原菌。

（4）对伴有大量分泌物者、结膜炎严重的儿童及治疗无效者，应进行细菌培养。

二、鉴别诊断

1. 流行性出血性结膜炎

流行性出血性结膜炎传染性极强，呈暴发流行。分泌物为水样，结膜下出血，睑结膜滤泡增生，伴耳前淋巴结肿大。

2. 超急性细菌性结膜炎

超急性细菌性结膜炎自觉症状严重，脓性分泌物较急性细菌性结膜炎多，常合并角膜浸润、溃疡、穿孔。细菌学检查可找到淋球菌。

【治疗】

一、中医治疗

（一）治疗原则

内治法以祛风清热为基本治疗原则，局部结合整体，辨别风重与热重，或风热并重；外治可使用清热解毒类滴眼液。

（二）辨证施治

1. 风重于热证

［治疗法则］疏风散邪，兼以清热。

［方药］银翘散加减。若白睛红赤明显，酌加野菊花、紫草等清热解毒，凉血退赤；若目痒严重，加蝉蜕、白蒺藜、桑叶等祛风止痒。

2. 热重于风证

［治疗法则］清热泻火，疏风散邪。

［方药］泻肺饮加减。白睛红肿明显，可重用桑白皮，酌加桔梗、葶苈子以泻肺利水消肿；加野菊花、生地黄、牡丹皮以清热解毒，凉血退赤；大便秘结者，加大黄、芒硝通腑泄热。可选用中成药黄连上清丸口服。

［中成药］黄连上清丸。

3. 风热俱盛证

［治疗法则］祛风清热，表里双解。

［方药］防风通圣散加减。若热毒较重，去麻黄、川芎辛热之品，加金银花、野菊花以清热解毒；若刺痒较重，加蝉蜕、白蒺藜等祛风止痒。

（三）单方验方

1. 泻肝散（《银海精微》）

治眼发歇不时。羌活、黄芩、黑参各两半、桔梗、大黄、芒硝、地骨皮各一两。上每服六钱，水煎服。

2. 补肝散（《秘传眼科龙木论》）

藁本二两、白芷、车前子、石决明各一两半、芍药、天麻、防风、细辛各一两。上为末。每日空心米汤调下一钱。

（四）外治法

1. 点眼

清热解毒类眼药、抗生素滴眼液或眼膏点眼。

2. 熏洗法

可选用蒲公英、紫花地丁、野菊花、防风、黄连、黄芩等清热解毒之品熏洗患眼，每日 2~3 次。

（五）针刺治疗

1. 针刺

以泻法为主，针刺合谷、外关、少商、曲池、攒竹、丝竹空、睛明、太阳、瞳子髎、风池等穴位，每次选 3~4 穴，每日 1 次。

2. 放血疗法

点刺眉弓、眉尖、耳尖、太阳，放血 2~3 滴以泻热，每日 1 次。

3. 耳针

选眼、肝、目、肺穴，每日 1 次。

二、中西医协同治疗

中医治疗的同时，可配合西医局部治疗和全身治疗。

1. 局部治疗

使用有效的抗生素滴眼液和眼药膏。急性期每 1~2 小时 1 次。目前常使用广谱氨基苷类或喹诺酮类药物。

2. 全身治疗

对于结膜炎严重的儿童及伴有免疫功能障碍的病人，根据炎症程度给予口服抗生素治疗。

【经典传承】

1.《银海精微》

暴风客热，与暴露赤眼同也。暴露者，肝心二经病也，故赤而痛，致黑睛生翳；暴露客热者，肝、肺二经病，故白仁生虚翳四围壅绕，朝伏黑暗，凹入白仁，红翳壅起，痛涩难开。故分暴露与暴风有别之症。暴者，乍也，骤也，陡然而起，治法疏通退热，凉膈、泻肝增减酒调之剂，发散风热。俗云热眼忌酒，孰知酒能引血，药无酒不能及于头目也。此眼不可洗，不可点凉药，暴客之邪来之速、去之亦速耳！非比五脏六腑蕴积发歇不时之症同，俗为伤寒眼也。

2.《秘传眼科龙木论》

此眼初患之时。忽然白睛胀起，都覆乌睛和瞳人。或痒或痛。泪出难开。此是暴风客热。久在肺脏。上冲肝膈。致令眼内浮胀白睛，不辨人物。此疾宜服泻肺汤、补肝散。铍镰出血。后点抽风散即瘥。

【典型案例】

案例 迟某，男，45 岁，2016 年 6 月 17 日初诊。

［主诉］双眼红赤、磨涩不适 4 天。在出差旅途中突感眼部磨涩不适，伴有分泌物，自购滴眼液，药名不详，滴用后无效，晨起分泌物较多，2 天前开始有眼痒痛不适，口干口渴，小便短赤。

［眼部检查］双眼球结膜充血，结膜囊分泌物阳性，耳前淋巴结肿大，舌红苔黄厚，脉洪数。

［西医诊断］双眼急性细菌性结膜炎。

［中医辨证］风热俱盛证。

［治法］疏风清热。

［处方］

（1）防风、荆芥、黄芩、桑白皮、蒲公英、紫花地丁、紫贝天葵、连翘、桔梗、生地、赤芍、当归、茯苓、淡竹叶，水煎服，日1剂，4剂。

（2）鱼腥草眼液频繁滴眼。

（3）穿心莲眼局部熏洗。

［二诊］2016年6月21日。诸症减轻，前方去紫贝天葵、淡竹叶，加麦冬；4剂，余守前法治疗。

［三诊］2016年6月25日。除有轻度口干外，无其他症状，前方去黄芩、桑白皮、蒲公英、紫花地丁、连翘，加玉竹、山药，4剂。鱼腥草眼液每日3次滴眼。

［病例分析］

（1）该病例表现为里实热证，感受风热之邪，表现为风热并重，宜局部及全身治疗相结合，防风、荆芥祛风；黄芩、桑白皮、蒲公英、紫花地丁、紫贝天葵、连翘清热；生地、赤芍、当归清热凉血止痛；茯苓、淡竹叶健脾益气，利小便导热下行；桔梗清肺热并引药上行。

（2）问题与对策：细菌性结膜炎可引起脓毒血症，本病例有耳前淋巴结肿大，说明病情较重，应引起高度重视。由于该病人热盛于内，风热之邪外袭，所谓：正气存内，邪不可干，邪之所凑，其气必虚。中药对体质的调理可起到扶助正气、提高免疫力的作用。

【疗效判定标准】

（一）疾病疗效判定标准

参照中华人民共和国中医药行业标准——《中医病证诊断疗效标准》（ZY/ T001.1-94，74）

（1）治愈：白睛红肿消退，症状消失。

（2）好转：白睛红肿减退，症状减轻。

（3）未愈：诸症不减，甚至发生变证。

（二）证候疗效标准

参照《中药新药临床研究指导原则》（中国医药科技出版社，2002版）

表 5-3 急性细菌性结膜炎症状/体征分级评分表

序号	症状/体征	得分	评分标准
1	眼痒	0分	无眼痒
		3分	微痒可忍
		6分	轻痒揉眼
		9分	痒极难忍
2	白睛红赤	0分	无白睛红赤
		3分	白睛微红
		6分	白睛红赤
		9分	白睛赤肿
3	畏光	0分	无畏光
		1分	轻度畏光,不需要配戴太阳镜
3	畏光	2分	中度畏光,需要配戴太阳镜
		3分	重度畏光,配戴太阳镜无效
4	流泪	0分	无流泪
		1分	轻度流泪,没有溢出
		2分	中度流泪,偶有溢出
		3分	重度流泪,连续溢出
5	异物感	0分	无异物感
		1分	轻度异物感,不痛无泪
		2分	中度异物感,微痛流泪
		3分	重度异物感,灼痛持续流泪
6	生眵	0分	无眼眵
		1分,	少量眼眵,呈丝状
		2分	较多眼眵,呈条状
		3分	甚多眼眵,呈片状
7	眼睑红肿	0分	无眼睑红肿
		1分	微微红肿
		2分	红肿明显
		3分	眼睑肿如桃
8	结膜滤泡或乳头	0分	无结膜滤泡或乳头
		1分	滤泡或乳头稀疏,占睑内1/3以下
		2分	滤泡或乳头较密,占睑内2/3以下
		3分	滤泡或乳头稠密,占睑内2/3以上

计算公式为（尼莫地平法）：[（治疗前积分－治疗后积分）/治疗前积分]×100%

（1）痊愈：中医临床症状、体征消失或基本消失，n≥95%。

（2）显效：中医临床症状、体征明显改善，n≥70%。

（3）有效：中医临床症状、体征好转，n≥30%。

（4）无效：中医临床症状、体征无改善，n＜30%。

【预防与调护】

（1）急性期适当冷敷可减轻症状。

（2）在流行季节，可用菊花、夏枯草、桑叶等煎水代茶饮。

（3）注意个人卫生，不用手和衣袖擦拭眼部，用流水洗脸。

【注意事项】

（1）急性期病人需隔离，用过的器具严格消毒，防止传染。

（2）病人卧位取患侧，防止分泌物感染健眼。

（3）医护人员在接触病人之后必须洗手消毒，以防交叉感染。

（4）切勿包扎患眼。

【重点提示】

暴风客热是较常见的外障眼病，其来势凶猛。若及时治疗彻底，预后良好。历经10余日，红肿消退而愈，视物如常。若正气不足，或失治，可使病程迁延不愈而转为慢性。

【现代研究进展】

（一）基础研究

发病机制：结膜是覆盖于眼睑内和眼球前的黏膜组织，内含丰富的血管和神经末梢，多数人结膜囊内可分离出细菌，主要为表皮葡萄球菌、类白喉杆菌和痤疮丙酸杆菌，上述有益菌可降低有害菌对结膜的侵染。当致病菌作用大于有益菌时，结膜囊的防御功能下降，眼结膜就会出现炎症反应，主要表现为结膜充血、分泌物增多和其他眼部不适等症状。

（二）临床研究

1. 中医治疗

姜秀芳认为，急性细菌性结膜炎因素体内热复感外邪而为病。内热多责于肺与肝。外邪以风和热为主。故治宜疏风清热除湿、活血凉血。在西医常规药物滴眼治疗基础上采用菊花清眼方治疗急性细菌性结膜炎41例，疗效确切，值得推广。

2. 西医治疗

蔡莉莉对急性细菌性结膜炎病人 60 例，随机分为观察组和对照组，分别使用 0.3% 盐酸 CPLX 滴眼液和 0.3% 诺氟沙星滴眼液进行治疗，初次检出的细菌做最低抑菌浓度测定。观察组总有效率为 93.3%，明显高于对照组的 83.3%。环丙沙星是作用最强的氟喹诺酮类抗生素，其抗菌活性强，抗菌谱广，与其他抗生素无交叉耐药性，治疗急性细菌性结膜炎疗效更佳，值得临床应用。殷朝东对 63 例急性细菌性结膜炎病人分别采用加替沙星滴眼液（试验组）与氧氟沙星滴眼液（对照组）治疗，加替沙星治疗急性细菌性结膜炎的临床效果显著，治愈时间短，安全性较好，值得临床推广应用。

3. 中西医结合治疗

王东宇等采用自拟芩连方（中药免煎颗粒剂：荆芥 1g，薄荷 0.5g，赤芍 1.5g，金银花 2g，黄芩 2g，黄连 0.5g，加热水 300~400mL 充分溶解后待温）联合 0.5% 左氧氟沙星眼药水治疗 40 例急性细菌性结膜炎，疗效明显好于单纯使用左氧氟沙星眼药水。可快速缓解急性细菌性结膜炎症状，提高疗效，且该方法无毒副作用，病人依从性高，值得临床推广应用。

慢性细菌性结膜炎

慢性细菌性结膜炎为多种原因引起的结膜组织慢性炎症病变，可由急性结膜炎演变而来，或毒力较弱的病原菌感染所致。金黄色葡萄球菌和摩拉克菌是慢性细菌性结膜炎最常见的两种病原体。慢性结膜炎进展缓慢，可单侧或双侧发病，多为双侧发病主要表现为眼干、眼涩、眼痒、眼刺痛及视疲劳，有轻度的结膜充血，分泌物为黏液性。

本病在中医学属于"赤丝虬脉"范畴，或"白涩症"范畴，病名见于《审视瑶函》。《诸病源候论》所载"目涩候"即是本病。

【病因病机】

（一）中医病因病机

（1）暴风客热或天行赤眼治疗不彻底，余热未尽，隐伏目络。

（2）饮食不节，过食辛辣，嗜酒过度，致使脾胃蕴积湿热，清气不升，目窍失养。

（3）肺阴不足，或热病伤阴，气阴两虚，目失濡润。

（4）劳役过度，过用目力，肝肾亏虚，不能上荣，目失濡养。

（二）西医病因病机

慢性结膜炎致病因素分两类：感染性者，既可由急性结膜炎未愈而转变成慢性者，也可由其他毒力不强的病原菌感染，常见的致病菌包括金黄色葡萄球菌、摩拉克菌等，多见于慢性泪囊炎或鼻泪管阻塞病人。非感染性者可因各种理化刺激、屈光不正、烟酒过度、睡眠不足、局部用药不当等引起。

【临床表现】

（一）症状

主要表现为眼痒、烧灼感、异物感、眼干涩、眼刺痛和视疲劳。

（二）体征

结膜轻度充血，可伴有睑结膜增厚、少量乳头增生和滤泡形成，有少量黏液性或白色泡沫样分泌物。炎症持续日久者可有结膜肥厚，但无瘢痕和角膜血管翳。

（三）并发症和后遗症

摩拉克菌可引起眦部结膜炎，伴外眦角皮肤结痂、溃疡形成及睑结膜乳头和滤泡增生。金黄色葡萄球菌引起者，常伴有溃疡性睑缘炎或角膜周边点状浸润。

【实验室及其他辅助检查】

确定致病因素需要分泌物涂片或结膜刮片镜下观察。

【诊断及鉴别诊断】

一、诊断要点

（一）辨病要点

（1）患眼干涩不舒，怕光，不耐久视。
（2）白睛不红肿，或有赤脉隐隐；或黑睛有细小星翳。
（3）眵少色白如泡沫样或无眵。

（二）中医辨证要点

1. 邪热留恋证

常见于暴风客热或天行赤眼治之不彻，白睛遗留少许赤脉，迟迟不退，眼内痒涩，有少量眼眵；舌质红，苔薄黄，脉数。

2. 肺胃湿热证

眼内痒涩隐痛，有异物感，白睛淡赤，有白色泡沫样或黏液性眼眵，胞睑重坠，病程长且难愈；兼有口臭或口黏，便溏不爽或小便短赤；舌红，苔黄腻，脉濡数。

3. 肝肾阴虚证

眼干涩不爽，不耐久视，白睛淡红，口干少津，腰膝酸软，头晕耳鸣，夜寐多梦；舌红，苔薄，脉细数。

4. 肺阴不足证

眼干涩不爽，不耐久视，病情迁延难愈，干咳少痰，便秘；舌红，苔薄，脉细。

（三）西医诊断要点

根据临床表现、分泌物涂片或结膜刮片等检查，即可诊断。

二、鉴别诊断

沙眼

沙眼好发于上穹窿结膜、上睑结膜，表现为结膜乳头和滤泡，大小不一，色暗红，血管模糊，有角膜血管翳，慢性进展，愈后遗留线状、网状瘢痕。常有后遗症及并发症，危害视力。结膜刮片有沙眼包涵体。

【治疗】

一、中医治疗

（一）治疗原则

内治外治相结合，实证宜疏风清热利湿，虚证宜滋阴降火。

（二）辨证施治

1. 邪热留恋证

［治疗法则］清热利肺。

［方药］桑白皮汤加减。若邪热伤阴，加生地黄、天花粉。

2. 肺胃湿热证

［治疗法则］清热利湿。

［方药］三仁汤加减。白睛红赤重者，可酌加生地黄、桑白皮、牡丹皮凉血退赤；痒甚者，可加白芷、白鲜皮祛风止痒。

3. 肝肾阴虚证

［治疗法则］补益肝肾，滋阴养血。

［方药］杞菊地黄丸加减。若口干明显者，加玄参、麦冬增滋阴之效；白睛淡红者，加地骨皮、桑白皮清热退赤。

4. 肺阴不足证

［治疗法则］滋阴润肺。

［方药］养阴清肺汤加减。可加太子参、天花粉、五味子益气养阴；白睛红赤者，加桑白皮、地骨皮清热泻肺。

（三）单方验方

桑白皮汤（《审视瑶函》）

桑白皮一钱半、泽泻、黑玄参各八分、甘草二分半、麦门冬（去心）、黄芩、旋覆花各一钱、菊花五分、地骨皮、桔梗、白茯苓各七分。上锉剂，白水二盅，煎至八分，去滓温服。

（四）外治法

1. 点眼

可用鱼腥草滴眼液等点眼，亦可以人工泪液滴眼液点眼。

2. 熏洗

辨证选用中药煎煮熏洗。

（五）针刺治疗

1. 针刺疗法

选用睛明、丝竹空、太阳、承泣、风池、三阴交、足三里等穴位。

2. 放血疗法

点刺眉弓、眉尖、耳尖、太阳穴，放血2~3滴，每日1次。

3. 挑治法

在病人背部找1~4个皮下出血点，消毒后以6号针头挑断出血点处皮下纤维，挤血1~2滴。

（六）饮食疗法

病人应合理饮食，宜多食蔬菜、水果，注意饮食清淡，少食肥甘厚味及辛燥之品，以免湿热内生，并戒除烟酒。

（七）情志疗法

本病药物治疗难取速效，病人易产生焦虑心理，使病人对治愈疾病失去信心。医护人员应积极与病人及家属进行沟通，帮助病人建立战胜疾病的信心，使病人积极主动地配合治疗。

二、中西医协同治疗

中医治疗的同时，配合西医协同治疗。

（1）细菌感染者，局部使用有效抗生素，用药同急性细菌性（卡他性）结膜炎。

（2）如用药效果不好，可经结膜刮片做细菌培养和药敏试验，根据结果调整用药。

（3）非感染性验证，排除病因，局部用0.25%~0.5%硫酸锌滴眼液滴眼。

【经典传承】

1.《审视瑶函》

不肿不赤，爽快不得，砂涩昏朦，名曰白涩，气分伏隐，脾肺湿热。此症南人俗呼白眼，其病不肿不赤，只是涩痛。乃气分隐伏之火，脾肺络湿热，秋天多患此，欲称稻芒赤目者，非也。

2.《诸病源候论》

目，肝之外候也，腑脏之精华，宗脉之所聚，上液之道。若悲哀内动腑脏，则液道开而泣下，其液竭者，则目涩。又风邪内乘其腑脏，外传于液道，亦令泣下而数欠，泣竭则目涩。若腑脏劳热，热气乘于肝，而冲发于目，则目热而涩也，甚则赤痛。

【典型案例】

案例1 张某，女，24岁，2015年5月4日初诊。

［主诉］双眼干涩2年，加重半年。病人自诉2年前无明显诱因出现双眼干涩，无眼痛及视力下降症状，未予重视，平素玩手机及电脑时间较多。近半年来，自觉双眼干涩不适加重，伴眼红及烧灼疼痛、流泪、视觉疲劳。

［眼部及全身检查］查矫正视力为双眼0.8，双眼结膜轻度充血，角膜透明，角膜荧光染色（+），呈点状、少量散在分布。泪河宽度：右眼0.11mm，左眼0.21mm。SIT：右眼4mm/5min，左眼5mm/5min。BUT：右眼7秒，左眼5秒。纳眠可，二便调，舌暗淡，苔薄白，脉弦滑数。

［西医诊断］双眼干眼症（混合型）。

［中医诊断］白涩症（肝血虚）。

［治法］补肝血，滋肝阴。

［处方］

（1）熟地15g，芍药10g，当归10g，川芎5g，楮实子15g，菟丝子15g，覆盆子15g，桑椹子15g，茺蔚子15g，枸杞子15g，菊花10g，鬼针草30g，谷精草10g，黄芪30g，党参10g，防风10g，石菖蒲10g。7剂，每日1剂，水煎服。

（2）中药热奄包方：决明子500g，冰片5g。布袋包封蒸热后热敷双眼20分钟，每日2次。

［二诊］经治后症状明显缓解，舌质淡，苔薄白，脉弦滑。泪河宽度：右眼0.23mm，左眼0.28mm。SIT：右眼16mm/5min，左眼14mm/5min。BUT：右眼10秒，左眼8秒。角膜荧光染色（-）。守方内服，继续用热奄包，且于热敷后进行睑板腺按摩。保持眼部清洁，避免风沙烟尘刺激，清淡饮食，禁肥甘厚味、燥热之品，适当运动，保证充足睡眠。

［病例分析］有研究表明，目前有84.83%的眼表疾病与视屏终端使用过多相关。由于肝开窍于目，泪为肝之液，久视伤血，故治以补肝血、滋肝阴之法，方用四物五子汤合润目灵加减。四物汤养血活血，诸子药如楮实子、菟丝子、覆盆子、桑椹子、茺蔚子有滋阴明目的作用，润目灵中菊花、枸杞子、鬼针草能促进泪液的分泌，再加防风、谷精草以祛风退翳，黄芪、党参以益气，《神农本草经》云："石菖蒲开心孔，补五脏，通九窍，明耳目，出音声。"故加石菖蒲以通窍明目。药证的对，尤其适用于视屏终端症导致的中青年白涩症。

案例2 陈某，女，48岁，2014年12月15日初诊。

［主诉］双眼干涩畏光流泪3年。自诉3年前无明显诱因出现双眼干涩、畏光流泪，伴双眼红赤及烧灼感，无眼痛及视力下降症状。自行点眼药水（具体不详）后缓解。之后

病情反复，时轻时重，遂来我院诊治。现双眼干涩、畏光流泪，伴灼热感、眼红，偶有视觉疲劳、异物感。心情抑郁易怒，烘热汗出，夜寐欠安，纳食尚可，二便调，舌质暗红，脉弦数。

［检查］查视力为双眼 1.0，双眼结膜充血，角膜透明，角膜荧光染色（－）。泪河宽度：右眼 0.24mm，左眼 0.31mm。SIT：右眼 9mm/5min，左眼 25mm/5min。BUT：右眼 3 秒，左眼 4 秒。

［西医诊断］双眼干眼症（蒸发过强型）。

［中医诊断］白涩症（肝经郁热）。

［治法］疏肝解郁，健脾养血。

［处方］

（1）丹皮 10g，栀子 15g，茯苓 10g，炒白术 20g，柴胡 10g，芍药 10g，当归 10g，防风 10g，羌活 10g，酸枣仁 10g，五味子 10g，香附 10g。7 剂，日 1 剂，水煎服。

（2）中药热奄包方：决明子 500g，冰片 5g。布袋包封蒸热后热敷双眼 20 分钟，每日 2 次。

［二诊］服药后眼部不适症状缓解，仍感心烦，汗出，大便干，舌质红，苔薄白，脉弦数。泪河宽度：右眼 0.26mm，左眼 0.32mm。SIT：右眼 12mm/5min，左眼 25mm/5min。BUT：右眼 5 秒，左眼 6 秒。角膜荧光染色（－）。守上方加连翘、郁金以加强疏肝及清心火作用，继续用热奄包。

［三诊］2015 年 1 月 14 日。诸症基本消失，眼部检查进一步改善。二诊方去连翘、郁金，加黄芪、党参、麦冬加强健脾益气养阴之功，以善后巩固。

［病例分析］有报道干眼症病人临床以绝经前后期女性多见，本例病人辨证属肝郁气滞，郁而化火，灼伤津液，中药以丹栀逍遥散加减。方中柴胡、香附疏肝解郁，当归、芍药、枣皮、五味子养血敛阴，茯苓、炒白术健脾益气，丹皮、栀子、防风、羌活清热祛风。经检查属西医的蒸发过强型（脂质缺乏型）干眼，故联合外用热奄包，促进睑板腺软化及脂质分泌。经治 2 个月，病人 BUT 提高到右眼 8 秒，左眼 9 秒，而且多种复杂的全身症状也得到明显的改善。

【疗效判定标准】

（一）疾病疗效判定标准

参照中华人民共和国中医药行业标准——《中医病证诊断疗效标准》（ZY/ T001.1-94，74）

（1）治愈：结膜充血及症状消失。

（2）好转：结膜充血或症状减轻。

（3）未愈：结膜充血或症状无改善。

（二）证候疗效标准

参照《中药新药临床研究指导原则》（中国医药科技出版社，2002 版）

表 5-4 慢性细菌性结膜炎症状／体征分级评分表

序号	症状／体征	得分	评分标准
1	眼痒	0 分	无眼痒
		3 分	微痒可忍
		6 分	轻痒揉眼
		9 分	痒极难忍
2	白睛红赤	0 分	无白睛红赤
		3 分	白睛微红
		6 分	白睛红赤
		9 分	白睛赤肿
3	畏光	0 分	无畏光
		1 分	轻度畏光，不需要配戴太阳镜
		2 分	中度畏光，需要配戴太阳镜
		3 分	重度畏光，配戴太阳镜无效
4	流泪	0 分	无流泪
		1 分	轻度流泪，没有溢出
		2 分	中度流泪，偶有溢出
		3 分	重度流泪，连续溢出
5	异物感	0 分	无异物感
		1 分	轻度异物感，不痛无泪
		2 分	中度异物感，微痛流泪
		3 分	重度异物感，灼痛持续流泪
6	生眵	0 分	无眼眵
		1 分	少量眼眵，呈丝状
		2 分	较多眼眵，呈条状
		3 分	甚多眼眵，呈片状
7	眼睑红肿	0 分	无眼睑红肿
		1 分	微微红肿
		2 分	红肿明显
		3 分	眼睑肿如桃
8	结膜滤泡或乳头	0 分	无结膜滤泡或乳头
		1 分	滤泡或乳头稀疏，占睑内 1/3 以下
		2 分	滤泡或乳头较密，占睑内 2/3 以下
		3 分	滤泡或乳头稠密，占睑内 2/3 以上

计算公式为（尼莫地平法）：[（治疗前积分 - 治疗后积分）/ 治疗前积分] × 100%

（1）痊愈：中医临床症状、体征消失或基本消失，n ≥ 95%。

（2）显效：中医临床症状、体征明显改善，n ≥ 70%。

（3）有效：中医临床症状、体征好转，n ≥ 30%。

（4）无效：中医临床症状、体征无改善，n < 30%。

【预防与调护】

（1）去除诱因，注意眼部卫生。

（2）合理用眼，饮食起居适度。

（3）积极治疗慢性泪囊炎、屈光不正等眼部疾病。

（4）避免长期不当局部用药。

【注意事项】

（1）患有远视或近视者可配戴适合眼镜。

（2）生活不规律者，应合理安排生活作息，避免熬夜及外界不良刺激等。

【重点提示】

本病表现为慢性过程，病因较为复杂，区别感染性与非感染性慢性结膜炎，可通过实验室涂片与菌培养加以区别。注意审症求因，感染性者，以局部治疗为主，内治为辅；非感染性者，以辨证施治为主，局部用药为辅。

流行性角结膜炎

流行性角结膜炎是一种强传染性的接触性传染病。可散在或流行性发病。起病急、症状重、双眼同时或先后发病。

本病在中医中属于"天行赤眼暴翳"范畴，病名首见于《古今医统大全·眼科》。

【病因病机】

1. 中医病因病机

外感疫疠邪气，内兼肺火亢盛，内外合邪，肺金凌木，侵犯肝经，上攻于目而发病。

2. 西医病因病机

本病由腺病毒 8、19、29 和 37 型（人腺病毒 D 亚组）引起，潜伏期为 5~7 天。传染性强，常引起流行。

【临床表现】

（一）症状

眼红、疼痛、畏光、灼烧感，伴有水样分泌物。

（二）体征

急性期眼睑水肿，球结膜充血水肿。48小时内出现滤泡、结膜下出血，或形成伪膜。发病数天后，角膜出现弥散的点状上皮损害，并于发病7~10天后融合成较大的、粗糙的上皮浸润。这种上皮浸润可持续数年之久，逐渐吸收，极少数情况形成瘢痕，造成永久性视力损害。

（三）并发症

病人常出现耳前淋巴结肿大和压痛，且于眼部开始受累一侧较为明显。儿童可有全身症状，如发热、咽痛、中耳炎、腹泻等。

【实验室及其他辅助检查】

眼分泌物涂片染色镜检，可见单核细胞增多。

【诊断及鉴别诊断】

一、诊断要点

（一）辨病要点

（1）发病迅速，双眼同时或先后患病。
（2）患眼疼痛干涩，畏光流泪。
（3）白睛红肿，黑睛星翳。
（4）耳前多伴有肿核，按之疼痛。

（二）中医辨证要点

1. 疠气犯目证

畏光流泪，涩痒刺痛，白睛红肿，延迟清稀，黑睛星翳；兼见发热，耳前肿核，头痛，鼻塞流涕；舌红，苔薄白，脉浮数。

2. 肝火炽盛证

患眼碜涩刺痛，流泪畏光，黑睛星翳；兼见口苦，咽干，便秘，溲赤；舌红，苔黄，脉弦数。

3. 余邪未清证

目干涩，轻微畏光流泪，白睛微红，黑睛星翳未尽，口干；舌红少津，脉细数。

（三）西医诊断要点

（1）急性滤泡性结膜炎；炎症晚期出现角膜上皮下浸润。

（2）结膜刮片可见大量单核细胞；有假膜形成时，中性粒细胞数量增加。

（3）病毒培养。

二、鉴别诊断

流行性角结膜炎应与急性细菌性结膜炎、流行性出血性结膜炎相鉴别。

表 5-5　急性细菌性结膜炎、流行性出血性结膜炎与流行性角结膜炎的特征

病名	急性细菌性结膜炎	流行性出血性结膜炎	流行性角结膜炎
病因	细菌	肠道病毒 70 型	腺病毒
分泌物	脓性分泌物	水样分泌物	水样分泌物
角膜损害	边缘性角膜浸润	细小点状上皮浸润	上皮下或浅基质层点状浸润
耳前淋巴结	正常	肿大	肿大
分泌物涂片	多形核白细胞和细菌	见单核细胞增多	见单核细胞增多
流行性	散发或流行	广泛流行	散发或流行
治疗	抗菌治疗	抗病毒治疗	抗病毒治疗

【治疗】

一、中医治疗

（一）治疗原则

本病白睛红赤，黑睛生翳并见，须肝肺同治。

（二）辨证施治

1. 疠气犯目证

［治疗法则］疏风清热，退翳名目。

［方药］菊花决明散加减。白睛红肿明显者，加桑白皮、金银花清热泻肺；黑睛星翳严重者，加蝉蜕、白蒺藜以祛风退翳。

2. 肝火炽盛证

［治疗法则］清肝泻火，退翳明目。

［方药］龙胆泻肝汤加减。可酌加蝉蜕、密蒙花以疏风清热退翳。畏光疼痛明显者，加夏枯草、白芷疏风清肝。

3. 余邪未清证

[治疗法则] 养阴祛邪，退翳明目。

[方药] 消翳汤加减。黑睛星翳明显者，加石决明、蝉蜕、谷精草以清肝明目退翳。

（三）外治法

1. 点眼

选用清热解毒类滴眼液。

2. 熏洗

选大青叶、金银花、蒲公英、紫花地丁、野菊花、决明子等清热解毒之品水煎熏洗患眼，每日 2 次。

二、中西医协同治疗

中医治疗的同时，可配合西医治疗。

（1）急性期可使用抗病毒药物抑制病毒复制如干扰素滴眼剂、0.1% 阿昔洛韦滴眼液或眼膏、0.15% 更昔洛韦眼用凝胶，每小时 1 次。合并细菌感染时，加用抗生素滴眼液治疗。

（2）出现严重假膜、上皮或上皮下角膜炎引起视力下降时，可使用糖皮质激素，要注意逐渐减药，还应注意激素的副作用。

【经典传承】

《古今医统大全·眼科》：此因运气所患，风火淫郁，大概患眼赤肿，泪出而痛，或致头额俱疼，渐生翳障，遮蔽瞳人，红紫不散，必有瘀血，宜去之，可服泻肝散、镇心丸。

【典型案例】

案例 宋某，男，23 岁，1997 年 2 月 3 日入院。

[主诉] 病人发病前有眼病接触史。住院 10 天前，病人因右眼红、痛、畏光，在我院门诊先后给予抗炎、抗病毒药局部点眼及静脉滴注，症状未缓解。入院时病人双眼红、肿、疼痛，以右眼为甚，因畏光而双眼紧闭、流泪，分泌物多、稀薄。伴纳差，睡眠欠安，口干欲饮，舌质红，苔黄，脉弦。

[检查] 查视力不能配合。双眼睑轻度肿胀，睑结膜充血显著，双眼上下睑均满布伪膜，双眼混合充血显著，球结膜水肿明显，右角膜浑浊，中央区大片上皮脱落，占整个角膜面积的 2/3，右角膜内皮纹状浑浊，KP（－）。左角膜上有树枝状上皮浸润和小片状上皮脱落，双前房（－），瞳孔及晶体无异常。入院行结膜刮片和分泌物培养检查：未发现细菌。血常规结果无异常。

[治疗]

（1）静脉滴注青霉素和利巴韦林。

（2）局部点氯霉素滴眼液、阿昔洛韦、阿托品眼药水和金霉素、素高捷疗眼膏。

（3）中药予清肝泻火解毒之剂：薄荷、柴胡各 6g，桑叶、防风、龙胆草、生甘草各 10g，野菊花、连翘、黄芩、桑白皮、芦根各 15g，茯苓 20g。水煎分 2 次服，每天 1 剂。

（4）除去伪膜后以庆大霉素 16 万 U 兑入 500mL 生理盐水，冲洗双眼结膜囊，1 天 2 次。经治 2 天后，双眼上皮脱落完全修复，球结膜水肿消退。4 天后双眼伪膜消失，肿痛缓解，畏光流泪显著减轻。停静脉滴注药，加用鱼腥草雾化双眼。12 天后症状全部消失，仅感双眼微痒。检查见双眼角膜有浅层点状浑浊，染色（+）。内服中药以杞菊地黄丸加减。出院时双眼视力达 5.2。

［病例分析］本例病人病情急重，角膜病变范围之大，临床上少见。本例虽然结膜刮片及分泌物培养均未发现细菌，白细胞计数不高，但并不能否定细菌感染的可能，考虑感染已被药物控制。角膜病损重，考虑合并病毒感染，故加用抗病毒药。中药治疗以清肝泻火之剂内服为主。此外，及时清除伪膜对治疗本病十分重要，局部用药能充分接触患处，发挥有效治疗作用。注意去膜冲洗后要上大量眼膏，以防球睑结膜粘连。

本例病人后期以眼痒、角膜浅点为特征，遂用滋补肝肾之杞菊地黄丸加减，以收全功。

【疗效判定标准】

（一）疾病疗效判定标准

参照中华人民共和国中医药行业标准——《中医病证诊断疗效标准》（ZY/ T001.1-94，74）

（1）治愈：白睛红赤消失。
（2）好转：白睛红赤减退。
（3）未愈：白睛红赤明显，症状无改善。

（二）证候疗效标准

参照《中药新药临床研究指导原则》（中国医药科技出版社，2002 版）

表 5-6　症状／体征分级评分表

序号	症状／体征	得分	评分标准
1	眼痒	0 分	无眼痒
		3 分	微痒可忍
		6 分	轻痒揉眼
		9 分	痒极难忍
2	白睛红赤	0 分	无白睛红赤
		3 分	白睛微红
		6 分	白睛红赤
		9 分	白睛赤肿

序号	症状/体征	得分	评分标准
3	畏光	0分	无畏光
		1分	轻度畏光，不需要配戴太阳镜
		2分	中度畏光，需要配戴太阳镜
		3分	重度畏光，配戴太阳镜无效
4	流泪	0分	无流泪
		1分	轻度流泪，没有溢出
		2分	中度流泪，偶有溢出
		3分	重度流泪，连续溢出
5	异物感	0分	无异物感
		1分	轻度异物感，不痛无泪
		2分	中度异物感，微痛流泪
		3分	重度异物感，灼痛持续流泪
6	生眵	0分	无眼眵
		1分，	少量眼眵，呈丝状
		2分	较多眼眵，呈条状
		3分	甚多眼眵，呈片状
7	眼睑红肿	0分	无眼睑红肿
		1分	微微红肿
		2分	红肿明显
		3分	眼睑肿如桃
8	结膜滤泡或乳头	0分	无结膜滤泡或乳头
		1分	滤泡或乳头稀疏，占睑内 1/3 以下
		2分	滤泡或乳头较密，占睑内 2/3 以下
		3分	滤泡或乳头稠密，占睑内 2/3 以上

计算公式为（尼莫地平法）：[（治疗前积分 – 治疗后积分）/ 治疗前积分] × 100%

（1）痊愈：中医临床症状、体征消失或基本消失，n ≥ 95%。

（2）显效：中医临床症状、体征明显改善，n ≥ 70%。

（3）有效：中医临床症状、体征好转，n ≥ 30%。

（4）无效：中医临床症状、体征无改善，n < 30%。

【预防与调护】

（1）本病传染性强，易流行，故应注意隔离，避免与人群接触，减少感染传播。
（2）严格消毒病人接触的器械。
（3）医护人员接触病人后必须洗手消毒，以防交叉感染。
（4）病人应避免接触眼睑和泪液，经常洗手。

【注意事项】

在流行季节，健康人可用鱼腥草滴眼液点眼以预防。

【重点提示】

本病白睛红赤可以消退，但黑睛星点翳障持续时间较长，但对视力影响不明显。

【现代研究进展】

（一）基础研究

付扬喜等研究发现中药及其活性成分（如白藜芦醇、苦碟子、抗病毒滴丸等）也具有抗腺病毒活性。其作用机制主要包括：细胞外直接杀灭病毒；影响病毒吸附、穿入细胞；进入细胞内抑制病毒的复制。传统中药的多靶点作用机制、不良反应少、耐药性低等优点表现出诱人的应用前景。

（二）临床研究

1. 中医治疗

潘颖等运用鱼腥草滴眼液治疗流行性角结膜炎，总有效率98%，临床应用安全，并且经济学价值明显，具有较好的成本效果比。

2. 西医治疗

李儒华等应用1%环孢素A局部点眼治疗病人CSIS明显降低，角膜浸润吸收完全，临床效果明显。1%环孢素A局部点眼对改善病人状态，抑制角膜上皮下浸润有明显疗效，还可避免糖皮质激素治疗产生的眼内压升高等药物副作用，预防临床效果的降低，同时，在治疗过程中，复发率极低，仅为7.7%，临床用药有效安全无毒。

3. 中西医结合治疗

张秀娟等应用中药饮剂双黄连口服液联合干扰素滴眼液治疗流行性角结膜炎，总有效率为93.6%，发挥了中药清热解毒、扶正祛风的整体辨证施治之功效，并且双黄连口服液价格低廉，服用方便，值得临床推广和应用。

参考文献

［1］ 张明烜. 新生儿淋菌性结膜炎的临床分析. 世界最新医学信息文摘，2015，（30）：137.

［2］ 盅佩，汤艳华，莫海明. 青霉素局部应用治疗新生儿淋菌性结膜炎的临床体会. 中国中医眼科杂志，2016，（06）：390-391.

［3］ Haas W，Gearinger LS，Hesje CK，et al. Microbiological etiology andsusceptibility of bacterial conjunct Ⅳ itis isolates from clinical trials withophthalmic，twice~daily besifloxacin. Adva Ther，2012，29（5）：442-455.

［4］ 姜秀芳. 菊花清眼方治疗急性细菌性结膜炎 34 例疗效观察. 河北中医，2013，（09）：1369-1373.

［5］ 蔡莉莉. 环丙沙星滴眼液治疗急性细菌性结膜炎的疗效分析. 临床医学，2014，（11）：59-60.

［6］ 殷朝东. 加替沙星治疗细菌性结膜炎 63 例临床观察. 中国民族民间医药，2015，（01）：65~67.

［7］ 王东宇，李玲，王华，等. 自拟芩莲方超声雾化治疗急性细菌性结膜炎 40 例疗效观察. 云南中医中药杂志，2014，（11）：39-40.

［8］ 李娜，方雨葳，彭华. 彭华教授诊治白涩症的经验. 国医论坛，2016，（03）：27-28.

［9］ 陈金卯. 重症天行赤眼暴翳治验. 湖北中医杂志，2000，（10）：46.

［10］ 付扬喜，刘恩梅. 腺病毒及其研究进展. 分子影像学杂志，2015，01：4.

［11］ 潘颖，魏亚超，王乐，等. 鱼腥草滴眼液治疗流行性角结膜炎的临床疗效及经济效益学分析. 现代药物与临床，2013，04：562-565.

［12］ 李儒华，余锦强. 流行性角结膜炎上皮下浸润应用 1% 环孢素 A 治疗临床研究. 河北医学，2015，09：1510-1512.

［13］ 张秀娟，郝静，孙敬文，等. 双黄连口服液治疗流行性角结膜炎的疗效观察. 航空航天医学杂志，2015，05：578-579.

（孙河）

第三节　春季卡他性结膜炎

春季卡他性结膜炎（VKC），又称春季角结膜炎、季节性结膜炎等，是一种季节性、反复发作的双侧免疫性结膜炎。主要影响儿童和青少年，男性多见，多在春夏发作，秋冬缓解，每年复发，严重者危害角膜，可影响视力。

本病属于中医学"时复症""目痒症"范畴，该病名首载于《证治准绳·七窍门》，《眼科菁华录》指出："类似赤热，不治而愈。乃期而发，过期而愈，如花如潮。"称之为"时复之病"。

春季卡他性结膜炎发病与气候有关，多发生在温暖的气候和天气暖和的地区，因而热带地区发病率较北方要高，在加拿大和美国，却比较少见。在欧洲，有 0.12%~1.06‰的人发病，角膜损害少，发生率为 0.03~0.23‰。此病多发生于年轻人，我国春季卡他性结膜炎在儿童期占过敏性结膜炎的 22.3%，明显高于成人的 8.3%。

【病因病机】

（一）中医病因病机

1. 风热外袭

肺卫不固，风热时邪外袭，上犯目窍，与体内伏热相搏，邪气流窜于睑眦腠理之间，致眼内奇痒，灼热微痛，风热相搏，气血壅滞，瘀血内生，导致胞睑内面红赤、颗粒增生。

2. 脾胃湿热

脾胃内蕴湿热，复感风邪，风湿热邪相搏，上壅于胞睑，停留白睛而发，目奇痒难忍。

3. 血虚生风

肝血亏虚，血虚风动，致眼内奇痒，灼热微痛。

（二）西医病因病机

确切病因尚不明确，很难找到特殊的致敏原，通常认为和花粉过敏有关，各种微生物的蛋白质成分、动物皮屑和羽毛等也可能致敏，也有临床报道遗传原因也可能是导致该病发生的原因，该病症病人的亲属患病率高于群体患病率。其免疫发病机制是Ⅰ型超敏反应（速发型超敏反应）和Ⅳ型（迟发型或细胞介导型超敏反应）的组合。病变主要累及结膜和角膜，表现为结膜的巨乳头和角膜缘的胶脬样增生，主要是由于肥大细胞及嗜酸性粒细胞脱颗粒使成纤维细胞增殖，胶原沉积在上皮及上皮下，导致结膜和角膜缘营养改变和纤维化。

【临床表现】

（一）症状

主要表现为自觉眼部奇痒难忍，磣涩不适，可伴有轻微畏光、灼热、流泪及异物感，眼眵色白，状如黏丝，侵犯角膜时刺激症状加重。

（二）体征

1. 睑结膜型

睑结膜呈粉红色，上睑结膜巨大乳头扁平，呈铺路石样排列。乳头形状不一，包含有毛细血管丛。下睑结膜可出现弥散的小乳头。严重者上睑结膜可有假膜形成。分泌物量少、色白、黏稠呈丝状，内含大量嗜酸性粒细胞。愈后良好，乳头完全消退，不遗留瘢痕。

2.球结膜或角结膜缘型

病变更常见于黑色人种。上下睑结膜均出现小乳头。其重要表现是在角膜缘有黄褐色或污红色胶胨样增生，以上方角膜缘明显，球结膜充血呈暗红。

3.混合型

双眼同时出现上述两型临床表现。

【 实验室及其他辅助检查 】

1.结膜细胞学

结膜刮片的 Giemsa 染色中可发现嗜酸性粒细胞或是酸性颗粒，提示局部有变应性反应发生。

2.过敏原筛选

可筛选出特定过敏原。

3.泪液的组成

泪液内嗜酸性粒细胞、嗜中性粒细胞或淋巴细胞数量增加，提示存在变应性状态。泪液及外周血的 IgE 水平高于正常（ 7.90mg /mL ± 0.32 mg /mL ）。

严重的春季卡他性结膜炎病人可具有典型的体征：睑结膜乳头铺路石样增生、角膜盾形溃疡、角膜缘结节等，但对于轻型病例，确诊比较困难，常需要借助现代仪器辅助检查。

【 诊断与鉴别诊断 】

一、诊断要点

（一）辨病要点

（1）眼部奇痒。

（2）结膜充血。

（3）角膜缘胶胨样增生。

（4）上睑结膜巨大乳头增生呈扁平的铺路石样。

（5）白色黏性分泌物。

（二）中医辨证要点

1.外感风热证

眼痒难忍，灼热微痛，眼眵色白呈黏丝状，睑内颗粒累累，状如卵石，舌质淡红，苔薄白，脉浮数。

2.湿热夹风证

眼部奇痒，痒涩不适，泪多畏光，眼眵稠呈黏丝状，睑内颗粒累累，结膜污黄，结膜和角膜交界处呈胶样结节隆起，舌质红，苔黄腻，脉数。

3. 血虚生风证

痒势较轻，干涩不适，时作时止，结膜微显污红，面色少华，爪甲不荣，舌淡，苔白，脉细。

（三）西医诊断要点

（1）男性青年好发，季节性反复发作，奇痒。

（2）上睑结膜乳头增生呈扁平的铺路石样或角膜缘胶样结节。

（3）结膜分泌物中较多的嗜酸性粒细胞、血清和泪液中 IgE 增高。

二、鉴别诊断

沙眼

一般起病缓慢，急性期症状包括畏光、流泪、异物感，较多黏液或黏脓性分泌物，眼睑红肿，结膜明显充血，乳头增生，上下穹窿部结膜满布滤泡。慢性期无明显不适，结膜充血，可出现角膜血管翳、睑结膜瘢痕。结膜刮片后行 Giemsa 染色中可显示位于核周围的蓝色或红色细胞质内的包涵体。

【治疗】

一、中医治疗

（一）治疗原则

由于过敏原难以确定，即使确定后也难以避免接触，所以治疗原则为对症处理，缓解症状，减少并发症的发生。发作期以疏风清热除湿为主，缓解期以养血祛风止痒为主，或根据本病病理变化特点，结合全身表现，采用病证结合的方法辨证施治。

（二）辨证施治

1. 外感风热证

［证候要点］眼痒难忍，灼热微痛，眼眵色白呈黏丝样；睑结膜遍生弥漫性滤泡，状如卵石，结膜充血，舌质淡红，苔薄白，脉浮数。

［治疗法则］祛风清热止痒。

［方药］消风散（《太平惠民和剂局方》）加减。若球结膜充血明显，加丹皮、赤芍、桑白皮、郁金以清热凉血退赤；痒甚者，加桑叶，菊花，刺蒺藜以增祛风止痒之功。

［中成药］明目蒺藜丸，明目上清丸。明目蒺藜丸、明目上清丸内有苦寒类药物黄芩等，对脾胃虚寒、大便溏薄者慎用，对小儿、老人用量酌减量，孕妇忌用。用药期间应当清淡饮食，忌辛辣，不可长期服用。

2. 湿热夹风证

［证候要点］患眼奇痒，痒涩不适，泪多畏光，眼眵稠呈黏丝状；睑结膜弥漫性滤泡，状如小卵石排列，结膜污黄，结膜和角膜交界处呈胶样结节隆起；舌质红，苔黄腻，脉数。

〔治疗法则〕清热除湿，祛风止痒。

〔方药〕防风通圣散（《宣明论方》）或除湿汤（《眼科纂要》）加减；痒甚者，加白鲜皮、地肤子、茵陈、乌梢蛇以增疏风除湿止痒之功；睑内颗粒明显及有胶样结节者，酌加郁金、川芎等行郁除滞。

〔中成药〕熊胆丸。熊胆丸有清热利湿、祛风止痒的功效，但方中含有大黄、决明子等容易损伤胎气，孕妇忌用，年幼体弱者慎用。

3. 血虚生风证

〔证候要点〕眼痒势轻，时作时止，白睛微显污红，面色少华或萎黄，爪甲不荣；舌质淡，苔白，脉细。

〔治疗法则〕养血息风止痒。

〔方药〕四物汤（《仙授理伤续断秘方》）加减。宜加僵蚕、白芷、防风、蒺藜以祛风止痒；若神疲乏力者，可加白术、黄芪以益气健脾、祛邪外出。

〔中成药〕四物膏（颗粒、合剂）、当归补血丸，归脾丸等。若单纯表现为面色无华，头晕眼花，唇甲色淡等血虚症状用四物膏、当归补血丸。若伴有饮食不佳脾胃虚弱症状的宜选用归脾丸。

（三）单方验方

1. 羌活胜风汤（《原机启微》）

〔药物组成〕枳壳、白术、甘草、羌活、独活、荆芥、防风、薄荷、前胡、黄芩。

〔功用〕清热散结、疏风通络。

〔主治〕风热上扰，眵多羞明，赤脉贯睛，肿胀涕泪。

2. 驱风一字散（《世医得效方》）

〔药物组成〕川乌15g（炮，去皮、尖）、羌活、防风各7.5g，川芎、荆芥各9g。

〔用法〕上药为末，每服6g，食后薄荷汤调下。

〔功用〕驱风散邪止痒。

〔主治〕"眼痒极甚，瞳子连眦头皆痒，不能收睑"。

3. 八味大发散方（《眼科奇书》）

〔药物组成〕麻黄、蔓荆子、藁本、细辛、羌活、防风、白芷、川芎、生姜。

〔功用〕辛温祛风散邪。

〔主治〕外感风寒，症见目赤肿痛，兼恶寒发热，头身疼痛，涕泪交加。

（四）外治法

1. 点眼

（1）抗组胺药：可拮抗已经释放的炎性介质的生物学活性，减轻病人症状，一般与肥大细胞稳定剂联用治疗效果较好，可减轻眼部的不适症状。如0.05%富马酸依美斯汀滴眼液、马来酸非尼拉敏盐酸萘甲唑林滴眼液、特非那定滴眼液，每次1滴，每日2次，如需可增加到每日3~4次，症状减轻后停药。

（2）肥大细胞稳定剂：通过抑制细胞膜钙通道发挥作用，它可以阻止因抗原与肥大细胞上IgE交联而引起的炎症介质的释放。最好在接触过敏原之前使用，对已经发作的病人治疗效果较差，如 0.1% 洛度沙胺滴眼液、2~4% 色甘酸钠滴眼液、吡嘧司特钾滴眼液滴眼，每次 1 滴，每日 3~5 次。多用于预防病情发作或维持治疗效果。

（3）双效药物：具有较强的抗组胺和稳定肥大细胞膜的双重药理特性，如奥洛他定、酮替芬、依匹斯汀等，每次 1 滴，每日 2 次。奥洛他定滴眼液对正常结膜细胞无损害，但富马酸酮替芬、依匹斯汀对结膜细胞有不同程度的损害。

（4）糖皮质激素：糖皮质激素具有抑制肥大细胞间质的释放，阻断炎症细胞的趋化，减少结膜中肥大细胞及嗜酸性粒细胞的数量，抑制磷脂酶 A_2，从而阻止花生四烯酸及其代谢产物的产生等多种功能。急性期病人才采用激素间歇疗法，先局部频繁应用 5~7 天，后逐渐减量。可选用比较安全的氯替泼诺滴眼液、氟米龙滴眼液，但长期使用糖皮质激素会产生青光眼、白内障等严重并发症。

（5）非甾体类抗炎药：是环氧化酶的抑制剂，可以抑制前列腺素的产生及嗜酸性粒细胞的趋化等，对缓解眼痒、结膜充血、流泪等眼部不适具有一定的治疗效果。如吲哚美辛滴眼液、双氯芬酸钠滴眼液，每日 2~3 次，症状减轻停药。连续应用不超过 1 周。

（6）免疫抑制剂：对屡发不愈的病例，可用 2% 环孢霉素 A 滴眼液、0.05% 的他克莫司（FK–506）等滴眼，可减少炎症因子的释放，有较好效果。

（7）人工泪液：可稀释肥大细胞释放的炎症介质，同时可改变因角膜上皮点状缺损引起的眼部异物感，但需使用不含防腐剂的人工泪液。

（8）其他：0.5% 熊胆滴眼液消炎止痛止痒效果佳，鱼腥草滴眼液清热祛风止痒，栀黄滴眼液可清热泻火，解毒明目，每日 3 次滴眼。

2. 中药外洗、熏蒸、雾化治疗

由《审视瑶函》"洗眼诸药方"中的"洗烂弦风赤眼方"化裁而来的脱敏止痒剂：苦参 15g、土茯苓 15g、黄连 15g、荆芥穗 10g、蒲公英 10g、硼砂 1g，水煎，用温热药液冲洗结膜囊及眼睑，或辨证选用清热利湿止痒类中药煎煮，取药液熏蒸或湿热敷，可也进行中药低温凉雾超声雾化熏眼，增加物理性降温，加强对春季卡他性结膜炎的治疗效果。

（五）针刺、放血疗法

通过针刺对穴位的刺激，可补可泻，放血可清热泻火，有助于症状的改善。针刺主穴取睛明、阳白、太阳；配穴取尺泽、外关、合谷、光明、太冲，采用平补平泻手法。其中睛明、阳白、太阳进针得气后，用捻转补泻手法使针感直达眼内，配穴选择 1~2 个穴位，交替使用。每日 1 次，留针 30 分钟，10 次为一疗程。放血疗法取穴印堂、耳尖，皮肤常规消毒，用三棱针刺血，以出血 1~3 滴为度，每日 1 次，10 次为一疗程。

（六）饮食疗法

春季卡他性结膜炎病人，临床表现主要为眼痒、眼红、流泪、分泌物等，多与热邪、湿邪相关。病人应饮食合理，宜清淡多食蔬菜、水果，如富含抗病毒能力维生素 D 的食物有小白菜、番茄等蔬菜及柑橘、柠檬等水果，富含维生素 A 的食物有胡萝卜，富含维生素 E 的食物有卷心菜、花菜、芝麻等；少吃肥甘厚味及辛燥之品，以免湿热内生；禁辛辣刺激之物，如辣椒、芥末等，恐助火邪；禁饮酒伤脾生湿，以免加重病情。

（七）情志疗法

本病病程长，病情顽固、反复发作，易使病人产生情绪低落、焦虑心理，加之社会、家庭、经济等因素，对治愈疾病失去信心。病人情志不畅，肝失疏泄，肝病传脾，神疲食少，可诱发或加重病情。医护人员应主动积极与病人及家属交流沟通，帮助消除顾虑，树立战胜疾病的信心，病人也应正确对待疾病，积极主动地配合治疗。

二、中西医协同治疗

春季卡他性结膜炎确切病因不明，免疫机制是Ⅰ型和Ⅳ型超敏反应，有自限性，中西医协同治疗效果明显。病程在发作期，眼痒难忍，灼热微痛，此时以减轻病人症状为先，可给予抗过敏的色甘酸钠、依美斯汀、奥洛他定等滴眼治疗，但长期应用抗过敏作用减弱。糖皮质激素可减轻症状、控制炎症，但长期应用副作用大，此时可联合中医辨证施治，内服祛风清热利湿之剂，则可达到止痒退赤消肿的目的，且远期疗效更优。对于缓解期，双眼痒势较轻，睑、球结膜轻度充血，此时应以中医治疗为主，养血祛风，扶正固本，联合中药外洗、熏蒸等多种物理疗法，避免口服抗组胺、激素类药物引起的副作用，提高疗效，缩短病程，控制复发。

【经典传承】

1. 王明芳教授开宣法治疗"时复目痒"

王明芳教授师从于我国著名中医眼科专家陈达夫先生，临证常用伤寒六经理法方药辨治眼病。其认为麻黄连翘赤小豆汤中麻黄与清热利湿药物同治，具有开通瘀滞、开泄郁热、宣利肺气、通调水道的作用，属肺气郁，宣肃失司，风湿热邪壅滞之证均可应用。麻黄连翘赤小豆汤加减治疗可宣理肺气，开发郁结，使风邪散，湿热去，瘀滞消，则奇痒、眵泪诸症皆除，疗效明显。

2. 高健生教授运用川椒方配伍治疗"目痒"病

中医眼科专家高健生研究员从医50多年，认为本病病机为脏腑经络先有蓄热，热闭于内，于春夏之交或夏秋之交，腠理疏松之际，外感风寒，热为寒闭，气不得通，久之寒亦化热，日久寒热相抟，故病情复杂难治。基于该认识，高老在治疗此病时于传统的祛风、清热、止痒之剂中加用温热药少量川椒，热因热用，形成临床治疗目痒的特色经验方——川椒方，以解玄府湿郁，明显改善眼痒及结膜充血，从而达到较好的治疗效果。

【典型案例】

案例1 刘某，女，28岁。2014年8月10日初诊。

[主诉] 双眼眼痒眼红，伴见畏光流泪反复发作3年，复发1周。病人于2001年春双眼出现白睛红赤，奇痒难忍，在当地医院诊为"双眼春季卡他性结膜炎"，每至春夏加重，秋冬减轻，发作时给予抗过敏滴眼液治疗可缓解症状，但停药复发。近1周复发，奇痒难

忍，灼热肿痛，用之前药物疗效欠佳，遂来诊。

［检查］双眼视力 1.0，双眼睑结膜充血，上睑乳头增生如铺路石样，结膜囊有黏丝样分泌物，角膜缘有灰黄色胶样增生，球结膜充血，角膜清。舌质淡红，苔黄腻，脉数。

［西医诊断］双眼春季卡他性结膜炎。

［中医辨证］湿热夹风。

［治法］清热除湿，祛风止痒。

［处方］

（1）桑白皮、黄芩、赤芍、羌活、荆芥、防风、藿香、苦参、地肤子、麻黄、甘草，水煎，日 1 剂。

（2）奥洛他定滴眼液点眼，日 2 次。

［二诊］8 月 24 日。病人眼痒明显减轻，查双眼睑结膜轻度充血，上睑乳头增生，结膜囊未见黏丝样分泌物，球结膜充血（－），原方继服 14 剂。

［三诊］双眼偶痒，冷敷消失，上睑乳头明显减轻。处方：上方去藿香、苦参，加当归、川芎，服药 7 剂。停奥洛他定滴眼液点眼。

［病例分析］

（1）病人为青年女性，既往有"春季卡他性结膜炎"病史，此次为复发 1 周，但滴用既往抗过敏眼药水，疗效不佳。眼部检查可见睑、球结膜充血，分泌物呈黏稠状，奇痒难忍，目赤肿痛，据其表现可诊断为混合型发作期，此时应首先减轻症状，给予双效药物滴眼。据其舌脉，全身辨证为湿热夹风证。湿热互结，气血壅滞，瘀血内生，复感风邪，风湿热相搏，上犯于目，故见双眼红赤肿痛，奇痒难忍。治以清热除湿，祛风止痒。方中黄芩、苦参、桑白皮、地肤子清热泻火燥湿；赤芍凉血除湿；麻黄、荆芥、防风、羌活宣通郁遏，祛风止痒；藿香解郁行滞，运脾化湿；甘草调和诸药。诸药共达风邪散、湿热除、瘀滞消之功。后期顾正祛邪，取其"治风先治血，血行风自灭"之意，去藿香、苦参，加以当归、川芎养血活血。

（2）问题与对策：春季卡他性结膜炎是一种周期性反复的发作变态反应性眼病，属"目痒""时复症"范畴。本病在进展期，奇痒难耐，治疗时首先要迅速控制症状。中药口服不能迅速到达病所起效，西医药物短期起效，但长期应用疗效欠佳，停药易复发，应中西医结合治疗。首先给予西药抗组胺药和肥大细胞稳定剂，严重者可短期应用皮质类固醇眼液，中药予以祛风清热化湿药口服，提高疗效，缩短病程。

案例 2　张某，男，35 岁，2015 年 3 月 5 日初诊。

［主诉］双眼眼痒、眼红 2 个月。双眼矫正视力 1.0，曾于外院口服中药，并滴用色甘酸钠滴眼液，疗效不显。

［检查］双眼上睑结膜充血，穹窿部巨大乳头呈铺路石样，双眼球结膜轻度充血，角膜缘有胶样增生。偶可伴见周身瘙痒，舌红，苔薄，脉数，纳食可，二便调。

［西医诊断］双眼春季卡他性结膜炎。

［中医辨证］风热湿邪犯目。

［治法］疏风清热祛湿。

［处方］荆芥、防风、地肤子、蛇床子、川芎、知母、川椒，水煎服，日 1 剂，并嘱

其停用滴眼液。

[二诊] 2015 年 3 月 12 日。病人眼痒减轻，结膜轻度充血，上睑结膜乳头变小，未见周身发痒，守原方继服 14 剂。

[三诊] 双眼眼痒消失，裂隙灯检查大致同前。嘱原方继服 7 剂巩固疗效。

[病例分析]

（1）根据病人眼部表现，本例不难诊为春季卡他性结膜炎。病人曾口服中药，外治以抗组胺类滴眼液，但疗效不显，病情反复。细查病人并无特殊主症，故初步判断药不对证，试投以"川椒方" 7 剂治之，疗效明显。方中地肤子、蛇床子为君药，清热利湿，祛风止痒；荆芥、防风为臣药，辛散轻扬，上行头面，善治头面诸疾，协助君药祛风止痒；知母清热不伤正；佐以温热药川椒，寒热并用可防止阴阳格拒，又能引火下行，止痒明目；川芎辛香升散，上行头目，助主药祛风、热、湿，《本草汇言》：川芎"虽入血分，又能去一切风，调一切气，若眼科、创科，此为要药"。各药合用，共奏疏风清热、祛湿止痒之功。

（2）问题与对策：春季卡他性结膜炎常并发全身改变，与自身体质密切相关，因而治疗应遵循整体观念，中医治疗该病有很大的优势，从祖国传统医学中寻找更为安全、有效的治疗方法有着重要的意义。针对病情反复、迁延不愈的病人，病机热郁于内，外感风寒，气不得通，久之寒亦化热，其本质为"寒包火"，日久寒热相抟，故病情复杂难治。在治疗中加用温热药川椒少量，热因热用，形成以解玄府湿郁，从而达到较好的治疗效果。

【疗效判定标准】

（一）疾病疗效判定标准

参照中华人民共和国中医药行业标准——《中医病证诊断疗效标准》(ZY/ T001.1-94，74)

（1）治愈：角结膜病变消退，眼痒消失。

（2）好转：角结膜病变缓解，眼痒减轻。

（3）无效：角结膜病变、眼痒均无好转。

（二）证候疗效标准

参照《中药新药临床研究指导原则》(中国医药科技出版社，2002 版)

表 5-7　VKC 症状 / 体征分级评分表

序号	症状 / 体征	得分	评分标准
1	眼痒	0 分	无眼痒
		3 分	微痒可忍
		6 分	轻痒揉眼
		9 分	痒极难忍

序号	症状/体征	得分	评分标准
2	白睛红赤	0分	无白睛红赤
		3分	白睛微红
		6分	白睛红赤
		9分	白睛赤肿
3	畏光	0分	无畏光
		1分	轻度畏光，不需要配戴太阳镜
		2分	中度畏光，需要配戴太阳镜
		3分	重度畏光，配戴太阳镜无效
4	流泪	0分	无流泪
		1分	轻度流泪，没有溢出
		2分	中度流泪，偶有溢出
		3分	重度流泪，连续溢出
5	异物感	0分	无异物感
		1分	轻度异物感，不痛无泪
		2分	中度异物感，微痛流泪
		3分	重度异物感，灼痛持续流泪
6	生眵	0分	无眼眵
		1分	少量眼眵，呈丝状
		2分	较多眼眵，呈条状
		3分	甚多眼眵，呈片状
7	眼睑红肿	0分	无眼睑红肿
		1分	微微红肿
		2分	红肿明显
		3分	眼睑肿如桃
8	结膜滤泡或乳头	0分	无结膜滤泡或乳头
		1分	滤泡或乳头稀疏，占睑内 1/3 以下
		2分	滤泡或乳头较密，占睑内 2/3 以下
		3分	滤泡或乳头稠密，占睑内 2/3 以上

计算公式为（尼莫地平法）：[（治疗前积分 – 治疗后积分）/ 治疗前积分] × 100%

（1）痊愈：中医临床症状、体征消失或基本消失，n ≥ 95%。

（2）显效：中医临床症状、体征明显改善，n ≥ 70%。

（3）有效：中医临床症状、体征好转，n ≥ 30%。

（4）无效：中医临床症状、体征无改善，n < 30%。

【预防与调护】

（1）避开可能的过敏原，发作期尽量避免阳光刺激，可戴有色眼镜。

（2）眼部奇痒时，不要用力揉擦，避免引起角膜上皮的损害而加重病情。

（3）避免进食辛辣厚味之品。

（4）缓解期可益气健脾以固其本，对防止复发或减轻症状有积极意义。

【注意事项】

（1）本病是一种自限性疾病，短期用药可减轻症状，长期用药则对眼部组织有损害作用。

（2）治疗方法的选择需取决于眼部的症状和病变的损害程度，治疗效果不佳时，可考虑移居寒冷地区。

【重点提示】

本病以眼痒、眼红、春夏发病为特点，基本病机为内有伏热、外感风热引动伏邪而发病，风热阻络，卫气不和而见眼痒。本病与季节有关，中医对季节的认识有春温、夏热、长夏湿、秋燥、冬寒之说，同气相求，故本病用药上应随季节加减，春季可加辛凉祛风药，夏天加强清热利湿，秋冬转为收藏扶正，因时制宜。

本病严重时奇痒难耐，治疗时应以迅速控制症状为先。西药选用抗组胺类和肥大细胞稳定剂，也可综合这两种药理作用的双效药物，症状严重者可短期应用皮质类固醇眼液，但应注意避免并发症的发生。

【现代研究进展】

（一）基础研究

1. 发病机制

春季角结膜炎是波及双眼的免疫性结膜炎，其发病机制尚未完全明确，Ig 介导的免疫应答反应是 VKC 的发病机制基础，包括 I 型变态反应（速发型超敏反应）和 IV 型（迟发型或细胞介导型超敏反应），肥大细胞的脱颗粒作用导致组胺等大量介质的释放，引起典型的 I 型超敏反应，病人的结膜及泪液中可以检测到嗜酸性粒细胞阳离子蛋白，激活的嗜酸性粒细胞释放的可溶性介质及黏附分子可导致角膜表面炎症并导致角膜上皮崩解；IV型超敏反应主要由 Th2 淋巴细胞介导发生，引起眼表慢性过敏性炎症反应，被激活的 Th2 淋巴细胞招募和激活肥大细胞及嗜酸性粒细胞，使 B 细胞转化产生 IgE。VKC 同样存在非特异性的超敏反应，像风、灰尘、阳光这样的非特异性刺激物同样可以引起 VKC 的眼部症状。

2. 疗效机制

高健生等曾用鸡卵清白蛋白主动免疫 BALB/c 小鼠建立变应性结膜炎动物模型；根据对用药干预后观察模型眼部急性临床体征的改变、结膜铺片及血清、IgE、IL-4 的测定，证实川椒方可以减轻模型鼠变应性结膜炎急性期的症状，降低小鼠血清 IgG1、IgE、IL-4 水平，减少结膜内嗜酸性粒细胞和中性粒细胞趋化聚集，从而抑制晚期反应。其作用机制可能是通过抑制肥大细胞脱颗粒过程中重要蛋白 AKT、MAPKs 蛋白磷酸化水平，抑制肥大细胞脱颗粒，从而达到治疗作用。由于 VKC 发病机制复杂，因此，探讨川椒方是否具有抗炎、抗组胺等作用，尚需进一步的实验研究。

（二）临床研究

1. 中医治疗

陈欧认为早期治疗以祛风解毒、除湿解痒为主，后期以益气活血、通络明目为主。两者均取得较好的疗效。罗平晖认为过敏性结膜炎的主要病机是气虚卫表不固、血热易于风动，治宜补益肺脾，养血祛风。采用自拟祛风脱敏方随证加减治疗，疗效较好。徐莉等治疗过敏性结膜炎病人，将抗过敏滴眼液和辨证分型加服中药汤剂，依据眼部症状及体征进行量化评分分析疗效，治疗组总有效率 98.5%，显效率 64.6%，明显优于单纯滴眼液对照组的 76.3% 和 45.8%。陈建军观察了 84 例 VKC 病人，治疗组 45 例采用小青龙汤加减，对照组给予滴眼液局部点眼，总有效率治疗组 86.67%，对照组 69.23%。于玲玲等将病人分为观察组（予麻黄附子细辛汤加味口服）和对照组（盐酸奥洛他定滴眼液点眼），疗程 5 天，观察组总有效率高、症状缓解时间短、症状积分优、治疗后及半年后无不良事件发生，半年后复查，治疗组复发率 26.67%，对照组复发率 73.33%，远期疗效较好。高健生等认为本病病机为热闭于内，外感风寒，热为寒郁，久之化热，日久寒热相搏，病情复杂难治。以口服川椒方和滴用奥洛他定滴眼液对比观察，本研究结果显示川椒方与奥洛他定滴眼液均可有效缓解眼部症状及体征，尤其在治疗初期作用相当，但川椒方的远期效果更好。

2. 西医治疗

VKC 的发病机制基础是 IgE 介导的免疫应答反应，目前抗组胺药、肥大细胞稳定剂、糖皮质激素、免疫抑制剂是治疗 VKC 的主要药物，抗组胺药可拮抗已经释放的炎症介质的生物学活性，减轻病人症状；肥大细胞稳定剂能稳定肥大细胞脱颗粒，防止组胺或其他过敏介质释放，但仅对部分病例有效，严重病例无效；免疫抑制剂环孢素 A 能使 VKC 的结膜结缔组织细胞增殖和迁移明显降低并且介导纤维变性组织的凋亡，但对眼部组织的刺激性和较高的复发率限制了其在临床的应用；局部使用糖皮质激素可以抑制肥大细胞介质的释放、阻断炎症细胞的趋化、减少结膜中肥大细胞及嗜酸性粒细胞的数量、抑制磷脂酶 A_2，但是长期作用后所带来的严重并发症也不容忽视。目前较为理想的治疗 VKV 药为双效药物（既有抗组胺作用又能稳定肥大细胞的药物），王文娟等对 180 例 VKC 病人分别采用 0.1% 盐酸奥洛他定滴眼液（试验组）与 2% 色甘酸钠滴眼液（对照组）治疗，结果用药后 10 min 试验组总有效率为 29.55%，对照组总有效率为 26.08%，用药后 10 天与 1 个月试验组总有效率分别为 92.04% 和 94.32%，对照组总有效率分别为 70.65% 和 72.83%，盐酸奥洛他定滴眼液治疗 VKC 显效快、疗效好，未见对眼部组织的不良反应。另贺光玉等将 80 例顽固性 VKC 病人，分为二氧化碳结膜冷冻法结合妥布霉素地塞米松眼液滴眼治疗组，和仅用妥布霉素地塞米松滴眼液治疗对照组，术后随访两年，实验组总有效率 95% 明显高于对照组组的 52.5%，且复发率低。郭萍等收集 9 例 12 眼 VKC 合并睑结膜巨乳头和角膜溃疡的病人，进行羊膜移植术后未见明显乳头增生、角膜薄翳，随访 10~12 个月未见复发。

3. 中西医结合治疗

中西医结合治疗 VKC 疗效显著，是临床常用治法。黄牟兵采用消风散配合色甘酸钠滴眼液点眼治疗春季卡他性结膜炎，疗效明显优于单独使用色甘酸钠滴眼液。葛军刚采用自拟春卡灵汤（苦参、连翘、蝉蜕、红花、川芎、茯苓、黄芩、荆芥、防风、生甘草、车前子）联合局部用药治疗 60 例春季卡他性结膜炎，疗效明显好于单纯局部用药。中药联合色甘酸钠滴眼液治疗肺经风热型病人 35 例，通过随访观察，总有效率 91.4%，复发率 8.6%，疗效明显；李晓华将 85 例 VKC 病人随机分组，治疗组 43 例采用复方硫酸新霉素滴眼液结合中医辨证施治，治愈率 81.4%，明显优于仅用复方硫酸新霉素眼液治疗的对照组的 64.3%。

（亢泽峰　褚文丽）

参考文献

[1] 陈欧. 中医辨证治疗春季卡他性结膜炎 192 例分析. 中国误诊学杂志，2008，8（30）：7442–7444.

[2] 罗平晖. 祛风脱敏方加减治疗过敏性结膜炎 31 例疗效观察. 中医药导报，2010，16（3）：61.

[3] 徐莉. 辨证分型治疗过敏性结膜炎的临床观察. 中医药研究，2011，3（4）：19–20.

[4] 陈建军，黄晶晶. 小青龙汤加减治疗过敏性结膜炎 45 例疗效观察. 四川中医，2012，30（11）：113–114.

[5] 赵建浩，李莉，姚素芬. 中药低温凉雾超声雾化法治疗春季结膜炎疗效观察. 中国中医眼科杂志，2010，20（1）：25–26.

[6] 黄牟兵，颜家渝. 消风散治疗春季卡他性结膜炎临床观察. 内蒙古中医药，2010，29（11）：45–46.

[7] 马素红. 中药联合色甘酸钠眼液治疗过敏性结膜炎 35 例观察. 中国药物经济学，2013，8（5）：313–314.

[8] 李晓华，李锦，王勤. 中西医结合治疗变态反应性结膜炎 43 例疗效观察. 河北中医，2013，35（11）：1678–1700.

第四节　干眼

干眼又称角结膜干燥症（KCS），由瑞典眼科医师 Henrik Sjogren 于 1933 年首次提出，美国国立卫生研究院下属眼科研究所干眼研究组于 1996 年将干眼与角结膜干燥症作为同一概念，统称为干眼。2013 年，中华医学会眼科学分会角膜病学组给干眼做出了最新的定义为"泪液的质或量或流体动力学异常造成的泪膜不稳定和（或）眼表损害，导致视功能障碍及眼不适状的一类疾病"。干眼的最常见症状有：干涩感、异物感及眼疲劳。有症状以及泪膜变化，但无眼表上皮广泛损害者称为干眼症，而将有症状、泪膜变化以及广泛眼表上皮损伤体征者为干眼病，如同时合并全身免疫性疾病者则为干眼综合征。对于干眼的分类标准，目前国内外尚无严格统一。目前较常用的是 1995 年美国国立研究所制定的分类方法，即将干眼分为蒸发过强型和泪液生成不足型，但目前已不能满足于临床。2013年中华医学会眼科学分会角膜病学组基于我国现状提出了我国干眼的分类标准：水液缺乏型、黏蛋白缺乏型、蒸发过强型、泪液动力学异常型及混合型。

本病证属中医眼科"白涩症"（《审视瑶函》）范畴，又有因症状命名为"干涩昏花症"（《证治准绳》），因疾病本质命名为"神水将枯症"（《审视瑶函》）及"神气枯瘁"（《目经大成》）。

目前，有关干眼发病率的报道各国差异较大，在 5.5%~33.7% 不等，如美国 43~84 岁间占 13.3%，日本为 17%，加拿大为 28.7%，澳大利亚为 10.3%；根据我国现有的流行病学研究显示，干眼在我国的发病率与亚洲其他国家类似，较美国及欧洲高，其发生率在 21%~30%；老年人干眼的患病率高于成年和少年，女性患病率高于男性，有报道认为亚洲人高于其他人种。其危险因素主要有：老龄、女性、高海拔、糖尿病、翼状胬肉、空气污染、眼药水滥用、视频终端使用、角膜屈光手术、过敏性眼病和部分全身性疾病等。

【病因病机】

（一）中医病因病机

明·傅仁宇在《审视瑶函·卷三·白痛》中谓："……乃气分隐伏之火，脾肺络湿热，秋天多患此。"《审视瑶函·卷五·目昏》又谓："……因劳瞻竭视，过虑多思，酒恣燥之人，不忌房事，致伤神水。""……若小儿素有疳症，粪如鸭溏，并人五十以外，粪如羊屎而目患此症者，皆死。若热结膀胱之症，神水消渴者，尽水枯结热。"

本病多因外感疫邪停留或余邪未尽，隐伏脾肺两经，阻碍津液之敷布；或日久风沙尘埃侵袭或长期于空调房及近火烟熏等刺激，致肺卫气郁不宣，化燥伤津，目失所荣；或沉酒恣燥、肥甘厚味，致脾胃蕴结湿热，郁久伤阴；或劳瞻竭视、过虑多思、房劳太过致肝肾亏虚，精血暗耗，目失濡泽；或劳作过度，体虚气衰，气机衰惫，肝肾之阴精亏虚，不能敷布精微，充泽五脏，上荣于目而致目失濡养。

1. 病因

（1）邪热留恋：暴风客热或天行赤眼迁延不愈，余邪未清，隐伏于肺脾之络，影响津液输布，目失濡养，而致本病。

（2）肺阴不足：外感燥热之邪内客于肺久病伤阴致肺阴不足，或近距离精细、伏案工作，长时盯注视屏，瞬目运动减少，或久经风沙尘埃、暴露于强光之下，或滥用眼药，药毒久储，均可耗伤肺阴，使肺阴不能上润于目，目乏津液濡润而干涩不爽，不耐久视发为本病。

（3）脾虚湿热：久坐少动，气血运行失畅或恣食肥甘厚腻，损伤脾胃，脾胃虚弱，湿热内蕴，影响津液正常输布，运化水湿失职，清阳不升，气化不利，津液不能上承于目，亦会导致本病。

（4）肝肾亏虚，阴血不足：因伏案工作日久，或因熬夜、失眠等损伤肝肾之阴液，肝肾阴虚、精血亏虚，则泪液生化之源不足，致泪液生化无源，或阴虚火旺，虚火上炎，津亏泪少，目失润泽生燥，发为本病。

2.病机

本病属外障眼病，发于白睛及黑睛，与肺、肝、脾、肾关系密切。发病早期与邪热留恋后多见肝经郁热实证，若患病日久或失治、误治则转为虚证，如长久伏案工作、熬夜、失眠等致气阴两虚，或久经风沙尘埃侵袭、烟火、阳光刺激等致肺卫气郁不宣，化燥伤阴而肺阴不足。由于病因各异，起病时病情可轻可重，若治疗不当则迁延不愈，甚则加重而至失明。

（二）西医病因病机

1.眼部功能性因素

（1）炎症：炎症既能导致细胞损伤又可成为其损伤的结果。引起眼表炎症的原因主要有以下几点：①对干燥的应激反应。②泪液渗透压升高。③泪腺释放的促炎症反应细胞因子。④瞬目异常。

（2）睑板腺功能障碍（MGD）：睑板腺功能障碍多发于老年人和油性皮肤者，主要是睑板腺腺体缺如、脂质结构异常或睑缘及睑板腺开口异常等原因造成的睑板腺疾病及其功能的损害，常导致泪液缺乏、泪膜不稳定和蒸发速率加快、泪液渗透压增加，是蒸发过强型干眼症的主要原因。导致睑板腺功能障碍的主要疾病如睑板腺阻塞、睑板腺囊肿、内睑腺炎、眼睑结石等。

（3）泪液因素：泪液的稳定和健康是避免眼表疾病及获得清晰视力的重要前提。泪液分泌功能障碍、泪液成分的变化及泪液的动力学异常（如球结膜松弛症、眼睑松弛或瘢痕）是导致干眼的重要原因之一。

2.眼表刺激性因素

（1）眼部外伤及手术：眼部外伤能破坏眼表及泪膜的正常结构，从而引起眼表继发性炎症，其导致干眼发病率增高的主要机理类似于炎症相关性干眼。这些因眼部手术而致的干眼可称为手术源性干眼。手术源性干眼发生的原因以手术及缝线对眼表最直接的刺激引发眼表炎症及术后的眼表局部用药为主。

（2）药物作用：在眼科疾病的诊疗中，眼表局部用药是最常用方法。眼药水的长期滴用因药物本身及防腐剂对眼表组织的毒性作用而致干眼发生。常见的防腐剂有氯化苯甲胺（BAC）、硫柳汞、尼泊金、氯己定等。BAC会导致结膜杯状细胞减少，引起基础泪液分泌减少。长期滴用药物，尤其多种药物联合使用时，结膜的上皮层内的炎性细胞增多，引起亚临床结膜炎，同时上皮层内的杯状细胞明显减少，因而造成黏蛋白的分泌减少，使泪膜的稳定性和完整性降低。皮质类固醇眼液对泪膜有一定程度的损害，并造成泪膜破裂时间缩短，易导致蒸发过强性干眼。除眼表局部用药的影响外，某些全身用药也可以增加干眼的可能性，包括噻嗪类利尿药、抗抑郁药、β受体阻滞剂、抗胆碱能药、苯磺胺药、抗帕金森药、抗组胺药和抗高血压药以及视黄醛和异维A酸等。

（3）角膜接触镜：首先，高含水量的角膜接触镜容易引起泪液中的蛋白、脂质等成分沉淀，影响泪膜的稳定性和蒸发特性。其次，角膜接触镜的配戴亦会影响泪膜的蒸发、质量及生理平衡，使其变薄且稳定性下降，从而使泪液的分泌量及功能异常。另外，长期配戴角膜接触镜对角膜产生持续的机械性刺激会引起角膜的敏感性下降、相对缺氧和神经末梢受损。加之配戴时不注意卫生或护理液中的防腐消毒成分、镜片表面含有的带菌沉积物等对角膜的毒性侵害所引起的角膜炎，会进一步加重干眼症状。

3. 个体化因素

1）年龄

大量流行病学调查提示干眼的患病率具有随年龄增高的趋势。其主要原因主要有：年老者的泪液质量、泪膜稳定性相对较差，泪液生成减少、蒸发过多等。

2）性别

干眼的患病率女性明显高于男性，其主要与性激素有关。性激素对泪腺的形态、生理和免疫有调节作用，并可调节睑板腺向泪膜中分泌油脂。

3）职业环境及生活习惯

（1）视频终端综合征（VDT）：视频终端综合征是由于长时间使用电脑、电视、手机等终端屏幕，出现眼干、眼痒、视疲劳等症状的一组疾病。视频终端综合征主要引发的是蒸发过强型干眼，其引发干眼症的主要原因与视频终端操作者瞬目习惯改变有关。

（2）特定工作环境：某些干眼症患病人群的病因也与其特殊的职业工作环境密切相关。在气温过高或过低、气候干燥、强气流、空气污染等环境下工作，如汽车司机、农民、户外工作者或矿业工作者的干眼发病率较高，由于温度、湿度和风速对泪液的蒸发率影响很大。

（3）生活习惯及环境：不良的生活习惯、生活环境也都与干眼的发生有关。吸烟人群干眼患病率明显高于人群干眼的患病率，可能与香烟中的尼古丁导致血管痉挛、血管内皮损伤、泪腺分泌功能下降有关。

4. 全身性疾病

全身性的疾病及用药也是干眼患病相关因素之一。研究表明，与干眼有关的全身性疾病主要有以下几类。

（1）内分泌系统疾病：主要是糖尿病。糖尿病病人容易发生泪液分泌及泪膜功能异常，与其结膜杯细胞密度减小有关。另外，甲状腺疾病病人所导致的甲状腺相关性眼病可继发蒸发过强型干眼，其主要原因是病人基础泪液分泌水平降低，反射性泪液分泌增强，且甲状腺相关眼病所致的眼球突出使眼表暴露增多，睑裂间的眼表面积增大，致泪膜脂质层过薄，泪液蒸发加快。

（2）免疫系统疾病：主要是 Sjögren 综合征（SS）。干眼是此类疾病常见的眼部症状。其发病机制主要是由于多种因素引起的机体免疫功能异常，细胞和体液免疫反应异常所产生的多种介质造成泪腺组织炎症性和破坏性病变，其泪腺被淋巴细胞浸润，导致局部导管和腺体上皮细胞增生，继而退化、萎缩、破坏，被纤维组织代之，丧失其分泌功能，致使泪液分泌减少，角膜上皮剥落，泪膜不稳定，导致干眼的发生。

（3）神经系统及其他疾病：某些神经系统疾病（如帕金森病）及酒渣鼻、Stevens-Johnson 综合征、黏膜类天疱疮等皮肤病都易导致干眼病或加重干眼症状。

【临床表现】

（一）症状

眼干涩、异物感、烧灼感，时有眼痒、眼红，喜眨眼、畏光，视物模糊，视力波动，视疲劳，不能耐受有烟尘的环境等。Sjögren 综合征病人常伴有口干、关节痛等。

（二）体征

睑缘充血、增厚、不规整、变钝、外翻，或腺口有黄色分泌物阻塞；结膜充血、乳头增生，或结膜上皮干燥皱缩；角膜上皮角化干燥、浑浊无光泽，甚则角膜溃疡。

【实验室及其他检查】

1. 泪液分泌量测定试验（Schirmer Test）

分为 Schirmer Ⅰ 试验（Schirmer Ⅰ Test，SⅠT）和 Schirmer Ⅱ 试验（Schirmer Ⅱ Test，SⅡT），不使用表面麻醉时进行的 Schirmer Ⅰ 试验检测的是反射性泪液分泌情况，使用表面麻醉时进行的 Schirmer Ⅱ 试验则是检测基础泪液分泌情况。Schirmer 试验应在安静和暗光环境下进行。Schirmer Ⅰ 试验的方法为将试纸置入被测眼下结膜囊的中外 1/3 交界处，嘱病人向下看或轻轻闭眼，5 分钟后取出试纸，测量湿长。Schirmer Ⅱ 试验方法为将试纸置入被测眼下结膜囊的中外 1/3 交界处，嘱病人向下看或轻轻闭眼，用棉棒刺激鼻黏膜，5 分钟后取出滤纸，测量湿长。Schirmer Ⅱ 试验可帮助鉴别 Sjögren 综合征病人，其因鼻黏膜刺激引起的反射性泪液分泌显著减少。Schirmer Ⅰ 试验正常 > 10mm/5min，schirmer Ⅱ 试验正常 > 5mm/5min。

2. 泪膜破裂时间测定（BUT）

泪膜破裂时间测定反映了泪膜的稳定性。将下睑结膜滴入 5~10μl 荧光素钠，嘱病人眨眼 3~4 次，自最后一次瞬目后自然平视睁眼至角膜出现第 1 个黑斑的时间计算，正常 BUT > 10S（彩插 5-1）。检查结果受年龄、睑裂大小、种族及温度、湿度的影响。

3. 眼表面活体细胞染色

（1）荧光素染色：观察病人角膜上皮是否染色，染色阳性提示角膜上皮细胞的完整性破坏。使用商品化荧光素试纸条，钴蓝滤光片下观察。荧光素染色评分采用 12 分法：将角膜分为 4 个象限，每个象限为 0~4 分，无染色为 0 分，1~30 个点状着色为 1 分，> 30 个点状着色但染色未融合为 2 分，3 分为出现角膜点状着色融合、丝状物及溃疡等。

（2）虎红染色：染色阳性反映死亡或退化的角结膜上皮细胞，或未被正常黏蛋白层覆盖的健康上皮细胞。检查方法同荧光素试纸条。虎红染色评分采用 9 分法：将眼表面分为鼻侧睑裂部球结膜、颞侧睑裂部球结膜及角膜 3 个区域，每一区域的染色程度分 0~3 级，0 级为无染色，1 级 30 个点以下，2 级介于 1 级与 3 级之间，3 级为出现片状染色。

（3）丽丝胺绿染色：染色阳性同虎红染色，染色评分与虎红染色相同。

4. 泪河高度

泪河高度是初步判断泪液分泌量的指标。在荧光素染色后，裂隙灯显微镜下投射在角结膜表面的光带和下睑睑缘光带的交界处的泪液液平。正常泪河切面为凸形，高度为0.3~0.5mm。

5. 泪膜干涉成像仪检查

又称为干眼仪。利用相干光干涉成像原理，通过观察泪膜干涉图像，可对连续眨眼过程中泪膜厚度、泪膜分布情况进行动态记录，并对泪膜的稳定性进行分级评价，还可了解泪膜的脂质层分布。有利于干眼的快速诊断以及评估病情的严重程度，尤其是诊断因脂质层异常引起的干眼。

6. 印迹细胞学（IC）

检查了解眼表上皮细胞的病理及病理生理变化，方法有客观、准确、半定量、无创等特点，且于结膜活检结果相同。

7. 其他泪液相关检查

（1）泪液渗透压测定是诊断干眼症较敏感的方法。

（2）泪液乳铁蛋白（LF）含量测定反映泪液分泌功能。

（3）泪液羊齿状物试验（TFT）了解泪液电解质和糖蛋白含量的比例。

（4）泪液清除率（TCR）检查了解泪液清除有无延迟。

8. 全身相关检查

根据病情需要而定，如类风湿因子、抗核抗体、免疫球蛋白、血沉、雌激素等。

【诊断与鉴别诊断】

一、诊断要点

（一）辨病要点

（1）干燥感、异物感、烧灼感、视疲劳等主症。

（2）畏光、疼痛、流泪、视物模糊、眼红等兼症。

（3）目珠干燥、口鼻咽干等。

（4）泪液分泌减少、泪膜不稳定、泪液成分异常等。

（5）角膜染色（+）。

（二）中医辨证要点

（1）肺阴不足证：白睛隐隐发红，干咳，或咯少量黏痰，舌红少津，脉细数。

（2）气阴两虚证：口干少津，神疲乏力，舌淡红，苔薄，脉细。

（3）肝经郁热证：口苦咽干，烦躁易怒，大便干或小便黄，舌红，苔薄黄或黄厚，脉弦滑数。

（三）西医诊断要点

（1）主观症状（具有以下前五项中1项或1项以上阳性）：干燥感、异物感、烧灼感、视疲劳、畏光、疼痛、流泪、视物模糊、眼红。

（2）泪膜不稳定：BUT ≤ 10秒为异常。

（3）泪液减少：Schirmer Test泪液分泌试验：≤ 10mm/5min；乳铁蛋白含量：≤ 0.9μg/mL为异常。

（4）眼表面损害：荧光素染色≥ 3和（或）虎红染色≥ 3；印迹细胞学检查表现杯状细胞密度降低，细胞核浆比降低，出现蛇形染色质，鳞状上皮化生增加。

（5）泪液渗透压增加：≥ 312mOsm/L。排除其他原因的同时，具有（1）+（2）（≤ 5秒）或（1）+（2）（≤ 10秒）+（3）即可做出干眼诊断，如同时出现（3）及（4）则可加强诊断。

干眼严重程度诊断标准：①轻度：轻度主观症状，无角结膜荧光素染色；②中度：中重度主观症状，有角结膜荧光素染色，但经过治疗后体征可消失；③重度：中重度主观症状，角结膜荧光素染色明显，治疗后体征不能完全消失。

二、鉴别诊断

1. 视疲劳

症状多种多样，常见的有近距离工作不能持久，出现眼及眼眶周围疼痛、视物模糊、眼睛干涩、流泪等，严重者头痛、恶心、眩晕。它不是独立的疾病，而是由于各种原因引起的一组疲劳综合征，但泪膜稳定性及泪液渗透压无异常，单眼或双眼患病，验光配镜常使症状减轻或消失。

2. 过敏性结膜炎

眼部痒感几乎是各种类型过敏性结膜炎的共同症状，但其他症状如眼红、流泪、灼热感、分泌物等常常容易与干眼混淆。过敏性结膜炎临床表现为弥漫性的结膜充血、水肿及乳头、滤泡增生等体征，越靠近眼角情况越严重。泪膜稳定性及泪液渗透压多无异常，糖皮质激素、抗组胺药常能缓解症状。

【治疗】

一、治疗原则

干眼的治疗目标是尽可能重建完整的泪膜，适当治愈形成上皮，重建眼表功能，缓解症状。完成这些目标需依赖多种途径：首先要消除引起干眼的一切诱因，是治疗的关键；对于不同病情干眼症病人，选择泪液补充、保存、刺激分泌、抗炎等方法，或联合使用多种方法结合中医辨证论治，调整机体内环境，必要时戴硅胶眼罩、湿房镜；对重症干眼症病人，除上述治疗外，需配合手术治疗。

二、中医治疗

（一）辨证施治

1. 肺阴不足证

［治疗法则］滋阴润肺，生津润燥。

［方药］养阴清肺汤（《重楼玉钥》）加减。黑睛生翳者，加木贼、蝉蜕、密蒙花以疏风退翳；邪留眼痒者，加防风、羌活以祛风止痒；眼红、灼热、羞明者，加桑叶、连翘、山栀；口干者，加北沙参、石斛、知母；便秘者，加决明子、胡麻仁、大黄；眼疼者加夏枯草、蔓荆子；月经不调者加益母草、制首乌。

［中成药］养阴清肺口服液。

2.气阴两虚证

［治疗法则］养阴益气，滋补肝肾。

［方药］生脉散（《医学启源》）和六味地黄汤（《小儿药证直诀》）加减。脾虚者，加党参、太子参、白扁豆补脾益气；阴虚有热者，加菊花、丹皮、山栀清热凉血；肾阴虚者，加入枸杞、女贞子、墨旱莲滋补肝肾；眼干涩、视物昏者，加当归、川芎、白芍、菟丝子、覆盆子。

［中成药］阴虚者服用杞菊地黄口服液；阴虚有热者服用石斛夜光丸；气阴两虚者服用生脉饮口服液。

3.肝经郁热证

［治疗法则］清肝泻火解郁。

［方药］八味逍遥散（《医学入门》）加减。双目干涩、畏光者，加菊花、桑叶；关节肿疼者，加川断、鬼箭羽；干咳少痰者，加鱼腥草、紫菀；皮肤干燥发痒者，加何首乌、沙苑子、钩藤；大便干结者，加郁李仁、火麻仁。

［中成药］丹栀逍遥丸。

（二）专方验方

润目灵颗粒：鬼针草30g，枸杞子10g，菊花6g，上3味药，每日各1包，分2次服。

（三）针刺治疗

针刺治疗包括体针、头针、耳针、眼针、耳穴敷贴和灸法等。体针常用穴位有睛明、风池、攒竹、丝竹空、太阳、球后、瞳子髎、四白、承泣、合谷、外关、足三里、三阴交、太溪、太冲穴等针刺。耳穴常取：神门、肝、肾、脾、内分泌、眼等。灸法采用雷火灸。根据病性的寒热虚实及脏腑经络所主的不同，可增减相关穴位。

（四）中药熏蒸

根据病情选择中药鬼针草、菊花、密蒙花等雾化、中药熏蒸等治疗方法。

（五）饮食疗法

（1）偏于阴虚者多吃鸭肉，少吃鸡肉，因鸭肉性凉味甘，而鸡肉性温。

（2）气血不足者多食花生、大枣、桂圆肉、核桃、小米、鸡、鱼、猪、牛、羊肉等以补气生血。

（3）体内湿重之人，可多食赤小豆、扁豆、豆芽、莲子、鱼类等以助健脾除湿，少食茄子、甜瓜、柿子等食物以免生湿。

（4）中老年女性由于体内激素水平失调，故可适量多吃植物激素如豆类、小麦等食物以平衡体内环境。

（5）长期从事电脑工作的人群，多吃一些富含维生素 A 的食物，如羊肝、蛋类、乳类、花生、核桃、菠菜、玉米、胡萝卜、西红柿、十字花科蔬菜等。

（6）少食或忌食刺激及辛辣的食物，以防助热伤津。平时还可自行泡制枸杞菊花茶饮用，或加入桑椹及何首乌以增加补气血的作用。

（六）情志疗法

保持心情舒畅，调整情绪，调畅气机，气能行津而溉四旁，使目珠得以滋润。

三、西医治疗

（一）治疗原则

泪液生成不足型干眼症，应消除诱因，局部使用人工泪液等。蒸发过强型干眼症，以清洁眼睑，局部使用药物为主。

（二）药物治疗

1. 泪液生成不足型干眼症的治疗

（1）泪液成分的替代治疗：如不含防腐剂的人工泪液点眼，如右旋糖酐 70 滴眼液、玻璃酸钠滴眼液，每日 3~6 次。最佳的人工泪液是自家血清，但其来源受限，需病人自愿。

（2）保留泪液：用胶原和硅胶制作的泪小点栓子，行泪小点封闭。

（3）促进泪液分泌：如口服溴己新 16mg，每日 3 次。

（4）原发病治疗：治疗 Sjögren 综合征，调整更年期。

2. 蒸发过强型干眼症的治疗

（1）清洁眼睑：先热敷眼睑 5~10 分钟，再顺着睑板腺的走形按摩、挤压睑板腺内的分泌物，然后擦洗睑缘，清除睫毛根部的油性分泌物、菌落及碎屑。

（2）局部药物的应用：包括治疗睑缘炎的抗生素、短效糖皮质激素滴眼液、不含防腐剂的人工泪液及局部治疗脂溢性皮炎的皮肤科药物。

（三）手术治疗

泪点缝合、电烙或激光封闭泪小点、泪管栓塞术，以减少泪液流失；自体游离颌下腺移植再造泪腺术增加泪液分泌。

（四）物理疗法

1. 戴硅胶眼罩、湿房镜

提供一密闭环境，减少眼表面空气流动及泪液的蒸发达到保留泪液目的。

2. 绷带角膜接触镜（治疗性角膜接触镜，浸水软镜）

对轻症病人，尤伴有丝状角膜炎的病人可收良效，但需保持镜片湿润状态。重症病人不配戴绷带角膜接触镜，因此类病人戴镜 5~10 分钟后，镜片即干燥脱落。

【疗效判定标准】

（一）疾病疗效判定标准

以临床症状、泪液分泌量、泪膜破裂时间、角膜荧光素染色为观察指标。

（1）治愈：症状消失，Schirmer多次测定大于10mm/5min，BUT＞10秒，角膜染色消退。

（2）好转：症状减轻，Schirmer多次测定泪液分泌量增加，泪膜破裂时间较前延长，角膜荧光色素染色较前减少。

（3）无效：症状无改善，Schirmer多次测定泪液分泌量未增加，泪膜破裂时间、角膜荧光素染色无变化。

（二）中医证候疗效判定标准

（1）临床痊愈：用药1个疗程后，症状和体征基本消失（疗效指数≥95%）。

（2）显效：用药1个疗程后，症状和体征明显改善（90＞疗效指标≥70%）。

（3）有效：用药1个疗程后，症状和体征有改善（70%＞疗效指数≥30%）。

（4）无效：用药1个疗程后，症状和体征无明显改善（疗效指数＜30%）。

计算公式（尼莫地平法）为：〔（治疗前积分－治疗后积分）÷治疗前积分〕×100%

表5-8　干眼中医临床症状分级量化标准

主症		
干涩	正常0分	无
	轻度2分	偶有干涩
	中度4分	常有干涩不爽
	重度6分	干涩难忍
次症		
异物感	正常0分	无
	轻度1分	偶有异物感，似有砂粒在眼中
	中度2分	常有异物感，常欲眨眼
	重度3分	常有异物感，眨眼频繁，欲用手揉眼
烧灼感	正常0分	无
	轻度1分	偶有轻微烧灼感
	中度2分	烧灼感次数频繁，欲闭眼
	重度3分	每日出现，发作时如有辣物在眼，不能睁开

次症		
畏光	正常 0 分	无
	轻度 1 分	畏光欲眯眼
	中度 2 分	畏光眯眼
	重度 3 分	畏光不敢睁眼
视物疲劳	正常 0 分	无
	轻度 1 分	视物易疲劳
	中度 2 分	视物持续时间明显缩短
	重度 3 分	眼睑时欲垂闭，不能视物

【预防与调护】

（1）经常在电脑屏幕前工作的人员，宜将计算机的屏幕放低，使眼睛朝下看，减少睑裂的暴露面积从而使泪液蒸发减少。同时要养成经常眨眼的习惯，每分钟眨眼最好高于15 次，并避免用眼过度，利于眼表泪膜的形成。

（2）多食富含维生素 A 的食品，如胡萝卜、豆类、动物肝脏；少食辛辣煎炒及肥甘厚味之物，并戒烟慎酒；可自行泡制枸杞、菊花、鬼针草当茶饮用。

（3）老年人可经常轻轻按摩眼球，促进结膜杯状细胞的分泌。

（4）保持良好生活习惯，保持室内清洁通风，避免强光与烟尘刺激；勿滥用眼药水。

（5）保持心情舒畅，调整情绪使气机调达。

（6）若有屈光不正，应及时矫正视力。

【注意事项】

（1）详细询问病人的日常习惯，积极指导病人去除和本病有关的不良习惯，嘱病人严格按照医嘱耐心治疗。

（2）有干燥综合征、围绝经期综合征及糖尿病等全身疾病者，应积极治疗全身病。

【重点提示】

本病为临床常见眼表疾病，可发于任何年龄，病因复杂，治疗首当辨明病因，及时去除病因。虚证、实证及虚实夹杂证均能见于本病，虚实夹杂由邪热留恋所致，治当清热祛风，滋阴润燥；虚证又以肺阴不足证、气阴两虚证、肝肾阴虚证为主，当治以滋阴润肺、益气养阴、滋补肝肾；实证以肝经郁热证为主，治以清肝解郁。临证时可酌情加入鬼针草、密蒙花等经验药物。针刺、中药雾化熏蒸等方法不但简便易行，与中医辨证论治治疗联合运用疗效更优。

【现代研究进展】

（一）基础研究

1. 炎症

慢性炎症通过刺激眼表细胞，激活局部免疫反应，并引起泪膜稳定性下降及增加泪液渗透压，这一过程是各种不同类型干眼的共有机制。炎症是干眼发生的关键因素。炎症刺激可介导炎症因子及多种介质表达，使泪腺上皮细胞的正常生理微环境发生病理性改变，从而导致泪膜异常。炎症因子不仅通过刺激淋巴细胞的增生来维持对泪腺的免疫攻击，而且自身也干扰腺体的正常分泌。研究发现，乳铁蛋白等存在泪液中的天然抗炎因子的减少，眼表、泪腺组织及浸润的炎症细胞所产生的白介素 1（IL-1）及肿瘤坏死因子 α（TNF-α）等炎症因子，及泪液中炎症因子和蛋白酶的激活等造成泪膜成分异常的情况均可启动一系列炎症反应。泪液渗透压增高也能导致炎症发生，高渗泪液通过激活炎症级联反应而致使炎症介质释放至泪液，使得眼表上皮细胞受损。急性炎症常伴随着泪液反射性增加和眨眼，慢性炎症由于角膜知觉减退和反射活动的减少，造成泪液蒸发过强或泪膜的不稳定性。炎症及免疫介质刺激还可引起结膜杯状细胞数量减少或（和）功能下降，使其分泌黏蛋白减少，此外炎症还能造成结膜上皮细胞中炎症活化标志物的增加，如 HLA（人类白细胞抗原）-DR、细胞间黏附分子-1（ICAM-1）、CD_{40}、CD_{40} 配体，或趋化因子受体 CCR5。此外，IL-1α、IL-6、IL-8/CXCL8 和 TNF-α 均已被发现在严重干眼病人的泪液和结膜上皮细胞中含量增加。细胞因子和趋化因子在炎症过程的协调和持久性中发挥着重要的作用。

2. 细胞凋亡

干眼病人泪腺腺泡细胞和结膜上皮细胞的凋亡异常增加，如泪液中的促凋亡因子（Fas，FasL，AP02.7 等）及炎症因子（如 IL-1，TNF-α）的表达增加，以及局部组织中的淋巴细胞的凋亡被抑制，如淋巴细胞凋亡抑制因子 bcl-2 的表达下降，这一过程一方面造成了眼部组织的损伤和破坏，另一方面淋巴细胞存活时间的延长促进了炎症激活状态。正常泪腺腺泡细胞和结膜上皮细胞很少出现凋亡，但 SS 病人泪腺中无炎症浸润的正常腺泡细胞也表达凋亡标志物，即腺泡细胞未凋亡之前就能出现泪液分泌障碍。另外，原癌基因（c-myc）、自体抗原（Ro，La，α-胞衬蛋白）和协同刺激分子（B_{71}，B_{72}）也可能在细胞凋亡中起重要作用。

3. 性激素失调

性激素可调节机体及局部的免疫功能，多种性激素受体存在于泪腺、睑板腺、角膜等眼表组织中，性激素能调控泪腺和睑板腺的形态、发育、分化及分泌功能。雄激素能与眼表上皮细胞受体结合，调节炎症因子、细胞黏附分子及凋亡因子的表达，改善免疫反应的病理改变，对眼表上皮细胞有保护作用；雄激素水平降低可能通过 NF-κB 活化，诱导 NOS_2 基因的表达，产生大量的 NO，损害泪腺组织和眼表上皮，导致干眼症的发生、发展。由衰老、自身免疫性疾病、抗雄激素药物等引起雄激素缺乏的原因，均可引起干眼。单纯的雄激素缺乏可能并不引起干眼症，但加速干眼症病人的病情恶化。另一方面，雌激素对于 SS 发病和持续过程都具有显著的促进作用；基因敲除小鼠造成的雌激素缺乏动物模型可导致类似 SS 的自身免疫性疾病。多种性激素之间通过相互作用、相互影响，共同影响机体内分泌环境，从而造成干眼的发生。

4. 神经调节异常

正常的角膜、泪腺及其附属器、结膜杯状细胞、睑板腺等，均有丰富的神经纤维支配。这些神经纤维主要来源于副交感及交感神经系统，并通过完整的神经反射环路完成泪液分泌功能，该反馈环路中的任一环节异常均可导致分泌功能障碍。角膜知觉功能减退会导致对眼表刺激反应下降，引起反射性泪液减少，引起或加重眼表损害，造成或加重。随着年龄增大，神经分泌乙酰胆碱的能力逐渐衰退，泪腺神经分布开始减少，说明年龄是干眼发病因素也与神经调节有关。干眼病人的角膜上皮基底细胞呈分支多、弯曲度大、失去平行走行、排列紊乱，并伴有神经纤维数量增加及病理性增生表现等形态特点。神经相关调节因子是神经损伤与修复的重要标志，是完成神经、体液、免疫系统之间交叉反应的关键，泪液中存在多种小分子神经调节肽，如神经生长因子（NGF）、血管活性肠肽（VIP）、神经肽（NPY）、P 物质（SP）、降钙素基因相关肽（CGRP）等。泪液中 NPY、CGRP 水平降低与干眼病人的泪腺损伤有关，NGF 表达量则与角膜上皮损伤程度相关，干眼病人泪液中 NGF 含量异常升高，并且 NGF 的这种异常表达直接参与了干眼局部炎症反应。

（二）临床研究

1. 中医治疗

谢立科等运用逍遥散联合生脉散治疗干眼，并进行临床随机试验，观察组以 0.1% 玻璃酸钠滴眼液点眼，同时口服中药，对照组仅以玻璃酸钠滴眼液点眼，通过临床症状积分、干眼仪等级、泪液分泌试验、泪膜破裂时间、角膜荧光素染色等检查进行评价疗效，运用中药的病人临床症状积分显著下降，各项检查结果均表现较好，且与单纯人工泪液滴眼病人比较有明显差异。陈一兵等选取准分子激光原位磨镶术后干眼病人做临床随机试验，治疗组与对照组均局部运用人工泪液点眼，此外治疗组加用加味沙参麦冬汤，1 个月后治疗组大部分观察指标均较对照组有明显改善。李凯等临床观察经验方润目灵治疗水样液缺乏性干眼症，发现润目灵对水样液缺乏性干眼症病人明显促进泪液分泌、延长泪膜破裂时间和促进角膜病变修复的作用。韦企平运用杞菊甘露饮及针刺治疗肺肾阴虚型干眼症，将病人随机分杞菊甘露饮组与杞菊甘露饮及针刺组，治疗后两组在干眼症状积分、眼表相关检查及中医症状等方面均有较好改善。马小丽使用中药平肝益精方并外用药液熏蒸双目治疗干眼病人，治疗后与人工泪液组比较，中药及针刺在缓解眼部症状，改善泪液分泌量、泪膜稳定性，促进角膜恢复等方面均较人工泪液单纯对症治疗有更好效果。

2. 西医治疗

（1）抗炎治疗：抗炎治疗能抑制炎症因子，减轻干眼的症状。皮质类固醇能抑制炎性细胞因子及趋化因子的产生，减少黏附分子的表达，刺激淋巴细胞凋亡，能有效对抗炎症。局部应用糖皮质类激素对改善中、重度干眼症病人的主、客观临床症状有明显作用，但须在短期内优先使用。四环素及其衍生物也被证明具有抗菌、消炎和抗血管生成特性，能在治疗睑板腺功能障碍中发挥重要作用。免疫抑制剂如环孢霉素 A 通过抑制泪腺腺泡细胞和结膜杯细胞的凋亡，促进淋巴细胞的凋亡，抑制眼表面炎症。对于常规治疗无效的中、重度干眼病人，无论是从费用还是疗效考虑，0.05% 环孢素乳剂滴眼都是较好的选择。另一种免疫抑制剂 FK506 与环孢霉素 A 作用机制相似，但抑制眼表炎症的作用更强，仅适用于重度干眼病人。非甾体类抗炎药（NSAIDs）可以通过抑制前列腺素这种炎症介质的生成来达到控制眼表炎症的目的，0.1% 双氯芬酸钠可被用作干眼症的短期治疗，并且对干燥综合征导致的丝状角膜炎具有良好效果，但 NSAIDs 必须在医生的密切注意下使用，若治疗未见效或发现角膜上皮缺损应立即停止使用。

（2）泪液替代治疗：人工泪液是治疗干眼症的主要方法。最理想人工泪液的渗透压、pH、离子成分等应与泪液相同，并含有模拟黏蛋白的成分，黏度接近泪液的黏度，所含的防腐剂对角膜和结膜无害。应用人工泪液治疗可相对改善眼表炎症，营养眼表。人工泪液常含有防腐剂，当点药频繁时，眼表面炎性反应较重、泪液动力学异常或脂质层异常病人常不能耐受，最好使用不含防腐剂的人工泪液。当常规的人工泪液无效，可以选择使用自体血清滴眼，但制备较复杂。血清中的白蛋白可以有效抑制细胞凋亡，此外还含与泪液相同的生长因子，而且血清中包含 IgG、溶菌酶和补体，能有效对抗眼表炎症。

（3）其他对因治疗：局部应用雄激素也可明显改善泪腺及睑板腺的分泌功能，改善干眼症状。其他如溴己新、3- 异乙酸 -1- 甲基黄嘌呤等药物也可增加泪液分泌，但尚未有统一的疗效评价。研究证实拟胆碱药可以促进杯状细胞分泌黏蛋白，实验证明毛果芸香碱能增加眼表杯状细胞数目，促进泪液分泌，减轻 SS 对结膜上皮的影响。尼尔雌醇口服对更年期和绝经期妇女干眼的症状改善有明显作用。

（4）手术治疗：当重症干眼病人常规治疗方法疗效不佳，且有可能导致视力严重受损时，可采取手术治疗。手术治疗主要包括泪道栓塞、暂时或永久性泪小点封闭、睑缘缝合、颌下腺移植术等。轻中度干眼，行泪小点栓子植入疗效较好，可有效减轻病人不适症状，及减少人工泪液的点眼次数。对于实施泪小点栓塞无效、栓子经常脱出或不能耐受栓子的病人，可采用永久性泪小点封闭术。其他治疗方法无效的严重干眼病人可选择睑缘缝合术，将部分睑缘缝合以减少泪液蒸发，帮助角膜上皮愈合。颌下腺移植术仅适用于干眼程度重、其他治疗效果不佳甚则视力受损的病人。

（王育良　万琦）

参考文献

［1］Baudouin C，Aragona P，Messmer E M，et al．Role of Hyperosmolarity in the Pathogenesis and Management of Dry Eye Disease：Proceedings of the OCEAN，group Meeting．Ocularsurface，2013，11（4）：246-258．

［2］谢立科，朱志容，张明明．逍遥散联合生脉散治疗干眼病的临床研究．中医药中青年科技创新与成果展示论坛论文集，2009：71-73．

［3］陈一兵，王炜，麦彩琰，等．加味沙参麦冬汤治疗准分子激光原位角膜磨镶术后干眼临床观察．江西中医药大学学报，2006，18（3）：35-36．

［4］李凯，王育良，高卫萍，等．中药润目灵治疗水样液缺乏性干眼症的临床疗效．国际眼科杂志，2009，9（11）：2116-2117．

［5］林秋霞，韦企平. 杞菊甘露饮及杞菊甘露饮配合针刺治疗肺肾阴虚型干眼症的临床研究. 世界中医药，2014（7）：883-885.

［6］马小丽，支楠，屈静，等. 平肝益精方治疗干眼症临床研究. 北京中医药，2009，28（8）：585-587.

［7］肖秀林. 激素替代疗法在更年期妇女干眼症的应用. 柳州医学，2009，24（1）：35-36.

第五节　单纯疱疹病毒性角膜炎

单纯疱疹病毒性角膜炎（HSK）是Ⅰ型单纯疱疹病毒感染所致的一种角膜疾病。角膜可表现为树枝状、地图状、盘状，其发病特点为病程迁延，潜伏感染，复发率高，轻者视力下降，重者可波及虹膜，引起虹膜炎，甚则瞳孔粘连，愈后黑睛遗留的瘢痕翳障，可影响视力，甚至失明。

中医眼科对该病早有认识，如《原机启微》称之为"风热不制之病"。《证治准绳》谓本病"聚星障证，乌珠上有细颗，或白色，或微黄，微黄若急而变重……或联缀，或团聚，或散漫，联缀四散，傍风轮白际而起，变大而接连者，花翳白陷也"。并将此病归属聚星障单纯疱疹病毒性角膜炎发病率逐年上升，在美国每年约50万新发病例，在我国城市盲目调查报告中，角膜盲占第二位，病毒性角膜炎占角膜盲首位。且角膜移植手术限于角膜原材料不足，因尚无有效的控制复发的药物，高致盲率严重危害和影响人类的生活和工作，其中45%的病人在感染后1年间复发。

【病因病机】

（一）中医病因病机

1. 病因

（1）外感风热或风寒，上犯于目。

（2）外邪入里化热，或肝经伏火，火热上炎。

（3）或素食煎炒五辛，致脾胃湿热蕴积，蒸灼黑睛。

（4）素体阴虚或患热病后灼伤津液，致阴津缺乏，虚火上炎，再兼风邪为犯而发病。

2. 病机

（1）发病：新病多属实证，反复发作者常虚实夹杂。病初起，因风邪为犯，故可出现畏光、流泪等症状。若肝火炽盛，角膜受灼，则眼痛、畏光、流泪等症加重。若湿热上犯，蒙蔽清窍，则眼症缠绵不愈，角膜水肿明显。若眼症反复发作，多为本虚标实的表现，如治疗不当，则严重影响视力，甚至失明。

（2）病位：病位在角膜，责之于肝，但与脾肾关系密切。

（3）病性：为本虚标实，好发于肝郁脾虚。脾虚运化不健是本，肝郁疏泄失调为本，晚期视力障碍，肾精不足，但眼底检查，水液停聚，痰浊阻滞，瘀血停滞诸症均很明显，虚实夹杂，病到晚期，以虚为本。

（4）诱发因素：常在发热、月经失调、胃肠功能紊乱、机械性外伤、情绪激动、使用激素药物、阳光刺激、接触过敏性食物等全身免疫力低下等诱因时，则可发病或产生复发，引起继发感染。

（二）西医病因病机

HSV 是一种感染人的 DNA 病毒，分为两个血清型：Ⅰ型和Ⅱ型（HSV-1 和 HSV-2），多数为 HSV-1。HSV 引起的感染分原发和复发两种类型。原发性 HSV 感染 HSV 潜伏在三叉神经节，三叉神经任何一支所支配区的皮肤、黏膜等靶组织的原发感染均可导致三叉神经节感觉神经元的潜伏感染。复发性 HSV 感染是潜伏病毒的再活化所致。当机体抵抗力下降时，活化的病毒，沿神经轴突逆行到眼表或角膜的上皮细胞，引起 HSV 复发性、溶细胞性感染。

【临床表现】

（一）原发感染

HSK 的原发感染主要表现为角膜上皮型，常有全身发热和耳前淋巴结肿痛。眼部主要表现为滤泡性或假膜性结膜炎，眼睑皮肤的水疱或脓疱，点状或树枝状角膜炎，其特点为树枝短、出现晚、存在时间短（1~3 天），偶也可导致盘状角膜炎。

（二）复发感染

根据炎症的部位可分为浅层型和深层型。浅层型包括点状、树枝状、地图状及边缘性角膜炎；深层型包括角膜基质炎及角膜内皮炎。复发感染的特点是不侵犯全身，无全身症状。复发 HSV 感染特征性表现为角膜炎包括上皮性角膜炎（树枝状、地图状、中间疱疹性角膜炎）、基质性角膜炎（坏死性、间质性或盘状角膜炎、免疫环和角膜缘脉管炎）和内皮炎。树枝状或地图状角膜炎由病毒直接侵犯引起；坏死性基质性角膜炎可由病毒直接侵犯和免疫复合物过敏性反应引起；间质性基质性角膜炎、免疫环、边缘脉管炎和边缘溃疡性角膜炎由免疫复合物过敏性反应引起；盘状角膜炎为迟发性免疫反应所致；内皮炎可能由病毒直接侵犯或免疫反应所致；中央疱疹性角膜炎由营养因素引起。角膜基质受累显示内皮面灰白色 KP、后弹力层皱褶、基质水肿。坏死性、间质性角膜炎病例前房内可有灰白色稀淡不一的积脓。角膜知觉减退。

【实验室及其他辅助检查】

（1）组织培养检查：角膜上皮刮片可见多核巨细胞。角膜病灶分离，可分离出单纯疱疹病毒，并可鉴定病毒类型。

（2）分子生物学检查：聚合酶链反应（PCR）技术可用于检测单纯疱疹病毒 DNA，其特异性和敏感性均较高，角膜病灶分离可分离出单纯疱疹病毒。

（3）血清学检查：单克隆抗体组织化学染色可检测出病毒抗原的阳性结果。

【诊断与鉴别诊断】

一、诊断要点

（一）辨病要点

（1）视物模糊，视力有不同程度下降。

（2）有畏光、流泪，疼痛、异物感等刺激症状。

（3）裂隙灯检查、角膜荧光素染色阳性。

（4）角膜病灶区知觉与健侧比较敏感度减退甚至消失。

（5）Schirmer 泪液分泌正常。

（6）典型的树枝状或地图状上皮性浅表层病灶。

（7）病灶随不典型，但病程中出现树枝状或地图状病灶，有多次复发病史或曾有感冒病史或发病前有特定的诱因。

（二）中医辨证要点

（1）肝经风热证：眼痛，羞明流泪，胞轮红赤；头痛，鼻塞，口苦咽干；舌质红，苔薄黄，脉浮数。

（2）肝胆火炽证：灼热畏光，热泪频流；胁痛，口苦咽干，溺黄；舌红苔黄，脉弦数。

（3）湿热蕴蒸证：热泪胶黏；头重胸闷，口黏纳呆；舌红苔黄腻，脉濡数。

（4）阴虚邪留证：黑睛生翳日久；口干咽燥；舌红苔少，脉细数。

（三）西医诊断要点

（1）有单纯疱疹病毒性角膜炎病史。

（2）角膜树杈状、地图状溃疡灶，或盘状角膜基质炎等表现。

（3）实验室检查：角膜上皮刮片发现多核巨细胞，角膜病灶分离到单纯疱疹病毒等。

二、鉴别诊断

1. 细菌性角膜炎

有眼痛、视力障碍、畏光、流泪、眼睑痉挛等症状，但主要致病菌为葡萄球菌，发病急，伴较多脓性分泌物，常在角膜外伤后 24~48 小时发病，可见眼睑水肿、球结膜水肿、睫状或混合充血，病变早期角膜上出现一个界限清楚的上皮溃疡，溃疡下有边界模糊的灰黄色浸润灶、周围组织水肿。浸润灶迅速扩大，形成溃疡。重者可出现角膜液化性坏死、前房积脓、眼球内容物脱出、眼内炎。

2. 真菌性角膜炎

有眼痛、视力障碍、畏光、流泪等症状，因为由真菌感染引起，起病相对缓慢，常发生于植物性角膜外伤后。此病多见于温热潮湿气候地区，在我国南方，特别是收割季节多见。角膜病灶呈灰白色而欠光泽，外观干燥而粗糙，且伴有黏稠的前房积脓。

【治疗】

一、中医治疗

（一）治疗原则

治疗本病以清热祛风、明目退翳为原则。新病多属实证，反复发作者常虚实夹杂，治疗以祛风清热为主，久病当扶正祛邪。

（二）辨证施治

1. 肝经风热证

［治疗法则］祛风清热。

［方药］羌活胜风汤（《原机启微》）加减。柴胡、黄芩、荆芥、枳壳、川芎、防风、羌活、独活、桔梗、白芷、甘草、前胡、金银花、菊花、蒲公英。

［中成药］马应龙八宝眼膏，明目蒺藜丸，双黄连滴眼液，板蓝根颗粒，上清丸。

2. 肝胆火炽证

［治疗法则］清肝泻火。

［方药］龙胆泻肝汤（《医方集解》）加减。龙胆、地黄、柴胡、川木通、车前子、栀子、黄芩、泽泻、当归、甘草、蝉蜕、木贼、车前草。

［中成药］复方熊胆滴眼液，双黄连合剂，黄连上清丸，清宁丸，新清宁片。

3. 湿热蕴蒸证

［治疗法则］清热除湿。

［方药］除湿汤（《眼科纂要》）加减。滑石、车前子、川木通、连翘、天花粉、黄芩、黄连、荆芥、防风、枳壳、陈皮、甘草、金银花、秦皮。

［中成药］龙胆泻肝丸，清瘟解毒丸，牛黄清胃丸。

4. 阴虚邪留证

［治疗法则］滋阴祛风。

［方药］加减地黄丸（《原机启微》）加减。地黄、熟地黄、牛膝、当归、枳壳、羌活、防风、苦杏仁、谷精草、蝉蜕、木贼草、菊花、麦冬、知母、黄柏。

［中成药］拨云退翳丸，养阴清肺丸颗粒。

（三）单方验方

（1）明目蒺藜丸：蒺藜（盐水炙）、蔓荆子（微炒）、菊花、蝉蜕、防风、荆芥、薄荷、白芷、木贼、决明子（炒）、密蒙花、石决明、黄连、栀子（姜水炙）、连翘、黄芩、黄柏、当归、赤芍、地黄、川芎、旋覆花、甘草。

（2）明目上清片（丸）：菊花、连翘、黄芩、黄连、薄荷脑、荆芥油、蝉蜕、蒺藜、栀子、熟大黄、石膏、天花粉、麦冬、玄参、赤芍、当归、车前子、枳壳、陈皮、桔梗、甘草。

（四）外治法

（1）滴眼药水：可选用阿昔洛韦滴眼液滴眼，每次 1 滴，每日 3 次。

（2）涂眼药膏：涂用抗病毒眼膏，如 3% 阿昔洛韦眼膏或 0.15% 更昔洛韦眼用凝胶，每日 1~2 次。

（3）球结膜下注射：鱼腥草或板蓝根注射液作球结膜下注射，每次 0.5~1mL，每日或隔日 1 次。

（4）清除病灶：若病情顽固且为浅层型溃疡者，可结合物理或化学疗法如用碘酊或乙醚等烧灼溃疡面，用冷冻法或刮除法清除角膜病灶区坏死组织或活动性病变。

（5）手术治疗：增视性穿透性角膜移植是 HSK 主要复明手术之一，对于重症穿孔的病例，板层或治疗性穿透性角膜移植也为挽救眼球、保留视力争取了机会。但应掌握手术时机，选择适应证，采取合适的手术方式，以获得最理想的治疗效果。

（五）针刺治疗

可选用睛明、四白、丝竹空、攒竹、合谷、足三里、光明、肝俞等穴针刺，每次取局部穴位 1~2 个，远端穴位 1~2 个，每日 1 次，交替轮取，视病情酌用补泻手法。

（六）饮食疗法

患病期间饮食宜以清淡而富有营养的食物为主，忌辛辣刺激性和肥甘油腻食物，不饮酒，调整脾胃功能，保持二便通畅，以免影响药效的发挥。对曾因食用如鱼、虾、蟹等食物复发者应绝对禁食。可以作为饮食治疗的方药有以下几种。桑叶猪肝汤：桑叶 15g，猪肝 100g，加水少盐煲汤，饮汤吃肝。适用于风热病人。葱白粥：粳米 50g 煮成稀粥，加入葱白 5~10 根、生姜 10g 再煮片刻，调味食用。适用于风寒病人。

（七）情志疗法

病人要注意避免过度劳累和用眼，保持心情愉快和畅，遵医嘱，定期复查，按时服药。

二、中西医协同治疗

由于近年糖皮质激素和免疫抑制剂使用的增加，隐形眼镜的广泛应用，使全身或眼部的免疫力低下，使 HSK 发病率不断上升，甚至反复发作。目前对此病治疗多以局部药物为主，如阿昔洛韦眼药水等，但无法解决复发率的问题。随着抗病毒化学药物的广泛应用，使致病病株的变异毒株增加，影响药物疗效，且角膜移植手术也局限于角膜的原材料远不能满足临床的需要。运用中医辨证分型的方法治疗了大量的病毒性角膜炎病人，临床疗效显著。其中经治疗角膜荧光素染色多数为阳转阴性，具有减轻该病复发的作用，已显示其疗效高、无毒副作用、安全可靠。

【典型案例】

案例1　黄某，女，26 岁。2012 年 7 月 10 日初诊。

[主诉] 左眼视物模糊，疼痛畏光 3 天。

[病史] 病人 1 天前因月经期出现左眼视物模糊，来我院就诊。既往有单纯疱疹病毒性角膜炎病史，反复发作。

[检查] 右眼视力 1.0，左眼视力 0.8，裂隙灯下：双眼角膜荧光素染色：右眼未见异常，左眼角膜上树权状着染。伴有口干咽燥，舌红苔少，脉细数。

[西医诊断] 右眼 HSK。

[中医诊断] 聚星障（阴虚邪留证）。

[处方] 加减地黄丸（《原机启微》）加减。生地黄、熟地黄、牛膝、当归、枳壳、羌活、防风、苦杏仁、谷精草、蝉蜕、木贼草、菊花、麦冬、知母、黄柏。共 3 剂，每日 1 剂，早晚温服。

[二诊] 3 天后再诊，左眼视物较前清晰。左眼 0.8，眼睛疼痛及畏光流泪稍好转，裂隙灯下：左眼角膜较前透明，树权状着色变淡，处方同前，服药 5 天。

[三诊] 2012 年 7 月 18 日。视物模糊及畏光流泪等症状明显好转。左 1.0，裂隙灯下：双眼角膜荧光素染色未见异常（治疗前后对比见彩插 5-2）。注意休息随诊。

[病例分析]

（1）青年女性，眼症反复发作，多为本虚标实，辨为"阴虚邪留型"，治宜滋阴祛风，地黄补肾水真阴为君，夫肾水不足者相火必盛，故生熟地黄退相火也；牛膝逐败血，当归益新血为臣；麸炒枳壳和胃气，谓胃为多血生血之所，是补其原；杏仁润燥，谓血少生燥为佐；羌活、防风，俱升发清利，大除风邪。用药 3 天后，症状较前稍好转，坚持原方治疗后，症状消失。

（2）问题与对策：单纯疱疹病毒性角膜炎是世界危害严重的感染性难治眼病，全球约有 1000 万病人，以高复发率、高致盲率为本病特点，发病率逐年上升，重症病例增加，角膜移植手术限于原材料不足，严重影响民众的生活质量和工作效率。以中医"治未病"、标本并重、内外兼治的思想为指导，采用扶正清热解毒的治疗方法，制定了适于普及的预防、治疗、康复一体化的中医辨证法治疗单纯疱疹病毒性角膜炎临床的规范化诊疗方案，提高单纯疱疹病毒性角膜炎病愈显率和降低复发率，减少发生永久性角膜损伤和视力损伤，并减少医疗费用支出。

（3）理论探讨：《证治准绳》：谓本病"乌珠上有细颗或白色，或微黄。微黄者急而变重，或联缀，或团聚，或散漫，或一同生起，或先后逐渐一而二、二而三、三而四、四而六七八十数余。如此生起者，初起者易治，生定者迟退。能大者有变，团聚生大而作一块者，有凝脂之变；联缀四散，傍风轮白际而起，变大而接连者，花翳白陷也"。反复发作的病例，则多为正虚邪留型，以扶正祛邪为主要治则。

案例2　戚某，女，62 岁。2016 年 6 月 20 日初诊。

[主诉] 右眼畏光流泪 1 天。

［病史］病人1天前因感冒出现右眼畏光流泪，伴鼻塞流涕，舌红苔黄，脉浮。

［检查］视力右0.6，左0.8，裂隙灯下：双眼角膜荧光素染色，右眼角膜点状着染，左眼未见异常。

［西医诊断］右眼HSK。

［中医诊断］聚星障（肝经风热证）。

［处方］羌活胜风汤加减方。柴胡、黄芩、荆芥、枳壳、防风、羌活、独活、桔梗、白芷、甘草、前胡、金银花、菊花、蒲公英。共3剂，每日1剂，早晚温服。

［二诊］2016年6月23日。右眼视力0.6，畏光流泪稍好转，裂隙灯检查：右眼角膜荧光素染色点状着染范围缩小。处方同前，共5剂。

［三诊］2016年6月28日。病人自觉症状基本消失，裂隙灯检查：双眼角膜荧光素染色阴性（治疗前后角膜荧光素染色对比见彩插5-3），随诊。

［病例分析］

（1）辨证思路：本病为新病初期，根据舌脉象，辨为肝经风热型，以疏风清热解毒为治疗原则，枳壳调治胃气为君，前胡、防风、羌活、独活、白芷以疏风为主，皆主升发为臣，金银花、菊花、蒲公英、柴胡、黄芩清热解毒为主，桔梗除寒热，荆芥清利上焦，甘草和百药为佐。柴胡解热，行少阳厥阴之经，黄芩疗上热，主目中赤肿为使。诸药合用，共奏祛风清热解毒之功。

（2）理论探讨：古书《原机启微》中早有记载，称之为"风热不制病"。本病病变位于角膜，按中医五脏六腑的理论，应责之于肝脏。强调整体与局部相结合，辨证与辨病相结合。在急性期发作时全身常伴有鼻塞、头痛、咽痛、舌红，苔薄黄，脉浮数或弦数，多为肝经风热证，治疗应以疏风清热解毒为原则。

【疗效判定标准】

参照国家中医药管理局1994年发布的关于单纯疱疹病毒性角膜炎中医病症诊断疗效标准结合临床实际制定，评价疗效的项目为眼部症状和体征的改变，包括视物模糊、眼痛、畏光、流泪、眼痒、睫状充血、角膜荧光素染色、角膜水肿、知光敏感度、角膜病变大小、角膜后沉着物和角膜新生血管等。

（一）HSK疗效标准

（1）好转：视物模糊、疼痛畏光流泪的症状减轻，角膜荧光素染色弱阳性或阴性。

（2）无效：视物模糊加重，角膜荧光素染色阳性或强阳性。

（二）证候疗效标准

表5-9　HSK证候疗效评价（相关主症分级评分）表

主症	无0	轻1	中2	重3
视物模糊	无	不影响日常工作	对日常工作有影响	严重影响日常工作

续表

主症	无 0	轻 1	中 2	重 3
眼痛	无	间断	明显	持续性
畏光	无	轻微	明显	经常
流泪	无	偶尔	常发	持续
睫状充血	无	角膜缘周围粉红色充血	角膜缘周围暗红色充血	角膜缘充血近穹窿部
角膜荧光素染色	无	染色点 < 10	染色点 < 20	出现融合染色区
角膜水肿	无	上皮水肿	上皮和实质层水肿，不影响观察虹膜	上皮和实质层水肿，影响观察虹膜
病变区角膜厚度	无	轻微	超过原角膜厚度 1/5	超过原角膜厚度 1/2
角膜病变大小	无	超过角膜表面 1/4	超过角膜表面 1/2	超过角膜表面 2/3
角膜后沉着物	无	沉着物 3 个或以下	沉着物 4~10 个	沉着物 10 个以上
角膜新生血管	无	长度不超过角膜直径的 1/10	不超过角膜直径的 2/10	不超过角膜直径的 3/10

疗效的判别主要是根据患眼临床症状和体征综合得分的变化。对每只眼每次结果进行综合计分，方法为：各项症状和体征的计分乘于权数后相加得综合分。角膜荧光素染色、角膜水肿、角膜知觉、角膜病变大小和角膜新生血管的权数为 2。其余的症状和体征的权数为 1。

（1）痊愈：症状、体征均恢复正常（计分为 0）。

（2）显效：症状和体征计分之和至少减少 40% 者。

（3）有效：症状和体征计分之和至少减少不到 40% ~10% 者。

（4）无效：症状和体征计分之和至少减少不到 10% 或增加者。

【 预防与调护 】

（1）幼儿注意防护，防止原发性感染。注意提高自身免疫力。

（2）提早采用中药清热解毒扶正对于改善视觉、预防病情发展是有帮助的。

（3）饮食：饮食宜以清淡而富有营养的食物为主，忌辛辣刺激性和肥甘油腻食物，不饮酒，调整脾胃功能，保持二便通畅。对曾因食用如鱼、虾、蟹等食物复发者应绝对禁食。

（4）运动：增强体质，避免感冒发热及过度疲劳，保证睡眠充足，加强体育锻炼，是预防本病的重要措施。

（5）心理：避免过度劳累和用眼，保持心情愉快和畅，遵医嘱，定期复查，按时服药。

【注意事项】

（1）易反复发作，病程较长，往往造成中心视力的损害，病人需有耐心接受规范的治疗，切勿病急乱投医。

（2）忌烟、酒及辛辣食物。

【重点提示】

本病多见于外邪，尤其风热之邪，角膜属风轮，内应于肝，肝与脾相生相克，肝肾同源，故本病与肝、脾、肾关系密切，在眼病早期以实证为主，治以疏风清热解毒；晚期责之肝肾，治以扶正祛邪，需加退翳明目之品进行治疗。

【现代研究进展】

（一）基础研究

1. 病因

在现代文献眼科著作中归纳单纯疱疹病毒性角膜炎的基础研究，从解剖知识、细胞免疫、病理学等方面进行文献资料的整理、分类、记录和概括总结。这些方面从不同的角度分析了现代所认识的单纯疱疹病毒性角膜炎的特点。认识单纯疱疹病毒性角膜炎是由HSV-1感染引起，该病毒广泛寄生于健康人体口腔、肠道及呼吸道内，但无症状，原发感染多见于对病毒无免疫力的儿童，尤其6个月~2岁的婴幼儿，表现为水疱及溃疡性口腔炎，如发生在眼部，则为急性结角膜炎，但临床较为少见，只有1%出现明显临床症状，90%以上病人继续带有病毒，而不出现任何症状，从血清出现中性抗体可以证明，15岁以上居民90%以上已有过原发感染，由于原发感染产生抗体。在遇有免疫力低下时，如发热、月经失调、胃肠功能紊乱、机械性外伤、情绪激动、使用激素药物、阳光刺激、接触过敏性食物等诱因时，则可产生复发，引起继发感染。

2. 疗效机制

干扰素抑制细胞增殖和调节免疫系统反应的作用抑制病毒角蛋白的合成，从而阻断病毒复制，动物实验证实玉屏风散多糖类成分可影响复发性HSK小鼠外周血CD_3，CD_4细胞亚群，提高体内IL-1、IL-2水平。现代药理研究表明玉屏风散及其加味具有增强机体免疫力、抗应激作用，提高网状内皮系统吞噬功能，抑制流感病毒的作用，能够维持体内Th1型细胞因子和Th2型细胞因子在病毒复发位置上的平衡。

（二）临床研究

1. 中医治疗

刘静等根据中药副作用少、应用范围广、抗病毒作用强等优点，复方合成明目退翳方，通过观察其对人喉癌细胞体外培养细胞的毒性试验及对病毒致细胞病变的作用，发现明目退翳药液能明显抑制 HSV-1，HSV-2 病毒。邸进等分 5 型：外感风热型以银翘散加减；肝胆火炽型以泻青丸加减；湿热犯目型以龙胆泻肝汤加减；阴虚夹风型以地黄丸加减；气虚不足型以归脾汤加减。

2. 西医治疗

胸腺肽是小牛胸腺提取物，无种属特异性，对 T 淋巴细胞亚群的异常具有双向的调节作用。除促进淋巴细胞在胸腺内增殖和成熟而调节细胞免疫功能外，它还能促进淋巴细胞分泌白细胞介素 -2 和干扰素加自然杀伤细胞数量和活性，以增强机体免疫功能，达到抗病毒感染的作用。实验研究证明：胸腺肽用于治疗 HSK 病人后未再次复发者 CD3，CD4，CD4/CD8 比值在治疗后明显增高，CD8 则明显降低，表明经胸腺肽片剂治疗。

手术治疗 HSK。HSV 可终生潜伏在三叉神经节的感觉神经元内。从无复发感染征象的慢性 HSK 病人切除的角膜移植片中培养出 HSV，提示人角膜也是 HSV 潜伏的场所。HSK 是角膜病致盲中最主要的病因之一，严重 HSK 引起角膜穿孔及眼内炎症，威胁到全眼球安全。角膜移植术是恢复角膜透明性的最主要治疗方法，角膜移植特别是穿透性角膜移植可以比较彻底清除角膜病灶组织和可能潜伏在病灶组织中的病毒，暂时切断病毒抗原抗体的免疫反应，减少了术后角膜炎的复发率。

3. 中西医结合治疗

姚义珍等治疗 62 例 HSK 病人，分 3 型论治：初期辨证为风热客目，方用银翘散；中期辨证为湿热犯目，方用龙胆泻肝汤或泻青丸；后期辨证为阴虚夹风，方用加减地黄丸。局部先用鱼腥草注射液点眼，每日 6 次；鱼腥草注射液 1mL 球结膜下注射，西医采用 0.1% 阿昔洛韦眼药水点眼，每日 6 次，复方托吡卡胺滴眼液早中晚各点 1 次。以阿昔洛韦粉剂 0.5g 加入 0.9% 氯化钠注射液 500mL 中静脉滴注，每日 1 次，以上治疗均 10 天为 1 疗程，必要时重复 1 个疗程。结果治愈 35 例，显效 20 例，好转 7 例，无效 0 例，总有效率 100%。

陈福彬治疗 86 例 HSK 病人，分 4 型论治：肝经风热型用自拟方清肝泻热汤；肝胆湿热型用自拟泻肝化湿汤；阴虚火旺型用自拟方滋阴降火汤；气血亏虚型用自拟方补气养阴汤。西医治疗用聚肌胞注射液 2mL 肌内注射，每天 1 次；0.1% 阿昔洛韦眼药水和 4% 吗啉呱眼药水交替点眼，每 3 小时 1 次。如并发细菌感染使用 0.25% 氯霉素眼药水；并发虹睫炎使用 1% 阿托品眼药水点眼。4 周为 1 疗程，治疗 2~3 个疗程。结果临床治愈 76 例，好转 7 例，无效 3 例，总有效率 96.51%。

（刘静）

参考文献

［1］闫明，夏德昭，范霞，等．复明Ⅱ号治疗实验性单疱病毒性解膜炎的免疫学分析．中国实用眼科杂志，1995，13（12）：723.

［2］姜忠良．单疱病毒性角膜炎的分子生物学研究进展．国外医学眼科学分册，1997，21（2）：109.

［3］周伟．干扰素和莪术油治疗婴幼儿毛细支气管炎疗效观察．实用全科医学，2007，5（7）：577-578.

［4］张磊，吴瑕，王岚，等．玉屏风散多糖类成分对免疫功能的影响．中药药理与临床，2006，22（1）：2-4.

［5］刘静，崔晓兰，张炜．明目退翳方对单纯疱疹病性角膜炎抗病毒的实验研究．中国中医基础医学杂志，2004，10.

第六节　角膜溃疡

各种原因导致的角膜上皮和基质坏死脱落称为角膜溃疡，是多种溃疡性角膜病变的总称，系眼科常见的危急重症，对视力危害大，致盲率高，是我国三大主要致盲性疾病之一。角膜位于眼球前部，正常角膜防御机制损伤后，几乎所有的病原体均可侵入角膜基质，造成复杂的角膜感染。根据其发病原因的不同，将其分为感染性角膜溃疡和非感染性角膜溃疡，前者主要包括生物病原体（如：细菌、真菌、病毒、衣原体、棘阿米巴等）的感染，后者主要包括免疫缺陷性、营养不良性、暴露（干燥）性等引起的溃疡。

角膜溃疡相当于中医学中的花翳白陷、凝脂翳的范畴，前者囊括了几乎所有继发性角膜溃疡，后者主要特指细菌性角膜溃疡，或称化脓性角膜炎。该病病位在黑睛，属五轮中的风轮病变，实证为多，但无论虚实，皆有热（火）毒作祟，故治疗上常以清泄散邪之法，责之于肝胆。

感染性角膜溃疡

❖ 细菌性角膜溃疡

细菌性角膜溃疡（BCU）是由细菌感染引起，导致角膜上皮缺损及角膜基质坏死的化脓性角膜炎，严重者可发生角膜溃疡穿孔甚至化脓性眼内炎。临床上主要是指匐行性角膜溃疡和铜绿假单胞菌性角膜溃疡。由于细菌急进性繁殖的生物特性，感染后病情进展极为迅速、症状也极为险恶，如不能及时正确诊断并对症药物治疗，常常会导致一系列严重的并发症，如角膜葡萄肿，甚至溃疡穿孔、眼内感染、眼球萎缩等；即使病情得以控制，也会残留深大的角膜瘢翳、白斑或角膜新生血管翳，以致严重影响视力甚至失明。

因本病角膜溃疡面状如凝脂，故中医称为"凝脂翳"（《证治准绳》）。如并发前房积脓则称为"黄液上冲"（《目经大成》）；若引起角膜溃破则名为蟹睛或黑翳如珠（《证治准绳》）。

在发展中国家，细菌性角膜溃疡常常是致盲的主要原因之一。该病一般多发生在乡村，尤其是从事农务劳作的农民，常因农作物、杂草或器具而伤到角膜，不经及时有效的处理而导致发病；但近年，由于城市中配戴角膜接触性眼镜镜片的人群增多，常因忽视了镜片及眼部卫生，也导致本病的罹患率增高；某些医源性因素，如施用眼局部的药物、器械或染色剂为致病菌污染，同样可以导致本病的发生。

【病因病机】

（一）中医病因病机

《诸病源候论》认为本病病因"脏腑热盛，热乘于腑，气冲于目，热气结聚"；而《证治准绳》则指出，若黑睛"四周见有瘀滞者，因血阻道路，清汁不得升运之故。若四周不见瘀赤之甚者，其内络深处，必有阻滞之故"。古代即以"肥""浮""脆""嫩"描述凝脂翳，表现其发展变化快，结合临床归纳如下。

（1）黑睛外伤，风热邪毒乘虚袭扰，触染黑睛所致；素有漏睛者，因邪毒已伏，更易乘伤侵入而发病。

（2）风热外邪入里化热，或嗜食辛热燥品，致脏腑热盛，肝胆火炽，循经上攻，灼伤黑睛。

（3）久病之后，气虚、阴伤，正气不足，外邪滞留，致黑睛溃陷，久不愈复。

（二）西医病因病机

本病的病变机制并不复杂，即是由大量细菌感染到角膜后引起角膜组织溶解化脓性的炎症。造成细菌性角膜溃疡的细菌种类繁多，如表皮葡萄球菌、链球菌、金黄色葡萄球菌及铜绿假单胞菌、大肠埃希菌、嗜麦芽窄食单胞菌、浅黄假单胞菌、玫瑰色库克菌感染等，但87%的是由葡萄球菌、链球菌、大肠埃希菌及铜绿假单胞菌引起的。其中不同地域及时间内主要的致病菌处在动态变化中，世界范围内表皮葡萄球菌感染比例最高，而国内则铜绿假单胞菌致病比例相对较大。近年来，随着城市化的进程以及生活环境的改善，尤其是抗生素的大量应用，细菌性角膜溃疡的致病菌谱分布出现了明显的变迁，发病率大幅下降。

细菌性角膜溃疡的诱发因素包括眼局部因素及全身因素。局部因素如角膜外伤、剔除角膜异物、干眼状态、泪道阻塞、倒睫、接触镜等；全身因素包括营养不良、年老体弱、糖尿病、长期应用免疫制剂等。以上因素可破坏角膜上皮的完整性，机体抵抗病菌能力下降，使一些存在于结膜囊的条件致病菌造成角膜感染。

【临床表现】

（一）症状

1. 匐行性角膜溃疡

发病急，常在角膜外伤24小时左右发病，自觉症状重，常有强烈的角膜刺激症（干涩疼痛、畏光、流泪）、眼睑痉挛、视力下降，伴有较多脓性分泌物，可出现全身症状如头痛、畏寒、发热等。

2. 铜绿假单胞菌性角膜溃疡

起病急，进展迅速，常在伤后数小时或1~2天内发病，症状更为明显剧烈。

（二）体征

1. 匐行性角膜溃疡

患眼明显的混合性充血，在角膜外伤破损处，首先出现灰白色或黄白色的浸润点，迅速发展成溃疡，表面有灰黄色凝脂状物黏附。溃疡的一边为致密的黄色浸润，并显示病变进行较速，称为进行边缘，另一边炎症稍微缓解，边缘稍整洁。使溃疡面呈蛇形进展，故称为匐行性角膜溃疡（彩插5-4）。

严重时由于细菌毒素的刺激，使虹膜血管扩张，大量白细胞和纤维渗出物沉积于前房内，形成前房积脓；如若炎症未能控制，溃疡向深部发展，坏死组织不断脱落，最后导致角膜溃疡穿孔，虹膜脱出；亦有因细菌毒力过强或抵抗力低，致使眼内感染，最后眼球萎缩，完全失明；若能得到及时正确的救治，多数也会在痊愈后形成角膜白斑。

2. 铜绿假单胞菌性角膜溃疡

眼睑及球结膜水肿，高度混合充血。由于铜绿假单胞菌产生的蛋白分解酶作用，在角膜病灶区出现迅速扩展的浸润及黏液（液化）性坏死，表面附着有黄绿色的脓性分泌物，前房出现水平面的淡黄色积脓，溃疡很快向纵深发展，在2~3天内整个角膜可发生坏死并穿孔，眼内容物脱出（彩插5-5），甚至引起眼内炎而致失明。

【实验室及其他辅助检查】

角膜刮片、涂片镜检是一种最常用的方法。微生物培养可发现金黄色葡萄球菌、肺炎链球菌或铜绿假单胞菌。研究显示：在早期和进展期细菌性角膜溃疡中刮片检测的敏感性为36.0%和40.9%。药敏实验可发现敏感药物。

【诊断与鉴别诊断】

一、诊断要点

（一）辨病要点

（1）常有角膜外伤史，或伴有慢性泪囊炎。

（2）发病急，发展快，严重的角膜刺激症状（眼痛、畏光、流泪）。

（3）重度混合充血伴见大量脓性分泌物。

（4）角膜有溃疡灶有灰黄色凝脂状物黏附，2%的荧光素钠溶液染色阳性，或伴前房积脓。

（5）角膜刮片、涂片及细菌学培养有助于诊断。

（二）中医辨证要点

（1）风热壅盛证（病变早期）：头目疼痛、羞明流泪；白睛混赤或胞轮红赤；舌红，苔薄黄，脉浮数。

（2）肝胆火炽证（病变进行期）：头痛明显，口苦溲黄；白睛混赤，房水浑浊；舌红，苔黄，脉弦数。

（3）里热炽盛证（病变进行期）：发热口渴、溲赤便秘；窟陷深大、黄液上冲；舌红，苔黄厚，脉弦数或脉数有力。

（4）气阴两虚证（病变后期）：口燥咽干、体倦便溏；凝脂渐薄、日久不敛；舌红脉细说，或舌淡脉弱。

二、鉴别诊断

本病需与继发于其他感染性角膜溃疡相鉴别。

表 5-10 细菌性角膜溃疡和单纯疱疹性角膜溃疡的特征

病名	细菌性角膜溃疡	单纯疱疹性角膜溃疡
诱因	角膜损伤后	感冒或劳累后
知觉	变化不明显	病变区知觉减退
分泌物	呈脓性	清水样或无分泌物
病灶形态	初期为单个米粒样浸润灶，色灰白，边缘不清	初期为针尖样细小星点浸润灶，继则融合成树枝状或地图状
复发	无复发	可反复发作
化脓	常化脓，易穿孔，伴前房积脓	一般不化脓，不穿孔，多无前房积脓

【治疗】

一、中医治疗

（一）治疗原则

本病主为风热火毒上壅黑睛所致，故清热泻火解毒为之大法合以辨证论治。初期，风热邪毒壅盛者，治宜祛风清热解毒；进行期，里热炽盛者，治宜泻火解毒；后期，正虚邪留者，则宜扶正祛邪。

（二）辨证施治

1. 风热壅盛证

[治疗法则] 祛风清热，解毒退赤。

[方药] 新制柴连汤加减（《眼科纂要》）。若结膜混合性充血，分泌物多色黄黏稠，可加金银花、千里光、蒲公英以清热解毒；加红花活血散瘀。

2. 肝胆火炽证

[治疗法则] 清肝泻火，凉血解毒。

[方药] 龙胆泻肝汤加减（《医方集解》）。若见黄叶上冲，加野菊花、紫花地丁、败酱草、薏苡仁等以清热解毒排脓。

3. 里热炽盛证

[治疗法则] 泻火解毒，凉血祛风。

[方药] 四顺清凉饮子（《审视瑶函》）或眼珠灌脓方加减。口干便燥明显者，加天花粉、石膏、芒硝以增清热生津、泻火通腑之功；眼部红肿疼痛严重者，可加水牛角、丹皮、乳香、没药等凉血化瘀；分泌物呈黄绿色，邪毒炽盛者再加金银花、蒲公英、败酱草、菊花、千里光等清热解毒之品。

4. 气阴两虚证

[治疗法则] 扶正清热，祛风退翳。

[方药] 托里消毒散去皂角刺。可酌加白蒺藜、木贼、蝉蜕、乌贼骨以增强退风去翳的功效。

（三）中成药

初期，风热表现者可用祛风清热解毒类成药，如：银翘解毒片、金莲花软胶囊、牛黄上清（片）胶囊等；进行期，热毒较重者可用泻火解毒类成药，如牛黄解毒丸、一清胶囊、龙胆泻肝丸等。

（四）外治法

1. 点眼

（1）早期及进行期可用清热解毒类中药滴眼液：如鱼腥草滴眼液、复方熊胆滴眼液、金珍滴眼液等。

（2）晚期或恢复期可用清热退翳类中药眼膏（滴眼液）：如马应龙八宝眼膏、冰片退翳散、麝珠明目液等。

2. 熏洗及湿热敷

可用金银花、板蓝根、野菊花、大青叶、千里光、荆芥、防风等煎水熏眼；或过滤药汁，待微温时冲洗眼部；或以毛巾浸泡后湿热敷眼部，每日1~3次。

（五）针刺治疗

针灸疗法常取睛明、承泣、丝竹空、攒竹、阳白、太阳、合谷等穴位交替轮换针刺，每次局部取3~5个，每日1次，针用泻法。

二、西医治疗

（一）治疗原则

本病是由细菌感染角膜所致的角膜化脓性炎症，其特点是发病急、症状重、变化快，故宜首先及早快速针对性地控制感染，促进组织愈合。

（二）局部治疗

1. 点眼

（1）抗生素类滴眼液：开始可用0.5%左氧氟沙星滴眼液、0.3%妥布霉素滴眼液等；

待细菌培养结果明确后选用敏感的抗生素滴眼液。

（2）抗生素类眼膏：如左氧氟沙星凝胶、5%红霉素眼膏等。

（3）散瞳类滴眼液或眼用凝胶：如1%硫酸阿托品眼用凝胶（滴眼液）或复方托品卡胺滴眼液，以防瞳神干缺。但有前房积脓或有穿孔趋势伴眼内压较高的病人忌散瞳。

（4）胶原酶抑制剂：眼氨肽滴眼液、素高捷疗眼膏（滴眼液）、乙酰半胱氨酸滴眼液等。

2. 球结膜下注射

可针对性地选用敏感抗生素做结膜下注射。

（三）全身治疗

在致病菌不明确情况下可分别选用抗革兰阳性菌（G^+）及抗革兰阴性菌（G^-）抗生素各一组，静脉输入；也可选用广谱抗生素大剂量静脉输入。一旦经培养明确菌种后，则可使用针对性的敏感抗生素静脉输入。

（四）手术治疗

1. 角膜活检

当病人药物治疗无效或刮取病灶作细菌培养呈现多次阴性时，需进行角膜活检确诊。可采用角膜板层切除的方法，邻近受累组织和浸润前缘均包括在取材区域内，但禁止在病人角膜坏死区域取材，这是由于此处细菌不易被发现，并伴有穿孔的危险。

2. 覆盖术

（1）羊膜覆盖：羊膜组织中含有丰富的蛋白酶抑制剂，可抑制多种蛋白酶，如胶原酶、纤维蛋白酶等，促进上皮细胞的再生及胶原组织的构建；羊膜还可抑制炎症反应和新生血管的产生，是具有生物学功能的胶原膜，将其覆盖于病灶，还可起到机械性保护作用。

（2）结膜瓣遮盖：此方法适用于药物治疗角膜溃疡无效的病人，手术中需将病人的角膜上皮以及所有坏死组织去除。

3. 角膜移植术

（1）板层角膜移植术：是一种部分厚度的角膜移植。手术时切除角膜前面的病变组织，留下底层组织作为移植床。故凡角膜病变未侵犯角膜深层，而内皮生理功能健康或可复原者，均可行板层角膜移植术。临床常用于中浅层角膜斑留或角膜营养不良性浑浊，进行性角膜炎或溃疡、角膜疱疹、角膜肿瘤，以及一些条件差不能做穿透性角膜移植的眼球，为改良角膜条件先做板层移植。

（2）穿透性角膜移植术：是一种以全层透明角膜代替全层浑浊角膜的方法。当病人角膜穿孔超过2mm，处在中央区，且不能够形成加压包扎患眼前房时可采取此手术。但由于该类手术易出现虹膜前粘连、纤维素渗出、炎症反应以及继发性青光眼等问题，因此术前应对病人加强24~36小时的抗生素治疗。需注意的是，应将去除所有感染的角膜组织作为移植床的口径。

【预防与调护】

（1）防止黑睛外伤：注意劳动保护，防止黑睛外伤。配戴隐形眼镜者须注意配戴卫生。一旦黑睛损伤，应及时就诊。

（2）及时处理漏睛：素患漏睛者应及时处理，根除病灶。若在发病期间，可每日冲洗泪道或作泪点封闭。

（3）注意黑睛异物：处理黑睛异物处理时要注意无菌操作，做到器械、药品消毒严格、无污染，术前洗眼，术后预防感染，次日复诊。

（4）其他：饮食宜清淡，少食辛辣炙煿之物，并保持二便通畅，以使内火下泻，病情减轻。特别是黑睛行将穿孔者，应避免剧烈咳嗽及便秘，以防穿孔。

【典型案例】

案例 张某，男，45 岁。2015 年 4 月初诊。

[主诉] 右眼赤痛 4 天，昨日起加剧。患眼畏光灼热、刺痛、流泪伴有明显的头痛及全身不适。4 天前右眼结膜内异物史。

[检查] 视力右眼 0.12，左眼 1.0。裂隙灯检查，右眼白睛混赤明显，黑睛黑侧有一4mm×4mm 溃疡，边界模糊，呈灰白色。与对侧健眼相比，前房较浅，瞳孔较小对光反应差。小便黄赤，舌淡红，脉浮数。

[辨证] 风热壅盛。

[治法] 祛风清热。

[处方] 羌独活各 12g，荆芥穗 15g，黄芩 10g，连翘 12g，川芎 12g，夏枯草 15g，防风 10g，柴胡 10g，薄荷 6g. 甘草 3g。14 剂，水煎服，局部点消炎眼药水，半月后复诊。

[二诊] 2015 年 5 月 6 日。患眼红肿热痛明显减轻，全身不适亦显著改善，饮食大小便如常。查右眼视力 0.5，胞轮红赤，黑睛溃疡缩小到 1mm×2mm，边缘整齐，但仍有色。续前方，佐以退翳明目之品。处方：羌活 10g，蔓荆子 10g，黄芩 10g，连翘 10g，柴胡 10g，车前子 10g，防风 10g，白蒺藜 10g，木贼 15g，夏枯草 15g，石决明 30g，生甘草3g，局部用药同前，续服 14 剂后复诊。

[三诊] 患眼外观如常无明显不适，视力增至 0.8，红赤消退，着色不显，右眼黑睛外侧留有 2mm×2mm 云翳一片，伴见轻微赤脉。嘱其珍珠明目眼药水每日 3 次点眼以收全效。

[病例分析] 眼目直接暴露于外，尤其是黑睛直接与外界相通，极易受六淫邪气侵袭。但中医学认为眼处高位，非风热之邪不至。概因风为百病之长，善行而数变；热为阳邪，火性炎上，易趋阳位，这也是眼目疾患多为风热之邪所致之故。临床观察表明角膜溃疡起因多为角膜轻微外伤作为诱因. 其后以风热为主的六淫邪气乘虚侵入而发病，故临床上病情多表现为来势急重，眼睑红肿热痛，患眼疼痛、畏光、流泪，并伴有明显的视力下降。有鉴于此，针对其病因，治疗此类角膜溃疡，以祛风清热为主，既可去除病因，又能引药直达病所，然后再根据具体病情随症加减，给予凉血散瘀、活血止痛或益气滋阴之品。代

表方剂为《眼科纂要》新制柴连汤。主要药物包括：柴胡、白术、黄芩、荆芥穗、枳壳、防风、前胡、羌活、独活、薄荷、桔梗、白芷、甘草等。

❖ 真菌性角膜溃疡

真菌性角膜溃疡（FCU）是一种由致病真菌引起的致盲率极高的感染性角膜病。多发生于角膜植物外伤后。1957 年，齐续哲在我国首例报道了本病，到 1965 年为止我国的文献上只有 13 例记载。近年来随着糖皮质激素和抗生素的广泛使用、角膜接触镜的普及、城市环境污染等多种因素的影响，发病率有逐年上升趋势，有可能上升到感染性角膜病的首位。一旦患病，则病程较长，又可反复发作，严重者可导致整个角膜坏死而失明。

本病相当于中医的"湿翳"范畴，首载于《一草亭目科全书》，但书中无详细论述。

我国是农业大国，临床上真菌性角膜炎的病人中农民相对较多，加之农村的医疗卫生条件相对较差，对真菌性角膜炎的认识不足，造成有些病人在发病早期得不到正确诊治。现代抗生素和糖皮质激素大量广泛使用，导致眼表的菌群失调，真菌大量繁殖，也是本病发病及使之病情恶化的重要原因。因此对于真菌性角膜炎，重在早期诊断，尽早合理地综合治疗，以使得疾病在发病之初即得到有效控制。

【病因病机】

（一）中医病因病机

多因稻谷、麦芒、植物枝叶擦伤黑睛，或角膜接触镜戴取不慎损伤黑睛，或黑睛手术造成轻度黑睛外伤，均可使湿毒之邪乘伤侵入，湿邪内蕴化热，熏灼黑睛而致病。

（二）西医病因病机

引起角膜感染的真菌较多，但大多数病人主要由曲霉菌属（烟曲霉菌）、镰孢菌属（茄病镰刀菌、尖孢镰刀菌）、弯孢菌属（月状弯孢菌）和念珠菌属（白色念珠菌）4 大类引起，前三类属丝状真菌，其引起的角膜感染多见于农业或户外工作人群，而工作和生活环境多潮湿，外伤（尤其是植物性外伤）是最主要的诱因；其他诱因包括长期使用激素、抗生素造成的眼表免疫环境改变或菌群失调、过敏性结膜炎、配戴接触镜、角膜移植或角膜屈光手术等。第四类的念珠菌属，所致的感染多继发于已有眼表疾病（干眼、眼睑闭合不全、病毒性角膜炎）或全身免疫力低下（糖尿病、免疫制剂）的病人。在 20 世纪 80 年代前，曲霉菌是真菌性角膜炎的首位致病菌，但近 20 年来其发病率逐渐下降，而镰孢菌的发病率逐渐上升，目前已成为我国和很多国家真菌性角膜溃疡的首位致病菌，究其原因，可能并不是致病菌谱发生了改变，而是对镰孢菌的培养和鉴定技术有了明显提高。

【临床表现】

（一）症状

本病起病经过较缓慢，亚急性过程，早期仅有异物感，以后逐渐出现眼部疼痛、畏光、流泪、视力障碍，有黏性分泌物。

（二）体征

严重混合充血；初起角膜溃疡较浅，角膜浸润灶呈白色或乳白色，致密，表面欠光泽呈牙膏或豆腐渣样，外观干燥而粗糙，表面微隆起；溃疡周围有基质溶解形成的浅沟或抗原抗体反应形成的免疫环；溃疡边界因菌丝伸向四周，形成"伪足"；有时在其外周分布有结节状或分支状"卫星"病灶；角膜后有斑块状沉着物，且伴有黏稠的前房积脓（彩插5-6）。

此外，某些菌种引起的角膜感染有一些特殊表现：茄病镰刀菌性角膜炎进展迅速，病情严重，易向角膜深部组织浸润，数周内可引起角膜穿孔，还可由于真菌在眼内尤其是虹膜后的繁殖及炎症反应引起恶性青光眼等严重并发症。曲霉菌性角膜炎的病情和进展速度较茄病镰刀菌者慢，药物治疗效果较好。弯孢菌角膜感染通常为局限于浅基质层的羽毛状浸润，进展缓慢，对那他霉素治疗反应较好，角膜穿孔等并发症发生率低。

丝状真菌穿透力强，菌丝能穿过深层基质侵犯角膜后弹力层，甚至进入前房侵犯虹膜和眼内组织。眼内的真菌感染主要位于后房，通常局限于虹膜与晶状体之间的后房周边部，可形成顽固的真菌性虹膜炎及瞳孔膜闭，甚至继发青光眼，还可导致并发性白内障及真菌性眼内炎。因此，真菌一旦进入前房，病情将难以控制。

【实验室及其他辅助检查】

常用的快速诊断方法有角膜刮片 Gram 和 Giemsa 染色、10%~20% 氢氧化钾湿片法、乳酚棉兰（LPCB）染色、乌洛托品银染色、钙荧光白染色、PAS 染色等。真菌培养可使用血琼脂培养基、巧克力培养基、马铃薯葡萄糖琼脂培养基和 Sabouraud 培养基，30~37℃培养 3~4 天即可见真菌生长，应培养 4~6 周，培养阳性时可镜检及联合药敏试验。角膜刮片及培养均为阴性，而临床又高度怀疑者，可考虑作角膜组织活检。对于不能进行角膜活检的病人，可用带微孔的硝酸纤维膜盖在角膜溃疡表面，施加压力后，将纤维膜送检。此外，免疫荧光染色、电子显微镜检查和 PCR 技术也用于真菌角膜炎的诊断。角膜共焦显微镜作为非侵入性检查手段可在病变早期阶段直接发现病灶内的真菌病原体。

【诊断与鉴别诊断】

一、诊断要点

（一）辨病要点

（1）常有农业性外伤史，如稻谷擦伤角膜、植物枝叶擦伤角膜等。

（2）发病缓慢，刺激症状较轻，病程较长，溃疡表面干燥易碎，如牙膏或豆腐渣样，易刮下，溃疡大而重，溃疡周围可出现浅层基质浸润，可有"伪足"或"卫星灶"。

（3）真菌图片检查和真菌的反复培养，可见真菌菌丝或真菌菌落。当角膜刮片及角膜培养均为阴性时，可考虑做角膜活检以明确诊断。

（二）中医辨证要点

（1）湿重于热证：不思饮食，口淡无味；畏光流泪，胞轮红赤；苔厚腻而白，脉缓。

（2）热重于湿证：溲黄便秘，口苦咽干；疼痛畏光，白睛混赤；舌红苔黄腻，脉弦数。

二、鉴别诊断

本病应与细菌性角膜溃疡、病毒性角膜溃疡相鉴别。

表 5-11　细菌性角膜溃疡、病毒性角膜溃疡和真菌性角膜溃疡的特征

病名	细菌性角膜溃疡	病毒性角膜溃疡	真菌性角膜溃疡
起病	急骤	慢，单眼反复	缓慢
诱因	外伤，异物	感冒，体抗力差	植物性外伤
症状与体征	疼痛，睑痉 充血水肿剧烈	中等刺激，可睁眼，结膜反应轻	睁眼自如而病灶严重
溃疡形态特征	圆形，表面污秽不光滑，边缘模糊	树枝或地图状，表面干净	不规则，表面粗糙，牙膏状，边缘清楚
前房积脓	多为黄绿色	稀、少、灰白色，随头位移动	黏稠，正中高两侧低
病原体检查	刮片可见细菌	分离可检测病毒	刮片可见菌丝
治疗反应	抗生素有效	抗病毒有效	抗真菌有效

【治疗】

一、中医治疗

（一）治疗原则

治疗宜清热祛湿，湿重于热者，以祛湿为主，清热为辅；热重于湿者，以清热为主，化湿为辅。

（二）辨证施治

1. 湿重于热证

［治疗法则］祛湿清热。

［方药］三仁汤加减（《温病条辨》）。如泪液黏稠者，加黄芩、茵陈以清热利湿；口淡纳差者可加茯苓、苍术以健脾燥湿。

2. 热重于湿证

［治疗法则］清热化湿。

［方药］甘露消毒丹加减（《温热经纬》）。前房积脓较多者可加苡仁、桔梗、玄参以清热解毒排脓；大便秘结者，可加芒硝、石膏以泻热通腑。

（三）中成药

可选用甘露消毒丸口服。

（四）外治法

1. 点眼

（1）早期及进行期可用清热解毒类中药滴眼液：如，鱼腥草滴眼液、复方熊胆滴眼液、金珍滴眼液等。

（2）晚期或恢复期可用清热退翳类中药眼膏（滴眼液）：如，马应龙八宝眼膏、冰片退翳散、麝珠明目液等。

2. 熏眼

可用苦参、白鲜皮、车前草、金银花、龙胆草、秦皮等煎水，待温度适宜时熏眼，每日 2~3 次。

二、西医治疗

（一）治疗原则

本病由真菌感染引起，病程较长，易反复发作，所以需积极有针对性的抗真菌治疗。

（二）局部治疗

1. 点眼

（1）真菌类滴眼液：目前 0.15% 两性霉素 B 和 5% 那他霉素眼药水是一线药物。丝状真菌首选 5% 那他霉素眼药水，酵母菌属则可选用 0.15% 两性霉素 B、2% 氟康唑、5% 那他霉素或 1% 氟胞嘧啶。联合使用抗菌药物有协同作用，可减少单一药物的用量，降低毒副作用。

（2）散瞳类滴眼液或眼用凝胶：如 1% 硫酸阿托品滴眼液或眼用凝胶。但有眼内压增高及穿孔趋势者或前房积脓者忌用。

2. 球结膜下注射

病情严重者可球结膜下注射抗真菌药。

（三）全身治疗

病情严重者可联合全身使用抗真菌药物，如口服氟康唑、酮康唑、伊曲康唑、伏立康唑等，或静脉滴注咪康唑、氟康唑、伏立康唑等。全身使用时应特别注意抗真菌药物的毒副作用，尤其对肝功能的损害。抗真菌药物起效慢，治疗过程中需仔细观察临床体征变化以评估疗效。

（四）手术治疗

（1）清创术：早期实施清创术可促进药物进入角膜基质，提高病灶中的药物浓度和清除病原体。

（2）结膜瓣遮盖术：可利用结膜瓣的血供为病变区输送抗炎因子，达到杀灭真菌的目的。

（3）角膜移植术：用于角膜溃疡即将或已经穿孔者。

【预防与调护】

（1）积极预防和避免角膜外伤，尤其在秋季，严防农作物或树枝擦伤角膜。

（2）眼部不宜长期使用抗生素及皮质类固醇，以防止真菌的继发感染。

（3）本病不宜使用皮质类固醇。

【典型案例】

案例　王某某，男，52 岁，2014 年 10 月 20 日初诊。

［主诉］右眼疼痛、畏光 3 月余。

［病史］病人于 3 个月前因田间作业被稻草刺伤右眼，经多家医院门诊中西药诊治，诊断为真菌性角膜炎，罔效，故转入本院治疗。

［症状］水样分泌物，量少，混合性充血，角膜中央呈圆形溃疡，表面粗糙干燥，灰白色牙膏状，未见前房积脓，畏光流泪症状轻，视力障碍明显，睡眠欠佳，纳差，二便正常，胸闷，善太息。

［检查］右眼视力 0.05，左眼视力 1.0，右眼对光反射迟钝，泪道畅通，眼底窥视欠清，舌红少津、苔薄白，脉弦。

［西医诊断］右眼真菌性角膜炎。

［中医诊断］右眼湿翳（湿热伤阴证）。

［治疗］①生地 30g，当归、赤芍各 15g，柴胡、丹参、枳壳各 10g，木贼草 5g，甘草 3g，防风 5g，千里光、密蒙花、谷精草、刺蒺藜、望月砂、草决明、茯苓各 10g。②患眼外用托吡卡胺眼药水散瞳，每日 3 次。嘱：忌辛辣、鱼腥之类食物。

［二诊］右眼视力 0.3，左眼视力 1.0，睡眠尚可，舌红，苔白薄，脉平。症状改善，效不更方，照原方柴胡、枳壳减至 3g，继服 2 剂。

［三诊］右眼视力 0.6，左眼视力 1.0，症状明显改善，眼底窥视正常，照原方继续 2 剂。

［四诊］右眼视力 0.8，左眼视力 1.0，睡眠尚可，舌苔白薄，脉平，角膜中央呈圆形溃疡基本痊愈，为保证疗效，再进 2 剂。

后随诊未复发，未留角膜斑翳，双眼视力均为 1.0。

［病例分析］因病程较久，久病伤阴，故根据舌象、脉象，运用生地黄、赤芍、当归清热养阴和血退赤为君；配柴胡、丹参、枳壳疏肝解郁，理气宽中为臣；千里光、密蒙花、木贼草、谷精草、刺蒺藜、望月砂、草决明清热明目退翳为佐；防风祛风胜湿，茯苓健脾利水渗湿，甘草调和诸药为使。使本方在临床上成为既能养阴清热、疏肝解郁，又能退翳明目的方剂。傅仁宇曰："久病生郁，久郁生病。"翳从热生，郁证既解，翳障也随之而除。

❖ 病毒性角膜溃疡

病毒性角膜溃疡（RCU）是指由单纯疱疹病毒感染引起的致盲率最高的角膜溃疡。本病的临床特点是反复发作，可有异物感、畏光、流泪等眼部刺激症状。本病相当于中医的"聚星障"，多因外感风热或外邪入里化热致肝胆火炽灼伤黑睛等引起。（详见"单纯疱疹病毒性角膜炎"章节）

❖ 衣原体性角膜溃疡

衣原体性角膜溃疡是指由沙眼衣原体感染引起的角膜溃疡。早期在可见角膜上半部有点状上皮糜烂，为沙眼上皮性角膜炎。继则上方角膜缘处可见血管开始伸入透明角膜，形成血管翳，于血管翳末端或毛细血管之间有滤泡形成，滤泡破溃后形成溃疡，愈合后有时可见 Herbert 小凹。衣原体性溃疡还可见于角膜中央部，无任何刺激症状，仅由于视力消失而被发现。浑浊极为轻微，难以辨认，病程顽固，几乎永远存留一小面而产生高度不规则散光。本病应属于中医的"椒疮"范畴，多因外感风热邪毒，内有脾胃积热，内外邪毒上壅胞睑，脉络阻滞，气血失和与邪毒瘀积而成。（详见"沙眼"章节）

❖ 棘阿米巴角膜溃疡

棘阿米巴角膜溃疡是由棘阿米巴原虫引起的一种新的感染性角膜病。病人多为年轻的健康人，男女比例均等，多数有角膜接触镜配戴史或眼外伤史，绝大多数为单眼受累，个别病人也可双眼发病，起病一般比较缓慢。炎症早期主要表现为角膜上皮浑浊，上皮粗糙或反复上皮糜烂，有时可表现为假树枝状改变。病人常有畏光、流泪伴视力减退、剧烈眼痛，其程度往往超出体征，形成"症状与体征分离"的现象。如未得到及时诊断与治疗，角膜浸润很快发展成角膜溃疡、基质脓肿，并有卫星灶形成和前房积脓严重者发生角膜坏死穿孔。如果角膜溃疡累及到角膜缘，常导致角膜缘炎，甚至巩膜炎。（详见"寄生虫"章节）

非感染性角膜溃疡

非感染性角膜溃疡是由除感染以外的多种致病因素所引起的一种角膜非特异性溃疡性难治性的眼病。其发生与金属蛋白酶（MMPs）活性过高而导致的细胞外基质（ECM）成分的破坏有关。MMPs 参与了从上皮缺损开始形成到溃疡溶解和修复这一系列连续过程中的所有阶段。常为单眼发病或双眼先后发病，相隔时间可达数年之久。发病后眼痛剧烈，顽固难愈，最终白翳侵及整个角膜，广泛结瘢而影响视力。其主要包括：蚕食性角膜溃疡、暴露性角膜溃疡、营养不良性角膜溃疡等。

中医将其纳为"花翳白陷"范畴，是指黑睛生白翳，四周高起，中间低陷，状如花瓣的眼病。该病名首载于《秘传眼科龙木论》，书中记载其症状特征时说"此眼初患时，发歇忽然，疼痛泪出，立时遽生翳白，如珠枣花陷砌鱼鳞相似"。

非感染性角膜溃疡是一种病因复杂的、能引起失明的一种难治的破坏性眼病，目前尚无有效的治疗方法，随着对非感染性角膜溃疡的关注，逐步认识到任何单一的治疗策略都是不够的，需综合治疗才能取得良好的疗效。

❖ 蚕食性角膜溃疡

蚕食性角膜溃疡（RCU）是免疫性角膜病的典型代表。是一种慢性、疼痛性角膜溃疡，初发于角膜周边部，沿角膜周边部延伸，再向中央匍行发展，最后累及全角膜（见彩插 5-7），是目前最棘手的致盲性眼病之一。1849 年 Bowman 首次描述了该病。1867 年德国医生 Albert Mooren 对该病作了详细的报道，并把它作为一种独立的角膜病，故该病又称为 Mooren 角膜溃疡，该病的进行缘呈穿凿样，主要发生于中老年人。虽然蚕食性角膜溃疡总体发病率较低，但由于其病情的严重性及复发性等特点，受到临床眼科医师的关注。

本病属于中医的"花翳白陷"（《世医得效方》）范畴，又名"花翳"（《太平圣惠方》）、"花翳白陷外障"（《秘传眼科龙木论》）。

【病因病机】

（一）中医病因病机

《太平圣惠方》中谓："此为肝肺积热，脏腑壅实，而生此疾"，而《目经大成》则提出"土盛郁木，木郁则生火，火盛生痰，痰火交烁，膏液随伤，乃变无了局"。结合临床归纳如下。

（1）风热外袭，肺先受之，金盛克木，肺疾犯肝，邪热循经而上攻黑睛。

（2）脏腑积热，复感外邪，入里化热，邪热炽盛，内外相搏而上冲于目，导致黑睛溃陷。

（3）素体羸弱，脏腑阳虚，或过用凉药，阳气不足，寒邪凝结足厥阴肝经，导致黑睛生翳。

（二）西医病因病机

蚕食性角膜溃疡为特发性非感染性角膜边缘溃疡，其发病机制尚不明确。可能诱因包括角膜外伤、手术或感染（蠕虫、带状疱疹、梅毒、结核、丙型肝炎、沙门菌等），不过自身免疫反应在发病机制上起主要作用已经达到了共识。在角膜病变附近球结膜存在大量浆细胞，而且外周 T 淋巴细胞异常，免疫球蛋白和补体异常，表明它是一种与体液和细胞免疫密切相关的自身免疫性疾病。

总结起来有以下几种可能：①各种原因导致的角膜中隐匿的抗原暴露；②侵犯机体的外来病原体抗原与角膜相关抗原一致；③循环性免疫复合物沉积到角膜缘；④高活性抗逆转录病毒免疫恢复治疗等。这些机制而引发了机体的自身免疫反应。

【临床表现】

（一）症状

好发于成年人，无性别差异。多数为单眼发病，常见于老年人，症状相对较轻，病情发展缓慢；少数为双眼发病，常见于年轻人，症状相对较重，病情发展迅速。主要症状有剧烈眼痛、畏光、流泪及视力下降。

（二）体征

眼睑痉挛，混合性充血。病变初期，周边部角膜缘基质层出现数个灰白色浸润灶，随后浸润区出现角膜上皮缺损，继而形成溃疡。溃疡沿角膜缘呈环状发展，并向中央区浸润，有时还波及巩膜。溃疡靠角膜中央一侧和进行缘呈灰白色，进行缘在角膜上皮层与浅层基质下，出现典型的穿凿性（蚕食性）边缘；同时溃疡一面进展，一面修复，溃疡底部被上皮生长覆盖，并并有新生血管伸入，病经数月，侵蚀全部角膜，形成广泛薄翳，导致角膜瘢痕化、血管化，严重影响视力。

【 实验室及其他辅助检查 】

（1）全血细胞计数和分类、血小板计数、血沉、类风湿因子、补体结合试验、抗核抗体、抗中性粒细胞胞浆抗体、荧光螺旋抗体吸收试验、胸部 X 线摄片等。目的是排除其他可能引起周边部角膜溃疡的全身性疾病如类风湿关节炎、Wegener 肉芽肿等，才能做出蚕食性角膜溃疡的诊断。

（2）角膜病变组织刮片：病原体培养可以找到致敏原。

【 诊断与鉴别诊断 】

一、诊断要点

（一）辨病要点

（1）慢性、进行性病史。

（2）患眼剧烈疼痛、畏光流泪、视物模糊，沿角膜缘进展并向角膜中央扩展，具有穿凿性的溃疡等临床表现。

（3）组织病理学改变。

（4）排除其他疾病。

（二）中医辨证要点

（1）肺肝风热证：眼涩干痛，口苦咽干；畏光流泪，胞轮红赤；舌边尖红，苔薄黄，脉浮数。

（2）热炽腑实证：发热口渴，溲黄便秘；头目疼痛，白睛混赤；舌红苔黄，脉数有力。

（3）阳虚寒凝证：四肢不温，迁延不愈；头眼疼痛，白睛暗赤；舌淡无苔或白滑苔，脉沉细。

二、鉴别诊断

1. 周边性角膜溃疡

这种角膜变性的角膜上皮完整，不伴有疼痛，常在上、下方周边角膜起病。

2. 感染性角膜溃疡

角膜外伤史，起病急，发病快，溃疡呈淡黄色不规则圆形，覆以脓性坏死分泌物。

【治疗】

一、中医治疗

（一）治疗原则

本病急重，且以实证为多。症初起，多系肺肝风热，治宜疏风清热；若病邪入里，多系热炽腑实，治宜泻热通腑；素体羸弱，系阳虚寒凝，治宜温阳散寒。外治以清热解毒，明目退翳为要，常结合热敷与散瞳，以减轻症状，缩短病程。

（二）辨证施治

1. 肺肝风热证

［治疗法则］疏风清热，清肝泻肺。

［方药］加味修肝散加减（《银海精微》）。白睛混赤者，可加桑白皮以助清肺热；黑睛生翳渐大者，加龙胆以助清肝热。

2. 热炽腑实证

［治疗法则］清热解毒，通腑泄热。

［方药］泻肝散加减（《银海精微》）。白睛混赤严重者，可加牡丹皮、赤芍、夏枯草以清热凉血退赤；伴黄液上冲者，可加用且重用栀子、生石膏、天花粉以清热泄火。

3. 阳虚寒凝证

［治疗法则］温阳散寒，退翳明目。

［方药］当归四逆汤加减（《伤寒论》）。常于方中加丹参、红花以活血通脉，加木贼、蝉蜕、防风以退翳明目。

（三）中成药

有风热表现者可用银翘解毒片、金莲花软胶囊口服，热毒重者口服牛黄解毒丸、牛黄上清胶囊、一清胶囊等。

（四）外治法

（1）点眼：清热解毒类中药滴眼液：如鱼腥草滴眼液、千里光滴眼液、黄芩苷滴眼液滴眼，每天 3~4 次。后期可用八宝眼药或退云散，以退翳明目。

（2）熏眼及湿热敷：可用金银花、蒲公英、黄连、当归尾、防风、杏仁、龙胆等水煎，过滤药汁，待温度适宜时熏眼，或做湿热敷，每日 3~4 次。

二、西医治疗

（一）治疗原则

缺乏特效治疗，应局部与全身综合治疗。

（二）局部治疗

1. 点眼

（1）局部糖皮质激素或胶原酶抑制剂：如 1% 醋酸泼尼松龙滴眼液滴眼每小时 1 次，2% 的半胱氨酸滴眼液滴眼，每天 4~6 次。

（2）免疫抑制剂：1%~2% 环孢霉素油制剂或 FK506 滴眼液滴眼，每天 3~4 次。

（3）散瞳类滴眼液或眼用凝胶：如 1% 硫酸阿托品滴眼液或眼用凝胶。

（4）自体血清：血清中的表皮生长因子 EGF、维生素 A、P 物质等能够促进细胞增殖、角膜上皮迁徙和再生，促进组织修复。

2. 角膜绷带镜

绷带镜是在亲水性软性角膜接触镜基础上发展起来的，其含水量、透氧率高，能覆盖于已暴露的角膜感觉神经末梢，避免眼睑与角膜之间互相摩擦，还可保护角膜上皮细胞免受眼睑闭合等外界刺激，且位于镜片及角膜之间的泪膜更新速度减慢，镜片的吸水作用使泪液发生轻度的浓缩，使泪液中的药物浓度升高，促进溃疡愈合，增强了治疗效果。

（三）全身治疗

（1）可全身运用糖皮质激素，如泼尼松片，待病情控制后逐渐减量。

（2）重症者可用免疫制剂，如环磷酰胺、甲氨蝶呤等，但应注意药物不良反应。

（四）手术治疗

1. 物理和化学烧灼

物理方面主要是热灼烙；化学方面是碘酊烧灼，因为刺激症状重而且创伤大，如今已很少采用。

2. 球结膜切除

对病灶的扩大切除（结膜、角膜），切除范围包括溃疡两侧各超过 2 个时钟位，向后暴露 3~4mm 巩膜，切除球结膜除去了溃疡活动部位中性粒细胞和浆细胞等的来源而阻断溃疡的进展。

3. 板层角膜移植术

板层角膜移植术清除了免疫炎性的坏死组织、免疫炎性活性细胞及活性成分，清除了角膜的靶抗原组织，中断了免疫性炎症过程，重建了角膜正常结构，防止了角膜穿孔。板层角膜移植术是目前治疗蚕食性角膜溃疡最主要和疗效最可靠的方法。

4. 羊膜移植术

羊膜为胎盘的最内层，其组织结构与眼结膜相似，包括纤维粘连蛋白、层粘连蛋白及各种胶原纤维等，并且富含角膜上皮细胞、结膜细胞生长所需的营养物质，为角膜上皮最适宜的附着物之一。羊膜具有较强的可塑性，易于在溃疡面贴敷，可防止感染的产生，促进深层蚕食性角膜溃疡的愈合。移植的羊膜对溃疡创伤面具有一定的覆盖作用，进而可缓解炎症反应等所导致的局部不适，减少角膜因瞬目产生的干扰，促进溃疡的修复。

【预防与调护】

（1）积极治疗，密切观察病情变化，注意眼压和角膜情况，防治角膜穿孔。

（2）坚持用药，防治细菌或霉菌的继发感染。

（3）节制饮食，忌食辛辣炙煿刺激之品。

【典型案例】

案例　王某，男，54 岁，2015 年 11 月入院。

［主诉］左眼红痛、怕光流泪，视力下降半个月。

［症状］右眼视力 1.0，左眼视力 0.3。左眼混合充血，颞侧角膜缘 7：00~11：00 方位角膜有一弧形溃疡，宽 3mm，深至基质 1/3 深度，向中间进行，边缘呈穿凿蚕食状，附近角膜水肿。

［检查］血尿常规及胸部 X 线检查正常，类风湿因子阴性，血沉及抗"O"均在正常范围。全身未发现胶原血管性疾病。

［治疗史］按蚕食性角膜溃疡治疗，经妥布霉素地塞米松滴眼液点眼、阿托品散瞳、口服多种维生素、热敷等治疗未见好转。准备做局部球结膜筋膜切除及板层角膜移植。术前仔细检查眼前节发现有房水闪光，虹膜睫状体亦有炎症反应，顾虑单纯手术治疗不一定成功。

［中医辨证论治］病人头目剧痛，发热口渴，大便干结，舌红，苔黄，脉数。证属热炽腑实。给予黄芩 9g，龙胆草 12g，知母 15g，大黄 6g，芒硝 9g，车前子 12g，羌活 15g，玄参 10g，当归 15g，赤芍 15g，红花 12g，丹皮 12g。口服，7 剂，维生素继续口服，余停用。

［效果］角膜溃疡修复，视力 0.8，出院后继服中药，随访 1 年未见复发。

［病例分析］风热邪毒未解，病邪入里，复加肺肝素有积热，以致脏腑热盛，腑实不通，邪无所泻，上攻于目，灼损风轮，蒸伤膏液，故发为本病。方中黄芩、龙胆草、知母苦寒清热；大黄、芒硝通腑邪热，车前子清热利尿；羌活祛风止痛；玄参滋阴，当归活血；赤芍、红花、丹皮凉血化瘀止痛。大便通，小便利，火从下泄，脏腑热减，局部症状则减轻。

❖ 暴露性角膜溃疡

暴露性角膜溃疡（ECU）是指眼睑闭合不全的各种病变，使部分角膜失去眼睑的保护，导致角膜暴露及瞬目障碍，泪液不能正常湿润角膜所发生的角膜上皮损伤。病变多位于下三分之一的角膜，早期出现异物感、眼痛、干燥等，如不及时诊疗会造成进一步的损害，严重者可造成视力损害。常见的原因有：眼睑缺损、眼球突出、睑外翻、手术源性上睑滞留或闭合不全及眼轮匝肌麻痹等。本病相当于中医的"暴露赤眼生翳"，多因风牵睑出、睥翻黏睑致胞睑不能闭合，黑睛暴露于外，风热之邪直袭黑睛，致黑睛生翳溃陷。（本病详见于"甲状腺相关眼病"章节）

❖ 营养不良性角膜溃疡

营养不良性角膜溃疡主要指由维生素 A 缺乏引起的角膜软化症，早期角膜、结膜上皮干燥、变质，晚期出现角膜基质细胞坏死、破溃。多见于 3 岁以下儿童，常为双眼受累。维生素 A 缺乏常见的原因有：人工喂养或断奶期食物调配不良，营养失调；或因发热、消耗性疾病，家长卫生知识缺乏，不适当的"忌口"，如麻疹、肺炎等；患儿有消化道疾病，如胃肠炎、消化不良、痢疾等，致使维生素 A 不能吸收；幼儿发育成长过快，或患病期间消耗过多，对维生素 A 的需求量大，而形成缺乏状态。相当于中医的"疳积上目"，多因小儿喂养不当，或病种无原则忌口或偏嗜食物引起。由于人们生活水平的提高本病现已很少见。

（李杜军）

参考文献

［1］于晓云. 细菌性角膜溃疡的医院流行病学、诱因和微生物诊断分析. 中国医药指南，2013，25：147–148.

［2］李莹，刘学颖，赵家良. 左氧氟沙星滴眼液治疗重症细菌性角膜炎和结膜炎的临床观察. 国际眼科杂志，2012，03：416–420.

［3］Sharmas, Kunimoto DY, gopinathan U, etal. Evaluation of cornealscrapingsmear examination methods in the diagnosis of bacterial and fungal keratitis：asurvey of eight years of laboratory experience. Cornea, 2002, 21：643–347.

［4］曾庆华. 中医眼科学. 中国中医药出版社，2006.

［5］吴建斌，黄任强，张萍. 细菌性角膜炎致病菌属的分布及其耐药性分析. 海南医学，2013，07：1006–1008.

［6］曹小川. 左氧氟沙星滴眼液治疗细菌性角膜炎的临床观察. 中国医学创新，2013，24：111–112.

［7］ServoldsA. growth factor impact on wound healing. Clinics in podiatric medicine andsurgery, 2011, 8（4）：53.

［8］谢立信. 我国角膜基础和临床研究的现状及发展. 中华眼科杂志，2010，46（10）：883–887.

［9］陈家祺，谢汉平，龚向明，等. 蚕食性角膜溃疡的临床特点分析. 中华眼科杂志，1999，02：45–48.

［10］周重英. 多层羊膜移植术治疗真菌性角膜溃疡的临床观察. 临床眼科杂志，2009，02：172–173.

［11］李清韬. 改良羊膜移植及义眼座植入治疗眼窝凹陷并结膜囊狭窄. 实用医学杂志，2011，24：4519–4520.

第七节　巩膜炎

巩膜炎，在巩膜病变中最为多见。根据炎症损害的部位不同，可分为表层巩膜炎及前、后巩膜炎。表层巩膜炎分为单纯性表层巩膜炎和结节性表层巩膜炎。巩膜实质层的炎症临床上根据发病部位分成前巩膜炎和后巩膜炎，前巩膜炎又分为弥漫性、结节性和坏死性三种。表层巩膜炎具有复发性、自限性；深层巩膜组织的炎症常合并角膜炎和葡萄膜炎，其病情和预后比表层巩膜炎严重，其中少数坏死性巩膜炎极具破坏性，预后不佳；后巩膜炎较少见，诊断较为困难，易导致漏诊、误诊。

巩膜炎属中医学"火疳"范畴，病名首见于《证治准绳·杂病·七窍门》。巩膜炎引起的舌状角膜炎中医称为"白膜侵睛"，反复发作病愈后遗留的青灰色瘢痕中医称"白睛青蓝"。

巩膜炎以成年人和老年人居多，且好发于女性，双眼同时或先后发病。

【病因病机】

（一）中医病因病机

火疳的发生主要与"火、热、瘀、湿"相关；从脏腑辨证，白睛属肺，与肺的功能失调最为相关。

1. 病因

（1）火、热、瘀、湿：《证治准绳·杂病·七窍门》提出："……火实之邪在于金部，火克金，鬼贼之邪，故害最急。"又认为："火疳主要是肺心肝三经之火邪，挟风瘀滞为患，轻者心肺火郁而滞结，重者肝肺实火上蒸，络脉瘀滞而成。"其火热之邪有虚实之不同，肺之实火上扰气轮，肺热盛则宣降失司，气滞则热势更激，进则煎迫血络，气血滞塞不通，热势无从宣泄，导致白睛脉络瘀滞，蕴而成疳；或病情日久，火热伤阴，阴虚火炎，上犯白睛。妇女血热，湿热郁滞，经期血热上逆，壅遏白睛。风湿内蕴，久而化热，湿热之邪阻滞脉络，导致肺气不宣，风行走窜，上犯白睛。

（2）肺的功能失调：①肺经郁热：肺热亢盛，气机不利，气不行血，气血滞留，久而成瘀，故见白睛呈紫红色改变；经络阻遏，不通则痛。肺与大肠相表里，肺热伤津，肠燥便结，气粗烦躁。舌红苔黄，脉数有力。②肺阴不足：病久邪热伤阴，阴伤火旺，然非实火，故病变表现为病情反复，眼干涩微痛，白睛结节轻微隆起，压痛不明显。口咽干燥，或潮热颧红，便秘不爽。舌红少津，脉细数。

2. 病机

（1）发病：本病初发者，起病多急，可为全身疾病的眼部表现，如痹证、瘰疬、梅毒等，某些妇女经期血热亦可见发作。初期时即有患眼红赤涩痛、羞明流泪，患眼局部压痛。白睛里层出现局限性紫红色的微凸结节，其形或圆或椭圆，大小不等，白睛表层可以随意推动，并有明显触痛。易复发。复发者，起病稍缓，可呈渐进性加重，有眼红、疼痛、局限性紫红色结节，以及白睛深层因病变损害而变薄，形成白睛青蓝或白睛穿破变生他症而致目盲。好发于成人，尤其女性。单眼发病多，亦有双眼同时或双眼先后发病者。病因多端，病程缠绵。

（2）病位：在白睛里层，又有在白睛里层表浅与白睛里层深层之部位不同。依据五轮辨证，本病的脏腑病机与肺最为密切，又与心、肝、肾相关。

①病性：本病实证居多，虚实夹杂。初期每以标实为主，肺热壅盛，气血上逆，夹风，夹湿等标实症状较为突出。恢复期及后遗症期，部分可逐渐显现为虚火上炎甚至阴损及阳等证候。

②病势：初期时，若仅见羞明流泪，患眼局部疼痛及轻压痛，白睛有结节或弥漫紫红色改变，白睛表层可推动，则病位在白睛里层表浅，病情尚清，此为火疳轻证。如果病变部位在白睛里层深部或病情进一步发展，反复发作，病位波及白睛里层深部者，可出现患眼疼痛，视力障碍，畏光流泪，其中部分呈破坏性过程，则为火疳重证。甚至波及黑睛、瞳神出现白膜侵睛、白睛青蓝、白睛穿破，或有瞳神紧小、绿风内障，难以救治。

（3）证候病机

①肺经郁热：白睛属肺，肺经郁热，肺气不利，宣降失司，气不行血，气血滞留混结而损及白睛。故见白睛局部呈紫红色改变。经络阻隔，不通则痛，羞明欲闭。肺与大肠相表里，肺热伤津，故肠燥便秘，热壅于肺，咽喉不利，故咽痛、咳嗽。苔薄黄，脉数均为热象所致。

②火毒蕴结：火热毒邪，蕴结肺经，导致气机不畅，气血壅滞，无从宣泄，火性炎上，积聚白睛。故见白睛结节大而隆起，或连缀成环，周围血脉紫赤弩张，眼痛拒按，羞明流泪，视物不清。全身症见气粗烦躁，口苦咽干，便秘溲赤，舌红苔黄，脉数有力。

③风湿热攻：风湿之邪客于肌肉筋骨脉络，阻碍气机，郁久化热，上攻白睛。故见白睛有紫红色结节样隆起，周围有赤丝牵绊，目珠胀痛，畏光流泪。风性善行数变，故急性发病。湿性黏滞，故病程缠绵，而全身症见肢节窜痛、身重酸楚、胸闷纳呆。苔薄白或白腻，脉滑或濡为有湿之证，舌质红为有热之象。

④虚火上炎：久病热邪伤阴，阴伤正亏，则邪留不去，故白睛结节微隆起，色紫暗，压痛不明显，眼酸痛、干涩、流泪，视物欠清。病程漫长或反复发作。全身可见口咽干燥，潮热颧红，便秘不爽。舌红少津，脉细数。

（4）病机转化：火疳的病机转化取决于火、热、瘀、湿等病邪与人体的正气相争、消长变化。本病发生于白睛里层，急性期邪气盛，肺热蕴结，热邪入里，气机受阻，累及血分，以致经络阻隔，气血凝滞，热邪难以宣泄，玄府郁闭。如果正气不衰，经过辨证施治，邪热清，气机畅，蕴结散，白睛紫红色结节状隆起渐退，疼痛消除。若病邪毒力不甚，且无全身疾病，仅袭扰白睛里层表浅，短则数天，长则数周、数月，可愈，亦少复发。若平素体弱，正气先衰，或邪气过盛，热邪壅滞，窍闭不开，脏腑功能紊乱，或先前即有痹证、痨瘵、梅毒等全身疾病，则病邪侵袭白睛里层深部，或由表浅入深，或直达白睛里层深处，达深处亦必波及表浅，则为火疳重证。有正气耗伤者，尤其是老年女性，冲任失养，脏腑功能紊乱，致使病情顽固，长期不愈，反复发作，危害严重，病期短则数月，长则数年。个别病人病邪毒力极盛兼正气不足者，白睛遗留青色或蓝色瘢痕，重则溃疡，致使白睛穿破，变生他症而致盲。

现代学者认为根据病程，将火疳可分为肺经郁火、火毒蕴结、风湿热邪、肺阴不足四个证型。肺经郁火证为疾病初发之证候，发病多为浅表，气机不利，风热之邪循经上犯白睛而发；火毒蕴结证为疾病中期，肺经火邪亢盛，或热毒蕴结于心，火邪阻碍气机升降，以致气滞血瘀，积而为疳；风湿热邪证为病程缠绵、迁延不愈，或素有痹证，风湿之邪久滞经络而化热，上扰风轮而发病；肺阴不足证为疾病后期，热邪渐去，阴津受损，虚火上炎，发于目窍。

（二）西医病因病机

1. 病因

巩膜炎尚未有明确的病因。因巩膜主要是由致密的胶原纤维和弹力纤维构成，属于结缔组织，故与全身疾病相关，尤其与结缔组织疾病关系密切，常见的结缔组织疾病如：类风湿关节炎、Wegener's 肉芽肿、多发性脉管炎、系统性红斑狼疮等，已有报道显示，39%~48% 的系统性疾病病人伴有巩膜炎。周华等人通过临床研究认为，其中类风湿关节炎是最常见的易引发巩膜炎的全身免疫性疾病（占 40%）。

此外，病原体直接感染或病原体继发免疫反应亦可引起，如各种细菌、病毒、真菌、寄生虫以及结核等。还与代谢性疾病有关，如痛风。妇女月经期发病多由内分泌失调引起。还有可能发生于眼部手术和眼部外伤之后，其病因尚不清楚，推测可能与伴有反应性血管炎的异常免疫有关。其他还有特发性或自发性，即无明显病因。近期研究发现，患有特发性后巩膜炎的青少年病人血液内甲状腺球蛋白抗体以及抗甲状腺 M 抗体异常增高，而某些成年病人 HLA-B27 抗原呈阳性。

临床个案报道中对其病因加以探讨，如杜军辉等报道了由复发性多软骨炎合并双眼巩膜炎 1 例。沈敏等报道复发性多软骨炎合并结节性多动脉炎因累及巩膜而诊断为巩膜炎的案例。滕克禹等报道巨细胞动脉炎性巩膜炎 1 例。潘小云报道阿仑膦酸钠致眼巩膜炎 1 例等。

2. 病机

坏死性巩膜炎病理检查为巩膜组织胶原纤维变性，血管壁纤维性坏死，血栓形成，血管炎和炎性细胞浸润。坏死性巩膜炎常伴有眼部和全身并发症。蒋炜等对巩膜炎并发青光眼的原因做出讨论，认为巩膜炎引起青光眼的原因是多方面的：①睫状体脉络膜渗出导致虹膜－晶状体隔前移致房角关闭；②房水中炎症细胞浸润阻塞小梁网及房角；③表层巩膜血管周围炎症浸润后组织增厚，致巩膜静脉压上升；④ Schlemm 管周围淋巴管增生，影响房水流出速度；⑤全身及眼局部长期应用糖皮质激素，诱发皮质激素性青光眼；⑥虹膜红变及房角新生血管也是青光眼产生的原因。其中炎症细胞浸润及组织水肿阻塞小梁网及房角被认为是最主要的因素。

【临床表现】

（一）症状

轻者患眼涩痛或局部疼痛，羞明流泪；重者目痛剧烈，痛连目眶四周，或眼球转动时疼痛加剧，羞明流泪，视物不清等。

（二）体征

1. 表层巩膜炎

（1）单纯性表层巩膜炎：病变部位在巩膜表层，球结膜呈弥漫性充血与水肿。发作时间短暂，数小时或数天即愈，但在一定时间内又可复发。偶尔可有眼痛、怕光，少数病人可因虹膜括约肌与睫状肌的痉挛而造成瞳孔缩小与暂时性近视。发作时眼睑可见神经血管反应性水肿，严重的病例可伴有周期性偏头痛。

（2）结节性表层巩膜炎：以局限性结节为特征，常急性发病，可有眼红、疼痛、羞明、触疼、流泪等症状。在近角膜缘尤其在颞侧，出现粉红色或紫红色局限性结节，结节可为圆形或椭圆形，大小不等，其结节表面的球结膜充血水肿、可随意推动。病程2周左右可自限，结节变为灰白色，渐较扁平。部分病人愈后会留下表面轻度陷入，呈青灰色斑，少数病人会累及巩膜深层形成深层巩膜炎。

2. 前巩膜炎

病变位于赤道部前，可波及角膜和瞳孔，大部分病人眼部疼痛剧烈，持续数周，迁延可达数月，甚至数年，约一半病人双眼先后发病，常并发角膜炎、葡萄膜炎、白内障、眼压升高。可分为3类。

（1）结节性巩膜炎：约占前巩膜炎的50%，病变区巩膜呈紫红色充血，有一个或多个深紫红色小结节，压痛明显，固定不移，炎症浸润肿胀。多数有视物不清。

（2）弥漫性巩膜炎：约占前巩膜炎的40%，是前巩膜炎中症状最轻的。发病时巩膜弥漫充血，球结膜水肿，患眼疼痛较为剧烈，易波及眼部周围，羞明流泪，巩膜呈特征性的蓝色，有压痛。

（3）坏死性巩膜炎：占前巩膜炎的10%，破坏性较大，常引起视力损害。眼痛和羞明流泪剧烈，早期局部巩膜炎性斑块，边缘炎症较中心重，压痛明显。晚期巩膜坏死变薄，透见脉络膜，甚至穿孔。病灶可迅速向后和周围蔓延扩展。炎症消退后，巩膜呈蓝灰色，粗大血管围绕病灶。常伴严重的自身免疫性疾病，如血管炎等。

3. 后巩膜炎

较为少见，是一种肉芽肿炎症，位于赤道后方巩膜。出现不同程度眼痛、视力下降。眼前节无明显改变，可有轻微眼红。后节表现为轻度玻璃体炎、视盘水肿、浆液性视网膜脱离、脉络膜皱褶等。

【实验室及其他辅助检查】

（1）实验室检查：全血细胞计数、血沉（ESR）、类风湿因子（RF）、抗核抗体（ANA）、抗中性粒细胞胞浆抗体（ANCA）、血尿酸检测等有助于查找病因。

（2）后巩膜炎可行B超、CT或者MRI检查等，帮助诊断。胡新等认为以往通过使用裂隙灯对巩膜病灶进行表面观察，结合临床症状做出诊断，但在球结膜和表层巩膜充血水肿严重的情况下，影响对巩膜组织进行观察，而且对巩膜深层、睫状体、周边玻璃体不能进行切面观察。一般眼科专用超声诊断仪（探头频率10 MHz）对后巩膜炎有一定的检查价值，但后巩膜炎约占巩膜炎发病率的10%。巩膜炎大多数都发生在赤道部之前，而超声生物显微镜是一种无创性、高清晰度的眼前节成像技术，UBM 对眼前部发生的巩膜炎的探查对病变范围、病变损害程度与病变部位的巩膜厚度及与周围组织的关系能显示清楚的图像和做定量分析，对病灶进行切面观察，对巩膜炎与其他巩膜疾病之间进行鉴别诊断，从而为临床诊断治疗提供新的依据。

【诊断与鉴别诊断】

一、诊断要点

（一）辨病要点

（1）患眼疼痛，畏光流泪。

（2）白睛里层向外隆起紫红色结节，推之不移，疼痛拒按。

（二）中医辨证要点

局部证候与全身证候相结合。

1. 肺经郁热证

眼痛磣涩，羞明欲闭；白睛局部有节段或弥漫紫红色改变，触之疼痛；口干。

2. 火毒蕴结证

眼痛拒按，羞明流泪，视物不清；白睛结节大而隆起，或连缀成环，周围血脉紫赤弩张；气粗烦躁，口苦咽干，便秘溲赤；舌红苔黄，脉数有力。

3. 风湿热攻证

目珠胀痛，畏光流泪；白睛有紫红色结节样隆起，周围有赤丝牵绊；肢节窜痛，身重酸楚，胸闷纳呆；舌质红为有热之象，苔薄白或白腻，脉滑或濡为有湿之证。

4. 虚火上炎证

病程漫长或反复发作，眼酸痛、干涩、流泪，视物欠清；白睛结节微隆起，色紫暗，压痛不明显；口咽干燥，潮热颧红，便秘不爽；舌红少津，脉细数。

（三）西医诊断要点

1. 表层巩膜炎

（1）结节性表层巩膜炎：表层巩膜局限性结节隆起、压痛，周围结膜充血水肿，伴有疼痛和刺激症状。

（2）单纯性表层巩膜炎：病变表层巩膜球结膜弥漫性水肿，呈象限性或扇形。周期性发作。

2. 前巩膜炎

以疼痛、眼红和不同程度的视力下降为主要症状。

（1）结节性前巩膜炎：病变巩膜局限性充血，结节隆起，压痛明显。

（2）弥漫性前巩膜炎：病变巩膜弥漫充血和组织水肿。

（3）坏死性前巩膜炎：病变巩膜局限性炎症浸润斑块，压痛显著，进展迅速，严重者发生坏死。

3. 后巩膜炎

多单眼发病，诊断比较困难。表现为眼痛，视力下降，眼球突出，压痛，眼球运动受限和复视，严重者出现玻璃体浑浊、葡萄膜炎、视神经和视网膜水肿。B 超、CT 具有典型征象。

二、鉴别诊断

1. 急性结膜炎

两者均有眼部不适、眼部充血、怕光流泪等症状，但本病是由细菌、病毒等病原体感染引起，可见球结膜广泛充血、有分泌物、无结节、无固定压痛。

2. 滤泡性结膜炎

为结膜变态反应性病变，病人多无明显不适，结膜表面出现孤立的、粟粒状疱疹，周围绕以局限性充血。疱疹无压痛，在巩膜表面可推动，预后不留瘢痕。

3. 眼眶炎性假瘤

表现类似后巩膜炎，尤其是眶前部炎性假瘤。急性发作，中或重度疼痛，眼睑水肿，上睑下垂，结膜充血和水肿，眶前部常有肿块，眼球运动障碍等。B 型超声均显示巩膜增厚和 Tenon 囊水肿。CT 显示弥漫性眼眶浸润和眼环增厚，但炎性假瘤多可显示肿块。

4. 眼眶蜂窝织炎

与后巩膜炎相鉴别。本病是以眼球突出、运动受限和疼痛为特征的眶内软组织急性感染性病变。眼球向正前方突出，伴有眼睑和球结膜高度充血、水肿，并常伴有高热、寒战等全身症状，中性粒细胞升高。超声、CT 及血象检查有助于诊断。

【治疗】

一、中医治疗

（一）治疗原则

本病病因复杂，病情顽固，常有全身疾病伴随。临床需采用全身宏观辨证与眼局部微观辨病相结合的思路进行辨证施治。

（二）辨证施治

1. 肺经郁热证

[治疗法则] 清肺泻热。

[方药] 泻白散加减（《小儿药证直诀》）。可加葶苈子、杏仁以增加泻肺之力，加牛蒡子、连翘、浙贝母以清热散结，加红花、郁金以活血化瘀，散结消滞。

[中成药] 银翘解毒丸。若热盛可选用板蓝根颗粒、双黄连口服液等。

2. 火毒蕴结证

[治疗法则] 泻火解毒，凉血散结。

[方药] 还阴救苦汤加减（《原机启微》）。可去苍术、升麻等以防辛温助火，加石膏、金银花以增强清热泻火之功。

［中成药］牛黄上清丸。若热盛可选用双黄连口服液等。若瘀甚者可选用复方丹参滴丸、复方血塞通胶囊等。

3. 风湿热攻证

［治疗法则］祛风化湿，清热散结。

［方药］散风除湿活血汤加减（《中医眼科临床实践》）。红赤甚者，去方中部分辛温祛风之品，加丹皮、丹参以凉血活血散瘀，加桑白皮、地骨皮以清泻肺热，若骨节酸楚、肢节肿胀者，加豨莶草、秦艽、络石藤、海桐皮等以祛风湿通经络。

［中成药］龙胆泻肝丸。热盛者可选甘露消毒丸等；痹证者可用灯盏细辛胶囊等。

4. 虚火上炎证

［治疗法则］养阴清肺，兼以散结。

［方药］养阴清肺汤加减（《重楼玉钥》）。若白睛结节日久，难以消退者，用赤芍易方中白芍，酌加丹参、郁金、夏枯草、瓦楞子以清热消瘀散结。若阴虚火旺甚者，加知母、地骨皮以增滋阴降火之力。

［中成药］养阴清肺汤丸。阴虚者可用知柏地黄丸、六味地黄丸等。

（三）专方专药

1. 雷公藤片

可作为糖皮质激素减量过程中的替代剂，能减少复发，且无耐药性。每次 20mg，每日 3 次。

2. 清开灵注射液

应用剂量为 40~60mL 加入 5% 葡萄糖注射液或 0.9% 生理盐水 250~500mL 中，静脉滴注，每日 1 次。

（四）外治法

1. 滴眼药水

可选用糖皮质激素如地塞米松滴眼液滴眼，每日 3~4 次，还可以配合非甾体类消炎药滴眼液如普拉洛芬等。对于顽固性巩膜炎可选用免疫抑制剂如 0.5% 环孢素 A 等。根据病情需要，选用具有清热解毒作用的中药滴眼液外用。

2. 局部热敷

可用内服药渣再煎水湿热敷，对减轻眼部症状、促进气血流畅、缩短病程有辅助作用。

3. 中药熏蒸

取中药煎剂进行熏蒸治疗。将中药煎剂适量置入熏眼器内，调节适当蒸汽量，时间设为 15~20 分钟，使得药汁热气蒸腾患眼局部。勿过热以免烫伤患眼。

4. 离子导入

取中药煎剂进行离子导入。取部分煎剂浸湿纱布，放置于患眼上，戴上眼罩，电极片固定于手部。通电 0~0.5mA，时间为 20~30 分钟。注意纱布、电极片与皮肤充分接触，双眼放松、轻闭。

5. 散瞳

并发葡萄膜炎时应及时散瞳。

（五）针刺治疗

1. 常用穴位

主穴：睛明、承泣、丝竹空、攒竹、四白、太阳、百会等；配穴：列缺、合谷、尺泽、曲池、太冲、光明、肺俞等。

2. 针法

每次选主穴、配穴各 2~3 穴，交替轮取，以泻法为主，每日 1 次，每次留针 30 分钟，10 日为一个疗程。实热证明显者可于合谷、太阳穴点刺放血。

（六）饮食疗法

食物以多样、营养、易消化为原则，选用具有清热解毒作用的食物如苦瓜、冬瓜、丝瓜、绿豆等，具有清热养阴作用的食物如梨、苹果、西瓜、橘子等。忌食五辛、煎炒、炙煿及厚腻、腥发之物，以免助火生湿而加重病情。

（七）情志疗法

保持乐观的情绪有助于疾病治疗，医护人员要耐心开导病人，向病人讲解火疳的有关知识，帮助、鼓励病人正确对待疾病，积极主动地配合治疗。

二、中西医协同综合治疗

本病具有反复发作性，西医除了病因治疗外，以局部或全身糖皮质激素为常规疗法。激素常可引起的眼部及全身并发症有激素性青光眼、巩膜葡萄肿、股骨头坏死等。有文献报道，有 5%~16% 的病人出现一过性眼压升高。当病人长期口服或每日口服剂量大于7.5~10mg 时，应考虑联合使用免疫抑制剂。虽然此类药物可以作为类固醇药物的助减剂，但并不能在巩膜炎症活动期控制炎性反应。

如何避免反复发作，如何避免眼部及全身并发症，已经成为治疗本病的难点所在。采用中西医协同的综合治疗倍受临床关注。中医辨证论治一方面对于长期运用激素的病人具有减毒增效，另一方面中药可以调整人体的内环境，从根本上阻止或减少复发。综合治疗可减轻眼部症状、减少西药用量、减少激素毒副作用，提高远期疗效，降低复发率。

【典型案例】

案例 1　病人，男，44 岁。2014 年 6 月 27 日入院。

[主诉] 左眼红痛、畏光、流泪 11 天，右眼红痛、流泪 4 天。

[病史] 11 天前病人无明显诱因下出现左眼发红、疼痛、畏光、流泪及水样分泌物，于外院诊断为"结膜炎"，予阿昔洛韦眼药水、氧氟沙星药膏等抗病毒处理，经治疗未见明显好转。4 天前病人右眼出现类似症状，并出现左颌下淋巴结肿大，于外院静脉滴注头孢噻吩钠 2g+ 地塞米松 5mg 4 天，病人颌下淋巴结肿大减轻，双眼症状仍未见明显好转，遂至我科就诊。

[检查] 右眼视力 0.4，眼压 18mmHg，球结膜充血水肿（＋），局部压痛（＋）；左眼视

力 0.8，眼压 25mmHg，眼睑痉挛，球结膜充血水肿（++），局部压痛（++），角膜明，上皮大量点状脱落，FL（+），KP（+-），双眼内眼未见异常。舌红，苔薄黄，脉浮数。

[西医诊断] 双眼弥漫性巩膜炎。

[中医诊断] 火疳（肺经郁热证）。

[治疗经过] 清泻肺热，活血通络。方选泻白散加减（桑白皮、地骨皮、粳米、甘草、黄芩、柴胡、石膏、丹参、赤芍、红花、郁金、乳香、没药），静脉予地塞米松 5mg，局部用妥布霉素地塞米松滴眼剂、眼药膏抗炎治疗。3 天后，自述畏光、流泪、眼痛消失，检查：双眼球结膜充血水肿消失，双眼局部压痛明显减轻，双眼眼压正常，双眼 FL（-），颌下淋巴结较入院时减小。故继续予以中药日 1 剂，并减少激素用量，予口服泼尼松 6 粒/天。1 周后，病人眼部症状消失，为巩固疗效，继续予中药 14 剂，泼尼松递减。随访 3 个月未见复发。

[病例分析]

（1）病人双眼红痛、畏光、流泪，眼局部压痛、眼睑痉挛、球结膜充血水肿、角膜上皮大量点状脱落、颌下淋巴结肿大，此为肺经郁热，肺气不利，宣降失司，气血滞留凝结于白睛，积而成疳。方中桑白皮清肺热而不燥，宣降肺气，地骨皮清热养阴，粳米、甘草培土生津来养肺。目为肝之窍，黄芩、柴胡清肝经郁热，丹参、赤芍、红花活血通络，郁金、乳香、没药理气止痛。

（2）问题与对策：本病案病人为初发，病位较浅，病程较短，但肺热症状明显。治疗中配以石膏清气分之热。联合激素治疗并及时减量，可缩短疗程，故疗效较为满意。

（3）理论探讨：巩膜为白睛，根据"五轮"学说，病变位于"气轮"，为肺所主。

案例 2　病人，女，79 岁。2014 年 4 月 2 日入院。

[主诉] 右眼肿胀疼痛半天，伴头晕、恶心呕吐。

[病史] 病人 1 日前无明显诱因下出现右眼肿胀，疼痛不适，伴头晕，恶心呕吐，遂前来我院内科就诊。急查头颅 CT 平扫示脑萎缩。请眼科会诊后诊为"右眼巩膜炎"转入眼科。

[检查] 右眼视力检查欠配合，右眼压：18mmHg，右眼睑浮肿，颞侧巩膜色紫暗，局部压痛（++），球结膜水肿充血（++），内眼无异常。舌红，苔黄，脉数。

[西医诊断] 右眼巩膜炎。

[中医诊断] 火疳（火邪蕴积证）。

[治疗经过] 泻火解毒，清热凉血。方选龙胆泻肝汤加减（龙胆草、黄芩、山栀、柴胡、泽泻、车前子、川芎、赤芍、桃仁、红花、白术、苍术），并予静脉滴注地塞米松 10mg，局部用妥布霉素地塞米松滴眼剂、眼膏抑制炎症反应。第 2 天，病人无头晕、恶心、呕吐，检查：右眼睑浮肿减轻，颞侧巩膜色紫暗，局部压痛（+），球结膜水肿充血（+），KP（-）。第 3 日检查：VOD 0.25，右眼颞侧巩膜色暗，局部压痛（+-），球结膜水肿充血（+-），KP（-），眼压 18mmHg。1 周后检查：VOD 0.4，眼压 15mmHg，颞侧巩膜色正常，局部压痛（+-），结膜充血（-），激素减量至 7.5mg。第 10 日检查：VOD 0.4，巩膜色正常，局部无压痛，结膜充血（-），激素用量减至 5mg。病人症情稳定，予以出院，继续予中药 14 剂，随访 2 个月无复发。

［病例分析］

（1）病人右眼肿胀疼痛伴头晕、恶心呕吐，眼睑浮肿、颞侧巩膜色紫暗、球结膜局部充血水肿、眼球触压痛，此为火邪蕴积，气机不畅，气血壅滞，无从宣泄，积聚白睛。方中龙胆草苦寒清热，为泻肝胆经实火的专药，与山栀、黄芩相配，则泻火之力更强。柴胡疏肝解热，甘草解毒，泽泻、车前子泻火利湿，川芎、赤芍、桃仁、红花活血止痛，桃仁通利大便，苍术、白术健脾护胃。

（2）问题与对策：本案病人眼疼痛明显、巩膜色紫暗、局部触压痛，为脉络瘀阻至极，故予龙胆泻肝汤加活血化瘀之川芎、赤芍、桃仁、红花。再配泽泻、车前子泻火利湿，使湿热从小便排泄，另取桃仁通利大便，使热有所泄之处，苍术、白术健脾护胃，使祛邪而不伤正。本病西医治疗以局部或全身糖皮质激素为常规疗法，中医辨证治疗可以调整人体的内环境，缓解激素引起的恶心、呕吐、胃脘不适等，减毒增效，减少复发。

（3）理论探讨：《张氏医通·火疳》中指出："生于睥及气轮，在气轮者，火邪克金，为害尤甚，初起如椒疮瘤子，小而圆如小赤豆，次后渐大，痛者多，不痛者少，不可误认作轮上一颗如赤豆，为易消之证，此则从内而生也，三黄汤、导赤散，分虚实治之。"故"火、热"为火疳的主要病因。火为热之极，热为火之渐，热盛必瘀，脉络瘀阻，不通则痛，故可见白睛紫暗、睛珠疼痛。本病病在气轮，从内而生。临床尚有虚实之分。

案例3　病人，女，73岁。2014年1月23日入院。

［主诉］双眼反复疼痛2年，加重2个月。

［病史］病人于2012年双眼无明显诱因出现眼球疼痛，畏光流泪，视物模糊，视力逐渐下降。于外院诊断为"双眼巩膜炎"，予激素静脉滴注、球旁注射等相关治疗，症情时好时差。2012年8月曾在我院眼科行中医治疗后病情稳定。病人因左眼黄斑前膜，于2013年1月22日行左眼白内障＋玻切术＋黄斑前膜剥除术。近2个月来病人自觉双眼疼痛加重，已用激素治疗，尚有腰膝酸痛、纳差、夜寐欠安，时有耳鸣。

［检查］VOD 0.6，眼压：14mmHg，鼻侧巩膜蓝黑，局部压痛（＋），球结膜充血（＋），KP（－）；VOS 0.3，眼压：11mmHg，颞侧巩膜蓝黑，局部压痛（＋），颞侧球结膜充血（＋），KP（－），内眼无异常。舌红，苔薄黄腻，脉滑。

［西医诊断］双眼巩膜炎。

［中医诊断］火疳（风湿热邪证）。

［治疗经过］祛风化湿，清热止痛。方选自拟火疳方加减（柴胡、黄芩、山栀、龙胆草、赤芍、丹参、半枝莲、川芎、延胡索、木瓜、车前子、生甘草、牛膝、白术、夜交藤），并予静脉滴注地塞米松10mg、局部用妥布霉素地塞米松滴眼剂、眼膏抑制炎症反应。2天后，病人双眼无疼痛，双眼巩膜局部色暗，局部压痛减轻，球结膜充血好转。地塞米松减量至5mg。7天后，双眼疼痛消失，双眼无压痛，双眼球结膜无充血。舌红，苔薄黄，脉滑。尚有腰膝酸痛、关节不利。故原方去川芎、延胡索，加威灵仙、青风藤祛风通络。予以出院，门诊随访。随访1年无复发。

［病例分析］

（1）病人双眼反复疼痛2年，加重2个月，畏光流泪、视物模糊，巩膜蓝黑，舌红、苔薄黄腻、脉滑。此为风湿之邪客于肌肉筋骨脉络，阻碍气机，郁久化热，上攻白睛。湿性黏滞，故病情反复缠绵，全身症见腰膝酸痛、纳差。方中柴胡、黄芩、山栀、龙胆草共为君药，清肝经湿热；赤芍、丹参活血凉血，半枝莲活血散结消肿，川芎、延胡索活血止痛，车前子清热利水，木瓜和胃化湿，生甘草缓急止痛，调和诸药。

（2）问题与对策：病人病程2年，反复发作，发作时使用激素治疗。糖皮质激素常可引起激素性青光眼、并发性白内障、骨质疏松及诱发溃疡等。如何避免反复发作，如何避免眼部及全身并发症，成为本病治疗难点。中医辨证治疗的优势在于标本兼顾。本病人治疗化湿以针对病程长、易反复，予白术、夜交藤、牛膝健脾益肾安神以缓解使用激素后出现的腰膝酸痛、纳差、夜寐欠安、耳鸣等症状。

（3）理论探讨：火疳方为上海名老中医邹菊生教授经验方。组成：柴胡6g，淡黄芩9g，山栀9g，茵陈14g（包），赤芍12g，丹参12g，半支莲15g，川芎6g，延胡索12g，车前子14g（包），青葙子9g，生甘草6g。功用：清热泻火，活血散结。邹教授认为巩膜炎病程长，易反复，与感受湿邪相关，湿性黏腻，缠绵。白睛属肺，但巩膜为白睛里层，与黑睛基质层延续，且巩膜组织具坚韧特性，故治疗当从肝经为主论治，处方中柴胡、淡黄芩、山栀清肝经郁热泻火，现代药理研究提示：柴胡有解热、镇痛、抗炎、增强机体免疫功能等作用。方中茵陈化湿清热；赤芍、丹参活血凉血；半支莲活血散结消肿，可防灼津成瘀；川芎、玄胡索活血止痛；车前子清热利水；青葙子清热明目，防止白膜侵睛生翳；生甘草调和诸药，清热缓急止痛。

案例4　病人，女，53岁。 2014年10月29日入院。

[主诉] 右眼反复红痛、流泪1年余，加重1个月。

[病史] 病人1年前右眼无明显诱因下出现红痛流泪、畏光视糊。外院诊断为"右眼巩膜炎"，曾行激素全身静脉滴注、局部用妥布霉素地塞米松滴眼剂等对症处理后无明显好转。2014年6月起在我科就诊并服中药治疗后症状缓解。近1个月来病人自觉右眼症状加重。

[检查] 右眼视力0.4，眼压：12mmHg，右眼下方巩膜紫红色小结节，局部压痛（++），球结膜水肿充血（++），角膜上皮粗糙，荧光素染色（+），KP（-）。内眼未见异常。舌质红，少苔，脉细数。

[西医诊断] 右眼巩膜炎。

[中医诊断] 火疳（气阴两虚证）。

[治疗经过] 益气滋阴，通络止痛。处方以养阴清肺汤加减（生地、玄参、麦冬、丹皮、芍药、黄芪、川芎、红花、决明子），并予地塞米松10mg隔日球旁注射、妥布霉素地塞米松滴眼剂、眼膏抑制炎症反应。2天后，病人眼疼痛明显减轻，检查：右眼下方巩膜紫红色小结节，局部压痛（+），球结膜水肿充血（+），角膜荧光素染色（+），KP（-）。5天后，病人右眼无疼痛，球结膜水肿充血（+），下方巩膜色紫暗，结节不明显，压痛（+-）。因家中有事，病人要求出院。1个月后，病人再次发生右眼疼痛，遂收入院，检查：右眼视力0.3，眼压：14mmHg，球结膜水肿充血（+++），右眼下方巩膜紫红色结节，局部压痛（+++），角膜荧光素染色（+），KP（-），内眼未见异常。舌质红，少苔，脉细数。病人尚有口咽干燥，潮热颧红，便秘不爽。予益气滋阴，通络止痛。处方养阴清肺汤加减。另静脉予痰热清注射液清热解毒，3天后病人右眼疼痛消失。10天后检查：右眼视

力 0.4，眼压：15mmHg，球结膜水肿充血（+-），右眼下方巩膜色暗红，结节消退，局部压痛（+-），角膜荧光素染色（-），球结膜混合性充血（+-）。予以出院，门诊中药辨证加减，激素逐渐减量后停服，随访 3 个月未见复发。

[病例分析]

（1）病人右眼反复红痛、流泪 1 年余，加重 1 个月，白睛下方紫红色小结节，疼痛拒按，黑睛上皮粗糙，舌质红、少苔、脉细数。此为久病邪热伤阴，阴伤火旺，虚火上炎，熏蒸脉络，上攻于目，发为火疳。处方养阴清肺汤以生地、玄参、麦冬益阴生津为重点，佐以黄芪补益肺气，兼以丹皮、芍药、川芎、红花活血止痛，气行则血行，血行则瘀散，通则不痛，并予决明子明目润肠通便，使虚火得以下行。

（2）问题与对策：本病人为女性，年过半百，病久正气耗伤，冲任失养，脏腑功能紊乱，致使病情顽固，长期不愈，反复发作。如病邪毒力极盛兼正气不足者，恐有白睛遗留青蓝色瘢痕，甚至溃疡、白睛穿破而变生他症而致盲之虞。处方中黄芪益气，生地、玄参、麦冬养阴，益气养阴以扶助正气。另外，嘱咐病人正确对待疾病，保持乐观的情绪，起居饮食规律，忌食五辛、煎炒、炙煿、厚腻、腥发之物，以免助火生湿而加重病情。

（3）理论探讨：本病初期每以标实为主，肺热壅盛，气血上逆，夹风、夹湿。而后期则可逐渐显现为虚火上炎甚至阴损及阳等证候。西医局部或全身糖皮质激素常规治疗具有弊端，中西医辨证综合治疗可减轻眼部症状、减少西药用量、减少激素副作用，提高远期疗效，降低复发率。本病与结缔组织疾病关系密切，治疗过程中还需积极查找病因。积极运用针灸治疗、饮食疗法、情志疗法。

案例 5（邹菊生医案） 病人，女，54 岁。初诊日期：2010 年 1 月 25 日。

[主诉] 双眼红痛 1 月余。

[病史] 2001 年开始发现巩膜炎，后反复发作，发作时用激素治疗。本次发病自 1 个月前开始，已用激素治疗，恐其反复，一直未减量。病人有风湿病史，双上肢关节疼痛明显，伴足趾痛。化验类风湿因子 46.5，血沉 35mm/h。已闭经 3 个月。

[检查] 视力右眼 1.2，左眼 1.2。双眼颞侧、上方巩膜紫暗，结节隆起，局部压痛（++），结膜充血（++），角膜明，KP（-），Tyn（-），双眼眼压正常。舌红，苔薄，脉细数。

[西医诊断] 双眼巩膜炎。

[中医诊断] 火疳（肺肝郁热证）。

[治疗原则] 清肺肝，化湿，活血。

[处方] 柴胡 6g，黄芩 9g，桑白皮 12g，山栀 9g，木瓜 9g，秦艽 12g，元胡 12g，海风藤 12g，淫羊藿 15g，楮实子 12g，地龙 12g，钻地风 12g，白芷 6g，花粉 12g。14 剂，水煎服，日 2 次服用。

[二诊] 2010 年 2 月 8 日。诸症好转。眼科检查：视力右眼 1.2，左眼 1.2。双眼颞侧、上方巩膜偏暗，结节微隆，局部压痛（+），结膜充血（+），角膜明，KP（-），Tyn（-），眼压：右眼 17.5mmHg，左眼 12mmHg。舌红，苔薄，脉细数。此属火邪积聚，肝肺郁热。拟清肺肝，养阴活血。处方：柴胡 6g，黄芩 9g，桑白皮 12g，山栀 9g，木瓜 9g，秦艽 12g，元胡 12g，海风藤 12g，淫羊藿 15g，楮实子 12g，地龙 12g，钻地风 12g，白芷 6g，

花粉 12g。14 剂，水煎服，日 2 次服用。

［随访］经治疗双眼红痛好转。嘱饮食清淡，保持大便通畅。门诊随访，慎防复发。

［病例分析］

（1）病人双眼红痛，巩膜炎病史已有多年，属中医火疳。本例病人病位由肺入肝，乃属外邪引发宿疾，热盛湿重。治疗拟清肺肝，化湿活血。处方中柴胡、黄芩、桑白皮、山栀清肺肝，木瓜、秦艽、元胡、海风藤、钻地风祛风湿，淫羊藿、楮实子温阳，地龙、白芷、花粉活血。邹教授认为淫羊藿有类激素作用。

（2）对于本病，邹教授常嘱病人平素注意饮食调养，避免过食辛辣肥甘滋腻之品，以防脾胃生湿；忌食腥发之物，以免助热生火之弊；多食素淡果品之类，以清利明目；多食清润之品，则大便通畅，以导热下行。另外，应戒烟忌酒，以免辛热助火。

案例 6（邹菊生医案） 病人，女，43 岁。初诊：2006 年 5 月 26 日。

［主诉］左眼肿、膨胀性疼痛、伴视糊加重半个月。

［病史］病人 2 个月前无明显诱因下出现左眼膨胀性疼痛，视物略糊。外院检查后，诊为"后巩膜炎"。给予糖皮质激素、非甾体类眼药水治疗。用药后，症状略微减轻，但激素减量后，症状又加重。

［检查］右眼视力 1.0，左眼视力 0.6，左眼球轻度突出，球结膜水肿明显，角膜透明，晶状体未见明显浑浊，左眼玻璃体轻度浑浊，黄斑区中心反光未见。舌淡，苔薄腻，脉滑。

［西医诊断］左眼后巩膜炎。

［中医诊断］火疳（肝经热盛夹湿证）。

［治则］清肝和营，温阳利水。

［处方］柴胡 6g，淡芩 9g，山栀 9g，桑白皮 12g，白薇 12g，土茯苓 15g，淫羊藿 12g，生地 12g，当归 12g，玄参 12g，银花 12g，蒲公英 30g，楮实子 12g，猪苓 12g，茯苓 12g，胡芦巴 15g。7 剂，每日 1 剂，日服 2 次。

［二诊］2006 年 6 月 9 日。诉左眼胀痛稍好转。检查：左眼球仍有轻微突出，左眼球结膜水肿，左眼角膜透明，前房 Tyn（−），双眼瞳孔等大等圆，左眼玻璃体轻度浑浊，黄斑区中心反光未见。舌淡，苔薄腻，脉滑。予清肝和营利水。处方：柴胡 6g，淡芩 9g，山栀 9g，车前子（包）14g，白薇 12g，泽泻 15g，淫羊藿 12g，生地 12g，当归 12g，玄参 12g，银花 12g，蒲公英 30g，楮实子 12g，赤小豆 15g，甘草 6g。14 剂。

［三诊］2006 年 6 月 24 日。左眼胀痛明显好转，眼球轻微突出，球结膜水肿减轻，视物模糊好转。舌脉同前。治拟清肝利水、益气明目。处方：柴胡 6g，淡芩 9g，山栀 9g，土茯苓 15g，秦皮 12g，木贼草 12g，淫羊藿 12g，云母石 12g，桑白皮 12g，赤小豆 15g，茵陈（包）14g，白术 9g，仙鹤草 30g，生黄芪 12g。14 剂，每日 1 剂，日服 2 次。

［四诊］2006 年 7 月 10 日。口服中药后左眼症情好转明显，胀痛基本消失，眼球突出不明显，球结膜水肿减轻，视物模糊好转，但尚有夜寐不安。舌淡，苔薄，脉细。治拟清肝利水、益气明目。处方：柴胡 6g，淡芩 9g，山栀 9g，茯苓 12g，蚤休 15g，半支莲 12g，野百合 12g，夜交藤 30g，桑白皮 12g，萹草 12g，茵陈（包）14g，苦参 12g，楮实子 12g，秦皮 12g，生大黄（后下）9g。4 剂。

［五诊］2006 年 7 月 25 日。病人经服药后现左眼后巩膜炎症情稳定，左眼视力 0.8。

自诉目前记忆力差，近期事易忘。治拟清肝利水、开窍安神。处方：柴胡 6g，淡芩 9g，山栀 9g，蒲公英 30g，蚤休 15g，淫羊藿 12g，百合 12g，夜交藤 30g，桑白皮 12g，葎草 12g，茵陈（包）14g，赤小豆 15g，楮实子 12g，石菖蒲（包）10g，生大黄（后下）6g。14 剂。嘱病人平素情绪稳定，饮食清淡，保持大便通畅，并门诊随访。

[病例分析] 后巩膜炎多为单眼发病，女性多见，常和前巩膜炎联合发生。临床表现为剧烈眼痛，眼睑水肿，眼球轻度突出，球结膜水肿明显。如合并脉络膜炎、玻璃体浑浊、球后视神经炎及渗出性视网膜脱离时，则会出现视力减退。治疗上西医多采用抗感染、激素等治疗，但疗效不佳，易反复，且激素、抗生素对局部和全身有许多毒副作用。

本病从内而发，病程缓慢，消散较难，易复发，易波及邻近组织。中医认为其病位在白睛，白睛属肺，而肺经病变又常由外感风、热、湿或内伤七情、饮食不节，内外湿热邪毒合而为患。称之为"火疳"，正如《审视瑶函·火疳篇》曰："火疳生如红豆形，热毒应知患不轻……"故本病辨证部位不应该仅局限于肺。

本病辨证脏腑在于肝、脾、肺，病因主要为风、湿、热。本例为肺病损及于肝，或肝郁则火更旺，内外湿热合而为患，随肝风上攻白睛而成。治疗当遵循"治病必求于本""客者除之"的原则，再审视其病情的发展、转变和已损及何脏、何腑的情况，从而拟定相应的治法和方药。初诊时病人眼痛剧烈，眼球轻微突出，球结膜水肿，为肝经热盛夹湿，治疗予清肝和营、温阳利水。方中：柴胡、黄芩、山栀清肝泻火；生地、玄参、当归、银花、蒲公英和营清热；桑白皮、白薇清肺热；土茯苓清热利湿；淫羊藿、楮实子、胡芦巴、猪苓、茯苓、温阳利水渗湿。二诊时病人仍有眼球轻微突出，球结膜水肿，此为湿热壅盛，二诊处方中调整药物配伍，加强清热利水除湿功效，其中车前子清热利水、泽泻利水不伤阴、赤小豆活血利水渗湿。三诊时眼症得减，球结膜水肿减轻，处方中加秦皮、木贼草、云母石清肝退翳明目，以防止黑睛白膜侵睛新翳发生。加生黄芪、白术扶助正气，益气健脾明目。四诊时因病人寐不安，大便不畅，故加入野百合、夜交藤安神，加生大黄通便泻火。五诊处方加入石菖蒲醒脑开窍以针对病人记忆力差症状。

邹教授曾经去外院会诊一后葡萄膜炎病人，因治疗无效，最终摘除眼球，而病理证实为后巩膜炎。邹教授指出：治病必求其本，用药应考虑防患于未然。

【疗效判定标准】

（一）巩膜炎疗效标准

参照《中医病证诊断疗效标准》（ZY / T001.5-94）拟定。

（1）治愈：白睛结节红肿消退，疼痛消失。疗效指数 n ≥ 95%。

（2）好转：白睛结节红肿减轻，疼痛等症状减轻。疗效指数 n ≥ 70% 为显效，疗效指数 30% ≤ n < 70% 为有效。

（3）未愈：白睛结节红肿如故，疼痛等症状无改善。疗效指数 n < 30%。

（二）证候疗效标准

采用尼莫地平法计算公式：疗效指数（n）=（疗前积分 – 疗后积分）/ 疗前积分 ×100%

根据眼痛、眼红、局部压痛、白睛结节4个症候作为评价标准，分无、轻度、中度、重度4个等级，分别计0、1、2、3分。

表 5-12　巩膜炎证候疗效评价（相关主症分级评分）表

症状	无（0分）	轻度（1分）	中度（2分）	重度（3分）
眼痛	无眼痛	眼隐痛	眼疼痛	眼痛难忍
眼红	无眼红	白睛微红	白睛红赤	白睛混赤
局部压痛	无局部压痛	轻度局部压痛	局部压痛	局部压痛明显、拒按
白睛结节	无白睛结节	结节微隆起	结节隆起	结节数个，或融合

【 预防与调护 】

1. 生活起居

注意用眼卫生。外出配戴防护眼镜，避免强光刺激。积极锻炼身体，增强体质，提高机体免疫力。

2. 饮食调理

宜清淡饮食，宜多吃新鲜蔬菜水果、鱼等，少食性温燥热食物包括辣椒、生蒜、韭菜、洋葱、羊肉、狗肉等以及烧烤油炸食物、动物内脏等。忌烟酒。

3. 精神护理

避免不良情绪刺激，有计划地安排好工作，减轻工作压力和紧张程度，以免焦急上火，引发本病。

【 注意事项 】

（1）本病具有反复发作性，病人需耐心接受规范的治疗，切勿病急乱投医，打乱治疗计划。

（2）有免疫相关性疾病病史者，应积极治疗全身病。

【 重点提示 】

本病西医以局部或全身糖皮质激素为常规疗法，常引起眼部及全身并发症。运用中医辨证干预治疗一方面对于长期运用激素的病人可减毒增效，另一方面中药可以调整人体的内环境，从根本上阻止或减少复发。

【现代研究进展】

（一）基础研究

Seong Joon Ahn 等提到 50% 的巩膜炎病人都患有全身免疫结缔组织疾病。有学者认为巩膜炎可能是某些自身免疫性疾病的首要表现，因此对所有巩膜炎病人都应进行全身系统性疾病状况的评估。非感染性巩膜炎的免疫学研究和相关的疾病已表明，巩膜炎是对局部炎症反应性自身免疫疾病。研究突出显示了 T 细胞和 B 细胞和细胞因子，如肿瘤坏死因子 -α 的作用。这又为临床试验显示局部类固醇治疗、抗肿瘤坏死因子和抗 B 细胞疗法的有效性提供了证据。

巩膜实质层细胞成分和血管很少，这种结构决定了巩膜实质层病理改变比较单一，通常表现为巩膜胶原纤维的变性、坏死、炎性细胞浸润和肉芽肿性增殖反应，形成炎性结节或弥漫性炎性病变。弥漫性前巩膜炎为临床最为常见的类型，占 45%~61%。坏死性前巩膜炎最少见，为 3.5%~22%。其余为结节性巩膜炎。

（二）临床研究

现代中医治疗巩膜炎即火疳，多宗五轮学说"白睛为气轮，属肺"进行辨证论治。巨磊利用泻白散加减治疗巩膜炎取得较好疗效，同时提出联合汤剂熏洗热敷患眼效果更好，其机制可能为药物可抑制免疫细胞的免疫应答，阻断或缩短免疫应答过程，以达到控制炎症反应的效果。巩膜炎病人多伴有自身免疫疾病，长期服用激素后易出现阴虚症状，故有学者选用养阴清肺汤治疗阴虚较重者，可减少复发，减轻激素副作用，疗效显著。

"肝开窍于目"，《审视瑶函》指出："目为窍至高，火性向上，最易从窍出。"因此，临床亦常用清泻肝火法治疗本病。研究者以龙胆泻肝汤、小柴胡汤、大秦艽汤治疗巩膜炎，均取得满意疗效。

张殷建等在"十二五"期间针对火疳（浅层巩膜炎）开展诊疗方案、临床路径、中医监察量表、运用调查表的制定。运用中医中药干预治疗风湿热邪证型巩膜炎 69 例（69只眼），记录治疗前患眼局部充血、疼痛、隆起结节、畏光流泪、视力、全身中医证候及安全指标，疗程 1 个月。于治疗后 1 周、2 周、3 周、4 周进行症状体征评分，评价有效率和治愈率，并随访停药后 3 个月的复发率。结果：①在四诊、五诊时，两组眼部症状体征评分有统计学差异（$P < 0.05$），二诊、四诊、五诊时，两组病人眼部局部充血评分有统计学差异（$P < 0.05$），二诊、三诊、五诊时，两组患眼疼痛评分有统计学差异（$P < 0.05$），在四诊、五诊时，两组病人结节隆起评分有统计学差异（$P < 0.05$），两组总评分差异有统计学意义（$P < 0.05$）；②治疗组在二诊、三诊时有效率高于对照组，在四诊、五诊时治愈率高于对照组；③对五诊时痊愈的 26 例病人进行 3 个月随访，两组复发率差异有统计学意义（$P < 0.05$）。结论：中医干预治疗能够有效缓解巩膜炎病人的眼部症状，尤其是对于局部充血、疼痛、结节隆起，可在一定程度上缩短病程，减少复发率。能有效改善病人的全身证候，提高生活质量。

根据药理及临床研究，治疗巩膜炎的中药提取物多取其抗菌、抗病毒以及消炎的作用。

近年来对于雷公藤治疗巩膜炎的作用研究成为热点。雷公藤目前广泛应用于治疗自身免疫性疾病，具有明显的抗炎和免疫抑制作用。雷公藤可降低毛细血管通透性，抑制炎性细胞浸润，能拮抗和抑制炎性介质的释放，在抗凝、镇痛和改善眼部血液理化性质等方面效果突出。因此，对于伴有全身系统疾病的巩膜炎疗效显著。部分学者应用雷公藤联合抗炎眼药水治疗巩膜炎，平均疗程为 7 天（5~14 天），总有效率为 91.3%~96.7%，平均随访 1 年（0.5~1.5年），复发率在 15% 以下。将雷公藤应用于巩膜炎的临床治疗，虽能够有效改善病人的临床症状，但仍缺乏大型临床研究，且毒副作用较大，进而限制了该药在临床上的推广。

由中华大蟾蜍的阴干全皮为主要原料制作提炼的华蟾素具有抗肿瘤、抗菌、抗病毒用，可抑制组织的异常增生，并可调节体液免疫和细胞免疫，而巩膜炎的发病多与自身免疫调节相关。有临床报道对 18 例观察对象结膜下注射华蟾素注射液并结合抗炎眼药水滴眼，治疗 2~3 个疗程（隔日注射，5 次为 1 个疗程），治愈 8 例，有效 10 例，平均随访 1.5年（0.5~1.5 年），2 例复发。治疗过程中未见巩膜穿孔、溶解，仅有轻微眼痒及眼痛，未予治疗，症状很快消失。华蟾素毒性极低，配合局部使用激素、非甾体抗炎滴眼液，在治疗眼部炎性疾病，尤其是与自身免疫疾病相关的眼病，具有广阔的应用前景，值得在眼科临床上进一步研究和应用。

另有研究者利用鱼腥草注射液外治法治疗巩膜炎，疗效并不显著。鱼腥草具有抗病毒、抗炎作用，理论上可缓解巩膜炎症状，但因巩膜为结膜下层，雾化熏洗使药物浓度降低，故更改给药方式，如结膜下注射，可能会提高治愈率。

（张殷建　李超然）

参考文献

［1］Watson P G, Hayreh S S. Scleritis and episcleritis. Ophthalmology, 2012, 119（8）: 1715–1715.

［2］葛坚. 眼科学. 人民卫生出版社, 2010.

［3］方严, 魏文斌, 陈积中. 巩膜病学. 科学技术文献出版社, 2005.

［4］王肯堂（明）. 证治准绳. 人民卫生出版社, 1980.

［5］王永炎, 庄曾渊. 今日中医眼科. 人民卫生出版社, 2000.

［6］彭清华. 中医眼科学. 中国中医药出版社, 2016.

［7］胡新, 庄曾渊. 前巩膜炎的超声生物显微镜表现. 中国中医眼科杂志, 2008, 18（1）: 11–12.

［8］段俊国. 中医眼科临床研究. 人民卫生出版社, 2009.

［9］邹菊生. 龙华名医临证录：邹菊生学术经验撷英. 上海中医药大学出版社, 2009.

［10］张殷建. 中医眼科：案例引导. 科技出版社, 2012.

第六章　青光眼与白内障

第一节　原发性闭角型青光眼

【概述】

（一）概念

原发性闭角型青光眼（简称 PACG）是指原发性房角关闭所导致的急性或慢性眼压升高，伴有或不伴有青光眼性视盘改变和视野损害，以眼胀痛、头痛、视力下降，眼压升高为特征的疾病。根据发病缓急，分为急性闭角型青光眼和慢性闭角型青光眼；其中，急性闭角型青光眼分为：临床前期、先兆期、急性期、缓解期、慢性期。慢性闭角型青光眼分为：早期、进展期、晚期。完全失明的患眼为绝对期。

（二）病名溯源

本病根据其不同发病期的临床特点归属于中医"绿风内障""黑风内障""黄风内障"范畴。比如：绿风内障类似急性闭角型青光眼急性发作期，黑风内障类似慢性闭角型青光眼，黄风内障类似于绝对期的闭角型青光眼。

1. 绿风内障

是以眼珠变硬、瞳神散大、瞳色淡绿、视力骤降，伴恶心呕吐、头目剧痛等为主要表现的急性眼病。又名绿风、绿盲、绿水灌瞳、绿风障证等。该病名始载于《太平圣惠方》："治绿风内障，肝肺风热壅滞，见红白黑花，头额偏疼，渐渐昏暗，不见物者。"如《外台秘要》已有"绿翳青盲"的记载："如瞳子翳绿色者，名为绿翳青盲。"《龙树菩萨眼论》对本病症状有较为详细的记载："若眼初觉病人，头微旋，额角偏痛，连眼眶骨及鼻额时时痛，眼涩兼有花，睛时痛。"《秘传眼科龙木论·绿风内障》记载发病时可有"呕吐恶心"之症状；《证治准绳·杂病·七窍门》："瞳神气色浊而不清，其色如黄云之笼翠岫。"

2. 黑风内障

是以头痛眼胀、眼起黑花、视力下降、瞳神散大、瞳色昏暗为主要表现的慢性眼病，又名黑风。该病名首见于之《太平圣惠方》，书中载有："治眼昏暗。瞳仁不分明。成黑风内障。宜服补肾丸方。"最早记载了黑风内障的临床表现及治疗方药。《秘传眼科龙木论》中对该病症状做了更为详细的描述，谓："此眼初患之时，头旋额角偏痛，连眼睑骨及鼻颊骨时时亦痛。兼眼内痛涩，有黑花来往。先从一眼先患，以后相牵俱损。"元代危亦林在《世医得效方·眼科》中名之为黑风。谓"此眼与绿风候相似，但时时黑花起"。

3. 黄风内障

瞳神散大难收，不睹三光，睛珠变黄，视瞳内为黄色，故曰黄风内障。又名黄风。古代对本病的记载出现较晚。《秘传眼科龙木论》曰："乌绿青风及黑黄。"是最早关于黄风内障的记载，但对黄风内障的证治无具体描述。黄风内障病名始见于明代徐春甫编集的《古今医统大全》，曰："此证多因胃火太盛，上冲头目。初病痛涩，久则昏花，如雾漫天，红焰黄黄，渐致失明，宜泻胃散、决明散。"对本病的病因、症状、治疗均作了阐述，而元代《世医得效方》中所提之黄风，乃指高风雀目内障之晚期，亦非本病。王肯堂在《证治准绳·杂病·七窍门》中明确指出："黄风内障证：瞳神一大而色昏浊为黄也，病至此，十无一人可救者。"

（三）流行病学研究

青光眼是当今世界范围内第一位不可逆的致盲性眼病，西方青光眼类型以原发性开角型青光眼为主，所以西方医学在早期的研究重点主要是原发性开角型青光眼（简称POAG）。根据研究数据显示，欧洲国家超过 40 岁以上患 PACG 的概率只有 0.09% 到 0.6%，1989 年胡铮和赵家良教授在我国北方地区进行了 PACG 人群调查，发现 40 岁以上人群 PACG 的患病率为 1.37%，提示我国 PACG 的患病率是国外白色人种的 10~15 倍，而且发现我国约有 60% 的 PACG 属于慢性型 PACG。2011 年 Cheng 等经过 Meta 分析发现我国大陆地区整体原发性开角型青光眼发生率为 0.7%，而 PACG 几乎是 POAG 的两倍，约 1.4%，2014 年，最新的一项 Meta 分析纳入 786 项 PACG 研究中 112398 例病人统计分析后发现，PACG 在亚洲人群中的发生率为 1.09%，2010 年全球有 6000 多万青光眼病人，而在 2020 年将会增长为 7900 多万，其中 47% 的病人为亚洲人种，而其中 87% 是 PACG病人，即亚洲约有 3254 万 PACG 病人，虽然全世界范围内原发性开角型青光眼发生率因为诊断技术以及诊断水平的提高呈增加的趋势，但我国仍是 PACG 高发地区，另外研究发现青光眼的发生与年龄成指数关系，而且由于女性寿命一般比男性长，所以亚洲女性更容易出现 PACG 的流行，约有 1/4 的中国老年女性病人出现房角关闭，与马来西亚人和印度人比较，新加坡女性患 PACG 的危险系数是其 2.4 倍，而中国女性的患 PACG 危险系数为 2.8 倍，而且我国年龄超过 60 岁的女性与 30~59 岁女性相比较，患 PACG 风险倍数将增加 9.1 倍，所以我国 PACG 的防治任务非常艰巨。关于青光眼治疗费用，美国卫生体系在 1988 年约每年花费 25 亿美元（其中包括 19 亿直接开销和 6 亿间接花费），1998年回顾性分析显示诊治每年一例新增的开角型青光眼病人的花费是 1055 美元，估计 2010年欧洲在 1200 万青光眼病人治疗的花费约 90 亿欧元，而我国并无青光眼具体治疗费用的研究。

虽然 PACG 发病率近年全球研究结果显示来有下降趋势，但其主要是因为 PACG 的诊断标准过于严格。关于 PACG 的诊断标准至今仍一直在探讨并不断改进过程中，自从人类发现青光眼疾病以来，至今对此类疾病的具体病机仍不清楚，以至于影响其诊断标准的确定。

【病因病机】

（一）中医病因病机

《素问·至真要大论》中"病冲头痛，目似脱，项似拔，腰似折一目赤，欲呕……"等的描述与急性闭角型青光眼发作的症状极其相似。古代文献中，以《外台秘要·眼疾品类不同候》："内肝管缺，眼孔不通"及《证治准绳·杂病·七窍门》："痰湿所致，火郁、忧思、愤怒之过"所述对该病病因病机阐释清晰详尽。现代中医认为PACG的病因病机多责之于肝，病人多数为性情急躁或平时忧郁多思之人，其当工作紧张、疲劳、失眠、人事变更或遇精神刺激等时可引起急性或慢性发作，因而普遍认为本病发病诱因与七情有关。七情所犯，最易伤肝，导致肝气郁结，气郁不得疏泄，气机升降失常，可影响脏腑、气血、津液等的升降出入运动，或表现在全身，或表现在局部，表现在目可见眼内气血瘀滞，脉道阻塞；并由于肝病犯脾，脾失健运，使眼内津液代谢失常，目中玄府闭塞，神水瘀积而成。罗应成在其临床实践经验中，将其分为肝胆火炽、风热夹痰、水湿上泛、肝郁气滞、脾胃虚寒、阴虚火旺6型，治疗上以泻肝散热、疏风化痰、祛湿利水、疏肝解郁、温中散寒、滋阴降火等治法为主，取得了较好的临床效果。王利民在多年的临床实践中，结合西医学对该病之机制的研究认识，总结认为，青光眼病因有风、火、痰、湿、郁、虚之不同，但其病机的关键在于"血郁水停"。彭清华等结合病人全身和局部多项检查，提出了原发性闭角型青光眼的"血瘀水停"理论，认为原发性闭角型青光眼辨证或肝郁气滞，或肝胆火炽，或阴虚火旺，或肝胃虚寒，其眼部均存在"血瘀水停"的病理特征。结合古人与现代医家的认识，并且联系临床特点，将PACG的类型归纳如下。

1. 绿风内障

（1）邪热内犯，肝胆火热亢盛，热极生风，风火上攻头目，目中玄府闭塞，神水排出受阻，集于眼内所致。

（2）情志过激，气郁化火，气火上逆，目中玄府闭塞，神水排出不畅，蓄积于眼中所致。

（3）脾湿生痰，痰郁化热，痰火郁结，上攻于目，阻塞玄府，神水滞留眼内所致。

综上，该病病因多与风、火、痰、湿关系密切。病变累及脏腑以肝、胆、脾为主。病机乃因风、火、痰、湿之邪，郁结于内，上攻玄府，致玄府闭塞，神水瘀滞而致。

2. 黑风内障

（1）忧思郁怒，最易伤肝，肝气郁结，气郁则化热生风，风火上扰则犯目。

（2）肝气郁滞，肝旺克土，致脾气虚弱，运化不足，痰湿内盛，湿浊上犯于目。

（3）肝肾阴虚，阴虚生内热，水不涵木则虚火上犯于目。

综上诸因皆可导致玄府逐渐闭塞，神水流出受阻，瘀积眼内，终发此病。

3. 黄风内障

该病乃因黑风、绿风、青风等病久治不愈或治不及时所致。久病多虚多瘀，致目中气血失和、气机不利，气滞兼气虚、血瘀伴水停，终致玄府闭塞且难以再开，黄风之势成亦。

总之，该病发病多责之肝。肝之疏泄失常，气机不利，致脾肾受累，气血失和，上犯目珠之玄府，引起玄府暂时甚至永久闭塞，神水瘀积，发为此病。

（二）西医病因病理

原发性闭角型青光眼是一类由目前不完全清楚的原因而导致的房角突然或进行性关闭，周边虹膜阻塞小梁网使房水排出受阻，眼内压急骤升高或进行性升高的一类青光眼。

1. 原发性闭角型青光眼的解剖特征

随着房角镜的发明和应用，1949 年，Sugar 根据房角镜检查研究结果首次提出了将青光眼分为闭角型青光眼和开角型青光眼。从 20 世纪 60 年代开始，随着眼科光学仪器及超声技术的发展，对原发性闭角型青光眼房角关闭的机制有了更深入的研究，发现此类青光眼病人其眼部解剖特征不同于正常人，具体表现为：眼轴较短，前房浅，角膜曲率半径小，晶状体曲率半径小，晶状体厚，晶状体相对位置靠前。瞳孔阻滞和房角关闭的发生和这些解剖特征有密切关系！

（1）角膜直径和眼轴：美霄晖等应用 Alcon 公司眼科专用 A/B 型超声诊断系统对原发性闭角型青光眼和正常眼进行 A 超测量（包括前房深度，晶状体厚度）和角膜直径测量，发现闭角型青光眼病人的平均角膜横径为 10.84mm ± 0.428mm，小于正常眼的 11.64 ± 0.513mm；闭角型青光眼的平均眼轴为 21.85mm ± 1.019mm，也小于正常眼的 23.15mm ± 16.215mm，差异均具有显著性。同时调查发现眼轴越短，若晶状体增厚或增大，就越容易发生房角闭塞（或睫状体 – 晶状体阻塞）。眼轴短时，睫状体与晶状体之间的距离缩小，而这个距离能部分地决定虹膜倾斜和房角的开放。而且，眼轴较短的眼，角膜较小，前房较浅，前房容积减少，眼内容量的变化又较易使晶状体 – 虹膜膈推向前，从而使房角闭塞，发生闭角型青光眼。

（2）前房深度：前房深度是一极其重要的解剖特征，它间接反映了晶状体在眼内的位置，反映了晶状体前表面和虹膜根部附着点之间的相对位置。王涛等应用超声生物显微镜结合 A 超对 PACG 患眼和正常眼进行检测，发现前房深度，急性闭角型青光眼的病人平均为 1.780mm ± 0.328mm，慢性闭角型青光眼的病人平均为 2.067mm ± 0.261mm，与正常眼 2.457mm ± 0.296mm 相比均明显变浅。

（3）晶状体厚度与位置：晶状体的厚度及位置是随着年龄变化而不断变化的。在 50 岁时晶状体增厚 0.75~1.1mm，前表面向前移 0.4~0.6mm，使得前房更浅，瞳孔阻滞和房角闭塞的可能性增大。相对晶状体位置是指前房深度与 1/2 晶状体厚度之和与眼轴长度之比。王涛等应用超声生物显微镜结合 A 超对 PACG 患眼和正常眼进行检测，发现急性闭角型青光眼和慢性闭角型青光眼的相对晶状体位置均小于正常眼，说明与正常眼相比，PACG 的晶状体位置相对偏前，增大了瞳孔阻滞和房角变窄的可能性。

（4）房角结构：房角的宽度和闭角型青光眼的发生有密切关系。Ritch R 等认为房角小于 20° 时就有可能闭合，这种可闭合房角约有 10% 出现 PACG。房角的宽度取决于虹膜膨隆程度、虹膜根部的长度及厚度以及虹膜根部附着点，另外还取决于晶状体前移后所接触的虹膜面积和程度。

2. 原发性闭角型青光眼的病理机制

关于 PACG 的病机，有研究认为，PACG 房角关闭机制主要分为单纯性瞳孔阻滞、单纯性非瞳孔阻滞（高褶虹膜型）和多种机制共存等 3 种类型；国际上认为还包括晶状体相关性因素以及晶状体后因素，并从四个独特的解剖位置起作用：瞳孔边缘、周边虹膜、睫状体 – 晶状体间隙、晶状体后潜在间隙。单纯性瞳孔阻滞型，具有浅前房和晶状体位置靠前的解剖特征，以及较高的瞳孔缘和晶状体前囊膜间的阻滞力，一旦后房的房水压力不能突破相对较高的瞳孔阻滞力，将导致周边虹膜进一步膨隆，进而导致房角关闭，并且晶状体厚度和年龄呈正相关，晶状体厚度每增加 1mm，其位置也相应前移 0.5mm，这也是 PACG 多见于老年人的原因；单纯性非瞳孔阻滞型，又可分为根部虹膜肥厚和睫状体前旋两个亚型，导致房角关闭的机制分别是根部肥厚的虹膜和睫状体前移顶推根部虹膜导致房角狭窄和关闭；多种机制共存型，指同时具有两种或两种以上机制共同参与。我国 PACG 房角关闭中 55％由多种机制造成，仅 38％由单纯瞳孔阻滞引发。新近的研究表明，多种解剖和生理因素相互作用参与 PACG 房角关闭的发病机制，如更大的虹膜膨隆、虹膜面积和虹膜厚度联合窄房角可能导致周边房角更加拥挤；异常解剖参数如更大晶状体凸度、晶状体矢高和更小前房角宽度、面积和体积，也独立增加了房角关闭的风险。然而，同样的外部环境，极少有 PACG 病人出现双眼同时急性发作；单纯性瞳孔阻滞型 PACG，经虹膜切除或激光虹膜切开后，一般不会再急性发作，而在单纯性非瞳孔阻滞型和多种机制共存型 PACG 病人，则依旧有房角关闭的可能。

【临床表现】

（一）急性闭角型青光眼

根据急性闭角型青光眼的临床经过及疾病转归可分为 6 期，具体各期表现如下。

1. 临床前期

一般指临床上一眼发生了急性闭角型青光眼，对侧眼和患眼一样具备发生闭角型青光眼的解剖特征，有可能发生急性闭角型青光眼，但尚未发生闭角型青光眼的情况。

2. 先兆期

部分病人在急性发作前往往可出现间歇性的小发作史，表现为过度用眼后或者傍晚出现雾视、虹视、可伴有患侧头额部疼痛或鼻根部酸胀。经休息或睡眠后缓解。发作时眼压中等度升高，缓解后一般不遗留永久性组织损害。

3. 急性发作期

是急性闭角型青光眼的危重阶段。病人自觉剧烈眼痛及同侧头痛。常合并恶心、呕吐、发热、寒战、便秘及腹泻等症状。常见的眼部症状有以下几种。

（1）视力下降：多急剧下降，严重者仅见眼前数指甚至光感。多因高眼压导致角膜水肿及视神经缺血引起。若能及时治疗使眼压迅速下降，视力可得以明显改善，但如果持续高眼压不解除，则可造成失明。

（2）眼压：突然发生的眼压升高是急性闭角型青光眼的又一特征。眼压一般高于 40mmHg。

（3）充血：结膜混合充血多发生于眼压持续升高不缓解的病人，严重者可以同时出现结膜水肿。当充血发生后就可能出现房水闪辉，并开始疼痛。

（4）角膜水肿：它是急性闭角型青光眼诊断指标之一。一般波及全角膜，但也有仅中央水肿而周边正常者。此外，因为角膜水肿，所以导致光线穿过角膜时候形成衍射，继而出现虹视。

（5）瞳孔散大：这是青光眼与虹膜睫状体炎重要鉴别点之一。痛苦通常呈中等度竖椭圆形散大，而且对光反射消失。当眼压特别高且合并周边部虹膜前粘连时，瞳孔损害呈永久性。

（6）虹膜萎缩：节段性虹膜萎缩通常发生在上方虹膜。也可见虹膜完全萎缩，当虹膜完全萎缩区域发生在近瞳孔缘部分，在临床上具有一定意义，因为它可防止瞳孔阻滞的形成，故能防止急性闭角型青光眼的再发生。

（7）房水闪辉：由于静脉充血，一些蛋白质溢出到房水，形成房水闪辉。常见，但这种闪辉并不十分显著。晚期病例房水可见游离色素。

（8）虹膜粘连：一般不严重，但充血越严重、纤维性渗出越明显，持久性粘连的机会就越大。

（9）前房角闭塞：它是本证重要体征之一。房角粘连的程度是判断是否需要手术的重要指针（需行房角镜检查）。

（10）晶状体改变：严重的急性闭角型青光眼可以引起晶状体瞳孔区前囊下出现半透明瓷白色或者乳白色点片状浑浊。

（11）眼底：眼压的急剧升高，可使视乳头充血水肿、周围血管出血，甚至发生视网膜中央静脉阻塞。如果高眼压持续时间太长，可导致视乳头苍白视神经萎缩的永久性不可逆损害。

（12）视野：可表现为非特异性的向心性或上方视野缩窄，盲点扩大，弓形暗点，中心视野缺损等。

4. 缓解期

当急性闭角型青光眼经治疗或自然缓解后，眼压可恢复至正常，房角重新开放，中心视力恢复或有轻度下降，但可遗留不同程度房角粘连、小梁网色素改变。但此期是暂时的，应及时行虹膜激光打孔或者周边虹膜切除术。

5. 慢性期

急性发作期未及时恰当治疗，或房角广泛粘连则可迁延为慢性期。表现为：急性症状没有完全缓解，眼压中度升高，角膜透明，房角镜检查房角粘连大于180°。如果此期不及时治疗，则眼底和视野将发生和慢性闭角型青光眼相似损害。

6. 绝对期

因急性发作期失治误治，导致失明则成为绝对期。除失明外，主要临床表现为眼压升高。眼部检查出大发作的眼部体征外，还可以合并角膜钙化，虹膜新生血管以及白内障。

（二）慢性闭角型青光眼

1. 病史

大部分病人有反复发作史。主要表现：眼部不适，发作性视矇或虹视，部分兼有头昏头痛。随病情发展，发作持续时间越来越长，间隔时间越来越短。另一小部分病人无任何自觉症状，偶尔遮盖健眼，才发现患眼已经失明或视力严重障碍。

2. 眼部情况

通常无眼部充血，高眼压状态下角膜透明或轻度上皮水肿、瞳孔轻度散大、对光反射基本正常。眼底检查早期可见视乳头完全正常，随着病情进展，可有不同程度的视乳头凹陷加深加大及视神经萎缩。

3. 眼压

眼压升高呈发作性。开始时，发作多在夜晚，持续数小时，在睡前达到高峰，睡眠及休息后缓解。两次发作之间眼压测量正常，反复发作后，虹膜根部前粘连，造成房角闭塞，因而眼压基线逐渐变高，直至间歇期也不能恢复正常。

4. 房角变化

瞳孔阻滞型慢性闭角型的房角形态和急性闭角型青光眼类似：虹膜根部附着点靠后，房角隐窝深，周边虹膜膨隆明显，房角入口窄，房角关闭与非关闭区分界清楚；非完全瞳孔阻滞型慢性闭角型房角表现为：虹膜根部附着靠前，房角隐窝浅，周边虹膜膨隆轻，房角关闭呈爬行性，房角关闭区与开放区之间呈逐渐过渡状态。

5. 视野变化

早期无青光眼的视神经损害，进展期及晚期科出现青光眼视神经萎缩的表现：视乳头萎缩、视杯扩大、视神经纤维丢失、视野出现相应的缺损。

【实验室及其他辅助检查】

1. 超声生物显微镜

超声生物显微镜（UBM）是一种新型的类似低倍生物显微镜的眼科 B 型超声检查仪器，具有高分辨、实时、非干扰、定量和不受浑浊角膜影响等特点，可在活体清楚观察到眼前节结构。UBM 主要用于原发性闭角型青光眼病人房角的检查，此类病人的 UBM 特征主要有：周边虹膜膨隆，睫状体及睫状突位置靠前，虹膜根部短、虹膜根部附着点靠前，周边虹膜厚等。

2. 光学相干断层扫描

光学相干断层扫描（OCT）技术因为快速、非接触、分辨率高等优点在眼科应用广泛，对眼前节形态学包括角膜厚度、前房角结构、虹膜形态等方面有重要价值。OCT 是一种光学诊断技术，它利用低相干光波进行横断面成像，类似于进行活体组织切片病理检查，具有快速、非接触、分辨率高等优点。起初主要应用于眼后节视盘和视网膜神经纤维层厚度的检查。1994 年 Izatt 等首先将 OCT 应用于眼前节，推进了这项检查技术的发展。OCT 可清晰显示前房结构，如虹膜根部、房角隐窝、睫状体前表面、巩膜突、小梁网、Schlemm 管，在深色素眼更易分辨。高质量的图像可实现前房的生物统计学测量，如前房深度和直径、前房角角度（ACA）、房角开放距离（AOD）等。前房角和前房深度检查对于 PACG 疾病的诊断和治疗措施的选择均具有十分重要的意义。

【诊断与鉴别诊断】

一、诊断要点

（一）中医辨病辨证要点

1. 先辨病再辨证

根据病人特征性的临床表现，不难辨别绿风内障、黑风内障及黄风内障。

2. 中医辨证要点

（1）风火攻目证：发病急剧，头痛如劈，眼珠胀痛欲脱，连及目眶，视力骤降，甚至失明，胞轮红赤，白睛混赤浮肿，黑睛雾状浑浊，瞳神散大，前房极浅，瞳色淡绿，眼珠变硬。多伴恶心呕吐、恶寒发热、溲赤便结等全身症状，舌红苔黄，脉弦数。

（2）气火上逆：发病急剧，头痛如劈，眼珠胀痛欲脱，连及目眶，视力骤降，甚至失明，胞轮红赤，白睛混赤浮肿，黑睛雾状浑浊，瞳神散大，前房极浅，瞳色淡绿，眼珠变硬。全身伴有胸闷嗳气、恶心呕吐、口苦，舌红苔黄，脉弦数。

（3）痰火郁结：眼部症状同前（1）（2）。常伴身热面赤，动辄眩晕，恶心呕吐痰涎，溲赤便结，舌红苔黄腻，脉弦滑。

（4）肝气郁结：目珠胀痛，患侧头额痛，牵连眼眶、眉骨、鼻颊酸痛不适。全身症状伴见情志不舒，胸闷嗳气，烦躁易怒，口苦，舌红苔薄，脉弦。

（5）痰湿阻络：头目闷胀不舒，瞳神微散大，视物昏蒙，眼珠硬痛。全身见纳呆腹胀，眩晕头疼，善叹息，舌淡胖有齿痕，苔白滑，脉弦滑。

（6）阴虚火旺：眼珠轻微胀痛不适，瞳神散大，视物昏蒙。全身偶见颠顶头痛，头晕目眩，五心烦热，失眠烦躁，舌红苔少，脉细数。

（二）西医诊断要点

1. 急性闭角型青光眼

（1）病人具有发生原发性闭角型青光眼的眼部解剖特征。

（2）急性眼压升高，房角关闭。

（3）单眼发病病人做对侧眼检查，发现同样具有发生原发性闭角型青光眼的眼部解剖特征。

（4）眼部检查可见各种因急性高眼压造成的眼部损害特征。

2. 慢性闭角型青光眼

（1）病人具有发生原发性闭角型青光眼的眼部解剖特征。

（2）有反复轻度至中度眼压升高的症状或无症状。

（3）房角狭窄，高眼压状态下房角关闭。

（4）进展期至晚期可见高眼压导致的视神经及视野损害。

（5）前段不存在急性高眼压造成的缺血性损害体征。

二、鉴别诊断

1. 急性闭角型青光眼

（1）急性闭角型青光眼急性发作期有头疼、恶心呕吐等症状，所以应与内科相关疾病鉴别。

（2）一些继发性青光眼也会出现眼压急性升高的表现，例如：晶状体半脱位、晶状体溶解、葡萄膜炎等导致的继发性青光眼。此时应仔细检查对侧眼以鉴别。

（3）恶性青光眼因眼压急性升高可出现急性闭角型青光眼急性发作期的症状体征，但恶性青光眼多有内眼手术史，且用缩瞳眼液会加重病情，以此鉴别。

2. 慢性闭角型青光眼

慢性闭角型青光眼最重要的是与窄角性开角型青光眼相鉴别。方法：高眼压状态下查看房角，关闭者为闭角型青光眼，完全开放为开角型青光眼。

【治疗】

一、治疗原则

青光眼是一组复杂的眼病，有功能和结构上的损害，其中急性闭角型青光眼的发病机制是由于瞳孔阻滞和房角关闭所致，但慢性闭角型青光眼的发病机制是由多因素引起的，包括机械方面（与高眼压有关）、血管方面，以及多种影响视神经对损害的易感因素。不管是何种类型的青光眼，眼压升高是其主要危险因素，所以，首先要及时降低眼压。当然，也有部分眼压恢复正常的青光眼病人，病情继续进展，因此，青光眼的治疗除了主要通过降眼压防止视神经持续损伤外，还要进一步对其视功能的损害进行保护和康复。现代青光眼的治疗主要包括：药物、激光、手术和功能治疗。对闭角型青光眼而言，一旦确诊则应开始治疗。

二、西医治疗

（一）药物治疗

药物降眼压通常有3种途径：①增加房水流出；②抑制房水生成；③减少眼内容积。

1. 拟副交感神经药

1%~4%毛果芸香碱眼液。直接兴奋瞳孔括约肌，缩小瞳孔和增加虹膜张力，解除周边虹膜对小梁网的堵塞，使房角重新开放。为治疗闭角型青光眼的一线药。长期滴用高浓度制剂可能引起的副作用：引起眉弓疼痛、视物发暗、近视加深；全身引起胃肠道反应、头痛、出汗等中毒症状。

2. β肾上腺能受体阻滞剂

通过抑制房水生成降低眼压，不影响瞳孔大小和调节功能。常用制剂有：0.25%~0.5%噻吗洛尔、卡替洛尔、倍他洛尔。长期用药后会产生耐药性。副作用：减慢心率、诱发哮喘。

3. 肾上腺能受体激动剂

可促进房水经小梁网及葡萄膜巩膜外流通道排出。肾上腺素点眼后有短暂结膜贫血和瞳孔散大，禁用于闭角型青光眼。但 α_2 受体激动剂可选择性兴奋 α_2 受体，可同时减少房水生成和促进房水流出，且不引起瞳孔扩大，对心肺功能无明显副作用。

4. 前列腺素衍生物

可增加房水经葡萄膜巩膜外流通道排出，但不减少房水生成。目前投入临床使用的有：曲伏前列腺素滴眼液、拉坦前列腺素滴眼液、贝美前列腺素滴眼液、他氟前列腺素滴眼液。副作用：点药后有短暂性烧灼感、刺痛、结膜充血，长期使用可使虹膜色素增加、睫毛增长、眼周色素沉着。因毛果芸香碱对前列腺素有拮抗作用，故不宜与毛果芸香碱合用。

5. 碳酸酐酶抑制剂

通过抑制房水生成降低眼压。多作为局部用药的补充。久服可引起口唇面部及手足麻木，肾结石等副作用，故不宜长时间使用。

6. 高渗剂

常用 50% 甘油或者 20% 甘露醇。这类药可在短期内提高血浆渗透压，使眼内玻璃体中的水分进入血浆，从而减少眼内容量、迅速降低眼压。但降眼压左右在 2~3 小时后消失。高渗剂主要用于闭角型青光眼急性发作和一些急性眼压升高的继发性青光眼。使用高渗剂后因颅内压降低，部分病人会出现头痛恶心的症状，宜平卧休息。甘油参与体内糖代谢，糖尿病病人慎用。

（二）缓解瞳孔阻滞及降低眼压

急性闭角型青光眼急性发作期，应迅速积极有力地缓解瞳孔阻滞及降低眼压。具体方法如下。

1. 缩小瞳孔

1% 毛果芸香碱每 5 分钟滴 1 次，3 次，然后每 30 分钟滴 1 次，4 次，再每 1 小时滴 1 次，2~3 次，之后改为每日 4 次，直至手术当天。如果因高眼压已经导致瞳孔括约肌受损麻痹，或者虹膜缺血坏死，则缩瞳难以奏效。

2. 降眼压眼液

缩瞳的同时眼局部还应给予讲眼压眼液。例如：β 受体阻滞剂噻吗洛尔眼液，碳酸酐酶抑制剂布林佐胺眼液，α_2 受体激动剂溴莫尼定眼液。可联合一种或多种眼液同时使用，但同类降眼压药物不同时使用两种。另外，使用时注意个滴眼液的副作用！

3. 全身用药

口服碳酸酐酶抑制剂醋甲唑胺，25mg/ 次，2 次 / 日；20% 甘露醇 1~2g/kg，快速静脉滴注，临时给药；50% 甘油 2~3mL/kg，临时给药；糖尿病病人慎用甘油。

（三）激光治疗

对于原发性闭角型青光眼的尚无任何青光眼体征的对侧眼，当存在房角关闭的风险时，应行激光周边虹膜切除术以预防。对患眼可采用选择性激光小梁成形术。

（四）手术治疗

对出现明显视神经和视野损害的病人，应行滤过性手术。具体手术治疗原则如下。

（1）周边虹膜切除术的适应证：急性或慢性房角关闭、粘连范围小于180°，药物无法控制眼压，且无视神经和视野损害者，可选择激光或手术方式行周边虹膜切除术。

（2）滤过性手术适应证：急性或慢性房角关闭。粘连范围大于180°，药物无法控制眼压者，应悬着滤过性手术。

（3）急性房角关闭发作时，应给予局部和全身降眼压药物治疗，以迅速降低眼压。若眼压无法控制或无下降趋势，可在手术前急诊行前房穿刺术以降低眼压，或者在书中采取必要的降低眼压的措施。

（4）原发性闭角型青光眼的尚无任何青光眼体征的对侧眼，当存在房角关闭的风险时，应采用激光或手术方式行预防性周边虹膜切除术。

（5）滤过性手术联合白内障手术的手术指针：符合滤过性手术的白内障病人。

三、中医治疗

（一）辨证论治

1. 风火攻目证

［证候］发病急骤，视力锐减，头痛如劈，目珠胀痛，连及目眶，胞睑红肿，白晶混赤肿胀，黑晶雾状水肿，前房极浅，黄仁晦暗，瞳神中度散大，展缩不灵，房角关闭甚至粘连，眼珠胀硬如石；多伴有恶心、呕吐等全身症状；舌红苔黄，脉弦数。

［辨证分析］肝开窍于目，头颞部属胆经，肝胆风火相煽交织，上攻头目，故骤然发病，头目剧痛，白睛混赤，黑睛浑浊；风火上攻于目，导致目中玄府闭塞，神水瘀积，故视力锐减，瞳神散大，眼珠胀硬，气火上逆，横逆犯胃，胃气失和，故恶心呕吐；舌红苔黄、脉弦数为肝胆火旺之候。

［治法］清热泻火，平肝息风。

［方药］绿风羚羊饮加减[方1]。方中重用羚羊角清热明目，平肝息风为君药；黄芩、玄参、知母重在清热泻火；大黄凉血活血，泻热通腑；车前子、茯苓清热利水，导热由小便出；防风助君药搜肝风、散伏火；桔梗清热利窍；细辛开窍明目，治头风痛。诸药共奏清热泻火，凉肝息风，利窍明目之功。头痛甚者宜加钩藤、菊花、白芍，以增息风止痛之功；伴有恶心、呕吐者，可加陈皮、半夏以降逆止呕；目珠胀硬、神水积滞者，常加猪苓、通草、泽泻以利水泄热。

2. 气火上逆证

［证候］眼症同上；伴有全身情志不舒，胸闷嗳气，食少纳呆，呕吐泛恶，口苦；舌红苔黄，脉弦数。

［辨证分析］情志不舒，肝郁气滞，故胸闷嗳气；肝郁化火，气火上逆攻目，玄府郁闭，神水瘀积，故致眼胀头痛，眼珠变硬，视物不清；肝失条达，气火横逆犯胃，脾失健运，故食少纳呆，肝郁化火，故口苦，舌红苔黄，脉弦而数。

［治法］疏肝解郁，泻火降逆。

［方药］丹栀逍遥散[方2]合左金丸[方3]加减。前方以柴胡为主药疏肝解郁；丹皮、栀子清肝泻火；当归、白芍养血柔肝；白术、茯苓、甘草、生姜理脾和胃止呕；薄荷辅助主药，疏散条达肝气；后方黄连为主，清肝胃之火，以降其逆，少佐吴茱萸，辛温开郁，降

气止呕。两方合用，共同清热疏肝，降逆和胃。胸闷胁肋胀者，加枳壳、香附以行气止痛；目珠胀甚者，加石决明平肝清热。

3. 痰火郁结证

[证候] 眼症同前；常伴身热面赤、动辄眩晕、呕吐痰涎；舌红苔黄，脉弦滑。

[辨证分析] 脾湿生痰，肝郁化火，痰因火动，郁久则化火生风，肝风夹痰夹火上攻头目，致清窍受阻，玄府闭塞，神水潴留，故爆发此病。故头目胀痛，目珠坚硬，瞳神散大，视力骤降；痰火内盛，气机失常，故见身热面赤、动辄眩晕、呕吐痰涎；舌红苔黄、脉弦滑为痰火之候。

[治法] 降火逐痰。

[方药] 将军定痛丸加减[方4]。方中重用大黄为主药，配黄芩、礞石、陈皮、半夏、桔梗等，大力降火逐痰；以白僵蚕、天麻和礞石平肝息风；白芷协助主药，定头风目痛；薄荷辛凉散邪，清利头目。此方使上壅之痰火得降，肝风平息，诸症得解。若动辄眩晕、呕吐甚者，加天竺黄、竹茹、藿香等以清火化痰、降逆止呕。

4. 肝气郁结证

[主症] 目珠胀痛且硬，患侧头额痛，牵连眼眶、眉骨、鼻颊，视物不清，视灯光可出现虹晕。检视眼部：胞轮微红赤，黑晶雾状浑浊，前房稍浅，瞳神中等散大，气色昏黑；全身兼见烦躁易怒，胸胁胀闷；舌红苔黄，脉弦。

[辨证分析] 肝气郁结，郁久化火生风，风火上扰，致目中玄府闭塞，神水瘀滞。以目珠胀痛，牵连头额及眶周，虹视，瞳神散大，气色昏黑，兼见全省身症状及舌脉为辨证要点。

[治法] 疏肝解郁，通络开窍。

[方药] 逍遥散加减[方5]。以柴胡为主药疏肝解郁；当归、白芍养血柔肝；白术、茯苓、甘草、生姜理脾和胃止呕；薄荷辅助主药，疏散条达肝气；诸药共同疏肝解郁，条达气机。眼胀者，加夏枯草、香附以疏肝理气；头痛者，加白芷、蔓荆子以祛风散邪止痛；胸胁胀闷者，加郁金、厚朴、木香以理气通络；烦躁易怒，口干口苦者，加丹皮、栀子以清肝泻火。

5. 痰湿阻络证

[主症] 目珠胀痛，头额闷胀而重，视力下降，视灯光有虹晕。检视眼部：胞轮微红，黑晶浑浊如哈气状，前房浅，瞳神中等散大，其色昏黑；全身兼见纳呆腹胀，胸闷泛恶，舌红苔白或白腻，脉滑。

[辨证分析] 脾失健运，痰湿内生，痰气混结，阻滞经络，闭塞玄府，神水瘀滞。以目珠胀痛，虹视，瞳神散大，其色昏黑，兼见全身症状及舌脉为辨证要点。

[治法] 燥湿化痰，和胃降逆。

[方药] 温胆汤加减[方6]。方中以二陈汤燥湿祛痰，理气和胃；用枳实、竹茹入胆胃清热，降逆和胃；诸药共同燥湿祛痰、和胃降逆以解诸症。眼胀头晕者，加天麻、钩藤、石决明以平肝息风；头额闷胀，头痛如裹者，加薏苡仁、赤小豆、车前子、佩兰以利水渗湿、芳香开窍；纳呆腹胀者，加莱菔子、大腹皮、厚朴以理气宽胸导滞；胸闷泛恶者，加藿香、草豆蔻以除湿降逆止呕。

6. 阴虚火旺证

[主症] 头目胀痛，时轻时重，视物昏花，或眼前有黑花飞舞。检视眼部：胞轮微红，

黑晶浑浊如雾状，前房浅，瞳神中等散大，瞳色偏黑。全身症状可有心烦失眠，咽干口燥。舌质红、苔少，脉细数。

[辨证分析] 真阴暗耗，水不制火，火炎于目，清窍不利，玄府不通。以头目胀痛，瞳神中等散大，瞳色偏黑，兼见全身症状及舌脉为辨证要点。

[治法] 滋阴降火。

[方药] 知柏地黄丸加减[方7]。本方补益肝肾兼降虚火。头目胀痛，视物昏花者，加女贞子、墨旱莲、枸杞子以滋肾明目；心烦失眠者，加龙骨、珍珠母以镇静安神；咽干口燥者，加沙参、麦冬、五味子以养阴生津；头晕耳鸣者，加天麻、钩藤、石决明以平肝潜阳息风。

（二）其他疗法

1. 针灸疗法

针刺治疗可缓解头眼疼痛及恶心、呕吐等全身症状，对视功能有一定保护作用。以取膀胱经、肾经、胆经、脾经、胃经经穴为主，选穴：睛明、天柱、行间、涌泉、公孙、太溪、太阳、丝竹空、四白、章门。每次选近、远端穴3~4个，多针少灸，针用泻法，灸亦泻之，每日1次。主穴：睛明、上睛明、风池、太阳、四白、合谷、神门、百会。配穴：风火攻目证选曲池、外关；气火上逆证选行间、太冲；痰火郁结证选丰隆、足三里等。恶心呕吐明显者加内关、胃俞。以上均用捻转提插之泻法，行手法至有明显针感后出针，或留针10分钟。疼痛严重者可于大敦、合谷、角孙、太阳等穴点刺放血。

2. 耳穴疗法

取耳穴肝、肾、胆、膀胱、脾、胃、心、目1、眼，采用王不留行耳穴压丸，胶布固定，保留3~5天，每天按压5~6次。

（三）中西医协同治疗

本病急性发作期以风、火、痰、郁及肝之阴阳失调、气血失常为主要病机，一般发病急剧，病势凶猛，临证时当审因察变，主要以（注意）通血脉、开玄府、宣壅滞，降低和控制眼压为原则。病人在围手术期时，急性闭角型青光眼慢性期、慢性闭角型青光眼，可酌情辨证施治。

【典型案例】

案例 病人，陈某某，女，66岁，汉族，农民，2016年10月19日初诊。

[主诉] 双眼胀痛、视物模糊3年多，加重3天

[现病史] 病人3年多前无明显诱因突然出现双眼胀痛、视物模糊，视力逐渐下降。3天前上述症状加重，于当地医院测眼压：右眼29mmHg、左眼43.3mmHg，诊断为"双眼青光眼"，2天前于我院就诊，眼压：右眼24mmHg、左眼21mmHg，今日右眼27mmHg、左眼26mmHg。门诊以"双眼原发性闭角型青光眼"收入住院。入院症见：双眼胀痛、视物模糊，头晕多汗，手心发热，四肢胀痛麻木，纳可眠差，小便正常，大便干结、数日1次、舌质紫红有裂纹少苔，脉弦细。

[既往史] 自诉患有"高血压病"5年多，最高血压达210/120mmHg，平日服用"罗

布麻、丹参片",血压可控制在130~140/60~70mmHg,近几日未服;"糖尿病"3年多,曾服药控制,自述服药时血糖控制尚可,未规律用药,半年前自行停药。否认其他慢性病史。否认"伤寒""肝炎""结核"等传染病史。否认食物、药物过敏史,否认输血、献血史,预防接种史不详。

[个人史]出生并长期居于射洪县,否认疫区居住史,无吸烟、饮酒等嗜好。

[家族史]否认家族遗传病病史。

[眼部检查]VOD 0.4,VOS 0.25。双眼光定位准确,红绿色可辨,眼球位正、各方向运动正常,眼睑无红肿,挤压泪囊区无异常分泌物溢出,上、下睑结膜轻充血,散在结石,角膜透明,染色(-),KP(-),前房轴深3CT、周边消失1/4CT,房闪细胞(-),虹膜纹理清、直间接对光反射存在,瞳孔正圆、无后粘连、直径约3.5mm,晶体轻度浑浊,玻璃体透明,视盘边界清、色偏淡,网膜可见少量微血管,黄斑中心凹光反射消失,动脉变细,A/V= 1/2。右眼C/D=0.7~0.8,左眼C/D= 0.5~0.6,眼压:右眼27mmHg、左眼26mmHg。

[辅助检查]

(1)视野检查:双眼弓形暗点。

(2)房角镜检查:双眼房角N4(右眼:8点到4点钟位粘闭,左眼:10点到3点钟位关闭)。

(3)神经纤维层OCT:双眼视盘周围神经纤维层变薄。

(4)验光:右眼+1.50DS-1.00DC×65°→0.4;左眼+2.00DS-1.50DC×100°→0.9。

(5)入院随机血糖:20.7mmol/L。

[西医诊断]①双眼原发性闭角型青光眼;②双眼年龄相关性白内障;③糖尿病性视网膜病变;④2型糖尿病;⑤高血压病。

[中医诊断]①双眼黑风内障(肝肾阴虚);②双眼圆翳内障;③消渴目病;④消渴病;⑤风眩。

[治疗]

(1)毛果芸香碱缩瞳、布林佐胺滴眼液滴眼降眼压;左氧氟沙星眼液滴眼以备必要时择期手术。

(2)中医辨证为肝肾阴虚证,治以补益肝肾、滋阴潜阳,方选杞菊地黄丸加减,药物:枸杞25g,菊花10g,熟地20g,山茱萸20g,山药20g,茯苓20g,泽泻15g,丹皮15g,石决明25g,郁金10g,当归10g,白芍10g。3剂。用法:水煎服,日3次,日1剂。

[二诊]2016年10月23日。病人自述双眼胀痛、视物模糊较前缓解,诸症减轻,纳可眠可,小便正常,大便干结有所好转、舌质紫红,有裂纹少苔,脉弦细。眼部检查:VOD1.0,VOS 0.8。眼压:上午右眼20.3mmHg、左眼22.8mmHg,下午右眼15.2mmHg、左眼9.3mmHg。

中药在前方基础上加葛根20g,具体如下:枸杞25g,菊花10g,熟地20g,山茱萸20g,山药20g,茯苓20g,泽泻15g,丹皮15g,石决明25g,郁金10g,当归10g,白芍10g,葛根20g。3剂。用法:水煎服,日3次,日1剂。

鉴于病人眼压用药保守治疗仍不能降至正常并维持平稳,且视神经已经出现青光眼损害,故安排10月24日行右眼小梁切除术,10月25日行左眼小梁切除术。

［三诊］2016 年 10 月 27 日。病人诉双眼眼稍有异物感。专科检查：VOD 0.5，VOS 0.6，双眼结膜伤口对合良好，缝线无松动脱落，滤泡弥散，形成良好，角膜清，右眼前房轴深 3 CT，无积血，周切孔通畅，瞳孔直径约 3mm，眼压：右眼 9.5mmHg，左眼 7.3mmHg。中医辨证为肝肾阴虚，兼有气虚，治以益气养阴，方选杞菊地黄丸合生脉散加减，药物：枸杞 25g，菊花 10g，熟地 20g，山茱萸 20g，山药 20g，茯苓 20g，泽泻 15g，丹皮 15g，石决明 25g，郁金 10g，当归 10g，白芍 10g，葛根 20g，北沙参 25g，麦冬 10g，五味子 10g。3 剂。用法：水煎服，日 1 剂，日 3 次。

［四诊］2016 年 10 月 29 日。病人诉双眼眼稍有异物感。专科检查：VOD 0.5，VOS 0.6，双眼结膜伤口对合良好，缝线无松动脱落，滤泡弥散，形成良好，角膜清，右眼前房轴深 3 CT，无积血，周切孔通畅，瞳孔直径约 3mm，眼压：右眼 9.9mmHg，左眼 7.8mmHg。病人恢复良好，于今日出院。出院后继续服用前方中药，并门诊随访。

［病例分析］病人病程 3 年以上，眼压长期高于正常并且失于有效治疗，故导致视神经萎缩，C/D 扩大，视野缺损。病久多虚，且病人久病抑郁，故肝气郁滞。病人前房浅，房角易关闭，反复关闭后容易粘连，导致房角功能丧失，从而眼压控制不佳。故在给予其药物治疗控制眼压不佳时，及时行小梁切除术以迅速有效控制眼压，在此基础上辅助以中药治疗，以改善其久病多虚、肝郁气滞的表现。

病人双眼胀痛、视物模糊，头晕多汗，手心发热，四肢胀痛麻木，纳可眠差，小便正常，大便干结、数日 1 次、舌质紫红有裂纹少苔，脉弦细。实乃肝肾阴虚之象。故治以滋补肝肾，兼疏肝解郁，中药选方杞菊地黄丸加减，方中枸杞、熟地、山药、山茱萸滋阴补肾益肝，茯苓、丹皮、泽泻理脾疏肝，菊花清肝明目；加石决明、郁金清肝解郁，疏泻气机；当归、白芍养血柔肝缓急。手术易伤正气，故术后加强益气扶正之药。病人在上述中西医协同治疗下，眼压得到有效控制，视神经得以保护，同时，全身肝肾阴虚等症状得到明显改善，效佳。

【疗效判定标准】

（一）手术病人疗效判定标准

1. 治愈
术后病人眼压无需使用降眼压药物的情况下得到有效控制（所谓有效控制是指在该眼压下随访视野无进行性损害）。

2. 有效
术后病人眼压需要使用一种或者多种降眼压药物的情况下得到有效控制。

3. 无效
术后病人眼压在使用最大剂量降眼压眼液的情况下仍无法有效控制。

（二）非手术病人（暂无手术指征的病人）疗效判定标准

1. 有效
病人眼压在使用一种或者多种降眼压药物的情况下得到有效控制。

2. 无效

病人眼压在使用最大剂量降眼压眼液的情况下无法有效控制。

【 预防与调护 】

（1）早期发现，早期治疗。对疑似病人应追踪观察，并避免在暗处久留或工作。

（2）避免情志过激及情志抑郁，避免过度使用目力、熬夜及过度疲劳，避免在暗室或暗光下工作，少看电影或电视，以减少诱发和加重。

（3）若一眼已发生绿风内障，另一眼虽无症状，亦应进行预防性治疗，以免耽误病情。

（4）忌辛辣刺激之品，适量饮水，戒烟酒。

（5）切记不可误点散瞳药或使用颠茄类药物，以免引起严重后果。

【 现代研究进展 】

（一）基础研究

青光眼视神经损害机制及保护的相关研究

青光眼视神经损害是导致视功能不可逆损害的根本原因，视神经损害的发生机制及保护成为近年来的研究热点。

目前，我国青光眼学者正在对人眼视网膜神经节细胞进行体外分离、纯化、培养的一系列研究工作，并且对其生物学特征也进行了研究。同时，建立了各种实验性高眼压和视神经钳夹的模拟青光眼动物模型，印证节细胞凋亡在青光眼发病过程中的作用，并探讨了导致青光眼的各种危险因素，如眼压、一氧化氮、钙离子和谷氨酸盐以及保护性因素，如B 族维生素，维生素 K-801，热休克蛋白。高眼压及低血流灌注压导致缺血缺氧，使视神经纤维轴浆流中断，进一步导致靶源性神经营养因子的供给中断，同时产生较多的兴奋性毒素，并激活诱导凋亡的基因，作用于细胞表面的受体如 NMDA 受体，出现大量钙离子内流、钙离子超载，通过胞内信号转导，激发一系列级联式反应，最终导致 DNA 断裂，细胞发生变性凋亡，从而引起青光眼视神经损害。

因而如何保护并修复视神经节细胞，成为青光眼学者的研究热点。狭义的视神经保护主要是指通过直接作用于视网膜的物质，达到保护视网膜神经节细胞免受损害的目的。广义的视神经保护是指能够防止神经节细胞发生死亡的一切治疗手段，其中，降低眼压是非常重要的，在此基础上，针对神经节细胞不同损害环节用药才有意义。传统中医药和 Bcl-2 基因转染等对视网膜神经节细胞生存或凋亡有作用。对神经生长因子 β、大脑源性神经营养因子、神经胶质源性神经营养因子及维生素 K-801 的研究结果显示出其对视网膜神经节细胞具有保护作用。近年来，编码轴突生长抑制因子（NI）Nogo 基因的发现为神经细胞的再生研究带来希望。Nogo 基因编码的 Nogo 蛋白（谐音"勿动蛋白"）NI-35/250 是类对神经轴突生长具有导向作用的分子，其存在于髓鞘和寡突胶质细胞中，固着在细胞膜表面或细胞外基质内，通过与 Nogo 受体结合而影响局部的神经节细胞神经纤维生长，阻止神经元生长锥的伸展，其作用雷同中枢 slit 调控基因。Nogo 基因是迄今发现的抑制神经再生的重要基因之一，有望成为青光眼视神经再生的研究热点。另外，国内研究小组还设计了微创性的视网膜下腔移植技术。将诱导筛选后细胞进行 GFP 标记示踪，并移植到视网膜变性鼠眼或高眼压、视网膜缺血或再灌注损伤鼠的视网膜下腔，通过双标免疫荧光化学法检测其眼内存活、整合及分化潜能。研究结果显示，移植细胞可以在宿主视网膜内存活、迁移整合并有向变性的神经节细胞分化的倾向。目前，干细胞与组织工程学的研究更注重于分化过程中分子调控机制的探讨，如蛋白激酶 C-α 诱导小鼠胚胎干细胞分化为神经样细胞的研究，可为进一步的功能整合及"获能"研究提供理论依据。

（二）临床研究

1. 国内外 PACG 诊治的观点

关于 PACG 的治疗，根据我国 PACG 传统分期（分类）和 ISGEO 分类在 PACG 治疗方案选择中的小梁切除手术时机选择有明显不同。2008 年和 2014 年我国青光眼治疗专家共识均指出，PACG 急性发作房角粘连超过 180°，或药物不能控制眼压的，无论有无视神经的损害，都可行小梁切除手术。另外，传统的分类系统中亦强调原发性慢性闭角型青光眼尚无任何体征的另眼进行预防性周边虹膜切除术或激光周边虹膜切开术，而依 ISGEO 分类理念，必须把因 PAC 和其他诸如虹膜损害、非青光眼性的视神经损害等与 PACG 导致的视力受损加以区分，在没有青光眼性视神经损害前，并不主张外滤过手术。我国标准是在没有明确或无法明确视神经损害前就给予施行外滤过手术，与 ISGEO 在视神经结构和功能损害已经是损害进展期，再予以外滤过手术，两种不同时机手术的选择需要在以后的研究中进一步讨论平衡利弊。关于 PACG 治疗评估参数一般包括：眼压控制情况、前房深度和房水流畅系数（C 值）的变化，超声生物显微镜（UBM）观察房角和滤过泡，以及用抗青光药物辅助情况及并发症等。中医关于 PACG 并无明确统一的 PACG 证候评价体系。

2. 中医治疗青光眼的进展

中医治疗青光眼主要是侧重在视神经保护上：目前临床上常用的单味中药或者是中药复合制剂都是通过研究其抗氧化、清除自由基、抗谷氨酸神经毒性作用、改善血流动力学、扩张血管、降低视网膜毛细血管的通透性、改善微循环、改善视神经的缺血缺氧状态、改善视神经轴浆流运输等某些方面的作用机制而达到保护视神经的目的。目前临床上常用的单味中药有以下几种：丹参、葛根素、灯盏细辛、川芎嗪、银杏叶。临床上常用的中药复方制剂有复方血栓通、青光安颗粒、刺五加片、泻肺汤、青光眼四号、回光汤等。它们均能在不同程度上扩张血管、抑制血小板凝聚、降低血液黏稠度、改善视网膜的微循环，增加视乳头的血流量，从而达到有效保护视功能的目的；亦有依据全身辨证给予相应中药汤剂加减用药，如彭清华依据"血瘀水停"理论提出了用活血利水法在降眼压方面的观点以及采用益气活血利水法用于闭角型青光眼术后，治疗后病人眼压控制稳定，视功能得到改善。临床有散在有报道用丹栀逍遥散、龙胆泻肝汤、吴茱萸汤等来治疗闭角型青光眼，但均缺乏大规模临床循证医学证据；还有文献报道十枣汤、吴茱萸汤加味治疗急性闭角型青光眼急性发作，服药物后病人眼压下降，全身症状得以缓解。关于针灸治疗机制的研究方面有降眼压以及保护视神经机制的研究，主要仍侧重于其降眼压方面的研究。在临床应用方面有体针疗法、电针及电刺激、耳针疗法、穴位注射、灸法、梅花针叩刺及挑刺等疗法，但是仍旧以体针研究最多，目前体针有近端取穴及远端取穴的方法，近端取穴位常配睛明、球后、攒竹、四白、阳白、风池等，肝经取穴多为行间、三阴交、太溪、光明等，辨证取穴依全身整体辨证从全身取相应的穴位。目前用于降眼压主要选择行间、合谷、风池等。改善视神经主要是补益肝肾、调整脏腑阴阳。张海翔等采用量化针刺手法治疗急性闭角型青光眼，观察病人房水动力变化对眼房水动力学影响显著，与普通针刺组比较，可显著改善房水流畅相关指标。目前关于针刺改善青光眼视功能损害的研究主要在以下几方面：①对视网膜组织超微结构的影响；②视网膜自由基及其他酶的影响；③球后血流的影响；④降低交感神经兴奋性，发挥对血管的调节作用。

（郑燕林　周绿绿）

附

【方1】绿风羚羊饮（《医宗金鉴》）

黑（玄）参　防风　茯苓　知母　黄芩　细辛　桔梗　羚羊角　车前子　大黄

上为粗末水煎，食后温服。

【方2】丹栀逍遥散（《太平惠民和剂局方》）

柴胡　当归　白芍　茯苓　白术　甘草　薄荷　生姜　丹皮　栀子

【方3】左金丸（《丹溪心法》）

黄连　吴茱萸

【方4】将军定痛丸（《审视瑶函》）

黄芩　白僵蚕　陈皮　天麻　桔梗　青礞石　白芷　薄荷　大黄　半夏

【方5】逍遥散（《太平惠民和剂局方》）

柴胡　当归　白芍　茯苓　白术　甘草　薄荷　生姜

【方6】温胆汤（《扶寿精方》）

半夏　陈皮　茯苓　甘草　枳实　竹茹

【方7】知柏地黄丸（《医宗金鉴》）

知母　黄柏　熟地黄　山茱萸　怀山药　茯苓　泽泻　丹皮

参考文献

［1］我国原发性青光眼诊断和治疗专家共识.中华眼科杂志，2014，9（50）：382-383.

［2］谭乐娟，彭清华.原发性青光眼的中医文献研究.湖南中医药大学学报，2010，30（11）：75-81.

［3］彭清华.中医眼科学.中国中医药出版社，2012.

［4］王利民.李宗智治疗青光眼的经验.江西中医药，2005，5：10-11.

［5］彭清华，朱文峰，罗萍.原发性闭角型青光眼血瘀水停病理的研究.湖南中医

药导报，2000，6（9）：16-18.

[6] 周文炳.临床青光眼.2版.人民卫生出版社，2000.

[7] 美霄晖，闰洪禄，张捷，等.原发性闭角型青光眼生物结构的超声测量.中国实用眼科杂志，2002，20：284-285.

[8] 王涛，刘磊，李志辉，等.应用超声生物显微镜探讨原发性闭角型青光眼的发病机制.中华眼科杂志，1998，5：365-368.

[9] 刘杏，李媚，王忠浩，等.相干光断层扫描检测原发性闭角型青光眼的眼前节生物学参数.中华眼科杂志，2013，49（2）：109-115.

[10] 赵堪兴，杨培增.眼科学.7版.人民卫生出版社，2008.

[11] 刘堃，刘海芸，严正，等.超声生物显微镜观察房角四度狭窄病例.眼科研究，2005，23（3）：319-321.

[12] 王宁利，刘文，陈伟蓉，等.超声生物显微镜在我国眼科领域的应用研究.中华眼科杂志，2001，37（6）：471-475.

[13] 葛坚.我国原发性青光眼诊断和治疗共识.中华眼科杂志，2008，44（9）：862-863.

[14] 杨智宽，葛坚，郭彦，等.SD大鼠视网膜神经细胞培养上清液对胚胎干细胞体外分化的诱导作用.中华眼底病杂志，2002，18：134-136.

[15] 中华医学会眼科学分会青光眼学组.我国原发性青光眼诊断和治疗专家共识.中华眼科杂志，2014，（5）：382-383.

[16] 彭清华，东长霞，李建超.青光安颗粒剂对急性高眼压实验模型兔视网膜组织酶活性影响的实验研究，2004，12：84-85.

[17] 贺义恒，唐由之，高健生.青光眼四号方对原发性开角性青光眼视功能影响的研究.中国中医眼科杂志，2000，2：73-76.

[18] 彭清华.活血利水法治疗慢性高眼压临床体会.实用中医药杂志，1994，6：12-13.

[19] 彭清华.活血利水法降眼压作用的临床观察.中国中医眼科杂志，1995，2：110-111.

[20] 彭清华，李伟力.益气活血利水法对抗青光眼手术后病人视功能的影响.国医论坛，1994，1：28.

第二节　原发性开角型青光眼

原发性开角型青光眼（简称POAG），又称慢性单纯性青光眼，是一种慢性、进行性视神经疾病。凡是有特征性的视盘改变及特征性的视野缺损，且房角是开放的，不论眼压是升高还是在正常范围内，均称之为开角型青光眼。

本病发病隐匿，多发于40岁以上中老年人，发病无明显性别差异，多双眼发病。本病进展过程缓慢，早期常无自觉症状，多在常规眼部检查或者健康普查时被发现。病情发展到一定程度，可发生轻度眼胀、视力疲劳和头痛的症状。伴有眼压升高的病人可出现虹视、视物模糊等症状。中心视力多不受影响，视野逐渐缩小，直至发展成为管状视野，病人即出现夜盲和行动不便的症状，最后视力完全丧失。

在我国，原发性开角型青光眼较原发性闭角型青光眼少见，其比例为 1∶5~7，但在欧美国家，原发性开角型青光眼是青光眼中最常见的一种，占全部青光眼的 60%~70%。该病具有家族遗传性，遗传方式可能为多基因、多因子遗传。有报道显示，原发性开角型青光眼病人中 50% 有家族史。

本病与中医学的"青风内障"（《太平圣惠方》）相似。青风内障又名青风，为五风内障之一。本病起病多无明显不适，眼珠逐渐胀硬，视物日渐昏矇，瞳色微混如青山笼淡烟之状，视野逐渐缩窄，终致失明。古人因其病后瞳色淡青，故名青风内障。

【病因病机】

（一）中医病因病机

开角型青光眼病变脏腑多在脾、肾、肝，与机体水液运行代谢密切相关；先天目络不畅，"内肝管缺"也是重要因素。《审视瑶函》云："青风内障……良由通光脉道之瘀塞耳，余故譬之井泉脉道而水下流。"

1. 病因

（1）素体脾虚肾亏，水湿内停。

（2）情志不舒，肝郁气滞，壅阻目络，玄府闭塞，神水阻滞。

（3）气血失和，脉络不利，以致神水瘀滞。

（4）素有头风、痰火及阴虚血少之人，尤易罹患。

2. 病机

（1）发病：发病隐匿而缓慢，呈进行性。与机体水液运行代谢密切相关；先天目络不畅，"内肝管缺"以及情志不舒都是重要因素。

（2）病位：本病患眼外观端好，病在瞳神以内，属内障眼病，内联脏腑与脾、肾、肝密切相关。

（3）病性：本病初起以实证为主，气滞、水湿停于局部而眼压升高是其主要矛盾。后期之虚为肝肾不足，间杂血瘀和目络闭阻为其实，视力视野均明显受损，病机与青盲晚期类似。

（4）病机转化：初期情志不舒，肝郁气滞，壅阻目络；或素体脾虚肾亏，水湿内停，聚湿为痰，痰湿上犯，阻于目窍等，导致目窍受阻，玄府闭塞，神水阻滞而发病。素体肝肾不足或病程日久可致肝肾俱损，精血亏耗，目系失养。加之久病入络，目络瘀阻而加重目系闭阻，玄府不畅而神光难于发越。

（5）证候病机：肝郁气滞，情志不舒，肝气郁结，气滞脉阻、目络不畅、神水瘀滞、眼压升高。血瘀水停，气虚血瘀，脉络阻滞，目系失养，玄府闭塞，神水瘀积。痰湿上泛，素体脾或肾偏虚，水湿内停而上泛于目，目窍神水瘀滞、眼压升高。肝肾阴虚，久病入络，目络阻塞，肝肾阴液被劫，目窍失养，神光狭窄或失明。

（二）西医病因病机

此病病因尚不完全明了，可能与遗传等有关，但具体发病机制不明。其房水排出障碍已由房水动力学研究所证实，但阻滞房水流出的确切部位还不够清楚。大多研究认为，小梁组织尤其是 Schlemm 管区的组织（近小管部）是本病主要病变所在部位。

不同于闭角型青光眼房水流出受阻，原因来源于瞳孔和（或）小梁前的房角处机械性相贴和（或）病理性粘连，开角型青光眼的前房角外观正常并且是开放的，其眼压升高是小梁途径的房水外流排出系统发生病变、房水流出阻力增加所致。主要学说有以下几种。

（1）小梁前阻滞：透明膜覆盖开放的虹膜角膜角导致房水外流受阻，研究发现，阻塞成分可能是来源于纤维血管膜、Descemet 膜样的内皮层、上皮膜、结缔组织膜或与炎症相关的膜。

（2）小梁组织局部病变：房水外流受阻的原因在于小梁细胞内。小梁内皮细胞活性改变，细胞密度降低，小梁束的胶原变性，小梁板片增厚、融合，小梁内间隙尤其是近小管组织的细胞外基质异常积蓄，Schlemm 管壁的内皮细胞吞饮小泡减少。引起小梁堵塞的物质可能是色素颗粒、蛋白质、红细胞、巨噬细胞、玻璃体、黏弹剂等，也有可能是小梁网在后天因素中由于炎症引起组织肿胀，产生瘢痕。

（3）小梁后阻滞：房水流经小梁组织后的 Schlemm 管到集液管和房水静脉部位的病变，包括巩膜内集管周围细胞外基质异常和表层巩膜静脉压升高。其中 Schlemm 管的塌陷或者缺如或者阻塞也是一种阻塞因素。

（4）血管 – 神经 – 内分泌或大脑中枢对眼压的调节失控所引起。

【临床表现】

（一）症状

原发性开角型青光眼发病隐匿，进展缓慢，多数病人无自觉症状，尤其是在早期。随着病情的发展，部分病人表现有轻度的眼胀、视力疲劳或视物模糊，少数病人可有虹视、头痛。视野严重受损的晚期病人，则出现夜间视力变差、夜盲和行动不便的症状。少数病人直至失明前都可无任何自觉症状。

（二）体征

1. 视力

原发性开角型青光眼多不损害中心视力，甚至在仅保留管状视野的晚期青光眼病人仍可保持有正常的中心视力，但合并近视的病人则可表现出屈光度不断加深，需频繁更换眼镜。

2. 眼压

本病的眼压在不同的阶段改变并不相同，早期表现为眼压的不稳定性，多在昼夜 24 小时中的某一阶段表现为眼压升高，24 小时中的眼压波动大，最高和最低相差 ≥ 8mmHg，随着病情的进展才逐渐发展为持续性高眼压。因此，对疑似原发性开角型青光眼的病例，不能仅依据单次或少数几次的眼压测量而诊断或排除青光眼，正确的做法是进行 24 小时眼压曲线测量。

3. 前房深度和前房角

本病的前房深度正常，高眼压下前房角仍然是开放的，但对伴有高度近视的原发性开角型青光眼，其前房深度则比正常人更深。对高龄的原发性开角型青光眼，由于随年龄增大，晶状体逐渐增厚，晶状体虹膜隔前移，也可出现不同程度的浅前房和窄房角，易与原发性慢性闭角型青光眼混淆，但这种病人在高眼压状态下前房角镜检查时，动态前房角镜检查前房角仍然是开放的，而且无前房角的粘连闭合，这是与原发性慢性闭角型青光眼的主要不同点和重要的鉴别点。

4. 视盘改变

早期无异常，随病情进展视盘色淡，盘沿变窄或消失，凹陷扩大、加深，不断加大，晚期可达 1.0。正常人的杯盘比 ≤ 0.3，若杯盘比 ≥ 0.6 或双眼杯 / 盘比不对称时应要高度怀疑本病。青光眼对视神经的损害主要表现为视网膜神经节细胞的变性、萎缩和死亡，节细胞节后纤维的萎缩和丢失，使视乳头盘沿的神经组织数量减少，使视乳头在形态上表现为盘沿面积减少和视乳头凹陷扩大，即杯盘比（C/D）扩大。

5. 视网膜神经纤维层缺损

青光眼的早期由于视网膜神经节细胞的损害，节细胞节后纤维的萎缩和丢失，可出现视网膜神经纤维层的萎缩缺损，而且这种视网膜神经纤维层的萎缩可出现在视野缺损发生以前。已有研究表明在有明确的视野损害出现前约 15 年即已可发现有青光眼性视网膜神经纤维层缺损。

6. 视野

青光眼性视野损害具有一定的特征性，其视野损害表现的病理学基础与视网膜神经纤维层的分布和走向及青光眼对视乳头和视网膜神经纤维层的损害一致。早期视野缺损主要有孤立的旁中心暗点、弓形暗点、与生理盲点相连的鼻侧阶梯。旁中心暗点多见于 5°~25° 范围内，生理盲点的上、下方。在进展期可出现环状暗点、扇形暗点、鼻侧视野缺损和向心性视野收缩。发展到晚期形成管状视野或仅存颞侧视岛。

7. 其他视功能损害

青光眼对视功能的损害除了表现出特征性的视野损害外，还可出现其他的视功能异常，如色觉、对比敏感度、运动感觉、P-VEP 和 P-ERG 等视功能指标的异常。上述视功能检测方法可作为评价青光眼视功能损害程度的一种指标，但其在原发性开角型青光眼的诊断上特异性较差。

【实验室及其他辅助检查】

1. 眼压描记及激发试验

眼压描记之房水流畅系数低于正常；激发试验阳性。

2. 色觉检查

可有色觉障碍。青光眼病人的蓝 – 黄色觉比红 – 绿色觉易受侵犯且更严重。

3. 对比敏感度检查

青光眼病人的空间对比敏感度下降；时间对比敏感度检查时可见在青光眼的旁中心视野有弥漫性闪烁敏感度下降。

4. 眼电生理检查

图形 ERG 振幅下降，图形 VEP 峰潜时延迟等。

5. 荧光血管造影检查

可显示视盘普遍性低荧光。在视盘的上下极近边缘处，可有限局性绝对性充盈缺损，常与视野缺损的部位和严重程度相一致。

6. 视神经乳头立体照相或计算机辅助的眼底视乳头影像分析仪器

如偏振光或激光共焦扫描等定量分析，可判断视盘细微的形态结构变化，有助于本病的诊断。

如 HRT-2 检查是视盘的定量测量仪器，主要是利用共焦激光（670nm 的二极管激光）的原理进行测量，具有高清晰度、高重复性和三维定量的特点。能在视野出现缺损之前发现视神经的异常，能比视野计更灵敏地捕捉到视神经的变化。HRT 异常的判断指标，主要有视盘参数（盘沿面积、盘沿容积、视盘形态、高度变化轮廓、平均视神经纤维层厚度，等）、回归分析、多无判别分析等。开角型青光眼病人的杯盘面积比明显增加，盘沿面积、盘沿容积、平均视神经纤维层厚度和视神经纤维层横断面积等明显减少，视杯形态测量值明显变大

7. 裂隙灯加接触镜无赤光检查、眼底照相、激光偏振扫描测量法（SLP）或光学相干断层成像（OCT）

可发现青光眼视网膜神经纤维层的萎缩和缺损改变，且其改变早于视盘和视野的损害，是青光眼眼底结构改变的最早表现之一。

8. 视野检查出现视野缺损，是诊断青光眼和评估病情的重要指标

本病的视野缺损在视盘出现病理性改变时就会出现。青光眼对视网膜神经纤维层的损害多数表现为局限性损害，因此，纤维束性视野缺损是青光眼视野缺损的特征性改变，早期视野缺损主要有孤立的旁中心暗点、弓形暗点、与生理盲点相连的鼻侧阶梯。旁中心暗点多见于 5°~25° 范围内，生理盲点的上、下方。在进展期可出现环状暗点、扇形暗点、鼻侧视野缺损和向心性视野收缩。发展到晚期形成管状视野或仅存颞侧视岛。

【诊断与鉴别诊断】

本病早期多无症状，极易漏诊，很大程度上是依据健康体查来发现。其主要诊断指标为眼压升高、视盘损害和视野缺损，此三项指标中，只要其中两项为阳性，房角检查为开角，诊断即可成立。

一、诊断要点

（一）原发性开角型青光眼的诊断标准

（1）眼压升高（Goldmann 眼压计），或 24 小时眼压波动幅度差 > 8mmHg。

（2）视盘损害：C/D > 0.6，或双眼 C/D 差值 > 0.2。

（3）典型的视野缺损，有可重复性旁中心暗点和鼻侧阶梯。

（4）典型的视网膜神经纤维层缺损。

（5）房角检查为宽角，永久开放，不随眼压高低变化。

（6）对比敏感度下降、获得性色觉异常等。

具有以上 4 项或具有（1）、（3）、（4）或（2）、（3）、（4）者才能诊断为原发性开角型青光眼，激发实验阳性不作为诊断依据。

（二）原发性开角型青光眼的高危人群

以下是一般所公认的原发性开角型青光眼的危险因素或称之为高危人群。

（1）视乳头杯盘比 ≥ 0.6，此体征为原发性青光眼的重要体征。

（2）青光眼是具有遗传性的一类疾病，家族史是一个重要的危险因素。

（3）原发性开角型青光眼的对侧眼。

（4）进行性高度近视高度近视病人中开角型青光眼的发病率高。

（5）皮质类固醇高敏感反应者。

（6）高眼压症眼压增高可能导致视乳头和视野损害，与青光眼的发病率成正比，但青光眼诊断还必须结合视野和眼底检查。

（7）视网膜中央静脉阻塞者。

（8）糖尿病或全身心血管系统疾病（血流动力学或血液流变学异常者），此类病人青光眼患病率高于非糖尿病病人或非心血管疾病病人。

对上述具有原发性开角型青光眼危险因素者，应进行开角型青光眼排除检查，并定期追踪。

二、鉴别诊断

主要通过详细询问病史和眼部检查进行鉴别。

（1）与慢性闭角型青光眼相鉴别：因慢性闭角型青光眼自觉症状不明显，易被漏诊或误诊为开角型青光眼。但前者常有典型小发作史，视乳头凹陷较开角型青光眼前，房角常为窄角并有粘连；而开角型青光眼视乳头凹陷相对较深，房角多为宽角。故检查时关键点在于高眼压状态下检查房角开放程度。

（2）与前部缺血性视神经病变和视神经受压性损害鉴别：此类疾病可出现视乳头凹陷的体征，有时候视乳头缺损或者视乳头小凹可被误认为扩大的视乳头凹陷。一般来讲，青光眼所致的凹陷较苍白区大，而视神经疾病者的视乳头凹陷小于苍白区。

（3）与可导致弓形或神经纤维性视野缺损的疾病相鉴别：如脉络膜视网膜疾病、视乳头损害、视神经损害等，这些疾病同样可以造成视野缺损。

（4）与各类继发性青光眼相鉴别。

【治疗】

一、中医治疗

（一）治疗原则

根据病人基础眼压、视力视野损害状况、年龄及全身状况，主要目的是通过整体辨证调整机体阴阳气血状态，辅助局部用药控制好并尽量降低眼压、通畅目络、荣养目系，保护并尽量提高视功能。

（二）辨证论治

1. 肝郁气滞证

［主症］双眼先后或同时发病，眼胀头痛，视物模糊，眼压升高，视野缩小；性情急躁或抑郁，胸胁胀满，心烦易怒；舌质红，苔薄，脉弦。

［辨证要点］眼压升高，眼胀头痛，性情急躁或抑郁，心烦易怒；舌质红，苔薄，脉弦。

［治法］行气疏肝。

［方药］丹栀逍遥散（《内科摘要》）加减。柴胡、当归、白芍、茯苓、白术、甘草、丹皮、栀子、夏枯草、丹参、红花。

［中成药］加味（丹栀）逍遥丸（片、丸、胶囊）。

2. 血瘀水停证

［主症］视物不清，头疼眼胀，眼压升高，白睛脉络紫红扩张，舌质紫暗或舌体有瘀斑，脉弦。

［辨证要点］眼压升高，眼胀头痛，白睛脉络紫红扩张，舌质紫暗或舌体有瘀斑，脉弦。

［治法］活血利水。

［方药］桃红四物汤（《医宗金鉴》）合五苓散（《伤寒论》）加减。桃仁、红花、生地、当归、丹参、川芎、赤芍、车前子、泽泻、茯苓、猪苓、白术、桂枝、柴胡。

［中成药］可选用益脉康片（胶囊）、复方丹参滴丸等。

3. 痰湿上泛证

［主症］眼压升高，头晕目胀；胸闷恶心，纳差；舌质淡或红，苔腻，脉滑或滑数。

［辨证要点］眼压升高，胸闷恶心，纳差，苔腻，脉滑或滑数。

［治法］利湿化痰，和胃降逆。

［方药］温胆汤（《备急千金要方》）加减。法半夏、陈皮、茯苓、甘草、枳实、竹茹、夏枯草、蔓荆子。

［中成药］五苓胶囊、参苓白术丸（胶囊、片）。

4. 肝肾阴虚证

［主症］病久瞳神涣散，中心视力剧降，视野明显缩窄，眼珠胀硬，视盘苍白；头晕耳鸣，失眠健忘，腰膝酸软；舌质红，少苔或无苔，脉沉细数。

［辨证要点］病久瞳神渐散，视物不清，视物缩窄，目珠胀硬，视盘苍白；腰膝酸软，舌淡苔薄，脉沉细无力；或面色白，手足不温，少气乏力，舌质淡，苔白，脉沉细。

［治法］补益肝肾。

［方药］杞菊地黄汤（《医级》）加减。熟地黄、山萸肉、山药、泽泻、茯苓、丹皮、枸杞、菊花、丹参、郁金。

［中成药］杞菊地黄丸、石斛夜光丸（胶囊、片）。

（三）单方验方

1. 丹栀逍遥散（广东省中医院　张梅芳）

［主治］情志不舒，头目胀痛，胸胁满闷，食少神疲，心烦口苦，舌红苔黄，脉弦数。

［组成］牡丹皮 12g，栀子 12g，柴胡 12g，夏枯草 12g，白芍 20g，茯苓 15g，钩藤 15g，白术 9g，薄荷 9g，当归 6g，甘草 6g。

［方解］本方以牡丹皮、栀子、夏枯草、柴胡清肝热，泻肝火；白芍、薄荷疏肝柔肝；茯苓、白术健脾以防肝火犯脾；钩藤平肝息风；当归引药入肝经；甘草调和诸药。

［加减］若阴虚血亏者可去白术、当归，加女贞子 15g、桑椹子 15g。

2. 青光眼三方（《韦文贵眼科临床经验选》）

［主治］韦老对阴虚肝旺，兼感风邪之偏头痛、眉棱骨痛、眼胀、口干神烦、头晕耳鸣、时轻时重、时发时止之慢性单纯性青光眼（宽角），眼压在 25~35mmHg，常用此方，对消除或减轻症状、控制眼压有一定作用。

［组成］石决明 24g，白蒺藜 10g，决明子 15g，防风 6g，羌活 6g，蝉蜕 6g，密蒙花 6g，白术 10g，白芷 6g，细辛 3g，生地 20g。

［方解］本方具有平肝清肝、祛风止痛、滋阴明目之功。石决明、白蒺藜、决明子平肝、清肝而明目，根据韦老的经验，同时有降眼压的作用，是本方主药；防风、羌活、白芷、细辛祛风邪而止痛，是辅药，密蒙花、蝉蜕疏风清热，兼有退翳明目之效。本方风药较多，易伤生燥，故用生地滋阴润燥明目，白术健脾燥湿而扶正气。标本兼顾，是韦老治疗慢性单纯性青光眼之主方。

3. 养阴平肝止痛方（《韦文贵眼科临床经验选》）

［主治］韦老用本方治疗阴虚肝旺，兼夹风邪之头痛、眼胀，如急性充血性青光眼、慢性单纯性青光眼急性发作（宽角型）。

［组成］炙鳖甲（先煎）24g，炙龟甲（先煎）24g，石决明（先煎）24g，桑叶 10g，野菊 10g，沙苑蒺藜（盐水炒）10g，天麻 3g，白芷 5g，蝉蜕 5g，川芎 6g，制女贞子 10g。

［方解］本方具有清热养阴、平肝息风、祛风止痛之功。肝阴虚则阳亢，肝阳上亢则头痛眼痛，故用鳖甲、龟甲滋阴潜阳；以石决明平肝潜阳而止痛；桑叶、野菊平肝清热，散风止痛；天麻平肝息风而止痛；川芎活血化瘀而止痛。韦老认为，古人有"肝虚不足者宜天麻、川芎以补之，更疗风热头痛"的记载；沙苑蒺藜、女贞子补益肝肾而明目，白芷祛风化湿而止痛。因此，本方既有育阴潜阳、平肝息风之力，又有祛风止痛之效，内外兼顾，标本兼施。

（四）针灸治疗

（1）针刺睛明、合谷、三阴交、行间以滋阴平肝，理气通络。每周 3 次，留针 40 分钟，7 次为一个疗程。

（2）冷灸太阳、风池、印堂、鱼腰中之 2 穴，每日 1 次，留针 40 分钟。10 次为一个疗程，从第 2 个疗程开始，除局部取 1 个穴位外，心火盛者加内关，肾虚加肾俞。

（3）耳穴

①取目 1、目 2、眼、降压点、神门、肾、肾上腺、内分泌、肝、肝阳 1、肝阳 2 等穴位针刺或埋针。7 天为一个疗程。

②取肝、肾、眼、目 1、目 2、皮质下、交感，每周 3 次，左右交替，留针 20 分钟，12 次为一个疗程。

（4）穴位注射：维生素 B_{12} 加山莨菪碱行肝俞、肾俞穴注射，对小视野青光眼有提高视力、扩大视野的作用。

（五）其他疗法

1. 中医非药物疗法

（1）针灸及电针治疗。

（2）中药离子导入。

（3）穴位贴敷。

（4）耳穴埋豆。

2. 外敷疗法

黄连粉适量，研成细末，水调成糊状，敷足心（涌泉穴）。

3. 外涂疗法

双明散（石决明、决明子）水调成糊状，涂太阳穴。

4. 眼局部用药

（1）槟榔碱滴眼液：1% 槟榔碱滴眼液，每日 4 次。

（2）丁公藤碱滴眼液：0.05% 丁公藤碱滴眼液，每日 4 次。

（3）葛根素滴眼液：1% 葛根素滴眼液，每日 4 次。

（六）视神经保护的中医治疗

结合中医对开角型青光眼的认识，口服或肌内注射以活血化瘀为主要功效的丹参，口服益脉康或青光康片，均对眼压已控制的中晚期青光眼的视野有保持和扩大的作用。现代实验研究，中药川芎嗪、当归素、黄芩苷对眼组织局部产生活血化瘀的作用，尤其是川芎嗪。另外，孙河等证实通窍明目 4 号对青光眼性视神经、视网膜的损伤有修复作用，改善 RGCs 的生存微环境，保护未受损的细胞，延缓或阻止部分损伤的细胞继续变性；李庆生等研究益精杞菊地黄颗粒剂可以改善眼压控制后早期青光眼病人的视野平均敏感度，视野平均缺损，视野丢失方差；邱波等试验表明通冠胶囊对气虚血瘀型原发性青光眼病人在视力、视野、中医症候改善方面均有明显的改善。彭清华教授等用青光安颗粒治疗青光眼手术后病人，其视力、视野、眼压、血液流变、血栓素和前列环素改变，并进行平均 13 个月的随访，结果治疗组病人对数视力由治疗前的 3.82±1.25 增进到 4.35±0.80（$P < 0.01$）；视野改善占 71.71%，与对照组相比差异有统计学意义（$P < 0.05$）；血液流变学、血栓素和前列环素指标均明显改善；随访期间视力、视野和眼压均稳定，视力疗效巩固率为 93.42%，视野维持治疗后原状者为 94.74%，眼压维持在正常范围（10~21mmHg）者为 97.37%，视力、视野、眼压 3 项指标的远期疗效两组相比，差异有统计学意义（$P < 0.01$）。说明益气活血利水之青光安颗粒剂有提高抗青光眼术后病人视功能的作用，并可改善血液流变学、血栓素和前列环素等指标。

二、西医治疗

（一）基本原则

依据我国《原发性青光眼诊断和治疗专家共识（2014 年）》，目前，原发性青光眼的治疗原则是以下 3 点。

（1）根据病人的眼压、视野和眼底损害程度，结合医院的条件和医师的经验，可选择药物、激光和滤过性手术给予降低眼压治疗。

（2）降低眼压治疗时，应尽可能为病人设定个体化目标眼压。

（3）可应用局部降眼压药物制剂：建议前列腺素类衍生物作为 POAG 一线用药。

（二）全身用药

1. 碳酸酐酶抑制剂

如口服乙酰唑胺，每次 0.25g，每日 2 次；或每次 0.125g，每日 3 次。

2. 高渗剂

常用 50% 甘油 2~3mL/kg 口服，或用 20% 甘露醇（mannitol）1~2g/kg 快速静脉滴注。

（三）局部用药

本病若局部滴用 1~2 种药物即可使眼压控制在安全水平，视野和眼底改变不再进展，病人能配合治疗并定期复查，则可先试用药物治疗。药物使用以浓度最低、次数最少、效果最好为原则。先从低浓度开始，若眼压不能控制者改用高浓度；若仍不能控制者，改用其他降压药或联合用药，保持眼压在正常范围内。局部常用的药物有以下几种。

1. 前列腺素类衍生物

前列腺素类药物是青光眼药物中最新的一类。它是通过一种新的机制，即增加葡萄膜巩膜通道的房水排出，而起到降压的作用。目前已投入临床应用的制剂主要有 3 个：0.005% 拉坦前列素、0.004% 曲伏前列素和 0.03% 贝美前列素。前列腺素类药物每天只需滴用 1 次（通常是在晚间滴用），即可达到很强的降压效果，且不引起常见的药物全身副作用，只是价格昂贵是这类药物的主要问题。眼部的一些不良反应，如结膜充血、睫毛的变化、虹膜色素沉着、眼睑周围皮肤颜色的加深，可能导致一些病人拒绝长期使用这类药物。

2. β 肾上腺素能受体阻滞剂

自 1978 年 FDA 批准局部 β 受体阻滞剂治疗开角型青光眼以来，始终作为抗青光眼一线药物。β 受体阻滞剂通过抑制房水生成降低眼压，不影响瞳孔大小和调节功能，但其降压幅度有限，长期应用后期降压效果减弱。治疗青光眼使用的药物浓度从 0.25% ~ 1.0%，通常每天滴用 1~2 次。噻吗洛尔和左布诺洛尔为非选择性 β_1、β_2 受体阻滞剂，有房室传导阻滞、窦房结病变、支气管哮喘者忌用。倍他洛尔为选择性 β_1 受体阻滞剂，呼吸道和心脏方面的副作用较小，但是降压效果略差。另有研究显示，倍他洛尔有一定的视神经保护作用，是通过降低视网膜神经节细胞钙的流量来实现的。

3. α_2 肾上腺素能受体激动剂

药物有阿泊拉可乐定和 0.2% 阿法根，用药量为每天 2 次。阿法根选择性兴奋 α_2 受体，可同时减少房水生成和促进房水经葡萄膜巩膜外流通道排出。治疗青光眼使用的药物浓度为 0.1% ~0.2%，通常每天滴用 2~3 次。溴莫尼定对 α_1 受体作用甚微，不引起瞳孔扩大，对心肺功能无明显影响。溴莫尼定虽然没有前列腺素类药物降压效果明显，但它可以作为噻吗洛尔和拉坦前列素附加药物，进行联合用药或替代用药。另外动物试验还证实，它有视神经保护作用，但作用机制不清楚。

4. 局部碳酸酐酶抑制剂

常用的药物为乙酰唑胺，为全身口服药。作用机制是减少房水生成，常用量为每次 125~250mg，每天 2~3 次。20 世纪 50 年代开始使用口服碳酸酐酶抑制剂，但该药副作用较大，不能长期用药。碳酸酐酶抑制剂的局部点眼剂初步研究已表明具有良好的降压效果和较少的毒、副作用，并已开始在临床上应用。碳酸酐酶抑制剂滴眼剂，包括 2% 多佐胺和 1% 布林佐胺。两种药物均为每天使用 2~3 次，可以和噻吗洛尔联合使用。局部碳酸酐酶抑制剂似乎还有增加眼部血流的作用。

5. 拟胆碱能类药物（缩瞳剂）

从 19 世纪 70 年代开始使用后，毛果芸香碱是胆碱能激动剂中治疗开角型青光眼使用最广泛的药物。对开角型青光眼，毛果芸香碱的降压机制为刺激睫状肌收缩，牵引巩膜突和小梁网，减小房水外流阻力。现在偶尔使用，浓度从 0.5% ~4%，一般每日滴眼 3~4 次。现在还有凝胶制剂和眼表植入物，两种制剂都可以降低药物的副作用。

（四）手术治疗

药物或激光治疗不能控制病情进展，或不能耐受药物治疗的病人，应考虑滤过性手术治疗。手术方式包括小梁切除术、非穿透性小梁切除术、青光眼引流装置植入术、激光治疗等。手术方式的选择应基于病人年龄、疾病程度、药物治疗反应等因素综合考虑以获得最大的益处。

（1）根据病人年龄、眼部情况，如原发性开角型青光眼的病例由于年轻，筋膜囊较厚，术后的增殖反应重，滤过泡容易瘢痕化而导致手术失败术中、术后选择应用抗代谢药物（如丝裂霉素 C、5- 氟尿嘧啶），可减少滤过手术术后滤过道成纤维细胞的增殖，以提高手术成功率。

（2）青光眼引流装置植入术适用于滤过性手术失败和（或）药物治疗无效的青光眼。

（3）激光治疗是治疗各种难治性青光眼安全而有效的手术方法之一。选择性激光小梁成形术可作为部分开角型青光眼病人的首选治疗。氩激光小梁成形术应用于原发性开角型青光眼的治疗已有 10 多年的历史，并已被普遍接受和广泛应用。

【预防与调护】

青光眼是一种严重的不可逆性致盲眼病。原发性开角型青光眼的特点：发病隐匿，进展过程缓慢，早期常无自觉症状，多在常规眼部检查或者健康普查时被发现，若病人自主发现眼部不适前来就诊，多进入到病程的中晚期，一旦失明，病人的生活质量大大降低，给社会、家庭也带来沉重的负担。因此，积极做好早期防治及自我保健工作具有重要意义。

（一）预防

中医治未病学说不仅是指机体处于尚未发生疾病时段的状态，而且包括疾病在动态变化中可能出现的趋向和未来时段表现出的状态，包括疾病微而未显、显而未成、成而未发、发而未传、传而未变、变而未果的全过程，是一个复杂的系统工程。治未病包括未病先防、既病防变和病后防复3个方面。中医眼科未病先防指在未发生目疾之前，采取各种措施，做好预防工作，以防止目疾的发生。这是中医学预防疾病思想最突出的体现。"是故已病而后治，所以为医家之法；未病而先治，所以明摄生之理"（《丹溪心法》）。青风内障（原发性开角型青光眼）的治疗中，早期发现、早期控制眼压对于延缓视神经萎缩的发生发展是至关重要的。

1. 调和情志，顺畅脏腑气机

中医认为"恬淡虚无，真气从之，精神内守，病安从来"（《黄帝内经》），喜、怒、忧、思、悲、恐、惊等情志的刺激是百病之源。

2. 饮食有节，劳倦适度

饥饱失常、饮食偏嗜及饮食不洁，常可导致眼病。过饥则摄食不足，气血生化乏源，气血不能上荣于目，可出现眼部虚证；过饱则肠胃积滞，郁而化热，可出现眼部实证；饮食偏嗜，多食生冷，寒湿内生，可致虚寒眼证；偏食辛辣，脾胃积热，可致实热眼证。

3. 讲究用眼卫生，爱惜目力

《备急千金要方》认为"夜读细书""博弈不休""雕镂细作"等原因皆可导致眼之痼疾。

4. 既病防变，防微杜渐

如《金匮要略》中所言："见肝之病，知肝传脾，当先实脾。"《医学源流论》亦云："病之始生浅，则易治；久则深入，则难治""故凡人少有不适，必当即时调治，断不可忽为小病，以致渐深；更不可勉强支持，使病更增，以贻无穷之害"。既病防变包含两层含义：一是既病以后，应当积极早期治疗，使疾病尽快痊愈；二是把握某些难以治愈之疾病的发展、变化规律，掌握主动权，防止疾病进一步恶化。可见，早期治疗的意义十分重要，因为在疾病的初级阶段，病位较浅，病情多轻，病邪伤正程度清浅，正气抗邪、抗损害和康复能力均较强，因而早期治疗有利于疾病的早日痊愈。

（二）调护

中医通过对青光眼病人适当的饮食调理、健康保健的指导，能预防许多青光眼的诱发因素，对眼压的调节、视神经的保护也有一定的调理作用。

1. 减少眼内积液

可食用具有吸收水分与排出水分作用的食物，如蜂蜜、金针菜、绿豆、薏苡仁、西瓜、丝瓜、冬瓜、胡萝卜等。

2. 保持平稳情绪

情绪波动是青光眼的主要诱发因素。很多急性发作的病例，多数与过度忧虑、抑郁、惊恐、暴怒等有关。这些精神因素能引起神经的过度紧张，诱发青光眼，因此青光眼病人必须避免精神上过度紧张不安。同时，可食用具有养心安神作用的食物，如莲子、核桃仁、小麦等。

3. 保证充分的睡眠时间

失眠也是青光眼诱发因素之一。充分的睡眠能保证神经细胞暂时的安静，能主动地促进整个机体功能，特别是中枢神经系统的功能恢复。对伴有失眠的青光眼病人平时可吃莲子、核桃仁、桂圆肉、枣汁、小米粥等养心安神的食物。

4. 保持大便通畅

大便秘结也是诱发青光眼发病的一个因素，所以要保持每天大便通畅。对伴有习惯性便秘的青光眼病人，每日可服蜂蜜通便，同时要多吃蔬菜水果及粗纤维食物，也可多吃植物油来改善肠内润滑度。肉类、糖类宜少食，因肉类、糖类不含纤维素，会减弱胃肠的蠕动功能。选择药食两用的食品，如柏子仁、枣肉、苦丁茶、决明子茶。

5. 保护视神经，维持视功能

青光眼后期，由于血氧供应不足，视神经受到损害，会引起严重的视力障碍，可食用含有维生素 E、维生素 B、维生素 K 的食物，如麦芽、蛋黄、植物油、黄豆、花生、竹笋、胡萝卜、绿叶菜等含有丰富的维生素 E；粗粮、豆类、内脏、瘦肉等富含维生素 B，动物肝脏及绿叶菜等也含有维生素 B，这些食物均可作为青光眼病人维护视功能的辅助治疗。

【现代研究进展】

（一）基础研究

近年来，原发性开角型青光眼的发病机制依然是研究的热点方向，涉及小梁网的结构功能、分子机制、神经损害机制及基因领域。

1. 小梁网损害的研究

何媛认为氧自由基对人小梁网细胞的损害是导致小梁网细胞退行性改变的重要原因，而小梁网细胞中的线粒体参与了这个重要过程。通过研究发现 POAG 病人小梁网细胞线粒体 ComLex I 活性下降引起氧自由基（ROS）增多，从而推动了人小梁网细胞的退行性变。小梁束的胶原成片状，伴有玻璃膜增厚，卷曲的胶原增多，细胞外长间距胶原呈散布的节结状增殖，纤维束卷曲和纤维的定位和渗透性改变。然而，一项研究发现 POAG 和年龄配对的正常眼的平均胶原水平无统计学意义。

Rohen 等发现青光眼病人的小梁网板层增厚，细胞间隙窄，小梁细胞明显减少，且功能不活跃，细胞外隙有纤维样物质堆积。Paul 等证实小梁网细胞外基质主要是糖胺多糖（GAGs），在定量分析中发现开角型青光眼病人总的 GAGs 较正常减少 8.2%，其中透明质酸较正常人减少 93%，而硫酸软骨素较对照组增加 83%。Richard 认为，Schlemm 管在正常眼压对流出阻力没有影响，当眼内压升高到 30mmHg 以上 Schlemm 管塌陷，产生阻力；邻管组织是产生阻力的主要部位。所以学者推测开角型青光眼就是邻管区流出道变窄，房水流出阻力增大所致，而流出道狭窄又与细胞外基质的变化特别是硫酸软骨素的增加有关。

2. 分子遗传学研究

Benedic 早在 1842 年就报道了青光眼的家族遗传性。原发性开角型青光眼（POAG）是世界范围内不可逆盲的主要原因之一，但就目前我们对 POAG 和大多数其他类型的青光眼的病因学还知之甚少。青光眼有遗传倾向的证据来自两方面的研究结果：一方面研究是将青光眼的家族史作为 POAG 发生的主要危险因素，证实青光眼病人的亲属中发生青光眼的几率要远高于普通人群；另一方面是针对同青光眼相关的特殊眼部参数（IOP，视神经杯盘比，遗传倾向，房水动力学，对激素的敏感性及眼部的生物统计学参数）的遗传性研究，而且最近还定位了很多同青光眼相关的基因。

3. 视神经损害机制的研究

（1）诱发视网膜神经节细胞凋亡的因素：①神经营养因子的剥夺：神经营养因子家族可与神经细胞上的表面受体结合，激发一系列反应影响神经细胞的代谢，而青光眼高眼压则可能导致供应神经节细胞体营养的神经营养因子不足，从而导致视网膜神经节细胞发生凋亡；②谷氨酸对神经节细胞的毒性作用：生理情况下，谷氨酸是一种神经递质，传递神经信号，病理情况下它的浓度增高成为兴奋性毒素，对神经元产生毒性作用。

（2）视网膜神经节细胞凋亡通路及调控：研究发现参与细胞凋亡调控的 Bcl-2 基因家族，对细胞凋亡有双向调控作用。将 Bcl-2 基因克隆及转染，在体外试验中，发现其可以减低压力所致的培养的视网膜神经节细胞的凋亡。

4. 基因领域

应激反应标记 Myocilin，是第一个发现的 POAG 中的突变基因，显示应激时在眼中大量产生。邻管结缔组织（JCT），位于 Schlemm 内侧壁内皮细胞的下方。在一项对 14 位捐献者的 26 只眼睛的小梁网和视神经的研究中发现，视神经损伤严重程度的增加与 JCT 区鞘源性斑块物质量的升高具有显著相关性。

CD 是目前研究的较多的一类细胞黏附分子，它是分布极为广泛的细胞表面跨膜糖蛋白，能通过细胞与细胞之间，细胞与基质之间特异性粘连，参与组织发育、炎症反应及创伤修复等生理病理过程。近年来研究发现 CD44 参与原发性青光眼的发生发展，Kneppe 等对 41 例正常眼及 26 例病人房水和眼前段组织中 CD44 黏附分子是否改变的研究中发现，POAG 病人眼房水中 CD44 含量明显高于正常眼，同时还检测到病人的虹膜、睫状体、小梁网中可溶性 CD44 含量降低，膜型 CD44 表达量增多。还有报道证实体外培养的小梁细胞上有 CD44 的表达，通过散点图也可以把 POAG 病人睫状体膜型 CD44 密度与正常人区分开来。因此认为 CD44 可能为 POAC 的一种标志。

（二）临床研究

1. 中医治疗

李熊飞等根据临床经验将开角型青光眼辨为心肝火盛、肾虚肝旺和肝肾阴虚3型，分别予以清心泻肝、滋肾平肝和滋养肝肾治疗。曾庆华等将青风内障分为痰湿泛目、痰湿血郁和肝肾亏虚3型，分别治以温阳化痰、利水渗湿、疏肝解郁和补益肝肾。张殷建等参照《上海市中医眼科病证诊疗常规》将原发性开角型青光眼分为气郁化火、痰火上扰和肝肾阴虚3型，分别予以疏肝清热、清热祛痰和滋阴养血治法。张梅芳认为原发性开角型青光眼是由于风、火、痰、郁上犯目窍，神水瘀积所致，将其分为5型论治：①肝气郁结，治宜疏肝解郁，降胃和逆；②肝肾阴虚，治宜滋阴和血，滋补肝肾；③阴虚阳亢，治宜滋阴潜阳；④心脾两虚，治宜补益心脾；⑤痰湿上扰，治宜化痰利湿，平肝息风。黄江丽对120例青光眼住院病人进行统计，结果显示气滞血瘀型占47.05%，居第二位。

彭清华等根据87篇有关原发性青光眼辨证分型中医药文献，将青光眼辨证分型分布做了总结。

表6-1 青光眼辨证分型分布

证型	例数	出现率（%）	证型	例数	出现率（%）
肝火上炎证	62	71.26	脾虚湿盛证	7	8.05
肝郁气滞证	59	67.82	肝血不足证	6	6.90
肝肾阴虚证	54	62.07	土虚木郁证	5	5.75
阴虚阳亢证	30	34.48	心脾两虚证	4	4.60
阴虚火旺证	16	18.39	脾气虚弱证	4	4.60
肝经风热证	15	17.24	肝血瘀滞证	3	3.45
肝阳上亢证	14	16.92	心肾不交证	2	2.30
肝经虚寒证	14	16.92	气衰血瘀证	2	2.30
痰湿上扰证	10	11.49	心肝火旺证	1	1.15
风热挟痰证	10	11.49	气阴两虚证	1	1.15
阴虚风动证	8	9.20			

原发性青光眼分类与辨证分型的关系中，原发性开角型青光眼以肝肾阴虚、肝经虚寒、肝经风热证居多，但各医家根据临床经验不同，对原发性开角型青光眼的辨证分型仍未统一。

彭清华教授自20世纪90年代初在国内首次提出眼科水血同治的理论。经多年的临床观察，根据青光眼及其手术后的临床表现，认为开角型青光眼病人多为情志失调，肝气郁结，目中玄府闭塞，神水瘀积，治疗宜采用疏肝理气、活血利水的方法。同时，不论是开角型青光眼还是闭角型青光眼，彭教授认为其术后的病理机制应为手术后气虚血瘀，脉络阻滞，目系失养，玄府闭塞，神水瘀积。治疗宜采用益气活血利水的方法，常用黄芪益气；生地、地龙、红花、赤芍既活血祛瘀，又养阴血；茯苓、车前子利水明目。益气既有利于手术伤口的早日愈合，又能提高视神经的耐缺氧、抗损伤作用；活血药不仅可化瘀，还可利水；与利水药配合作用，既可以加快眼局部的血液循环，增加眼局部及视神经的血液供应，以减轻视神经的缺血，增强视神经的营养；又可加速房水循环，以维持其正常的滤过功能，有利于预防青光眼术后高眼压的产生。总之，益气活血利水法能促进组织修复，减少手术后瘢痕的形成，维持其正常的滤过功能，并能增强视神经的营养，加速房水循环，预防和治疗术后高眼压的产生，从而提高病人的视功能。结合西医学实验技术，益气活血利水之青光安颗粒剂对青光眼病人视功能保护和改善作用的相关研究均显示出显著的统计学意义。

（彭清华）

第三节　青光眼睫状体炎综合征

青光眼睫状体炎综合征又称青光眼睫状体炎危象（Posner-Schlossman 综合征），1948年由 Posner 和 Schlossman 描述并定名，是一种反复发作的轻度、特发性、非肉芽肿性前部葡萄膜炎，伴有眼压升高的综合征。常单侧发病，发生在 20~50 岁的病人。

古人对本病认识不多，中医眼科古籍也少有记载，一般可大体属于"黑风内障"范畴。

本病见于中青年，85%~90% 为单眼发病，本病为自限性，一般无论治疗与否均会恢复。间隔几个月或几年发作一次，每次发作持续几小时至几周。本病出现视神经损害和视野缺损可以是反复的极端高眼压，叠加在潜在的原发性开角型青光眼所致。

【病因病机】

（一）中医病因病机

本病的发生，与人体的气血津液运行输布失常有关，与人体肝胆疏泄密切相关。肝胆疏泄失常，三焦通调阻滞，气、血、津液运化失常，出现气滞、血瘀、痰凝，玄府不通，神水滞留。若七情所伤，肝失疏泄，气机郁滞，气血失调，气滞血瘀，神水瘀积；或肝木犯脾，脾失健运，津液停聚，化为痰湿，上犯目窍，玄府不通，神水滞留而成本病。

（二）西医病因病机

本病病因目前尚不十分明了。眼压升高被认为是发作时房水外流急剧减少所致。已经证实前列腺素在本病的发病机制中起作用，急性发病时，其房水浓度的升高与眼压升高有关。前列腺素破坏了血 - 房水屏障，蛋白质和炎症细胞进入了前房，影响房水外流，导致眼压升高。部分病人在发作间歇期仍存在房水动力学异常，可能合并原发性开角型青光眼。

【临床表现】

（一）症状

本病病人主诉为反复发作性轻微眼痛或不适，视物模糊，一般不充血，部分病人有虹视现象，提示存在角膜水肿。

（二）体征

外眼检查一般正常，眼前节检查典型的表现为角膜内皮上少量沉着物。在眼压较高时，某些病例可能出现角膜微囊状水肿。偶尔在房角镜下发现角膜后沉着物，提示小梁炎症的存在。前房特征性表现为仅有少量房水细胞和轻微的房水闪辉。如眼压很高时，瞳孔可轻度散大，但不会出现虹膜周边前粘连和后粘连。因反复发作，单侧葡萄膜炎引起虹膜基质萎缩，出现虹膜异色，但很少见到。眼内炎症一般较轻微，与眼压不协调，超过30mmHg，经常在40~60mmHg，眼底检查正常。

【实验室及其他辅助检查】

（1）视力：正常或接近正常，即该病发作时其视力与眼压升高状态不成比例。

（2）眼压：中度升高，每次发作延续5~7日，偶有持续数月者。常可自行缓解。

（3）前房角镜：房角开放无粘连。

（4）视野：一般正常。

（5）其他：发作期间，房水流畅系数降低，房水中前列腺素含量增高。

【诊断与鉴别诊断】

一、诊断要点

（一）辨病要点

角膜后沉着物，提示小梁炎症的存在，多考虑实证。

（二）中医辨证要点

1. 肝郁气滞证

眼胀、视物不清、角膜后少量KP出现；胸闷气短，烦躁易怒；舌质红，苔薄黄，脉弦。

2. 痰湿上犯证

眼胀头重、视物不清、角膜后少量灰白色羊脂状KP出现；胸闷纳少；舌质红，苔白腻，脉弦滑。

（三）西医诊断要点

（1）眼压显著升高，通常达到 40~60mmHg。

（2）同时可见少量颗粒状或羊脂状 KP，前房反应轻微。

（3）前房角镜下前方开放。

（4）少数病人出现眼压升高可 KP 不同步，甚至两者相分离的非典型状况。

（5）发作持续时间短，为数小时或长达数星期不等，多在 5~7 天。

（6）多数病人出现复发，但复发的频率和次数个体差异很大，一般随年龄增加而减少。个别病人可持续到老年阶段，此时可有虹膜萎缩和色泽改变。

二、鉴别诊断

1.继发于其他葡萄膜炎的青光眼

结膜充血、角膜后多数灰白色 KP，前房反应显著。由于虹膜前、后粘连和瞳孔闭锁，可出现虹膜膨隆状，前房角可有粘连。

2.急性闭角型青光眼

病人多为老年人，症状剧烈，眼前节体征明显，色素性 KP 多见。发作时前房极浅，房角闭塞。

3.异色性虹膜睫状体炎

双侧虹膜色泽不对称，虹膜浅色一侧眼眼压轻度升高，通常伴有白内障或青光眼的眼底和视野改变。

【治疗】

一、中医治疗

（一）治疗原则

根据本病的病理变化特点，采用整体宏观辨证与局部微观辨病结合的思路和治疗方法进行辨证施治。

（二）辨证施治

1.肝郁气滞证

［治疗法则］疏肝理气，活血利水。

［方药］丹栀逍遥散加减。若眼胀明显，加香附、川芎疏肝理气；眼压较高，舌质紫暗者，加泽泻、丹参利水活血。

［中成药］加味逍遥丸。

2.痰湿上犯证

［治疗法则］祛痰化湿，利水明目。

［方药］温胆汤加减。若舌苔黄腻，加黄连清热除湿；角膜后羊脂状 KP 迟迟不退者，加党参、薏苡仁、肉豆蔻健脾化湿。

（三）单方验方

知柏地黄丸：适用于青光眼睫状体综合征间歇期治疗，有控制复发的作用。

（四）外治法

（1）针对炎症，局部用糖皮质激素，例如妥布霉素地塞米松滴眼液，必要时可结膜下注射地塞米松或泼尼松龙，可抑制前列腺素的释放，降低血－房水屏障的通透性。口服吲哚美辛片或氟芬那。

（2）针对眼压，局部用降眼压滴眼液，口服碳酸酐酶抑制剂，如眼压过高，可静脉滴注高渗剂。

（五）针刺治疗

通过针刺对穴位的刺激，可以调节全身的气血阴阳，从而使气血、经络通畅，达到治疗作用。

1. 常用穴位

（1）眼局部常用穴：睛明、承泣、球后、丝竹空、攒竹、四白、阳白、百会。

（2）全身常用配穴：翳风、翳明、风池、百会、合谷、肝俞、肾俞、脾俞、足三里、光明、三阴交、血海、阳陵泉、阴陵泉等。

2. 针法

针对主症配穴，将眼周穴位和远端肢体穴位配合应用，每次取眼周穴位 1~2 个，远端肢体穴位 2~3 个，每日或隔日 1 次，分组交替运用，10 次为一个疗程，休息 3~5 天再做下一个疗程。眼周穴位不宜运针提插、捻转，对于肢体、腹部及背部穴位可以针灸并用。

（六）饮食疗法

宜选用营养丰富、易消化食物，如具有清热解毒、利水消肿、活血通络作用的苦瓜、冬瓜、丝瓜、绿豆等。

（七）情志疗法

保持乐观的情绪有助于疾病治疗，医护人员要有耐心地开导病人，向病人讲解本病的有关知识，治疗的方法、效果等，帮助、鼓励病人正确对待疾病，树立战胜疾病的信心，积极主动地配合治疗。

二、中西医协同治疗

本病是一种自限性疾病，局部使用糖皮质激素虽有利于控制炎症，但长期使用有可能升高眼压，应尽量缩短使用时间。配合中药有利于控制炎症、降低眼压、减少复发。

【典型案例】

案例 1　徐某某，女，31 岁。

［初诊］左眼微痛、视物稍模糊 3 天。

［病史］自诉近 1 年多来，反复多次发作，出现左眼微痛不适，视力轻度下降，左眼压升高，一般为 30~40mmHg，当地医院诊为"左眼青睫综合征"，均用激素眼药水点眼，一般用药 3~5 日，左眼视力恢复，眼压恢复正常。此后每隔 2~3 个月反复出现上述症状，3 天前，又出现复发症状，未具体用药，前来就诊。

［现症］左眼微痛，视物模糊，饮食可，平素性急，时有口苦耳鸣，胃脘部及左胁下时有胀闷不适感，时有双膝关节冷痛，平时怕冷恶风，体虚乏力爱出汗，舌红苔薄白，脉偏弦，沉取无力。

［眼科检查］视力右眼 1.0，左眼 0.8，矫正不应。右眼前节无异常，左眼角膜下方可见 KP（+），房闪（+），虹膜纹理清晰，眼底（小瞳孔下）未见异常。眼压：右眼 16.5mmHg，左眼 36.9mmHg。

［诊断］左眼青睫综合征。

［治法］太少同治。

［方药］柴胡 12g、清半夏 6g、党参 6g、桂枝 5g、炒白芍 5g、大枣 15g、生姜 5g、黄芩 5g、炙甘草 3g、茯苓 10g、防风 6g。7 剂，水煎服，每日 1 剂，每次 200mL，早、午、晚饭后半小时温服。

［二诊］病人服用上方无不适，服药 2 天，已无左眼微痛，视力提高。此次仅服用中药，未用激素类药物及外用降眼压药物，口苦耳鸣、胃脘部及左胁下胀闷不适感均减轻，双膝冷痛、怕冷恶风、爱出汗等症状得到改善。

［眼科检查］双眼球结膜无充血，KP（−），房闪（−），眼底无异常。双眼压正常。

［方药］原方不变，继服 14 剂，煎服法同前，服 2 天停药 1 天。

［三诊］病人 1 年半后复诊，眼部检查无异常，此期间一直稳定，未见复发，全身症状明显改善。

［病例分析］本病定期发病，长期反复，一定和身体体质相关。本例病人，平时怕冷恶风、体虚爱出虚汗，双膝关节时有冷痛，是太阳中风桂枝汤证；而口苦耳鸣，胃脘部及左胁下胀闷不适，又是少阳病，所以用柴胡桂枝汤，既调和营卫，祛除太阳经邪气；又和解少阳，清解少阳胆经郁热。开玄府，散郁热，解除神水滞留。后期仍用此方，一方面巩固疗效，一方面调整体质，减少复发。

本病病人中，有相当一部分病人全身有少阳体征，如口苦耳鸣、胸闷气短、心烦易怒、胁下不适，可考虑用柴胡类方药，如小柴胡汤、柴胡加龙骨牡蛎汤、温胆汤等，散足少阳胆经之郁热，使手少阳三焦经气机通畅，水道通调，解除神水阻滞。

案例 2　郝某某，男，54 岁。

［主诉］右眼胀闷 1 周。

［病史］自诉近 1 年半来反复多次发作，经常出现右眼胀闷感，有时伴有视力下降。右眼压升高，35~50mmHg，当地医院诊为"右眼青睫综合征"，予激素眼药水点眼，一般用药 8~10 天，右眼胀闷感消除，眼压恢复正常范围。此后每隔 1~2 个月反复出现上述症状，劳累或熬夜后加重。1 周前，又出现复发症状，当地医院眼科诊为"青睫综合征（右眼）"，予醋酸泼尼松龙滴眼液每日 5 次点眼，右眼胀闷有所减轻，前来就诊。

［现症］左眼微有胀闷感，视物稍模糊，饮食尚好，易口渴，常发口腔溃疡，多食后常欲呕吐，胃脘部常有痞胀，大便易溏稀，舌苔白腻，脉偏弦细。

［眼科检查］视力右眼 0.6，矫正不应，左眼 1.2。右眼角膜下方可见少许 KP（＋），房闪（＋），虹膜纹理清晰，眼底（小瞳孔下）未见异常。眼压：右眼 46.5mmHg，左眼 16.6mmHg。

［诊断］右眼青睫综合征。

［治法］和中降逆，化痰消痞。

［方药］法半夏 15g、黄芩 10g、黄连 5g、炙甘草 10g、党参 12g、大枣 12g、干姜 10g。14 剂，水煎服，每日 1 剂，每次 200mL，早、晚饭后半小时温服。

［二诊］病人服用上方无不适，已无右眼微痛，视力提高。口腔溃疡、胃脘痞胀、大便溏稀等症状明显减轻。

［眼科检查］视力右眼 1.0，左眼 1.2，双眼球结膜无充血，KP（－），房闪（－），眼底无异常，眼压正常。

［方药］原方不变，继服 14 剂，煎服法同前。

［三诊］病人 1 年后复诊，眼部检查无异常，全身状态明显改善。此期间一直稳定未有复发。

［病例分析］本例病人常易复发本病，还是与身体状况相关。这位病人，常有胃脘部痞胀、口腔溃疡、大便溏稀，实为中焦脾胃枢机不利，气机壅滞所致。

中焦为人体升降之枢，气机壅滞于中焦，易出现胃脘痞胀不适，进一步会导致升降紊乱，中焦脾胃寒热错杂，热则易出现口腔溃疡，寒则常有大便溏稀。选用《伤寒论》中的半夏泻心汤治疗。改善中焦脾胃枢机不利、寒热错杂、气机壅滞状况，使三焦得通，气、血、津液升降自如，继而达到治疗本病并减少复发的目的。

案例 3　李某某，女，20 岁。

［主诉］左眼时发眼胀痛 8 个月。

［病史］自诉近 8 个月来反复出现左眼明显胀痛感，无明显视力下降。每隔 30~40 天出现 1 次。当地医院诊为"左眼青睫综合征"，眼压一般为 30~45mmHg，治疗予激素眼药水点眼，一般用药后，左眼胀痛感逐渐消除，眼压恢复至正常范围。1 天前，又出现复发症状，左眼眼压 42.6mmHg，当地医院眼科诊为"青睫综合征（右眼）"，未用药，前来寻求中医治疗。

［现症］左眼胀痛感，视物尚清晰，平时手足冷，但不怕冷，面部皮肤油腻，口唇及前额部易长痤疮，饮食尚好，易口渴，食欲旺盛，大便易干结，性格急躁，时有胸闷气短，月经提前，量大血块多，色暗紫，舌红苔薄白，脉弦数。

［眼科检查］矫正视力右眼 1.2，左眼 1.2。右眼前节无异常，左眼角膜下方可见少许沉着物（＋），房闪（＋），虹膜纹理清晰，眼底未见明显异常。眼压：右眼 17.7mmHg，左眼 36.1mmHg。

［诊断］左眼青睫综合征。

［治法］舒畅气机，透达郁热。

［方药］柴胡 10g、白芍 10g、枳实 10g、炙甘草 10g、连翘 12g、金银花 12g、公英

10g、紫花地丁 10g、菊花 15g、蒺藜 15g、木贼 6g、防风 6g、生大黄 6g（后下）。14 剂水煎服，每日 1 剂，每次 200mL，早晚饭后半小时温服。

［二诊］病人服用上方无不适，左眼胀痛消除，大便通畅，手足冷、胸闷气短、面部皮肤油腻、面部痤疮均有明显减轻。

［眼科检查］视力右眼 1.0，左眼 1.2，双眼球结膜无充血，角膜后壁 KP（－），房闪（－），眼底无异常，眼压正常。

［方药］柴胡 10g、白芍 15g、枳实 10g、炙甘草 10g、牛膝 10g、桔梗 6g、连翘 12g、金银花 12g、桃仁 10g、红花 6g、生地 15g、川芎 10g、当归 12g、防风 6g、木贼 6g。继服 14 剂，煎服法同前。

［三诊］病人 1 年后复诊，眼部检查无异常，全身症状明显改善：月经经期正常，月经量可，血块不多；胸闷气短减少，面部皮肤油腻及痤疮明显改善。此期间眼病一直稳定未有复发。

［病例分析］本例病人手足冷，但身体不怕冷，面部皮肤油腻，痤疮较多，胸闷气短，性格急躁，实为肝气郁结，热郁于内，不能达于四末而致。热郁于内，其性向上，达于头目。故选用《伤寒论》的四逆散加味。其中，柴胡解郁行气，和畅气机，透达郁热；枳实行气散结；芍药和营益阴；甘草缓急和中。合而成方，使气机条畅，郁热得伸而四逆可除。连翘、公英、金银花、紫花地丁清热散结，菊花、蒺藜、木贼、防风清热祛风明目。

肝气郁结，易致血热伤血，故二诊时加桃红四物汤，有血府逐瘀汤之意，补养阴血，行气化瘀，调畅气机，减少本病的复发。

案例 4　刘某某，女，23 岁。

［主诉］左眼微胀、视物稍模糊 2 天。

［病史］诉近 1 年半之内，反复多次发作，每次出现左眼发胀，视力轻度下降，左眼压升高，30~50mmHg，当地医院诊为"左眼青睫综合征"，均用激素眼药水点眼，一般用药后 1~2 日，左眼发胀消除，视力恢复，左眼压恢复正常。此后每隔 1~2 个月反复出现上述症状，2 天前，又出现复发症状，自点糖皮质激素类眼药水，每日 5~6 次，症状有所缓解，今日前来寻求中医诊治。

［现症］左眼胀痛消除，视物尚清晰，饮食不馨，平素怕冷，易乏力，睡眠一般，多梦，大便时有干结，时有腹胀矢气，月经准时，量少。舌苔薄白，脉沉细。

［眼科检查］矫正视力右眼 1.0，左眼 1.2。右眼前节无异常，左眼角膜下方可见 KP（－），房闪（－），虹膜纹理清晰，眼底（小瞳孔下）未见异常。眼压：右眼 14.9mmHg，左眼 15.3mmHg。

［诊断］左眼青睫综合征。

［治法］柔肝健脾利水。

［方药］当归 25g、炒白芍 25g、川芎 15g、茯苓 15g、泽泻 15g、生白术 15g、乌梅 15g、百合 15g、防风 6g。14 剂，水煎服，每日 1 剂，每次 200mL，早、午、晚饭后半小时温服。

［二诊］病人服用上方无不适，全身状态明显改善。

［眼科检查］双眼球结膜无充血，KP（－），房闪（－），眼底无异常。双眼压正常。

［方药］原方不变，继服 14 剂，煎服法同前，服 2 天停药 1 天。

［三诊］此后病人观察 1 年半，定期复诊，眼部检查无异常，此期间一直稳定未有复发。

［病例分析］本例病人饮食不馨，平素怕冷，易乏力，睡眠多梦，大便时有干结，腹胀矢气，月经量少，提示身体有肝郁血虚，脾失健运。因此选用当归芍药散养血调肝，健脾利水，使水道通调，改善神水阻滞状态。"流水不腐，户枢不蠹"，全身气、血、津液正常运行，有赖于五脏保持正常的生理状态。本例由于血虚致肝之疏泄失常，故乏力、多梦、月经量少，克及脾土，时有腹胀矢气；脾虚失其健运之功，加之木旺克土，故水液代谢失常。治疗从改善全身体质入手，达到治疗眼病的作用。如病人性急易怒，可加丹皮、栀子、薄荷，有加味逍遥散之意。

【案例总结】

案例 1 为与肝相表里的少阳胆经郁热，伴有太阳经外邪侵袭所致，故用柴胡桂枝汤治之。临床上从少阳病入手也不少见。

案例 2 为中焦脾胃枢机不利，寒热错杂，气机壅滞所致。故选用半夏泻心汤治之。

案例 3 为肝气郁结，热郁于内，不能达于四末而致。故用四逆散为主方，调畅气机，透达郁热。

案例 4 为肝郁脾虚，气血不调所致，故柔肝健脾利水，选用当归芍药散治之。也可选用逍遥散或加味逍遥丸。

总之，治疗本病，要考虑是什么原因导致神水阻滞，是肝之疏泄失常，气机失调；是脾不健运，水湿不利；是肺气不降，三焦失调，水道不通；还是心阳不振，水湿上犯，等等。总之，要查证按脉，随证治之，中医治疗对减少复发有较好疗效。

【预防与调护】

本病病人应注意减少用眼，避免过劳，饮食宜清淡，少食辛辣肥甘厚味，以免化火生痰。

【注意事项】

本病有复发的可能性，病人需有耐心接受规范的治疗，切勿病急乱投医，打乱治疗计划。

【重点提示】

青睫综合征，主要由于神水（房水）阻滞所致，房水属于全身水液代谢的一部分，主要在于脾之健运、肝之疏泄所调控。我们在临床上考虑本病病机，重点要考虑肝与脾功能失常。

【现代研究进展】

（一）基础研究

1. 病因

对于青睫综合征的病因目前尚不明确。造成前部葡萄膜炎的原因主要有 3 种：自身免疫性疾病、自发炎症性疾病和感染。目前认为感染所导致的前部葡萄膜炎易同时合并眼压升高。Choi 等研究表明，80% 的韩国青睫综合征病人同时有幽门螺杆菌感染，因此有学者认为幽门螺杆菌感染与青睫综合征相关。Chee 等研究表明，诊断为青睫综合征和 Fuchs 综合征的 104 例病人中，有 23 例病人的房水中存在巨细胞病毒感染，因此认定巨细胞病毒感染是其中的原因之一。但是 Fuchs 综合征和青睫综合征的临床表现不同，但为何由同一种细菌引起的两种疾病有不同的临床症状，该问题现在还没有合理的解释。

2. 疗效机制

根据临床与实验观察，本病主要是增多和房水流畅系数降低所致，并发现疾病发作时房水中前列腺素（PG）的含量显著增加，病情缓解后降至正常。PG 可使葡萄膜血管扩张，血 – 房水屏障的通透性增加，导致房水生成增加和前节炎症表现。房水流畅系数降低可能与 PG 对儿茶酚胺的制约有关。已肯定内生的儿茶酚胺特别是去甲肾上腺素作用于 α 受体，是调节和促进房水排出的重要介质。动物实验表明在 PG 增加的情况下，很多器官中交感神经末梢释放去甲肾上腺素受到明显抑制；同时 PG 又可作用于受体，直接拮抗去甲肾上腺素的生物效应，从而使该器官失去借去甲肾上腺素所维持的正常生理功能。当青光眼睫状体炎发作时，由于房水中 PG 增加，可能通过它的去甲肾上腺素双重抑制效应而使滤帘失去正常调节，导致流畅系数降低，而且当眼压显著升高时，机械性压迫滤帘，又加重房水排出阻力，结果导致眼压显著升高。研究发现环磷酸鸟苷和钙离子都可影响眼压，而 PG、环磷酸鸟苷、钙离子以及儿茶酚胺之间存在着错综复杂的关系，因而本病的发病机制可能也是复杂的。本病可合并双眼原发性开角型青光眼，说明还有其他因素。特别是发作常在情绪紧张时，可能是自主神经系统失调，交感神经兴奋也可能是激发的重要因素。

（二）临床研究

1. 中医治疗

柏超然认为，本病角膜后出现沉着物是痰湿浸睛的一种症状：水本制火，今反为火制，沸腾熏蒸成浊，浸渍在角膜后壁，应多考虑从痰火论治。韩红波认为本病应从"肝"论治：①肝肾阴虚，虚火上炎；②肝阳上亢，肝肾阴虚；③肝郁不舒，肝气横逆；④情志内伤，肝火上炎。干健认为本病为足少阳胆经及足厥阴肝经风热实证，运用石决明散加减治疗本病取得较好疗效。

2. 西医治疗

西医治疗本病，治疗原则基本确定，主要是抗炎、降眼压治疗。但本病容易误诊误治，李树宁认为其原因有以下几个方面。

（1）基层眼科缺少必备的眼科诊疗设备，如裂隙灯显微镜、眼压计、房角镜等，仅从主观症状和肉眼观察难以做出正确诊断。

（2）眼科医生缺乏对本病特征的认识，片面认为 KP（+）就是虹膜睫状体炎、青光眼、角膜炎的特征，没有仔细观察 KP 形状、大小、数量、色泽、分布，没有把 KP 与瞳孔变化、前房反应、虹膜状态相联系；片面认为高眼压就是青光眼，没有把眼压升高和 KP 特点、瞳孔大小、虹膜有无粘连、房角宽窄、眼底有无变化等有机结合起来。在认识该病时存在一叶障目、不见森林的观念，缺乏尽量用一种而不是两种或两种以上的疾病来解释眼部特征的意识。

（3）青睫综合征发作时眼部特征明显，容易明确诊断，但眼压正常，KP 消失后，诊断就变得相对困难。

（4）误诊导致误治。因为诊断不正确，所以医生不可能按照青睫综合治疗原则进行，致使本不应手术却给病人做了抗青光眼手术，给病人带来了身心痛苦和精神创伤，同时增加了病人的经济负担，由于本病术后易复发，可能导致医患关系紧张，甚至发生医疗纠纷。

（5）本病为自限性疾病，不经过治疗也可缓解。即使眼科医生用药与该病治疗原则不同，一般也不会加重病情，这就给病人造成了假象，认为医生的诊断正确，用药治好了自己的眼病，病人就很自然地采纳医生的建议，接受抗青光眼手术。

综上所述，青睫综合征是临床上常见的继发性青光眼，容易与葡萄膜炎继发青光眼相混淆，目前对于其病因、发病机制及自然病程转归尚无系统的研究，且无诊断的金标准，对其愈后的判断尚存在争议，这些问题都是我们下一步工作的重点。

3. 中西医结合治疗

张建等将本病病人分为两组，观察组以 0.5% 的噻吗洛尔滴眼液点眼，同时配合口服黄连温胆汤，对照组仅以 0.5% 的噻吗洛尔滴眼液点眼，结论是采用中西医结合治疗青光眼睫状体炎综合征，在缓解症状及减少角膜后沉着物方面疗效优于单纯西医治疗。

舒智宇按照随机数字表法将病人分为实验组和对照组，各 70 例病人。对照组病人采取噻吗洛尔滴眼液治疗，实验组病人采取噻吗洛尔滴眼液联合黄连温胆汤治疗。观察两组病人的临床疗效、治愈时间、治疗前后临床症状积分、眼压、KP 变化情况、治疗前后 IL-4、IFN-γ 水平变化情况、不良反应发生情况。结论：黄连温胆汤联合噻吗洛尔滴眼液治疗青光眼睫状体炎综合征效果较好，可有效改善病人临床疗效，缩短治疗时间，改善临床症状积分、眼压、KP 指标，改善 IL-4、IFN-γ 水平，无明显不良反应。

罗伟运用常规抗炎、降眼压联合中药丹栀逍遥散加减治疗本病，其疗效肯定，且能缩短治疗时间。

（邱礼新）

参考文献

［1］唐由之，肖国士. 中医眼科全书. 北京：人民卫生出版社，2011.

［2］刘家琦，李凤鸣. 实用眼科学. 北京：人民卫生出版社，2010.

［3］Choi CY，Kim MS，Kim JM，et al．Association betweenHelicobacter pylori infection and Posner~Schlossman syndrome．Eye（Lond），2010，24：64-69．

［4］Chee SP，Bacsal K，Jap A，et al．Clinical features of cytomegalovirus anterior uveitis in immunocompetent patients．Am J Ophthalmol，2008，145：834-840．

［5］赵宪孟．青光眼睫状体炎综合征误诊误治临床分析．临床眼科杂志，2006，14：339-341．

［6］李树宁．青光眼睫状体炎综合征的临床思考．中国眼科医学杂志，2013，4：201-203．

第四节　老年性白内障

老年性白内障（SC），又称年龄相关性白内障（ARC），50岁以上人群多见，为晶状体老化过程中逐渐出现的变性浑浊，严重影响病人的视功能。临床上根据晶状体开始出现浑浊的部位不同分为3种类型，即皮质性白内障、核性白内障及后囊下性白内障。皮质性白内障是最常见的老年性白内障类型，典型的皮质性白内障按其病变发展分为4期：初发期、膨胀期、成熟期、过熟期。

古人对老年性白内障认识较多，根据古籍描述认为与"圆翳内障""如银内障"或"偃月翳障"相当。多将成熟期内障归属为"如银内障"，未成熟期内障归属为"偃月翳障"等病症范畴。

目前，老年性白内障发病率呈上升趋势，并随年龄增长而增高，已成为全球第一位致盲眼病。伴随我国人口结构的老龄化和眼科诊断水平的提高，老年性白内障的发病率也在逐年上升。据有关资料显示，80岁以上的老人，白内障的患病率为100%，女性白内障病人患病率普遍高于男性，且存在明显的地区差异，低纬度地区、高原地区、日照时间长地区明显高于其他地区。

【病因病机】

（一）中医病因病机

老年性白内障的发生主要与肝肾亏损，精血不足，脾虚失运，精气不能上荣于目有关。肝经郁热上扰或脾胃湿热亦可致晶珠浑浊。

1. 病因

1）肝、脾、肾功能失调，以虚为主

（1）肝肾不足：《世医得效方·圆翳内障》中指出："此由肝肾俱虚而得。"《审视瑶函·目为至宝论》曰："究其因皆从耽酒恋色，嗜欲无穷""因知肝肾无邪，则目决不病"，且瞳神属肾，肝肾同源，证明肝肾不足、阴精亏损是本病的主要病因。

（2）脾虚气弱：《兰室秘藏》谓："夫五脏六腑之精气，皆禀受于脾，上贯于目。脾者诸阴之首也，目者血脉之宗也，故脾虚则五脏六腑之精气皆失所司，不能归明于目矣。"

脾为后天之本，气血生化之源，饮食不节，脾胃虚弱，运化失常，清气不利，精微不能上承，致目窍失养而发晶珠浑浊，视物昏矇。

2）实邪或虚实夹杂晶珠失养

（1）肝热上扰：《秘传眼科龙木论》认为本病发病多由肝风、肝热、肝气上冲为患，肝热上扰是形成本病的重要原因。肝郁气滞，郁久化热，郁热之邪循经上扰目窍，蒸灼晶珠，日渐浑浊而发为翳障。

（2）阴虚湿热：《证治准绳》论枣花障："凡燥急及患痰火，竭视劳瞻，耽酒嗜辣，伤水湿热之人，多罹此患。"偏食肥甘厚味，脾胃湿热蕴结，熏蒸于目，上犯晶珠，渐变浑浊，或湿热郁久化热伤阴，不能濡养晶珠所致。

2. 病机

（1）发病：圆翳内障的发病见于《秘传眼科龙木论》："凡眼初患之时，眼前多见蝇飞，花发垂蟢，薄烟轻雾，渐渐加重，不痛不痒，渐渐失明。眼与不患眼相似，且不辨人物，惟睹三光。病人不觉，先从一眼先患，向后相牵俱损。"形象地描述了圆翳内障的发病特征。

（2）病位：病位在晶珠，即晶状体。五轮属水轮，内应于肾。

（3）病性：圆翳内障多为虚证。随着年龄的增长，机体的衰老，脏腑功能减退，抗病能力下降，外邪侵袭，气血受损，晶珠失养而发病。其次部分病人也可为实证。情绪抑郁，肝气不疏，玄府闭塞，气血运行不畅以及肝气郁久化热亦可致晶珠浑浊。另外，嗜食肥甘厚味，脾胃湿热，湿热郁久化热伤阴，病属虚实夹杂而为患。

（4）病势：发病之初仅见视物模糊，不痛不痒，不红不肿，病情尚轻。如进一步发展，渐至视物不见，惟睹三光，有由轻至重的发病趋势。

（5）证候病机，病机转化：圆翳内障的病机转化决定于人体正气的强弱，气血的盛衰。随着年龄的增长，正气渐衰，气血渐弱，调护失宜，晶珠失养而发病。早期若能用药物治疗可能控制发病，如进展至晶珠灰白色浑浊，已明显障碍瞳神，此时药物难以奏效，宜行手术治疗。

（二）西医病因病机

老年性白内障的病因和发病机制尚未完全清楚，它是多因素性疾病，除与生理性老化（代谢衰退、硬化脱水和长期调节紧张等）有关外，还与营养不良（全身或局部营养不良、血管硬化、睫状上皮变性等）、辐射损伤（红外线、紫外线、X线及其他电磁波）、全身代谢及内分泌紊乱等有关。

1. 生理性老化

体内大多数组织代谢过程中没有荧光物质的形成，而晶状体蛋白及胶原纤维随着年龄的增加，在代谢过程中积蓄了glycation产物，并能把它转变为黄色荧光物质。晶状体中心区荧光产物含量高，其颜色也渐渐变为淡黄，年岁越大，核的颜色越深。随着年龄的增加晶状体含水量减少，中央区减少的最明显。晶状体内钠、钙离子浓度增加，钾及磷酸盐含量减少。晶状体总蛋白量增加，不溶解蛋白或硬蛋白的比例增加，而可溶解蛋白比例减少，发生晶状体纤维的硬化，屈光指数增加，表现为晶状体性近视。由于晶状体前表面变平，代偿了因屈光指数的增加而对光线屈折力的加强。晶状体各种酶系统、氨基酸、RNA及蛋白－掺合系统的活性都下降。晶状体纤维的硬化使其弹性减小，晶状体的调节能力下降，出现老视。

2.氧化损伤

氧化损伤与老年性白内障的发生关系十分密切。自由基损伤是引起各种致白内障因素作用的共同途径。首先自由基可对 DNA 造成损伤。秦虹用单细胞电泳测定白内障手术中取下的白内障病人晶状体上皮细胞 DNA 损伤情况。实验结果表明：氧化损伤是白内障发生的早期事件之一，晶状体上皮细胞 DNA 是氧化损伤的最敏感的靶子。其次，自由基可对细胞膜以及线粒体膜造成损伤。细胞膜是细胞各种重要生化反应的场所，一旦膜结构破坏，细胞的生命活动必将受到影响。老年性白内障晶体表膜可见大量脂质过氧化物的堆积，由此损害晶体的屏障功能，降低其膜上的相关酶的活性，造成晶体蛋白的减少，最终使晶体光学性质及晶体内环境发生改变，脂质过氧化物还可以通过阻止谷胱甘肽的氧化还原作用，使晶体失去保持还原型谷胱甘肽的能力，引起晶体浑浊。再者，自由基会对功能蛋白和结构蛋白造成损伤。自由基进攻蛋白质的靶点主要是蛋白质分子上的还原型巯基。如果还原型巯基被氧化为氧化型，形成蛋白内部或者蛋白与蛋白之间的二硫键，导致蛋白质变性，其最终结果是蛋白质结构功能的改变，使正常的细胞生命活动受到影响，进而导致晶体病变直至白内障形成。

【临床表现】

（一）症状

1.视力逐渐下降

病人往往自觉视力逐渐下降，严重者仅有眼前手动或光感，眼部无充血、无肿痛及刺激症状。视力下降程度与晶状体浑浊的程度和部位有关。

2.单眼复视或多视

由于晶状体纤维肿胀、断裂、变性及晶状体核硬化变形、屈光力改变，造成棱镜样作用，出现单眼复视或多视。

3.近视

由于晶状体吸收水分后体积增加，屈光力增强，核部屈光力增高，可出现近视现象，病人自觉老视程度减轻，视远方时需配戴近视眼镜或原有近视度加重。

4.飞蚊症

如瞳孔区的晶状体有点浑浊，可在眼前出现点、片状阴影，其位置固定不变，而玻璃体浑浊的阴影则是经常漂浮不固定的，并随眼球转动而飘动。

5.虹视

晶状体吸收水分后，不规则纤维肿胀致注视灯光时有五彩晕轮，此时需与青光眼及结膜炎所致的虹视相鉴别。

6.夜盲、昼盲或色觉异常

部分病人因白内障位于周边而发生夜盲，位于中央可致昼盲，由于硬化之晶状体核吸收短波光线，可引起紫色及青蓝色色觉障碍，而晶状体摘除后，病人短期内可有蓝视等现象。

（二）体征

老年性白内障的体征根据眼科专科检查所见晶状体浑浊形态的临床表现，可分为老年性皮质性白内障、老年性核性白内障、老年性后囊性白内障 3 种类型。

1. 老年性皮质性白内障

这是临床最为常见的类型，按其发展过程可分为初发期、膨胀期、成熟期和过熟期。

（1）初发期：楔形浑浊是老年性皮质性白内障最常见的浑浊形态，其基底朝周边，尖向中央，作辐射排列，在裂隙灯显微镜下可见晶状体赤道部皮质有空泡、水裂和板层分离等晶状体吸水后的水化现象，水裂以后发展为轮辐状浑浊，可以保持多年不变，亦可迅速发展。如果散瞳检查、彻照眼底红光反射，能看到轮辐状、楔形或花环样阴影。一般位于晶状体周边部的浑浊，可不影响视力，只有当楔形尖端发展到瞳孔区，视力才受到影响。

（2）膨胀期：由于渗透压改变，晶状体吸收水分，体积膨胀、增大，前房变浅，少数病人可以诱发急性青光眼，此时裂隙灯显微镜检查可见空泡、水裂和板层分离。因晶状体前囊下仍有透明皮质，斜照法检查仍可见虹膜投影。此期可以持续数月至数年不等。做散瞳检查时应慎重，一旦发生继发性青光眼，必须及时摘除膨胀的晶状体。

（3）成熟期：晶状体经膨胀期以后逐渐致完全浑浊，膨胀消退，前房深度恢复正常。裂隙灯显微镜下可见晶状体内水分溢出，浑浊已到达囊膜下，斜照法检查虹膜投影为阴性。部分病人可见前囊膜表面有白色斑点或皮质钙化。病人视力高度障碍，只存手动或光感。

（4）过熟期：成熟白内障久不手术摘除，晶状体逐渐脱水，体积缩小，前房加深，虹膜震颤，皮质乳化，核下沉，此时视力可好转，晶状体囊膜更脆、皱缩、通透性增加或自行破裂，溶解的晶状体皮质可呈现闪光的特点和胆固醇结晶，称为 Morgangnian's 白内障。晶状体核可脱位到前房和玻璃体内，伴随晶状体的蛋白颗粒游移到前方，组织碎片积聚于前房角，阻塞小梁网，引起的继发性青光眼称为晶状体溶解性青光眼。同时进入前房的晶状体物质具有抗原性，可诱发自身免疫反应，导致严重的前葡萄膜炎 – 晶状体过敏性眼内炎。上述两种并发症药物治疗一般无效，采用手术摘除白内障是唯一有效的治疗措施。

2. 老年性核性白内障

发病年龄较早、进展较慢，没有明显分期。浑浊发生在晶状体核，随着病变发展而逐渐加重，最后波及皮质，致使晶状体全部浑浊。晶状体浑浊的色泽，在初发期多呈黄色，如病变发展，也可变为棕黄色或棕褐色。由于病变发生在中央，早期即有不同程度的视力减退，并伴多视与昼盲及近视等症状，最后则导致失明。

3. 老年性后囊性白内障

早期在晶状体后囊部囊下皮质呈棕黄色浑浊，形如茶盘，故又名盘状白内障。裂隙灯显微镜下，外观如锅巴样，浑浊呈细小点、小空泡和结晶样颗粒。早期视力受影响是因为浑浊位于视轴区，而晶状体皮质和核保持透明，后期合并核性或皮质性白内障，才发展为成熟白内障。

（三）晶状体浑浊的描述

参考晶状体浑浊分类系统Ⅱ（LOCSⅡ），其方法是将瞳孔充分散大，采用裂隙灯照相和后照法，区别晶状体浑浊的类型，即核性（N）、皮质性（C）、后囊下（P）以及核的颜色（NC）。通过相应的一组标准照片的比较，记录相应的等级（表6-2）。

表 6-2　LOCSⅡ晶状体浑浊分类标准

晶状体部位	浑浊情况	LOCSⅡ分类
核（N）	透明，胚胎核清楚可见	N0
	早期浑浊	N1
	中等程度浑浊	N2
	严重浑浊	N3
皮质（C）	透明	C0
	少量点状浑浊	Ctr
	点状浑浊扩大，瞳孔区内出现少量点状浑浊	C1
	车轮状浑浊，超过两个象限	C2
	车轮状浑浊扩大，瞳孔区约50%浑浊	C3
	瞳孔区约90%浑浊	C4
	浑浊超过C4	C5
后囊膜下（P）	透明	P0
	约3%浑浊	P1
	约30%浑浊	P2
	约50%浑浊	P3
	浑浊超过P3	P4

（四）晶状体核硬度分级

临床上，根据核的颜色进行分级，最常用的为Emery核硬度分级标准。该标准将核硬度分为以下5级。

（1）Ⅰ度透明，无核，软性。

（2）Ⅱ度核呈黄白色或黄色，软核。

（3）Ⅲ度核呈深黄色，中等硬度核。

（4）Ⅳ度核呈棕色或琥珀色，硬核。

（5）Ⅴ度核呈棕褐色或黑色，极硬核。

晶状体核硬度的准确评价对超声乳化吸除术适应证和手术方式有重要意义。

【实验室及其他辅助检查】

（1）视力检查：远、近视力，FC（指数）、HM（手动）或光感（LP）、光定位的检查记录。

（2）血压、眼压的检查。

（3）斜照法检查：斜照虹膜（瞳孔）、晶状体，如虹膜投影消失则为白内障已成熟，如阳性则晶状体仍有透明皮质。

（4）检眼镜彻照检查：将光线投入瞳孔区内，正常时可见均匀之红影，如晶状体或屈光间质浑浊，则可见红影中有黑点或黑块。检查时可令病人转动眼球，看黑影移动与否，以了解浑浊之部位。

（5）裂隙灯显微镜：眼前房、晶状体前后囊及皮质、核的浑浊均可使用裂隙灯显微镜检查。

（6）色觉检查：如红绿色难辨或辨认不清，往往提示手术后视力仍可能不能改善。

【诊断与鉴别诊断】

一、诊断要点

（一）辨病要点

年老体衰，肝、肾、脾亏虚，多为虚证。

（1）年龄 45 岁以上，无明显外伤、中毒、糖尿病等疾病。

（2）无痛性渐进性视力下降，自觉眼前黑影扰乱，视物模糊。

（3）外观端好，检查瞳神，圆整无缺，展缩自如，裂隙灯显微镜下晶状体呈不同程度浑浊，有的甚至完全浑浊。

（4）视力仅存光感时，光定位检测，红绿色觉正常，眼压正常。

（二）中医辨证要点

以肝、肾、脾亏虚为主，亦有虚实夹杂之候。

（1）肝肾不足证：头晕耳鸣，腰膝酸软，舌红苔少，脉细。

（2）脾虚气弱证：精神倦怠，肢体乏力，面色萎黄，食少便溏，舌淡苔白，脉缓或细弱。

（3）肝热上扰证：头痛目涩，口苦咽干，急躁易怒，大便秘结，舌红苔薄黄。

（4）阴虚湿热证：口干不欲饮，烦热口臭，夜寐多梦，盗汗，大便不畅，小便短赤，舌红苔黄腻，脉细弦或细数。

（三）西医诊断要点

1.皮质性白内障

（1）初发期：皮质中出现水隙、空泡和板层分离，周边部皮质首先可见楔形浑浊，逐渐向中央发展。

（2）膨胀期：晶状体浑浊加重，饱满，前房变浅。

（3）成熟期：晶状体全部浑浊，虹膜投影阴性，前房恢复正常。

（4）过熟期：晶状体皮质浑浊呈液化状乳白色，核下沉，前房加深。

2.老年性核性白内障

浑浊从核开始，呈棕色浑浊，向周围发展，早期即可明显影响视力。

3.老年性后囊性白内障

裂隙灯下，外观如锅巴样，浑浊呈细小点、小空泡和结晶样颗粒。

二、鉴别诊断

1.晶状体核硬化

需与老年性核性白内障早期相鉴别，晶状体核硬化是晶状体老化现象、多不影响视力，从形态上彻照法检查眼底可见核硬化为均匀红光，而核性白内障者可见核呈不均匀圆形暗影。

2.其他原因引起的白内障

（1）外伤性白内障，有明确的外伤史。

（2）先天性白内障，晶状体浑浊多呈点状、局限性、较小，不发展或不影响视力，且年龄与之不符。

（3）糖尿病性白内障，有血糖升高病史或伴与糖尿病相关的眼底改变。

（4）中毒性白内障，常有三硝基甲苯、二硝基酚、萘、氯丙嗪等中毒史，可通过病史及晶状体浑浊形态以资鉴别。

（5）蓝点状白内障：静止性先天异常，浑浊呈斑点状，可呈灰白色或天蓝色，一般较小，不影响视力。

（6）并发性白内障：如由眼局部炎症、肿瘤、感染等原因所引起的白内障，均可见眼局部病灶体征；多与全身因素如药物、肌强直，低血钙性白内障及先天遗传因素等相关。

（7）老年性膨胀期的白内障常与青光眼发作混淆，二者可同时存在，也可先后发病，无论青光眼并发白内障，还是膨胀期白内障继发青光眼，均应及时考虑行白内障摘除为安全。

3.葡萄膜炎

老年性皮质性白内障的过熟期常继发葡萄膜炎，需与之相鉴别。前者前段检查可见晶状体缩小、核下沉或晶状体囊膜破裂，前房内可见游离晶状体蛋白物质体色素膜炎症；后者往往晶状体形态完整。

【治疗】

一、中医治疗

（一）治疗原则

老年性白内障在临床上多以肝、脾、肾亏虚为主，治疗过程中当抓住这一关键，从全身、整体观念出发，针对不同证型进行辨证论治。

（二）辨证施治

1. 肝肾不足证

[治疗法则] 补益肝肾。

[方药] 杞菊地黄丸《医级》或右归丸加减。若精血亏甚，可加菟丝子、桑椹子、当归、白芍补益精血；若头昏眼张，加石决明、珍珠母平肝潜阳；若阴虚火旺，虚热上炎者，加知母、地骨皮以降虚火。

[中成药] 杞菊地黄丸。阴虚者可用知柏地黄丸、石斛夜光丸、左归丸，阳虚者可选用右归丸。

2. 脾虚气弱证

[治疗法则] 健脾益气。

[方药] 补中益气汤《脾胃论》。若大便溏泻，加干姜、砂仁、吴茱萸温中除湿，消食健脾；兼口渴者，加麦冬、玄参滋阴生津；食少纳差，可选加山药、炒谷芽、炒麦芽以健脾消食。

[中成药] 补中益气丸。若因脾虚而导致水湿不运出现头身困重等湿邪内停之象，可用参苓白术散等。

3. 肝热上扰证

[治疗法则] 清热平肝，明目退翳。

[方药] 石决明散《普济方》。大便稀者，去大黄、栀子；无外邪者去荆芥、羌活；头痛目涩，生眵流泪，去羌活加蔓荆子、菊花、白芷、五味子以祛风止泪、清利头目；急躁易怒加柴胡、青皮、制香附以疏肝理气。均可加夏枯草、昆布、海藻，以软坚散结、消积除滞。

[中成药] 拨云退翳丸、明目片。

4. 阴虚湿热证

[治疗法则] 滋阴清热，宽中利湿。

[方药] 甘露饮《太平惠民和剂局方》加减。烦热口苦可加栀子、竹叶心以清心除烦；大便不调、腹胀、苔黄腻，去熟地加苡仁、茯苓、佩兰、槟榔以淡渗利湿、芳香化浊、宽中理气；目干涩不适，可加北沙参、五味子以养阴生津；视物昏花，可加枸杞子、菟丝子、桑椹子、覆盆子以滋生明目。

[中成药] 三仁丸。

（三）单方验方

1. 二参还睛汤（《张皆春眼科诊治》）

治未成熟期白内障，由人参 1.5g，元参、熟地、当归、酒白芍、旱莲草、麦门冬、车前子各 9g 组成。上药水煎服，每日 1 剂。

2. 陈氏金水丸（《中医眼科六经法要》）

治未成熟期白内障，由净红慈菇（荸荠）粉 300g、玄参 120g、白及 120g、百草霜 120g、升麻 30g 组成。将上药研为细末，慈菇汁或水为丸，如梧桐子大，每服 6g，每日 3 次。

（四）外治法

（1）局部滴用谷胱甘肽、吡诺克辛、吡诺克辛钠、法可林、可他林、牛磺酸、巯基丙酰甘氨酸、半胱氨酸、利眼明等滴眼液，每次 1 滴，每日 3 次。

（2）可用八宝散，点内眦角或下睑缘内，每次 1 滴，每日 3 次；或用珍珠明目液点眼，每次 1 滴，每日 3 次。

（五）针刺治疗

通过针刺对穴位的刺激，可以调节全身的气血阴阳，从而使气血、经络通畅，有助于改善视力。

1. 常用穴位

（1）眼局部常用穴：睛明、承泣、太阳、攒竹、阳白、四白。

（2）全身常用配穴：太冲、肾俞、百会、太溪、神阙、脾俞、胃俞、足三里、合谷、胆俞、行间、大敦、风池、支沟、复溜、阴陵泉、中极等。

2. 针法

针对主症配穴，将眼周穴位和远端肢体穴位配合应用，每次取眼周穴位 1~2 个，远端肢体穴位 2~3 个，每日或隔日 1 次，分组交替运用，10 次为一个疗程，休息 3~5 天再做下一个疗程。眼周穴位不宜运针提插、捻转，对于肢体、腹部及背部穴位可以针灸并用。

（六）饮食疗法

可常饮具有抗氧化反应作用的菊花茶；宜食含蛋白质丰富的食物如鱼类、肉类和蛋类，植物性食物中的豆类、谷类、硬壳果类等；宜食富含维生素 C 的新鲜水果如苹果、西红柿、大枣、刺梨、山楂、柠檬、柚子、菠萝、橘子、柑子、柿子、樱桃、荔枝等；新鲜蔬菜含较高维生素 C，常食可以预防和延缓老年性白内障的发生、发展；宜食富含锌的食物如贝类、瘦肉、肝类、蛋类、谷类、干果类等（老年人血脂较高应少吃动物肝类）；宜食富含硒的食物如芦笋、蘑菇、谷物、鱼、虾等。

（七）情志疗法

保持乐观的情绪有助于疾病治疗，医护人员要有耐心地开导病人，向病人讲解老年性白内障的有关知识，治疗的方法、效果等，帮助、鼓励病人正确对待疾病，树立战胜疾病的信心，积极主动地配合治疗。

二、中西医协同治疗

老年性白内障是眼科常见的一种致盲性眼病，药物治疗和手术治疗仍是目前主要的两种治疗方法。随着科学技术日新月异的发展，目前白内障手术因手术切口小、操作时间短、术中和术后并发症少以及术后效果好等优点在临床上得到广泛应用。但并非所有病人均适用于手术治疗，早期白内障病人手术接受率较低，更倾向于选择药物保守治疗。尽管目前已有多种药物用于临床，但疗效均不十分确切，至今仍没有一种药物可有效阻止和逆转白内障的进展。有研究显示，采用中西医协同治疗早期老年性白内障，能改善眼前节血液循环和营养代谢，改善晶体的通透性，促进晶体蛋白质代谢，有效控制晶体浑浊，并能促进晶体吸收，从而达到改善病人视力、降低晶状体厚度、晶状体浑浊面积、增进疗效的目的。中医学认为，本病多由年老体衰、肝肾亏虚、脾胃气虚，精血不能上荣于目所致，治疗多从肝、脾、肾着手辨证论治，或滋补肝脾，养阴生津；或补肾健脾，养气活血；或补消结合，化障明目。针刺睛明、肝俞、肾盂、足三里等穴位，有助于疏经活络，改善眼部微循环，补益肝肾，遏制病机；麝珠明目滴眼液具有祛瘀通络、消翳明目之功效，现代药理学证实其具有清除氧自由基的效果。中医治疗白内障的方法较多，对伴随症状、全身表现较明显的早期老年性白内障病人，可优先考虑中西医结合治疗。保守治疗需充分考虑病人的意愿，但鉴于保守治疗疗程较长，难获显著疗效，治疗前需告知病人。手术治疗是本病最有确切疗效的办法。

【典型案例】

案例 1　黄某，女，61 岁，2012 年 8 月 6 日初诊。

［主诉］双眼视物模糊，有复视 2 个月。

［病史］2 个月前无明显诱因出现双眼视物模糊，伴复视初期眼涩不适，视物不清；有时复视，但双眼视物时未见复视，有时头昏耳鸣。

［检查］右眼视力 0.5，有复视，左眼 0.6，眼球运动良好，眼外不充血，眼压正常，扩瞳查眼底，见双眼晶状体皮质出现灰白色齿状浑浊，基底位于赤道部，尖端朝向中央，右眼比左眼明显，有部分达瞳孔区，眼底未见明显异常。舌质偏红，无苔，脉稍细。

［西医诊断］双眼老年性白内障。

［中医诊断］圆翳内障（肝肾阴虚证）。

［治则］滋补肝肾。

［处方］杞菊地黄丸加减。熟地黄 10g、牡丹皮 10g、茯苓 12g、怀山药 10g、山茱萸 10g、泽泻 10g、枸杞 15g、菊花 10g、防风 10g。水煎服，日 1 剂，服 20 剂。

［二诊］临床症状减轻，复视消失，双眼视力各提高 2 排，但晶状体皮质浑浊未见减轻。嘱服滋阴明目丸 1 个月，每次 10g，每日 3 次，饭后温开水送服，以巩固疗效。

［病例分析］

（1）本病人系年老体弱，肝肾不足，精血亏虚，目失濡养，晶状体代谢失常所致。在滋补肝肾时，须防滞腻碍脾。肝肾阴虚在老年性白内障中占主要地位。因为老年人的生理病理特点，多是阳常有余、阴常不足，出现各种衰退现象，也常出现晶状体退行性改变——白内障，并多兼有眼内干涩、头昏耳鸣、腰膝酸软、舌红无苔、脉细等症。治宜滋补肝肾，常选用杞菊地黄丸、石斛夜光丸、明目地黄丸、四物五子汤等，但这些方药服用多天后，有些病人出现胃部饱胀、食量减少、肠鸣腹胀、大便次数增多等不良反应，此系滋阴助湿、滞气碍脾之弊。李传课在《原机启微》滋阴与升发同用的加减地黄丸（生地黄、熟地黄、枳壳、牛膝、当归、羌活、防风、杏仁）的启迪下，于方中加一二味辛散轻扬药，一则防其滋阴碍脾，二则取其载药上升，可谓一举两得。具体方法：服 15~20 剂滋补肝肾药后，于方中加防风 10g 或羌活 6g，这样即使连服 2~3 个月，也无腹胀肠鸣等副作用出现。

（2）问题与对策：从西医学的角度，由于白内障的病因病机迄今尚不清楚，所以没有疗效可靠、肯定的药物用于白内障的治疗。早期老年性白内障的药物治疗是目前面临的一大问题。针对不同的病因，所使用相应的口服及外用药物，均没有显著、肯定的疗效。至于中药，虽也同样存在着肯定疗效的问题，但有一点值得肯定的是，即使中医药无法将已经浑浊的晶状体逆转为透明晶状体，但从全身整体观念出发，可调节全身五脏六腑、阴阳气血，从而达到改善病人视力的效果，这已在临床实践中得到了检验和证实。因此，治疗本病我们应从全身及眼局部出发，治病求本，审证求因，方可收获良效。

（3）理论探讨：《素问·金匮真言论》说："东方青色，入通于肝，开窍于目，藏精于肝。"《素问·上古天真论》谓："肾者主水，受五脏六腑之精而藏之。"老年人常因肝肾虚亏，精血不足，目窍失养而致晶体浑浊，视物昏矇。对老年性白内障病人早期给予药物治疗十分重要，部分病人既可制止病情发展，延缓失明，又可提高视力。本病多属肝肾不足，精血不能上荣；或年老体弱，肾精日衰，气血两亏，目失濡养所致。治疗时多以滋肝补肾、益气养血为主，辅以退翳明目。

案例 2　谢某，男，65 岁，2010 年 3 月 7 日初诊。

［主诉］双眼视物不清，眼前有固定条状黑影 1 个月。

［病史］1 个月前无明显诱因出现双眼视物不清，眼前有固定条状黑影。患慢性肠炎 2 年，有时大便稀，日行 2~3 次，肢体易疲倦。

［检查］视力右眼 0.6，左眼 0.7，眼外无特殊，眼压正常，扩瞳查眼底，晶状体锯齿状浑浊，玻璃体不浑浊，眼底无明显改变。舌质淡，边有齿印，舌苔薄白，脉弱。

［西医诊断］双眼老年性白内障。

［中医诊断］圆翳内障（脾胃气虚证）。

［治则］补脾益气。

［处方］补中益气汤加减。黄芪 15g、党参 12g、白术 10g、怀山药 10g、当归 10g、柴胡 10g、茯苓 30g、神曲 10g、甘草 3g。水煎服，日 1 剂，服 15 剂。

［二诊］大便有好转，上厕所次数减少，双眼视力各提高 2 排。嘱继续服 15 剂后，改服益气明目丸 1 个月，每次 10g，每日 3 次，饭后温开水送服，以巩固疗效。

［病例分析］

（1）本病例病人系脾胃气虚，运化失常，清气不能上升，目窍失养，晶状体代谢障碍所致。补益脾胃时，切记升清降浊。脾胃为后天之本，生化之本。李东垣在《兰室秘藏》中说："五脏六腑之精气皆禀受于脾，上贯于目，脾者诸阴之首也，目者血脉之宗也，故脾虚则五脏之精气皆失所司，不能归明于目矣。"若脾胃虚弱，运化失司，升降失常，目失濡养，亦可产生白内障。临证除晶状体早期浑浊外，多兼久视无力、饮食不振、肢体疲倦、大便溏稀、舌质淡、脉缓弱等。治宜补脾益胃，常选补中益气汤、正元饮、参苓白术散之类。其中茯苓用量较重，常用20~30g。因为脾胃虚弱病人，清气不升，浊气不降，升降失调，可影响晶状体代谢障碍，产生或加重白内障发展，而茯苓味甘性淡，甘则健脾益气，淡则利尿渗湿，健脾可以升清，利湿可以降浊，清升浊降，效果颇佳。

（2）问题与对策：药物治疗前后的疗效判断亦是我们面临的一大问题。对于药物疗效的判断，我们既不能单纯从视力的好转，也不能从浑浊程度的减轻和加重来判断。对于药物治疗效果及晶状体浑浊程度的判断，我们应注意以下3点：一是要弄清晶状体自然浑浊的进程或浑浊速率，年龄与晶状体浑浊形态、程度的关系；二是要弄清楚某一发病期间晶状体形态改变的定量数据，并具有可重复性、公认与权威性，多年来国内外专家对晶状体从前后囊、前后皮质、赤道部、成人核、青少年核、幼儿核、胚胎核等进行计算机多维立体定量法，日臻完善；三是对服药前后病人晶状体浑浊状态、年龄，以及机体衰老程度的晶状体浑浊速率的定性定量标准，且被公认或可重复性，才可能说对疗效的判断有了较客观的指标。

（3）理论探讨：从整体观念出发，望闻问切为首，"望而知之谓之神""盖目乃五脏之精华，为一身之主宰"，外障、内障皆为脏腑所发。内障眼病不能单以肝肾之虚论治，傅仁宇"肝肾无邪则目决不病"之治深含奥理，临床诊病明分阴阳，细辨虚实，不能偏执一方，论治各病，一切从整体着眼而重于目，善于重用祛风、清热、燥湿、化瘀等攻邪法治疗内眼病。

【疗效判定标准】

1. 根据《中医病证诊断疗效标准》判定。

（1）好转：视力稳定或稍有提高，晶状体浑浊未见进展或有减轻，观察6个月以上。

（2）未愈：视力进行性下降，浑浊加重。

2. 根据《中药新药临床研究指导原则》判定。

（1）显效：远视力提高4行以上，单眼复视、多视现象消失。

（2）有效：远视力提高2行以上，单眼复视、多视症状明显减轻。

（3）无效：远视力提高不足2行。

【预防与调护】

（1）随着晶状体浑浊的发生发展，在阳光较强的地区工作时，应戴防护眼镜，以保护眼睛。

（2）凡眼前出现黑影，眼外观如常，或眼镜度数常改变时，应到医院检查是否有晶珠浑浊，如有可滴眼药治疗，但药物对早期的晶珠浑浊，只能控制其发展，延缓其成熟，而不能使其消散。

（3）老年性白内障病人白内障未成熟时，在用药治疗的同时，除应经常观察视力变化外，特别要注意眼压的变化，因为膨胀期的晶状体可能导致青光眼的发作。

【注意事项】

（1）未成熟期如需散瞳必须谨慎，以免引起青光眼急性发作。必要时可用短效散瞳剂（如复方托品酰胺滴眼剂）散瞳，检查完毕即滴缩瞳剂，以防止眼压升高。

（2）对于囊膜下白内障的诊断应强调散瞳检查。部分病人视力已低于0.1，而晶体的皮质和核还保持透明，如未扩瞳行裂隙灯检查，易致误诊。

【重点提示】

中医药对老年性白内障的优势体现在其对发病的病因病机的认识及其标本兼治的疗效，老年性白内障虽为局部病变，但由全身衰老因素导致为主体，年老体衰，皆因肝肾脾气亏虚为本。治本从肝、肾、脾论治，补益肝肾、健脾益气，对早期、中期白内障可以起到预防、控制、延缓白内障发展，提高视力的作用。

【现代研究进展】

（一）基础研究

1. 病因

ARC 的确切发病原因和发病机制尚不完全清楚，目前认为该病是由多种遗传和环境因素共同导致的复杂性多基因病。最新研究发现生促红素人肝细胞受体酪氨酸激酶 A2（EphA2）基因是与 ARC 发生相关的一个重要基因。晶状体上皮细胞凋亡异常是除先天性白内障外各种白内障的重要的致病机制。EphA2 受体广泛表达于上皮来源的细胞，其介导的信号传导，如活化 MAPK 途径，导致 ERK 活化，参与调控细胞增殖、细胞间黏附、细胞迁移和细胞凋亡等多种功能。衰老是 ARC 最为重要的一个危险因素，EphA2 基因变异可能是通过影响 EphA2 的表达或磷酸化水平，影响 MAPK/ERK 通路的信号传导，促进晶状体上皮细胞的凋亡，从而导致 ARC 的发生，而老化则强化了这个致病过程，加速了 ARC 的发生。据有关研究表明，OGG1 rs1052133 的 CG 基因型和 GG+CG 基因型可能是白内障发生的风险因素，特别是在皮质性白内障病人亚组分析中；EphA2 rs7543472 的 T 等位基因和 TT 基因型以及 EphA2 rs11260867 的 CG 基因型和 GG+CG 基因型可能与皮质性白内障的发生有关。了解 ARC 的发生机制对 ARC 的防治有重要意义。OGG1 和 EphA2 的基因多态性与 ARC 发生的相关性还有待进一步的研究。

2. 疗效机制

流行病学及实验室研究表明，氧化损伤是白内障发生的主要机制之一，硒性白内障发病机制主要为氧化损伤。氢气是一种优质的抗氧化剂，可选择性中和强毒性活性氧自由基，具有干扰自由基的生成、清除已生成的自由基、调节细胞代谢活性、无毒副作用等优点。杨春潇通过建立硒性白内障动物模型初步研究了氢饱和生理盐水对 SD 大鼠亚硒酸钠性白内障的影响及相关机制，证实氢饱和生理盐水可减轻亚硒酸钠对晶状体的氧化损伤，可以提高晶状体组织中水溶性蛋白含量，SOD、CAT、Gpx、GR、GST 活性及 GSH、总巯基含量，减少 MDA 生成，从而减轻晶状体的氧化损伤，对亚硒酸钠性白内障的发生和发展有一定的抑制和延缓作用。张璇通过实验证实了 GSPE 能明显抑制亚硒酸钠引起的核性白内障的形成和发展，且有时间 - 剂量关系，其最低有效剂量为 50mg/kg，其作用机制可能与增强抗氧化酶的活性，阻止脂质过氧化产物 MDA 及自由基羟基的产生，以及抑制晶状体中 iNOS 和 calpain Ⅱ 的激活有关。这些都为临床药物治疗白内障提供了新思路。

（二）临床研究

1. 中医治疗

王全有用中医辨证论治治疗老年性白内障 19 例，总有效率较高，认为从虚辨证，主要为肝肾亏虚，治以补益肝肾，用杞菊地黄丸加减，若肝肾亏虚明显可补肾填精，予加菟丝子、女贞子以滋补肝肾。还认为老年人虽以虚为主，但不可一概而论，以中医理论为指导，实证以风热上犯、热毒上攻、肝火上炎、痰湿内阻为主。风热上犯证，治以疏风清热、活血化瘀，以归芍红花散加减；热毒上攻，治以清热解毒，以黄连解毒汤加减；肝火炽盛者，治以清肝降火、滋阴明目，以龙胆泻肝汤加减；痰湿内阻者，治以健脾燥湿，以二陈汤加减。消障灵具有养肝明目、消肿活络、清热解毒之功效。方少华将其运用于老年性白内障的治疗，疗效确切，总有效率达 91.67%。杨美东采用自拟利眼方（党参 15g、白芍 12g、女贞子 12g）加减并在局部辅以珍珠明目眼药水的方法治疗老年性白内障，总有效率达 95%。林静兰选用自拟中药煎剂（熟地 15g，山药 20g，生地 15g，当归 12g，白术 15g，枸杞子 15g，柴胡 10g，五味子 5g，女贞子 12g，牡丹皮 10g，茯苓 20g，丹参 15g，石菖蒲 12g）通过仪器将中药离子导入眼内治疗老年初期白内障，总有效率达 82%，证实中药离子导入治疗老年初期白内障具有较好的疗效。闵奇采用针刺疗法对老年性白内障病人视力进行了早期干预，常选主穴为头维、攒竹、丝竹空、光明、合谷；配穴：肝肾亏虚取太冲、太溪、三阴交，行提插捻转补法；脾虚气弱取百会、足三里、丰隆，行提插捻转补法；肝热上扰取曲池、阳陵泉，行提插捻转泻法；阴虚夹湿热取阴陵泉、血海，行提插捻转泻法，经观察证实针刺疗法治疗老年性白内障初发期病人疗效稳定、持久，能一定程度上改善病人的视力，提高生活质量。

2. 西医治疗

西医对于老年性白内障的治疗包括药物治疗和手术治疗两个方面。在药物治疗方面，经过多年的研究，人们针对不同病因机制提出了不同的药物，主要以滴眼液为主，针对早期白内障或不适合手术的病人进行治疗，如辅助营养类药物维生素 E、核黄素、利眼明等；与醌型学说有关的药物：法可林、吡诺克辛；抗氧化损伤类药物：谷胱甘肽；改善新陈代谢，调整囊膜通透性的药物：腮腺素、视明露等眼药水。但迄今为止，仍没有一种药物能逆转晶状体浑浊。当白内障发展到一定程度，影响病人生活质量时，当考虑手术治疗。随着现代医疗科技的不断进步，白内障手术技巧、器械、仪器设备等方面取得了快速发展，"屈光性白内障手术（RCS）"这一理念深入人心，白内障的治疗不仅要求摘除浑浊的晶状体，让病人看得见，更要求最大程度重建患眼的正常屈光状态，提高人工晶体眼的光学质量，让病人获得最佳视觉舒适度。白内障手术经历了白内障囊外摘除术（ECCE）、超声乳化白内障吸除术、微切口白内障手术（MICS）、飞秒激光辅助的白内障手术（FLACs）等多个阶段的发展，手术技术不断改进，手术切口不断缩小，大大提高了手术的精细程度，减少了术后并发症的发生，为屈光性白内障的开展提供了良好的技术支持。功能性IOL（如非球面IOL、多焦点人工晶状体、可调节IOL、复曲面IOL、三焦点AT LISA tri 839、MPIOL、Toric多焦点IOL等）为目前屈光性白内障手术致力于实现IOL眼术后调节、消除球差和最小化切口尺寸，获得良好的全程视力的目标提供了保障。

3. 中西医结合治疗

随着西医眼科学在解剖组织、病理生理、细胞学、分子生物学等领域认识的不断加深以及现代显微技术手术的展开，白内障手术治疗已成为目前治疗白内障的主流疗法，能使白内障病人在术后迅速恢复到最佳的视力状态，而其不足之处是对早期白内障无需做手术的病人无能为力，目前尚无确切的白内障治疗药物。这种西医的不足正是中医药治疗的优势，中医中药可从全身整体观念出发对机体进行辨证论治预防白内障的发生发展，并在白内障术前术后进行强化调理，无论对手术眼组织的恢复还是对视功能的恢复或是对眼内年龄相关疾病的防治，都将是较为理想的最佳方案，这也是当前研究方向与热点。杨瑞凤自拟复明汤（怀山药、山茱萸、熟地黄、菊花、泽泻、白术、茯苓、女贞子、夏枯草、枸杞子、昆布、海藻，玄参、鳖甲、桂枝、丹参）结合吡诺克辛钠滴眼液治疗老年性白内障较单纯的吡诺克辛钠滴眼液治疗疗效更为显著，可作为临床药物治疗的选择。吴权龙认识到年龄相关性白内障病人存在血液流变学异常，血瘀可能是年龄相关性白内障病机之一，采用滋阴明目丸（由熟地黄、黄精、枸杞、菟丝子、山茱萸等组成）联合阿司匹林治疗肝肾阴虚老年性白内障，获得满意疗效。其机制可能与改善病人血浆黏度、红细胞压积、红细胞变形指数相关。张晓平采用障眼明片联合氨碘肽治疗老年性白内障的临床治疗效果确切，无明显副作用，总有效率达88.57%。姬秀丽应用活血利水、退翳明目中药干预治疗，证实能有效改善白内障术后并发的角膜水肿及虹膜睫状体炎，从而提高病人的视力，疗效优于单纯西药治疗。

（谢立科　明静）

参考文献

［1］葛坚. 眼科学. 人民卫生出版社，2005.

［2］庄曾渊，金明. 今日中医眼科. 人民卫生出版社，2011.

［3］刘家琦，李凤鸣. 实用眼科学. 人民卫生出版社，2006.

［4］秦虹. 白内障病人晶状体上皮细胞DNA损伤初探. 眼科，2001，10（4）：239-242.

［5］唐由之，肖国士. 中医眼科全书. 人民卫生出版社，2011.

［6］李传课，李波. 李传课眼科诊疗心得集. 中国中医药出版社，2015.

［7］Hongxu Zhang, Jianguang Zhong, Zhenyu Bian, et al. Association between polymorphisms of OGG1, EPHA2 and age~related cataract risk: a meta~analysis.

BMC Ophthalmology，2016，16：168.

[8] 吴权龙，彭清华，颜家朝，等. 滋阴明目丸联合阿司匹林治疗肝肾阴虚型年龄相关性白内障病人的疗效观察. 中医药导报，2016，12：80-82.

[9] 张晓平，刘小平，刘曦. 障眼明片联合氨碘肽治疗老年性白内障的临床效果观察. 中药药理与临床，2016，03：174-176.

第七章 葡萄膜炎

第一节 前葡萄膜炎

前葡萄膜炎为虹膜炎和虹膜睫状体炎的总称，临床上两者多同时存在。前葡萄膜炎是葡萄膜炎中最常见的一种类型，据统计国人的患病率是整个葡萄膜炎的50%~60%。

葡萄膜炎是一类由多种原因引起的葡萄膜的炎症，以往狭义的概念指发生于虹膜、睫状体和脉络膜的炎症；目前国际上多用葡萄膜、视网膜、视网膜血管和玻璃体炎症的广义概念。按发病部位分前葡萄膜炎、中间葡萄膜炎、后葡萄膜炎和全葡萄膜炎，具体表现各有不同。

前葡萄膜炎多出现瞳孔缩小体征，中医称之为瞳神紧小；反复发作可致虹膜后粘连而瞳孔不圆，称之为瞳神干缺。

我国葡萄膜炎病人300万~400万，4%~10%的盲目是由葡萄膜炎所致，位于致盲眼病第3~10位，多为不可治疗，且多发生于青壮年，因而对社会的影响显得更为重要。其病因复杂，致病机制尚未完全明确，治疗较为棘手，诊治不当或反复发作，眼组织产生不可逆的损伤，及严重并发症，可使视力下降，甚至眼球萎缩失明。

【病因病机】

（一）中医病因病机

前葡萄膜炎的发生主要有外感和内伤两个方面，从脏腑辨证，与肝、脾、肾三脏有关。

1.病因

（1）外感：前葡萄膜炎发病多为感受风、湿、热之邪。本病多为外感风热内侵于肝致肝胆火旺，或外感风湿，内蕴热邪，或风湿郁而化热，熏蒸黄仁。

（2）内伤：多为肝胆火热或湿热内蕴，灼伤、熏蒸黄仁。

临床发病往往是外感内伤合而发病，久病伤阴，虚火上炎，或久病及肾，肝肾阴虚，乃至脾肾阳虚，或久病耗伤气血，湿热滞留，正虚邪实，以致经络阻隔，气血凝滞，或遏郁化热，痰热互结，发而为病。

2.病机

（1）发病：因发病原因及病势深浅，发病有急有缓。发病由外感引起或肝胆火热或湿热熏蒸引起者，起病急，病势重，突然眼红眼痛，甚则视力下降，而阴虚火旺或气血亏虚者，起病缓，病势轻，眼红眼痛较轻，可有视力下降。若久病耗伤气血，痰湿凝滞，或经络阻滞，病情可有突然加重，病情反复，每次发作后亦有后遗损害，视力逐渐下降，或有变证形成。

（2）病位：本病病在瞳神，为瞳神疾病，属内障眼病，属于狭义瞳神范畴，与肝、脾、肾三脏有关。

（3）病性：本病可虚可实，或虚实夹杂。本病初起多由风湿热外感，或肝胆火热，或湿热内蕴，眼红眼疼剧烈，发病急，病势重，为实证；患病日久，久病伤阴，或久病及肾，肝肾亏虚，乃至脾肾阳虚，发病缓慢，病势轻，为虚证；若久病耗伤气血，湿热滞留，经络阻滞，痰瘀互结，为本虚标实证。

（4）病势：若发病轻，治疗及时，病位局限于瞳神本身，未及视衣及晶珠，风湿热外感及时祛除，肝胆火热及湿热及时清除，病变容易恢复，一般无后遗症。若发病重，未能及时治疗，病变累及视衣或晶珠，形成瞳神干缺，或视瞻昏渺，或黑风内障，甚或日久不愈，反复发作，最终影响视力。

（5）证候病机，病机转化：根据发病原因、主要症状、体征和正邪相争的程度，发病初期多为风湿热外感或肝经风热；若病情加重，可为肝胆火热或湿热蕴结，火热或湿热熏蒸黄仁，灼伤黄仁，黄仁受邪，形成瞳神干缺；若久病耗伤阴液，虚火上炎，或痰湿瘀血停留，经络阻滞，气血运行失常，经血不能上承濡养于目，视力受损。

（二）西医病因病机

前葡萄膜炎是一类疾病，其病因和发病机制相当复杂，概括而言有三大原因和机制，即感染因素、自身免疫因素及各种理化和机械损伤。

1. 感染

细菌、病毒、真菌、寄生虫等均可引起前葡萄膜炎，发病机制可能有以下几种：①病原体直接侵犯葡萄膜引起感染性炎症；②细菌毒素引起葡萄膜炎症反应；③病原体所致炎症导致眼内抗原暴露及随后发生的特异性免疫应答；④病原体与葡萄膜有相似抗原，病原体引起的免疫应答也对眼组织中的抗原发生反应；⑤病原体刺激机体产生的抗体可通过抗原抗体、补体复合物的形式沉积于葡萄膜血管壁，通过补体级联反应释放活性产物，引起前葡萄膜炎。

常见的感染性葡萄膜炎的类型有结核性葡萄膜炎、梅毒性葡萄膜炎、单纯疱疹病毒性葡萄膜炎、带状疱疹病毒性葡萄膜炎、弓形虫性视网膜脉络膜炎、巨细胞病毒性葡萄膜炎、Lyme病性葡萄膜炎。但是需要注意的是：感染因素引起的葡萄膜炎在眼组织内不一定能够找到病原体，在葡萄膜炎发生时体内不一定有病原体存在，不是所有与感染有关的葡萄膜炎均需抗感染治疗，感染因素可以是自身免疫机制引起葡萄膜炎的诱发因素。

2. 自身免疫

各种原因引起的机体自身免疫功能紊乱可导致机体对自身抗原的免疫应答，从而引起葡萄膜炎。引起葡萄膜炎的Th细胞有Th1细胞、Th2细胞和Th17细胞，其中Th1细胞引起细胞免疫介导的疾病、Th2细胞引起体液免疫介导的疾病，Th17细胞引起自身免疫性疾病，目前认为Th17细胞在自身免疫性疾病中所起的作用比Th1细胞更为重要。葡萄膜炎多由细胞免疫应答引起，与之相关的葡萄膜炎有结核性葡萄膜炎、类肉瘤病性葡萄膜炎、

Vogt-小柳-原田综合征、交感性眼炎、白塞病性葡萄膜炎、多种感染性葡萄膜炎。值得注意的是：引起葡萄膜炎的始动因素或始动机制仍不清楚，不管何种原因引起的机体免疫功能紊乱均可通过对自身抗原的免疫应答而引起葡萄膜炎，在同一个体葡萄膜炎发生中可能有多种抗原引起的免疫反应共同参与，同一个体不同阶段参与反应的抗原可能不同。

3. 各种损伤

各种损伤可以激活花生四烯酸代谢，所产生的代谢产物如前列腺素、白三烯等可引起伤后的立即炎症反应，此种炎症反应一般持续时间短。组织损伤或组织损伤所致的炎症反应对葡萄膜的组织结构破坏，造成隐蔽抗原暴露，并引起免疫应答和葡萄膜炎，此种炎症反应发生较晚，持续时间长，有可能成为慢性或复发性炎症。因此治疗手术后、外伤后葡萄膜炎症反应应局部使用拮抗花生四烯酸代谢产物的药物如：非甾体消炎药和糖皮质激素。

【临床表现】

（一）症状

（1）急性期：自觉眼红，眼疼，畏光流泪，严重者可有视物模糊，眼前雾状感或眼前黑影飘动。

（2）慢性期：眼红眼疼减轻，若治疗不及时可遗留视物模糊。部分病人出现发热、头痛、肢节肿痛。

（二）体征

（1）睫状充血：围绕角膜周围呈暗红色的充血，与病情呈正相关，严重者可见混合充血。

（2）前葡萄膜炎角膜后沉着物（KP）：急性炎症多表现为尘状 KP，慢性炎症多尘状或羊脂状 KP。

（3）前房闪辉：用裂隙灯强点状光或短光带照射时，前房光带呈发白的光束，即为前房闪辉，或称 Tyndall 征。严重者可出现纤维素性渗出物或渗出膜。严重程度与其他体征通常呈正相关。

（4）前房细胞：裂隙灯检查时光带中大小均匀一致灰白色的尘埃颗粒，多发生在发病初期，大量白细胞沉积于下方房角可形成前房积脓。前房细胞的消失通常代表前葡萄膜炎的消退。

（5）虹膜与瞳孔改变：虹膜充血水肿，色泽污暗，纹理不清，瞳孔括约肌收缩，瞳孔缩小，光反射迟钝，称为瞳神紧小。由于炎症反应，虹膜与周围组织容易发生粘连，与角膜发生粘连称为虹膜前粘连，与晶体粘连，称为虹膜后粘连。散瞳后，虹膜后粘连不能完全拉开，瞳孔常出现梅花状、梨状等外观，称为瞳神干缺。若瞳孔缘完全后粘连，则成为瞳孔闭锁。炎性渗出物沉积在瞳孔区，形成渗出膜覆盖在瞳孔及晶状体表面，称为瞳孔膜闭，严重影响视力。

（6）前玻璃体细胞：急性虹膜睫状体炎均有前玻璃体细胞。

（7）眼底改变：少数病人可出现反应性的视盘水肿或囊样黄斑水肿，导致不同程度的视力下降。

（8）在急性前葡萄膜炎病人中，由细菌感染引起者，白细胞升高，且多核白细胞升高，若病毒感染引起者，可见淋巴细胞增多。

（三）并发症与后遗症

1. 继发性青光眼
急性期治疗不及时，虹膜与晶体后粘连，若全部粘连，导致前后房不交通，引起瞳孔阻滞，房水循环不畅，导致眼压升高，引起继发性青光眼。

2. 并发性白内障
由于炎症性房水的毒素及虹膜后粘连，引起晶状体正常的生理代谢紊乱，导致白内障发生。

3. 眼球萎缩
炎症长期得不到控制，使房水分泌减少，甚至散失，从而形成低眼压，眼球萎缩。

【实验室及其他辅助检查】

1. 实验室检查
结核菌素皮肤试验、梅毒血清学试验、血清血管紧张素转换酶、血清溶菌酶、眼内活组织检查、眼内液抗体或血清抗体测定等检查有助于查找病因。

2. 免疫学检查
抗"O"、血沉、C反应蛋白等的异常往往提示可能伴有全身性疾病；类风湿因子：幼年性慢性关节炎或类风湿关节炎可为阳性，后者多伴发巩膜炎；HLA-B27抗原检测：强直性脊柱炎、Reiter综合征、银屑病伴发的急性前葡萄膜炎多呈阳性。

3. 胸透或胸片
新鲜的结核病灶对结核性葡萄膜炎诊断有重要意义；四肢及骶关节摄片：类风湿关节炎病人可见骨关节变形，类肉瘤病病人可见指趾骨出现囊样空腔，发现骶关节炎、脊柱炎有助于强直性脊柱炎、Reiter综合征、银屑病伴发的急性葡萄膜炎的诊断；鼻旁窦及牙齿摄片：对由鼻旁窦炎症或蛀牙引起的葡萄膜炎诊断有意义。

胸部摄片、CT检查用于结核性、类肉瘤性病性后葡萄膜炎的诊断和鉴别诊断；头颅及眼部核磁共振检查用于眼内–中枢神经系统淋巴瘤的诊断和鉴别。

【诊断与鉴别诊断】

一、诊断要点

（一）中医诊断要点

1. 辨病要点
急性期以风湿热为主，属实证；慢性期以阴虚火旺为主，或兼夹痰瘀，属虚证或本虚标实。

（1）突然眼红，眼珠疼痛，畏光流泪，视物模糊，或眼前有蚊蝇飞舞。

（2）胞轮红赤，或白睛混赤。

（3）黑睛后壁灰白色点状物或羊脂状物附着，多位于黑睛下壁或中心。

（4）神水浑浊，甚至出现黄液上冲。

（5）黄仁肿胀，纹理不清。

（6）瞳神紧小，甚至小如针孔，可并发瞳神干缺，闭锁或膜闭，以及绿风内障，或晶珠浑浊等。

2. 辨证要点

（1）肝胆风热证：发病急骤，目珠坠痛，热泪频流，视物模糊，胞轮红赤，黑睛内壁灰白色点状沉着物，神水浑浊，黄仁晦暗，纹理不清，瞳神紧小，全身兼有头额疼痛，舌苔薄白或薄黄，脉浮数。

（2）肝胆火炽证：瞳神甚小，珠痛拒按，牵扯额、眼眶，白睛混赤，神水浑浊甚至黄液上冲，口苦、舌红、苔黄脉数。

（3）风湿夹热证：发病较缓，反复发作，眼部闷胀疼痛，肢节酸疼，头重胸闷，苔黄腻，脉濡数。

（4）阴虚火旺证：病势较缓和或病至后期，赤痛时轻时重，反复发作，干涩不适，视物昏花，瞳神多见干缺不圆，晶珠浑浊。

（5）脾肾阳虚证：病情迁延，白睛不红或红赤不甚，视物昏花，黑睛内壁沉着物呈棕灰色或灰白色，黄仁晦暗，瞳神紧小或干缺，四肢不温，形寒气怯，腰酸膝冷，下利清谷，小便不利，舌质淡胖，脉沉迟细弱。

（二）西医诊断要点

1. 病史

病人多伴有全身疾病，如有慢性关节炎、类风湿关节炎、强直性脊柱炎、Reiter综合征、银屑病或免疫功能异常等病史。

2. 临床症状

前葡萄膜炎：一眼或双眼微痛，视物昏矇，部分病人出现发热、头痛、肢节肿痛。

3. 局部检查

见不同程度的睫状充血或混合充血，角膜后沉着物，房水闪辉，严重者可出现纤维素性渗出物或渗出膜，前房积脓。虹膜水肿，纹理不清，瞳孔缩小，虹膜后粘连，或轻度玻璃体浑浊。反复发作控制不及时，可出现明显的虹膜后粘连、并发性白内障、继发性青光眼，甚至眼球萎缩。

4. 其他检查

（1）荧光素眼底血管造影：可见视网膜炎、视网膜血管炎、视网膜色素上皮病变、囊样黄斑水肿、视网膜新生血管膜等。

（2）吲哚菁绿眼底血管造影：可见脉络膜血管扩张、渗出等。

（3）超声检查：可见玻璃体浑浊、视网膜脱离、脉络膜增厚、球壁增厚等改变。

（4）辅助检查：胸部摄片，四肢及骶关节摄片，计算机断层扫描，结核菌素皮肤试验，梅毒血清学试验及抗"O"、血沉、C反应蛋白、类风湿因子、HLA-B27抗原、免疫球蛋白检测等。

二、鉴别诊断

1. 急性结膜炎

本病结膜充血，近穹窿部明显，睑结膜可见乳头增生，滤泡形成，分泌物增多，但角膜后沉着物阴性，房水闪辉阴性，瞳孔正常，视力一般正常。

2. 急性闭角型青光眼

本病睫状充血或混合充血，角膜水肿，前房变浅，瞳孔散大，眼压明显升高，而葡萄膜炎前房深浅正常，瞳孔缩小，眼压正常或降低，只有渗出物阻塞房角或瞳孔闭锁时眼压才会升高。

【治疗】

一、中医治疗

（一）治疗原则

本病初起邪气盛，正气未虚，治疗应清热祛风等为主，病至中后期，邪势渐减，而正气亦虚，应以恢复正气为主，若出现夹湿、血瘀症状为虚中夹实，应标本兼治。

（二）辨证施治

1. 肝胆风热证

［治疗法则］祛风清热。

［方药］新制柴连汤（《眼科纂要》）。若目中红赤明显，可加生地、丹皮凉血退赤，眼痛明显，可加丹参、郁金、红花行气活血止痛。

［中成药］维C银翘片。

2. 肝胆火炽证

［治疗法则］清泄肝胆实火。

［方药］龙胆泻肝汤（《医方集解》）。眼珠疼痛，白睛混赤或血灌瞳神者，可加赤芍、丹皮、生蒲黄凉血止血，退赤止痛；若见黄液上冲，可加蒲公英、紫花地丁、败酱草清热解毒，消肿排脓；口苦咽干、大便秘结者，加天花粉、大黄以清热生津、泻下攻积。

［中成药］龙胆泻肝丸（颗粒、胶囊、片）、开光复明丸、熊胆丸、黄连羊肝丸。

3. 风湿化火证

［治疗法则］祛风除湿清热。

［方药］抑阳酒连汤（《原机启微》）。风热偏重，赤痛较甚者，去羌活、独活、白芷，加荆芥、茺蔚子等清热祛湿；风湿偏重者，去知母、栀子、生地黄、加广藿香、厚朴、半夏等以祛风湿；若神水浑浊较甚者，可加车前子、薏苡仁、泽泻以健脾渗湿。

［中成药］防风通圣丸（颗粒）。

4. 阴虚火旺证

[治疗法则] 滋养肝肾，滋阴降火。

[方药] 知柏地黄丸（《医宗金鉴》）。眠差者加酸枣仁以养血安神，腰膝酸软者加女贞子、墨旱莲以补益肝肾。

[中成药] 石斛明目丸、石斛夜光颗粒（丸）。

5. 脾肾阳虚

[治疗法则] 补脾扶阳，温中散寒。

[方药] 附子理中汤（《阎氏小儿方论》）。小便不利，下肢浮肿者，去干姜，加茯苓、生姜、白芍。五更泻者，加补骨脂、吴茱萸、五味子。

[中成药] 附子理中丸、石斛明目丸、石斛夜光颗粒（丸）。

（三）外治法

1. 扩瞳

扩瞳是治疗本病的重要措施，可避免瞳神干缺的发生，同时还可以缓解眼部疼痛，减轻黄仁症状。在发病急性期，如果虹膜后粘连严重，需用散瞳合剂（1% 硫酸阿托品注射液，0.1% 盐酸肾上腺素注射液，2% 利多卡因注射液各等份）0.1~0.3mL，球结膜下注射。病情较轻者，可常规用 1% 阿托品眼药水或药膏，每日点眼 1~3 次。

2. 皮质类固醇药物

（1）局部滴眼：常用 0.1% 氟米龙或 0.5% 可的松等激素类眼药水滴眼，或直接用复合制剂如复方妥布霉素滴眼液等点眼。

（2）结膜下注射：一般用地塞米松注射液或泼尼松龙注射液，每次 0.3mL。

3. 非甾体类消炎药的应用

（1）局部点眼：普拉洛芬滴眼液，可一天 3 次点眼。

（2）口服：目前多用布洛芬及吲哚美辛等，但这类药物副作用及禁忌比较多，故应慎用。

（3）中药滴眼：可选用鱼腥草、千里光等眼药水。

（4）熏洗及湿热敷：根据辨证可选用桑叶 15g、菊花 9g、金银花 15g、藁本 9g、川芎 9g 熏洗患眼；或用煎服中药渣做湿热敷，每日 2~3 次，每次 20 分钟，对减轻症状有可靠作用。

（四）针刺治疗

常用穴位有睛明、太阳、瞳子髎、列缺、合谷、太冲、足三里、行间、照海、中都等，每次选用 4~6 穴，每日 1 次，留针 20 分钟，对减轻症状有可靠作用。

（五）饮食疗法

本病发病多为外感风热或素体火热、湿热较甚，故饮食应清淡，禁食辛辣炙煿之品，以免火热内生，变生重症。

（六）全身治疗

本病病因复杂，且常伴有全身病，如强直性脊柱炎、慢性关节炎等；病因偶见单纯疱疹或带状疱疹，在局部治疗的同时，还应治疗病因和全身病。

二、中西医协同治疗

急性前部葡萄膜炎可以见于各个年龄段，一旦发病应尽早治疗，治疗中尽可能防止瞳神与晶珠的黏着，减少或减轻并发症的发生，务必尽早在局部应用散大瞳孔的药物。同时局部或全身应用皮质类固醇药物或非甾体类药物，但是皮质类固醇或（和）非甾体类药物全身应用会有许多副作用或并发症，如精神亢奋、股骨头坏死、胃溃疡、皮疹、肥胖等，在西药治疗的同时加用中药不仅可以减轻症状、加快激素的减量、减轻西药副作用，还可以增强机体免疫能力。大量资料表明中药在调节细胞免疫和体液免疫功能中有确切疗效。并从组方和选药方面进行了多角度、多层次的研究。已知补益药中黄芪、人参、党参、菟丝子、枸杞子、熟地黄、沙参、天冬、麦冬、女贞子、生地黄、白术等增加淋巴细胞转换率，促进抗体和免疫球蛋白形成，并能诱导产生干扰素。活血化瘀、清热解毒药黄芩、金钱草、雷公藤、黄连、金银花、苍术、桃仁、红花等具有免疫抑制作用。当归、茯苓、柴胡、甘草具有双向调节作用。

【典型案例】

案例 张某，男，53 岁，公职人员，2014 年 5 月 9 日初诊。

[主诉] 左眼视物模糊、眼红 2 天。

[病史] 病人 2 天前用眼过度，劳累后感觉左眼眼红、视物模糊，来我院就诊。有高血压病史，平素血压控制不稳，否认全身关节炎等病史。

[检查] 右眼视力 1.0（矫正），左眼视力 0.4（矫正），右眼前节（－），眼底（－）。左眼睫状充血，粉尘状 KP，房水闪辉，丁道尔征（＋），瞳神紧小，晶体前囊色素沉着，眼底朦胧。眼前节照片见彩插 7-1，头晕头胀，耳鸣，眠差，舌红，苔黄微腻。脉弦。

[西医诊断] 虹膜睫状体炎（左眼）（前葡萄膜炎）。

[中医诊断] 瞳神紧小（左眼）。

[西医治疗] 复方妥布霉素眼药水，每日 3 次；散瞳合剂，立即结膜下注射，阿托品凝胶，每日 1 次。

[中医治则] 清泄肝火，平肝潜阳。

[方药] 龙胆泻肝汤加减。龙胆草、山栀子、黄芩、柴胡、生地、车前、泽泻、当归、丹皮、赤芍、白芍、酸枣仁、甘草。共 5 剂，每日 1 剂，水煎，早晚温服。

[二诊] 2014 年 5 月 14 日。病人自觉视物较前明显清晰，头晕头胀，耳鸣减轻，眼科检查：视力左眼 0.6（矫正），睫状充血减轻，粉尘状 KP 减少，房水微浑，瞳孔呈药物性散大，晶状体前囊色素消失，眼底视盘边界清晰，视网膜未见明显出血、渗出改变，黄斑区中心反光（＋）。舌淡，苔微黄，脉弦。原方去龙胆草、黄芩，加茺蔚子、女贞子。共 7 剂，用法同前。

[三诊] 病人自述眼胀痛，眼干不适，视力提高不明显，追问病史，病人自觉好转，近日来连续从电脑上看连续剧，数十集，夜不寐，用眼过度，劳心费神。眼部检查：同二诊，恢复不明显。考虑病人用眼过度，加之病久，肝火灼阴，耗伤阴液，加枸杞子、覆盆

子、熟地、麦冬大量滋补肝肾、养阴生津之品，继用 1 周。嘱病人生活上注意休息，勿用眼过度，饮食清淡。

［四诊］病人自觉神清气爽，视力明显提高，耳鸣消失，睡眠安，舌红，苔白，脉弦。眼部检查：视力：左眼 1.0（小孔矫正），睫状充血消失，KP 不明显，房闪隐约可见，瞳孔药物性散大，眼底同前。嘱病人口服杞菊地黄丸 1 个月。随访 2 年未见复发。

［病例分析］

（1）老年男性病人，为公职人员，平素应酬较多，压力大，血压偏高，耗伤肝肾之精，阴精亏虚，加之劳累，正气不能抗邪，肝火上犯目窍，突发眼红，视力下降。急则治其标，以龙胆泻肝汤加减清泄肝火，结合局部辨证，发病急，局部症状重，以丹皮、赤芍凉血退赤，白芍甘草缓急止痛，缓解瞳孔缩小状态。用药 5 天后，眼部及全身症状明显改善。为防止寒凉药过用伤阴，二诊时去除龙胆草和黄芩，但病人生活不慎，过用目力，耗伤阴精，三诊出现眼胀痛，视力不提高，诸症不减轻，故加用大量枸杞子、覆盆子、熟地、麦冬滋补肝肾、养阴生津之品，补耗损之阴精，阴精充足，阴可以敛阳，阳气自然收敛，出现阴平阳秘，诸症消失。因瞳神紧小属强阳传实阴之病，阴液易亏，故以杞菊地黄丸纠偏。病人阴平阳秘，精神乃治，故一直未复发。

（2）问题与对策：前葡萄膜炎发病急，病情重，需要早诊断、早治疗，若不及时治疗，造成虹膜后粘连，瞳神干缺，容易引起白内障、青光眼等严重并发症，影响视力，给病人造成不可挽回的痛苦。在发病急性期，应采用中西医结合治疗，局部治疗与全身治疗相结合，局部以散瞳、消炎为主，病情严重者加口服激素，但容易产生激素副作用，且在激素减量过程中容易复发，所以在发病急性期即加用中药，一方面减轻病人眼部及全身症状，另一方面减轻激素副作用。

在应用中药治疗的过程中，也要全身和局部辨证相结合，采取急则治其标，缓则治其本的原则，正确处理好泻火与明目的关系。

在前葡萄膜炎发病的病人中，有各个年龄、各种体质，眼局部发病病情也会轻重有别，故青壮年，体质好，眼局部病情重者，在病情急性期可以应用大量寒凉的药物，迅速清泄肝胆，在控制病情减轻症状的基础上，逐渐减少寒凉药物的使用，病情本身为火热旺盛，加之大量寒凉药物易耗伤阴液，故寒凉药适可而止，在疾病的后期要注意固护阴精，加用养阴明目之品，眼视瞻功能不受损。

（3）理论探讨：《证治准绳·杂病》曰："秘要云：瞳子渐渐细小如簪角，甚至小如针，视尚有光，早治可以挽住，复故则难。病人因恣色之故，虽病目赤不忌淫欲，乃劳伤血气，思竭心意，肝肾二经俱伤，元气衰弱不能升运精汁，以滋于胆。胆中三合之精有亏，则所输亦乏，故瞳中之精亦日渐耗损，甚则淹没俱无，而终身疾也。亦有风热证攻走，蒸干津液而细小者，皆宜乘初早救，以免噬脐之悔也。"本病病人治疗过程中过用目力，即有损耗阴精之过。

《目经大成·瞳神缩小五十一》曰："此症谓金井倏而收小，渐渐小如针孔也，盖因劳伤精血，阳火散乱，火衰不能鼓荡山泽之气生水滋木，致目自调，而水也随涸，故肾络下缩，水轮上敛。甚则紧合无隙，残疾终身矣。治宜大补气血，略带开郁镇邪，使无形之火得以下降，有形之火得以上升，其血归元，而真气不损，或少挽回一二。"

【 疗效判定标准 】

（1）治愈：眼部病变消退，畏光、疼痛、流泪等症状消除。
（2）好转：眼部病变减轻，畏光、疼痛、流泪减轻。
（3）未愈：畏光、疼痛、流泪及眼部病变无变化或加重。

【 预防与调护 】

（1）病人饮食宜清淡，富营养，易消化，多饮汤水，忌食生冷、煎炸油腻、葱蒜虾蟹等辛辣炙煿腥发之物，禁烟酒。
（2）急性期不宜在服药期间同时服用滋补性中药。
（3）本病易反复发作，应戒酒戒烟，季节变换时注意预防感冒，减少复发。
（4）如有过敏物质，应避免与过敏原接触。如有全身自身免疫性疾病如强直性脊柱炎、类风湿关节炎等要积极治疗。
（5）按照医嘱用药，切忌自行停药，应用激素的病人应注意监测不良反应，如有不适及时就诊。

【 注意事项 】

（1）加强锻炼，增强机体抵抗能力。
（2）对抗"O"、HLA–B27等检查结果高的病人应采取相应的治疗。
（3）眼部病情稳定后，应坚持服用一段时间中药，以达到正气恢复，邪去勿尽。

【 重点提示 】

本病病人可以发生于各个年龄段，应正确处理好局部辨证与全身辨证的关系，按照急则治其标、缓则治其本的治疗原则，在急性期要注意清肝泻火、清热利湿方法的应用，在泻火的同时要注意固护阴液，以免热伤阴，在后期要注意滋补肝肾明目、养阴清火。

【 现代研究进展 】

（一）基础研究

1. 西医研究

近年来我国葡萄膜炎基础研究取得了很大的进展：发现一些活性分子和一些调节性T细胞在前房相关免疫偏离形成中起重要作用；Th1细胞和Th17细胞均参与了葡萄膜炎的发生。淋巴细胞凋亡延迟、调节性T细胞功能和数量的降低等是葡萄膜炎发生的主要免疫学机制；利用大样本，应用全基因相关分析等技术探讨了白塞病、Vogt– 小柳 –原田综合征 2 类我国常见葡萄膜炎的遗传背景。在国际上首次从全基因组水平发现 IL23R 等是 Vogt– 小柳 – 原田综合征的非 HLA 易感基因；此外，利用实验性自身免疫性葡萄膜炎动物模型阐明了 IFN–ß 等多种分子在葡萄膜炎发生发展中的作用、机制以及多种药物对实验性自身免疫性葡萄膜炎防治的作用机制。

2. 中医病因病机研究

现代医家对瞳神紧小病因病机的认识各有偏重。庞朝善认为本病分为实热证与虚寒证二大类，实热证病因多由肝经风热、肝胆火盛、脾胃湿热、外感风湿所致，虚寒证病因多由肝肾阴亏、虚火上炎、脾肾阳虚所致。罗耀红等认为本病主要是风热湿邪上犯或肝肾阴虚，其病机与肝胆肾三脏密切相关。张尊善等认为本病为久病成瘀所致。尽管历代医家对本病的病因病机认识不同，但可概括为虚实两方面。肝开窍于目，目者肝之官也，肝与目窍关系紧密。瞳神紧小属瞳神疾病，瞳神为水轮，内应于肾，肝肾乙癸同源。故该病变多责之于肝肾，或实证，或虚证，或虚实夹杂。实者，因外感热邪或肝郁化火，致肝胆蕴热，火邪攻目，黄仁受灼，瞳神展缩失灵而瞳神紧小；虚者，为劳伤肝肾或病久伤阴，肝肾阴亏，虚火上炎，黄仁失养且受火灼，拘急收引则瞳神紧小。

（二）临床研究

1. 局部治疗

对于绝大多数前葡萄膜炎病人，滴眼剂能很好地穿透角膜进入前房，故治疗上以局部治疗为主。临床上常用托吡卡胺、新福林、后马托品、东莨菪碱、硫酸阿托品等睫状肌麻痹剂和扩瞳剂局部治疗。眼局部抗炎药物包括氢化可的松、泼尼松龙、地塞米松等糖皮质激素，此类药物具有良好的抗炎、抗过敏和抑制免疫反应等作用，是急性前葡萄膜炎局部治疗的首选药物。任鸿飞等采用妥布霉素、地塞米松、2% 利多卡因结膜下注射配合散瞳剂点眼治疗前葡萄膜炎，与全身给药治疗相比较，经统计无明显差异。任予斌运用前房内植入地塞米松（地塞米松缓释微粒）的方法，联合散瞳剂、抗生素及双氯酚酸钠局部点眼治疗复发性前葡萄膜炎，保持了前房内激素的有效浓度，达到了治疗的效果，降低复发率，又可避免全身应用激素的并发症和连续给药所带来的不便。刘晶晶等对 38 例前葡萄膜炎病人在常规治疗同时联合中药熏眼，每日熏眼 2 次，每次 10~15 分钟，熏眼剂由菊花、金银花、蒲公英、大青叶等中药煎制而成，利用其产生的蒸汽熏眼。中药熏眼联合组的临床表现、治疗起效时间均明显优于对照组。

2. 全身治疗

1）西医治疗

前葡萄膜炎一般不影响眼后段，仅用点眼方法即可获得良好效果，不需要全身激素治疗，但对于合并有全身性疾病和出现反应性的视盘水肿和黄斑水肿严重的前葡萄膜炎病人，可给予 Tenon 囊下注射糖皮质激素，短期口服或静脉滴注糖皮质激素等治疗。对于 HSV 引起的前葡萄膜炎病人，临床上可予以抗病毒药及散瞳药局部滴眼，联合口服抗病毒类药物，疗效显著。此外，运用重组人干扰素可作为对激素不敏感的顽固性前葡萄膜炎的一种有效治疗方法。

2）中西医结合治疗

前葡萄膜炎的治疗单靠西药不可避免其副作用及复发，若单靠中药则不能很快控制炎症，故现代研究者多采用中西医结合的方法，给予全身综合性治疗，以缩短病程，减少激素用量及副作用，降低复发率。此法对全身合并糖尿病、溃疡病、高血压等病人尤为适用。

（1）辨证分型论治：前葡萄膜炎在西医治疗基础上结合中医辨证施治，至多可分为9型：①风热型：方用银翘散加减；②毒火内炽型：方用生地、丹皮、金银花、公英、石膏、知母、黄连、紫草、大黄；③肝火上炎型：方用龙胆草、柴胡、黄芩、栀子、生地、丹皮、菊花、夏枯草、川楝子；④肝胆湿热型：方用柴胡、黄芩、黄柏、木通、车前子、泽泻、苦参、栀子、苍术、知母；⑤阴虚火旺型：方用生地、熟地、杞子、白芍、女贞子、寸冬、山萸肉、生龙骨、生牡蛎、泽泻、知母、地骨皮；⑥气阴两虚型：方用太子参、黄精、山药、熟地、女贞子、杞子、白芍、甘草；⑦脾虚湿泛型：方用党参、黄芪、白术、云苓、山药、泽泻、陈皮、半夏；⑧痰气郁结型：方用陈皮、半夏、胆南星、白茯苓、昆布、牡蛎、瓦楞子；⑨气郁血结型：方用当归、柴胡、香附、赤芍、郁金、青皮、川楝子、桃仁、红花。

临床上将前葡萄膜炎多分为肝经风热、肝胆火炽、风热夹湿、阴虚火炎四个证型。其中前两型多为急证，可用平肝泄热、祛风化湿之法治疗。后两型多为慢性炎症或反复发作者，多因久病伤阴而具阴虚火旺体征，可予滋养肝肾、降火明目之法，但应用方药各有不同。

邝国英治疗急性前葡萄膜炎病人，局部使用1%阿托品滴眼液，必要时球结膜下注射散瞳合剂。口服和眼局部使用皮质类固醇。有前房积脓等感染症状者使用抗生素。治疗组中医分型论治：肝经风热型，方用新制柴连汤加减；肝胆实热型，方用龙胆泻肝汤加减；肝胆湿热型，方用甘露消毒饮加减；阴虚火旺型，方用知柏地黄汤加味。结果78例病人均治愈，且治疗组较对照组治疗时间明显缩短。

万冬梅等以自拟方治疗肝经风热型，方用柴胡、黄芩、栀子、黄连、蔓荆子、荆芥、防风、牡丹皮、茺蔚子、甘草加减；肝经实火型，方用车前子、木通、生地黄、栀子、黄芩、龙胆草、当归尾、甘草加减；肝经湿热型，方用半夏、薏苡仁、杏仁、滑石、川厚朴、竹叶、白豆蔻、木通加减；阴虚火旺型，方用茯苓、山药、熟地黄、泽泻、牡丹皮、知母、黄柏加减。疗效明显优于对照组。

（2）辨病分期论治：前葡萄膜炎根据病程演变多分为3期，即急性期、好转期、恢复期或慢性期，但用药有所不同。严汉银在急性期治以凉血解毒，方用生地、生石膏、银花、黄芩、雷公藤、赤芍、知母、茺蔚子、柴胡、荆芥加减；中晚期治以滋阴降火，方用生地、知母、黄柏、赤芍、白芍、柴胡、地骨皮、丹皮、茺蔚子；恢复期用杞菊地黄丸加减。结果治疗组42眼，治愈28眼，总有效率92.9%。

金春实将慢性期分为肝胆湿热型和肝肾阴虚型，分别用自拟方加减（金银花、公英、天花粉、木通、黄芩、知母、黄连、桑白皮、菊花、龙胆草）和知柏地黄汤加减。急性期则以金银花、公英、龙胆草、柴胡、黄芩、赤芍、丹皮、茺蔚子、防风、菊花、蔓荆子、元参、当归、甘草为基本方加减；恢复期用滋阴明目汤加减。结果180例病人，临床治愈120例，治愈率66.67%，总有效率98.34%。

另有研究者仅将前葡萄膜炎分为急性期和慢性期：急性期方用石决明散加减；慢性

期方用知柏地黄汤加减。结果：治疗组 30 例（46 只眼），痊愈 26 例（38 只眼），治愈率 82.6%，与西药组相比较，无显著差异性。经随访，西药组复发 10 例，治疗组复发 2 例，复发率明显低于西药。

（三）专病专方

王宇以龙胆泻肝汤为基础方加减，局部采用 1% 阿托品眼药水及氟米龙眼药水点眼。结果总有效率达 95%。钱爱华以龙胆泻肝汤为基础加减将急性虹膜睫状体炎辨证分为 3 型，初期肝经风热偏盛去栀子、木通，加青葙子、白蒺藜、蝉蜕；病情急重肝胆湿热壅盛，加大黄、苦参、赤芍；病至后期或反复发作，肝肾阴亏，加石斛、女贞子、沙参。局部辅以 1% 阿托品眼膏散瞳、0.025% 地塞米松眼药水及 0.5% 卡那霉素眼药水点眼。结果总有效率为 95.4%。

张尊善等采用活血复明丸治疗前葡萄膜炎 70 例，方由当归、川芎、赤芍、丹皮、黄柏、知母、黄芩、车前子、楮实子、茺蔚子、草决明组成。结果治愈 60 例，治愈率 85.71%，对照组治愈 25 例，治愈率 65.79%。治愈病例经 1 年随访，治疗组无复发，对照组 5 例复发。

陈小华等运用清目颗粒（由赤芍药、龙胆草、板蓝根、金银花、白蒺藜、生地黄、甘草等组成）治疗病人 40 例，同时给予泼尼松 30mg 顿服，激素及散瞳药点眼，局部热服，观察 15 天，随访 2 个月。结果总有效率 95%，其临床有效率明显高于对照组，且两组激素使用时间及停用激素时间比较亦有差异。

白俊平以独一味胶囊治疗急性虹膜睫状体炎，局部给予抗生素及散瞳剂点眼，全身给予抗生素静脉滴注，结果总有效率为 100%，疗效与对照组无显著性差异。药理实验证明该药具有活血化瘀、镇痛、止血、消肿、抗菌消炎、抑菌等作用，还可增强机体免疫功能。

王彤云用清泄利湿法为主治疗肝胆湿热型前葡萄膜炎，以自拟方（龙胆草、柴胡、炒黄芩、炒山栀、生地、车前子、泽泻、茯苓、陈皮、法半夏、僵蚕、生甘草）加减。共治疗病人 17 例（21 只眼），总有效率 88.24%。

高宗银以火把花根片口服配合局部阿托品眼药水散瞳，妥布霉素地塞米松滴眼液滴眼，全身治疗予以地塞米松静脉滴注，治疗虹膜睫状体炎 45 例，治疗组和对照组于治疗后 14 天后统计其治愈率分别为 88% 和 60%。随访，治疗组复发率为 8%，对照组复发率为 17%。

邹菊生治疗前葡萄膜炎，急性期局部应用糖皮质激素眼液、及时扩瞳和应用非甾体类消炎药控制病情进展，配合由外科治疗热毒型血栓闭塞性脉管炎验方四妙勇安汤加减而成的自拟瞳神紧小方（由生地、当归、玄参、金银花、蒲公英、甘草、野荞麦根、土茯苓、金樱子、海风藤、木瓜、枳壳、花粉组成）口服，有利于缓解病情，控制炎症，缩短病程，减少并发症，降低复发率。

（四）其他治疗

针灸是中医的特色治疗方法，临床上采用针刺配合隔姜灸的方法治疗，主穴取睛明、球后、瞳子髎；配穴：肝经风热取太阳、大椎、风池、合谷、行间，肝胆湿热取风池、曲池、合谷、光明、三阴交、太冲，风热夹湿取太阳、风门、曲池、合谷、足三里，阴虚火旺取肝俞、肾俞、太冲、复溜，脾肾阳虚取大椎、肾俞、关元。经治疗，总有效率和起效时间较传统治疗有显著优势。研究表明，睛明、球后、瞳子髎可疏通经气，祛风散邪行滞，辨证配穴可调整脏腑经络气血功能。针刺太阳、大椎、曲池、合谷、风池、足三里、三阴交、复溜、关元、肝俞等穴位对引起炎症的炎性递质具有良好的调控作用，且这种调节具有整体性，可在不同水平上同时对机体多个器官、系统功能产生影响，能使过低或过强的免疫功能恢复到正常水平，但针刺治疗前葡萄膜炎的远期疗效有待进一步研究。

目前前葡萄膜炎的治疗仍是一个棘手的问题。单靠西药可迅速抑制炎症，减少渗出，短期内可以控制病情，但在治疗的同时，无选择地抑制了人体正常的免疫功能，停药后疾病易反复发作，长期滴眼又可引起青光眼和白内障等并发症，长期使用糖皮质激素会引起许多不良反应；单纯中医中药治疗，起效慢，不能很快地控制炎症，易延误病情。近年来对前葡萄膜炎的治疗方面，临床上主张局部散瞳，应用糖皮质激素及联合应用免疫抑制剂，使治疗途径多元化，尤其是中药治疗的广泛应用明显提高了疾病疗效。中药的运用无疑弥补了西药的不足，其中清热解毒之药，助其消炎抗感染；祛风除湿之药，助其抗风湿镇痛；活血化瘀之药使血管扩张，助炎性物质吸收；补益气阴之药，增强免疫力，故临床上主张对前葡萄膜炎使用糖皮质激素冲击治疗，迅速控制炎症治标为主，同时应用中药治疗，特别是反复发作的病人，配以中医药治疗，达到加强其协同作用，做到标本兼治。

总结各家论述及观点认为，前葡萄膜炎多与自身免疫性疾病相关，常反复发作，在治疗中，长期应用糖皮质激素有诸多的不良反应，而应用中医药既可达到治疗目的，又可明显减少不良反应。故无论辨证论治，还是专方验方，抑或是针灸治疗，应从病因入手，局部配合全身，内外并重。以内治为主，去除病因，治其根本，外治在于消退炎症，运用激素及扩瞳剂等药物，以达到速效、减少或防止复发的目的。中医药在前葡萄膜炎的治疗、预后及减轻激素副作用、减少复发方面发挥的作用日益凸显，辨证施治突出体现了中医的治疗特色，并得到广泛认可，中西医结合的方法为治疗本病提供了广阔的前景。

（王静波　陈美荣）

参考文献

[1] 杨培增. 葡萄膜炎诊断与治疗. 2 版. 人民卫生出版社，2009.

[2] Wang Y，Yang P，Li B，et a1. Expression of Tim~3 is transiently increased before development of anterior chamber~associated immune deviation. Ocul Immunol Inflamm. 2006，14（3）：151-156.

[3] Meng Q，Yang P，Li B，et a1. CD4（+）PD~1（+）T cells acting as regulatory cells during the induction of anterior chamber~associated immune deviation. Invest

Ophthalmol Vis Sci. 2006, 47（10）：4444-4452.

［4］Zhang HN, Yang PZ, Zhou HY, et a1. Involvement of Foxp3~expressing CD4（+）CD25（+）regulatory T cells in the development of tolerance induced by transforming growth factor~beta（2）~treated antigen~presenting cells. Immunology, 2008, 124（3）：304-314.

［5］Li B, Yang P, Zhou H, et a1. Upregulation of T~bet expression in peripheral blood mononuelear cells during Vogt・~Koyanagi・~Harada disease. Br J Ophthalmol, 2005, 89（11）：1410-1412.

［6］Chi W, Yang P, Li B, et a1. IL~23 promotes CD4+T cells to produce IL~17 in Yogi~Koyanagi~Harada disease. J Allergy Clin Immunol, 2007, 119（5）：1218-1224.

［7］Chi W, Zhu X, Yang P, et a1. Upregulated IL~23 and IL~17 in Behcet patients with act Ⅳ e uveitis. Invest Ophthalmol Vis Sci, 2008, 49（7）：3058-3064.

［8］高宗银，金敏，朱云喜. 火把花根片联合糖皮质激素治疗 89 例虹膜睫状体炎临床分析. 国际眼科杂志，2010，10（5）：971-978.

［9］郑军. 邹菊生治疗葡萄膜炎经验. 中医杂志，2011，52（4）：282-283.

第二节 白塞病

白塞病，是一种以血管炎和中性粒细胞功能亢进为病理基础的多系统多器官受累的免疫性疾病，由土耳其皮肤病医师 Behcet 于 1937 年首次报道，至今已有 70 多年，迄今病因不详，可能与多种病毒感染、细菌感染和自身免疫反应有关，以反复发作的葡萄膜炎、口腔溃疡、生殖器溃疡、多形性皮肤损害为主要临床表现，病情具有反复性、长期性、全身并发症多的特点。

根据其临床表现，白塞病归属于中医眼科"狐惑病"范畴。对于白塞病，中医学没有相应的病名，根据其临床表现，多数医家将其归于中医学"狐惑病"。关于"狐惑"病名的确立主要有两种观点。一种认为"狐惑"即是狐疑惑乱。清·尤在泾在《金匮要略心典》中说："盖虽虫病，而能使人惑乱而狐疑，故名曰狐惑。"另一种认为"狐惑"中之"惑"乃"蜮"字之误。邓家刚认为应将"狐惑"理解为"狐疑惑乱"。根据狐惑病的临床表现，后世医家多以采用第二种观点为主。医家张纲认为，古代有"此恙虫之病，古初名狐惑，而继名溪毒，而继名沙虱"之言，故将狐惑、溪毒、沙虱（恙虫）三者视为一病。Smyth 认为，中医所称的"狐惑"病相当于西医学的"白塞病"，是一种罕见的免疫介导的全身性血管炎，表现为口疮病、生殖器溃疡和复发性葡萄膜炎与眼前房积脓的三联征，而在中国白塞病多表现为葡萄膜炎。

葡萄膜炎是白塞病最主要的眼部病变，前、后、全葡萄膜炎均可出现，前葡萄膜炎主要表现为复发性前房积脓性虹膜睫状体炎，后葡萄膜炎以（闭塞性）视网膜血管炎为最常见和最重要的表现。白塞病口腔溃疡具有复发性、多灶性、有痛性的特点，复发性结节性红斑、痤疮样皮疹是白塞病多形性皮肤损害的常见表现形式，生殖器溃疡多出现在其他表现之后，全身表现还可见关节炎、血栓性静脉炎、中枢神经系统受累、消化道溃疡、附睾炎、皮肤针刺反应阳性等。

流行病学资料显示，白塞病高发地区为地中海沿岸、中东及远东地区（日本、朝鲜、中国），好发于 20~40 岁青壮年，多双眼先后发病。在中国，其在葡萄膜炎中所占比例高达 16.5%。

【病因病机】

（一）中医病因病机

1. 病因

狐惑病首载于《金匮要略·百合病狐惑阴阳毒篇》："狐惑之为病，状如伤寒，默默欲眠，目不得闭，卧起不安，蚀于喉为惑，蚀于阴为狐，不欲饮食，恶闻食臭，其面目乍赤、乍黑、乍白、蚀于上部则声嘎，甘草泻心汤主之……"唐·孙思邈在《备急千金要方》中认为"此由湿毒邪气所致"。刘完素重视湿毒致病，《诸病源候论·伤寒狐惑候》："夫狐惑二病者，是喉阴之为病也……或因伤寒而变为斯病……皆由湿毒气所为也。"清·徐彬在《金匮要略论注》中注曰："狐惑虫也……大抵皆湿热毒所为之病，毒盛在上，侵蚀于喉为惑……谓热淫如惑乱之气感为生蛾也……毒偏于下，侵蚀于阴为狐。"自《金匮要略》论及本病以来，历代医家多从湿热蕴毒论治本病，积累了丰富的经验。清·张璐认为"热毒郁于血脉，流入大肠而成狐惑之候"。

2. 病机

古人从湿热、热毒等方面认识本病的病因病机对当今临床仍具有很大的指导意义。现代多数医家认为，湿热内伏、蕴结成毒是白塞病发生的主要病机；湿热瘀毒互结、阻滞络脉是白塞病进展过程中的主要病理变化，脾胃虚寒、阴液亏虚是白塞病发病的内在因素。湿热毒邪的形成责之于外感湿热毒邪或湿邪内侵聚久酿热化毒，或过食膏粱厚味、辛辣炙煿、醇酒滋腻之品致脾胃积热成毒，或五志过极，肝郁化火，或肝脾不调，湿热内生化毒。湿热毒邪蕴结攻注脏腑，或循经络上攻口、眼、外阴或搏于营分，或外犯肌肤，形成体窍、多脏腑病变。出现溃疡如口腔溃疡、阴囊、阴茎、外阴部溃疡；数种皮肤样表现如结节红斑病变、坏疽性脓皮样病变，皮肤小血管炎、脓疱性血管炎病变等；各种各样的眼部表现包括前葡萄膜炎、后葡萄膜炎、视网膜血管炎、前房积脓伴发继发性青光眼、白内障、视力减退和粘连形成等；关节炎尤以寡关节炎临床多见；神经系统、胃肠道、心脏受累、肾等多系统受累的表现。《金匮要略》原文虽未直言本病病因病机，但考其证治方药，结合临床所见，后世医家对其病因病机的认识不断深入和完善，尤其对本病后期的治本治脏之法做了有益的补充和发挥。

（1）湿热瘀浊，腐败生虫：考仲景用黄芩、黄连、半夏、苦参、雄黄清热燥湿，解毒杀虫，用赤小豆、当归化瘀利湿，故不少医家认为本病源于湿热瘀浊，腐败生虫。《诸病源候论·伤寒狐惑候》谓："此皆由湿毒气所为也。"赵以德曰："狐惑病，谓虫蚀上下也，……盖因湿热久停，腐蒸气血而成瘀浊……虫生于湿热败气瘀血之中，其来渐矣，遇极乃发。"

（2）虫毒游移，循肝经为患：考狐蝨病口、眼、二阴易蚀烂，此处均为肝经经脉所过，故有人认为该病与虫毒游移，循肝经上下为患密切相关。临床见本病常伴有神志不安、恍惚迷乱或精神抑郁、多疑善虑等症，且不良情绪可使该病症状加重。病人常见口苦、胁肋胀满等症，女子则每逢月经前后病情加重。

（3）肝热脾湿，胶结难解：有人从肝热脾湿辨治狐蝨病。认为湿热互结，胶着难解，运化不利，湿源不断。治疗清除湿热毒邪在于清肝热、除脾湿，以杜绝湿热毒邪之源。将狐蝨病的治疗与脏腑联系起来反映了对本病病机认识上的一大进步。

（4）表邪不泻，闭郁为患：古人曾认为此病源于伤寒外感。如《备急千金要方·伤寒不发汗变成狐蝨病》的"此为湿毒气所为"，《诸病源候论·伤寒狐蝨候》的"夫狐蝨二病者，是喉咽之为病也。或由伤寒而变成斯病"。虽然《景岳全书》已予否定，认为"仲景云狐蝨之为病，状如伤寒则可见，本非伤寒也，而后世即以狐蝨为伤寒者，岂非误哉"。但考本病确有"状如伤寒"症，《医宗金鉴》有"余毒与湿为之害"说，今人葛氏也认为"本病是患伤寒后，表邪不得外解，闭而不出所致"，以解表法论治，风寒型以荆防败毒散加味，风热型以银翘散加味，确有疗效。

有医家基于心为君火，开窍于舌，其脉下注小肠，上系于舌；舌与口腔、小肠与下窍关系密切；肾主前后二阴，其分支达舌，其精注目，提出虚火与湿热相搏循经腐蚀郁蒸，也为该病形成原因之一。

（二）西医病因病机

白塞病的病因及发病机制目前尚未阐明，可能与多种病毒感染、细菌感染和自身免疫反应、遗传和环境因素有关，目前多倾向认为免疫因素占主导地位。

1. 遗传因素

人类白细胞抗原（HLA）受控于人类主要组织相容性复合体（MHC）基因簇，基因定位于6号染色体（6p21.31），是目前已知的人类染色体中基因密度最高、多态性最为丰富的区域。自1958年Jean Dausset发现第一个HLA抗原（HLA-A2）到现在，已陆续发现了多种疾病与特定的HLA亚型分别呈非随机分布，如91%以上的北美白人强直性脊柱炎病人带有HLA-B27抗原，青少年性胰岛素依赖型糖尿病与HLA~B8、HLA-Bw15和HLA-B18密切相关，寻常银屑病与HLA-B17抗原相关等。

1973年，Ohno等首次报道了日本BD病人发病存在遗传易感性，人类白细胞抗原（HLA）-B5基因与白塞病密切相关，并通过聚合酶链反应（PCR）检测发现了与白塞病发病直接相关的HLA-B5裂解产物HLA-B51。Mizuki等进一步运用PCR和荧光标记检测8个HLA-B5的多态性微卫星标志物，发现仅HLA-B51表达和BD发病密切相关，且主要组织相容性复合体（MHC）Ⅰ连锁相关基因A（MIC-A）和HLA-B51存在显著的连锁不平衡；进一步确定了HLA-B51是BD的致病因子，而并非位于HLA-B附近的其他基因。HLA-B51核心区至少存在21个不同等位基因，和BD密切相关的是HLA-B5101和HLA-B5108。

流行病学统计也发现，人群中HLA-B51基因表达较高的地区，其BD发病率高于HLA-B51基因罕见地区。但是，即使在家族性病例中，HLA-B51也只能增加20%的基因风险。因此，HLA-B51并不是单一导致白塞病发病的基因，可能存在其他基因与其发病相关。

大量样本统计研究证实，45%~60% 的白塞病发病与 HLA-B51 呈高度正相关，但不确定是 HLA-B51 本身还是某个与其紧密连锁的基因造成白塞病的易感性。白塞病的危险度或比数比（OR）及 B51 阳性率在各地区也有较大不同。Verity 等对 102 例中东白塞病病人的观察和分析发现，白塞病的 HLA~B51 等位基因频率（66%）显著高于对照组（15%）（OR=10.9，P=2.5×10^{12}）；在完全失明的病人组中该等位基因频率升高更明显。对中国东北地区的 116 例白塞病病人的调查发现，30.9% 的病人实验室检查数据显示该病与 HLA-B51 有关。

Remmers EF 等通过全基因组分析研究了土耳其 1215 例 BD 病人和 1278 名健康受试者的 311，459 单核苷酸多态性（SNP）基因位点；对比发现，HLA-B51 基因重复率在 BD 病人中为 59.1%，在健康受试者中为 29.3%，进一步证实了 HLA-B51 基因与白塞病有关；同时，还发现，基因 IL10 和 IL23R/IL12RB2 也与 BD 有关。

2. 免疫异常

（1）Th1 细胞：既往研究多认为 Th1 型免疫反应在白塞病发病中起决定性作用。白塞病病人体内存在升高的 Th1 相关细胞因子，如 IFN-γ，IL-12 及 TNF-α。此外，白塞病病人组织中 Th1 相关细胞因子表达亦增加。Ben 等对 20 例 BD 病人病变部位（口腔、生殖器、皮肤溃疡面或炎性假瘤）和 9 名健康志愿者进行了活检，通过 PCR 检测 IL-4、IL-8、IL-10、IL-12、IL-13、膜辅蛋白 -1（MCP-1）和 IFN-γ 等细胞因子；结果发现，白塞病病人 IL-8 mRNA 表达约为健康对照组的 700 倍，IL-10 约为 75 倍，IL-12 约为 69 倍，MCP-1 约为 65 倍，IFN-γ 约为 71 倍；而 IL-4 和 IL-13 未检出。由于 IL-12 和 IFN-γ 为 Th1 分泌细胞因子，IL-4 和 IL-13 为 Th2 分泌，进而证明在 BD 病人皮肤损害中发挥关键作用的是 Th1 而不是 Th2。该研究同时指出，鉴于 IL-8 是中性粒细胞的强激活剂，其显著升高提示多核细胞高反应性在白塞病发病中发挥作用。Imamura 等进一步通过 ELISA 研究发现，白塞病病人 IFN-γ 蛋白产物显著增高；同时通过 PCR 分析发现，白塞病病人 Txk（一种 Th1 细胞特异性的 Tec 家族酪氨酸激酶）和 CCR5（Th1 细胞相关趋化因子受体）的 mRNA 均显著增高，进一步证实了 Th1 细胞对 BD 的发病起主导作用。但是，针对 IFN-γ 和 IL-12 的治疗仅能部分缓解 BD 病情进展。因此提示，还有其他相关免疫因子在 BD 发病中发挥作用。

（2）γδT 细胞：1997 年 Yamashita 等对 γδT 细胞在白塞病发生、发展中的作用展开了研究。随后的研究发现，细胞毒性淋巴细胞如 CD8+ 和 γδT 细胞，可通过细胞毒性作用影响白塞病发生。其中，特别是外周血 Vγ9/Vδ2 循环 T 淋巴细胞在活动期 BD 病人中水平增高，且高表达 TNF-α 和 IL-12R；而 TNF-α 和 IL-12 均与炎性反应密切相关，提示 Vγ9/Vδ2T 细胞在白塞病发生、发展及恶化过程中起重要调节作用。

（3）自然杀伤细胞：有试验研究了 NK 细胞在活动期、非活动期白塞病及健康人群中表达分化的情况。通过流式细胞术检测结果显示，活动期白塞病病人体内 CD69+ 活化 NK 细胞显著高于非活动期 BD 病人及健康受试者。PCR 分析发现，非活动期 BD 病人 NK 细胞表达 IL-12Rβ2 水平下调，同时 IL-13 水平上调表达。在 NK 细胞基因表达分化中发现，非活动期白塞病病人多为 NK2 型，且在活动期 BD 病人病情缓解时有向 NK2 转化的趋势。体外实验证实，非活动期 BD 病人（而非健康受试者）NK 细胞可抑制 T 细胞 IFN-γ 表达。由此总结，非活动期 BD 病人体内 NK2 细胞可通过至少 2 个机制发挥抑制作用：①下调 IL-12 受体或提供干扰信号使 IL-12 作用减低，进一步使 IFN-γ 分泌不足；②直接抑制活动期白塞病病人 Th1 细胞 IFN-γ 的表达。而 Th1 由于分泌 IFN-γ 和 IL-12 等炎性因子通常被认为和白塞病发病密切相关。因此推测，NK1 诱导白塞病发生，而 NK2 诱导白塞病缓解，NK1/NK2 的平衡在白塞病发生中起作用。

（4）Th17 细胞：Chi 等分析了 Th17 在 BD 病人炎性反应的作用。通过 ELISA 发现，活动期白塞病病人 PBMC 表面 IL-17、IL-23 和 IFN-γ 水平显著高于健康受试者；经过流式细胞术检测分析，活动期白塞病病人体内产生 IL-17 和 IFN-γ 的 T 细胞数量明显增加。IL-23 诱导 Th17 细胞分化，而 IFN-γ 则下调 Th-17 的产生。给予 BD 病人注射或在白塞病病人 PBMC 体外培养中加入环孢素 A，均可发现 IL-17 和 IFN-γ 水平显著降低，表明环孢素 A 可能通过阻止 IL-17 和 IFN-γ 的产生在 BD 病人葡萄炎治疗中发挥作用。

（5）IFN-γ：Belguendouz 等分别对白塞病活动期、非活动期病人和健康志愿者的血清和 PBMC 进行一氧化氮浓度和 IFN-γ、IL-10 水平测定。结果显示，活动期 BD 病人血清和 PBMC 中一氧化氮浓度和 IFN-γ 水平均显著增高，IFN-γ 在细胞培养基表面诱导更多一氧化氮产生，相反 IL-10 则起抑制作用。由此提示，IFN-γ 在 BD 病人炎性反应进展中起推动作用，而 IL-10 则有保护性抑制作用。

（6）IL-8：IL-8 作为中性粒细胞主要活化因子，在白塞病免疫活化和内皮改变过程中发挥重要作用。活跃的外周血和黏膜受损处多形核白细胞浸润是白塞病的典型特征。研究发现，IL-8 mRNA 在活动期白塞病病人中表达远高于非活动期病人。Durmazlar 等研究了 IL-8 在白塞病血管炎性改变中的作用，研究人员分别测定白塞病病人和健康志愿者血清 IL-8、ESR、CRP，结果显示 IL-8 水平在病情活动的白塞病病人中显著增高，并和白塞病活动指数密切相关（r=0.743，P=0.00）。同时，合并血管病变的白塞病病人 IL-8 水平远高于未合并血管病变 BD 病人；提示 IL~8 水平测定有可能早期预测白塞病病人是否存在血管受累。

（7）内皮缩血管肽：在白塞病病人病程进展中，有 25%~37% 的病人会发生血管病变。研究发现，内皮缩血管肽作为炎性介质可刺激巨噬细胞和单核细胞释放早期炎性因子，内皮缩血管肽功能紊乱是白塞病病情持续的特征表现。Hamzaoui 等利用支气管肺泡灌洗液测定内皮缩血管肽 -1 浓聚物水平，结果表明 BD-BAL 水平明显高于健康对照组，同时发现内皮缩血管肽 -1 水平和肺泡巨噬细胞数量相关而与 BAL-CD4/CD8 比例无关；说明内皮缩血管肽 -1 的免疫反应性主要与 BD-BAL 中的肺泡巨噬细胞相关。该试验进一步证实了肺泡巨噬细胞高水平内皮缩血管肽 -1 产生和白塞病血管及肺部表现密切相关。

3. 感染

研究发现，感染在白塞病起病中均有重要作用。链球菌、葡萄球菌、单纯疱疹病毒等病原微生物感染在白塞病发病中的促进作用已有报道。国内文献报道，白塞病与结核分枝杆菌感染密切相关，诊断白塞病需进行结核筛查。由于白塞病常累及多系统器官，结核表现亦多不典型，肺外结核感染症状常被忽略，为有效诊治带来困难。此外，有学者发现，单纯疱疹病毒和溶血链球菌也与本病有关，Apan 研究发现幽门螺杆菌的致病因子 A 基因和 BD 发病相关。

近年来研究发现，一种微生物热休克蛋白（HSP）和人类线粒体中 HSP 有显著同源性。HSP 来源于一种多肽，这种多肽可以特定刺激白塞病疾病过程中的 T 细胞反应，尤其对 γδT 细胞有明显的刺激增生作用，并且在动物模型中发现其可诱导葡萄膜炎的产生。进而说明，HSP 有可能是感染诱发白塞病的核心因素。

【临床表现】

（一）眼部表现

白塞病眼病是白塞病的一个重要特征，也是诊断的主症之一，其发生率居各种损害之首，发生率高达 80%，多出现在发生口腔溃疡、皮肤损害之后，也有少数病人（约 7%）是以眼部症状为首发症状。眼部病变主要表现为非肉芽肿性葡萄膜炎，此外还可见角膜病变、巩膜炎等。临床症状主要有眼部异物感、眼红畏光疼痛、眼前黑影、视物模糊、视物不见。白塞病眼病以男性居多，与女性相比，发病早、病情重、预后差、致盲率高。

1. 葡萄膜炎

白塞病性葡萄膜炎的特点：多累及双眼，常常是双眼先后发病，反复发作，属于非肉芽肿性葡萄膜炎；前房积脓系无菌性积脓，对激素类眼药水敏感，出现和消退均迅速；视网膜血管炎是视网膜葡萄膜炎型最常见、最重要的表现，通常对单纯激素治疗不敏感，如血管炎持续存在，得不到有效控制，易导致新生血管形成、玻璃体视网膜反复出血，后期出现视网膜血管闭塞、血管白线样变、视网膜萎缩；易出现多种并发症。

（1）葡萄膜炎的类型：根据病变发生的部位，分为两型，前葡萄膜炎型（复发性前房积脓性虹膜睫状体炎型）和全葡萄膜炎型（视网膜葡萄膜炎型），多为非肉芽肿性葡萄膜炎。前葡萄膜炎型不合并眼后节病变，多见于女性，病程短，炎症较容易控制，预后较好，其前房积脓为无菌性积脓，近年来，国外文献报道白塞病葡萄膜炎病人前房积脓罕见，发病率小于 1%，其低发病率的原因可能是虹膜睫状体炎得到早期诊断和及时有效的治疗。全葡萄膜炎型是指病变累及视网膜脉络膜，出现视网膜炎、视网膜血管炎、视网膜脉络膜炎，且常合并虹膜睫状体炎，视网膜血管炎是此型葡萄膜炎最常见的表现，病变往往从后极部毛细血管开始，逐渐累及小动静脉分支、大动静脉分支、视网膜中央动静脉，如血管炎得不到有效控制，出现血管完全闭塞，血管白线样变。

（2）葡萄膜炎的临床表现及特点：前葡萄膜炎型可见睫状充血、尘状 KP、前房闪辉、前房炎症细胞、无菌性前房积脓，反复发作者可见虹膜粘连、虹膜脱色素、虹膜萎缩、瞳孔变形。累及眼后段则可见玻璃体浑浊、玻璃体炎症细胞、视网膜水肿、视网膜渗出、视网膜出血，视网膜血管鞘、视网膜血管白线样变（幻影血管）、黄斑水肿、视乳头水肿。

（3）葡萄膜炎的并发症：并发性白内障、继发性青光眼、弥漫性视网膜萎缩和视神经萎缩是白塞病性葡萄膜炎较为常见的眼并发症。晶体后囊浑浊是并发性白内障最常见的类型；继发性青光眼多因瞳孔闭锁所致，还可见虹膜新生血管；弥漫性视网膜萎缩和视神经萎缩是因视网膜血管闭塞、血管白线样变所致，是白塞病病人致盲的主要原因。此外，还可见因视网膜新生血管导致的增殖性玻璃体视网膜病变。

2. 角膜病变

角膜病变较为少见，可见到点状角膜炎、角膜溃疡、角膜穿孔、角膜新生血管、角膜环状浑浊等。

3. 角膜病变

前后巩膜均可累及，表现为局限性或是弥漫性巩膜炎。

4. 口腔溃疡

口腔溃疡通常是白塞病的首发症状，是其最常见的全身表现，发生率在 90% 以上。复发性、多灶性、有痛性是白塞病口腔溃疡的特点，溃疡多发生在唇颊黏膜、舌、牙龈等易受摩擦的部位，常为多发性，溃疡灶 1 个至数个不等，剧烈疼痛，复发间隔多在 1 个月内，溃疡持续时间 1~2 周。

（三）皮肤病变

皮肤病变是白塞病常见的全身病变之一，发生率约在 80%，少数白塞病病人以皮肤病变作为首发症状，多形性皮肤损害是白塞病皮肤病变的特点，可出现结节性红斑、痤疮样皮疹、渗出性红斑、溃疡性皮炎、脓疱疮、毛囊炎、毛囊炎样皮疹、皮下血栓性静脉、皮肤针刺反应阳性等，白塞病病人可出现一种或多种皮肤损害，其中以结节性红斑最为常见。结节性红斑多出现在下肢前面，边界不清，直径 1~5cm，局部红肿压痛，质地较硬，1~2 周消退，易于复发；痤疮样皮疹、毛囊炎多见于面部、颈部、胸背部；皮肤针刺反应阳性是白塞病皮肤病变的一种特征性表现，表现为采血或静脉注射的针刺部位出现小的皮肤丘疹、红斑甚至脓疱；采血和静脉注射可诱发皮下血栓性静脉，多见于四肢，呈条索样，触痛明显。

（四）生殖器溃疡

生殖器溃疡是白塞病常见的全身病变之一，发生率在 30%~94%，以生殖器溃疡作为首发症状的白塞病病人较少，多在口腔溃疡、葡萄膜炎、皮肤病变之后出现。溃疡部位通常见于阴囊、阴茎、阴蒂、阴道口及阴唇处，溃疡边界清楚，疼痛明显，2 周左右愈合，其复发频率低于口腔溃疡、葡萄膜炎、皮肤病变的复发频率。

（五）关节炎

关节炎是白塞病常见的全身病变之一，发生率为 50%~80%，以关节炎作为首发症状的白塞病病人占 9%~14%，受累的关节以膝关节、踝关节、手关节、肘关节多见，表现为关节部位的红肿疼痛。

（六）血管病变

血管病变在白塞病病人的发生率为 7.7%~46%，大小动静脉血管均可受累，以静脉受累多见，主要表现为血栓性静脉炎，以下肢血栓性静脉炎多见，发生在心、脑、肺器官的血栓性静脉炎有致死的风险。此外，还可见动脉瘤。

（七）中枢神经系统损害

中枢神经系统损害在白塞病病人的发生率为 3%~25%，多出现在口腔溃疡、葡萄膜炎病变之后，可出现脑膜炎、良性颅内压增高和大脑、脑干、脑神经、小脑、脊髓损伤的症状和体征，常见的表现有：精神异常（人格改变、痴呆、欣快感、记忆减退、意识障碍、幻觉）、中枢性运动障碍（四肢、半身轻瘫）和脑干小脑损伤的表现（共济失调性步态、脑神经麻痹、眼球震颤）。多数白塞病病人并无上述中枢神经系统损害的表现，但大多数病人呈现出交感神经系统兴奋的表现，如烦躁易怒、失眠多梦。

（八）消化道损害

消化道损害在白塞病病人的发生率为 7%~19%，从食管至直肠均可受累，以回盲部多发性溃疡多见，病人可出现恶心呕吐、腹痛腹泻、便血便秘、肝脾肿大、肛周瘘管、脂肪吸收障碍，X 线检查可见肠管狭窄、黏膜溃疡。

（九）其他病变

白塞病较为少见的其他全身病变有：肺部血栓性血管炎（血痰、咳血）、听觉和前庭功能障碍、附睾炎（睾丸肿痛）、泌尿系统病变（局灶性节段性肾小球肾炎、肾病综合征、淀粉样变性、膀胱炎、尿道炎）、交感神经功能亢进、虹膜新生血管、瞳孔闭锁、眼球萎缩。

【诊断与鉴别诊断】

一、诊断

（一）诊断标准

目前国际上有多个白塞病的诊断标准，以国际白塞病研究组制定的标准和日本白塞病研究委员会制定的标准最为常用。

1. 国际白塞病研究组制定的诊断标准

（1）复发性口腔溃疡（一年内至少复发 3 次）。

（2）下面 4 项中具备其中 2 项即可确诊白塞病：①复发性生殖器溃疡或瘢痕；②葡萄膜炎（前葡萄膜炎、后葡萄膜炎、全葡萄膜炎、视网膜血管炎）；③多形性皮肤损害（结节性红斑、痤疮样皮疹、脓疱、溃疡、疖肿等）；④皮肤针刺反应试验阳性。

2. 日本白塞病研究委员会制定的诊断标准

（1）主征：①复发性口腔溃疡；②多形性皮肤损害（结节性红斑、皮下血栓性静脉炎、痤疮样皮疹或毛囊样皮疹）；③眼部病变：虹膜睫状体炎、视网膜葡萄膜炎（视网膜脉络膜炎）、葡萄膜炎的并发症（虹膜后粘连、晶体前囊色素沉着、视网膜脉络膜萎缩、视神经萎缩、并发性白内障、继发性青光眼、眼球萎缩）；④生殖器溃疡。

（2）次征：①不伴关节变形和强直的关节炎；②附睾炎；③以回盲部溃疡为代表的消化系统病变；④血管病变（血管炎、血栓性静脉炎、动脉瘤等）；⑤中度以上的中枢神经系统病变。

（3）参考试验：①皮肤对刺激的反应亢进；②末梢血白细胞数量增加；血沉加快；血清急性反应蛋白阳性；③ HLA-B51、HLA-B5 抗原阳性。

（二）分型标准

目前白塞病尚无统一的分型标准，常用的有以下 3 种分型标准：日本白塞病研究委员会的分型标准、Dilsen 等的分型标准、BenEzra 的分型标准。这 3 种分型标准从不同角度强调了白塞病的临床特征。

1. 日本白塞病研究委员会的分型标准

（1）完全型，即具备以下四个主征者：①复发性口腔溃疡；②多形性皮肤损害；③葡萄膜炎；④生殖器溃疡。

（2）不完全型，即符合下面情况之一者：①出现 3 种主征；②出现 2 种主征 +2 种次征；③出现典型的眼部病变 + 其他 1 种主征；④出现典型的眼部病变 + 其他 2 种次征。

（3）疑似型，即出现 2 种主征，但无眼部病变者。

（4）肠型，即以回盲部溃疡为主要临床表现者。

（5）血管型，即以血栓性血管炎或动脉瘤为主要临床表现者。

（6）神经型，即以中枢神经系统病变为主要临床表现者。

2. Dilsen 等的分型标准

（1）确定型：即具备下列条件之一者：①皮肤针刺试验阳性 +1 个主征或次征；②皮肤针刺试验疑似阳性 +2 个主征；③皮肤针刺试验疑似阳性 +1 个主征 +2 个次征；④皮肤针刺试验阴性 +3 个主征；⑤皮肤针刺试验阴性 +2 个主征 +2 个次征。

（2）可疑型：即具备下面条件之一者：①皮肤针刺试验疑似阳性 +1 个主征；②皮肤针刺试验疑似阳性 +1 个次征；③皮肤针刺试验阴性 +2 个次征；④皮肤针刺试验阴性 +1 个主征 +2 个次征。

（3）白塞病素质：皮肤针刺试验阳性，但无任何主征或次征出现。

3. BenEzra 的分型标准

（1）眼型：①主要表现：葡萄膜炎、视网膜血管炎、前房积脓；②其他表现：口腔溃疡、生殖器溃疡、血栓性静脉炎、关节炎、毛囊炎、结节性红斑。

（2）全身型：①主要表现：口腔溃疡、血栓性静脉炎、关节炎；②其他表现：葡萄膜炎、毛囊炎、结节性红斑、生殖器溃疡。

（3）神经型：①主要表现：大脑血管炎、脑神经麻痹；②其他表现：葡萄膜炎、视神经炎、口腔溃疡、生殖器溃疡。

（4）混合型：主要表现：葡萄膜炎、腔静脉综合征、中枢神经系统损害。

（三）诊断要点

（1）白塞病的诊断主要根据上述的眼部病变、口腔溃疡、皮肤病变、生殖器溃疡等的临床表现，且能排除其他疾病者。

（2）FFA 检查对白塞病性葡萄膜炎（视网膜血管炎、视网膜炎）的诊断和病情评价具有重要的参考意义。

（3）HLA-B51、HLA-B5 抗原分型的实验室检查，对白塞病的诊断有很大的帮助。

（4）ICG 检查有助于明确脉络膜病变的情况。

（5）在 BenEzra 关于白塞病分型标准中，皮肤针刺试验是白塞病诊断的一项重要指标。（BenEzra 关于皮肤针刺试验的方法和结果判定标准如下：方法：选用 20 号针头，将其刺入前臂屈面的皮下或静脉内，或将生理盐水 0.1mL 注入皮内，48h 观察局部反应。判定标准：阴性：仅出现 ≤ 2mm 直径的红斑；可疑：仅出现 > 3mm 直径的红斑或是出现 1~2 直径的丘疹，红斑直径 ≤ 2mm；阳性：Ⅰ级：丘疹直径 2~3mm，红斑直径 > 3mm；Ⅱ级：丘疹直径 > 3mm；Ⅲ级：脓疱疹直径 1~2mm，红斑直径 ≥ 3mm；Ⅳ级：脓疱疹直径 > 2mm。）

二、鉴别诊断

1. 感染性眼内炎

感染性眼内炎由细菌感染所致，通常有外伤、手术、全身感染病史，起病急，进展快，玻璃体浑浊严重，血培养阳性，房水、玻璃体细菌培养阳性，全身无复发性口腔溃疡、多形性皮肤损害、生殖器溃疡表现。

2. 强直性脊柱炎

强直性脊柱炎引起的急性前葡萄膜炎，一般不累及眼后段，起病急，进展快，伴有明显的眼红痛、畏光流泪，前房大量纤维样渗出，前房积脓，全身伴有晨僵、腰骶部疼痛、脊柱活动受限，实验室检查 HLA-B27 抗原阳性，骶髂关节 X 片或 CT 检查有助于强直性脊柱炎的诊断。

3. Eales 病

Eales 病多发于 20~30 岁男性，双眼同时或先后发病，主要表现为视网膜静脉周围炎，出现反复的视网膜和玻璃体积血，一般不伴有前葡萄膜炎、口腔溃疡、生殖器溃疡、皮肤病变，且 Eales 病导致的视网膜和玻璃体积血，其出血量多于白塞病。

4. 类肉瘤病性葡萄膜炎

类肉瘤病性葡萄膜炎主要表现为肉芽肿性前、全葡萄膜炎，出现羊脂状 KP、虹膜结节、房角粘连、玻璃体雪球状浑浊、视网膜血管炎，是一个慢性炎症过程，而白塞病性葡萄膜炎表现为急性非肉芽肿性炎症。类肉瘤病性葡萄膜炎引起的视网膜血管炎与白塞病性视网膜血管炎同时累及动静脉不同，只累及静脉，呈现蜡烛泪斑样的病变，而白塞病血管炎多为闭塞性。血清中血管紧张素转化酶、溶菌酶水平提高及胸片检查有助于类肉瘤病的诊断。

5. Wegener 肉芽肿伴发的葡萄膜炎

Wegener 肉芽肿全身可见呼吸道坏死性肉芽肿炎症、肾小球肾炎、丘疹，易引起紫癜、皮下结节、皮肤溃疡等皮肤病变，伴发的葡萄膜炎为前葡萄膜炎及坏死性视网膜血管炎，眼部还可见坏死性巩膜炎。

6. Reiter 综合征伴发的前葡萄膜炎

Reiter 综合征伴发的前葡萄膜炎多发于青年男性，有泌尿生殖道和肠道感染病史，双眼受累，多为复发性非肉芽肿性前葡萄膜炎，可伴有自限性非特异性结膜炎，全身症状可见关节炎、环状龟头炎、尿道部糜烂、黏液性皮肤角化、无痛性口腔溃疡等，HLA-B27 阳性。

7. 急性视网膜坏死综合征

急性视网膜坏死综合征多为单眼发病，早期出现中周部多发性视网膜坏死病灶，并逐渐向后极部推移，以视网膜动脉炎为主的视网膜血管炎，易伴发片状视网膜出血，后期易发生裂孔源性视网膜脱离，常见前房炎症反应，多表现为羊脂状 KP，易发生眼压升高。

【治疗】

一、中医治疗

（一）辨证论治

1. 肝胆湿热证

[证候] 眼珠疼痛，眉棱骨痛，畏光、流泪，视力下降；胞睑红肿，白睛混赤，黑睛后壁可见点状或羊脂状沉着物，神水浑浊，或黄液上冲，黄仁肿胀，纹理不清，瞳神缩小，展缩不灵，或可见神膏内细尘状浑浊；口苦咽干，大便秘结；或见口舌生疮，阴部溃疡。舌红苔黄，脉弦数。

[治法] 清泻肝胆。

[方药] 龙胆泻肝汤加减。

2. 脾胃湿热证

[证候] 双眼视物不清，睫状充血，角膜后灰白色 KP，前房积脓，玻璃体浑浊，视盘、视网膜水肿，视网膜静脉怒张，动脉细；并伴有口腔或阴部蚀烂，口苦咽干，心烦易怒，大便黏滞不爽，舌红，苔黄腻，脉濡数。

[治法] 清热利湿，宣畅气机。

[方药] 三仁汤加减。

3. 风湿化火证

[证候] 发病或急或缓，瞳神紧小，胞轮红赤持久不退或反复发作，黑睛后壁有灰色沉着物，神水浑浊，瞳神有白膜黏着，骨节酸楚，或小便不利，或短涩灼痛。苔黄腻，脉滑数。

[治法] 祛风除湿清热。

[方药] 抑阳酒连散（《原机启微》）加减。

4. 阴虚夹湿证

[证候] 眼部炎症较缓，但时有反复，眼干涩，视物不清；全身伴有低热咽干，手足心热，外阴及口腔溃疡反复加重，舌红，苔黄腻，脉细数。

[治法] 养阴清热化湿。

[方药] 甘露消毒饮（《新编中医眼科学》）加减。

5. 阴虚火旺证

[证候] 病势较缓或日久不愈，眼前黑化飞舞，瞳神紧小或干缺，玻璃体浑浊，眼底色素紊乱和色素脱落，赤痛时轻时重，干涩昏花口干咽燥，口舌生疮，心烦失眠。舌红苔薄，脉细数。

[治法] 滋养肝肾，滋阴降火。

[方药] 知柏地黄汤（《医宗金鉴》）加减。

6. 脾肾阳虚证

［证候］病程迁延，瞳神紧小或干缺，视物模糊，或长期用激素，体胖乏力，动辄心悸，气短。舌淡苔薄，脉细。

［治法］补脾扶阳，温中散寒。

［方药］附子理中汤（《太平惠民和剂局方》）加减。

7. 痰瘀互结证

［证候］病情反复，迁延不愈，玻璃体浑浊，网膜渗出不退，虹膜可见新生血管，晶体浑浊，锯齿缘可见机化膜及广泛的前后粘连形成。视力下降，眼胀疼痛，头痛不移，舌质紫暗，苔厚腻，脉沉涩。

［治法］活血祛瘀，化痰散结。

［方药］血府逐瘀汤合二陈汤加减。

8. 气阴两虚证

［证候］病人症见心悸易惊、气短懒言、倦怠乏力、颧红口干、目涩无华、腰膝酸软、失眠梦遗、舌质红、苔白、脉细弱。

［治法］益气养阴。

［方药］八珍汤加减。

（二）其他治法

1. 中成药

根据证型可选用龙胆泻肝丸、知柏地黄丸、杞菊地黄丸、雷公藤多苷、参苓白术散、五苓散等等口服，或清开灵注射液静脉滴注。

2. 中药雾化熏眼

熏眼剂由秦皮、秦艽、菊花、薄荷、甘草、冰片等中药煎制而成，加以稀释后入雾化熏蒸器，利用其产生的雾化汽熏眼，每日 1 次，每次 15 分钟。

3. 针灸治疗

（1）体针：常用穴位：太阳、风池、攒竹、丝竹合谷、行间、三阴交等，每次 2~3 穴，交替使用。

（2）耳针：可取耳尖、神门、眼等穴。

4. 中药离子导入

将辨证论治后配置的中药，配合直流电离子导入治疗，利用传统中医学理论与现代电子设备，通过特定频率和波形的脉冲电针刺眼眶周围穴位，既可使局部离子导入的中药缓慢吸收，又可以延长针刺的针感，提高针灸的疗效，做到循经感传、气至病所，从而达到治疗的目的。

二、西医治疗

白塞病性葡萄膜炎的治疗包括葡萄膜炎及其并发症的治疗，葡萄膜炎本身需药物治疗，并发症需激光手术治疗，是葡萄膜炎中最难治的类型之一。单纯糖皮质激素治疗往往难以奏效，通常需要联合一种或多种免疫抑制剂治疗。如果某一种免疫抑制剂的疗效不佳，就应选择另一种免疫抑制剂或选择联合用药治疗。此外，由于许多免疫抑制剂发挥疗效的时间较慢，通常需要 3~4 周，为了及时控制炎症，需联合糖皮质激素治疗。一旦免疫抑制剂发挥疗效，就逐渐减少糖皮质激素用量。糖皮质激素、抗代谢药物、T 细胞抑制剂和生物制剂联合使用具有协同作用，同时也可使各自用量减少，提高疗效，减少复发次数和减少毒副作用。

（一）局部治疗

1. 睫状肌麻痹剂

应用睫状肌麻痹剂散瞳，可以解除瞳孔括约肌和睫状肌痉挛，并有止痛作用；可以减少睫状肌对睫状血管的压迫，改善局部血循环增强血流，有利渗出吸收；可以降低血管通透性减少渗出；可以开大瞳孔，防止虹膜后粘连，或及时拉开后粘连，保持瞳孔的活动性。绝大多数白塞病性葡萄膜炎病人有明显的前葡萄膜炎，使用睫状肌麻痹剂散瞳是必需的眼局部治疗手段之一。常用的药物主要有：1% 阿托品眼药水或眼药膏、2% 后马托品眼药水或眼药膏、复方托品酰胺眼药水。

（1）1% 阿托品眼药水或眼药膏：每日 1~2 次，用于白塞病性葡萄膜炎前节炎症严重者。

（2）2% 后马托品眼药水或眼药膏：阿托品眼药使用 3~5 天后改用 2% 后马托品点眼，每日 1 次，能保持瞳孔的活动性，防止瞳孔在散大状态下出现虹膜后粘连。

（3）复方托品酰胺滴眼液：用于炎症轻微或是疾病恢复期，每晚睡前 1 次，既能活动瞳孔防止虹膜后粘连，又不影响病人日间的生活、工作。

对于新鲜的但难以用点眼药水解除的虹膜后粘连，可以用强力散瞳合剂结膜下注射，1% 阿托品 + 2% 利多卡因 +0.1% 肾上腺素等量混合，取 0.1~0.2mL 结膜下注射。

2. 糖皮质激素

糖皮质激素可以增强小血管扩张，降低毛细血管通透性，抑制炎症浸润和渗出，消退细胞间水肿；并可抑制成纤维细胞增殖，减少胶原纤维变性和细胞间质增生。白塞病性葡萄膜炎眼前节炎症，特别是前房纤维素样渗出、前房积脓对糖皮质激素治疗较为敏感。

（1）糖皮质激素滴眼剂：目前常用的激素类滴眼剂有醋酸泼尼松龙滴眼液、妥布霉素地塞米松滴眼剂、氟米龙滴眼液。发病初期炎症严重时，可每小时 1 次频点激素类眼药，随着炎症控制减轻，激素类眼药逐渐减少点眼次数，每 2 小时 1 次，一天 4 次，一天 3 次，一天 2 次，一天 1 次，隔日 1 次，前房炎症完全消失后，逐渐停用糖皮质激素滴眼剂。

（2）糖皮质激素结膜下注射：泼尼松或泼尼松龙每次 0.3~0.5mL（25mg/mL），每周注射 1 次，可保持 2~3 周的效果。急性病人用地塞米松每次 2.5~5mg，每 1~2 日注射 1 次。

通常情况下并不需要糖皮质激素结膜下注射，但在角膜上皮不能耐受糖皮质激素滴眼剂频繁点眼、感染性眼内炎或前房大量纤维素渗出、前房积脓时，可以考虑短期应用。

（3）糖皮质激素球后或球侧注射：醋酸泼尼松龙 0.3~0.5mL（25mg/mL），每 1~2 周注射 1 次，对于玻璃体严重炎性浑浊或伴有视乳头、视网膜明显水肿者，可以考虑短期应用。

3. 非甾体消炎滴眼剂

常用的为双氯芬酸钠或普拉洛芬滴眼剂，发病初期或严重炎症时可每 1~2 小时一次，中度及轻度炎症时，每日 3~4 次，前房炎症完全消失停用糖皮质激素滴眼剂时，可以使用非甾体类滴眼剂维持一段时间。

（二）全身治疗

1. 糖皮质激素

通常选用泼尼松口服，每日 1 次，早晨顿服。

对于白塞病性葡萄膜炎具有急性严重的视网膜炎、视网膜血管炎者，给予短期大剂量泼尼松口服，剂量为 1~1.2mg/（kg·d），根据病情，5~7 天减量，每周减量 5~10mg，激素治疗同时往往联合使用如苯丁酸氮芥、环磷酰胺、环孢素、硫唑嘌呤等其他免疫抑制剂，不主张长期大剂量使用糖皮质激素口服。

小剂量泼尼松（≤ 20mg/d）联合其他免疫抑制剂是治疗白塞病性葡萄膜炎常用的方法，此种联合用药可以减少其他免疫抑制剂的用量和副作用。

2. 免疫抑制剂

除糖皮质激素外，用于眼科免疫性疾病治疗的其他免疫抑制剂主要分为 3 类：①选择性 T 细胞抑制剂：主要有环孢素和他克莫司；②抗代谢药物：主要有硫唑嘌呤、氨甲蝶呤和麦考酚酸酯；③烷化剂：主要有苯丁酸氮芥和环磷酰胺。此外，雷公藤多苷也有一定的免疫抑制作用。

（1）苯丁酸氮芥：是治疗白塞病性葡萄膜炎特别是伴有视网膜血管炎、视网膜炎、复发性前房积脓、葡萄膜炎复发频繁的病人的首选药物。作为烷化剂，苯丁酸氮芥通过破坏 DNA 结构，阻断其复制，导致细胞死亡而发挥抑制作用，作用相对温和持久，副作用相对较少，起效较慢，通常 1~3 个月才能充分发挥作用。初始剂量一般为 0.1mg/（kg·d），随着炎症控制逐渐减量，维持剂量一般为 2mg/d，治疗时间通常在 1 年以上。常见的副作用有：骨髓抑制（白细胞、血小板减少）、男性不育（精子数量减少）、女性月经紊乱、肝肾功能异常（转氨酶、尿素氮、肌酐水平升高），对生育有要求的男性应禁用，对生育有要求的女性应慎用，治疗前应常规做肝肾功能、血常规化验检查，治疗期间每 2~4 周定期复查。

（2）环磷酰胺：作用机制同苯丁酸氮芥，主要用于顽固性白塞病性葡萄膜炎，通常联合糖皮质激素使用，对苯丁酸氮芥治疗无效者可考虑改用环磷酰胺。初始剂量一般为 1~2 mg/（kg·d），待炎症得以控制后，改为每日 50mg 作为维持剂量，持续半年左右，总治疗时间 1~1.5 年。常见的副作用：明显的骨髓抑制、出血性膀胱炎、男性不育、女性月经紊乱、肝肾功能异常、继发性带状疱疹病毒感染、继发性肿瘤，未生育或有生育要求的病人应慎用或禁用，用药后多饮水可减轻膀胱刺激，治疗前应常规做肝肾功能、血常规化验检查，治疗期间每 1~2 周定期复查。

（3）环孢素：环孢素是一种大环内酯类抗生素，通过抑制白细胞介素 –2 及其受体表达而发挥免疫抑制作用，对病人生育无影响，因此通常作为治疗白塞病的首选药物。对苯丁酸氮芥、环磷酰胺治疗不敏感者，可考虑改用环孢素治疗。初始剂量一般为 3~5mg/（kg·d），分早晚 2 次服用，1~2 个月起效，3~5 个月后逐渐减量，维持剂量为 2mg/（kg·d），总治疗时间 > 1 年。常见的副作用：肾毒性、肝毒性、高血压、胃肠道反应等，肝肾功能异常、顽固性高血压、有精神病史及妊娠病人禁用。

（4）他克莫司：旧称为 FK506，也是一种大环内酯类抗生素，作用机制与环孢素相似，通常需与糖皮质激素或其他免疫抑制剂联合使用，常用剂量为 0.1~0.15mg/（kg·d），副作用与环孢素相似。

（5）秋水仙碱：通过抑制白细胞功能亢进和数量增多而对白塞病起到治疗作用，通常需要联合糖皮质激素和其他免疫抑制剂使用。初始治疗剂量为 0.5mg/d，分 2~3 次口服。常见的副作用：骨髓抑制、肝肾功能异常、胃肠道反应等。

（6）硫唑嘌呤：是一种嘌呤核苷类似物，通过干扰 DNA 复制而发挥作用，对 T 淋巴细胞有较强的选择性抑制作用。常用初始剂量为 2mg/（kg·d），常与小剂量糖皮质激素或环孢素联合使用，维持剂量为 50~100mg/d。常见的副作用：胃肠道症状（恶心、呕吐、腹泻等）、骨髓抑制（白细胞减少和血小板减少）和肝功能损害，为减少胃肠不适反应，开始时口服剂量略小，1~2 周后逐渐加量。使用时应每 4~6 周检查血常规和肝功能。

（7）甲氨蝶呤：是叶酸类似物，通过抑制二氢叶酸还原酶，干扰 DNA 复制和蛋白质合成，从而抑制 T 淋巴细胞、B 淋巴细胞的增生。常用治疗剂量为 7.5~25mg/w，起效时间较慢，为 4~6 周，通常与环孢素或糖皮质激素联合使用。副作用明显轻于糖皮质激素和其他免疫抑制剂，主要有胃肠道症状、肝功能损害、皮肤损害和致畸性，用药期间应补充叶酸治疗（1mg/d），每 1~2 个月检查一次血常规和肝功能。

（8）麦考酚酸酯：是一种新型免疫抑制剂，其代谢产物麦考酚酸，具有免疫抑制活性，通过选择性抑制 T 淋巴细胞、B 淋巴细胞内的次黄嘌呤核苷酸脱氢酶，使鸟嘌呤核苷酸合成受阻，进而抑制 DNA、RNA 和蛋白质合成，阻断 T 淋巴细胞、B 淋巴细胞增生。常用治疗剂量为 10~30mg/（kg·d）或 1~2g/d，既可与环孢素和他克莫司联合使用，也可与小剂量糖皮质激素或抗肿瘤坏死因子制剂联合使用。常见副作用：胃肠道反应，肝肾毒性和骨髓抑制作用，但明显低于环磷酰胺、硫唑嘌呤和甲氨蝶呤，治疗初期每周检查血常规，1 个月后检查频率递减。

（9）雷帕霉素：又称为西罗莫司，是大环内酯类免疫抑制剂，结构与他克莫司相似，但免疫抑制机制不同，西罗莫司通过抑制靶蛋白和通过阻断细胞因子对 T、B 细胞的活化增生来发挥免疫抑制作用。通常与环孢素或他克莫司或麦考酚酸酯联合使用，常用治疗剂量为 2mg/d。主要毒副作用有头痛、恶心和头晕，肾毒性低于环孢素和他克莫司。

（10）来氟米特：是一种新型免疫抑制剂，通过抑制二氢乳酸脱氢酶及酪氨酸激酶活性，阻断嘧啶合成途径，进而抑制淋巴细胞活化增生，也抑制细胞因子（IL-2、IL-6、肿瘤坏死因子、细胞间黏附分子、一氧化氮等）的活性。通常与低剂量的环孢素或甲氨蝶呤联合使用，常用口服剂量为 10~20mg/d。主要副作用为白细胞减少、肝转氨酶升高和致畸，治疗中需定期检查血常规和肝功能。

3. 生物制剂

单克隆抗体等生物制剂通过拮抗或封闭与发病相关的淋巴细胞、细胞因子或细胞因子受体达到治疗葡萄膜炎的目的。目前用于治疗葡萄膜炎的生物制剂包括：拮抗促炎性细胞因子的抗体或细胞因子受体：如抗肿瘤坏死因子制剂和白细胞介素受体拮抗剂；抑制淋巴细胞活化制剂：如抑制 T 淋巴细胞活化的阿伦单抗、cM2T412 和抑制 B 细胞活化的利妥昔单抗；抗炎性细胞因子制剂：如干扰素、白介素 -10 和白介素 -4 等。

（1）英夫利昔单抗：是一种人鼠融合的 TNF-α 单克隆抗体，与可溶性及膜结合型

TNF-α 结合，抑制 TNF-α 引起的炎症反应。主要用于类风湿关节炎、强直性脊柱炎和炎症性肠病的治疗，在眼科用于治疗常规糖皮质激素或免疫抑制剂治疗无效的顽固性葡萄膜炎、幼年性关节炎伴发的葡萄膜炎、白塞病性葡萄膜炎，常用治疗剂量：5mg/kg 静脉滴注，第 2 周、第 6 周再分别静脉滴注 1 次，以后每 6~8 周治疗 1 次。常见副作用有输液反应、充血性心力衰竭、结核病复发或加剧脱髓鞘疾病等。

（2）α-干扰素：具有抗病毒作用、增强自然杀伤细胞的细胞毒作用、增强抗体依赖性细胞的细胞毒作用、抗细胞增生作用和抗血管生成作用等。近年来基因重组干扰素联合糖皮质激素或其他免疫抑制剂可作为二线用药治疗白塞病或其他顽固性葡萄膜炎，主要副作用有疲劳感、感冒样症状、注射部位红肿、白细胞减少、脱发、皮肤瘙痒、精神抑郁或转氨酶升高等。Bodaghi 等应用 IFN-α2a（300 万单位皮下注射，每周 3 次）治疗 45 例经糖皮质激素和其他免疫抑制剂治疗无效的顽固性葡萄膜炎病人，结果对白塞病病人的病情控制率为 82.6%，同期糖皮质激素用量减少，停药后有少数病例复发。Kotter 等应用 IFN-α2a 治疗 50 例白塞病性葡萄膜炎病人，有效率达 92%。

（三）并发症治疗

1. 并发性白内障

在对白塞病性葡萄膜炎所导致的并发性白内障进行手术治疗时，一定要注意首先控制炎症，手术应在炎症完全控制 1 年且炎症至少半年内未有复发者方能考虑实施手术，术前术后应给予激素和其他免疫抑制剂治疗，术前应对病人充分告知，让病人知晓此类并发性白内障与单纯老年性白内障的不同、手术的风险及手术难度、术后的预期。

2. 继发性青光眼

白塞病性葡萄膜炎引起的继发性青光眼多是因虹膜粘连所致，首先给予药物降眼压治疗，对瞳孔缘虹膜完全后粘连者，在药物治疗的同时尽早给予激光虹膜切开，对周边虹膜粘连导致房角关闭者，在药物降眼压和控制炎症后及时实施抗青光眼手术治疗。

3. 玻璃体浑浊

白塞病性葡萄膜炎所致的玻璃体浑浊是一种炎症性浑浊，在葡萄膜炎得以控制、炎症消退后，玻璃体炎性浑浊也会逐渐减轻或消退，因此大多数的玻璃体浑浊不需要手术治疗；如出现增殖性玻璃体视网膜病变且有视网膜脱离的可能时，在使用免疫抑制剂控制炎症后再权衡考虑实施玻璃体切除手术。

4. 视网膜新生血管及视网膜毛细血管无灌注

视网膜血管炎、视网膜炎是白塞病性葡萄膜炎的典型表现，是导致视网膜血管闭塞，出现视网膜新生血管和视网膜毛细血管无灌注的根本原因，因此积极控制葡萄膜炎是治疗此并发症的根本方法。选择在葡萄膜炎静止期进行局灶性视网膜光凝或全视网膜光凝治疗，可有效降低或避免增殖性玻璃体视网膜病变、新生血管性青光眼的出现。

【典型案例】

案例　马某，男，32 岁。2013 年 11 月 2 日初诊。

[主诉] 双眼反复红，右眼视力下降 4 年，左眼失明 3 年。

［病史］就诊时右眼红痛、视力下降 3 天，伴有复发性口腔溃疡、生殖器溃疡。

［检查］查视力右眼 0.12，左眼 LP（－），右眼角膜清，KP（＋＋），浮游物（＋＋），右眼晶体不均匀浑浊，玻璃体浑浊，视盘边界不清，色可，周围视网膜色灰，动脉细，静脉饱满，视网膜散在黄白色渗出点。左眼球萎缩，晶体浑浊，余看不清。脉细，苔厚腻，舌质红。

［西医诊断］白塞病。

［中医诊断］肝经湿热证。

［治法］清热凉血，利湿解毒。

［处方］①龙胆草 10g，黄芩 10g，山栀 10g，炙甘草 10g，柴胡 10g，当归 10g，生石膏（先下）30g，黄连 3g，生地 10g，生黄芪 15g，牛膝 10g，黄柏 10g，金银花 10g。②激素泼尼松 60mg，口服，每日 1 次，按每 5 天减 10mg 逐渐减量；环孢素胶囊 300mg，口服，每日 1 次，逐渐减量，局部用泼尼松龙滴眼液 4 次／日，复方托吡卡胺滴眼液 3 次／日。

［二诊］2013 年 11 月 15 日。用 10 剂后眼部炎症好转，病情稳定，又有口腔溃疡，伴口干，激素按每 5 天减 5mg 逐渐减量，泼尼松龙滴眼液减至 3 次／日，环孢素胶囊 300mg 口服，每日 1 次。知母 10g，黄柏 10g，生地 20g，玄参 15g，石斛 10g，黄芩 12g，茵陈（包）10g，黄芪 20g，生白术 10g，黄连 3g，山栀 10g，生石膏（先下）30g，牛膝 10g，金银花 10g，丹皮 10g。

［三诊］2013 年 12 月 15 日。炎症明显减轻，视力提高。右眼视力 0.4，激素逐渐减量至停用，环孢素胶囊 300mg，口服，每日 1 次，口腔溃疡未复发，大便偏稀，肠鸣。上方去生石膏，加生甘草 10g；泼尼松龙滴眼液 2 次／日，复方托吡卡胺滴眼液 1 次／睡前。

［四诊］2013 年 12 月 19 日。视力：右眼视力 0.5，右眼角膜清，KP（－），浮游物（－），右眼晶体轻度浑浊，眼底视盘色淡，网膜红润（治疗前后变化对比见彩插 7-2）。停局部点药，泼尼松及环孢素胶囊渐减量，中药改为知柏地黄丸口服。

［随访］近 1 年来炎症稳定，偶有轻度复发，无口腔溃疡。

［病例分析］病人病程迁延，初诊时有活动性炎症，治以清热解毒利湿，用药后眼症好转，激素减量过程中出现了阴虚火旺证，故予滋阴清热药物，并根据全身情况加减。后期眼部情况稳定，西药及点眼药停用，但余邪未清，气阴两虚，故予清热通络、扶正祛邪。辨证思路：狐䘌病首载于《金匮要略·百合病狐䘌阴阳毒篇》："狐䘌之为病，状如伤寒，默默欲眠，目不得闭，卧起不安，蚀于喉为惑，蚀于阴为狐，不欲饮食，恶闻食臭，其面目乍赤、乍黑、乍白、蚀于上部则声嗄，甘草泻心汤主之……"唐·孙思邈《备急千金要方》认为"此由湿毒邪气所致"。刘完素重视湿毒致病，《诸病源候论·伤寒狐䘌候》曰："夫狐䘌二病者，是喉阴之为病也……或因伤寒而变为斯病……皆由湿毒气所为也"。清·徐彬在《金匮要略论注》中注曰："狐䘌虫也……大抵皆湿热毒所为之病，毒盛在上，侵蚀于喉为䘌……；谓湿淫如惑乱之气感为生蛾也……；毒偏于下，侵蚀于阴为狐。"自《金匮要略》论及本病以来，历代医家多从湿热蕴毒论治本病，积累了丰富的经验。清·张璐认为"热毒郁于血脉，流入大肠而成狐䘌之候"。

古人从湿热、热毒等方面认识本病的病因病机对当今临床仍具有很大的指导意义。现代多数医家认为，湿热内伏、蕴结成毒是白塞病发生的主要病机；湿热瘀毒互结，阻滞络脉是白塞病进展过程中的主要病理变化，脾胃虚寒、阴液亏虚是白塞病发病的内在因素。

湿热毒邪的形成责之于外感湿热毒邪或湿邪内侵聚久酿热化毒，或过食膏粱厚味、辛辣炙煿、醇酒滋腻之品致脾胃积热成毒，或五志过极，肝郁化火，或肝脾不调，湿热内生化毒。湿热毒邪蕴结攻注脏腑，或循经络上攻口、眼、外阴或搏于营分，或外犯肌肤，形成体窍、多脏腑病变。出现溃疡如口腔溃疡、阴囊、阴茎、外阴部溃疡；数种皮肤样表现如结节红斑病变、坏疽性脓皮样病变，皮肤小血管炎、脓疱性血管炎病变等；各种各样的眼部表现包括前葡萄膜炎、后葡萄膜炎、视网膜血管炎、前房积脓伴发继发性青光眼、白内障、视力减退和粘连形成等；关节炎尤以寡关节炎临床多见；神经系统、胃肠道、心脏受累、肾等多系统受累的表现。

《金匮》原文虽未直言本病病因病机，但考其证治方药，结合临床所见，后世医家对其病因病机的认识不断深入和完善，尤其对本病后期的治本治脏之法做了有益的补充和发挥。

（1）湿热瘀浊，腐败生虫：考仲景用黄芩、黄连、半夏、苦参、雄黄清热燥湿、解毒杀虫，用赤小豆、当归化瘀利湿，故不少医家认为本病源于湿热瘀浊，腐败生虫。《诸病源候论·伤寒狐惑候》谓："此皆由湿毒气所为也。"赵以德认为："狐惑病，谓虫蚀上下也，……盖因湿热久停，腐蒸气血而成瘀浊……虫生于湿热败气瘀血之中，其来渐矣，遇极乃发。"

（2）虫毒游移，循肝经为患：考狐惑病口、眼、二阴易蚀烂，此处均为肝经经脉所过，故有人认为该病与虫毒游移，循肝经上下为患密切相关。临床见本病常伴有神志不安、恍惚迷乱或精神抑郁、多疑善虑等症，且不良情绪可使该病症状加重。病人常见口苦、胁肋胀满等症，女子则每逢月经前后病情加重。

（3）肝热脾湿，胶结难解：有人从肝热脾湿辨治狐惑病。认为湿热互结，胶着难解，运化不利，湿源不断。治疗清除湿热毒邪在于清肝热、除脾湿，以杜绝湿热毒邪之源。将狐惑病的治疗与脏腑联系起来反映了病机认识上的一大进步。

（4）表邪不泻，闭郁为患：古人曾认为此病源于伤寒外感。如《备急千金要方·伤寒不发汗变成狐惑病》的"此为湿毒气所为"，《诸病源候论·伤寒狐惑候》的"夫狐惑二病者，是喉咽之为病也。或由伤寒而变成斯病"。虽然《景岳全书》已予否定，认为"仲景云狐惑之为病，状如伤寒则可见，本非伤寒也，而后世即以狐惑为伤寒者，岂非误哉"。但考本病确有"状如伤寒"症，《医宗金鉴》有"余毒与湿为之害"说，今人葛氏也认为"本病是患伤寒后，表邪不得外解，闭而不出所致，以解表法论治，风寒型以荆防败毒散加味，风热型以银翘散加味，确有疗效。

（5）湿热久郁，心肾受累：有医家基于心为君火，开窍于舌，其脉下注小肠，上系于舌；舌与口腔、小肠与下窍关系密切；肾主前后二阴，其分支达舌，其精注目，提出虚火与湿热相搏循经腐蚀郁蒸，也为该病形成原因之一。

【预防与调护】

该病与许多全身病及免疫功能关系密切，故宜全面查体，全面治疗。应注意休息，避免情志刺激，勿食辛辣、油腻之品，以免火热内生，造成重症、变症及复发。病情一旦复发应及时治疗。

患病期间应少用目力，在户外宜戴有色眼镜，避免强光刺激。为减轻眼痛，可作湿热敷或服镇静止痛剂，在使用外敷药物时，注意勿将药液溅入眼内。注意锻炼身体，增强机体抗病能力，防止病情复发。

【注意事项】

影响白塞病病人视力预后的因素有发病年龄、性别、受累部位、治疗方法、遗传因素等。一般说来，发病年龄越小预后越差；男性病人较女性病人预后差，白塞病病人神经系统和严重血管受累者，大约7%因严重的并发症死亡，死亡原因有神经系统受累、消化道出血、动脉瘤破裂，中枢神经系统受累者预后不良，死亡者占41%。

白塞病病人在眼部受累的最初5年，炎症反复发作，5年后复发次数减少，8~10年后趋于静止状态，从葡萄膜炎发生到单眼盲目出现的平均时间为3.5年，到双眼盲目的时间约为5年，因此白塞病性葡萄膜炎早期正确的治疗至关重要。

【重点提示】

古人从湿热、热毒等方面认识本病的病因病机对当今临床仍具有很大的指导意义。现代多数医家认为，湿热内伏、蕴结成毒是白塞病发生的主要病机；湿热瘀毒互结，阻滞络脉是白塞病进展过程中的主要病理变化，脾胃虚寒、阴液亏虚是白塞病发病的内在因素。湿热毒邪的形成责之于外感湿热毒邪或湿邪内侵聚久酿热化毒，或过食膏粱厚味、辛辣炙煿、醇酒滋腻之品致脾胃积热成毒，或五志过极，肝郁化火，或肝脾不调，湿热内生化毒。湿热毒邪蕴结攻注脏腑，或循经络上攻口、眼、外阴或搏于营分，或外犯肌肤，形成体窍、多脏腑病变。出现溃疡如口腔溃疡、阴囊、阴茎、外阴部溃疡；数种皮肤样表现如结节红斑病变、坏疽性脓皮样病变、皮肤小血管炎、脓疱性血管炎病变等；各种各样的眼部表现包括前葡萄膜炎、后葡萄膜炎、视网膜血管炎、前房积脓伴发继发性青光眼、白内障、视力减退和粘连形成等；关节炎尤以寡关节炎临床多见；神经系统、胃肠道、心脏受累、肾等多系统受累的表现。

【现代研究进展】

（一）中医治疗进展

仲景拟内外并治之法，出湿热瘀毒兼顾四方，定狐蜇病早期治疗：蚀于上部则声喝，治以甘草泻心汤（甘草、黄芩、黄连、人参、半夏、干姜、大枣）。蚀于目者，治以赤小豆当归散（赤小豆、当归、浆水）。蚀于下部则咽干，外以单味苦参煎汤洗之。蚀于肛者，以单味雄黄熏之。虽方少药简，却湿、热、瘀、毒、虫诸邪兼顾，尽展该病治疗大法。后世在驱邪用药方面虽有所补充，如《备急千金要方》的治狐蜇汤方（黄连、熏草），《万病回春》的温清饮（黄连解毒汤合四物汤），以及目前的蝮蛇抗栓酶等，但均未超越清热、燥湿、解毒、化瘀、杀虫之大法。

狐蜜病相对缓解期的治本治脏之法《金匮要略》未备，后世医家对此作了不少的补充：如证属阴虚内热者，一贯煎加减；肝肾阴虚者，知柏地黄丸合二至丸加减；脾（肝）肾阳虚，暖肝煎加减；肝经湿热者，龙胆泻肝汤化裁；肝郁脾虚者，逍遥丸化裁等。特别值得强调的是，缓解期治本治脏首应重视健运脾气，清利中焦；中焦无湿，则热、瘀、虫毒诸邪易去，且无湿邪下注之虑，当属治本之大法。

近年来白塞病的中医治疗有了些许新的进展，使白塞病病人的预后得到一定程度上的改善。各医家的治疗方法多种多样。

（1）曲环汝提出白塞病从"疡"论治的观点，认为"狐蜜"本在于"疡"，故提出"局部重疡，活血化瘀，内外合治"的治疗三法。根据局部的辨证来分析疾病的寒热虚实，并将清、托、补三法运用于此病的初期、成脓、溃后各个阶段，最后坚持以"疡"为轴心辨证论治。如目赤肿痛则加菊花、密蒙花；口腔溃疡则伍黄连、淡竹叶；阴部溃疡用土茯苓、黄柏清利下焦湿热等。

（2）陈明岭认为"狐蜜"以肝脾肾三脏为本、湿热蕴毒为标，故治疗该病发作期应以泻法为主，辅之以补；缓解期以补为重，助之以泻，如甘草泻心汤、龙胆泻肝汤合泻黄散、知柏地黄汤、金匮肾气丸和四君子汤加减等，同时提出于各期治疗中辅以适量的中药免疫抑制剂，如火把花根片、昆明山海棠等药材以增强疗效。

（3）刘志伟等自拟养阴清解汤（麦门冬、石斛、玄参、生地、黄柏、知母、土茯苓、蒲公英、金银花、穿心莲、白术、泽泻、茯苓）内服，配用熏洗方（苦参、蛇床子、黄柏、蒲公英、生百部、白鲜皮）及溃疡膏（青黛、滑石、白及、冰片、血竭、儿茶）外用治疗白塞病100例，显示临床治愈65例，显效12例，好转15例，无效8例，总有效率92%。

（4）张永熙等采用狐蜜汤（知母、黄柏、生地、丹皮、赤芍、丹参、麦冬、地骨皮、龙胆草、黄芩、栀子、首乌、枸杞子、金银花、当归、甘草）治疗白塞病41例，总有效率85.36%；李杰采用双子熟地颗粒（枸杞子、女贞子、熟地、首乌、杜仲、茯苓、知母、黄连、金银花、甘草）治疗白塞病26例，总有效率92.0%。

（5）孔红岩等采用自拟金地解毒汤（金雀根、黄芪、生地、丹皮、金银花、黄芩、栀子、白花蛇舌草、茯苓、赤芍、甘草、当归）治疗白塞病22例，同时配合外洗法，口腔生殖器溃疡用金银花、白花蛇舌草、黄柏黄连煎汤漱口，总有效率95.5%。

（6）高凤云从络论治白塞病：高凤云认为该病病因虽为湿热火毒之邪，而病机主要在于热毒滞络。滞于脉络则见于口、眼、鼻、二阴及皮肤等红肿、疼痛、破溃；关节红肿热痛、结节；滞于肺络则见咳嗽、咳血；而所见之症多属肝经，肝经绕阴器，上循咽喉，络以目系，肝经之病多传脾土，故见脘腹痞胀，不易饮食；滞于脑之气络，则见微烦、卧起不安，甚则发热、神昏谵语之症。以上见症为急性发作期。至于缓解期，症见溃疡反复发作，时愈时发，溃疡面或苍白或晦黯，或兼见他症，如双目干涩、视物不清、少气懒言、头晕心悸及腰膝酸软等虚象，当属络虚不荣之候，此又有气血阴阳之分。络病的治疗原则是"络以通为用"，而通络之法各异，高士宗之《医学真传》曰："通络之法各有不同，调气以和血，调血以和气，通也；下逆者使之上行，中结者使之旁达，亦通也；虚者助之使通，无非通之之法也。"急性期在治疗上采用清热燥湿、凉血解毒、通络透络。缓解期因络病日久，营卫失常，气血阴阳不足，络脉失于荣养，而见一系列虚不荣之候，依据临床表现分别采用益气养血、养络荣络、养阴润络、温阳散寒、煦络通络，余毒未尽者兼以清除余热毒邪之法，运用辛味通络、虫类通络、络虚通补的用药特点灵活配伍，使之祛邪而不伤正，补而不滞不腻，并做到内治与外治配合，双管齐下，效果更佳。

（7）阳伟红等运用中医三焦辨证探讨狐惑病的机制：①从发病部位而言，狐惑病的临床症状有口咽部、前后二阴溃疡以及湿热内壅，胃气不和所致的不欲饮食，恶心恶闻食臭等症状。从部位可见，上焦如雾，口咽部溃疡归于上焦的病变。中焦如沤，有关脾胃的症状应归于中焦。下焦如渎，前后二阴处的病变应归于下焦。由此可见，从发病部位而言，狐惑病的辨证论治可从三焦辨证，指导狐惑病的用药和更多的临床治疗。②从经络循行而言，狐惑病累及的脏腑有心、肝、脾、肺、肾和胃、胆等，变证较多，由湿热内蕴所致，病涉脾、胃、肝、肾经。由于口咽为脾胃之门户，为肝经之所系，又是心肺经循行和所系之处。魄门直通胃肠，而肝之经脉又绕阴器而过，故湿热邪毒，随经下注，则可见前后阴蚀烂，出现溃疡。大体上说，狐惑病和心肺经、脾胃经、肝肾经密切相联。三焦辨证中上、中、下、三焦的辨证分别包括肺经、心包经，脾证胃经、大肠经，肝经、肾经的病变，这正符合三焦辨证的证候表现和传变规律，所以，从这个角度来说，狐惑病也可用三焦辨证。③从临床用药而言，由于狐惑病症状复杂，且易多变，当结合眼部局部临床特征辨别脏腑病位，三焦病证皆可影响眼部而发病，根据三焦辨证用药特色灵活治疗。眼部病变多为肝胆火炽或肝经湿热上犯或后期肝肾阴虚火旺所致，用药多轻清，意在疏散上焦风热或作为引经药使用。风湿热轻证多用密蒙花、木贼、蝉蜕、夏枯草等轻清疏散，风湿热偏重者用龙胆草、板蓝根、青葙子等清热祛湿。肝胆火炽者采用柴胡、龙胆草、决明子等泻肝胆之火，热入营血者当以生地黄、水牛角、生蒲黄清热凉血，白及、白蔹、棕榈炭收敛止血。瘢痕形成时常用海藻、昆布、贝母等软坚散结。④在全身病证治疗方面：a. 呼吸系统方面：肺为华盖，属宣发之脏。若湿性黏腻，阻滞气机，可见胸膺气机不利、胸闷疼痛。肺失肃降则可见咳嗽气喘，湿热之邪上蒸可见发热。邪热炼液为痰，则可见咳痰，热毒灼伤脉络则可见咳血，肺部和皮肤血管性炎症，用药当考虑上焦用药非轻不举的特点，采用菊花、桑叶、蝉蜕、鱼腥草等轻清疏散之品。b. 神经系统方面：热毒湿热之邪上扰心神，可见烦躁不宁，时有谵语，虚烦不眠。亦有阳明腑实者，胃热乘心可见神智异常，但症状较轻。甚者热入心包，神昏谵语或昏愦不语，同时伴灼热肢厥，舌绛等热邪内陷心包之证，此为危候。以上症状当用三焦辨证，用药多用犀角地黄汤以清营凉血，用安宫牛黄丸、苏合香丸等芳香开窍。狐惑病之湿热之邪可感于外亦可由脾胃运化功能失调所致。中焦脾胃病变多采用清热除湿之法，热重用黄芩、黄连、石膏、知母清热，湿重用陈皮、厚朴、滑石、车前子、白豆蔻、藿香化湿，湿热并重则二者兼用。下焦肝胆火炽者用栀子、柴胡、龙胆草清泻肝胆及下焦之火，车前子、猪苓、清热利湿，后期肝肾阴虚火旺者，用生地黄、麦冬、玄参滋阴降火，菟丝子、女贞子、五味子、当归益精补肾。三焦辨证对狐惑病治疗方面有着很大的临床指导意义。因此，应继续深入探索，以求取得狐惑病临床治疗的最佳效果。

（二）西医生物制剂治疗进展

目前用于治疗葡萄膜炎的生物制剂包括：①拮抗促炎性细胞因子的抗体或细胞因子受体：如抗肿瘤坏死因子（TNF）制剂和白细胞介素（IL）受体拮抗剂。②抑制淋巴细胞活化制剂：如抑制 T 淋巴细胞活化的阿伦单抗、cM2T412 和抑制 B 细胞活化的利妥昔单抗。③抗炎性细胞因子制剂：如干扰素（IFN）、IL-10 和 IL-4 等。

1. 拮抗促炎性细胞因子的生物制剂

主要制剂有抗 TNF 制剂、IL-1 受体拮抗剂、IL-2 受体拮抗剂和抗 IL-6 受体单克隆抗体。

1）抗肿瘤坏死因子生物制剂

肿瘤坏死因子（TNF）是一种重要的炎性因子，通过活化巨噬细胞、中性粒细胞和自然杀伤细胞活性等来加剧炎症，抑制或阻断 TNF 可以缓解实验性葡萄膜视网膜炎损伤。目前常用抗 TNF 制剂有英夫利昔单抗、依那西普和阿达木单抗。

（1）英夫利昔单抗：是一种人鼠融合的抗 TNF-α 单克隆抗体，与可溶性及膜结合型 TNF-α 结合，抑制 TNF-α 引起的炎症反应。主要用于类风湿关节炎、强直性脊柱炎和炎症性肠病的治疗，在眼科用于治疗常规糖皮质激素或免疫抑制剂治疗无效的顽固性葡萄膜炎、幼年性关节炎伴发的葡萄膜炎、白塞病性葡萄膜炎和顽固性巩膜炎，常见副作用有输液反应、充血性心力衰竭、结核病复发或加剧脱髓鞘疾病等。Niccoli 等应用英夫利昔单抗治疗 12 例常规治疗无效的顽固性白塞病病人，结果 75% 的病人病情稳定，眼部炎症消失；随访 2 年，78% 的病人病情仍稳定，视力提高；复发者的复发次数也明显下降。El~Shabrawi 等应用英夫利昔单抗治疗 HLA-B27 相关性急性前葡萄膜炎病人 7 例，结果所有病人症状和体征均好转。Sobrin 等应用英夫利昔单抗治疗对常规免疫抑制剂治疗无效的顽固性葡萄膜炎病人 27 例，结果 21 例病人炎症好转，其中 16 例病人减少或停用了免疫抑制剂，1 例病人因副作用严重而停止治疗；随访 1 年，总有效率为 90%，65% 患眼视力提高。Rajaraman 等应用英夫利昔单抗治疗儿童顽固性葡萄膜炎病人 6 例，结果所有病人炎症好转，停用局部或全身糖皮质激素，除 1 例出现玻璃体积血外，其余无明显的毒副作用。

（2）依那西普：是可溶性 TNF-α 受体融合蛋白，通过与可溶性 TNF-α 结合，阻断后者与细胞表面 TNF 受体结合，抑制由 TNF 介导的异常免疫反应。对风湿性关节炎、幼年特发性关节炎和银屑病有很好疗效，对眼部免疫性炎症的疗效不如英夫利昔单抗；常见副作用有头痛、注射部位反应、腹痛、贫血、上呼吸道感染症状等。Smith 等应用依那西普皮下注射治疗 7 例幼年性关节炎相关的葡萄膜炎病人，发现在控制炎症方面，依那西普并不明显优于常规免疫抑制剂。

（3）阿达木单抗：是一种完全人源化的抗 TNF-2α 单克隆抗体，对风湿性关节炎和牛皮癣性关节炎有显著疗效，主要不良反应有轻度注射部位反应、输液反应、胃肠道反应或头晕等，偶见有机会性感染。Mushtaq 等应用阿达木单抗皮下注射治疗 3 例对其他免疫抑制剂和 infliximab 治疗无效的重症白塞病病人，结果均病情稳定，未再复发。Vazquez-Cobian 等应用阿达木单抗治疗 14 例（26 只眼）儿童葡萄膜炎病人，结果 21 只眼炎症好转，4 只眼稳定，仅有 1 只眼恶化。

2）白细胞介素受体拮抗剂生物制剂

（1）阿那白滞素：是人重组 IL-1 受体拮抗剂，通过拮抗 IL-1 活性，抑制炎症反应；适用于治疗类风湿关节炎，在眼科用于治疗对抗 TNF 治疗不敏感的幼年性特发性关节炎相关的葡萄膜炎；副作用较少，主要为注射部位反应。Teoh 等报告 1 例慢性幼儿性神经皮肤关节综合征（IL-1 介导的自身免疫病），患儿伴发全葡萄膜炎，常规糖皮质激素、免疫抑制剂和抗 TNF 制剂治疗均不能控制反复发作，应用阿那白滞素治疗后病情稳定，糖皮质激素用量减少。

（2）达克利珠单抗：是一种人源化的 IL-2 受体（CD25）拮抗剂，通过阻断 IL-2 与 T 细胞膜上的 CD25 分子相互作用，抑制 IL-2 的生物学效应，同时也抑制了 T 细胞的活化增生。达克利珠单抗已成功地用于治疗肾脏移植或其他器官移植后的排斥反应，联合糖皮质激素或其他免疫抑制剂可用于治疗多发性硬化症、银屑病和肿瘤，对各类顽固性葡萄膜炎也有一定疗效；常见副作用有皮肤红斑、淋巴结病变、轻微外周性水肿和机会性感染等。Nussenblatt 等首先应用达克利珠单抗治疗 10 例顽固性中间葡萄膜炎和后葡萄膜炎病人，有 8 例病人有效；治疗 12 个月，这 8 例病人完全停用了糖皮质激素和其他免疫抑制剂。随后，Nussenblatt 等通过多中心临床试验验证达克利珠单抗对 15 例葡萄膜炎病人的治疗作用，结果 67% 的病人炎症得以控制，糖皮质激素或其他免疫抑制剂用量减少 50% 以上，未见无明显的毒副作用。Papaliodis 等利用达克利珠单抗治疗 14 例常规治疗无效的葡萄膜炎病人，结果 44% 的患眼视力提高，33% 患眼视力稳定，22% 患眼视力恶化，炎症好转或稳定者占 70%。Sobrin 等应用达克利珠单抗治疗 8 例对常规免疫抑制剂治疗无效的鸟枪弹样脉络膜视网膜病变病人，结果 7 例病人病情稳定，玻璃体炎症消失，视力好转；随访 2 年，有 4 例病人完全停用免疫抑制剂，有 2 例病人因副作用较大而停用治疗。Buggage 等应用达克利珠单抗对 17 例复发性白塞病病人进行双盲随机治疗，与常规糖皮质激素和其他免疫抑制剂治疗效果比较，未发现其有确切疗效。

（3）托珠单抗：是人源化抗 IL-6 受体单克隆抗体，竞争性地抑制这些受体结合 IL-6，主要用于治疗类风湿关节炎、幼年特发性关节炎和炎症性肠道疾病等自身免疫性疾病，主要副作用有转氨酶轻度升高、过敏反应等。托珠单抗无论是作为单一系统性药物或者结合其他免疫抑制药物治疗难治性类风湿关节炎是有效的。这种药物在治疗患有严重的全身性幼年特发性关节炎、血管炎综合征的病人也有效果。托珠单抗可能作为葡萄膜炎的新的治疗方案。

2. 抗淋巴细胞特异性生物制剂

1）抑制淋巴细胞增生的生物制剂

（1）阿伦单抗：是人源性抗 CD52 单克隆抗体，通过补体介导的细胞溶解作用、抗体依赖的细胞毒作用和诱导细胞凋亡，减少 T 淋巴细胞、B 淋巴细胞数目；主要用于治疗 T、B 细胞性白血病和干细胞移植后移植物抗宿主反应，主要副作用有骨髓抑制、淋巴细胞减少、注射反应或过敏反应，少数病人出现机会性感染。Lockwood 等应用抗 CD52 单抗治疗 18 例白塞病病人，其中 72% 的病人病情得到控制，糖皮质激素用量明显减少；随访 3 年，6 例病人停用药物治疗，10 例病人病情稳定。Dick 等用阿伦单抗治疗 10 例严重的葡萄膜炎病人，结果 80% 的病人病情得到长期缓解，其余病人病情也更容易得到控制，全身免疫抑制剂用量减少。

（2）静脉免疫球蛋白（Ⅳ IG）：最初用于治疗免疫缺陷性疾病，对一些免疫相关性疾病，如 Guillian-Barre 综合征和 Kawasaki 病等也有治疗作用。确切作用机制不清，可能与抑制细胞因子（IL-2、TNF 等）分泌、抑制 T 细胞、B 细胞活化增生有关。Onal 等应用 Ⅳ IG（1~2.5g/kg）治疗 5 例葡萄膜炎病人，有 3 例炎症得以控制，视力好转。Le Hoang

等用Ⅳ IG 治疗 18 例鸟枪弹样脉络膜视网膜病变病人，结果 54% 的患眼视力提高，黄斑囊样水肿好转。Ⅳ IG 治疗的缺点是治疗成本较高，也有一些不良反应，如血栓形成、非细菌性脑膜炎或血源性感染等，故建议用于常规免疫抑制剂或抗 TNF 制剂治疗无效的顽固性葡萄膜炎。

２）抑制 T 细胞增生的生物制剂

cM2T412 是一种抗 CD4 T 细胞的鼠 – 人嵌合抗体，可明显降低 T 细胞数目。Thurau 等用 cM2T412 治疗 1 例免疫抑制剂治疗无效的双侧慢性后葡萄膜炎病人，结果 2 年内疾病复发频率和严重程度降低。主要副作用是降低机体免疫监视能力。

３）抑制 B 细胞增生的生物制剂

利妥昔单抗是针对 B 细胞表面抗原 CD20 的鼠 – 人嵌合单克隆抗体，通过补体介导的细胞溶解作用、抗体依赖的细胞毒作用和诱导 B 细胞凋亡，抑制 B 细胞活化增生，从而减少 B 细胞数量。虽然葡萄膜炎是 T 细胞介导的自身免疫性疾病，但 B 细胞对 T 细胞的激活有着关键作用，因此 B 细胞在其发病中也非常重要。利妥昔单抗主要用于治疗 B 细胞性淋巴瘤，后来发现对一些自身免疫性疾病也有疗效，如类风湿关节炎、系统性红斑狼疮、特发性血小板减少性紫癜和自身免疫性溶血性贫血，对风湿病伴发的顽固性巩膜炎也有较好疗效。利妥昔单抗具有良好的耐受性，常见副作用有发热、寒战、头痛、恶心、皮疹或低血压等，偶有过敏反应，缓慢滴注可缓解上述症状；很少引起明显的肝、肾功能损害。Tappeiner 等应用利妥昔单抗静脉滴注治疗 1 例常规治疗无效的顽固性慢性前葡萄膜炎病人，结果病人视力提高，黄斑囊样水肿减轻，随访 12 个月病情稳定。

3. 抗炎性细胞因子制剂

（1）干扰素 – α（IFN–α）：IFN-α 具有抗病毒、增强自然杀伤细胞的细胞毒、增强抗体依赖性细胞的细胞毒、抗细胞增生和抗血管生成等作用。近年来，基因重组干扰素联合糖皮质激素或其他免疫抑制剂可作为二线用药治疗白塞病或其他顽固性葡萄膜炎，主要副作用有疲劳感、感冒样症状、注射部位红肿、白细胞减少、脱发、皮肤瘙痒、精神抑郁或转氨酶升高等。Bodaghi 等应用 IFN–α 2a（300 万单位皮下注射，每周 3 次）治疗 45 例经糖皮质激素和其他免疫抑制剂治疗无效的顽固性葡萄膜炎病人，结果对白塞病病人的病情控制率为 82.6%，对其他类型葡萄膜炎的病情控制率为 59%，同期糖皮质激素用量减少，停药后有少数病例复发。Kotter 等应用 IFN–α 2a 治疗 50 例白塞病性葡萄膜炎病人，有效率达 92%；随访 2.5 年，有 1/3 以上的病人停用了药物治疗。Krause 等应用 IFN 治疗 5 例（8 只眼）因各种并发症而准备做手术的白塞病病人，结果有 7 只眼视力好转，另一眼因视神经萎缩而视力无好转，术后仅有 1 例白内障病人出现炎症反应；随访 4 年，所有病人术后均无复发；IFN 可用于白塞病病人术前治疗。Deuter 等应用 IFN–α 2a（300~600 万单位）治疗 8 例 15 只眼顽固性葡萄膜炎伴发的黄斑囊样水肿，结果 11 只眼黄斑囊样水肿完全消失，有 8 只眼在停药后复发，再次用药后又完全消失。Plskova 等应用 IFN–α 2b 皮下注射治疗 12 例顽固性葡萄膜炎，结果 83% 的病人病情好转，视力提高，伴发的黄斑囊样水肿也有明显好转。

（2）白介素 –10：作为抗炎因子，具有抑制 T 细胞、自然杀伤细胞和单核巨噬细胞活性，抑制 Th1 细胞因子（IL–2、TNF、IFN–γ）分泌，抑制一氧化氮产生，降低抗原递呈作用，拮抗 Th1 细胞介导的免疫损害，并参与诱导免疫耐受形成和炎症反应调控。IL–10

可拮抗实验性自身免疫性葡萄膜视网膜炎的发生，与其自然消退有关。

（毕宏生）

参考文献

［1］吴红华，李国华，陈华，等. 白塞病眼病 111 例临床分析. 中华内科杂志，2014，53（1）：44-47.

［2］高玮，蔡莉，胡丹. INF~α 治疗白塞病葡萄膜炎的新进展. 国际眼科杂志，2011，11（6）：1019-1021.

［3］张励，庄增渊. 庄增渊应用清热法治疗白塞病经验. 中国中医眼科杂志，2010，20（6）：334-336.

［4］柴守范，杨进. 从络病论治白塞病的理论探析. 江苏中医药，2009，41（12）：6-7.

［5］詹宇坚，王慧娟，刘聪慧，等. 应用三焦辨证理论指导白塞病的治疗. 中国中医眼科杂志，2009，19（5）：296-298.

［6］杨永升，庄增渊. 庄增渊治疗白塞病眼病经验. 中医杂志，2013，54（7）：555-557.

［7］杨培增. 葡萄膜炎诊断与治疗. 人民卫生出版社，2009.

［8］孙世珉. 葡萄膜病学. 北京大学医学出版社，2002.

［9］李凤鸣. 中华眼科学（第2版）. 人民卫生出版社，2005.

［10］唐由之，肖国士. 中医眼科全书（第2版）. 人民卫生出版社，2011.

［11］王明芳，谢学军. 中医眼科学. 中国中医药出版社，2004.

［12］何守志. 临床眼科学. 天津科学技术出版社，2002.

［13］庄增渊，金明. 今日中医眼科（第2版）. 人民卫生出版社，1999.

第三节　Vogt- 小柳 – 原田综合征

Vogt- 小柳 – 原田综合征（VKHS）是一种以双侧肉芽肿性全葡萄膜炎为特征，累及全身多个系统的疾病，常伴有听力障碍、脑膜刺激征、毛发变白或脱落、白癜风等表现。其具有起病急、进展快、反复发作、致盲率高的特点，是国内常见的葡萄膜炎类型之一。根据葡萄膜炎发生部位的不同，可以将其分为 Vogt- 小柳综合征和原田综合征，前者以虹膜睫状体炎（即前葡萄膜炎）为主，后者以脉络膜炎（即后葡萄膜炎）为主。Vogt 和 Koyanagi 分别于 1906 年和 1929 年先后报道了一种伴有白癜风、白发、脱发及听觉减退的双眼虹膜睫状体炎病例；Harada 于 1926 年报道了一种以脑膜刺激征开始的伴有视乳头水肿及渗出性视网膜脱离的双眼后部急性葡萄膜炎病例，之后研究发现这是同一种疾病的两型，故将其统一命名为 Vogt-Koyanagi-Harada Syndrome，即 Vogt- 小柳 – 原田综合征，也有文献称其为"葡萄膜大脑炎或葡萄膜脑膜炎综合征"。随着复发次数的增多，治疗难度也逐渐加大，视功能受损程度呈渐进性加重，身心备受伤害，生活质量等下降，远期效果欠佳，且 VKHS 临床表现多种多样，常累及眼、耳、皮肤和脑膜等多个器官，而眼部表现又易与视盘血管炎、黄斑病变、后巩膜炎、青睫综合征、中心性浆液性脉络膜病变、其他类型葡萄膜炎等相混淆，因此容易造成 VKHS 的漏诊和误诊，从而增加其致盲率。

Vogt- 小柳 – 原田综合征在全球各地均有报道发病，但发病率却有明显的种族差异性，较多发于有色人种。有报道显示在日本 VKHS 病人约占葡萄膜炎病人的 10.1%，在新加坡约占 15.9%，我国的 VKHS 病人约占 14%，而美国的 VKHS 病人仅占葡萄膜炎病人的 1%~4%。本病好发于中青年，以 20~50 岁居多，儿童亦有报道发病，目前已知最小患儿为一名 3 岁女童。女性病人多于男性病人，但在日本人群中发病率却无明显性别差异。双眼同时发病是其最大的特点，即使存在先后，间隔时间也仅数天。单纯单眼发病病人仅有少数几例报道。

我国现存的古医籍中，未发现有关本病的确切记载。根据临床症状，若以前葡萄膜炎为主者，即 Vogt- 小柳综合征可归属为"瞳神紧小"和"瞳神干缺"，《原机启微·强阳抟实阴之病》将瞳神紧小视为强阳抟实阴之病，"神水紧小，渐小而又小，积渐至如菜子许。又有神水外围，相类虫蚀者。然皆能睹而不昏，但微觉羞涩耳，是皆阳气强盛而抟阴，阴气坚实而有御，虽受所抟，终止于边鄙皮肤也"；至明代王肯堂《证治准绳·杂病·七窍门》，方有"瞳神紧小"之说，"瞳子渐渐细小如簪脚，甚则小如针，视尚有光，早治可以挽住，复故则难。"《银海精微》将"瞳神干缺"描述为"金井不圆，上下东西如锯齿，偏缺参差，久则渐渐细小，视物蒙蒙，难辨人物，相牵俱损"。以后葡萄膜炎为主者，即原田综合征为主要累及玻璃体、视网膜、视网膜血管及脉络膜的炎症性疾病，临床表现为视力减退、眼前似有黑影飘忽、玻璃体浑浊、眼底黄白色点状渗出、视盘水肿、浆液性视网膜脱离等，可归属于"视瞻昏渺""云雾移睛"的范畴。

【病因病机】

（一）中医病因病机

中医认为本病的病因主要为热、毒、瘀所致，与遗传、体质、环境、外感、饮食、劳倦等因素有关，多与肝、脾、肾三脏功能失调有关。五轮学说中黄仁属风轮，内应于肝胆，瞳神为水轮，内应于肾，又肝肾同源，故认为本病与肝胆和肾有关。

关于病机，历代医家各说不一，如《秘传眼科龙木论》谓之："肾脏俱伤，肝风如患。"《原机启微·强阳抟实阴之病》中说："足少阴肾为水，肾之精上为神水，手厥阴心包络为相火，火强抟水，水实而自收。"《审视瑶函》指出："劳伤气血，思竭心意，肝肾二经俱伤，元气衰弱，不能升运清汁以滋胆。"《秘传眼科七十二症全书·瞳仁干缺外障》曰："瞳仁干缺者……按此症多因肾虚肝热，致令瞳神干缺，亦因夜卧不安，肝藏魂，肺藏魄，魂魄不安，神情不定而少睡，劳伤于肝，致令金井而不圆，上下东西，锯齿偏缺参差矣……"《目经大成·瞳神紧小》云："因劳伤精血，阳火散乱，火衰不能鼓荡山泽之气生水滋木，致目自涸，而水亦随涸，故肾络下缩，水轮上敛。甚则紧合无隙，残疾终身矣。"由于瞳神由精气所充，瞳神的展缩，取决于精气的盛衰，眼睛能视万物，亦赖精气之充养。《审视瑶函·目为至宝论》云："真精者，乃先后二天元气所化之精汁，先起于肾……而后及乎瞳神也。"《原机启微·强阳抟实阴之病》曰："强者，盛而有力也；实者，坚而内充也。故有力者，强而欲抟；内充者，实而自收。是以阴阳无两强，亦无两实。惟强与实，以偏则病。内抟于身，上见于虚窍也。"盖瞳神主肾属水乃为阴，且瞳神内有神水充盈，故为实阴；而此病多因外感风热或火热内炽，燔灼黄仁，故属强阳。强阳与实阴相抟，致瞳神缩小发病。

因此，其主要病机是真精亏损，肾虚水乏，水不涵木，肝阳上亢，肝热内生，上扰目窍，临床上表现为阴虚阳亢、内热扰目的症状，再由风、热、湿等外邪侵袭，内外合邪，本虚而标实，临床上就出现了肾虚肝热的一系列症状。但由于本症病因复杂，而脏腑之间又有着紧密的关联，因而其发病，同时亦与其他脏腑有关。

（二）西医病因病机

有关 VKHS 的病因和发病机制尚不完全清楚，但由于它好侵犯带色素的组织，如葡萄膜、脑膜、内耳及皮肤，因此被认为可能是对黑色素细胞抗原的一种自身免疫性反应，目前主要存在以下几种假说。

1. 病毒感染

VKHS 临床急性发病，多伴有流感样症状，故最初认为可能与病毒感染有关。1996年，Bassili 等从 VKHS 病人中分离出 EB 病毒 DNA，证明 EB 病毒可能是 VKHS 的触发机制。但目前仍没有充分证据表明感染因素在此综合征中所起的作用，治疗上一般也不使用抗生素或抗病毒药物。

2. 自身免疫学说

目前研究多倾向于自身免疫性疾病，认为 VKHS 的发生是机体对黑色素相关抗原和视网膜 S 抗原、光感受器间维生素 A 类结合蛋白等的自身免疫反应所致。自身免疫性疾病的致病相关因素有免疫调节异常、Fas/FasL 表达异常、自身抗原的产生等。

3. 免疫遗传因素

有关 VKHS 发病的免疫遗传因素已经进行了很多的研究。日本有研究发现，VKHS 与 HLA–DR4、DQ4、DRw53 抗原密切相关；美国的研究表明，VKHS 与 HLA–DQw3 抗原密切相关，HLA–DQw3 抗原与 HLA–DR4 抗原有阳性连锁不平衡关系。张美芬等针对中国汉族 VKHS 病人与 HLA–DRB 基因的相关性，利用基因类型研究了病人分子遗传背景，结果提示了 DRB1*0405 和 DRB1*15 是 VKHS 的易感基因，推测 DRB1*0405 是最主要的，DRB1*15 则为次要的易感基因，并推测此 2 种基因为抗 VKHS 的基因。Damico 等就 HLA–DRB1*0405（＋）与 HLA~DRB1*0405（－）的 VKHS 病人作了进一步的研究，再次证实 HLA–DRB1*0405 为 VKHS 的易感基因。

4. 其他

Kitamura 等就 VKHS 病人血清中糖化终末产物 –2（AGEPs–2）水平的变化进行研究，发现与健康对照组相比，两者差异有统计学意义。经系统性皮质激素的治疗后，病人的 AGEPs–2 含量则显著增高，有统计学意义，据此推测 AGEP 与 VKHS 的发病相关。此外，内分泌学说认为病变范围包括垂体、卵巢、甲状腺及肾上腺等。

【临床表现】

2010 年美国的一项多中心研究结果显示：VKHS 病人出现晚霞样眼底改变的概率约为 58%，脉络膜视网膜圆形瘢痕 46%，视网膜色素上皮聚集或移行 45%，角膜后沉着物 22%，脉络膜增厚 20%，视盘充血肿胀 13%；并发症中，白内障约占 37%，青光眼 10%，视网膜下纤维化 8%，视网膜下新生血管 2%。现临床一般将 VKHS 分为前驱期、急性葡萄膜炎期、恢复期及慢性复发期，明确各期的临床表现有助于诊断。

（一）症状

1. 前驱期

起病较急，症状表现非特异性，包括发热、头痛、恶心、呕吐、耳鸣、眩晕、耳聋和颈项强直等。无明显视力障碍，双眼视力正常或模糊。

2. 急性葡萄膜炎期

随病情进展，患眼视力急剧下降。出现视物困难，可伴有头痛、恶心、呕吐等。

3. 恢复期

急性发病经积极治疗后，患眼视力逐渐恢复，视物渐清晰；但若治疗不及时则可能出现视物模糊不清或失明。此外，还可伴随出现皮肤、毛发改变。

4. 慢性复发期

视力障碍反复发作，出现行动困难，甚至失明。可伴有头痛、恶心、呕吐等不适，同时也可能出现皮肤、毛发改变。以睫毛、眉毛及头顶毛发脱落、变白最常见，皮肤白斑可发生在面部、躯干和四肢。皮肤、毛发改变并非永久存在，过一时期可自行恢复。

（二）体征

1. 前驱期

眼前节多无异常，玻璃体也未见炎症细胞。

2. 急性葡萄膜炎期

眼前节多无异常，玻璃体也未见炎症细胞。或见睫状充血，KP（＋），Tyn（＋），虹膜肿胀，或视盘充血，边界模糊，静脉扩张，后极部视网膜明显水肿，且有多个盾形的视网膜浅脱离。

3. 恢复期

急性发病经积极治疗后，后极部视网膜水肿与脱离最先消退。黄斑神经上皮脱离消失，黄斑厚度恢复，与此同时，下方的渗出性视网膜脱离也逐渐减退。视盘的充血与水肿消退最慢可持续数月。如就诊晚，病情重，尤其是治疗不及时、不规范，则会出现一些后遗症，最常见的是视网膜色素改变，以双眼黄斑部色素沉着最多见，这可能不影响视力。或者是视网膜其他部位的色素沉着，更严重的则是脉络膜的广泛脱色素，呈现典型的晚霞样眼底。后极部眼底下方，出现散在的黄白色、圆形或椭圆形病灶，即 Dallen-Fuch 结节（D-F 结节）。重症或从未得到积极治疗的病人，长期渗出性视网膜脱离，视网膜下积留较多纤维素性渗出。愈后视网膜下纤维素性渗出机化，形成带或不带色素的纤维瘢痕。

4. 慢性复发期

VKHS 急性期以后极部葡萄膜炎症为主，如治疗不当，炎症向前发展。表现为睫状体充血，羊脂状角膜后沉着物（KP），虹膜瞳孔缘或虹膜基质有乳白色半透明结节，虹膜后粘连，瞳孔缩小，或有虹膜膨隆，前房变浅。反复的虹膜睫状体炎症，结合长期使用皮质激素，最后可产生并发性白内障，甚或发生激素性青光眼。

【实验室及其他辅助检查】

1. 荧光血管造影检查

FFA 是诊断 VKHS 常用的检查方法，主要反映视网膜及其血管和色素上皮屏障功能的状况。典型的图像特征示早期脉络膜毛细血管充盈迟缓、随即视网膜色素上皮下出现多发性斑驳样高荧光点，这些高荧光点逐渐融合、扩大。晚期荧光积存在视网膜神经上皮层下腔内，形成视网膜脱离，脱离的区域多呈湖泊样环形强荧光，而脱离区多以黄斑区为中心，部分病例可见视盘毛细血管扩张，荧光渗漏，晚期呈高荧光，边界明显扩大。

2. 吲哚菁绿血管造影检查

ICGA 有利于发现脉络膜的异常。典型的图像特征是晚期出现的融合的弱荧光区，勾画出神经上皮脱离的区域。Dalen-Fuchs 结节表现为弱荧光，晚期可见脉络膜萎缩。ICGA 对于追踪脉络膜炎症的进展和治疗效果具有十分重要的临床价值。

3. 光学相干断层扫描检查

OCT 图像直观显示视网膜各层间的液体潴留，组织肿胀。典型的图像特征是多灶性的视网膜神经上皮层浆液性脱离，视网膜局限性的色素上皮层脱离，视盘水肿，晚期病人可见黄斑区视网膜萎缩等表现。

4. 超声生物显微镜检查

超声生物显微镜检查显示急性葡萄膜炎期有睫状体肿胀，睫状体与周边脉络膜浅脱离的表现。

5. 眼部 B 超

眼部 B 超显示急性葡萄膜炎期渗出性视网膜脱离或弥漫性视网膜增厚，部分病人有视盘水肿表现。当反复发作或慢性迁延不愈，玻璃体可见不同程度的浑浊或后脱离。

6. 特殊检查

发病 1~3 周内脑脊液检查多数可见脑脊液中淋巴细胞增多。

【诊断与鉴别诊断】

一、诊断要点

（一）辨病要点

（1）眼珠疼痛，畏光流泪。

（2）瞳神紧小或有白膜粘连变形不圆，胞轮红赤，神水不清。

（3）视力急剧下降，或视物变形。

（4）黑睛后壁尘状或点状沉着物。

（5）眼底水肿，黄白色渗出。

（6）眼底呈晚霞样改变，黄斑色素紊乱，中心凹反光不清。

（二）中医辨证要点

（1）肝经风热证：头额痛，口干，舌红薄白或苔薄黄，脉浮数。

（2）风湿夹热证：骨节酸楚，头重胸闷，小便短黄，大便不爽，舌红苔黄腻，脉濡数或滑数。

（3）肝胆火炽证：项强头痛，眩晕耳鸣，烦躁易怒，胸胁胀闷，舌红苔黄，脉弦数。

（4）阴虚火旺证：口渴烦热，口苦咽干，五心烦热，发热盗汗，失眠健忘，腰膝酸软，舌红少苔，脉弦细数或弦数。

（三）西医诊断标准

目前，VKHS 尚无特异性诊断标准，最新标准为 2007 年由 Rao 等在 2001 年修订的诊断标准的基础上修改后提出的。诊断标准如下。

（1）首次发生葡萄膜炎之前无眼球穿通伤及内眼手术史。

（2）临床表现和实验室检查不支持其他病因的葡萄膜炎。

（3）双眼累及并具有 VKHS 的急性期或慢性期，眼前节或眼后节的表现。

（4）神经系统或听觉异常、脑脊液淋巴细胞增多。

（5）皮肤、毛发的改变。

完全性 VKHS：必须符合标准（1）~（5）表现；不完全性 VKHS：至少符合标准（1）~（3），结合（4）、（5）表现；可疑 VKHS（单独出现眼部疾患）：必须符合标准（1）~（3）表现。

新修订的诊断标准认为 Vogt- 小柳 - 原田综合征是一种独立性疾病，在不同病程阶段表现各异，根据所出现的临床症状和体征的不同，将 Vogt- 小柳 - 原田综合征分为完全性、不完全性和可疑性。新标准强调确诊病例应具有：完整病史，体格检查和相关辅助检查资料，并排除眼部外伤或手术史。上述改进更有利于临床上早期发现并诊断 Vogt- 小柳 - 原田综合征。

二、鉴别诊断

1. 脑炎

早期出现头痛、发热等症状，腰椎穿刺发现淋巴细胞增加，常被诊断为病毒性脑炎而予抗病毒治疗。至病人双眼视力明显下降，见双眼视盘充血、边界模糊，易被诊断为视盘炎。本病与脑炎的鉴别在于，虽有发热，但多在 38℃以下，鲜有高热，且除视盘水肿外，尚可发现眼底后部有多个盾形视网膜浅脱离，不能用视盘炎解释。进一步做 FFA、B 超及 OCT 检查，可证实渗出性视网膜脱离的存在，从而否定视盘炎的诊断。

2. 急性闭角型青光眼

突发的前房变浅、眼压增高，可能会诊断为急性闭角型青光眼，但急性闭角型青光眼好发于老年女性，多单眼发病；本病则多见于中年人，且多双眼同时发病。此外，VKHS

诱发的闭角型青光眼常伴有睫状体脱离与水肿，做 UBM 检查能加以证实或排除。

3. 后巩膜炎

后巩膜炎的眼底表现，如视盘充血、水肿，渗出性视网膜脱离，以及 FFA 所见都与 VKHS 极其相似。本病临床少见，单眼发病为多，一般眼前部无明显改变，常伴有不同程度的头痛与眼球疼痛。前部巩膜也受炎症牵连时，有明显的暗红色巩膜充血及巩膜压痛可资鉴别。当仅有后部巩膜炎症，缺乏前部充血表现时，B 超发现后部巩膜增厚与特征性的"T"形征，支持后巩膜炎的诊断。

4. 大泡性视网膜脱离

大泡性视网膜脱离表现为一眼或双眼的渗出性视网膜脱离，且 FFA 检查显示也有多处色素上皮渗漏，与本病极为相似。但大泡性视网膜脱离好发于男性，过去有中心性浆液性视网膜脉络膜病变或曾使用过激素的病史，都有助于大泡视网膜脱离的诊断。大泡性视网膜脱离虽也累及双眼，但有先后，少有同时患病的；且无 VKHS 常出现的头痛、耳鸣等前驱期症状。眼部检查除视网膜脱离外，前房、玻璃体不见炎症细胞，视盘无充血等炎症表现，不支持葡萄膜炎的诊断。

5. 脉络膜转移癌

多见于 40~70 岁女性，可为单眼或双眼，左眼多于右眼。以乳腺癌转移最为多见，肺癌次之，其他包括肾癌、消化道癌、甲状腺癌或肝癌转移。由于转移癌生长较快，可压迫睫状神经，早期就伴有剧烈的眼痛和头痛。眼底表现为后极部视网膜下灰黄色或黄白色、结节状的扁平隆起，晚期可发生广泛视网膜脱离。二者主要区别在 VKHS 没有肿瘤病史，无原发病灶可寻。

6. 中心性浆液性脉络膜视网膜病变

多见于健康状况良好的青壮年男性（25~50 岁），单眼或双眼发病，通常表现为自限性疾病，但可复发。病人视力下降、视物变暗、变形、变小、变远，伴有中央相对暗区；眼前节无任何炎症表现，眼底黄斑区可见 1~3PD 大小、圆形或椭圆形扁平盘状浆液性脱离区，沿脱离缘可见弧形光晕，中央凹反射消失。病变后期，盘状脱离区视网膜下可有众多细小黄白点。不伴有 VKHS 的脑膜刺激征、听力障碍、白癜风、毛发变白或脱落、眼痛、头痛等表现，且 FFA、OCT 等检查均有助于鉴别。

7. 湿性年龄相关性黄斑变性

多见于 50 岁以上病人，发病率随年龄增长而增加，常双眼先后或同时发病，视力呈进行性损害。玻璃膜的变性损害可诱发脉络膜新生血管形成，长入 RPE 层下或感觉层视网膜下，引起渗出性或出血性脱离。临床上病人视力突然下降、视物变形或中央暗点。眼底可见后极部感觉层视网膜下或 RPE 下暗红、甚至暗黑色出血，病变区可隆起。大量出血时，出血可突破视网膜进入玻璃体，产生玻璃体积血。病程晚期黄斑下出血极化，形成盘状瘢痕，中心视力完全丧失。不伴有 VKHS 的脑膜刺激征、听力障碍、白癜风、毛发变白或脱落、眼痛、头痛等表现，以脉络膜新生血管为主要表现。

8. 子痫

当发生妊娠高血压时，眼底动静脉比例可增大，变为 1∶2、1∶3 或 1∶4 不等，严重者可发生视网膜水肿，絮状渗出，散在出血点或火焰状出血。同时伴有突然发生眩晕倒仆，昏不知人，两目上视，牙关紧闭，四肢抽搐，全身强直，须臾醒，醒复发，甚至昏迷不醒，两者区别较大。

9. 其他

特发性脉络膜渗漏综合征，也因同样表现为渗出性视网膜脱离而使得鉴别较困难。特发性脉络膜渗漏综合征好发于男性，虽常累及双眼，但多先后发病。B 超检查示巩膜明显增厚。视网膜色素上皮因长期受脉络膜上腔液体的压迫发生萎缩与增生，FFA 下见到强弱荧光相间的类似豹纹样的改变，但无荧光素渗漏，此点与 VKHS 有所不同。UBM 检查有睫状体与周边脉络膜脱离也是本病的特征之一。

【治疗】

一、中医治疗

（一）治疗原则

根据各个阶段病理变化特点，结合中医理论，采用辨病辨证相结合的思路和治疗方法进行治疗。病之早期多以肝经风热为主，重点是清肝热、祛风；中期以郁热夹湿甚至化火为主，故其治重在清热、祛湿、解毒；晚期以阴虚火旺为主，要注重扶正、养阴清热、滋阴降火，但又必须解毒，邪毒未清易反复发作。因本病有全身损害，且西医治疗以激素为主，而长期使用激素，会引发骨质疏松症、高血压、糖尿病、向心性肥胖、电解质紊乱等并发症，出现阳虚症状如畏寒、腰膝酸软等，故应予以配合温阳疗法。中医治疗在改善全身症状和减轻激素或免疫抑制剂的毒副作用以及提高病人的生活质量等方面具有显著优势。

（二）辨证施治

1. 肝经风热证

［治疗法则］祛风清热。

［方药］新制柴连汤（《眼科纂要》）。若目赤疼痛较甚，可酌加丹皮、生地、茺蔚子凉血散瘀，退赤止痛。

［中成药］清热散结胶囊。

2. 风湿夹热证

［治疗法则］祛风清热除湿。

［方药］除湿汤（《眼科纂要》）。若热重于湿，酌加栀子、金银花、蒲公英等清热解毒；若湿重于热，酌加猪苓、泽泻利湿清热；若目赤疼痛较甚，可酌加丹皮、赤芍、茺蔚子凉血散瘀通络。

［中成药］雷公藤多苷片。

3. 肝胆火炽证

［治疗法则］清泻肝胆。

［方药］龙胆泻肝汤（《医方集解》）。若头痛耳鸣较甚者，可加石决明、夏枯草清肝泻火；若神膏浑浊及视网膜水肿较甚，可加淡竹叶、通草以清热利水。

［中成药］龙胆泻肝丸。

4. 阴虚火旺证

［治疗法则］滋阴降火。

［方药］知柏地黄汤（《医宗金鉴》）。若虚烦失眠，可加天冬、合欢皮、夜交藤滋阴安神；若视物昏蒙较重，可加桑椹子、女贞子、楮实子滋养肝肾，益精明目。

［中成药］知柏地黄丸。

（三）单方验方

1. 抑阳酒连散（《证治准绳·类方·瞳神紧小》）

治神水紧小，渐如菜子许，及神水外围相类虫蚀者，然皆能睹物不昏，微有羞涩之证。生地黄、独活、黄柏、防风、知母、防己各三分，蔓荆子、前胡、羌活、白芷、生甘草各四分，黄芩（酒制）、栀子、寒水石、黄连（酒制）各五分。水二盏，煎至一盏，去滓，大热服。

2. 五泻汤（《银海精微》）

治瞳仁干缺火旺，及五脏虚火旺动，此药能泻火。黄柏、知母、木通、栀子、生地黄、甘草、黑参、桔梗、黄芩、防风，热甚加羚羊角、水牛角、黄连。每服六七钱，用水煎，食后服。

（四）外治法

（1）散瞳剂：局部点用1%阿托品滴眼液或眼膏，每日2~3次，滴药后须压迫泪囊部，以免滴眼液进入鼻腔引起毒性反应。若瞳孔因虹膜后粘连无法散开者，可结膜囊下注射散瞳合剂。症状轻或对阿托品过敏者，可使用2%后马托品眼液或眼膏。

（2）糖皮质激素的局部应用：局部滴0.5%醋酸可的松滴眼液，或0.1%地塞米松滴眼液及其他糖皮质激素滴眼液，每日4~8次；病情严重者，每半小时或1小时1次，睡前涂四环素可的松眼膏；或结膜下注射地塞米松或醋酸泼尼松龙0.5mL，每隔3~5日一次。

（3）非甾体类消炎药滴眼液：局部滴吲哚美辛或双氯芬酸钠滴眼液，如普拉洛芬或普拉洛芬滴眼液，促进局部炎症消退。

（4）局部热敷治疗。

（五）针刺治疗

通过针刺对穴位的刺激，调节全身的气血阴阳，使脏腑气血、经络通畅，有助于视力改善。

1. 常用穴位

（1）眼局部常用穴：睛明、攒竹、承泣、四白、球后、丝竹空、阳白等。

（2）全身常用配穴：翳风、风池、百会、合谷、肾俞、脾俞、足三里、光明、三阴交、血海、阳陵泉、阴陵泉等。

2. 针法

针对主症配穴，将眼周穴位和远端肢体穴位配合应用，每次眼周穴位取1~2个，远端肢体穴位取2~3个，每日或隔日1次，分组交替运用，10次为一个疗程，休息3~5天再做下一个疗程。眼周穴位不宜运针提插、捻转，对于肢体、腹部及背部穴位可以针灸并用。

（六）饮食疗法

饮食应遵照"寒则热之""热则寒之""虚则补之""实则泻之"的原则，因此在调配膳食时应使食物与疾病性质相适应，使脏腑之气调和，生成津液，维持其旺盛的生命力。宜选用营养、易消化食物，如具有清热解毒、利水消肿、活血通络作用的苦瓜、冬瓜、丝瓜、绿豆等，具有清热解毒、养阴明目作用的梨、苹果、西瓜、橘子等，具有补益肝肾、养血明目作用的胡桃仁、莲子心、龙眼肉、黑芝麻等。还可煎汤、熬粥以辅助治疗。

（七）情志疗法

强烈或长期的情志刺激，超过人体调节的适应范围，使人体气机逆乱，脏腑功能失调，也会导致疾病的发生。保持乐观的情绪有助于疾病治疗，医护人员要有耐心地开导病人，向病人讲解有关知识、治疗的方法、效果等，帮助、鼓励病人正确对待疾病，树立战胜疾病的信心，积极主动地配合治疗。正常的体育锻炼，可以增强体质，使气血流通，适当的休息可消除疲劳，恢复体力，而过度劳累或安逸对身体无益；人生活在自然界中，要与自然界的变化相适应，才可达到正气内存、邪不可干的作用。

二、中西医协同治疗

目前，对 Vogt- 小柳 - 原田综合征病人治疗方案的选择主要取决于该病所处的病程、是否有其他并发症及病人的年龄等，VKHS 治疗的目标是防止不可逆的视力障碍。早期积极全身系统应用糖皮质激素是 VKHS 的一线治疗方案，其作用机制为抑制炎症反应、稳定细胞膜和毛细血管通透性，从而减少组织渗出，抑制组织肿胀和减少渗出液潴留，尽快控制炎症反应。临床上一般早期应用甲强龙静脉滴注，3~5 天后逐渐改为口服泼尼松，减量情况根据个体情况而异。激素一般维持治疗不少于 6 个月，激素治疗不敏感时可尝试使用免疫抑制剂。

激素的减量是 VKHS 治疗中一个重要的关键点，减量过快，减的剂量过大都可能导致前功尽弃，治疗失败，甚至会引起激素耐药。VKHS 的激素治疗，针对每个单独个体并没有一个可以直接照搬一成不变的使用公式。激素的个体化治疗是当前需要重视与亟待解决的一个问题，需要根据病人病情的稳定与好转程度来决定激素的具体减量剂量。此外局部玻璃体腔内、结膜下注射糖皮质激素也是治疗 VKHS 的必要手段之一。免疫抑制剂、生物制剂和抗新生血管生长因子类（VEGFs）药物为治疗 VKHS 的辅助用药。对于合并前葡萄膜炎者，使用睫状肌麻痹剂也很重要，散瞳可减轻炎症反应，防止虹膜后粘连，减少并发症发生。同时给予糖皮质激素滴眼和非甾体消炎药滴眼，也有一定疗效。

在急性发作期，使用西药的同时可根据病人的证候表现，采用中医辨证论治治疗，有助于减轻症状，控制炎症，逐渐减少西药用量，甚至停用。慢性期，在撤减糖皮质激素和免疫抑制剂过程中，配合中医治疗，有助于稳定病情，维持免疫状态稳定，减少复发，提高病人生活质量。

【典型案例】

案例　周某某，男，53 岁，2013 年 1 月 7 日初诊。

［主诉］双眼反复红痛畏光、视物模糊 1 年余，加重 2 个月。

［现病史］2011 年 6 月病人无明显诱因下出现红痛、畏光、视物模糊，至上海某医院就诊，诊断为"双眼葡萄膜炎"，治疗上予局部眼药水抗炎、扩瞳等处理，经治疗病人症情反复。后 2012 年 1 月病人于上海五官科医院就诊，考虑免疫疾病引起，建议于仁济医院就诊，仁济医院意见：强直性脊柱炎（具体报告未见）。后复于五官科医院就诊，治疗上予球周注射甲强龙，并予局部眼药水对症处理，经治疗病人症情好转，并出现脱发、白发及白癜风等症状，追问病史病人时有头晕头痛，并查眼底（具体报告不见），考虑为"VKH"，建议病人行免疫抑制剂 CTX 治疗，病人表示拒绝。后 2012 年 3 月病人长期于我科门诊服中草药，并配合局部眼药水治疗，症情稳定。2 个月前病人双眼无明显诱因下再次出现红痛、畏光及视力下降，急至我科门诊，查右眼视力 0.15（孔镜 0.20），眼压 18mmHg，右眼角膜明，FL（+），羊脂状 KP（+），Tyn（+），光反迟钝，瞳孔后大范围粘连，晶体浑浊，眼底不清。左眼视力 0.12（孔镜 0.20），眼压 16mmHg，左眼角膜明，FL（+），羊脂状 KP（+），Tyn（+），光反迟钝，瞳孔扩大，瞳孔后部分粘连，晶体核心浑浊明显，眼底欠清。诊断为"VKH"，给予局部用眼药水及口服中药治疗后，病人双眼眼症情未见明显好转，建议入院行中西医结合治疗，病人表示理解，今遂收入病房。

［现症］双眼眼红痛、畏光、视力模糊，纳可，便调，夜寐安。时有头晕不适。观其舌质淡红、苔黄腻、脉濡数。

［既往史］既往有高血压病史多年，目前服用苯磺酸氨氯地平片 5mg，每日 1 次，酒石酸美托洛尔 12.5mg，每日 1 次，自诉血压控制尚可。有强直性脊柱炎病史近 1 年，未予服药治疗。2012 年 11 月突发晕厥 1 次，有冠心病病史，予拜阿司匹林、立普妥口服治疗，症情稳定。否认糖尿病、慢性支气管炎等其他内科慢性病史。否认肝炎、结核等传染病史。否认手术、外伤及输血史。

［眼科检查］VOD 0.15（孔镜 0.20）/0.1，光定位好，红绿色觉正常，右眼压：18mmHg，右眼泪道冲洗通畅，右眼外（-），眼睑无下垂及内翻，裂细隙灯检查右眼未见倒睫，睑结膜充血（+），角膜明，FL（-），羊脂状 KP（+），前房深浅正常，Tyn（+），虹膜纹理清晰，瞳孔欠圆，光反迟钝，晶体表面色素沉积，瞳孔后大范围粘连，晶体浑浊，眼底不清。VOS 0.12（孔镜 0.20）/0.1，光定位好，红绿色觉正常。左眼压：16mmHg，左眼泪道冲洗通畅，左眼外（-），眼睑无下垂及内翻，裂细隙灯检查左眼未见倒睫，睑结膜充血（+），睫状充血（+），角膜明，FL（-），羊脂状 KP（+），前房深浅正常，Tyn（+），虹膜纹理清晰，瞳孔欠圆，光反迟钝，瞳孔扩大，瞳孔后部分粘连，晶体核心浑浊明显，眼底欠清（OCT 见彩插 7-3）。

［实验室检查］（1.8）免疫抗链球菌溶血素 O 102IU/mL，C 反应蛋白 2.3mg/L，类风湿因子 22.7IU/mL。余正常。血常规 +CRP：白细胞 17.1×10^9/L，中性粒细胞 0.625，红细胞 4.63×10^{12}/L，血红蛋白 140g/L，血小板 424×10^9/L，超敏 C 反应蛋白 1.06mg/L，红细胞沉降率 32mm/h。免疫：$CD3^+$：91.9%，$CD4^+$：55.6%，CD56+16（NK）：5.0，$CD19^+$：20.3%。

艾滋病抗体（酶免法）阴性，梅毒素试验阴性，活动性结核抗体阴性，肺支 IgG 抗体阳性，肺支 IgG 抗体滴度 1：80，肺支 IgM 抗体阴性。

［西医诊断］①双眼葡萄膜大脑炎；②强直性脊柱炎；③高血压病。

［中医诊断］视瞻昏渺（浊邪上泛）。

［治疗经过］予中药每日 1 剂，和营清肝，利水明目。方为四妙勇安汤合龙胆泻肝汤加减：生地 12g，玄参 12g，当归 12g，金银花 12g，蒲公英 30g，生甘草 6g，龙胆草 6g，柴胡 6g，山栀 9g，黄芩 9g，猪茯苓各 12g，野荞麦根 30g，土茯苓 15g，山慈菇 6g，薏苡仁 15g，淫羊藿 12g。7 剂，每日 1 剂，水煎 300mL，早晚 2 次餐后温服。同时给予静脉滴注地塞米松 10mg 抑制炎症反应，痰热清清热解毒抗炎治疗，局部滴用妥布霉素地塞米松滴眼剂、眼膏抑制炎症反应，滴用托比卡胺眼药水扩瞳防止虹膜后粘连。口服西咪替丁 0.4g/ 次，每日 2 次保护胃黏膜。

1 周后，眼科检查 VOD 0.20，右眼压：14mmHg，睑结膜充血（ - ），角膜明，FL（ - ），羊脂状 KP（ + ），前房深浅正常，Tyn（ + ），虹膜纹理清晰，瞳孔欠圆，光反迟钝，晶体表面色素沉积，瞳孔后大范围粘连，晶体浑浊，眼底不清。VOS 0.20，左眼压：16mmHg，睑结膜充血（ - ），角膜明，FL（ - ），羊脂状 KP（ + ），前房深浅正常，Tyn（ + ），虹膜纹理清晰，瞳孔欠圆，光反迟钝，瞳孔扩大，瞳孔后部分粘连，晶体核心浑浊明显，眼底欠清。骶髂关节 MRI：两侧骶髂关节异常信号，考虑强直性脊柱炎，建议对照老照片，随访。神经内科会诊意见：诊断为葡萄膜大脑炎，建议随访脑电图，必要时头颅 MRI 平扫 + 增强，积极治疗原发病。我院风湿科会诊意见：诊断为葡萄膜大脑炎。建议：①眼底荧光造影检查，眼科局部治疗。②甲强龙 40mg 静脉输液每日 1 次。③免疫抑制剂 CsA 75mg，每日 3 次或者 CTX0.6 静脉输液每月 1 次。④风湿科门诊随访。

原方续服 7 剂，同时予静脉滴注地塞米松 5mg 抑制炎症反应，痰热清清热解毒抗炎治疗，局部滴用妥布霉素地塞米松滴眼剂、眼膏抑制炎症反应，滴用托比卡胺眼药水扩瞳防止虹膜后粘连。口服西咪替丁 0.4g/ 次，每日 2 次，保护胃黏膜。

1 周后再诊，眼科检查：VOD 0.2，右眼压：14mmHg，睑球结膜充血（ - ），角膜明，FL（ - ），KP（ + ），前房深浅正常，Tyn（ - ），虹膜纹理清晰，瞳孔欠圆，光反迟钝，晶体表面色素沉积，瞳孔后大范围粘连，晶体浑浊，眼底欠清。VOS 0.25（孔镜），左眼压：16mmHg，睑结膜充血（ - ），角膜明，FL（ - ），KP（ + ），前房深浅正常，Tyn（ - ），虹膜纹理清晰，瞳孔欠圆，光反迟钝，瞳孔扩大，晶体核心浑浊明显，眼底欠清。

病人症情好转，予以口服泼尼松 20mg 抗炎，出院中医调理。

上方续服 6 周，双眼视力较前改善，眼科检查：VOD 0.3，右眼压：14mmHg，睑结膜充血（ - ），角膜明，FL（ - ），KP（ +- ），前房深浅正常，Tyn（ - ），虹膜纹理清晰，瞳孔欠圆，光反迟钝，晶体表面色素沉积，瞳孔后部分粘连，晶体浑浊，玻璃体浑浊，眼底欠清。VOS 0.3（孔镜），左眼压：14mmHg，睑结膜充血（ - ），角膜明，FL（ - ），KP（ +- ），前房深浅正常，Tyn（ - ），虹膜纹理清晰，瞳孔欠圆，光反迟钝，瞳孔药扩，晶体核心浑浊明显，玻璃体浑浊，眼底欠清（OCT 见彩插 7-4）。

此后服用滋阴补肾片补益肝肾治疗，1 次 5 粒，每天 3 次。

［病例分析］

（1）本病属于中医"视瞻昏渺（浊邪上泛）"范畴。病人湿热浊邪内蕴，故病情缠绵，易反复发作。湿热浊邪熏蒸肝胆，黄仁受损，故见黄仁肿胀，神水浑浊，神膏内细尘状或絮状浑浊。病人舌淡红，苔黄腻，脉濡数均为之佐证。方中重用银花、龙胆草清热解毒为君；玄参增液活血，黄芩、山栀苦寒泻火、加强君药泻火除湿之力，均为臣。当归、生地养血滋阴，使邪去而阴血不伤，以上皆为佐药。柴胡舒畅肝胆之气，并能引诸药归于肝胆之经，甘草调和诸药，护胃安中，二药并兼佐使之用。再加蒲公英、野荞麦根、土茯苓、山慈菇清热解毒。薏苡仁化湿，淫羊藿温阳利水。范氏眼科认为神水浑浊较重者，用泽泻、猪苓可加强泄热利水之理；温阳类中药淫羊藿辅助激素递减效果较佳。

四妙勇安汤出于清代《验方新编》，有方无名，现代方剂学认为，本方有清热解毒、活血止痛之功效，用来治疗热毒型血栓闭塞性脉管炎或其他原因引起的血管栓塞病变。从眼球解剖可知，眼球壁中层为血管膜，又称葡萄膜，故眼葡萄膜炎症与脉管炎有相似之处。范氏眼科对于不同血管性眼病采用辨证和辨病相结合的方法，辨证论治，加减化裁而获效。

本病发病的类型受地理条件、种族、免疫因素及内分泌等因素影响，例如在东方的中国及日本人中，较为常见的葡萄膜大脑炎，要比美国人多几百倍。常见于瑞典、南大西洋及美国的海湾地区的结节病以及在美国中西部较多见的组织胞浆病菌，在中国却较罕见。HLA 组织相容性抗原，是一种糖蛋白，位于大部分组织细胞膜表面，其发育受第 6 对染色体的一组基因控制。与其有关联的疾病，均可能具有一定的遗传倾向性。已发现合并全身某些系统的葡萄膜炎与 HLA 抗原相关联。已发现 HLA-DR4 及 HLS-BW53 与特发性葡萄膜大脑炎、HLA-B27 与关节强直性脊柱炎合并的葡萄膜炎或 Reiter 综合征、HLA-B5 与白塞病有强关联。本病例即伴有强直性脊柱炎。

（2）问题与对策：目前 Vogt-小柳-原田综合征的治疗以全身大剂量应用糖皮质激素或者各类免疫抑制剂为主，但是如果诊断不及时，治疗不系统，则会出现炎症反复发作迁延不愈，最终导致眼部出现严重的并发症。中医优势在于根据整体辨证原则，规范施治，结合眼部局部病变灵活用药，取得了一定疗效。中医辨证治疗在减轻激素副作用，降低复发率方面有明显优势，得到了广大中医同行的认可，推广中西医结合方式治疗本病，力争让更多病人受益。

（3）理论探讨：《原机启微·强阳抟实阴之病》将瞳神紧小视为强阳抟实阴之病，"神水紧小，渐小而又小，积渐至如菜子许。又有神水外围，相类虫蚀者。然皆能睹而不昏，但微觉羞涩耳，是皆阳气强盛而抟阴，阴气坚实而有御，虽受所抟，终止于边鄙皮肤也"；盖瞳神属肾主水，属阴，而瞳神内有神水充盈，故为实阴；又此病多因外感风热或火热赤盛，燔灼黄仁，数强阳，强阳与实阴相抟，致瞳仁缩小发病。至明代王肯堂《证治准绳·杂病·七窍门》，方有"瞳神紧小"之说，"瞳子渐渐细小如簪脚，甚则小如针，视尚有光，早治可以挽住，复故则难"。《银海精微》将"瞳神干缺"描述为"金井不圆，上下东西如锯齿，偏缺参差，久则渐渐细小，视物蒙蒙，难辨人物，相牵俱损"。若瞳神紧小症转为慢性，瞳神边缘参差不齐，黄仁干枯不容，则为瞳神干缺。

【疗效判定标准】

1. 疗效评价标准

参照卫生部《中药新药临床指导原则》（第三辑）原田病的疗效判定标准。

（1）痊愈：症状和体征消失，视力恢复 1.0 以上，视野正常。

（2）显效：症状和体征基本消失，视力提高 4 行以上，视野改善明显。

（3）有效：症状和体征有所改善，视力提高 2~3 行，视野有所改善。

（4）无效：症状和体征、视野无改善，视力提高不足 2 行。

2. 激素治疗副作用评价指标

在病人治疗期间进行观察及相关实验室指标检查，记录病人在激素使用阶段副作用如库欣综合征、高血压、高血糖、感染、痤疮及精神症状等的发生，以及相关实验室指标的改变。

【 预防与调护 】

VKHS 属自身免疫性疾病，病程迁延反复，加之长期使用糖皮质激素，机体内免疫功能紊乱，更加重其复发的危险性，给病人的工作、生活和心理都造成很大伤害。复发是该类疾病的特征之一，多在免疫抑制治疗不彻底，自身抵抗力较低，再加一定的诱发因素激发的基础上造成。因此，若在治疗上多注意和避免以下几个方面的因素造成的影响，会在一定程度上提高治疗效果，减少疾病发生。

首先，长期大剂量的激素或免疫抑制剂使用会引起相关并发症，药物减换停在一定阶段会造成炎症的反弹复发，当病情尚未控制而治疗药物盲目减量或停用极易引起炎症再次发作。

第二，长期大剂量使用糖皮质激素和免疫抑制剂会引起多种不良反应，如肝肾功能损害、脊髓抑制、生长生殖抑制等，同样也会造成机体抵抗力低下，诱发感冒、胃肠道疾病甚至肿瘤。

第三，诱发因素，如其他疾病诱发、身体劳累疲乏、精神状态失调、生物钟紊乱、饮食不适、气候环境影响等，均可使本病复发。

因此，在诊治过程中，需要加强医患间的交流沟通，让病人尽可能地了解和认识自身所患疾病，了解药物的作用和毒副作用，注意平时生活起居、工作学习、气候环境变化及精神情绪的变化对复发的影响，定期随访，积极配合治疗，生活规律，按时作息，合理用眼，养成良好的阅读习惯，平衡饮食，积极锻炼，提高自身抵抗力。

【 注意事项 】

（1）激素具有抗炎、抗毒、抗过敏、抗休克、抗免疫等疗效，但也可引起肾上腺皮质醇增多症、代谢紊乱、消化性溃疡、骨质疏松、感染等诸多副作用。因此在 VKHS 激素治疗中，应当注意减轻激素引起的副作用。

（2）VKHS 激素治疗的个体化是当前需要重视与亟待解决的一个问题，应当根据病人病情的稳定与好转程度来决定激素的具体减量剂量。

【 重点提示 】

本病发病年龄以 20~50 岁的青壮年为主，中医认为急性期多因热、毒、瘀邪引起。肝开窍于目，风湿热邪循肝经上扰清窍而发病，早期多以清泻肝胆为主。后期久病多累及肝肾，导致虚火上炎，治疗以补益肝肾，着重治本为主。

【现代研究进展】

（一）基础研究

随着人们对葡萄膜炎的研究不断深入与生物学技术的不断进步，越来越多与葡萄膜炎相关的遗传易感因素被发现，这些结果均在遗传层面促进了人们对此疾病发病机制的理解，利用疾病相关基因也能在一定程度上鉴别葡萄膜炎的易感人群。近年来生物芯片技术的成熟，使得人们能够从整个基因组寻找葡萄膜炎发生的易感基因，对了解葡萄膜炎的遗传背景和发生机制起到了巨大的推动作用。目前已发现与 Vogt- 小柳 – 原田综合征显著相关的基因变异 20 余种，其中在汉族人群中发现的占 83.3%（18 种）。

1. 与 T help（Th）-1 细胞相关的遗传变异

早年研究发现 Th1 细胞在葡萄膜炎发生中起着重要作用，Th1 细胞的转录因子 T-bet 及细胞因子 IFN-γ 在活动性葡萄膜炎病人体内的表达显著升高。在对来自中国汉族人群 379 例 Vogt- 小柳 – 原田综合征病人和 414 例正常对照者的研究中，发现 STAT4 基因 rs7574865 位点 TT 基因型的频率在 Vogt- 小柳 – 原田综合征病人体内显著高于正常对照者。一项对 Vogt- 小柳 – 原田综合征的研究发现，PTPN22 基因的 rs2488457 位点与 Vogt- 小柳 – 原田综合征相关。IL-12 在 Th1 细胞分化过程中起重要作用，Li 等对 820 例 Vogt- 小柳 – 原田综合征病人的研究发现，IL-12B 基因的 rs3212227 位点与该疾病的遗传易感性有相关性。

2. 与 Th17 细胞相关的遗传变异

最近对葡萄膜炎免疫学发病机制的研究发现，Th17 细胞（IL-23/IL-17 通路）在 Vogt- 小柳 – 原田综合征的发生中起着至关重要的作用。对 Vogt- 小柳 – 原田综合征的研究发现，携带 IL~17F 基因 rs763780TT 基因型的个体罹患 Vogt- 小柳 – 原田综合征的风险性更高。Hou 等利用 GWAS 对 1538 例中国汉族 Vogt- 小柳 – 原田综合征病人及匹配的 5603 例正常对照者的 2208，258 个单核苷酸多态性（SNP）进行了分析，发现 2 个新的 Vogt- 小柳 – 原田综合征高易感基因区（5 个基因）IL23R-C1ORF141 和 ADO/ZNF365/EGR2，并且这 5 个非 HLA 基因均在人虹膜组织中有表达，同时 IL-23R 还表达于睫状体中，EGR2 在睫状体和脉络膜中也有表达。

骨桥蛋白（OPN）是一种在人体内广泛存在的蛋白，维生素 D_3 是一种脂溶性维生素，两者均可通过促进 Th17 细胞反应参与葡萄膜炎的发生。Chu 等研究发现，活动期 Vogt- 小柳 – 原田综合征病人血清中 OPN 的水平显著高于静止期病人和正常人，同时对 OPN 及其受体的 8 个 SNP 位点分析发现，rs4754 位点 TT 基因型在 Vogt- 小柳 – 原田综合征病人中的比例显著升高。

3. 与抗原提呈细胞相关的遗传变异

在自身免疫反应为主导的葡萄膜炎类型，Th17 细胞和 Th1 细胞是参与葡萄膜炎活动的最主要机制，而其上游的抗原提呈过程在启动葡萄膜炎发生过程中起着主导作用。一项对 834 例 Vogt- 小柳 – 原田综合征病人的研究发现 TNFAIP3 的另一个位点 rs9494885 位点的多态性与此疾病的遗传易感性有显著相关。此外，Shi 等对 TNFAIP3 基因的相互作用蛋白 TNIP1 的多态性研究发现，TNIP1 基因 rs17728338 的 GG 基因型是 Vogt- 小柳 – 原田综合征的风险基因型。

（二）临床研究

1. 中医治疗

目前 Vogt- 小柳 – 原田综合征的治疗以全身大剂量应用糖皮质激素或者各类免疫抑制剂为主，单纯中医药治疗者寥寥无几。浙江省中医院柏超然教授治疗应用大量激素后，复发不停、内分泌紊乱病人 53 例，采用祛邪扶正法，认为本病主要是毒邪深伏于营卫、气血、津液之中，五脏六腑、百骸七窍均受其害，尤其以脑膜与眼膜燔灼最甚，所以确立了"祛邪为胜"的首要治则。随着病情的转机，再转向祛邪扶正或扶正祛邪。因此，在逐渐摆脱激素，控制病情方面，取得了预期的效果。

2. 西医治疗

多数病人在早期经过系统的大剂量糖皮质激素治疗可获得良好的视力预后，但是如果诊断不及时，治疗不系统，则会出现炎症反复发作迁延不愈，最终导致眼部出现严重的并发症。因此早期正确诊断和及时采取系统、规范的治疗措施非常重要。

Read 等曾将 VKHS 病人分为两组，一组予以的治疗方案为首先静脉使用糖皮质激素随后改为口服，另一组的治疗方案为仅口服糖皮质激素，结果发现前者的预后较好，故提出全身系统的使用糖皮质激素应为 VKHS 的一线治疗方案。同时 Lai 等强调在降低 VKHS 复发率上，激素使用时间不少于 6 个月尤为重要。对于脉络膜炎症的控制方面，Kawaguchi 等认为治疗初始的前 4 个月内泼尼松用量达到 0.75mg/（kg·d）明显优于 0.36mg/kg/d。Couch 等报道了玻璃体腔内注射曲安西龙对于治疗急性和慢性 VKHS 病人有很好的疗效，而 Perente 等提出结膜下注射亦可取得良好疗效。故局部注射糖皮质激素已成为治疗 VKHS 的必要手段之一。

免疫抑制剂、生物制剂和抗新生血管生长因子类（VEGFs）药物为治疗 VKHS 的辅助用药。免疫抑制剂主要包括核苷酸合成干扰类药物、T 细胞抑制剂和烷化剂，其中应用最多的是环孢素 A。低剂量糖皮质激素与低剂量环孢素 A［3~5mg/（kg·d）］联合应用可有效控制血液中 IL-17 和 IFN-γ 含量继而控制炎症反应进一步加重。当前应用较多的生物制剂有抗 TNF-a，细胞因子受体抗体和 α – 干扰素等。抗新生血管类药物多应用于脉络膜新生血管性疾病中，但由于在 VKHS 病人中发现有约 15% 的病人存在脉络膜新生血管，故在使用糖皮质激素和免疫抑制剂未能取得良好疗效且病人有脉络膜新生血管出现时可考虑使用抗 VEGF 类药物，多可取得较好的视力恢复。另 Xianglong Yi 等研究发现 1，25-二羟维生素 D_3（1，25（OH）$_2D_3$）可限制 PBMC 和 $CD4^+$ T 细胞的增殖从而降低血液中 IL-17 和 IFN-γ 的含量进而可控制该病的病情发展，故 1，25（OH）$_2D_3$ 可考虑作为新的治疗药物，但疗效有待被进一步证实。

3. 中西医结合治疗

目前 Vogt- 小柳 – 原田综合征的治疗以全身大剂量应用糖皮质激素或者各类免疫抑制剂为主，这些药物的使用可以抑制炎症反应。但在控制病情的复发方面，效果并不理想，并且药物本身具有较大的不良反应及耐药性等，病人很难接受长期使用这类药物。因此需要积极探索中西医结合治疗 Vogt- 小柳 - 原田综合征的方法，发挥各自的优势。

张起会等运用大剂量激素联合中药养阴清热汤治疗 Vogt- 小柳 - 原田综合征 40 例，治疗总有效率 96.25%，病人无 1 例发生较严重的激素副作用，作者认为中西医结合能发挥各自优势，中药通过调整免疫功能，起到减轻激素副作用的功效。于文洲在对照组单纯西药治疗基础上联合龙胆泻肝汤加减治疗 30 例 Vogt- 小柳 - 原田综合征病人，2 个月后比较，联合组 35 例治疗总有效率为 95%。闫泽英等采取中西医结合方法治疗 VKH 病人 106例，在常规大剂量糖皮质激素治疗基础上，通过中医辨证论治配以中医治疗，早期以龙胆泻肝汤加减清泻肝胆，恢复期以杞菊地黄汤补益肝肾，随访 2 年，未见复发病例，未发现应用激素治疗的并发症。郝小波观察糖皮质激素及中药健脾利湿、填精补肾法辨证治疗 Vogt- 小柳 - 原田综合征的疗效及复发率。18 例病人在局部或全身小剂量使用糖皮质激素的基础上，采取辨证论治，分别采用益气健脾、清热利湿；滋阴清热、填精补肾法治疗，加用中药辅助治疗，治愈率达到 100%，随访最长 11 年，无 1 例复发。作者认为中医辨证配合小剂量糖皮质激素治疗 Vogt- 小柳 - 原田综合征疗效确切，中医辨证治疗在减轻激素副作用、降低复发率方面有明显优势。

（刘新泉　胡锦东　董志国）

参考文献

［1］ 张新桥，王红．Vogt- 小柳 - 原田综合征病人血浆中 microRNA 表达谱的初步研究．国际眼科杂志，2016，16（4）：625–629．

［2］ 李淑敏，孙巧凤，王翠，等．Vogt- 小柳 - 原田综合征的临床及脑脊液细胞学特点（附 2 例报告）．临床神经病学杂志，2014，27（4）：289–290．

［3］ 赛芳芳，苗玲．Vogt- 小柳 - 原田综合征三例报道并文献复习．上海交通大学学报（医学版），2011，31（10）：1505–1508．

［4］ 张芳．辨证施护对 Vogt- 小柳 - 原田综合征远期效果的影响．国际眼科杂志，2011，11（10）：1866–1868．

［5］ 郑彦，徐建锋，许根贵．不同种类糖皮质激素治疗 Vogt- 小柳 - 原田综合征的疗效分析．国际眼科杂志，2015（11）：1877–1880．

［6］ 付安琪，李寿玲．Vogt- 小柳 - 原田综合征的研究进展．临床眼科杂志，2013，21（3）：284–287．

［7］ 王兰惠，韩梅，李岩，等．Vogt- 小柳 - 原田综合征葡萄膜炎期眼底病变特征．眼科研究，2009，27（8）：694–697．

［8］ 曹芳．Vogt- 小柳 - 原田综合征的眼底荧光血管造影分析．国际眼科杂志，2014，14（8）：1540–1541．

［9］ 李燕利，杨炜，练海东，等．Vogt- 小柳 - 原田综合征的临床分析．国际眼科杂志，2013，13（3）：575–577．

［10］ 庄曾渊，张红．庄曾渊实用中医眼科学．中国中医药出版社，2016．

［11］叶子，杨培增.汉族人群白塞病和 Vogt-小柳-原田综合征遗传易感性研究进展.中华眼视光学与视觉科学杂志，2015，17（5）：311-315.

［12］柏超然.祛邪扶正治疗葡萄膜大脑炎 53 例.上海中医药杂志，1982，（6）：34-36.

［13］张起会，陈淑文，李瑞峰，等.中西医结合治疗 Vogt-小柳-原田综合征 40 例报告.中国中医眼科杂志，1992，2（2）：74-76.

［14］闫泽英，张京红.中西医结合治疗 Vogt-小柳-原田综合病 106 例疗效观察.河北中医，2006，28（8）：629-630.

第八章　玻璃体积血

玻璃体积血是指由眼内组织疾病或者眼外伤所致眼内血管破裂出血，使血液进入玻璃体腔内，导致视功能障碍的常见疾病。玻璃体本身无血管，不发生出血。导致玻璃体积血的常见原因有血管性、炎症性、肿瘤、视网膜裂孔、外伤等。玻璃体积血在中医属"内障""血证"范畴。出血量少时视力轻度减退，仅觉眼前有飞蚊，云雾移动，属"云雾移睛""视瞻昏渺"范畴；出血量多时，视力可突然减退甚至仅有光感，则属"暴盲"；眼外伤所致属"撞击伤目""血灌瞳神"。

随着我国逐步进入老龄社会，引起本病原发病的发病率逐年上升。由于玻璃体内无血管，代谢缓慢，玻璃体积血长期不能吸收，容易引起增殖性玻璃体视网膜病变以及视网膜脱离，导致永久性的视力障碍。

【病因病机】

（一）中医病因病机

本病病因病机复杂，多因热入血分，迫血妄行；或气不摄血，血不循常道；或眼部外伤，脉络受损，血溢脉外所致。

1. 病因

（1）肝火炽盛，血热妄行：《素问·五脏生成》曰："肝受血而能视"，肝开窍于目，肝和则能辨五色，《审视瑶函·目为至宝论》说："真血者，即肝升运于目，轻清之血，乃滋目经络之血也。此血非比肌肉间浑浊易行之血，因其轻清上升而难得，故谓之真也。"肝气郁结，郁久化火，或肝经实火，肝火上炎，火灼目中血络，迫血妄行破，溢于神膏而发本病。

（2）肝肾阴亏，虚火伤络：《审视瑶函·卷之三》说："不知血灌瞳神，乃清阳之气已损，其英华血色，来乘肾部。"年老体虚，肾精衰减，或劳倦过度，或房事不节，耗伤肾精，肾精亏损。肾为肝之母，肝肾精血，互相滋生。肾病及肝，肝肾阴虚，水火不济，阴虚火旺，虚火上炎，火灼目络，导致血不循经而溢于脉外。

（3）心脾亏损，气不摄血：脾主统血，血属阴，脉为血府，血液能在血络中运行而不外溢，有赖于脾气的统摄。"脾者，诸阴之首也，目者，血脉之宗也，故脾虚则五脏之精气皆失所司，不能归明于目矣。"思虑不解，或过度劳累，或久视，伤及心脾，目失所养，气虚血失统摄，血溢目窍。

（4）外伤络损，气滞血瘀：《银海精微》曰："血灌瞳仁者，因毒血灌入金井瞳仁水内也。此证有三：肝证血热，日积月累，灌入瞳仁，血凝入水，此关乎肝肾二经病也，此血难退；撞破之血鲜而热，灌虽甚，退之速；又有开金针失手，拨着黄仁，亦有瘀血灌入瞳仁。"外物暴力钝挫伤，导致眼珠血络受损，外伤损伤脉络，气血不和，瘀血积滞。或眼部手术不慎，损及黄仁及眼络，血溢脉外。

2.病机

（1）发病：因出血量的多少，发病有缓有急。出血量少，病人可不自觉，仅有眼前云雾飘动；出血量多，则发病急骤，视力损害严重。

（2）病位：本病患眼外观端好，病在神膏，属内障眼病，内联脏腑与肝、心、脾、肾关系密切。

（3）病性：有实有虚，血热妄行、外伤所致为实证；肝肾阴亏、心脾亏损为本虚标实症。脏腑亏虚失调为本虚，血络受损，血溢脉外为表实。虚实不是绝对的，可有转化。如血热妄行、外伤致血灌瞳神不退后期可视为虚实夹杂证。

（4）病势：取决于原发病，出血量的多少和有无并发症。出血量少病变容易恢复，出血量多及反复出血则恢复慢。肝火炽盛及肝肾阴亏者出血较难消退；外伤络损者治疗及时出血较快吸收；心脾亏损者，往往反复出血，影响视力。

（5）证候病机，病机转化：初期多为火热所致，实火者俱多，正如李东垣所云"诸见血皆责于热"。可由忧思忿怒，肝气郁结，郁久化热，热郁肝经，上逆于目，可致迫血妄行，络破血溢。虚火者多由肝肾阴虚，虚火上炎，灼伤目络，或心脾亏损，血失统摄，血不循经而外溢。外伤脉络破损亦可致成。晚期出血日久，血积于球内，"离经之血便是瘀"。瘀血内阻，久不得消，则化热，瘀热伤津，炼液为痰。痰瘀互结，气血循行失常，精气不能上承致目之精血可虚。

（二）西医病因病机

任何原因导致视网膜、葡萄膜血管或新生血管破裂，血液进入玻璃体腔内，形成玻璃体积血。可分为自发性、外伤性及手术性。

1.自发性

自发性玻璃体积血的疾病较多，如老年性黄斑变性、糖尿病视网膜病、视网膜静脉阻塞、视网膜血管炎、高血压性视网膜病变、早产儿视网膜病变、Coats病、PCV、Eales病等。一些血液系统疾病如白血病、视网膜劈裂症也可导致玻璃体积血，但较为少见。最常见的机制是新生血管，因视网膜缺血而导致新生血管形成，如糖尿病视网膜病、视网膜静脉阻塞、早产儿视网膜病变，任何新生血管都易出血。其次的机制是撕断视网膜血管，如玻璃体后脱离或视网膜裂孔形成。还有视网膜下出血穿越内界膜而进入玻璃体。如湿性年龄相关性黄斑变性。

2.外伤性

在眼外伤中，眼球穿孔伤或眼球钝挫伤都可造成外伤性玻璃体积血。在角巩膜穿孔伤、巩膜穿孔和眼后节的滞留性异物伤，玻璃体积血的发生率很高。眼球钝挫伤造成的眼球瞬间形变可致视网膜脉络膜破裂而发生玻璃体积血；前部玻璃体积血可由虹膜、睫状体部位损伤所致。

3.手术性

可见于白内障手术、青光眼手术、视网膜脱离修复手术、玻璃体手术、眼内肿瘤手术等。

【临床表现】

（一）症状

少量出血时，病人不易察觉，仅有眼前飞蚊；出血量较大时眼前有暗影飘荡或者黑影遮挡，视力急剧减退，严重者仅有光感。

（二）体征

少量出血者，玻璃体呈弥漫性或尘埃性浑浊；出血较多者，玻璃体见到片状、块状或絮状浑浊；大量出血时，眼底镜下仅见红光反射，裂隙灯显微镜下可见深部积血表面有无数散在或凝集的红细胞或碎片。血块经溶血后逐渐消失，但血色素或红细胞破坏产物则呈弥漫黄褐色颗粒浮散在玻璃体甚至前房中。

（三）并发症

玻璃体积血经久不吸收，特别是接近视盘者常常引起增生性视网膜病变；积血遮盖黄斑部，严重影响中心视力，其纤维组织收缩可牵引视网膜造成黄斑异位甚至视网膜脱离。玻璃腔内变性的红细胞进入前房，可并发血影细胞性青光眼、溶血性青光眼、血铁质沉着性青光眼等。

【实验室及其他辅助检查】

（一）B型超声波检查

超声波检查对本病有较大的诊断价值，尤其在不能直接看到时。少量弥散性的积血用B型超声波检查可能得到阴性结果，这是因为在玻璃体内缺乏足够的回声界面。超声波检查能够确定眼球后段外伤与玻璃体积血的程度、是否合并有视网膜脱离等病变、判断视力预后，必要时可以重复检查。在B型超声波图形上，玻璃体积血少，呈点状和团状高回声，大量积血呈致密高回声。

（二）荧光血管造影检查

应常规行双眼荧光血管造影检查，对一些血管性疾病引起的玻璃体积血具有确诊意义。在玻璃体浑浊、眼底隐约可见但不清楚的病人，FFA可清楚地显示血管的改变。

【诊断与鉴别诊断】

一、诊断要点

（一）辨病要点

局部出血多为实证。

（1）眼前黑影飘动。

（2）视力突然减退甚至仅有光感。

（3）玻璃体内条索状、块状浑浊，视网膜有出血灶。

（4）眼底红光反射消失，眼底不能窥见。

（二）中医辨证要点

全身证候虚实夹杂。

（1）络损出血证：视力突然下降，眼前黑影飘动，玻璃体浑浊，色鲜红；伴心烦胁痛，或头晕腰酸，或少气懒言，或肢倦乏力；口干便秘；舌红少苔，脉数或脉细。

（2）气血瘀结证：视力突然下降，眼前黑影飘动，玻璃体浑浊，色鲜红；头痛兼情志不舒，烦躁易怒；舌暗红苔少，脉弦或涩。

（3）痰浊瘀阻证：视力突然下降，眼前黑影飘动，玻璃体积血；眼珠刺痛或胀痛；痰稠口苦；头重头晕，烦躁胸闷；舌质暗红、舌苔黄腻，脉弦滑。

（4）脾虚兼血瘀证：视力突然下降，眼前黑影飘动，玻璃体积血；面色萎黄，心悸健忘，纳呆乏力；舌淡苔薄白，脉细无力。

（三）西医诊断要点

（1）有引起玻璃体积血的原发病表现。

（2）自觉眼前黑影飘动：病情轻者，眼前黑影飘动，如飞蚊症；重者，眼前黑影突然增多，视力急骤减退，甚至仅有光感。

（3）玻璃体内细小点状、条索状、块状浑浊，视网膜有出血灶；出血多者眼底检查仅见到红光发射，眼底不能窥及。

二、鉴别诊断

1.玻璃体炎症性浑浊

玻璃体内浑浊为白色或黄白色边界不清的点状浑浊或积脓，可见前房房水闪辉，有葡萄膜炎或视网膜炎病史。

2.生理性飞蚊症

不属于病理性，眼底和玻璃体无病变。其特点是量少、孤立、透明无色。轮廓不清，有一定运动方向，不随头部运动而改变方向。

【治疗】

一、中医治疗

（一）治疗原则

根据玻璃体积血不同时期特点，结合证候规律，采用整体宏观辨证与局部微观辨病结合的思路和治疗方法进行辨证施治。积极治疗原发病。

（二）辨证施治

1. 络损出血证

［治疗法则］清热凉血，活血止血。

［方药］生蒲黄汤（《中医眼科六经法要》）。出血多者，可加仙鹤草、血余炭等增强止血作用；肝胆火炽者，可加胆草、夏枯草等清肝。

［中成药］活血明目片，云南白药。

2. 气血瘀结证

［治疗法则］行气活血化瘀。

［方药］血府逐瘀汤（《医林改错》）。积血日久不散，可加鳖甲、苏木、瓦楞子、三棱、莪术等以破血散瘀。

［中成药］血府逐瘀丸，血府逐瘀口服液。

3. 痰浊瘀阻证

［治疗法则］化痰散结，活血祛瘀。

［方药］桃红四物汤和涤痰汤（《医宗金鉴》《奇效良方》）。

［中成药］活血明目片，复方丹参滴丸。

4. 脾虚血瘀证

［治疗法则］益气健脾，活血化。

［方药］归脾汤加减（《济生方》）。可加藕节、白茅根止血；加丹参、三七、阿胶、鸡血藤等加强活血消瘀。

［中成药］复方血栓通胶囊。

（三）单方验方

1. 加减地黄丸（《审视瑶函》）

治肝肾虚惫，虚热上犯于目，熟地黄一斤，生地黄一斤，石斛、防风、枳壳、牛膝、杏仁各四两，上为细末，炼蜜为丸，如梧桐子大。每服五十丸，空心以青盐汤送下。忌一切动风毒等物。

2. 没药散、坠翳明目丸（《银海精微》）

治因物刺着胞睑睛珠，血积不散，或瘀血灌入瞳仁，先服没药散，后服坠翳明目丸。没药散：没药、血竭、大黄、朴硝，上为末。每服二钱，酒调下，茶下亦可。坠翳明目丸：石决明、川芎、五味子、知母、山药各一两，人参、细辛各一两半，上为末，炼蜜为丸，如梧桐子大小，空心，茶下十丸。

（四）其他疗法

（1）外治法：滴眼药水：可选用氨肽碘滴眼液滴眼，每次 1 滴，每日 3~4 次。

（2）离子导入：出血停止以后可局部用丹参、川芎等注射液行电离子导入，促进瘀血消散。

（五）饮食疗法

宜选用营养、易消化食物，如具有行气、活血通络作用的白萝卜、木耳、海带、洋葱等，具有清热凉血、养阴明目作用的梨、山楂、柚子、葡萄等，具有补益肝肾、滋阴降火作用的干贝、甲鱼、山药、莲子心等。还可煎汤、熬粥以辅助治疗，如肝肾亏虚者，用桑椹山茱萸粥：山茱萸、糯米煮粥，六成熟时加入新鲜桑椹，再煮至粥熟即成；心脾亏损者，用桂圆枸杞鸡汤：桂圆、枸杞子、鸡肉，佐料适量。

（六）情志疗法

保持乐观的情绪有助于疾病治疗，医护人员要有耐心地开导病人，向病人讲解玻璃体积血的有关知识、治疗的方法、效果等，帮助、鼓励病人正确对待疾病，树立战胜疾病的信心，积极主动地配合治疗。

二、中西医协同治疗

玻璃体积血多由内眼疾病如糖尿病视网膜病变、视网膜静脉阻塞、视网膜静脉周围炎、视网膜裂孔、老年性黄斑变性、脉络膜息肉样变、眼外伤、手术时出血进入玻璃体等引起。出血量少，眼底视网膜清晰可见者，以中药治疗为主，促进积血的吸收。有明确的原发病病史，出血量多，玻璃体大量新鲜出血，眼底看不清时，根据急则治其标的原则，先嘱病人半坐位，停用抗凝剂，针对原发疾病治疗，控制血糖、血压、血脂等，并予止血剂如肾上腺色腙片、酚磺乙胺、维生素 K 等。中医根据病因、病程和体质不同，掌握气与血、止与行、血与痰等辨证关系，兼用行气、补气、止血、活血、化痰、祛瘀、软坚散结等药物。早期凉血止血为主，活血为辅；出血稳定后行气活血、祛瘀生新，祛瘀为主，后期瘀滞形成机化，则采用破血逐瘀、软坚散结之法。根据我们的临床体会玻璃体积血主要以局部辨证结合络损出血证、气血瘀结证、痰浊瘀阻证、脾虚血瘀证等治疗。但是由于临床中病人的全身情况各有不同，辨证治疗还需要四诊合参，在中医理论的指导下灵活运用，不必拘泥某证。对于全身症状不明显的病人，可以参考老中医经验进行专方治疗，分期治疗等。同时针对原发病及病人个体情况，配合尿激酶、超声及激光治疗，保守治疗2 周无效者，选择微创玻璃体切割手术治疗，手术后继续配合中药治疗。外伤所致眼球破裂的玻璃体积血应尽快行清创缝合手术，合并视网膜脱离或脉络膜脱离时，应及早进行玻璃体切割术及视网膜复位术。

【典型案例】

案例 1　陈先生，男，63 岁。2014 年 8 月 21 日初诊。

［主诉］双眼视力下降 10 年，左眼加重 1 周。

［现病史］病人近 10 年来自觉双眼视物模糊不清，视力逐渐下降，不伴有眼红、眼痛、头痛，不伴有视物变形、眼前黑影飘动，不伴有恶心、呕吐。1 周前无明显诱因出现左眼视物不见，眼前黑雾遮挡。既往有糖尿病病史 30 年，高血压病史 10 年。伴腰酸膝软、耳鸣，口渴，二便调。舌红、苔黄，脉弦细。

［眼科检查］右眼视力：0.5，左眼视力：指数/眼前。眼压检查右眼16mmHg，左眼15mmHg。双眼结膜无充血，角膜透明，前房清，双眼瞳孔同圆等大，对光反应（+），双眼晶状体灰白色浑浊。快速散瞳检查：双眼玻璃体浑浊，右眼视乳头色大小正常，C/D=0.3，视网膜血管A∶v=1∶3，视网膜散在出血、渗出以及血管瘤，黄斑中心凹反光（+）；左眼玻璃体大量积血漂浮，左眼眼底窥不清。

［辅助检查］B超检查提示左眼玻璃体腔团块状回声。

［西医诊断］①左眼玻璃体积血；②2型糖尿病性视网膜病变；③白内障。

［中医诊断］消渴目病。

［中医辨证］络损出血证。

［处方］生蒲黄汤加减。生蒲黄、生地黄、丹参、郁金、山药、荆芥炭、茯苓、丹皮、女贞子、旱莲草、仙鹤草、血余炭。每日1剂，饭后温服，连服14剂。

［复诊］2周后复诊，自述左眼视物模糊症状有改善，腰酸膝软、耳鸣、口渴症状减轻。左眼视力0.02，左眼玻璃体积血少量吸收，下方玻璃体仍可见大量积血漂浮，眼底视网膜模糊看不清。考虑到玻璃体积血不理想，于左眼行25G微创玻璃体切割术联合眼内光凝术联合抗VEGF玻璃体腔注射。手术后视力提高到0.6，后极部视网膜广泛激光斑，黄斑区水肿、出血、渗出。手术后予明目地黄胶囊和复方血栓通胶囊口服。

［病例分析］

（1）辨证思路：玻璃体积血辨证论治，需查找与解除发生出血的原因。本病是因增殖性糖尿病视网膜病变引起。老年男性，肝肾阴虚，水火不济，阴虚火旺，虚火上炎，火灼目络，导致血不循经而溢于脉外。结合全身腰膝酸软、耳鸣、口渴等征象，治宜滋阴降火、平补肝肾。生地黄、山药、女贞子滋肝补肾，旱莲草滋阴清热止血，生蒲黄、丹皮、仙鹤草、血余炭凉血止血，经服药治疗，病人全身症状减轻，但玻璃体积血吸收不理想，予手术吸出积血，术后继续滋阴补肾、活血化瘀治疗。

（2）问题与对策：糖尿病视网膜病变进入增殖期后出现眼底新生血管引起玻璃体积血，有的反复出血，形成机化物，进而发展为牵引性视网膜脱离，新生血管性青光眼，最终失明。在药物不能消除积血的情况下行手术吸除积血是必要的。而中药在围手术期应用有利于增加手术的效果和手术后眼部的恢复。

（3）理论探讨：《审视瑶函》曰："因知肝肾无邪，则目决不病"，又有言："真精者……先起于肾……而后及乎瞳神也"，可见肝肾之精气对眼的滋养。年老体衰，精血亏虚，阴虚火旺，虚火上炎，火灼目络可致出血。

案例2　方某，女，67岁。2015年9月24日初诊。

［主诉］右眼视力下降5天。

［现病史］病人5天前无明显诱因出现右眼视力下降。病人有青光眼病史，平素急躁易怒，头痛胸闷，失眠不寐，伴口苦咽干，小便黄，便秘，舌红苔黄，脉弦数。

［眼科检查］右眼视力：0.2，左眼视力：1.0。眼压：右眼：12mmHg，左眼：11mmHg，双眼结膜轻度充血，角膜透明，前房清，瞳孔圆，虹膜周切口通畅，直径约4mm，对光反射（+），晶状体浑浊。左眼人工晶体正位。右眼玻璃体见红色絮状漂浮物，左眼玻璃体轻度浑浊。双眼视乳头淡白，C/D 0.8~0.9，右眼视盘新生血管形成，视网膜血

管 A：V=1：3，交叉压痕（＋）。视网膜静脉血管颞下分支区域火焰状片状出血，后极部视网膜点状出血，黄斑区中心凹反光（－），黄斑区视网膜出血、渗出以及水肿。

［西医诊断］①右眼视网膜分支静脉阻塞；②右眼玻璃体积血；③青光眼（术后）。

［中医诊断］脉络瘀阻（气血瘀结证）。

［治疗法则］行气活血化瘀。

［处方］血府逐瘀汤加减：当归、生地、桃仁、红花、枳壳、赤芍、柴胡、甘草、仙鹤草、川芎、牛膝、桔梗。共7剂，每日1剂，早晚温服。

［二诊］1周后复诊，视物较前清晰，视力0.4，玻璃体积血部分吸收。全身症状明显改善。处方：当归、生地、桃仁、红花、枳壳、赤芍、柴胡、甘草、仙鹤草、川芎、牛膝、桔梗。加丹参、郁金、酸枣仁、栀子。

［三诊］3周后来诊，病人视物明显好转，复查右眼视力0.6。玻璃体积血吸收。口苦咽干减轻，二便调，舌红苔薄白，脉细。

［病例分析］

（1）辨证思路：本病是因视网膜静脉阻塞所致。病人平素情志不畅，性情急躁易怒，至肝气郁结，气滞血瘀，脉络不通，溢于络外而形成。故在治疗上以行气活血化瘀为治疗原则。方中柴胡、枳壳、郁金疏肝理气解郁；桃仁、红花、当归、川芎赤芍活血祛瘀；当归、生地养血化瘀；牛膝破瘀通经，引瘀血下行。二诊时，玻璃体积血部分吸收，视网膜无新出血，三诊时，病人视力提高，玻璃体积血吸收。

（2）问题与对策：视网膜静脉阻塞所致的玻璃体积血，比较容易吸收。中药活血化瘀药物如丹参、三七等在消除出血同时有营养保护眼组织的作用，从而对出血的吸收及视力的保护有益。

（3）理论探讨：《素问·金匮真言论》曰："肝开窍于目。"《灵枢·脉度》指出："肝气通于目，肝和则目能辨五色矣。"眼的生理、病理与肝密切相关。肝失和即肝脏功能发挥失常，眼可出现异常。肝气郁结日久，郁而化火，肝经火盛，火气上逆，火热炽盛于上灼伤眼底脉络而出血，出血可溢出至玻璃体。

【疗效判定标准】

（一）疗效标准

（1）显效：视力4行以上，行眼科B超及三面镜或前置镜检查见玻璃体积血有明显吸收者。

（2）有效：视力提高1~3行，玻璃体积血吸收1/3~1/2者。

（3）无效：视力无明显变化或下降，眼科B超检查未见积血吸收者。

（二）症状评分标准

参照中药治疗糖尿病视网膜病变的临床研究进展及相关原则制定。

表 8-1 玻璃体积血症状评分标准

症状	症状评价	记分
视物昏花	视物如常	0 分
	眼前有小黑影，或视物欠清，或有轻微视物变形	2 分
	眼前有多个小黑影，或轻度视物模糊，或视物变形明显	4 分
	眼前有大块黑影，或严重视物模糊，或视物扭曲变形	6 分
目睛干涩	无	0 分
	偶见目睛干涩	2 分
	明显目睛干涩，时常发作	4 分
	目睛干涩难忍，不停发作	6 分
神疲乏力	无神疲乏力	0 分
	精神不振，可坚持体力劳动	1 分
	精神疲乏，勉强能坚持日常劳动	2 分
	精神极度疲乏，不能坚持日常劳动	3 分
五心烦热	无	0 分
	间或手足心轻微发热，偶有心胸烦热	1 分
	手足心发热，时而心胸烦热	2 分
	手足心热盛，欲近冷物则舒，心胸烦热	3 分
口渴喜饮	无	0 分
	有口渴感，可忍受	1 分
	口渴喜饮，难以下咽干食物	2 分
	干渴多饮	3 分
自汗	无	0 分
	不动则皮肤微湿，动则皮肤潮湿	1 分
	不动则皮肤潮湿，稍动则汗出	2 分
	平素即汗出，稍动则汗出更甚	3 分
盗汗	无	0 分
	入睡则微汗，皮肤微湿，醒则汗止	1 分
	入睡则汗，皮肤潮湿，醒则汗止	2 分
	入睡则大汗，醒则汗止	3 分
便秘	正常	0 分
	偏硬，1 次 / 日	1 分
	硬结便难，1 次 /2~3 日	2 分
	硬结腹胀难解，1 次 /3 日以上	3 分

症状	症状评价	记分
舌红苔薄白、舌黄或有瘀点	无	0分
	有	2分
脉弦涩或脉弦细	无	0
	有	

脉象详细记录，不记分。

1. 中医证候疗效标准

（1）临床痊愈：中医证候积分减少≥95%。

（2）显效：中医证候积分减少≥70%。

（3）有效：中医证候积分减少≥30%。

（4）无效：中医证候积分减少不足30%。

注：计算公式［（疗前中医证候积分－疗后中医证候积分）÷疗前中医证候积分］×100%。

2. 单项症状疗效评价标准

（1）消失：疗前患有的症状消失，积分为0。

（2）好转：疗前患有的症状减轻，积分降低，但不为0。

（3）无效：疗前患有的症状未减轻或加重，积分未降低。

【预防与调护】

（1）积极治疗原发病，早期诊断，早期治疗，以防病情发展或进一步加重，防止血液进入玻璃体腔。

（2）精神上保持情绪乐观，避免烦躁、沮丧。

（3）生活起居要有规律，参加适量的体育活动，饮食应清淡，少食性温燥热食物，保持大便通畅。

（4）在生活和工作中应尽量预防眼球穿透伤的发生。

（5）出血初期，宜卧床休息，少活动，少用目力，必要时包扎双眼。

【注意事项】

（1）本病有反复出血可能，应坚持长期治疗和观察，当病情反复时，勿急躁、悲观，积极配合治疗。

（2）应积极治疗糖尿病、高血压、高血脂等全身病。

【重点提示】

本病是由视网膜、葡萄膜血管性疾病或眼外伤造成的危害视力的眼病。中医认为本病有实有虚，脏腑亏虚失调为本虚，血络受损、血溢脉外为表实。治疗主要取决于引起疾病的原发病和出血量的多少，出血的次数等因素。出血早期以凉血止血为主，晚期益气养阴、活血化瘀祛痰、软坚散结。治疗同时宜调理脏腑治疗原发病症。对于出血量多、严重影响视功能者，药物治疗2周后建议行微创玻璃体切割手术治疗。手术后继续中药治疗。

【现代研究进展】

（一）基础研究

1. 病因

玻璃体积血通常是由视网膜和脉络膜的血管和新生血管所导致的，是许多眼科疾病或全身疾病的继发性改变，病因十分复杂。成人玻璃体积血的主要原因：孔源性视网膜脱离、视网膜中央静脉或分支静脉阻塞、增殖期糖尿病视网膜病变、玻璃体后脱离等，儿童玻璃体积血的主要原因有X染色体连锁性视网膜炎、早产儿视网膜病变和视网膜母细胞瘤；其他如视网膜大动脉瘤、湿性年龄相关性黄斑变性、镰状细胞血红蛋白症、视网膜血管瘤等是一些比较少见的致病原因。大量的玻璃体积血可影响眼底的观察，如果积血长时间不吸收，会引起纤维增值、机化膜形成，而引起牵拉性视网膜脱离等严重并发症的发生，所以早期对玻璃体积血病因的初步判断很重要，有助于病情的评估和治疗方案的制定。临床上根据病人的病史、全身状况、玻璃体积血发生前的视力状况，以及对侧眼的视网膜情况进行初步判断。

2. 疗效机制

中医认为玻璃体属"神膏"范畴，神膏出血不仅与血瘀，更与水液代谢异常相关，其病机是"水血互结"，血与水之间具有微妙关系，治疗上当水血同治。彭氏用家兔自体血造成右眼玻璃体积血模型，分别给予散血明目片、血栓通、卵磷脂络合碘片及模拟对照组，观察眼底可见度及病理改变。因散血明目片具有活血通脉、利水明目之功，结果显示散血明目片能有效促进溶血，提高巨噬细胞噬血能力和SOD活性，明显促进玻璃体积血的吸收。张氏通过对糖尿病大鼠模型喂养消朦灵片及空白对照，对比观察SOD、MAD、视网膜结构等发现消朦灵片可以抑制糖尿病大鼠体内自由基，改善体内氧化－抗氧化平衡状态，抑制视网膜新生血管，从而预防出血及促进出血吸收。段式应用芪明颗粒治疗糖尿病视网膜病变，利用FFA观察服药前后视网膜血液循环的时间发现，芪明颗粒可通过增加视网膜血流量及提高血循环减轻视网膜组织缺氧及缺血状态，进而防止玻璃体积血的发生。

（二）临床研究

1. 中医治疗

杨氏研究证实血栓通在治疗玻璃体积血中有止血、促进吸收的作用；吴氏用复方血栓通联合云南白药治疗玻璃体积血，随访3个月，比较各组最佳矫正视力，研究结果显示复方血栓通联合云南白药治疗玻璃体积血疗效显著，能明显消除积血，改善病人视力。程氏研究表明活血明目片（赤芍、墨旱莲、丹参、茺蔚子、木贼、菊花等）参与止血、溶血、噬血、纤维蛋白溶解防止胶原膜形成等玻璃体积血吸收过程；李氏用辨证中药汤剂（血府逐瘀汤）联合血栓通静脉滴注，与单纯血栓通静脉滴注相比发现，血府逐瘀汤能加快玻璃体积血的吸收和视力恢复，疗效确切；多个研究证实丹参注射液离子导入治疗玻璃体积血，与常规单纯全身药物治疗相比，离子导入能有效改善症状，促进积血吸收，提高视力；李氏用自制中药（生地、玄参、知母、天花粉、生蒲黄、小蓟、赤芍等）联合丹参注射液离子导入治疗玻璃体积血有显著疗效；邱氏等总结张梅芳教授临床经验认为增殖期糖尿病视网膜病以玻璃体积血为典型表现，主要病机为瘀血阻络、痰浊内生及痰瘀互结伤目，治以正本清源、凉血止血、活血化瘀辨证中药治疗。彭氏用内服活血通脉、利水明目法组方的散血明目片（蒲黄、白茅根、益母草、汉防己、木贼草、酒大黄等）治疗玻璃体积血，口服2个月，比较两组治疗前后的视力变化、眼底积血改变情况、血液流变学指标、血小板活化与血管内皮细胞等指标，结果显示治疗组总有效率为81.01%，对照组总有效率为54.05%，经对比观察发现散血明目片在全面改善病人血瘀状况，提高视力，改善眼底方面疗效显著。李氏以凉血止血，活血化瘀的复方活血止血汤（生蒲黄、荆芥炭、仙鹤草、牡丹皮、当归等）为基础辨证治疗糖尿病视网膜眼底出血病人37例，总有效率85%，提示凉血止血、活血化瘀复方中药综合治疗糖尿病玻璃体积血有比较明显的效果。

2. 西医治疗

玻璃体切割术是治疗玻璃体积血的主要方法。玻璃体切割术不仅能够清除玻璃体积血、新生血管膜及增殖膜，解除视网膜的牵拉，而且利于观察眼底，明确玻璃体积血的病因，对原发疾病进行进一步治疗提供基础。玻璃体切除术后玻璃体腔生理性改变会促使视网膜新生血管活动度减少、视网膜缺血灶氧分布量增加、某些细胞因子水平也明显上升，术后视网膜新生血管有逐渐萎缩退化的趋势。另外，玻璃体切割术中联合激光治疗可促进新生血管消退，从而减少玻璃体再出血的几率及新生血管性青光眼的发生；国外一项meta分析表明，玻璃体切割术前或术中注射贝伐单抗能降低术后玻璃体再出血及术后并发症的发生率，然而，更多的抗VEGF药物的随机对照研究需要进行以进一步证实这一观点；杜新华等认为术后视力恢复与病程呈负相关，即玻璃体积血病程越长，术后视力预后越差。因此主张在玻璃体积血的早中期进行手术治疗。但是，玻璃体切割术中也存在并发症的可能，如术中的医源性视网膜裂孔、术后高眼压、并发性白内障等。

3. 中西医结合治疗

尽管目前玻璃体切割术、视网膜激光光凝术、玻璃体腔注射术等能明显消除玻璃体积血的病灶及预防术后并发症，但反复出血的风险及术后并发症仍存在，且轻中度的积血仍宜保守治疗。因此中西医联合治疗将是我们治疗该病的重点。田氏根据玻璃体积血的分期，早期以凉血止血为主，佐以活血化瘀；中期以凉血化瘀为主，佐以养肝明目；后期以活血明目为主，兼以滋补肝肾。以蒲黄散加减联合西药常规治疗，研究结果显示治疗组总有效率为94.4%。于氏采用止血活络饮、丹参四物汤等中成药，配合尿激酶半球后注射。治疗1个月后，给予服用中成药和血明目片3个月，巩固疗效。结果显示中西医结合标本兼治，更好地达到了祛瘀明目的目的。刘氏用激光联合中药三七粉治疗急性视网膜裂孔伴玻璃体积血取得了满意的疗效，2~4周积血基本吸收，视力显著提高，随访6个月~1年，未发生视网膜脱离。丁氏采用玻璃体切割术联合和血明目片能有效缩短术后视力恢复的时间。邱氏以生蒲黄汤（生蒲黄、荆芥炭、仙鹤草、牡丹皮、当归、白茅根等）为基础，早期止血、中期活血化瘀、晚期扶正散结辨证加减方药，联合七叶皂苷钠静脉滴注治疗糖尿病视网膜病变Ⅳ期有玻璃体积血的病人，结果显示总有效率为85%，初步临床观察表明该联合治疗效果较为明显。詹氏用益气养阴活血祛瘀法之中药消朦灵片联合常规抗炎抗感染治疗玻璃体切割术后病人，显效率及有效率均优于对照组，联合治疗更加有效地促进术后视功能的恢复，减轻玻璃体浑浊，提高视力。秦氏采用腹针配合激光及消朦灵方治疗糖尿病视网膜病变，对比两组治疗前后矫正视力、黄斑区水肿厚度、出血范围等改变情况，表明该联合治疗对 DR 黄斑水肿，减轻出血范围具有较好的疗效。因此，中西医联合治疗不仅更加有效地减少了并发症的几率，而且减轻了病人的负担。

（邱波　袁灵梅）

参考文献

[1] 张萃丽，张明媚，陈雪艺. 玻璃体积血的病因分析及手术治疗的疗效. 国际眼科杂志，2014，14（4）：711-713.

[2] 张琳，彭清华，李建超. 散血明目片治疗玻璃体积血的实验研究. 中国中医眼科杂志，2002，12（2）：63-66.

[3] 张彩霞，邱波，张梅芳. 消朦灵方对糖尿病大鼠视网膜新生血管的抑制作用研究. 中药新药与临床药理，2011，22（6）：620-623.

[4] 邱波. 张梅芳教授辨治糖尿病视网膜病变经验介绍. 新中医，2008，40（4）：7-8.

[5] 欧扬，邱波，刘聪慧，等. 张梅芳教授治疗糖尿病视网膜病变的经验简介. 新中医，2011，43（2）：158-159.

[6] 彭清华，喻京生，曾明葵，等. 活血通脉、利水明目法治疗玻璃体积血的临床研究. 湖南中医学院学报，2003，23（1）：39-42.

[7] 李振萍，张彩霞，邱波. 复方活血止血汤配合眼周离子导入治疗糖尿病眼底出血37 例. 陕西中医，2006，27（12）：1527-1528.

[8] 余建洪，赵刚平，朱敏，等. 玻璃体切割治疗玻璃体积血的临床疗效观察. 国际眼科杂志，2011，11（11）：1987-1989.

[9] 詹文捷，庞龙，邱波，等. 孔源性视网膜脱离复位术后应用消朦灵片的临床研究. 中国中医眼科杂志，2012，22（1）：20-22.

第九章　视网膜脉络膜病

第一节　视网膜动脉阻塞

视网膜动脉阻塞（RAO）是指以突然视力急剧下降甚至视力丧失，眼底动脉极细，视网膜灰白色水肿为特征的疾病。根据阻塞的程度及部位不同，可分为视网膜中央动脉阻塞（CRAO）、视网膜分支动脉阻塞（BRAO）、视网膜睫状动脉阻塞和视网膜毛细血管前小动脉阻塞。视网膜中央动脉阻塞发病率为 1/10 000~1/5000。本病多发生在中老年人；男女发病比为 2：1；多单眼发病，双眼受累者仅占 1%~2%。病人常伴有高血压、糖尿病、冠状动脉粥样硬化性心脏病、颈动脉粥样硬化等全身疾病。

视网膜中央动脉阻塞属于中医络阻暴盲范畴，又称"落气眼"，中医辨证初期多为实证，后期多为本虚标实之证。病症初期多由情志不舒，肝郁气闭，或素体阴虚阳亢，肝阳化风，或过食肥甘，痰湿内生，风痰阻络，导致玄府闭塞，气滞血瘀，脉络阻塞而发病；病程日久致脏腑损伤，气血津液受损，阴阳俱伤，阴虚阳亢或痰火旺盛体质，导致脉络瘀阻，脉管缩窄，是形成小动脉闭阻的主要原因；突发性的情志变化和过度的劳倦、纵酒淫欲等是诱发本病的直接原因；栓子脱落、血管狭窄、管腔闭锁均可造成视网膜动脉栓塞，供血中断，致使视网膜内五层失去营养来源，致突然失明。其病位主要涉及肝、脾、肾。

【病因病机】

（一）中医病因病机

1. 病因

本病多由于忿怒暴悖，或情志抑郁，气机逆乱，玄府不利，神光郁遏；或肥甘燥腻，恣酒嗜辣，痰热内生，上壅目窍；或年老阴亏，肝肾不足，肝阳上亢，气血并逆；或心气亏虚，推动乏力，血行滞缓，络脉不利，最终目系血络瘀阻而致病。

2. 病位、病性

视网膜中央动脉阻塞病位在目系脉络，内应肝、脾、肾诸脏。本病辨证多属实证或本虚标实之证。本虚为肝脾肾虚，实证、标实则多为气滞、血瘀、痰浊、湿热、风火。

3. 病机

中医学认为本病的主要病机是血络瘀阻，目窍失养。

（1）发病之初，肝开窍于目，肝经连目系，肝失条达，则气滞血瘀致缺血、出血、水肿；气有余便是火，肝火上攻目系，则窍道闭阻；火热燔灼，耗气伤阴，气阴两虚，渐至肝肾阴虚，阴不制阳肝阳上亢，气血逆乱、脉道闭阻；肝肾同源，肝肾阴虚，虚火伤络则出血，阴虚精血不能上承于目而致两目干涩，视物模糊。

（2）病程迁延，脾失健运，聚湿生痰，痰郁化热，上扰目窍；阴损及阳，脾肾虚衰，脾肾阳虚，水湿潴留，则生水肿；阳虚不能温煦推动，致瘀阻更为严重。

（3）病变晚期，肾体劳衰，肾用失司，五脏受损，气血阴阳衰败。乙癸同源，肝肾精血不足，则视衣神膏缺乏滋养，视物功能受损，故视物昏矇不清；痰浊内停，气化无常，气血失和，目络壅滞；肾虚不为火交济，故心火上炎，眼目必热，则视物不清。

（二）西医病因病机

其病因主要与炎症、血栓形成、动脉壁改变、血液流变学异常、功能性血管痉挛以及外部压迫血管等因素有关，临床上常为多因素综合致病，常伴有高血压、糖尿病、冠状动脉粥样硬化性心脏病、颈动脉粥样硬化等全身疾病。

1. 血管栓子

各种血管栓子阻塞动脉是本病的主要原因，如胆固醇栓子、血小板纤维蛋白栓子、钙化栓子、肿瘤栓子、脂肪栓子、脓毒栓子、药物栓子、硅栓子、气栓子、滑石粉栓子等，栓子常阻塞在筛板和动脉分叉处。

2. 血管壁的改变

动脉硬化或粥样硬化、血管痉挛、炎症，血管内皮受损增殖，管腔变窄，易于形成血栓堵塞。血管反射性痉挛或血管舒缩不稳定也是本病发生的另一个重要原因。

3. 血液流变学异常

任何原因使血黏度增高，血流变慢，眼压增高或眶压增高，均可使视网膜中央动脉血流受阻。

【临床表现】

（一）症状

突然起病，视力急剧下降至手动或光感，多无疼痛。部分病人有先兆症状，可有一过性黑矇和头痛头晕等，数分钟后可缓解，反复多次后视力不能恢复。视网膜中央动脉阻塞者，视力即刻或几分钟内下降至手动或光感；视网膜其他动脉阻塞者，视力可有不同程度地下降或视野缺损。

（二）体征

（1）瞳孔：视网膜中央动脉阻塞者，瞳孔散大，直接对光反射迟缓或消失，间接对光反射存在。

（2）眼底：视盘色淡，边缘模糊，视网膜动脉极细，管径不规则，血柱呈节段状。中央动脉阻塞时，后极部视网膜呈灰白色水肿，黄斑区呈樱桃红点；分支动脉阻塞时，其相应血供区视网膜呈灰白色浑浊水肿；视网膜睫状动脉阻塞，视盘黄斑之间视网膜呈舌形或楔形浑浊，黄斑区呈樱桃红色。视网膜毛细血管前小动脉阻塞，视网膜内见灰白色棉絮状斑块。4~6周后视网膜水肿消退，视盘颜色变白，视网膜出现脱色素和色素增生，视网膜血管变细，受累部位可见神经纤维层缺失。

【实验室及其他辅助检查】

1. 视野

根据视网膜动脉阻塞部位、程度和范围不同，表现为视野缩小或管状视野或颞侧残留一小片岛状视野。

2. 荧光素眼底血管造影

根据视网膜动脉阻塞部位、程度以及做造影检查时间的不同，眼底荧光血管造影表现有很大差异。可见视网膜动脉充盈延迟，视网膜动静脉循环时间延长，动静脉血管内荧光素流变细，或呈串珠状移动。由于动脉灌注压低，荧光素不能进入小动脉末梢而突然停止，如树枝折断状；毛细血管不充盈，偶有渗漏或血管瘤样改变。部分病例在病变急性期与晚期可见视网膜毛细血管无灌注区。此外，中央动脉阻塞尚可见较多扩大的视乳头表层辐射状毛细血管向视乳头外伸延。

3. 电生理检查

视网膜中央动脉阻塞后，视网膜内层缺血，双极细胞受害，视网膜电图 b 波降低，a 波呈现负波型。

4. 全身检查

多伴有血压、血脂、血糖、血液流变学检查异常。

【诊断与鉴别诊断】

一、诊断要点

（1）视力突然下降或丧失。

（2）瞳孔散大，直接对光反射迟缓或消失，间接对光反射存在。

（3）视网膜动脉极细，血柱呈节段状。

（4）视网膜中央动脉阻塞时，后极部视网膜广泛性灰白色水肿浑浊，黄斑呈现樱桃红；分支动脉阻塞时，其供应区域视网膜灰白色水肿浑浊。

（5）眼底血管荧光造影有助于诊断，视野检查和视网膜电图为辅助性诊断。

二、鉴别诊断

1. 视网膜中央静脉阻塞

本病视力突然下降，但视网膜可见静脉迂曲，呈腊肠状，沿静脉广泛性火焰状出血，视网膜水肿、渗出。荧光素眼底血管造影早期可见视网膜静脉回流缓慢，出血区遮蔽荧光区，阻塞区毛细血管扩张，有微动脉瘤。造影后期可见毛细血管的荧光素渗漏，或可见新生血管及其荧光渗漏。

2. 缺血性视乳头病变

视力突然减退但较轻；视野改变为水平半盲、象限盲或垂直盲；视网膜动脉稍细，可有硬化现象；视网膜无缺氧性水肿，黄斑区无"樱桃红点"。

3. 贫血性视网膜病变

双眼发病，多无自觉症状，若视网膜出血和渗出物侵犯黄斑则可出现视力障碍；病因为造血不良，急、慢性失血；轻压眼球可见动静脉搏动；视网膜色浅或稍黄，视网膜有不同形状的出血。

【治疗】

一、中医治疗

（一）治疗原则

治疗本病以通络活血为原则。本病为眼科急症，急性期要进行抢救性治疗。治疗时要注意理气活血，以使脉络通畅，保持精、气、血、津液的营养功用，在临证中要掌握辨病与辨证相结合，遵照辨证论治的原则，采用同病异治或异病同治的方法，灵活选方用药，力争获得良好的疗效，尽力保护病人的视力。

（二）辨证施治

1. 气血瘀阻证

[症状] 外眼端好，骤然失明，后极部视网膜广泛性灰白色水肿、浑浊。黄斑区呈樱桃红点。兼见情志不舒，嗳气，胸胁痞满，舌红，苔薄黄，脉弦。

[治法] 行气活血，开窍通络。

[方药] 通窍活血汤（《医林改错》）加减。赤芍、桃仁、红花、川芎、老葱、生姜、麝香、大枣、车前子、茺蔚子。发病较缓者，可选用血府逐瘀汤（《医林改错》）加减：当归、地黄、桃仁、红花、赤芍、枳壳、川芎、柴胡、桔梗、甘草、牛膝、茯苓、陈皮、夏枯草。有热象者加炒山栀子、丹皮，水肿者加车前子、茺蔚子，渗出加茯苓、陈皮、夏枯草。

2. 肝阳上亢证

[症状] 视力骤降，眼前有蚊蝇、云雾飘动。后极部视网膜广泛性灰白色水肿、浑浊。兼见头痛眩晕，急躁易怒，面红目赤，舌红少苔，脉弦数。

[治法] 平肝潜阳，活血通络。

[方药] 大定风珠（《温病条辨》）加减。白芍、地黄、麦冬、火麻仁、五味子、龟甲、牡蛎、甘草、鳖甲、阿胶、鸡子黄、全蝎、钩藤。酌加代赭石、全蝎、钩藤之类以增强平肝息风之力，若属出血者应加血竭、生三七、旱莲草等以活血化瘀。

3. 痰热上壅证

[症状] 视力骤降，后极部视网膜广泛性灰白色水肿、浑浊。全身兼见头痛，眩晕胸闷、恶心欲呕，咳吐痰涎，苔黄腻，脉弦滑。

[治法] 涤痰通络，活血开窍。

[方药] 涤痰汤（《济生方》）加减。半夏、胆星、橘红、枳实、茯苓、人参、菖蒲、

竹茹、甘草等。选加全蝎、地龙、炒白附子以通络息风。若热邪较重者，选加黄芩、栀子、天竺黄、鲜竹沥等以清热豁痰。

4.气虚血瘀证

[症状] 发病日久，视物昏朦，动脉细而色淡红或呈白色线条状，视网膜水肿，视盘色淡白；兼见短气乏力，面色萎黄，倦怠懒言；舌淡有瘀斑，脉涩或结代。

[治法] 补气养血，化瘀通脉。

[方药] 补阳还五汤（《医林改错》）加减。黄芪、当归、赤芍、川芎、桃仁、红花、地龙、枸杞子、菟丝子、郁金。心慌心悸，失眠多梦者加酸枣仁、夜交藤、柏子仁以养心宁神；视衣色淡者，加枸杞子、菟丝子、女贞子等益肾明目；情志抑郁者加柴胡、白芍、青皮、郁金以疏肝解郁。

（三）针灸治疗

（1）球后、睛明、足光明、合谷等穴，每日1次，强刺激，留针30分钟。

（2）睛明、攒竹、球后、承泣、太阳、风池、外关、合谷、翳明，每次局部取2穴，远端取2穴，中刺激，不留针。

（3）主穴：球后、睛明、健明、承泣；配穴：太阴、四白、翳明、翳风、风池、曲池、合谷、天柱、外关、足光明、大椎、命门、肾俞、太冲，每日选主穴2个，配穴1个，轮流使用，按虚补实泻原则运针，不留针，10次为一疗程。

二、中西医协同治疗

（一）西医治疗原则

视网膜中央动脉阻塞多为血管痉挛，或血管壁的疾病继发血栓形成，是眼科急重症之一，一旦视网膜中央动脉主干阻塞，在很短时间内即可导致视网膜坏死，积极抢救，分秒必争，以恢复视网膜血液循环及其功能，尽可能挽救视力。治疗原则为扩张血管，降低眼压，改善微循环，营养视网膜。宜采取如下措施。

（1）血管扩张剂：首先选用快速作用的药物：如亚硝酸异戊酯吸入、硝酸甘油舌下含化、妥拉唑林12.5mg或阿托品注射液1mg球后注射。

（2）降低眼压：可用物理疗法如热水浴、眼球按摩至少15分钟使眼压下降，或早期作前房穿刺，放出0.1~0.4前房房水，或口服乙酰唑胺以降低眼压。

（3）吸氧：吸入95%氧和5%二氧化碳混合气体，白天每小时1次，每次10分钟，晚上每4小时1次，以增加脉络膜血管氧含量，从而缓解视网膜缺氧状态。

（4）纤溶制剂：对于疑有血栓形成或纤维蛋白原增高的病人可应用纤溶制剂。静脉滴注或缓慢推注尿激酶100 000~200 000U；或用去纤酶静脉点滴。治疗过程中应注意检查血纤维蛋白原，降至200mg/dl以下者应停药。

（二）中成药治疗

（1）复方樟柳碱注射液：2mL，颞浅动脉旁皮下注射，每日1次，10~14天为一个疗程。

（2）川芎嗪注射液：适用于肝郁气滞证。40~80mg加入5% ~10%葡萄糖液或生理盐水 250mL 中静脉滴注。本品酸性强，不宜作肌内注射。

（3）丹参注射液：适用于气滞血瘀证。每次 30mL 溶于 5% 葡萄糖液 250mL 或 500mL 中静脉滴注。

（4）葛根素注射液：适用于肝郁气滞证。每次 300~400mg，溶于 5% 葡萄糖液或生理盐水 250mL 中静脉滴注。

（5）参三七注射液：适用于气滞血瘀证。每次 2mL 溶于 5% 葡萄糖液 500mL 中静脉滴注。

（6）复方血栓通胶囊：适用于气滞血瘀证。每次 2~3 粒，一日 3 次口服。

（7）复方丹参滴丸：适用于气滞血瘀证。口服或舌下含服，一次 10 丸，一日 3 次口服。

【典型案例】

案例　郝某，男，59 岁，2014 年 10 月 28 日初诊。

[主诉] 右眼突然视力骤降至完全看不见 2 个月。

[病史] 病人 2 个月前无明显诱因突然出现右眼视力丧失，无光感，在外院急诊，颈动脉超声示双侧颈动脉、椎动脉多发斑块形成，诊断为右眼视网膜中央动脉阻塞，予活血、改善循环剂眼部局部药物注射等治疗，视力稍有改善，眼前 50cm 数指。1 个月前至我院神经内科就诊，予活血、改善循环、营养神经等治疗，视力未见明显提高。为求进一步治疗，病人就诊于我眼科门诊。

[检查] 视力：OD：眼前指数，OS：0.12，眼压：右眼 16.1mmHg，左眼 14.7mmHg，双眼结膜无充血，角膜透明，角膜后沉着物（KP）及房水闪辉（－），瞳孔形圆，直径约 4mm，直接及对光反射灵敏，晶状体及玻璃体无浑浊，散瞳：右眼视盘边清色淡，A 细，舌红、苔少，脉细数。舌质淡，脉沉。FFA 及视野见彩插 9-1 及彩插 9-2。

[西医诊断] 右眼视网膜中央动脉阻塞视神经萎缩。

[中医诊断] 右眼暴盲、右眼青盲（气虚血瘀证）。

[治疗]

（1）中药：给予补阳还五汤加减。黄芪、当归、赤芍、川芎、桃仁、红花、地龙、枸杞子、菟丝子、郁金柴胡、白芍、青皮、郁金。

（2）针灸治疗：主穴：球后、睛明、健明、承泣；配穴：太阴、四白、翳明、翳风、风池、曲池、合谷、天柱、外关、足光明、大椎、命门、肾俞、太冲，每日选主穴 2 个，配穴 1 个，轮流使用，按虚补实泻原则运针，不留针，10 次为一个疗程。

（3）复方樟柳碱注射液：2mL，颞浅动脉旁皮下注射，每日 1 次，10~14 天为一个疗程。

（4）鼠神经生长因子皮下注射治疗。治疗后右眼视力提高至 0.12，视野见彩插 9-3。

[病例分析] 本病人发病后立即前往外院急诊，行常规治疗，视力得以保存。来我院行针刺联合复方樟柳碱颞浅动脉注射，提高了视力，且防止了视野进一步的损害。针刺 1 月余后开始服用中药，针刺满 4 个月后停刺，调整中药方剂继续服用，中药口服满 3 个月后改为中成药继续服用。本病在明确诊断后，根据病人自身情况，辨证施治，综合治疗，取得了良好的效果。

【疗效判定标准】

（1）王润生等将视力按无光感、光感、手动、指数、0.02、0.05、0.1、0.12、0.15、0.2等级别进行记录，相邻级别之间为1行。①显效：治疗后视力较治疗前提高3行以上；②有效：治疗后视力较治疗前提高2行以上；③无效：治疗前后视力变化在1行以内或下降。

（2）裴锦云等根据视力眼底视野分为治愈、显效、有效、无效4级。①治愈：视力在对数视力表提高5行以上或视力提高≥5.0，眼底基本恢复正常，视野缺损范围减少大于50%以上或基本恢复正常。②显效：视力提高4行以上，视网膜水肿、缺血灶基本恢复，视野缺损范围减少30%~50%。③有效：视力提高2行以上，眼底视网膜仍轻度水肿，缺血灶有所局限，视野缺损减少范围在10%~30%。④无效：视力视野变化低于有效标准，眼底缺血灶仍广泛。0.1以下按无光感、光感、手动、指数、0.02、0.04、0.06、0.08各相当于1行判断。

【预防与调护】

1.饮食

视网膜中央动脉阻塞病人应予优质低蛋白、富含维生素饮食。根据中医"肝苦急，急食甘以缓之""咸伤肾、淡渗湿"的原则，饮食宜清淡甘甜，不宜咸，水肿和高血压病人应限制钠盐的摄入。

2.运动

视网膜中央动脉阻塞病人急性发病应以卧床休息为主，活动量不宜过大，不可过劳，可选用气功之内养功等静功法。病变中后期可采用太极拳、五禽戏、八段锦、鹤翔桩、强壮功等传统锻炼功法，适量活动，不宜剧烈运动；均以平衡人体阴阳，调和气血，通畅经络为目的，对患眼康复有一定的辅助作用。

3.心理

注意病人精神调摄，保持心情舒畅，调整情绪，调畅气机；同时树立战胜疾病的信心，配合医生进行合理的治疗和监测。

【注意事项】

注意休息，避免劳累，避免情绪剧烈波动，适度活动，戒烟防寒，一旦视力骤降，及时就诊，以免延误诊治。

【重点提示】

视网膜中央动脉阻塞发病来势急骤，须争取时间，积极治疗，不要延误时机，否则影响疗效，形成痼疾则预后不佳，目盲难复。

动物实验表明，视网膜中央动脉阻塞90~100分钟后，视网膜出现不可逆的损害；但实际临床上视网膜中央动脉很少发生完全性阻塞，因此，视网膜中央动脉阻塞后的 24 小时内都要积极地给予眼部治疗，视网膜动脉阻塞 3 天内一般都会有不同程度的部分视力恢复。

（邓辉　冀美琦）

第二节　视网膜静脉阻塞

视网膜静脉阻塞（RVO）是指从视网膜主干静脉到视网膜小静脉任何部位血循环发生障碍引起相应区域的视网膜出血、水肿及渗出，表现为无痛性视力下降或视野缺损的眼病。多发生在 50 岁以上中老年人，男女发病无明显差异；发病率中主干阻塞者占 24%~49.93%，分支阻塞者占 48%~69.4%，视网膜静脉主干阻塞临床上又可分为缺血型和非缺血型（瘀血型），缺血型者视力下降严重，预后较差，其最严重的并发症是新生血管性青光眼，在 6 周~6 个月内发生者约 6%；非缺血型病变发展到一定程度可转化为缺血型。

古人对 RVO 认识不多，根据古籍描述认为与 "暴盲" "视瞻昏渺" "云雾移睛" 相当。结合现代检查所见，该病当属中医 "血证" 之类，2008 版新世纪全国高等中医药规划教材《中医眼科学》将该病称为 "络损暴盲"。目前临床上多将病情严重，眼底出血导致视力骤降归属为 "暴盲"；视网膜有出血、水肿和渗出等引起视物模糊归属为 "视瞻昏渺"；玻璃体浑浊或积血等引起眼前黑影归属为 "云雾移睛"。

【病因病机】

（一）中医病因病机

RVO 属于中医眼科 "暴盲" "视瞻昏渺" 范畴。暴盲是指眼外观端好、视力急剧下降的眼病，最早见于《证治准绳·杂病·七窍门》，《抄本眼科》中称为 "落气眼"。明·王肯堂在《证治准绳·杂病·七窍门》中指出本病的特点为 "平日素无他病，外不伤轮廓，内不损瞳神，倏然盲而不见也"，并指出暴盲的病因病机为 "病致有三，曰阳寡，曰阴孤，曰神离，乃否塞关格之病。病于阳伤者，缘忿怒暴悖，恣酒嗜辣好燥腻，及久患热病痰火人，得之则烦躁秘渴。病于阴伤者，多色欲悲伤，思竭哭泣太频之故，患则类中风，中寒之起。" 明·傅仁宇的《审视瑶函·内障·暴盲》、清·黄镜庭的《目睛大成·卷之二下·暴盲》也遵循这一说法。《抄本眼科》指出其病机为 "元气下陷，阴气上升"。

视瞻昏渺指以自觉视力下降，视物昏矇不清而外眼无异为主要表现的内障类疾病，首见于《证治准绳·杂病·七窍门》，该书指出视瞻昏渺的病因病机为 "有神劳、有血少、有元气弱、有元精亏而昏渺者……若目病愈，久而昏渺不醒者，必因六欲七情，五味四气，瞻视哭泣等故，有伤目中气血精液脉络也"，也因 "气塞火奎，络不和而光涩，譬之烟不得透火反不明" 所致。

根据 RVO 的临床症状及眼底检查所见，本病又属中医 "血证" 范畴，《三因极一病证方论·失血叙论》曰："夫血犹水也，水由地中行，百川皆理，则无壅决之虞。血之周流于人身荣、经、府、俞，外不为四气所伤，内不为七情所郁，自然顺适。万一微爽节宣，必至壅闭，故血不得循经流注，荣养百脉，或泣或散，或下而亡反，或逆而上溢，乃有吐、衄、便、利、汗、痰诸证生焉。"指出当各种原因导致脉络损伤或血液妄行时，就会引起血液溢出脉外而形成血证，而感受外邪、情志过极可为发病原因。《景岳全书·血证》曰："血本阴精，不宜动也，而动则为病。血主营气，不宜损也，而损者为病。盖动者多由于火，火盛则逼血妄行；损者多由于气，气伤则血无以存。"该书对血证的内容作了比较系统的归纳，将引起出血的病机提纲挈领地概括为"火盛"及"气伤"两个方面。在火热之中又有实火及虚火之分。外感风热燥火，湿热内蕴，肝郁化火等，均属实火；而阴虚火旺之火，则属虚火。气虚之中又有仅见气虚和气损及阳，阳气亦虚之别。

（二）西医病因病机

RVO 的病因病机比较复杂，为多因素致病。

全身因素则与高血压、动脉硬化、血液黏度和血流动力学异常等有密切关系。虽然引起 RVO 的原因可能不同，但其病理改变却相似，表现为血管壁形态的改变、血管硬化、出血、水肿、渗出、新生血管形成等。近年来，随着新的科学技术的发展运用，人们对各种微血管调节及凝血相关生物学指标进行了深入研究。越来越多的学者试图从分子学机制研究 RVO 的病因病机。研究发现纤溶酶原激活物抑制剂 –1（PAI–1）、脂蛋白（a）[Lp（a）]、抗磷脂抗体（APA）、抗凝血酶Ⅲ（AT–Ⅲ）、抗凝蛋白 C、蛋白 S、血栓素 A_2（TXA_2）、前列环素（PGI_2）、血栓素/前列环素（TX/PGI）的比率、血浆内皮素 –1（ET–1）、一氧化氮（NO）、同型半胱氨酸（HCY）、血小板糖蛋白Ⅰa/Ⅱa（GpⅠa/Ⅱa）、凝血因子、VEGF 等与视网膜静脉阻塞的发病密切相关。

局部因素则有高眼压、动脉硬化引起视网膜动静脉交叉压迫，造成血循环发生障碍，另外视网膜血管畸形或视网膜血管炎等容易引起血栓形成引起血管阻塞。

【临床表现】

（一）症状

视力不同程度减退，主干阻塞者，视力明显减退；分支阻塞者，视力下降不明显，视野不规则缺损。

（二）体征

1. 主干阻塞

（1）缺血型：视盘水肿、充血和边界模糊，有出血遮盖，动脉变细，多有硬化，静脉高度扩张迂曲，呈腊肠样外观，血柱呈分段状。视网膜水肿，黄斑水肿明显，有星芒状渗出。整个眼底视网膜大量火焰状出血，沿静脉分布，有棉絮斑。

（2）非缺血型：视盘轻微水肿，静脉扩张较轻，视网膜出血较少，视网膜水肿不严重。

2. 分支阻塞者

沿受累静脉有视网膜出血和渗出，半侧静脉阻塞的出血影响上方或下方两个象限，分支静脉阻塞的出血为 1/4 象限；病变区血管改变同视网膜主干静脉阻塞。

【实验室及其他辅助检查】

1. 荧光血管造影检查

缺血型眼底荧光血管造影显示总视网膜循环时间延长，毛细血管扩张、渗漏。非缺血型眼底荧光血管造影显示毛细血管的灌注较好，无闭塞区，静脉管壁染色，3~6个月后周边才可形成无灌注区。

2. 光学相干断层扫描检查

病变区视网膜增厚，累及黄斑者可见黄斑区视网膜囊样水肿，晚期病变区萎缩变薄，常有囊样病变。

3. 视野检查

出现与病变区相对应的视野缺损。黄斑水肿者阿姆斯勒表检查中心视野异常，出现变形、暗区或线条中断。

【诊断与鉴别诊断】

一、诊断

（一）辨病要点

眼底见血瘀、渗出、水肿等多为实证。

（1）视物模糊或暴盲。

（2）眼底溢血、痰瘀。

（3）眼底脉络暗红迂曲。

（二）中医辨证要点

全身证候虚实夹杂。

（1）血热妄行证：出血1~2周以内，视物模糊；眼底鲜红色出血；舌质红，苔薄黄，脉弦数。

（2）痰瘀互结证：视物模糊或伴变形；眼底有暗红色出血；头重眩晕，胸闷脘胀；舌有瘀点，苔白腻，脉弦或滑。

（3）肝郁化火证：眼底深红色出血；胸胁满痛，烦躁易怒；舌质红，苔黄，脉弦数。

（4）阴虚阳亢证：眩晕，急躁；腰膝酸软，遗精乏力；舌质绛，无苔，脉弦细。

（5）气虚血瘀证：视力下降，迁延日久；视网膜色泽秽浊，出血部分吸收，血色暗黑；身倦懒言，气短乏力；舌质暗淡有瘀斑，边有齿痕，脉沉细。

（三）西医诊断要点

1. 主干阻塞

（1）严重视力下降、视野的部分缺损。

（2）视网膜静脉大范围扩张、迂曲。

（3）视网膜大面积表层出血、水肿、棉絮斑。

（4）荧光血管造影：视网膜总循环时间延长、毛细血管渗漏，可有无灌注区。

2.分支阻塞者

（1）轻度视力下降、视野相应部位缺损。

（2）病变部位视网膜静脉扩张、迂曲。

（3）病变区域视网膜表层出血、水肿、棉絮斑。

（4）荧光血管造影：病变视网膜静脉循环阻滞或时间延长、毛细血管渗漏。

二、鉴别诊断

1.糖尿病视网膜病变

确诊为糖尿病的病人，常双眼发病。早期眼底可见微血管瘤、小点状或圆形出血，病情发展可出现视网膜小血管异常、硬性渗出或棉絮样斑块、无灌注区、新生血管、玻璃体积血及增生性病变。

2.视网膜血管炎

常合并全身免疫性疾病如白塞病等，以青年病人为主，常双眼发病，眼底表现为视网膜血管周围浸润和血管白鞘、白线，可合并炎症性玻璃体浑浊、视盘及黄斑水肿等。荧光素眼底血管造影显示弥漫性的毛细血管渗漏，也可见无灌注区和新生血管等。

【治疗】

一、中医治疗

（一）治疗原则

该病中医辨证多为本虚标实证，祛瘀通络为治疗通则，在初期以治标为主，重在止血祛瘀；中期结合全身症状辨证施治；后期宜固本，酌加益气养血补肾之品。本病的中医证型主要分为5型，临床上应根据该病病人眼部体征、全身症状及病变时段综合判断。眼底视网膜出血、渗出、水肿是该病的主症，络损血瘀是该病的主要病机，贯穿于病变全过程。5种证型可单独或混合出现。

（二）辨证施治

1.血热妄行证

［治疗法则］凉血止血为主，兼以活血化瘀。

［方药］十灰散（《十药神书》）合生蒲黄汤（《中医眼科六经法要》）加减。本方为治标之法，不宜多服久服，血止后，应审因论治，随证调理，对于虚寒性出血，则应加用温经止血之剂。

［中成药］和血明目片或止血祛瘀明目片。

2.痰瘀互结证

［治疗法则］祛瘀化痰，养血活血。

［方药］桃红四物汤（《医宗金鉴》）合二陈汤（《太平惠民和剂局方》）加减。水肿明

显者，可加车前子、猪苓等利水消肿；出血久者，加山楂、鸡内金、浙贝母等活血消滞；可加海藻、牡蛎等以软坚散结。

［中成药］血府逐瘀丸类或丹红化瘀口服液合五苓散（胶囊、片）或二陈丸。

3. 肝郁化火证

［治疗法则］平肝泻火，活血化瘀。

［方药］四逆散（《伤寒论》）合龙胆泻肝汤（《医方集解》）加减。

［中成药］龙胆泻肝丸用于肝胆火热者；若见胁痛嗳气、神疲等肝郁脾虚证，可用丹栀逍遥丸。

4. 阴虚阳亢证

［治疗法则］育阴潜阳，活血化瘀。

［方药］大定风珠（《温病条辨》）或天麻钩藤饮（《杂病证治新义》）加减。

［中成药］知柏地黄丸用于阴虚火旺者；肾虚目暗不明者用明目地黄丸。

5. 气虚血瘀证

［治疗法则］补气活血，化瘀通络。

［方药］补阳还五汤（《医林改错》）加减。出血者，可加生蒲黄、藕节等增强止血作用；渗出者，可加薏苡仁、扁豆等健脾利水渗湿；可加浙贝母、海藻、牡蛎等以软坚散结。

［中成药］复方血栓通胶囊，脾气虚弱者加四君子丸。

（三）单方验方

1. 加减驻景丸（《眼科金镜》）

治肝肾俱虚，两眼昏暗，视物如隔云雾。枸杞子、菟丝子、五味子、车前子、楮实子、川椒炒各一两、熟地、归身各五钱。上为细末，炼蜜为丸如桐子大，空心盐汤下五七十丸。

2. 明目地黄丸（《审视瑶函》）

治肾虚目暗不明，熟地黄四两、生地黄、山药、泽泻、山茱萸、牡丹皮、当归身、五味子，上为细末，炼蜜为丸，如桐子大。每服三钱，空心淡盐汤送下。忌萝卜。

（四）中药注射液

中药注射液是运用西医学技术将中药或复方汤剂中的有效成分提炼出来，通过静脉或局部皮下、肌内给药的方式作用于机体，从而达到治疗疾病的目的。近年来文献报道，临床常用的治疗 RVO 的中药注射液主要有：参麦注射液、血塞通注射液、川芎嗪注射液、灯盏花素注射液、葛根素注射液、银杏达莫注射液、复方樟柳碱注射液等。它们的主要作用为：活血化瘀，通络止痛。

（五）针刺治疗

针法和灸法是中医的特色治疗手法，善于调经络、通气血，因而能够治疗及改善眼局部状况，有助于视力改善。

1. 常用穴位

（1）眼局部常用穴睛明、瞳子髎、承泣、球后、丝竹空、攒竹、四白、光明等。

（2）全身常用配穴：命门、上星、内关、膈俞、百会 、内迎香、太冲、太冲、心俞、肾俞、肝俞、丰隆、翳明、风池、合谷、脾俞、足三里、光明、三阴交、血海等。

2. 针法

针对主症配穴，将眼周穴位和远端肢体穴位配合应用，每次取眼周穴位 1~2 个、远端肢体穴位 2~3 个，每日或隔日 1 次，分组交替运用，10 次为一个疗程，休息 3~5 天再做下一个疗程。眼周穴位不宜运针提插、捻转，对于肢体、腹部及背部穴位可以针灸并用。

（六）饮食疗法

患病期间饮食宜以清淡而富有营养的食物为主，忌食辛辣刺激性及肥甘油腻食物，不饮酒，调整脾胃功能，保持二便通畅，以防影响药效的发挥。对曾因食用如鱼、虾、蟹等食物复发者应绝对禁食。可以作为饮食治疗的药膳有：山药沙参瘦肉汤：山药 30g，沙参 20g，猪瘦肉 100g，入锅煮汤，加入冰糖或食盐。适用于病变中后期阴虚病人。

（七）情志疗法

病人要注意避免情绪激烈波动，保持心情愉快和畅，遵医嘱，定期复查，按时服药。

二、中西医协同治疗

RVO 属于中老年性致盲性眼病，中医对该病治疗有一定的优势。西医对于阻塞部位的血管再通治疗尚未取得满意的效果，目前临床上主要针对全身疾病进行辅助治疗如调节血压、血脂、血糖、血液流变学等。眼科专科治疗则针对黄斑水肿及新生血管引起的各种并发症治疗：如激素、抗 VEGF、手术等治疗，重点保护黄斑视功能，但总体来说该病预后差，易反复。中医临床治疗上常按"血证"进行辨证论治，"止血、祛瘀、宁血、补虚"为治血四大法则，必要时配合眼底激光光凝、玻璃体腔内注射抗 VEGF 制剂等治疗，在促进出血吸收、改善视网膜渗出水肿、减少新生血管并发症方面效果明显，较好体现中西医结合治疗的优势所在，达到标本兼治的目的，借助西医治疗手段防止新生血管增生以治标，然后根据眼底出血、渗出、水肿等局部表现再结合全身症状进行辨证分型论治以治本。对于全身症状不明显的病人，采用病症结合，根据眼底病变体征，结合老中医经验进行分期治疗等。

【典型案例】

案例 李某，女，53 岁，2011 年 4 月初诊。

［主诉］左眼视力突然下降，视物不清 2 周。

［病史］病人 2 周前无明显诱因感觉左眼视物模糊，1 周后逐渐加重至接近失明。

［检查］右眼视力 1.0，左眼眼前指数，眼底颞上分支静脉回流障碍，与之交叉动脉呈银丝状，其相应分布区大片鲜红色出血，累及黄斑区，黄斑区色素出血周围可见大量黄白色硬性及软性渗出，中心凹反光不见。全身伴头重眩晕，胸闷脘胀，舌有瘀点，苔白腻，脉弦或滑。形体较胖，血压、血糖均正常，否认其他慢性及传染病史。

[西医诊断]左眼 BRVO（萎缩型）。

[中医诊断]暴盲（痰瘀互结证）。

[方药]桃红四物汤合二陈汤加减。桃仁、红花、当归、白芍、川芎、生地、陈皮、法夏、猪苓、生炒蒲黄、茜草等，每日 1 剂，早晚温服。

[二诊] 2 周后再诊，左视物较前清晰。左 0.03，眼底出血及渗出明显吸收，全身症状减轻，原方去茜草加山楂、浙贝母等消滞化痰。

[三诊] 2 周后再诊，左眼视物有所提高。左眼 0.05，眼底出血及渗出大部分吸收，全身症状明显减轻，原方去生炒蒲黄，加海藻以软坚散结。

[四诊]又 1 个月后再诊，左眼视力提高到 0.1，眼底出血完全吸收，渗出基本吸收，全身症状消失，原方去猪苓、桃仁、红花，加生黄芪、枸杞子、路路通以益气补肾、养血通络，继续观察治疗 2 个月，病情稳定至今（治疗前后眼底变化图见彩插 9-4）。

[病例分析]

（1）辨证思路：本病为中老年人常见病，中医辨证多为本虚标实证，属于中医暴盲中的血证范畴，临床上一般按出血的早中晚期进行辨证施治，早期以凉血止血为主，中期结合全身症状及眼底变化辨证施治；后期宜固本，酌加益气养血补肾之品，其中祛瘀通络为治疗本病的通则，贯穿整个治疗过程。本病例就诊时病程 2 周，为早中期交界，故在全身及眼底辨证为痰瘀互结证的基础上稍加凉血止血之品，治疗 2 周后，疾病进入中期，按辨证论治结果去凉血止血而加消滞化痰、软坚散结之品，2 个多月后，出血基本吸收，便进入了晚期的辨证治疗，所以给以益气补肾养血通络之品，因而取得良好的疗效。

（2）问题与对策：RVO 属于难治性眼底病，西医对于阻塞部位的血管再通治疗尚未取得满意的效果，目前临床上主要针对 RVO 引起的黄斑水肿及新生血管相关的各种并发症进行治疗：如激素、抗 VEGF、手术等治疗，重点保护黄斑视功能，但总体来说该病预后差，易反复。中医对该病治疗有一定的优势。中医临床治疗上常按"血证"进行辨证论治，"止血、祛瘀、宁血、补虚"为治血四大法则，必要时配合眼底激光光凝、玻璃体腔内注射抗 VEGF 制剂等治疗，在促进出血吸收，改善视网膜渗出水肿，减少新生血管并发症方面效果明显，较好体现中西医结合治疗的优势所在，对于全身症状不明显的病人，采用病症结合，根据眼底病变体征，结合老中医经验进行分期治疗等，达到标本兼治的目的。

（3）理论探讨：该病最早以"暴盲"症为名载于《证治准绳·杂病·七窍门》，指出："病致有三，曰阳寡，曰阴孤，曰神离，乃否塞关格之病……"阳亢者，因忿怒暴悖，恣酒嗜辛，好燥腻，或久患热病痰火，致阴津不足，肝阳化火，上扰头目；阴虚者，因色欲过度，悲伤哭泣，肾阴不足，瞳神失于涵养，阴虚动火，损伤血络；神离伤于神者，因思虑太过，用心罔极，忧伤过甚，惊恐无措，致气血亏耗，气机逆乱，不能统血摄血，致血溢脉外。《景岳全书·杂病谟》云："血动之由，惟气惟火耳。"将引起血脉运行紊乱的因素责之于"火盛"与"气伤"。火又有实火虚火之分，气又有气滞、气逆与气虚、气陷之别。《银海指南·气病论　血病论》曰："气者，清阳之气也。清阳不升，则浊阴不降，而目安能烛照无遗乎？百病皆生于气。盖气之为用，无所不至……气有不调之处，即病根所在之处也。……目得血而能视，血者气之所化也。故血胜则行强，人生所赖，惟斯而已……固宜通流，而不宜淤滞者也。"指出正常气血关系在维持眼正常生理功能中的重要性，病之所起，但因有不调瘀滞之处。《审视瑶函》将本病的病因责之于七情、饮食、劳累、热病、痰火。

【疗效判定标准】

基于病证结合的临床模式，中医药临床疗效的评价，既要有相关疾病西医公认的关键指标，又要突出中医特色，反映病人整体状态，相关"证"的症状改变。

（一）RVO 疗效标准

1. 主要指标

（1）视力（矫正视力）改善的情况。

（2）眼底出血面积的改善（根据眼底镜照相情况）。

2. 次要指标

（1）眼底荧光造影视网膜循环时间：（动脉开始充盈到静脉完全充盈的时间，以秒计算）。

（2）中医证候总积分改善情况。

（3）OCT（光学相干断层扫描成像术）黄斑中心凹厚度及总容积。

（4）新生血管生成评价。

（5）无灌注区面积评价。

（二）中医证候疗效标准

参照《中医眼科学》及 2012 年中华中医药学会《中医眼科常见病诊疗指南》制定。

（1）主症：视物不清。

（2）次症：视物变形、头晕耳鸣，胸满烦怒，神疲懒言。

（3）舌脉：舌暗红，少苔，脉弦细。

主症视物不清必备，次症 2 项或以上，参考舌脉即可诊断。

（三）中医症状评分标准

表 9-1　RVO 中医症状评分标准

项目	赋分标准	
	主症	
视物不清	视物清楚，视力 1.0 及以上	0 分
	视物轻度模糊，视力 ≥ 0.4	2 分
	视物中度不清，视力 > 0.1	4 分
	视物严重不清，视力 0.1 及以下	6 分

项目	赋分标准	
	次症	
视物变形	无	0分
	轻度视物变形	1分
	中度视物变形	2分
	严重视物变形	3分
头晕耳鸣	无	0分
	轻微头部晕痛，时作时止	1分
	头痛持续，视物旋转，不能行走	2分
	头痛难忍，眩晕欲仆，不能站立	3分
烦怒胸满	无	0分
	容易急躁，胸满胁痛	2分
	经常发怒，难于控制	3分
神疲懒言	无	0分
	易疲劳，不喜多言	2分
	全身乏力，精神萎靡，偶语	3分

计算公式为（尼莫地平法）：［（治疗前积分～治疗后积分）/ 治疗前积分］×100%

（1）中医临床症状、体征基本消失，证候积分减少≥95%，临床痊愈。

（2）中医临床症状、体征明显改善，证候积分减少≥70%，显效。

（3）中医临床症状、体征均有好转，证候积分减少≥30%，有效。

（4）中医临床症状、体征无明显改善或加重，证候积分减少，不足30%，无效。

【预防与调护】

（1）患病期间饮食宜以清淡而富有营养的食物为主，忌食辛辣刺激性及肥甘油腻食物，不饮酒，调整脾胃功能，保持二便通畅，以防影响药效的发挥。

（2）合理用眼，养成良好的阅读习惯，避免眼睛过度劳累。

（3）生活起居要有规律，戒烟，参加适量的体育活动，包括太极拳、气功、功法等，以增强体质。

（4）精神护理：避免不良的情绪刺激，有计划地安排好工作，减轻工作压力和紧张程度，以免焦急上火，引发眼病。

【注意事项】

（1）本病疗程长，且有复发的可能性，病人需有耐心地接受规范的治疗，切勿病急乱投医，打乱治疗计划。

（2）有高血压、高血脂和糖尿病病史者，应积极治疗全身病。

【重点提示】

该病中医辨证多为本虚标实证，以祛瘀通络为治疗通则，在初期以治标为主，重在止血祛瘀；中期结合全身症状辨证施治；后期宜固本，酌加益气养血补肾之品。

【现代研究进展】

（一）基础研究

1. 病理机制

RVO 的病因病机比较复杂，为多因素致病。与高血压、动脉硬化、血液黏度和血流动力学异常等有密切关系。虽然引起 RVO 的原因可能不同，但其病理改变却相似，表现为血管壁形态的改变、血管硬化、出血、水肿、渗出、新生血管形成等。近年来，随着新的科学技术的发展运用，人们对各种微血管调节及凝血相关生物学指标进行了深入研究。越来越多的学者试图从分子学机制研究 RVO 的病因病机。

1）血管壁的改变

视网膜动脉硬化在视网膜静脉阻塞发病中占重要地位，早在 1971 年，Hayreh 就明确指出动脉供血不足是产生视网膜中央静脉阻塞的先决条件。流行病学数据显示：有 80%~95% 的 RVO 病人同时伴有动脉硬化。在筛板区和动静脉交叉处，视网膜中央动脉和静脉靠得很近，动、静脉共有一个外膜，被同一结缔组织包裹，当动脉硬化时，受硬化外膜的限制，静脉受压，管腔变窄，同时管壁内皮细胞因受刺激而增生，使管腔更窄，血流变慢，甚至停滞。血流变慢可致血小板、红细胞和纤维蛋白原沉积而形成血栓。

另一方面，视网膜静脉本身的炎症或炎症产生的毒素也可导致静脉管壁增厚，血管内膜受损，内皮细胞增生，表面电荷发生改变，致使血小板聚集，纤维蛋白原网络血液细胞成分而形成血栓。静脉炎症可来自病毒感染、结核、败血症、心内膜炎、梅毒、肺炎、脑膜炎、鼻窦炎以及其他全身免疫性疾病或血管病。此外因外伤而致的静脉管壁受损也可产生这些改变。

2）血液流变性的改变

血液成分的改变，特别是黏稠性的改变与视网膜静脉阻塞的发病密切相关。血液中红细胞占有形成分的 95%，因而红细胞的数量、状态及相互之间的关系对血液黏度有很大的影响。正常情况下，红细胞表面带负电荷，彼此排斥而能悬浮于血液中。当血液中脂蛋白含量或纤维蛋白原增高时，这些脂类和纤维蛋白原可包裹在红细胞表面而使其失去表面的负电荷，从而聚集形成团块并与血管壁粘连。与此同时，由于纤维蛋白原含量增加或脂蛋白及其球蛋白含量增多，均可增加血浆黏度和全血黏度，使血液变黏稠、血流阻力增大而形成血栓。王琳、贺玉红等研究发现 RVO 病人血浆中胆固醇、甘油三酯明显高于对照组。

此外，血液中凝血系统和纤溶系统不平衡，以及任何原因引起的血小板聚集性和释放性反应增强，都能促进血栓的形成。

3）血流动力学的改变

眼压的增高在 RVO 发病因素中有一定意义。眼压增高，首先影响筛板区视网膜中央动脉灌注，使静脉受压，影响静脉回流，使血流淤滞而形成血栓。也有人认为眼压增高可以刺激筛板区中央静脉，使其内膜细胞增殖、管腔变窄，导致血流动力学改变而形成血栓。有研究表明原发性开角型青光眼与 RVO 的发病相关。其他病变，如心功能代偿不全、心动过缓、严重心律不齐、血压忽然降低或血黏度增高等，都可引起血流动力学的改变，使血流减慢，特别在筛板和动静脉交叉处阻力更大、血流更缓。乌仁娜、陈锋等使用彩色多普勒诊断仪、彩色电脑声像仪，检测 RVO 病人视网膜中央动脉（CRA）、中央静脉（CRV）及眼动脉（OA）的收缩期峰值血流速度（PSV）、舒张末期血流速度（EDV）、血管搏动指数（PI）、收缩期最大血流速度（Vmax）、舒张期末最小血流速度（Vmin）。结果显示 RVO 患眼、对侧临床健眼的 Vmax、Vmin、PSV 及 EDV 值均显著低于正常对照眼；PI 值显著高于正常对照眼。此外，外伤、口服避孕药或过度疲劳等均可为发病的诱因。

4）RVO 形成的分子学机制

（1）主要作用于纤溶及抗凝系统的因素：纤溶酶原激活物抑制剂 –1（PAI–1）能够快速抑制纤维蛋白溶解酶原的活性而造成人体纤溶功能低下，使血液处于高凝状态。Marcucci 等认为高水平 PAI–1 活性使纤维蛋白溶解低下，可导致 RVO 的发生。脂蛋白（a）[Lp（a）] 与纤溶酶原具有同源性，能够在纤维素和细胞表面与纤溶酶原结合，导致纤溶系统功能障碍。Muller 等证实 Lp（a）增高是视网膜血管阻塞的独立危险因素。Lahey 等发现 RVO 病人血清抗磷脂抗体（APA）浓度明显升高，表明 APA 可能参与了 RVO 发病过程。APA 可通过多种途径防止纤溶酶原激活剂释放，抑制血液纤维蛋白裂解。Janssen 等认为 APA 可能通过与内皮细胞膜上磷脂的交叉反应防止花生四烯酸释放，致使前列环素合成减少，从而促进血小板凝聚。

抗凝血酶Ⅲ（AT–Ⅲ）是主要的血浆抗凝物质，对凝血酶的灭活能力占所有抗凝蛋白的 70%~80%，此外，AT–Ⅲ还能抑制凝血因子 Xa、Ⅸa、Ⅺa、Ⅻa 以及纤溶酶、胰蛋白酶、激肽释放酶等，已有研究报道血浆中的抗凝血酶 –Ⅲ在血栓栓塞性疾病的形成过程中起了重要作用。早在 1999 年 Tekelio 等就提出抗凝蛋白的缺乏，尤其是蛋白 C 和蛋白 S 的缺乏，可能是 RVO 形成的重要原因。蛋白 C（PC）可在凝血酶作用下激活为活化蛋白 C（APC），在蛋白 S 的辅助下灭活 FVa 和 FVⅢa，并抑制 FX 和凝血酶的激活。此外，APC 还能促进纤维蛋白溶解，从而抑制血栓形成。活化蛋白 C 抵抗（APC~R）则通过拮抗 APC 的作用而促进凝血。Larsson 等于 1999 年最早提出了 APC~R 是 RVO 的一个危险因素。其后 SyedHasan 等研究表明，缺乏 S 蛋白或 C 蛋白以及有缺铁史的病人都是 CRVO 的易感人群。Glueck 等证明 RVO 病人的 APC~R 患病率较正常对照组显著增高，其中 45 岁以下发病的 RVO 病人尤为明显。

（2）影响血管及血液成分的因素：Yamanobe、Mizugaki 等研究认为 RVO 的病变过程与血栓素 A_2（TXA_2）、前列环素（PGI_2）以及血栓素 / 前列环素的比率（TX/PGI）增高有一定联系。血栓素与前列环素系花生四烯酸的代谢产物，前者是最强的血小板致聚剂，有强烈的缩血管作用；后者有扩张血管的作用，抑制血小板聚集。通过二者相互拮抗作用，调节血小板功能并维持血管张力。正常情况下二者处于动态平衡，以维持正常血流状态。TXA_2 升高，PGI_2 下降，则导致血管痉挛、闭塞，加重缺血。Iannaccone 等发现 RVO 病人的血浆内皮素 -1（ET-1）水平普遍升高。ET 是迄今所知作用最强，持续最久的缩血管活性肽，在眼内脉络膜组织含量最高，其受体分布于血管壁上，调节血管张力和血流量，参与视网膜血管内皮细胞和周细胞增殖的生物调节，除了引起强烈的血管收缩外，还能促进血小板聚集和血管平滑肌细胞增殖，在 RVO 发病中扮演重要角色。

Donati 等认为一氧化氮（NO）与 RVO 发病和病程进展有一定联系，NO 除可调节血管平滑肌张力外，还具有抗氧化、抑制白细胞和血小板黏附与激活、抑制血管平滑肌细胞增殖、诱导 SMC 凋亡等多种生理和病理作用。NO 平衡失调是血管内皮受损的显著特征，与 RVO 的形成有密切关系。Zimmermann 等发现 ET 与 NO 之间的失衡是 RVO 毛细血管无灌流区形成的主要原因。研究表明，同型半胱氨酸（HCY）水平的升高可直接和间接导致内皮细胞的损伤，同时可抑制二磷酸腺苷（ADP）的活性而导致 ADP 降解的减少，使血小板的聚集增加，从而促进动脉血管壁平滑肌细胞的增生。Chua 等研究发现高 HCY 与 RVO 密切相关，HCY 每增高 1mmol/L，RVO 的患病率增加 7%。Janssen、Yildirim 等认为：高 HCY 与 RVO 的发病明确相关，系 RVO 的独立危险因素。另有研究表明，血小板糖蛋白 Ia/Ⅱa（Gp Ia/Ⅱa）是调节血小板胶原相互反应的黏附分子，为血栓形成的开始。Dodson 等认为 Gp Ia/Ⅱa 的多态现象是 RVO 发病的重要影响因素。

（3）凝血因子：凝血因子是一组参与凝血过程的血浆因子，多为蛋白质。其生理作用是在血管出血时被激活，和血小板黏附在一起参与凝血。凝血因子Ⅱ是凝血酶的前体，即凝血酶原，它在凝血过程中可转变为凝血酶，促使血液凝固。Incorvaia 等认为凝血因子 IIG20210A（FIIG20210A）变异是 CRVO 的危险因素。凝血因子Ⅴ，也称为促凝血球蛋白原或易变因子，能直接参与凝血过程，是不可缺少的凝血物质。Arsene 等研究发现凝血因子Ⅴ基因突变对小于 60 岁的 RVO 病人的发病起一定作用。凝血因子Ⅶ参与了内源性、外源性凝血反应，Kadayifcilar 等研究发现凝血因子Ⅶa 水平增高对 RVO 的病理生理有一定的影响。已证明因子Ⅻ缺乏能导致血栓形成及凝血功能障碍，MatsubayashiH 等证实，凝血因子Ⅻ缺乏是眼血管的易栓危险因素之一。Kuhli 认为：因子Ⅻ缺乏是 45 岁以下 RVO 病人的危险因素。

（4）血管内皮生长因子：视网膜长期缺血缺氧可诱导局部产生新生血管生长因子，进而产生视网膜或视盘新生血管，导致反复玻璃体积血，最终因牵拉性视网膜脱离或新生血管性青光眼而使病人丧失视力。新生血管形成机制较为复杂，目前认为是受到血管生长因子和血管抑制因子双重调节。而越来越多的证据表明血管内皮生长因子是血管生成的主要促进剂，它在眼内新生血管形成及增生性病变发生的病理过程中可能起着重要的作用。临床研究表明，RVO 病人的玻璃体中内管内皮生长因子水平明显升高，提示内管内皮生长因子可能参与其眼内新生血管的形成和增殖。而有学者通过动物研究发现内管内皮生长因子引发的视网膜血管内皮细胞及肥大细胞的增生是诱导视网膜毛细血管无灌注区产生的原因，这也与视网膜静脉阻塞血管病变的主要病理特征相吻合。这些均提示内管内皮生长因子对 RVO 的发生发展具有重要的调控作用。

（二）临床研究

1. 中医治疗

（1）中医辨证治疗：辨证论治是中医的主要特点之一，也是中医诊疗疾病的基本思维方法和过程，指通过望、闻、问、切四诊收集病人的病史、症状等临床资料，分析、辨别出证候，并以该证候为指导，拟定治疗方案。在辨证论治的原则下，中医中药治疗 RVO 取得了良好的效果。

徐勤根据临床经验，将 RVO 病人辨证为：①气滞血瘀证：治以疏肝理气，祛瘀明目，方用血府逐瘀汤加减。②肝火上逆证：治以清肝泻火，凉血止血，方用龙胆泻肝汤加减。③阴虚阳亢证：治以滋阴潜阳，活血止血，方用镇肝息风汤加减。④湿热蕴蒸证：治以清热利湿，化浊通络，方用三仁汤加减。⑤气虚血瘀证：治以健脾益气，活血通窍，方用补阳还五汤加减。⑥寒湿阻络证：治以温阳利水，祛湿明目，方用苓桂术甘汤加减。治疗 RVO 病人 36 例，治愈 9 人，显效 15 人，有效 7 人，无效 5 人，总有效率为 86.1%。

姜健丽等辨证为：①阴虚阳亢证：治以滋阴潜阳、活血通络，方用镇肝息风汤加减。②痰浊瘀阻证：治以化痰祛瘀，方用温胆汤加味。③气滞血瘀证：治以疏肝理气、祛瘀通络，方用血府逐瘀汤加减。治疗 48 例，治愈 10 只眼（20.83%），好转 28 只眼（58.34%），无效 10 只眼（20.83%）。

谢立科等将 RVO 分为：①肝阳上亢证：治以平肝潜阳、化瘀通脉，方用天麻钩藤饮加减。②气滞血瘀证：治以理气解郁，活血祛瘀，方用血府逐瘀汤加减。③血热瘀滞证：治以凉血止血，散瘀通络，方用生蒲黄汤加减。④气虚血瘀证：治以益气养血，散瘀通络，方用补阳还阳汤加减。治疗 168 例 169 只眼，治愈 40 只眼（23.67%），好转 101 只眼（59.76%），无效 28 只眼（16.57%）。

（2）中医分期治疗：按照 RVO 的发病时间及主要临床表现，多数医家将该病分为 3 期，即初期（出血期）、中期（瘀血期）、晚期（恢复期）。刘群将 RVO 分为 3 期，分别为：①出血期：主以凉血止血，佐以活血化瘀；肾阴不足、肝阳上亢者，治以滋阴补肾，平肝潜阳，活血化瘀。②瘀血期：主以活血化瘀，佐以清热、益气，常用方为桃红四物汤加减。③恢复期：治以滋补肝肾，凉肝明目，活血化瘀，方选知柏地黄丸、当归养血膏等药物。治疗 RVO 病人 44 例，治愈 8 例，显效 28 例，有效 6 例，无效 2 例，有效率 95.5%。

白岩等分 3 期，①初期：视网膜静脉充盈，视网膜水肿、出血及渗出。治法：凉血止血，活血化瘀，方用血府逐瘀汤去桃仁、红花，加白茅根、荆芥炭、大蓟、小蓟等。②中期：视网膜静脉怒张迂曲，视网膜下或网膜前大量出血，或玻璃体积血，整个网膜水肿、浑浊，渗出呈棉絮样，黄斑区呈囊样水肿。治法：理气解郁，化瘀止血。方用血府逐瘀汤加三七、生蒲黄、茜草等。③后期：视网膜出血大部分吸收，但尚存渗出及黄斑区水肿以及纤维组织增生等。治法：化瘀利水，软坚散结。方用血府逐瘀汤去桃仁、红花、甘草，加车前子、泽兰、益母草、海藻、昆布等。治疗中央静脉阻塞 33 例，显效 8 例，有效 16 例，无效 7 例，恶化 2 例，总有效率 72%。治疗分支静脉阻塞 50 例，显效 25 例，有效 21 例，无效 4 例，恶化 0 例，总有效率 92%。

（3）辨证与分期结合治疗：辨证论治与分期治疗各有所长，因而有不少医家将两者结合起来，取得了较好的临床疗效。姜道平根据病程及眼底出血情况进行分期，在分期处方基础上辨证分型加减治疗。临床分期为：①初期（出血期）：为病程在 14 天内或眼底有新鲜出血者，治以凉血止血、祛瘀渗湿，处方为当归、白芍、香附各 15g，黄芩、丹皮、生地黄各 12g，川芎、三七、夏枯草、白茅根、泽泻、栀子各 9g。②中期（瘀血期）：为病程在 42 天内或眼底有暗红瘀血者，治以活血化瘀、软坚散结，处方为当归、熟地、郁金各 15g，桃仁、川芎、赤芍、丹皮、葛根各 12g，昆布、三七各 9g，水蛭 6g。③后期（恢复期）为眼底有陈旧性渗出物或机化物者，治以活血化瘀、益气明目，处方为黄芪、党参、当归、熟地各 15g，川芎、丹参、白术、枸杞、白芍各 12g，菊花、车前子、昆布各 9g。

又辨证分型为：①气滞血瘀型以活血化瘀、祛瘀通络为主，用三七止血，并加用丹参、郁金，加强化滞消瘀作用。②气滞肝郁型加柴胡、郁金以疏肝解郁。③肾虚阳亢型加黄柏、五味子以滋阴泻火。④气虚血瘀型加黄芪、白术以益气活血、祛瘀化湿。治疗组 46 例，显效 10 例（21.74%），有效 27 例（58.70%），无效 9 例（19.57%），总有效率 80.44%。

2. 西医治疗

（1）药物溶栓：研究表明，血液的高凝状态在 RVO 病人中普遍存在，因此应用溶栓类药物治疗该病是合理的。溶栓药是一种能溶解血栓，使动脉或静脉再通的药物，其作用机制是将纤溶酶原转变为纤溶酶，通过降解纤维蛋白酶原和纤维蛋白，使血凝块溶。

组织型纤溶酶原激活剂（t-PA）是一种相对特异的新型纤溶剂，该药物无抗原性，对陈旧血栓有效。其对纤维蛋白有高度选择性，与链激酶、尿激酶等非选择性溶酶相比，有较高的溶解再通率，且出血性并发症较少，因而有较高的治疗价值。

玻璃体内注射 t-PA 的研究较多，Lahey、Ghazi、Weizer 等运用 t-PA 治疗 RVO，结果都提示部分病人视力有所改善，其作用机制可能是注射到玻璃体内的 t-PA 能通过受损的毛细血管进入视网膜血液循环，由此被运送到血栓形成处溶解血栓。Vallee 和 Paques 等研究表明眼动脉注入溶栓药物治疗 RVO 可取得一定疗效，某些病人可以在很短的时间内改善视网膜血流灌注，获得显著的视力提高，对 RVO 合并视网膜中央动脉阻塞者效果尤为突出，但这种治疗方法对术前视力差的病人效果不明显。

重组葡激酶（r-Sak）是一种运用基因重组技术生产的血栓特异性溶栓药物，该药进入体内后可产生活性纤溶酶 SAK 复合物，这种复合物被血液中的 a2- 抗纤溶酶抑制，使纤溶酶原活性优先在纤维蛋白凝块上激活。姚勇等运用 r-Sak 治疗实验性 CRVO 取得良好疗效。Okadak 等通过比较认为 r-Sak 的溶栓效力及血栓特异性优于 t-PA。

（2）糖皮质激素：糖皮质激素适用于血管炎症或合并有黄斑水肿或有自身免疫疾病的病人。玻璃体内注射曲安奈德治疗 RVO 继发黄斑水肿的疗效已得到证实。TA 是人工合成的长效糖皮质激素，它能够降低炎症血管的渗透性，抑制上皮细胞增生及新生血管形成；并且可以非特异性地抑制花生四烯酸，能稳定血管内皮细胞，下调内管内皮生长因子的表达。但有研究认为玻璃体腔内注射曲安奈德可能出现白内障、眼压升高、眼内出血、感染、视网膜脱离等不良反应

3. 激光治疗

（1）激光光凝：激光光凝主要是针对 RVO 的症状和并发症进行治疗，李凤鸣认为激光治疗的机制在于：①减少毛细血管渗漏性，形成屏障以防止液体渗入黄斑。②封闭视网膜无灌注区，有效预防新生血管形成。③封闭新生血管，从而减少和阻止玻璃体积血。20 世纪 90 年代，美国视网膜静脉阻塞小组（VOS）进行了一系列多中心、随机对照临床试

验研究，提出了一些指导方针：a. 对 RVO 引起的黄斑水肿，格栅样光凝虽然可以使早期黄斑水肿消退，但远期疗效不佳；格栅样光凝可以改善晚期黄斑水肿，但不能保存或改善中心视力；b. 并非所有行全视网膜光凝（PRP）的病人都能防止新生血管形成，但对于已产生的虹膜新生血管，PRP 可促使新生血管迅速消退。Hayreh 认为，无确凿证据证明 PRP 能防治新生血管性青光眼，且该疗法可破坏病人残存的周边视力，因此应慎重选择。吕林等认为对于没有新生血管的 RVO 病人，只要出现大片无灌注区（超过 20 DD），就应当行 PRP 治疗，以预防新生血管的发生。熊毅彤等采用病例对照的方法研究激光光凝治的疗效，结果表明该治疗不能明确提高病人中心视力，不能有效改善视野，对黄斑部并发症亦无明显远期效果。但该法能促进出血、水肿及渗出的吸收，能有效预防和治疗新生血管。

（2）激光诱导：1992 年，Mcailister 等首先在动物实验中应用激光诱导脉络膜视网膜血管吻合（CRA）成功，并且提出了激光诱导脉络膜视网膜静脉吻合这一新理论。该法的基本原理是应用激光光凝的方法，在视网膜静脉旁将视网膜静脉、视网膜色素上皮层和 Bruch 膜同时穿破，使瘀滞的血液绕过静脉阻塞处，直接引流到脉络膜内。这种疗法从根本意义上解决了血流阻滞的问题，开辟了 RVO 治疗的新途径。此后 McAllister 等又进行了临床研究，结果显示非缺血型 RVO 病人手术成功率为 38%，所有成功吻合的病人视网膜水肿和出血都有所吸收，其视力均有改善。随后他们又在氩激光的基础上又作了 YAG 激光以增强穿透能力，使手术成功率上升至 54%。但另有研究表明该方法主要适用于治疗缺血型 RVO，且晚期并发症较多，包括玻璃体积血、纤维血管增生、远端静脉闭塞、新生血管形成及牵拉性网脱等。

3. 手术治疗

（1）经玻璃体微穿刺术：由于激光诱导 CRA 成功率较低，且不适合于治疗缺血型 RVO，因此有人提出经玻璃体微穿刺术诱导 CRA。该方法通过行玻璃体切割，以去除后玻璃体，使视网膜新生血管的生长失去支架。在视网膜的鼻侧，选择二级或三级分支静脉，做微穿刺，将视网膜静脉壁、RPE、Bruch 膜及其下的脉络膜血管一同穿破，术中通过升高眼压的方法防止穿刺部位出血。Fekrat 和 Peyman 相继报道了采用不同的手术方法诱导 CRA 成功的个案病例。Mirshahi 等进行临床试验后认为在缺血型 RVO 中，手术诱导 CRA 能提高视力并阻止新生血管形成。该方法的成功率虽然较激光诱导高，但也有白内障、玻璃体积血及网脱等并发症发生。

（2）动静脉鞘膜切开术（AAS）：由于在视网膜动静脉交叉处，动静脉血管共用一鞘膜，高血压或动脉硬化等可引起动脉管壁或鞘膜增厚，压迫周围静脉血管而诱发栓塞。因而有学者认为，AAS 能恢复视网膜血流灌注，改善微循环，减轻视网膜出血及水肿。1988 年 Osterloh 等首次报道了运用 RON 治疗 BRVO。此后吕林等报道运用 AAS 治疗 BRVO 病人 6 例，所有病人视力均有提高，视网膜出血、黄斑水肿等症状均明显减轻。但 Shah 认为该手术可能导致玻璃体积血、视网膜切口处胶原组织增生、白内障、神经纤维层损伤以及视网膜撕裂或脱离等并发症。Chung 等通过对比观察 AAS 和 Ⅳ TA 的治疗效果认为 Ⅳ TA 更为经济、安全。

（3）视神经鞘减压术（ONSD）：视神经鞘减压术是将视神经鞘膜切开或切除，使鞘内脑脊液得以引流的一种手术方式，早在 1872 年首先由 deWecke 用于治疗颅内压增高性视盘水肿。此后 Vasco-Posada 等运用后巩膜环及视神经鞘膜切开术治疗 RVO 病人 22 例，术后病人视力均显著提高。Dev 等采用 ONSD 治疗 8 例有明显视乳头水肿且视力进行性下降的 RVO 病人，术后病人视力提高，视乳头水肿改善，他们推测是由于该手术消除了膨胀的视乳头对视网膜中央静脉的压力，从而改善了视网膜血流。但该术式操作较复杂，术后可能出现眼球运动障碍、斜视等并发症。

（4）放射状视神经切开术（RON）及筛板穿刺术：由于筛板处的血栓形成可能是发生 CRVO 的重要原因，Opremcak 等于 2001 年首次运用放射状视神经切开术（RON）为巩膜出口处减压。其手术方法为：在玻切术中，于视盘鼻侧作与神经纤维平行的放射状切开，通过在筛板水平的切开以松解巩膜环、筛板和邻近的巩膜。其作用机制主要为：①松解巩膜环，对中央静脉减压。②切除玻璃体后皮质以消除黄斑水肿。③诱发盘缘处的脉络膜视网膜血管吻合。此后 Nomoto、张卯年等研究证明，RON 能够有效改善视网膜血液循环，促进出血及水肿的吸收。

但 Hayreh 却对此提出质疑，认为 RON 治疗 RVO 缺乏科学依据，是有害和危险的。他认为：① RON 可能伤及 Zinn-Haller 动脉环、神经纤维和中央血管；② RVO 的阻塞部位大多位于筛板后，而不是筛板处，因而切开筛板处不能减压；③栓子不能通过减压术打开。

基于 RON 可能产生的不良影响，Lit 等提出了筛板穿刺术的概念，其方法为将角巩缘后巩膜切开，伸入特殊设计的穿刺刀，经玻璃体到达视乳头，推开筛板处血管周围组织，在视网膜中央静脉旁形成空隙，同时避开周围血管壁和神经纤维。通过尸眼和动物实验，他们证实该手术能缓解血管受压，并通过扩张的血管腔使已经形成的血栓被血流冲走，从而恢复血流灌注，且该手术对视神经的损害较小，是有发展前途的一种治疗 RVO 的方法。但目前还未见到该术式的临床研究报道。

4. 自血光量子疗法

自血光量子疗法指自病人肘静脉采血，血液经紫外线照射，同时冲氧进行高氧合处理，最后回输给病人。韦兴昌等认为自血光量子疗法可使红细胞和血小板的聚积性下降，血细胞的活性和嗜碱性粒细胞的数量上升，而嗜碱性粒细胞的颗粒为肝素分泌的物质基础，故内源性肝素浓度增高，导致血液黏度下降。另外，血浆比黏度下降与紫外线照射后的纤维蛋白原、胆固醇及脂肪含量减少有关。张庆芬等报道运用该法治疗 RVO 病人 28 例，显效 17 例，好转 8 例，无效 3 例，总有效率 89.3%。

（吴烈）

参考文献

[1] 李凤鸣. 中华眼科学. 人民卫生出版社，2005.

[2] 贺玉红，王丕进. 高脂血症与视网膜中央静脉阻塞发病的关系. 山东大学耳鼻喉眼学报，2008，24（1）：44-46.

[3] 乌仁娜，张惠蓉，贾建文. 彩色多普勒成像技术检测视网膜静脉阻塞眼血流动力学的变化. 中华眼底病杂志，1998，14（2）：111-113.

[4] 陈锋，李润春. 彩色多普勒对视网膜静脉阻塞血流动力学分析. 眼科研究，1999，17（6）：488-490.

［5］徐勤. 辨证论治为主治疗视网膜静脉阻塞36例. 中医研究，2005，18（8）：41–42.

［6］姜健丽，张湘晖. 辨证治疗视网膜静脉阻塞48例临床小结. 中国中医药信息杂志，2005，12（1）：77–78.

［7］谢立科，张明亮. 辨证治疗视网膜静脉阻塞168例分析. 中医药学刊，2004，22（7）：1327–1329.

［8］刘群. 辨证分期配合抗血栓综合治疗视网膜静脉阻塞44例. 安徽中医临床杂志，2001，13（6）：444.

［9］白岩，张伟霞. 活血化瘀法治疗视网膜静脉阻塞临床观察. 山东中医杂志，2008，27（10）：674–675.

［10］姜道平. 辨证治疗视网膜静脉阻塞临床观察. 中国中医急症，2007，16（7）：813–814.

第三节　视网膜静脉周围炎

视网膜静脉周围炎以反复视力下降、玻璃体积血、视网膜出血和视网膜静脉改变为主要特征，是一种导致青壮年人失明的常见眼底病。于1882年首次由Eales描述，故又称为Eales病，由于常发生在青年，并有反复玻璃体积血特征，故又称青年复发性视网膜玻璃体积血。本病病变早期常仅累及眼底某一象限周边部静脉，逐渐波及后极部和其他象限，最终形成增殖性玻璃体视网膜病变和继发性牵拉性视网膜脱离而危害视力甚至失明，致盲率高，预后不良。

本病临床上根据眼部出血量的大小，眼部症状可表现为蚊蝇飞舞、云雾飘动、视物昏矇，甚至视物不见，故归属于中医的"荧光满目""云雾移睛""视瞻昏渺"和"络损暴盲"等范畴。

本病好发于男性，占80%~90%。发病年龄在40岁以下，以20~30岁者为多，平均26.9岁，约有90%的病人双眼发病，可以同时亦可先后发病，双眼发病间隔时间多在数月至1年，少数可在10年之后另眼才发病。

【病因病机】

（一）中医病因病机

Eales病的发生主要与火热、瘀血、痰结有关；从脏腑辨证，与心、肝、肾功能失调有关。

1. 病因

1）火热炽盛

年轻体壮，心、肝等脏腑气血旺盛，易生内火。火为阳邪，其性炎上，上冲头目，而引发眼病。火为热之极，热为火之渐，二者难以截然分开。《素问玄机原病式》云："目眯不明，目赤肿痛，翳膜眦疡皆为热。"《儒门事亲》中谓："目不因火则不病。"说明火热之邪容易引发眼病。

后世医家认为相火旺盛，也是本病发生的基本病因之一。如《银海指南·肾经主病》提出其病可因"相火上浮，水不能制"所致。相火亢盛，灼伤脉络，血溢脉外，发为本病。

2）心、肝、肾功能失调

（1）心火上炎灼伤目络：眼能接受光线产生视觉，有赖心火的温煦。《证治准绳·杂病·七窍门》认为，心主火，并把心神作用于目的活动称为神光，谓"火在目为神光"。《审视瑶函·目为至宝论》解释说："神光者，谓目中自然能视之精华也……发于心，皆火之用事。"在病理情况下，五志化火，五气化火均可导致心火亢盛，上炎于目，迫血妄行，溢于神膏视衣，则视物不清或视物不见。

（2）肝火炽盛上扰目窍：《灵枢·脉度》曰："肝气通于目，肝和则目能辨五色矣。"所谓肝和，即肝疏泄有度，既不抑郁，也不亢奋。陈达夫所著《中医眼科六经法要·眼科开宗明义篇》阐释说："如果肝经的玄府通畅，肝气即能上升，……五脏之精，各展其用，就能分辨五色。"若肝失疏泻，肝气郁结，日久化火，肝火炽盛；五志过极，引动肝火，上扰目窍，脉络失畅，血溢脉外，遮蔽神光则视物不清，甚至暴盲。

（3）肾阴亏虚，阴虚火旺：《素问·上古天真论》曰："肾者主水，受五脏六腑之精而藏之。"又《素问·逆调论》曰："肾者水脏，主津液。"《灵枢·五癃津液别》指出："五脏六腑之津液，尽上渗于目。"津液在肾的调节下，不断输送于目，为目外润泽之水及充养目内之液提供了物质保障。肾阴亏耗，相火妄动，目失所养，煎灼血津，瘀血内生，阻滞脉络，血行不畅，溢于脉外，发为本病。

2. 病机

（1）发病：本病常为急性发病，病人突感眼前云雾飘动、视物不清甚至视物不见。多由于心肝火旺，火热炽盛；或肝肾阴虚、阴虚火旺；或恣食肥甘厚味炙煿之品，火由内生；或七情内郁，五志化火。火热之邪灼伤目络，迫血妄行，致血液外溢而发病。

（2）病位：本病患眼外观端好无异常，病在视网膜血管，出血病变常波及玻璃体，属瞳神疾病，在脏腑与心、肝、肾关系密切。

（3）病性：视网膜静脉周围炎病性有虚有实，实为心火、肝火、气滞、血瘀、痰浊，虚为肝肾阴虚、脾肾阳虚等。初期以心肝火旺实证为主；晚期多为本虚标实，即有肝肾阴虚、脾肾阳虚之本虚，又有瘀血、痰浊之标实，虚实夹杂。

（4）病势：本病病位较深，但初期出血病变多在视网膜周边部，以心肝火旺实证为主，此时及时正确的治疗容易恢复。若反复发作，每次发作即使缓解也难以使病变完全消除，总有后遗损害，使病情累积加重。病至后期，病变侵及眼底后极中央部位，且有瘀血痰浊积滞的病变，以肝肾阴虚或脾肾阳虚为主，治疗棘手，最终形成瘢痕引发视网膜脱离，严重影响视力甚至失明。

（5）证候病机，病机转化：依据病程的长短、脏腑的虚实、正邪相争气血失常的程度而发生转化。初期心肝火旺，火热动血，上犯目络；病程迁延，心肝之火，上灼肺阴，下竭肾阴，肺肾阴虚，阴虚火旺，虚火上炎；或恣情纵欲，劳伤过度，真阴暗耗，肝肾阴虚，阴不制阳，虚火内生，上灼目络，脉络破损，血溢脉外而见眼底出血；瘀血阻络，津液运行失常，化为痰水，而见眼底渗出，水肿等病变。病变晚期，阴损及阳，脾肾阳虚，或心脾两虚，脏腑阴阳失调，气血乖乱，视衣失养，则变生瘀血、痰浊、增殖水肿，甚至脱离等病变。

（二）西医病因病机

Eales 病确切病因不明，西医学一般认为本病的发生与结核感染或结核性变态反应、头面部慢性炎症（如慢性扁桃体炎、龋齿、皮肤脓肿等）、内分泌失调、结节病或其他免疫性疾病有关。大多数学者认为本病是多因素的视网膜血管壁的隐匿性疾病，以静脉血管周围间隙或血管外膜的炎性渗出为其基本病理改变。

1. 结核

有学者认为 Eales 病病因首要考虑结核，其发病机制，除少数是结核菌由血源或局部蔓延直接侵袭外，就绝大多数而言，则为由结核菌毒素引起的 3 型变态反应引起。Biswas 等检测的 12 例 Eales 病病人的玻璃体标本中，5 例带有结核杆菌 DNA。Madhavan 等采用巢式 PCR 检测 23 例 Eales 病患眼切除的视网膜表面膜，其中 11 例查出结核分枝杆菌的遗传基因组。

2. 免疫反应

近年来已陆续有报道提示，自身免疫机制存在于 Eales 病的发病机制中，Das 等提出增生性玻璃体视网膜病变与 T 淋巴细胞介入的细胞免疫机制有关。左炜等研究表明 Eales 病病人的性激素水平均高于正常人，此病高发于男性中青年，为生理旺盛期，而且性激素水平的增高，会明显增强 T 细胞的功能，促使血管炎症的发生。HLA 抗原与 Ealse 病发病有关，中国北方汉族人群中，DRB1* 04 等位基因与 Eales 病呈正相关，可能是 Eales 病的遗传易感基因。Eales 病病人可能因其特定的 HLA 遗传素质而易受致病因子攻击出现免疫功能紊乱，从而促成 Eales 病的发生与发展。任高英等研究证明 Eales 病病人血清补体免疫复合物溶解能力（CMSC）明显低于正常对照组，Eales 病病因很可能与免疫复合物沉积的 III 型变态反应有关，为血清 CMSC 水平低下或不足所致。

3. 生化研究

王志学等研究表明血中 cNOS 合成 NO 的减少，可促使新生血管的形成，导致增殖性视网膜病变，过量生成的 NO 超氧化，具有细胞毒性和组织损伤作用，损伤视网膜血管周细胞，加重炎症反应。有作者还发现 Eales 病的发生也可能与血浆内皮素的水平增高有关，且 Eales 病组中男性病人的 ET-1 含量高于女性。肖骏等研究发现不同时期 Eales 病病人血液中 8- 羟基脱氧鸟苷（8-OHdG）含量均显著高于健康对照组，Eales 病病人体内氧化水平升高而抗氧化水平下降，氧化损伤在 Eales 病病人视网膜损伤及新生血管的形成过程中具有重要的作用，表明氧化应激与 Eales 病的发病具有一定的关联性。此外，生长因子如 PDGF、IGF、VEGF、TGF 以及尿激酶和金属蛋白酶等的含量升高与眼内新生血管的形成有关。目前有研究表明 Eales 病病人玻璃体胰岛素样生长因子和表皮生长因子及血管内皮生长因子含量明显升高，血管内皮生长因子能特异作用于血管内皮细胞，促进新生血管形成，而 Eales 病病人视网膜血流量降低、视网膜缺血缺氧可能是 VEGF 释放增多的直接原因。

4. 全身性因素

多种神经系统病变如多发性硬化、急性或亚急性脊髓病、多灶白质异常、核内眼肌麻痹与 Eales 病的联系都有个例报道。Biswas 等报道了 3 例存在神经系统损害的 Eales 病病人。其他全身疾病如糖尿病或感染性疾病，包括败血症、血液系统异常如棘红细胞增多症及红细胞形态不正常等亦与 Eales 病有关。

【临床表现】

（一）症状

病人多为青年男性，双眼多先后发病。早期，病变位于眼底周边部小血管且出血量不多者，病人眼部多无自觉症状或轻度视物模糊和飞蚊症；当病变侵及较大静脉，有无灌注区和新生血管形成，极易突发出血，出血量多时血液可突破内界膜进入玻璃体，病人表现为无痛性视力急剧下降，眼前可见云雾飘动；严重者大量玻璃体积血，视力可降至指数甚至视物不见，仅见光感。出血可快速吸收，视力部分恢复，但玻璃体积血常反复发生，最终因牵拉性视网膜脱离而失明。

（二）体征

早期病变发生于视网膜周边部小静脉，散瞳检查可见周边部小静脉呈串珠样不规则扩张迂曲，静脉血管周围有白鞘伴生，同时在病变区沿血管分布的出血和渗出，随着病情发展至主干静脉，但也有一开始就有较大静脉受害者，见主干静脉管径不规则，静脉白鞘，沿病变静脉周围有大量出血及渗出，视盘及视网膜出现不同程度水肿，当出血突破内界膜进入玻璃体后则玻璃体血性浑浊甚至无法窥见眼底。晚期，视网膜静脉广泛受累，新生血管形成，玻璃体积血反复发生，形成增殖性玻璃体视网膜病变，可见机化膜及条索，严重者引起牵拉性视网膜脱离。

表 9-2　Eales 病的临床分级

分期	眼底所见	FFA 所见
炎症期	累及周边视网膜的小静脉，其周围有出血及渗出斑	静脉早期有静脉着染，晚期荧光渗漏
缺血期	视网膜周边静脉闭塞，视网膜缺血，静脉周围白鞘	周边视网膜不同程度毛细血管无灌注，其周围可见微血管瘤，动静脉短路等代偿性改变
增生期	视网膜或视盘新生血管，反复发生的玻璃体积血，增生性玻璃体视网膜病变，伴或不伴继发牵引性视网膜脱离	动静脉期呈海扇样高荧光，静脉晚期荧光渗漏显著

【实验室及其他辅助检查】

1. 荧光素血管造影（FFA）检查

荧光素眼底血管造影可见受累静脉多表现曲张，也有不规则变细，管壁有荧光渗漏和组织染色，毛细血管扩张渗漏和血管瘤形成，黄斑区受累可出现点状渗漏及黄斑囊样水肿。晚期病变在视网膜周边部有无灌注区和动静脉短路以及新生血管形成等改变。

2. B超检查

部分病人呈现玻璃体积血、增殖性玻璃体视网膜病变的典型回声波。

【诊断与鉴别诊断】

一、诊断要点

（一）辨病要点

局部瘀血、痰结多为实证。

（1）患眼突发视物模糊或蚊蝇飞舞、云雾移睛。

（2）视力骤降甚至视物不见仅存光感，可双眼先后发病。

（3）早期视网膜周边部小静脉呈串珠样不规则扩张迂曲，静脉血管周围有白鞘伴生，沿病变区血管分布的出血和渗出。

（4）玻璃膜积血。

（5）视网膜机化膜及机化条索。

（6）牵拉性视网膜脱离。

（二）中医辨证要点

全身证候初期多属实证，晚期常为虚实夹杂。

（1）心火亢盛证：心烦失眠；口舌生疮；小便短赤；舌红脉数。

（2）肝火上逆证：头痛眼胀；口苦咽干；烦躁易怒；舌红苔黄，脉弦数。

（3）阴虚火旺证：头晕耳鸣；五心烦热；潮热颧红；舌质红苔薄黄，脉细数。

（4）脾肾阳虚证：腰膝酸软；畏寒肢冷；面色㿠白；舌淡红，苔薄白，脉沉细。

（三）西医诊断要点

（1）患眼突发视物模糊或飞蚊症。

（2）视力骤降甚至视物不见仅存光感，可双眼先后发病。

（3）玻璃膜积血。

（4）视网膜静脉血管周围有白鞘，沿病变区血管分布的出血和渗出。

（5）视网膜机化膜及机化条索，牵拉性视网膜脱离。

（6）FFA检查可见静脉管壁有荧光渗漏和组织染色，视网膜无灌注区及新生血管形成。

二、鉴别诊断

1. 高血压性视网膜病变合并玻璃体积血

此病发生视网膜出血及玻璃体积血并不少见。根据发生于老年人，有高血压病史，另一眼有明显高血压动脉硬化及其他高血压病的全身体征，可与视网膜静脉周围炎相鉴别。

2. 糖尿病性视网膜病变

病人有糖尿病病史，多发于中老年人，无性别差异，视网膜早期病变主要集中在后极部，并不与血管分布相关，以深层点状出血、微动脉瘤及硬性渗出多见。视网膜静脉周围炎多发于男性青壮年，视网膜早期病变位于周边部，网膜渗出、出血病灶多沿血管分布，结合静脉有白鞘等特征性眼底变化可以做出鉴别诊断。

3. 视网膜静脉阻塞

此病与视网膜静脉周围炎的临床表现有很多相似之处，但视网膜静脉周围炎绝大多数病人年龄在 50 岁以上，多单眼发病，常有动脉硬化、高血压、糖尿病及血液黏稠度高等病史；而视网膜静脉周围炎发病年龄较轻，多见于青壮年，网膜周边血管有白鞘或呈白线状，病变区浅层出血，常有反复眼前黑影或视力障碍史，对侧眼周边常有轻的或静止病灶。

【治疗】

一、中医治疗

（一）治疗原则

根据视网膜静脉周围炎不同阶段的病理特点，结合其证候变化规律，采用整体宏观辨证与局部微观辨病结合的思路进行辨证施治。

（二）辨证施治

1. 心火亢盛证

[治疗法则] 清心泻火，凉血止血。

[方药] 泻心汤（《金匮要略》）合犀角地黄汤（《备急千金要方》）。发病早期或出血较多，可加旱莲草、栀子炭、仙鹤草等以增强凉血止血之功。口渴，加麦门冬，天门冬以养阴生津；腹胀加麦芽、焦曲、山楂以消积除胀；大便干燥，加草决明、番泻叶或大黄以泻热通便。

[中成药] 明目上清片，黄连上清丸。

2. 肝火上逆证

[治疗法则] 清肝泻火，凉血止血。

[方药] 龙胆泻肝汤（《医宗金鉴》）加减。出血早期，可加仙鹤草、白茅根、茜草炭、丹皮以助凉血止血；情志不舒者，加香附、郁金、青皮疏肝理气；晚期瘀血凝定，加三七花、丹参、川芎以活血化瘀。

[中成药] 龙胆泻肝丸，或黄连羊肝丸。

3. 阴虚火旺证

[治疗法则] 滋阴降火，凉血化瘀。

[方药] 知柏地黄丸（《医宗金鉴》）和二至丸（《医方集解》）加减。反复出血，新旧杂陈者，可酌加三七、生蒲黄、花蕊石；虚热甚者，可加地骨皮、玄参、鳖甲，以增养阴清热之力。

[中成药] 知柏地黄丸，明目地黄丸（浓缩丸），石斛夜光丸。

4. 脾肾阳虚证

[治疗法则] 温补脾肾，软坚散结。

［方药］附子理中汤（《阎氏小儿方论》）加减。眼底机化物多者，加昆布、浙贝、红花、三七粉等以软坚散结。大便稀溏者，可酌加白扁豆、砂仁、薏苡仁；心脾两虚，统摄失职，反复出血者，可应用归脾汤加减治疗；胃纳欠佳，加青皮、焦曲、山楂。

［中成药］补益蒺藜丸，右归丸，附子理中丸。

（三）单方验方

1. 宁血汤（《中医眼科学》1986 年）

功能滋阴清热，凉血止血。治阴虚火旺或血热妄行所致的眼底出血及血灌瞳神等。仙鹤草、墨旱莲、生地黄、栀子炭、白芍、白及、白蔹、侧柏叶、阿胶、白茅根。酌情用量，每日 1 剂，水煎服。

2. 生蒲黄汤（《中医眼科六经法要》）

功效凉血止血，活血散瘀。治眼底出血等。生蒲黄 24g、旱莲草 24g、生地黄 12g、丹参 15g、荆芥炭 12g、郁金 15g、川芎 6g、牡丹皮 12g。每日 1 剂，水煎服。

（四）外治法

直流电离子导入：选用丹参或血栓通注射液作局部电离子导入，每日 1 次，10 次为 1 个疗程。

（五）针刺治疗

1. 常用穴

（1）眼局部常用穴：睛明、球后、瞳子髎、承泣、攒竹、太阳等。

（2）全身常用配穴：风池、合谷、内关、外关、太冲、翳风、足光明、命门、肾俞、脾俞等。

2. 针法

针对主症配穴，将眼周穴位和远端肢体穴位配合应用，每天选眶周穴位 2 个，远端穴位 2~3 个，每日或隔日 1 次，分两组轮流使用，10 次为一个疗程，休息 3~5 天再做下一个疗程。眶周穴位只针不灸，不提插、不捻转。对于肢体穴位可以运针并可针灸并用。

（六）饮食疗法

本病饮食宜清淡、富有营养，应忌食辛辣、煎炸及油腻之品，以免助湿生热，出血期宜食藕、丝瓜、苦瓜、生菜、绿豆芽等以凉血止血；瘀血期宜食海带、紫菜、茄子、桃子、苹果、山楂、泥鳅等有助于通利血脉、祛瘀活血的食物。

（七）情志疗法

本病反复发作，出血量大时病人几乎失明，病人往往情绪低落或对出血产生一种恐惧感，表现为烦躁不安或郁郁寡欢，甚至对治疗失去信心或对产生抵触情绪。医护人员应根据病人不同的心理变化进行心理疏导，调畅情志，疏理气机，并选择成功病例向病人示范，使其树立战胜疾病的信心。

二、中西医协同治疗

Eales 病是导致青年人常见致盲性眼病，单独应用中医或西医方法各有优势，又都有不足之处，大量临床研究证实中西医结合治疗，有优势互补作用，进而取得了较好的疗效。本病早期，中医多属于心火亢盛或肝火上逆，治疗以清泻心肝之火、凉血止血为主；西药治疗主要是对因、对症治疗，可根据检查结果选择应用抗结核、糖皮质激素、免疫抑制剂、止血剂等治疗；早期结合激光治疗能明显缩短病程，且能防止无灌注区及新生血管的形成，阻止玻璃体积血等并发症的发生。中期中医多属阴虚火旺兼瘀血阻络，治疗以滋阴降火、凉血化瘀；西医治疗除对症处理外，需得玻璃体积血基本吸收后，行激光光凝封闭无灌注区和新生血管。病至后期，中医多见脾肾阳虚、痰瘀互结之证，治宜温补脾肾、软坚散结、活血化瘀。此期或严重玻璃体积血超过 3 个月仍不吸收，有机化条索形成，或眼底视网膜出现增殖病变，机化膜形成引起牵拉性视网膜脱离，应及时行玻璃体切除术。但是由于临床病例中，西医各期常相互交错，无法截然分开，病人全身情况各有不同，中医辨证治疗还需要四诊合参，所以应在中医理论的指导下灵活运用，不必拘泥某证。对于全身症状不明显出现无证可辨的情况，可以参考老中医经验进行分期治疗或应用经验方专方治疗。

【典型案例】

案例1 李某，男，22 岁，学生。2012 年 3 月 7 日初诊。

[主诉] 左眼视力突然下降 1 天。

[病史] 病人 1 天前无明显诱因出现左眼视力突然下降，眼前暗影遮挡，自认为眼部发炎，随后到附近药店买"氧氟沙星滴眼液"点眼 1 天无效，视力下降加重，故来我院就诊。

[检查] 血压 120/76mmHg，右眼视力 1.0，左眼视力 0.08，玻璃体血性浑浊，眼底不可视及，B 超检查示左眼玻璃体浑浊。散瞳检查右眼底无明显异常，平时性情急躁，喜食辛辣。全身症见心烦不安，头痛眼胀，口苦咽干，小便短赤，舌红苔黄，脉弦数。

[西医诊断] 左眼 Eales 病。

[中医诊断] 暴盲（心肝火旺证）。

[方药] 泻心汤合龙胆泻肝汤加减。黄连、黄芩、生地、大黄、栀子、柴胡、当归、龙胆草、泽泻、仙鹤草、白茅根、香附、陈皮、甘草。共 14 剂，每日 1 剂，早晚温服。

[二诊] 2012 年 3 月 21 日，左眼视物较前清晰，视力升至 0.5，玻璃体积血部分吸收，全身症状明显减轻，饮食睡眠可，舌质暗红，苔薄黄，脉弦数。原方去仙鹤草、白茅根、栀子，加丹参、三七花、生蒲黄以活血化瘀，促进出血吸收。继续服药 2 周。

[三诊] 2012 年 4 月 5 日。视力左眼 1.0，玻璃体积血完全吸收，颞上网膜出血减少，全身症状消失。FFA 检查：颞上静脉管壁有着染，晚期荧光渗漏。建议病人进行激光治疗，病人不同意进行激光治疗，也不愿服汤药，故处方如下：龙胆泻肝丸、血府逐瘀胶囊续服 3 个月，并告知及时复诊。此后病人未及时复诊。

[四诊] 2012 年 12 月 25 日。左眼视力再度下降来诊。眼科检查：右眼视力 1.0，左

视力指数 /1m。左眼玻璃体血性浑浊，眼底不可视及，B 超检查示左眼玻璃体浑浊。散瞳检查右眼底周边血管有白鞘。全身症见烦躁易怒，眼胀不适，胸闷胁痛，口苦咽干，小便短赤，纳眠差，舌红苔黄腻，脉弦数。给予龙胆泻肝汤合柴胡疏肝散加减：龙胆草、柴胡、黄芩、生地、车前子、泽泻、当归、香附、枳壳、薏苡仁、川芎、白芍、白及、甘草。共 28 剂，每日 1 剂，早晚温服；同时口服卵磷脂络合碘 0.2mg/ 次，每日 3 次；泼尼松片 30mg/ 次，晨起顿服，每 7 天递减 5mg；右眼病变区网膜行激光光凝术。

〔五诊〕2013 年 1 月 23 日。左眼视力 0.6，玻璃体积血大部分吸收，眼底网膜可见片状出血，口苦咽干，小便短赤，全身其他症状明显减轻，舌暗红，苔薄黄，脉弦数。FFA 检查：右眼可见激光斑未见静脉管壁着染及渗漏，左眼静脉管壁有着染，可见荧光渗漏及无灌注区。给予血府逐瘀汤加减：柴胡、生地、当归、桃仁、红花、香附、枳壳、郁金、川芎、桔梗、牛膝、三七花、黄芩、甘草，28 剂；左眼病变区网膜行激光光凝术。

〔六诊〕2013 年 2 月 20 日。右眼视力 1.0，左眼 0.8。玻璃体积血全部吸收，眼底视网膜片状出血明显减少，全身无明显不适，舌暗红苔薄白，脉细数，继续服用复方血栓通胶囊、六味地黄丸 3 个月，巩固疗效。随访 2 年，未见复发。

〔病例分析〕

（1）辨证思路：青年男性，心肝火旺，火热之邪灼伤目络，迫血妄行，致血液外溢而发本病。结合全身心烦不安，头痛眼胀，口苦咽干，小便短赤等征象，治宜清心泻肝，凉血止血，方用泻心汤合龙胆泻肝汤加减，改善病人体质；在此基础上加仙鹤草、白茅根以增凉血止血之效；上述药物多苦寒易伤胃，故加陈皮、香附温胃理气，经随症加减 1 个月，病人全身症状消失，眼部出血吸收。此后病人未按医嘱继续用药及配合激光治疗，8 个月后左眼视力再度下降，玻璃体大量积血，病人心情郁闷。FFA 检查右眼周边部也发现有病变，此时结合全身情况，向病人讲解本病的特性及病理转归寻求配合治疗，并调整处方加疏肝清肝解郁等药物，配合西药激素、碘制剂及激光光凝治疗。2 个月后，病人视力升至 0.8，玻璃体积血吸收，视网膜出血部分吸收，全身症状消失，精神好，二便调，改服复方血栓通胶囊、六味地黄丸 3 个月，随访 2 年未见复发。本病运用全身辨证与局部辨病结合思想，初期清心泻肝，凉血止血，后期补益肝肾、活血化瘀，并配合眼底视网膜光凝术及激素治疗，取得了良好的治疗效果。

（2）问题与对策：Eales 病属于难治重病范畴，目前西医学多采用激光治疗，且主张早期治疗，但许多病人仍有复发情况，终致视网膜脱落而失明；中医优势在于根据整体病情辨证施治，结合病情变化灵活用药，可以缩短病程，减少复发，但也很难杜绝复发。我们认为应辨证与辨病相结合，中药分期辨证治疗、西医激光光凝治疗与对症西药处理，综合治疗有较好的临床疗效，值得推广应用。

（3）理论探讨：Eales 病病人年轻体壮，心、肝等脏腑气血旺盛，易生内火。火为阳邪，其性炎上，灼伤目络而发病。《素问玄机原病式》云："目眛不明，目赤肿痛，……皆为热。"《儒门事亲》中谓："目不因火则不病。"说明火热之邪容易引发眼病。《银海指南·肾经主病》提出其病可因"相火上浮，水不能制"所致。相火亢盛，灼伤脉络，血溢脉外，可发为本病。《审视瑶函·目为至宝论》说："神光者，谓目中自然能视之精华也……发于心，皆火之用事。"在病理情况下，五志化火、五气化火均可导致心火亢盛，上炎于目，迫血妄行，溢于神膏视衣，则视物昏矇。总之视网膜静脉周围炎多为火热动血，如情志内伤，心肝火旺，上犯目窍；或上灼肺阴，或下竭肾阴，阴虚火旺，虚火上炎灼伤目中血络，是导致 Eales 病发生的病理基础。

案例2　唐某，男，33岁。2015年2月27日初诊。

［主诉］右眼视力下降反复发生3年，再发6个月。

［病史］病人3年前突然出现右眼视力下降，在当地医院被诊为"视网膜静脉周围炎""玻璃体积血"，给予止血、抗炎等药物治疗，视力恢复至1.0，经FFA检查后进行了眼底激光治疗。4个月后视力再度下降，检查发现玻璃体再次出血，对症处理后视力有所上升。此后上述症状反复发生，期间曾行激光治疗3次，2014年6月行右眼玻璃体切割术，术后视力升至0.2，2014年8月再次出现右眼前暗影飘动，且视物变形，经中西医结合治疗（药名不详）效果不好故来诊。

［现症］右眼视物昏矇且变形，左眼有视网膜静脉周围炎病史，目前已无光感。畏寒乏力，面色㿠白，气短懒言，手足不温，大便溏泄，舌暗淡，苔白腻，脉沉细。

［眼科检查］视力右0.06，左无光感，右玻璃体絮状浑浊，眼底模糊可见部分血管、出血斑、激光斑、机化膜，黄斑部水肿，中心反光消失。FFA检查：右眼颞上方血管迂曲扩张，可见渗漏，大量视网膜激光斑。OCT见右黄斑中心凹视网膜增厚，囊样水肿。

［西医诊断］右眼Eales病。

［中医诊断］暴盲（脾肾阳虚痰瘀互结）。

［治则］温补脾肾化痰散结。

［方药］附子理中丸方加减：附子、党参、炒白术、炮姜、昆布、浙贝、红花、三七花、炒蒲黄、肉桂、茯苓皮、茺蔚子、白扁豆、甘草。共30剂，每日1剂，早晚温服。

［二诊］2015年3月29日。视物较前清晰，视物变形减轻。视力0.1，玻璃体浑浊及眼底出血部分吸收。全身症状畏寒乏力、手足不温、大便溏泄减轻。处以党参、炒白术、炮姜、昆布、浙贝、红花、三七花、炒蒲黄、肉桂、茯苓、茺蔚子、车前子、怀牛膝、甘草。共60剂，每日1剂。

［三诊］2015年5月28日。病人眼前暗影消失，视力上升，视物变形明显好转，全身症状消失，视力0.2，玻璃体浑浊及眼底出血大部分吸收，黄斑部有瘢痕形成。OCT提示黄斑水肿减轻。处以党参、炒白术、茯苓、昆布、浙贝、红花、三七花、肉桂、茺蔚子、车前子、怀牛膝、丹参、三棱、莪术、甘草。共30剂，每日1剂。

［四诊］1个月后。病人视物变形明显好转，复查右眼视力0.25。眼底出血吸收，黄斑部可见瘢痕，OCT提示黄斑水肿明显减轻，全身无明显不适，舌红苔薄白，脉沉。

［随访］随访1年，病情稳定，未再反复。

［病例分析］

（1）辨证思路：本例病人病程已3年有余，病至后期，阴损及阳，脾肾阳虚，脏腑阴阳失调，气血乖乱，水湿停聚，视衣失养，则变生瘀血、痰浊、水肿、增殖等病变，为本虚标实之证，治宜温补脾肾，化痰散结。选用附子、党参、炒白术、炮姜、肉桂温补脾肾治其本；昆布、浙贝、红花、三七花、炒蒲黄、茺蔚子化痰祛痰散结，治其标，佐以茯苓皮、白扁豆健脾利水，甘草调和诸药，从而达到标本兼治的目的。二诊时，病人畏寒乏力、手足不温、大便溏泄等脾肾阳虚症状减轻，故去附子、白扁豆，加车前子增利水明目之功，加怀牛膝补肝肾并引药下行。三诊时全身症状消失，眼局部体征明显减轻，脾肾阳虚得补，故减温阳之炮姜，加丹参、三棱、莪术以加强化瘀散结之力，巩固疗效，最终取得了较好的临床疗效。

（2）问题与对策：Eales 病属于难治性眼底病，尤其是到晚期，网膜出现增殖病变，黄斑出现水肿，治疗十分棘手，目前主流治疗方法为视网膜光凝术，玻璃体切割术，对黄斑水肿可行抗血管内皮生长因子治疗，但部分病人效果并不理想。中医在治疗眼底出血性疾病方面，有一定的优势，长期以来积累了较为丰富的临证经验，中医优势在于全身辨证的同时，结合局部辨证进行治疗。本病至后期全身脏腑功能虚衰为其本，局部瘀血、痰水停滞为其标，治疗应扶正祛邪，标本同治，补脏腑、化痰瘀、利水湿；脏腑之虚得补，痰瘀水湿得消，气血上荣于目则视力恢复。因此，中医辨病结合辨证、治标结合治本，全身结合局部，具有一定优势。

（3）理论探讨：《兰室秘藏》曰："夫五脏六腑之精气，皆禀受于脾，上贯于目。脾者诸阴之首也，目者血脉之宗也，故脾虚则五脏六腑之精气皆失所司，不能归明于目矣。"说明目之能视，有赖脾之精气的供养。脾主升清，能将精微物质升运于目，《素问·阴阳应象大论》："清阳出上窍。"即指目得脾之清阳之气的温养则视物清明。《素问·上古天真论》说："肾者主水，受五脏六腑之精而藏之。"说明目之能视，也有赖肾之精气的供养，肾精充足，目视精明。阳生于阴，阴乃化气，气则生神，目之神光产生与命门之火有关，神光即是眼的视觉功能。肾阳虚，气化不足，水液代谢失常上犯于目常引起眼部水肿。总之，目之能视，有赖脾肾阳气的温煦，精血才能上供于目而完成视物辨色功能。"脾肾阳虚""血滞""痰瘀"等均可影响精血上达头目，出现视瞻昏渺、视物变形或视物不见等。

【疗效判定标准】

（一）Eales 病疗效标准

（1）痊愈：视力提高 2 行以上或恢复发病前水平；眼底视网膜出血水肿、玻璃体积血吸收；FFA 显示血管渗漏、无灌注区消失，新生血管退缩或纤维化，黄斑水肿消失；观察半年以上没有新增病变，且不需要补充光凝者。

（2）有效：视力提高 1~2 行；眼底视网膜出血水肿、玻璃体积血大部分吸收；FFA 显示视网膜血管渗漏、无灌注区减小，新生血管大部分消失，黄斑水肿减轻，需要补充光凝者。

（3）无效：视力无提高甚至下降，眼底病变无改善，甚至增殖性视网膜病变产生及加重。

（二）证候疗效标准

参照《中药新药临床研究指导原则》（试行）制定。

表 9-3 Eales 病证候疗效评价（相关主症分级评分）表

主症	无 0	轻 1	中 2	重 3
头晕耳鸣	无	偶发	常发	持续
口苦咽干	无	偶有	常有	持续
五心烦热	无	手足心热，午后明显	手足心灼热	手足心热，心烦不宁
腰膝酸软	无	轻微，不影响正常生活工作	较重，对工作略有影响	严重，影响工作生活，难以坚持
畏寒肢冷	无	四肢末梢发冷	四肢发冷，需加衣被	全身发冷，加衣被仍不能完全缓解
烦躁易怒	无	心烦，偶有躁怒	心烦急躁，遇事易怒	烦躁易怒不能自止
潮热	无	偶有	常有	持续，午后为重
颧红	无	微红	颧红明显	颧红如妆
头痛	无	头痛轻微	头痛明显	头痛难忍
眼胀	无	眼胀轻微	眼胀明显	眼胀难忍
面色㿠白	无	淡白	淡白无华	苍白
口舌生疮	无	少量口疮	多量口疮	广泛口疮反复发作
失眠	无	偶有失眠＜ 5 小时	时见失眠＜ 4 小时	经常失眠＜ 2 小时
心烦	无	偶有心烦	心烦不安明显	心烦不安不可克制
小便短赤	无	微黄	黄而少	黄赤而短
大便溏薄	无	大便不成形，日 2~3 次	大便稀溏，日 4~5 次	大便稀薄，日 6 次以上

计算公式为（尼莫地平法）：[（治疗前积分－治疗后积分）/ 治疗前积分]×100%

（1）中医临床症状、体征消失或基本消失，证候积分减少≥ 95%，临床痊愈。

（2）中医临床症状、体征明显改善，证候积分减少≥ 70%，显效。

（3）中医临床症状、体征均有好转，证候积分减少≥ 30%，有效。

（4）中医临床症状、体征无明显改善或加重，证候积分减少，不足 30%，无效。

【预防调护】

（1）当单眼无明显诱因突然出现视物模糊或者视物不见，应及时到眼科检查眼部情况，特别是 20~30 岁的青年男性；同时也要注意检查另一眼眼底情况，以便早期发现病变，明确诊断。

（2）定期眼部体检，尤其周围有患肺结核者。

（3）生活作息规律，健康饮食，尽量少食辛辣燥热之物，戒烟酒，适当活动，增强体质。

（4）保持心情舒畅，减轻生活及工作压力，以免肝郁化热，上攻眼部，引发眼病。

【注意事项】

（1）本病发病急，有复发特性，病人对本病要有正确的认识，耐心地配合治疗，保持良好的心态，树立战胜疾病的信心。

（2）治疗疗效与本病的发病时间长短、出血量等都有密切的关系，一旦发病，需及时诊治，切不可耽误病情。

（3）由于本病的病因尚不确切，要积极寻找病因，对因对症治疗，如有明确的原发疾病，需积极治疗原发病。

【重点提示】

本病多发于 20~30 岁的青年男性，中医认为视网膜静脉周围炎系心肝火旺，迫血妄行；或阴虚火旺，热入营血，灼伤眼底血络，致使血不循经，破络妄行，溢于脉外而成。病位在视网膜，涉及五脏六腑；病性有虚有实，实为心火、肝火、气滞、血瘀、痰浊，虚为肝肾阴虚、肺肾阴虚、脾肾阳虚等。本病的治疗，重在辨证论治，依据不同的病情病程，对症治疗。

【现代研究进展】

（一）基础研究

1. 发病原因

临床上 Eales 病很难查明本病确切病因，近年来免疫学、分子生物学和生物化学等多方面的研究表明视网膜静脉周围炎由多种原因、多种因素参与引起，血浆内皮素的水平增高、性激素水平增高、生长因子（如 PDGF、IGF、VEGF、TGF 以及尿激酶和金属蛋白酶等）的含量升高、结核、血栓闭塞性脉管炎、脓毒病灶（如慢性扁桃体炎、龋齿、皮肤脓肿等）、自身免疫等因素都可能与本病的发生有关，但一般认为病因首要考虑结核。

2. 中医病因病机研究

视网膜静脉周围炎属中医"视瞻昏渺"和"暴盲"的范畴。视网膜静脉周围炎多为火热动血，如情志内伤，心肝火旺，上犯目窍；或上灼肺阴，或下竭肾阴，或纵欲伤精，阴精耗伤，阴虚火旺，虚火上炎灼伤目中血络，血溢脉外，渗出于视衣神膏，遮隔神光而致视觉异常、视物模糊。本病的基本病机是热迫血妄行，波及脏腑以心肝脾肾为主。发病之初，心肝火旺，渐至肝肾阴虚；病情迁延，阴虚及阳，致脾肾阳虚，痰瘀互阻，神光衰微，终致视网膜脱离。中医认为本病系阴虚火旺，热入营血，灼伤眼底血络，致使血不循经，破络妄行，溢于脉外而成。

（二）临床研究

1. 中医药治疗

中医中药为 Eales 病的治疗开辟了新的领域。中医药对本病的治疗，重在辨证论治。

陈达夫六经辨证认为本病属于手少阴心经的阴虚内热，脉络被灼，以致血溢脉外，初期正当血热之时，宜凉血止血为主，活血化瘀为辅，方用生蒲黄汤；血出停止后以活血化瘀为主，佐以清热止血之品，方用桃红四物汤；眼底出血较多而吸收较慢者，方用血府逐瘀汤；病程后期，宜破瘀生新，软坚散结，方用桃红四物汤、血府逐瘀汤，加用破瘀血药；体衰或病程迁延久者，当攻补兼施，扶正祛邪，方用驻景丸；若继发视网膜脱离，眼压偏低者，方用生脉散。李晟等依据王明芳教授提出眼科血证的四期论治理论，将视网膜静脉周围炎分为出血期、瘀血期、死血期、干血期。出血期宜凉血止血兼活血，方用生蒲黄汤；瘀血期宜活血化瘀，方用桃红四物汤、血府逐瘀汤加减；气虚血瘀者，多见于体虚多病之人，治以益气活血，常用方为补阳还五汤加减；死血期宜痰瘀同治，用破血通络行瘀之品，首选通窍活血汤；干血期宜扶正散结。曾平认为本病为热入营血，迫血妄行、血滞神膏所致，止血和消瘀是治疗关键。以辨证与辨病分期相结合治疗，清营汤为主方化裁，分出血期、稳定期、吸收期三期施治。出血期清营透热，凉血止血；稳定期清营凉血，活血利水；吸收期清热养阴，活血散结。共治疗 29 例 55 只眼，治疗时间最短者 95 天，最长者 513 天，总有效率达到 83.54%。刘书勤认为本病为虚火上炎，血热妄行所致，在急性出血期予宁血复明汤以平肝宁血，和营养阴，病久眼底有结缔组织增生者予化瘀降浊饮以化瘀散结、降浊明目，共治疗本病 27 例（34 眼），治疗后视力明显提升，总有效率达到 94.1%。接传红认为本病与阴虚肺热、肺肾阴虚有关，病在肺肾，治疗上以养阴清热为主，辅以活血化瘀，后期在养阴剂中适当加用补气药，强调理气补气也十分重要。彭清华将本病分为 4 型，①阴虚火旺型：滋阴降火，凉血止血，方用知柏二至丸加减；②肝郁气滞型：疏肝解郁，行气止血，方用逍遥散加减；③阴虚血瘀型：养阴清热，活血祛瘀，方用生蒲黄汤加减；④瘀血阻滞型：活血祛瘀，止血明目，方用血府逐瘀汤或桃红四物汤合二陈汤加减。若玻璃体积血日久不消，则宜养阴利水，活血止血，方用猪苓汤合生蒲黄汤加减。治疗本病 31 例（44 眼），疗程 9~245 天，有效率达 95.45%。

此外，王富春等单纯针刺治疗视网膜静脉周围炎 36 例（43 眼），每日 1 次，6 次为一个疗程，局部取承泣、印堂、太阳、瞳子髎、膈俞、肝俞、足三里、三阴交，获得疗效最早为 12 天，最迟者不超过 45 天，平均 28.5 天，有效率为 81.4%，认为通过针刺可以活血化瘀，使血行于经，并可促进眼内出血的吸收。中成药方面，云南白药胶囊，适用于心肝火旺证等出血期；知柏地黄丸，适用于阴虚火旺证；复方血栓通胶囊，适用于血瘀兼有气阴两虚证；附子理中丸，适用于脾肾阳虚证；血栓通注射液、葛根素注射液适用于血瘀证。

2. 西医治疗

目前对 Eales 病的治疗措施包括病因治疗、药物治疗、激光及玻璃体视网膜手术等。由于目前本病的病因仍不确切，因此详细体检包括必要的化验检查，尽量查明病因，及时治疗。药物治疗方面，就目前而言，药物治疗视网膜静脉周围炎只是对症处理，阻止其进展的药物疗效尚不确切，目前主要包括糖皮质激素和免疫抑制剂，虽然有文献报道抗结核药物治疗 Eales 有一定作用，但仍存在争议；羟苯磺酸钙是一种被广泛应用于治疗眼底微血管病变的药物，冀向宁等应用激光配合羟苯磺酸钙治疗 Eales 病，治疗 3 个月后病人血浆 NO 水平升高，而 ET-1 水平下降，从而抑制血管局部的炎症反应，有助于提高 Eales 病病人的视力。在发作出血期，可给予止血剂如酚磺乙胺、肾上腺色腙片、维生素

K 等。遏制新生血管形成是治疗本病的关键，激光光凝是治疗视网膜静脉周围炎的有效手段，能明显加速视网膜出血、软性渗出及水肿的吸收，尤其是早期治疗能明显缩短病程，且能防治视网膜无灌注区及新生血管的形成，阻止玻璃体积血等并发症的出现，可稳定提高大部分病人的视力，早期病变光凝治疗效果良好。郭光等对 32 例（44 眼）Eales 病行早期激光治疗，治愈率 100%，晚期治愈率 86.7%。如病变发展到增殖期，产生新生血管，则反复玻璃体积血，药物治疗虽可以使血液逐渐吸收，但往往是吸收过程中又出现新的出血，使激光光凝得不到治疗时机。而对于难以吸收的玻璃体积血及增殖性玻璃体视网膜病变病人则应及早行手术治疗，有学者认为玻璃体积血后 3~6 个月行玻璃体切割手术的术后视力更好。熊清源等认为玻璃体切除术治疗玻璃体积血宜早不宜迟，目前治疗 Eales 病的最佳方法是玻璃体切除术联合激光治疗；玻璃体切割术切除了新生血管生长的支架，阻止其继续进展，术中联合眼内激光，可使视网膜新生血管逐渐萎缩，防止再出血的发生。此外，在 Eales 病玻璃体切割手术中玻璃体腔注入曲安奈德可减轻光凝所致黄斑水肿，有利于视力恢复，同时，它也有抑制视网膜新生血管的形成及治疗视网膜血管炎症的作用。

陶耘对 24 例（43 眼）Eales 病病人给予药物（皮质类固醇激素药物）、视网膜激光光凝及手术等综合治疗，视力提高占 83.72%（36 眼），9 眼无眼底新鲜出血，FFA 显示无毛细血管闭塞区扩大，视网膜激光光凝有效。结论提示临床综合治疗视网膜静脉周围炎效果肯定，尤其是玻璃体切割术手术的发展，使视网膜静脉周围炎的治疗取得更好的临床效果。

3. 中西医综合治疗

由于本病病因不确切，西医尚缺乏有效的治疗药物，激光光凝虽可有效治疗本病，但当病情发展到一定程度，光凝的疗效也会受到影响。对反复出现玻璃体积血的病人，单一方法治疗玻璃体视网膜出血吸收时间长，严重病人难以完全吸收，如玻璃体积血吸收时间过长或反复出血，可引起视网膜脱离、新生血管性青光眼等严重并发症，联合应用中药可促进出血吸收，缩短疗程。

屈功会认为本病为阴虚火旺，热入营血，灼伤眼底血络，致使血不循经，破络妄行，溢于脉外而成，方用知柏地黄汤化裁联合氩离子激光行视网膜光凝治疗视网膜静脉周围炎 32 例，结果总有效率 90.63%，表明中医中药联合视网膜光凝对视网膜静脉周围炎疗效确切，较单一治疗方法好。解孝锋等在对照组单纯激光治疗的基础上结合中药治疗，病变早期采用培补肝肾，滋阴降火疗法（知柏地黄丸）；出血期急则治其标，凉血化瘀止血（生蒲黄汤）；机化期用化瘀散结之法（桃红四物汤合二陈汤加减），结果综合组总有效率为 93.1%，证实中药可以加速视网膜出血、水肿的吸收，尤其是对伴有黄斑区出血和水肿的病人，可有效地提高视力；还可改善视网膜的微循环功能，双向调整机体的免疫状态，同时对健康的视网膜也有良好的保护作用。李淑琳等将治疗组按中医辨证分型服用中药和静脉点滴地塞米松及眶周注射复方樟柳碱治疗，用药 6 周后总有效率为 95.45%，大大缩短了视网膜出血的吸收时间，缩短了病程。闫莉等在出血期给予凉血止血中药（生地黄、白茅根、白及等），治疗 1~2 个月后如无再出血，给予滋阴潜阳为主的中药（知母、黄柏、生地等），激光治疗同时及激光治疗后继续服用中药半年或半年以上，结果激光加用中药在视力提升方面明显优于单用激光组。岳章显等在对照组单纯应用激光基础上加用和血明目片治疗早期视网膜静脉炎 3 个月后，治疗组 16 例总有效率为 95.5%，减少了视网膜出血、渗出，促进出血吸收，抑制新生血管形成，改善视网膜血循环，从而减少并发症，提高患眼视力。李晟等激光联合中药治疗 Eales 病，根据王明芳教授提出的眼科血证的四期论治理论，在疾病发展的不同时期，辨证论治，激光光凝后连续服药 3~7 个疗程，提高了治疗效果，中药在改善视网膜微循环的同时，减轻了激光对视网膜细胞的损伤，提高了视力，减少了本病的复发。徐红认为本病多为肝火内炽，迫血妄行或肝气不遂，郁久化热所致。治疗以清肝凉血、解郁清热为主，蒲黄汤加减为主方，同时应用维生素、抗结核、激素类药物，局部应用尿激酶，15 天即治愈 2 例，综合治疗对视网膜静脉周围炎具有较好疗效。吴丽娟等认为本病为瘀热互结所致，将本病分为轻、中、重 3 型，对照组给予光凝、玻璃体切除配合常规西医治疗，观察组在对照组治疗基础上给予中医辨证施治，结果显示观察组总有效率达到 90.0%，且中医疗效及中医证候积分均优于对照组。

（张风梅）

参考文献

［1］李凤鸣. 中华眼科学. 2 版. 人民卫生出版社，2005.

［2］韦秀菊，张邓民，王瑞岐，等. 出血性眼病的诊治. 中国中医药出版社，1995.

［3］张承芬. 眼底病学. 2 版. 人民卫生出版社，2010.

［4］刘辉，冠方，魏世辉. Eales 病与人类白细胞抗原 –DRB、DQB 基因位点的关联. 中华眼底病杂志，2006，22（2）：90–93.

［5］任高英，宋探，焦顺昌. Eales 病病人血清补体免疫复合物溶解能力测定. 中国实用眼科杂志，1996，14（10）：588–589.

［6］王志学，魏素琴. 一氧化氮 / 一氧化氮合酶与 Eales 病的相关研究. 中国中医眼科杂志，2008，18（4）：201–204.

［7］王志学，魏素琴. Eales 病病人血浆内皮素 –1 检测及分析. 中国中医眼科杂志，2010，12，20（6）：326–328.

［8］曹景泰，武丽，张惠蓉，等. 视网膜增殖性疾病玻璃体中胰岛素样生长因子的放射免疫测定. 中华眼科杂志，1995，2：126.

［9］张惠蓉，曹景泰，刘宁朴，等. 视网膜增殖性疾病中表皮生长因子的放射受体定量测定. 中华眼底病杂志，1996，2：91.

［10］杨萍，张惠蓉. 视网膜静脉阻塞和 Eales 病病人玻璃体内皮生长因子含量测定. 中华眼底病杂志，1997，13（3）：171–173.

［11］许道成，肖斯贤，林泽贤，等. 视网膜氩激光光凝治疗 Eales 病疗效观察. 国际眼科杂志，2007，7（5）：1447–1449.

第四节　糖尿病视网膜病变

糖尿病视网膜病变（DR）是由糖尿病导致的视网膜微血管损害所引起一系列典型病

变，是一种影响视力甚至致盲的慢性进行性疾病。根据病变严重程度分为非增生期视网膜病变、增生性视网膜病变。非增生期视网膜病变主要为视网膜微动脉瘤、出血、硬性渗出、棉絮斑、视网膜水肿、静脉串珠状、视网膜内微血管异常（IRMA）。增生性视网膜病变主要为视网膜新生血管、玻璃体积血、增生性新生血管膜、牵拉性视网膜脱离，新生血管长在虹膜、房角上引发新生血管性青光眼。长期黄斑弥漫水肿常导致囊样水肿形成。

"消渴内障"，为"消渴目病"之一，属"视瞻昏渺""云雾移睛""暴盲"及"血灌瞳神"等内障眼病范畴。古代医家治疗消渴内障多喜用甘寒之品泻火热滋阴津，而西医家多认为 DR 与"瘀"有关。

糖尿病视网膜病变是全球四大致盲眼病之一。我国糖尿病人群中，糖尿病视网膜病变、非增生性糖尿病视网膜病变和增生性糖尿病视网膜病变发病率分别为 23%、19.1% 和 2.8%。糖尿病人群中 30%~50% 合并视网膜病变，其中 1/4 有明显视力障碍，生存质量与健康水平严重下降，其致盲率为 8%~12%。

【 病因病机 】

（一）中医病因病机

该病主要病机为气血阴阳失调，以气阴两虚、肝肾不足、阴阳两虚为本，脉络瘀阻、痰浊凝滞为标。

（1）发病：发病缓起病慢，消渴日久，视衣因虚瘀逐渐受损、神光自内而蔽导致。

（2）病位：本病患眼外观端好，病在视衣，属内障眼病，内联脏腑与脾，肝、肾关系密切。

（3）病性：为本虚标实。消渴日久伤阴，早期多以气虚、阴虚为本，瘀阻于目为标，同时可见痰凝、水湿，本虚标实；晚期多为阴阳两虚，以虚为本。

（4）病势：若病位较浅，以阴虚燥热为主的病变多不影响视力。若病位较深，以气阴两虚、后期阴阳两虚，导致痰瘀互结、瘀血阻络为主的病变，往往反复发作，影响视力。

（5）证候病机，病机转化：病久伤阴，阴虚燥热，虚火上炎，灼伤目中血络；消渴日久，耗气伤阴，气阴两虚，瘀阻于目；饮食不节，脾胃受损，气不摄血，血不循经，溢于络外，或水液外渗；消渴病久，肝肾亏虚，目失濡养；久病伤阴，阴损及阴，致阴阳两虚，寒凝血瘀，目络阻滞，痰瘀互结，最终伤及于目。

（二）西医病因病机

1. 病因

糖尿病病人主要是胰岛素激素及细胞代谢异常，引起眼组织，神经及血管微循环改变，造成眼的营养和视功能的损坏，微血管是指介于微小动脉和微小静脉之间，管腔小于 100~150μm 的微小血管及毛细血管网，是组织和血液进行物质交换的场所，由于糖尿病病人血液成分的改变，而引起血管内皮细胞功能异常，使血 – 视网膜屏障受损，视网膜毛细血管内皮细胞色素上皮细胞间的联合被破坏，造成小血管的渗漏，糖尿病病人微血管病变主要发生在视网膜及肾脏，是致盲、肾功能衰竭及死亡的主要原因。

2. 发病机制

当糖尿病病人血糖控制不良时，大量糖渗入基底膜形成大分子多糖，使基底膜加厚，蛋白联结键断裂，基底膜结构松散多孔隙，因之血浆中蛋白质等容易漏出血管壁，纤维蛋白等沉积于血管壁中，引起微血管囊样扩张，早期这种功能改变是可逆的，若病情持续发展，血管壁受损，微血管基底膜增厚，造成血管径变细，血流缓慢，易致血栓形成，毛细血管周细胞丧失，内皮细胞损伤和脱落，血栓使小血管和毛细血管发生闭塞，而致新生血管形成。

高血糖引起红细胞中糖化血红蛋白增加，带氧血红蛋白分离困难，红细胞的可塑性降低，引起组织缺氧，微血管扩张，微血管壁增厚，促使血管扩张，渗透性增加，内皮细胞肿胀分离，外皮细胞消失，引起血－视网膜屏障崩解以及管壁的溶纤维蛋白功能下降，血中之纤维蛋白原水平升高，引起血栓形成，可使血管堵塞，血流停滞，组织缺氧。

【临床表现】

（一）症状

早期眼部多无自觉症状，病久可有不同程度视力减退，眼前黑影飞舞，或视物变形，甚至失明。

（二）体征

DR 的眼底表现包括微动脉瘤、出血、硬性渗出、棉絮斑、静脉串珠状、视网膜内微血管异常、黄斑水肿、新生血管、视网膜前出血及玻璃体积血等。

（三）并发症

DR 的并发症有牵拉性视网膜脱离、虹膜新生血管及新生血管性青光眼等。

1. 牵拉性视网膜脱离

视网膜增殖膜及新生血管膜收缩，是引发牵拉性视网膜脱离的主要原因。

2. 虹膜新生血管及新生血管性青光眼

DR 广泛的视网膜缺血，诱生血管生长因子，刺激虹膜及房角产生新生血管。虹膜新生血管表现为虹膜表面出现的细小弯曲、不规则血管，多见于瞳孔缘，可向周边发展；房角新生血管阻塞或牵拉小梁网，或出血，影响房水引流，导致眼压升高，形成新生血管性青光眼。

【实验室及其他辅助检查】

1. 荧光血管造影（FFA）检查

FFA 检查可出现异常荧光，如微血管瘤样强荧光、毛细血管扩张或渗漏、视网膜血管无灌注区、新生血管及黄斑囊样水肿等。

2. 光学相干断层扫描（OCT）

获得玻璃体视网膜交界面、视网膜和视网膜间隙的高分辨图像。客观显示视网膜各层结构，监测黄斑水肿。

3. 视觉电生理

反映视网膜色素上皮、光感受器、双极细胞及神经节细胞至大脑视皮层完整的视觉传导电信号，能够对 DR 病变进行分层定位及量化检测。

4. 视野检查

光敏感度及视野缺损范围检查可以较好地评价 DR 病人的视功能损害程度。

5. 超声检查

对于屈光间质浑浊，如 DR 引起的白内障、玻璃体积血，超声检查很有价值。屈光间质浑浊的阻挡，可导致间接检眼镜检查无法除外视网膜脱离，应当进行超声检查。

【 诊断与鉴别诊断 】

一、诊断要点

（一）辨病要点

（1）确诊为糖尿病病人。

（2）视物模糊或视物变形。

（3）常双眼发病。

（4）视网膜可见微血管瘤、出血、硬性渗出、棉絮斑、新生血管或黄斑区水肿等。

（二）中医辨证要点

（1）阴津不足，燥热内生证：视力正常或减退，病变为临床分级 1~3 级；口渴多饮、口干咽燥，消谷善饥，大便干结，小便黄赤；舌质红，苔微黄，脉细数。

（2）气阴两虚，络脉瘀阻证：视物模糊，目睛干涩，或视物变形，或眼前黑花飘舞，视网膜病变多为 1~4 级，神疲乏力，气短懒言，口干咽燥，自汗，便干或稀溏，舌胖嫩、紫暗或有瘀斑，脉沉细无力。

（3）肝肾亏虚，目络失养证：视物模糊，目睛干涩，视网膜病变多为 1~3 级；头晕耳鸣，腰膝酸软，肢体麻木，大便干结，舌暗红少苔，脉细涩。

（4）脾失健运，水湿阻滞证：视物模糊，或视物变形，或自觉眼前黑花漂移，视网膜病变多为 2~4 级，以视网膜水肿、棉絮斑、出血为甚；面色萎黄或无华，神疲乏力、头晕耳鸣，小便量多清长；舌质淡，脉弱。

（5）阴阳两虚，血瘀痰凝证：视力模糊，目睛干涩或严重障碍，视网膜病变多为 4~5 级；神疲乏力，五心烦热，失眠健忘，腰酸肢冷，手足凉麻，阳痿早泄，下肢浮肿，大便溏结交替；舌淡胖少津或有瘀点，或唇舌紫暗，脉沉细无力。

（三）西医诊断要点

诊断依据主要有糖尿病史、视力下降伴眼底表现、眼底荧光血管造影（FFA），暗适应和电生理检查也有助于早期诊断。临床诊断以彩色眼底照相和眼底荧光血管造影（FFA）为主，必要时进行相干光断层扫描（OCT）、视觉电生理、视野检查和超声检查。

二、鉴别诊断

1. 高血压性视网膜病变

有高血压病史，眼底可见视网膜动脉变细、反光增强，动、静脉交叉压迫现象明显，棉絮斑、硬性渗出、出血及广泛微血管改变，还可见视乳头水肿。

2. 视网膜静脉阻塞

有或无高血压病史，多为单眼发病，眼底出血为浅层、火焰状，沿视网膜静脉分布，后极部多，周边逐渐减少。静脉高度扩张迂曲，呈腊肠状。

【治疗】

一、中医治疗

（一）治疗原则

本病应在西医有效控制血糖、血压和血脂的基础上给予中医治疗。以益气养阴、滋养肝肾、阴阳双补治其本；通络明目、活血化瘀、化痰散结治其标。临证要全身辨证与眼局部辨证相结合。首当辨全身虚实、寒热，根据眼底出血时间，酌加化瘀通络之品。早期出血以凉血化瘀为主，出血停止 2 周后以活血化瘀为主，后期加用化痰软坚散结之剂。微血管瘤、水肿、渗出等随证加减。

（二）辨证施治

1. 阴津不足，燥热内生证

［治法］养阴生津，凉血润燥。

［方药］玉泉丸（《中国中成药优选》）合知柏地黄丸（《医宗金鉴》）加减。葛根、天花粉、地黄、麦冬、五味子、知母、黄柏、山茱萸、山药、茯苓、泽泻、丹皮、糯米、甘草。

2. 气阴两虚，络脉瘀阻证

［治法］益气养阴，活血通络。

［方药］生脉散（《内外伤辨惑论》）合杞菊地黄丸（《医级》）加减。人参、麦冬、五味子、枸杞、菊花、熟地黄、山茱萸、山药、茯苓、泽泻、丹皮。

3. 肝肾亏虚，目络失养证

［治法］滋补肝肾，润燥通络。

［方药］六味地黄丸（《小儿药证直诀》）。熟地黄、山茱萸、山药、茯苓、泽泻、牡丹皮。

4. 脾失健运，水湿阻滞证

［治法］健脾益气，利水消滞。

［方药］补中益气汤（《脾胃论》）加减。人参、白术、炙甘草、黄芪、当归、陈皮、升麻、柴胡、猪苓、茯苓、泽泻、桂枝。

5. 阴阳两虚，血瘀痰凝证

［治法］滋阴补阳，化痰祛瘀。

[方药]偏阴虚者选左归丸(《景岳全书》)，偏阳虚者选右归丸(《景岳全书》)加减。熟地黄、鹿角胶、龟甲胶、山药、枸杞、山茱萸、川牛膝、菟丝子、附子、肉桂、杜仲、当归、淫羊藿。

（三）中成药

（1）芪明颗粒：用于肝肾亏虚，气阴两虚兼脉络瘀阻证。（Ⅰb级证据）

（2）杞菊地黄丸：口服，适用肝肾阴虚者。

（3）羟苯磺酸钙胶囊：调节微血管及微循环功能。

（4）递法明片：口服，增加静脉张力及起到保护血管的作用。

（5）明目地黄丸：用于肝肾阴虚之目涩畏光，视物模糊等。（Ⅳ级证据）。

（6）石斛夜光丸：用于肝肾两亏之阴虚火旺，内障目暗，视物昏花等。（Ⅳ级证据）

（7）复方血栓通胶囊：用于血瘀兼气阴两虚之神疲乏力，咽干，口干，视物模糊等。（Ⅳ级证据）

（四）针灸

对于DR 1~3级，出血较少者，可慎用针刺疗法，取太阳、阳白、攒竹、足三里、三阴交、光明、肝俞、肾俞等穴，可分两组轮流取用，每次取眼区穴1~2个，四肢及背部3~5个，平补平泻。（Ⅳ级证据）

（五）电离子导入

采用电离子导入的方式，使中药制剂直接到达眼部的病灶组织，从而促进视网膜出血、渗出和水肿的吸收。该法具有方法简便、创伤小、作用直接等特点。（Ⅳ级证据）

二、西医治疗

1. 严格控制血糖、治疗高血压、高血脂

根据病人疾病分期，适当采用激光光凝治疗、玻璃体切割术、抗VEGF治疗。

2. 激光光凝治疗

用于国际分级标准第4~5期，过早激光治疗弊大于利。黄斑水肿、黄斑囊样水肿可行格栅样光凝。增殖前期，视网膜出血或棉絮斑增多，毛细血管无灌注区增加，提示有产生新生血管进入增生期的危险时，应做全视网膜光凝，防止发生新生血管。如果视网膜或视乳头已有新生血管则应立即做全视网膜光凝以防止新生血管出血和视力进一步下降。

3. 玻璃体切割术

玻璃体积血长时间不吸收、牵拉性视网膜脱离，特别是即将或新发生的黄斑部脱离，应行玻璃体切割术。

4. 抗血管内皮生长因子治疗

采用玻璃体内注射抗血管内皮生长因子药物治疗糖尿病性黄斑水肿和眼内新生血管取得了良好的疗效。

【典型案例】

案例 姚某，女，53 岁。2015 年 10 月 8 日初诊。

[主诉] 双眼视力下降 6 月余。

[现病史] 病人 6 个月前无明显诱因出现双眼视力明显下降，伴视物遮挡感，于 2015 年 6 月 8 日到华西医院就诊，诊断为：双眼糖尿病视网膜病变，给予双眼玻璃体腔注射雷珠单抗治疗 1 次，治疗后病人自觉视力下降无明显改善，遂于 2015 年 10 月 8 日来我院就诊。

[既往史] 确诊 2 型糖尿病 8 年，半年前当地医院双眼白内障手术病史。

[检查] 右眼视力指数 15cm，左眼视力 0.02，双眼人工晶体在位，双眼后囊膜浑浊，右眼（+），左眼（++），眼底：右眼：静脉迂曲充盈，散在点片状出血、渗出，水肿明显，左眼：眼底窥不清。OCT 示双眼黄斑区视网膜水肿增厚，神经上皮层内可见大量点状高反射。舌红、苔薄白，脉沉。

[西医诊断] ①双眼糖尿病视网膜病变；②双眼黄斑水肿；③双眼人工晶体眼。

[中医诊断] 消渴内障（络伤血瘀证）。

[治疗] ①院内制剂蒲黄口服液 10mL，口服，每日 3 次。②云南白药胶囊 0.25g，口服，每日 3 次。③中药：陈皮、法半夏、茯苓、玄参、生牡蛎、浙贝母、夏枯草、海蛤壳、生茜草、墨旱莲、生山楂、生甘草。10 剂，每日 1 剂。

[二诊] 2015 年 10 月 19 日。病人诉双眼视力较前稍有提高，右眼视物遮挡感无减轻。检查：右眼视力 0.06，左眼视力 0.04。眼底：右眼：视网膜点片状出血、渗出，水肿明显，左眼：模糊见后极部水肿、渗出。治疗：①原中成药处方加芪明颗粒 4.5g，口服，每日 3 次。②中药：陈皮、法半夏、生茜草、生蒲黄、墨旱莲、葛根、生山楂、生牡蛎、瓦楞子、赤小豆。共 10 剂，每日 1 剂。

[三诊] 2015 年 11 月 16 日。病人诉双眼视力较前有提高，仍有视物遮挡感，查体：右眼视力 0.06，左眼视力 0.06。眼底：右眼：视网膜点片状出血、渗出明显，左眼：后极部出血、渗出较前减轻。治疗：①云南白药胶囊 0.25g，口服，每日 3 次。②芪明颗粒 4.5g，口服，每日 3 次。③中药：肉桂、赤小豆、扁豆、茯苓、墨旱莲、白茅根、生茜草、生牡蛎、瓦楞子、海蛤壳、葛根、生甘草。共 10 剂，每日 1 剂。

[四诊] 2016 年 1 月 28 日。右眼视力 0.08，左眼视力 0.1，右眼：视网膜点片状出血、渗出，左眼：后极部出血、渗出较前减轻。治疗：①云南白药胶囊 0.25g，口服，每日 3 次；②芪明颗粒 4.5g，口服，每日 3 次；③中药：生山楂、鸡内金、生牡蛎、瓦楞子、炒白术、海蛤壳、益母草、泽兰、墨旱莲、桑椹、杜仲、生甘草。共 10 剂，每日 1 剂。

[五诊] 2016 年 3 月 8 日。眼科检查：右眼视力 0.08，左眼视力 0.08。眼底视网膜渗出水肿仍存在，但病变范围及程度较前明显减轻，眼底未见明显出血点。OCT 提示双眼黄斑区视网膜水肿增厚，较前次好转。血糖控制平稳。治以芪明颗粒 4.5g，口服，每日 3 次续服 3 个月（治疗前后眼底变化、OCT 变化见彩插 9-5）。

[病例分析]

（1）辨证思路：本病为本虚标实之证，年老体衰，功能减退，气血化生不足，不能上养眼目，致局部微环境缺氧，出现视网膜静脉迂曲充盈，散在点片状出血、渗出，水肿明显等，治宜健脾利湿、化痰止血，故选择蒲黄止血口服液、云南白药胶囊止血不留瘀；选用二陈汤加牡蛎、浙贝母、夏枯草、海蛤壳利湿消肿、软坚化痰。二诊时，病人眼底出血基本吸收，视力较前有所好转，但全身症状未见明显改善，故去蒲黄止血口服液，加益气养阴、活血化瘀的芪明颗粒，增加肉桂、扁豆、赤小豆、茯苓温阳利水，墨旱莲、白茅根、生茜草止血，生山楂、瓦楞子、海蛤壳软坚散结，使止血不留瘀。三诊时，病人视力有所提高，眼底表现和全身症状均较前明显好转。

（2）问题与对策：糖尿病视网膜病变引起的黄斑水肿及视网膜出血属于难治性眼底病，目前主流方法为抗血管内皮生长因子3+3方案，但部分病人并非治愈，仅为稳定，需要几个月行一次注药治疗，有的病人因费用太高难以接受抗血管内皮生长因子治疗。中医治疗眼底出血历史由来已久，只是在FFA、ICG、OCT检测下检验中医疗效是关键，中医优势在于全身辨证的同时，又能促进出血和渗出吸收，缩小病灶，改善视力。因此，中医辨病结合辨证、治标结合治本，具有一定优势，特别是抗血管内皮生长因子联合中药，可以减少注药次数，增进疗效，不易复发。

（3）理论探讨：《三消论》指出："夫消渴者，多变聋哑。"《秘传证治要诀》更进一步指出："三消久之，神血既亏或目无所见，或手足偏废。"《银海指南·怒》论："气交变大论曰：岁木太过，风气流行，甚则善怒。又曰：岁土不及，风反大行，民病善怒，其证飧泄，薄厥呕血，胸胁痛，气逆不下，喘渴烦心，消瘅肥气，以及外发痈疽等证。况目为肝窍，尤易受伤。初但昏如雾露中行，渐渐空中有黑花，久则神光不收，胆汁不应，则内急乾，睹物成歧。种种皆怒之贻戚也。"可见，长期多怒刺激，怒则气上，影响肝气正常的疏泄功能，肝失疏泄，致气机郁结，郁久化热，化火伤阴，燥热内生而致消渴。同时，病消渴而多怒之人，若大怒则气逆，可夹痰、动血、夹火而上行于目窍，阻塞目络，目之功能受影响，出现目昏花或暴盲；火盛迫血妄行溢于脉外，可见眼底出血，久之可致瘀血内生。

【预防调护】

（1）严格而合理地控制血糖、血压、血脂。
（2）慎起居、调情志，戒烟限酒，合理饮食，适当运动。
（3）定期做作眼科检查，及时采取针对性治疗。

【现代研究进展】

（一）基础研究

1. 病因病机

微血管病变是糖尿病病人发生视网膜病变的主要原因。血管内皮生长因子是一种有效的血管生成因子，可刺激血管内皮细胞分化、移行、增生，高血糖状态时，过度表达的血管内皮生长因子与内皮细胞上的受体结合后，直接刺激血管内皮细胞增殖，增加微血管通透性，引起血浆蛋白外渗，并通过诱导间质产生而促进体内新生血管生成。例如视网膜血管渗漏、促进新生血管形成等。多元醇途径的激活与 DR 的发生存在重要联系。在长期高糖环境下，大量葡萄糖进入多元醇代谢通路，醛糖还原酶活性增加，醛糖还原酶可以不可逆地将葡萄糖转化为山梨醇，大量山梨醇在视网膜组织内积聚使细胞渗透压升高，引起内皮细胞渗透性肿胀和代谢失衡。另外，多元醇途径的中间代谢产物引发肌醇代谢异常，导致 Na^+-K^+-ATP 酶活性降低，细胞 DNA 合成受阻，内皮细胞增生失控，周细胞选择性丢失。

2. 疗效机制

芪明颗粒，用于 2 型糖尿病视网膜病变单纯型，中医辨证属气阴亏虚、肝肾不足、目络瘀滞证，症见视物昏花、目睛干涩、神疲乏力、五心烦热、自汗盗汗、口渴喜饮、便秘、腰膝酸软、头晕、耳鸣。叶锌铭等通过观察 136 例芪明颗粒对老年单纯型糖尿病视网膜病变病人的临床疗效及对血清中血管内皮生长因子和胰岛素样生长因子 1（IGF-1）的影响，证实芪明颗粒可使视网膜血管内皮生长因子水平基本降至正常，从而延缓糖尿病视网膜病变的发生发展。刘爱琴等通过芪明颗粒对用链脲佐菌素诱发糖尿病大鼠模型的基础研究证实，芪明颗粒可显著降低血清及视网膜中脂质过氧化终产物丙二醛水平，同时提高视网膜组织中抗氧化酶类超氧化物歧化酶与谷胱甘肽过氧化物酶活性，从而抵抗糖尿病视网膜病变介导的氧化损伤作用。叶河江等证实芪明颗粒可显著抑制多元醇通路介导的山梨醇、果糖与葡萄糖的生产，同时增加肌醇的产生，从而避免视网膜组织胞内高渗状态与组织水肿的出现。李科军等通过观察服药前和服用芪明颗粒后的视网膜、脉络膜动脉的充盈时间，证实芪明颗粒可以使视网膜及脉络膜的血流速度加快，改善糖尿病病人眼部血液循环状态，延缓糖尿病视网膜病变的发生和发展。

（二）临床研究

1. 中医药治疗

韩锦丹等用清热化瘀方治疗 NPDR 4 周后，观察治疗前后病人的视力、眼底病变、黄斑视网膜厚度、房水中血管内皮生长因子水平及中医临床证候等，发现清热化瘀方对治疗 NPDR 方面能改善病人眼底病变如微血管瘤、硬性渗出、棉絮斑等；通过降低黄斑视网膜厚度，缓解黄斑水肿；能在一定范围内抑制眼房水血管内皮生长因子水平，对血管内皮生长因子水平过度升高导致眼底新生血管等危重情况具有防治作用。杨丕坚等运用复方丹参滴丸（丹参、三七、冰片）治疗 DR Ⅰ 期病人，发现该药可以降低病人外周血 C 反应蛋白、细胞间黏附分子 -1、内皮素 -1，升高动脉血流介导的内皮依赖性血管舒张功能，减小视网膜毛细血管无灌注区面积。说明复方丹参滴丸可显著降低早期 DR 病人炎症反应，并改善血管内皮功能。鬼针草为一种厥阴肝经的天然中药，可清热解毒、止血止泻、散瘀消肿。邵毅等发现鬼针叶草可提高非增生型糖尿病视网膜病变病人视力，有效改善眼底病变及减轻中医证候，可能与其抗氧化、清除自由基作用有关。

2. 西医治疗

美国糖尿病视网膜病变临床指南（2016 版）指出：目前，抗血管内皮生长因子药物是累及中心黄斑水肿的首选治疗方式，可联合同时或者延后的局部激光治疗。其主要根据来自 DRCR.net 于 2015 年 3 月发表于《新英格兰医学杂志》相关研究的结论，指出贝伐单抗、雷珠单抗和阿柏西普都是对黄斑水肿的有效治疗手段，然而在病人初始视力较差的情况下（20/50 或更差）阿柏西普对改善视力更为有效。推荐将抗血管内皮生长因子治疗作为激光的替代手段用于 PDR 治疗。其重要根据之一是美国 DRCR.Net 于 2015 年 11 月发表于 JAMA 的相关研究，比较了 PRP 与雷珠单抗注眼两种方式治疗 PDR 病人视力预后的差异，结论是随访两年时，雷珠单抗治疗组平均视力高于 PRP 组，但两者无明显的统计学差异，而 PRP 组病人的平均外周视野敏感度更低，玻切手术率更高，DME 发生率更高。

3. 中西医结合治疗

目前，临床均借助视网膜激光光凝术进行治疗，让视网膜动脉瘤与新生血管产生萎缩，吸收出血与渗出，具有降低视网膜耗氧量，改善视网膜微循环，提高视力，对眼底病变起到缓解作用。光凝治疗可以较好地控制病情，但无法有效阻止新生血管产生，无法有效推动吸收瘀血，故而，临床需要积极探索中西医结合治疗 DR 的方法，以改善视力，避免病情反复发作，提高生活质量。周晓丹在对照组单纯全视网膜光凝术基础上联合中医疗法（药方：花粉、生地、太子参、旱莲草、北芪、桑叶、地骨皮、女贞子、杞子、田七），持续服用 2 周后观察病情。结果显示，临床行中西医结合疗法组的病人疾病得以缓解者 43 例，占 95.6%；而单纯性西医疗法组病人病症得以缓解者 34 例，占 75.6%；说明：临床于全视网膜激光光凝术基础上加用中医疗法，可更好地改善病人症状，提高疾病治疗效果。张淑荣在对照组单纯接受激光光凝基础之上执行中西药治疗，疗效及眼底视网膜变化情况对比，结果表明，激光光凝术联合中西药治疗糖尿病性视网膜病变的效果更为明显，可显著改善糖尿病性视网膜病变病人的眼底病变，降低血液黏度。

（段俊国）

参考文献

［1］刘爱琴，廖品正，郑燕林，等．芪明颗粒在糖尿病大鼠视网膜抗氧化反应中的作用．中国中医眼科杂志，2003，13（3）：128-130.

［2］邵毅，周琼，易昀敏，等．鬼针草叶治疗非增生型糖尿病视网膜病变的临床研究．眼科新进展，2013，33（6）：531-534.

［3］段俊国．中西医结合眼科学．中国中医药出版社，2013.

［4］段俊国．中医眼科学．人民卫生出版社，2012.

［5］中华医学会眼科学会眼底病学组．我国糖尿病视网膜病变临床诊疗指南．中华眼科杂志，2014，50（11）：851-865.

第五节　视网膜色素变性

视网膜色素变性（RP）是一组以进行性感光细胞及色素上皮功能丧失为共同表现的遗传性视网膜变性疾病。该病的临床特点为夜盲、进行性视野缩小、眼底色素沉着和视网膜电图（ERG）异常或不能记录。1855 年，Donder 首次详细描绘本病。多累及双眼，一般于幼年或青春期发病。

本病归属于中医"高风内障"范畴，又名"高风雀目内障""高风雀目""高风障症""阴风障""阳衰不能抗阴之病"等。

RP 是致盲的重要危险因素之一，已成为威胁全世界中青年人群视觉的主要眼部疾病。目前 RP 所导致的眼盲及低视力所占比例显著增加，全世界的发病率为 1/3500~1/5000，据资料统计，其中我国人群中 RP 病人就多达 40 万。

【病因病机】

（一）中医病因病机

先天禀赋不足乃本病发生的主要原因；从脏腑辨证，与肾、肝、脾的功能失调有关。

1. 病因

1）先天禀赋不足

先天禀赋不足，人之阴阳盛衰与天地之阴阳消长相应，人体元阳虚衰，阳气陷于阴中，不能自振，目失温煦，故视而不见。《审视瑶函》认为是："人体阴阳之气失衡、阳不胜阴。"《目经大成》曰："至晚不见，晓则复明，盖元阳不足致病。"《银海精微·黄昏不见》曰："禀性天真不全，精神短少，致瞳仁神肾水不清，故目之无光也。"其中"禀性天真不全"即说明先天禀赋不足是引起本病的重要原因之一。

至清代也有《杂病源流犀烛·目病源流》及《沈氏尊生书》提其病因说："亦有生成如此，并由父母遗体。"显示中医在临床总结中均认识到本病为先天遗传所致。

2）肾、肝和脾的功能失调

（1）肾气亏虚，目失温煦：《银海精微·黄昏不见》曰："此乃肾之虚也，眼虽属于窍门，乃归肾而为主，肾虚则眼目昏，或贪淫乐恣酒过度，使肾脏衰惫……"肾主水，受五脏六腑之精而藏之，若命门火衰，或色欲伤肾，阴损及阳，温煦失职，日渐衰微，故有夜色视罔见，视野日窄。

（2）肝血亏虚，目窍失养：目为肝窍，肝主藏血，肝受血而目能视，且肝气通于目，肝和则目能辨五色。《儒门事亲·目疾头风出血最急说》云："雀目不能夜视及内障，暴怒大忧之所致也。"肝主疏泄，调畅气机，若肝气郁结，郁而发热，易致上扰目窍，脉络失畅；《沈氏尊生书》中有记载："雀目者，日落即不见物也，此由肝虚血少……"若肝血不足，或阴血亏虚，则目窍失养，可致入夜盲无所见；又因肝肾同源，肝阴不足，肾精亏虚，肝肾两虚，脉道萎闭，神光衰微。

（3）脾胃虚弱，运化失司：脾主运化水谷精微，为后天之本，生化之源。劳役饥饱，伤及脾胃，脾虚气弱，无以运化经纬以充先天之本，精血更虚；气弱不能运精于目，目失所养，而至夜视惘见，视野日窄，视力下降。

2. 病机

（1）发病：发病多以少儿时发病多见，起病慢，逐渐加重而且病程漫长。

（2）病位：本病患眼外观端好，病在瞳神以内，属内障眼病，可累及全网膜，内联脏腑与肾、肝、脾关系密切。

（3）病性：以虚为主，先天禀赋不足，命门火衰，不能自振，肝肾精血亏虚、脾胃运化不足，其中尤以肝肾阴虚多见。晚期眼底血管细之又细，甚至血管闭塞，为虚中夹瘀，且瘀贯始终。

（4）病势：本病为眼科难治之症，往往发展缓慢，视野缩小，最终日久而致失明。

（5）病机转化：肾阳虚亏，命门火衰，入暮时阳弱无以抗阴，致夜无可视；或肝肾两亏，精血不足，阴阳不济，阳气不能为用而夜盲；或脾胃虚弱清阳不升，浊阴上盛，阳不彰明而夜盲；或气血不足，养目之源亏乏，入暮不能视物，晚期因脉道闭塞，气机阻滞而丧明。

（二）西医病因病机

本病发病的确切原因不明，除遗传因素外，现代研究认为本病还可能与免疫功能异常及色素上皮吞噬功能等因素有关。

1. 遗传

RP 具有典型的遗传特异性，有多种遗传方式，可为常染色体显性遗传（ADRP）、常染色体隐性遗传（ARRP）、性连锁隐性遗传（XLRP）等，约 1/3 为散发病例。其中以 ADRP 为最常见的类型，占 40%~90%，该型与近亲联姻有一定关系，男多于女，并可伴发耳聋及中枢神经系统疾患；ARRP 次之，占 10%~20%，男女患病率接近，不合并全身系统疾病；性连锁隐性遗传最少，约占 10% 以下，仅男性患病，女性为携带者，此型发病早，病状重，进展快，可并发白内障。由于 RP 病人的基因突变，使其编码的蛋白质功能异常，从而影响感光细胞外节盘膜的脱落、细胞骨架蛋白完整性的丧失、细胞黏附障碍、光传导通路级连反应的持续激活以及视黄醛代谢障碍等一系列感光细胞生理及生化功能障碍，最终导致视网膜感光细胞死亡。

2. 其他

目前有学者认为 RP 的发生可能与自身免疫相关。病变过程中光感受器细胞结构中的盘膜崩解物在视网膜组织中残留、堆积，而这些盘膜崩解物可能作为自身抗原，诱导产生抗光感受器细胞的抗体并攻击那些结构和功能尚正常的光感受器细胞，引起自身免疫反应，导致免疫抑制能力下降，影响视网膜色素变性病情的进一步发展。色素上皮吞噬功能异常也可致病。正常视网膜色素上皮（RPE）在清晨光照后的几小时内（即感光细胞外节膜盘大量脱落时）会出现吞噬功能的显著增加，一天中的其他时间维持基础吞噬水平。研究发现，RP 形成过程中，RPE 处理感光细胞外节膜盘和代谢废物的能力下降，视杆细胞外节段（ROS）碎片堆积在感光细胞和 RPE 之间，影响了感光细胞的代谢，从而导致了感光细胞的凋亡。此外，视细胞层的原发性营养不良及逐渐退变，色素上皮失去处理神经上皮外节盘膜代谢废物的能力等可能与本病的发病有关。

【临床表现】

（一）症状

（1）夜盲：是最早出现的症状。多发生在眼底改变以前，夜间行走困难。轻者表现为暗适应功能下降，随着病情进展，夜盲逐渐加重，最终致盲。发病年龄愈年轻，病程进展愈迅速。夜盲是视杆细胞功能异常或变性的主要表现，若病变以视锥细胞受累为主时，则夜盲出现较晚。

（2）视野：向心性缩窄，早期视野为典型的环形暗点，随着病情进展，逐渐形成管状视野。

（3）视力：早期视力一般正常，当周边视野严重缩小后，还可保持良好的中心视力，病程晚期中心视野受累时，视力完全丧失。

（4）色觉改变：多数病人童年时色觉正常，以后逐渐出现异常，最常见为蓝色盲，红绿色盲较少。

本病因不同遗传类型，发病情况不同。一般规律是：ADRP发病较迟，在成年期或近成年期才开始出现夜盲症状，且病程缓慢，视功能损害相对较轻，不少病人多年保持一定的中心视力。ARRP发病较早，可从青少年时期发生症状，病情较重，但进展也较缓慢，年龄较大时也能残存一定的中心视力。XLRP常在10岁以内幼年时发病，病变明显，40岁左右，视力已极差，甚至失明。

（二）体征

本病早期虽已有夜盲而眼底可正常，或仅见视网膜赤道部色素紊乱，后随病情进展逐渐出现眼底改变。

（1）色素沉着：病变早期仅见赤道部视网膜色素紊乱，以后赤道部血管盘出现骨细胞样色素沉着；色素逐渐增多，多聚集于血管的前面，遮蔽血管的一部分。随着病情发展，逐渐向周边和后极部扩展，病程越长，色素沉着的范围就越广泛。晚期可见视网膜呈青灰色，黄斑色暗。个别案例眼底无色素沉着，仅见视网膜和色素上皮萎缩，或在视网膜上出现黄色、结晶样闪光点或白色圆形小点。

（2）视盘：晚期视盘萎缩成蜡黄色，边缘清楚，但有时又像被一层薄膜遮盖，此乃因视神经胶质增生所致。

（3）视网膜血管：视网膜血管呈一致性狭窄，而动脉尤为显著。血管壁由于玻璃样退行变性而增厚，甚至管腔完全闭塞，仅于视盘附近可见血柱。

（三）并发症

（1）并发性白内障：后囊下皮质浑浊白内障是本病常见的并发症，一般发生于晚期，晶体浑浊呈星形，位于后极部皮质，进展缓慢，终至完全浑浊。

（2）屈光不正：约有50%的病例伴发近视，近视多见于ARRP及XLRP病人。

（3）并发性青光眼：1%~3%病例伴发青光眼，多为开角型，闭角型少见。

（4）全身伴发情况：有文献报道，RP病例有不同程度的听力障碍。

【实验室及其他辅助检查】

1.视野检查

早期表现为环形暗点，位置与赤道部病变相符。其后环形暗点向中心和周边逐渐扩大，视野逐渐缩小，以致形成管状视野。

2. 视觉电生理检查

疾病早期，ERG 呈低波迟延型，a、b 波波峰降低，峰时延长，最后 a、b 波消失呈熄灭型。

3. 暗适应检查

通常为全视网膜的视杆细胞阈值明显增高。视锥细胞功能初期尚正常，最后视杆细胞功能丧失，视锥细胞阈值亦升高。

4. 荧光素眼底血管造影（FFA）检查

病变早期呈斑驳状荧光，病变明显时显现大片的透见荧光，色素沉着处为遮蔽荧光，视网膜血管充盈不良或充盈缺失。晚期可因脉络膜毛细血管萎缩，视网膜毛细血管闭塞，有时黄斑、后极部甚至周边部可见荧光渗漏。

5. 光学相干断层扫描（OCT）检查

常表现为视网膜变薄，视网膜外层结构萎缩，由周边向后极部发展，可伴有黄斑囊样水肿、视网膜前膜等。

【诊断与鉴别诊断】

一、诊断要点

（一）辨病要点

（1）视物模糊，晚上及暗处更甚。

（2）视物范围缩小，逐渐加重，进而影响中心视力，可致失明。

（3）眼底检查可见视网膜血管显著变细，早期在周边部散布骨细胞样色素，随病情进展，视乳头呈蜡黄色，色素向后极部扩展，可覆盖于视网膜血管上。视网膜呈青灰色可透见硬化的脉络膜血管。

（4）暗适应检查阈值升高；视野检查早期可见环状暗点，逐渐向内外两侧扩大，晚期呈管状视野；ERG 示 a 波、b 波振幅降低，峰时延迟，以致消失呈熄灭型。

（5）常有家族史，有常染色体显性、常染色体隐性、伴性连锁隐性及散发型四种遗传类型。

（二）辨证要点

全身证候以虚为主，虚中夹瘀兼郁。

（1）肾阳不足证：腰膝酸软；耳鸣耳聋；面色㿠白，畏寒肢冷；男子阳痿早泄，夜尿频频，女子月经不调，量少色淡；舌质淡，苔薄，脉细无力。

（2）肝肾阴虚证：眼睛干涩；头晕耳鸣；失眠多梦；口干；腰膝酸软；舌红苔少，脉细数。

（3）脾虚气弱证：面色萎黄；神疲乏力；食纳不馨或便溏泄泻；舌质淡，边有齿痕，苔薄白，脉细弱。

（4）气虚血瘀证：病情日久；舌质暗，苔薄白，脉细。

（三）西医诊断要点

（1）双眼受累。

（2）周边视觉丧失。

（3）视杆细胞功能障碍：表现为暗适应视杆细胞光阈值升高和（或）ERG视杆细胞反应振幅降低，峰时延长或反应不能记录。

（4）进行性感光细胞功能丧失。

二、鉴别诊断

1. 继发性视网膜色素变性

脉络膜炎性疾患、眼外伤、视网膜脱落复位术后眼底均可出现脉络膜视网膜弥漫性萎缩、色素沉着等改变，但其血管无明显变细、ERG异常较轻，且有相应原发病史。

2. 梅毒性视网膜脉络膜炎

有梅毒病史，眼底可见色素分布与形态不规则，且位于视网膜下，看不到骨细胞样色素形态，脉络膜视网膜出现萎缩斑。夜盲不明显，视野检查无环形暗点，ERG b波可轻度降低或正常，血清梅毒反应阳性。

3. 风疹病毒先天感染

本病病人多有核性白内障和母亲患病史，椒盐样眼底可以合并有小眼球、耳聋、先天性心脏或全身其他异常。ERG多正常。

4. 维生素A缺乏

常由营养不良或肠切除手术所致，可以是遗传性的。有显著的夜盲，干眼，周边视网膜深层可见大量黄白色、境界清楚的小斑。

【治疗】

一、中医治疗

（一）治疗原则

本病总以虚为主，虚中夹瘀兼郁，治宜从调理肝脾肾着手，在补虚同时，兼以活血化瘀、理气解郁，可望改善视功能或延缓病程。

（二）辨证施治

1. 肾阳不足证

［治疗法则］温补肾阳，活血明目。

［方药］右归丸（《景岳全书》）。五更泄泻，食少便溏者，可加黄芪、党参、吴茱萸等温补脾肾；血管变细，色素堆积者，可加丹参、赤芍等活血通脉。

［中成药］金匮肾气丸或右归丸。

2. 肝肾阴虚证

［治疗法则］滋补肝肾，活血明目。

[方药] 明目地黄汤（《审视瑶函》）。头晕目眩者，可加石决明、钩藤等以平肝潜阳；纳少腹胀者，可加砂仁、陈皮等和胃消食；情志不舒者，加香附、白芍以解肝郁。

[中成药] 明目地黄丸或杞菊地黄丸。

3. 脾虚气弱证

[治疗法则] 补脾益气，活血明目。

[方药] 补中益气汤（《内外伤辨惑论》）。若大便溏泄，形寒肢冷者，加附子、吴茱萸以温阳止泻；心悸失眠者，可加白芍、酸枣仁以养血安神。

[中成药] 补中益气丸。

4. 气虚血瘀证

[治疗法则] 补气活血，化瘀明目。

[方药] 十全大补汤（《太平惠民和剂局方》）。若两目干涩者，加枸杞、生地、麦冬以养阴润燥；气短懒言者，加五味子、党参等补气。

[中成药] 十全大补丸，若脉络瘀阻，可加复方丹参滴丸。

（三）单方验方

1. 石斛散（《圣济总录》）

治雀目，眼目昼视精明，暮夜昏暗，视物不见，石斛、淫羊藿各9g，苍术15g，上3味，捣罗为散。每服9g，空腹时用米饮调服，一日2次。

2. 蛤粉丸（《圣济总录》）

治雀目，不拘久近，但日落便不见物。上色蛤蚧细研、黄蜡等分。溶蜡搜粉为丸，如枣大，每用猪肝一片，二两许，披开，裹药一丸，麻线缠，瓮器内，水一碗，煮熟取出，趁热熏眼，至温，吃肝，以知为度。

3. 石决明丸（《圣济总录》）

方治雀目，昼视睛明，暮夜昏暗。石决明、车前子、防风、知母（焙）各二两，芜蔚子、细辛、五味子、黄芩、人参、白茯苓、大黄各一两。

（四）外治法

可以配戴遮光眼镜。

（五）其他特色疗法

1. 针灸疗法

1）体针

（1）功效：通过针刺对穴位的刺激，可以调节全身的气血阴阳，从而使气血、经络通畅，有助于改善视力。

（2）常用穴位：眼局部常用穴包括睛明、上睛明、承泣、球后、攒竹、太阳等；全身常用配穴包括风池、完骨、百会、合谷、肝俞、肾俞、脾俞、足三里、三阴交、关元等。

（3）针法：针对主症配穴，将眼周穴位和远端肢体穴位配合应用，每次取眼周穴位2个，远端肢体穴位2~4个，每日1次。本病为退行性变，可每3~6个月针刺20~30日。

２）耳针

（1）常用穴位：眼、目1、目2、心、肝、脾、肾、神门、皮质下、内分泌。

（2）针法：每次取一侧耳穴，左右交替，毫针浅刺不留针；或贴压王不留行籽，按压至耳廓发红发热为度，左右交替，每周2次，连续4周。

３）皮肤针疗法（梅花针叩刺）

（1）常用穴位：眼周、百会、四神聪、枕上正中线、枕上旁线、风池、督脉及膀胱经在颈项至背腰部循行线。

（2）针法：持皮肤针叩刺，轻或中度刺激，至局部皮肤潮红，病人能耐受为度，每日1次，10次为一个疗程，连续治疗3个疗程。

2. 穴位注射

（1）常用穴位：取肝俞、肾俞、足三里、曲池、风池、球后等穴位。

（2）操作：选用营养神经类、活血化瘀类注射药物，以2mL或5mL一次性无菌注射器抽取药液1~2mL，每次选用2~4穴，每穴注射约0.5mL，交替选穴，隔日1次，10次为一个疗程。

3. 中药离子导入

利用单向低频脉冲电流，将电极放在浸泡于具有活血化瘀、补虚通络的中药液的衬垫上，将药物渗透导入眼局部组织。

4. 推拿治疗

一指禅推太阳、阳白、印堂各5遍；揉睛明、攒竹、鱼腰、丝竹空、太阳，每穴1分钟；分抹上下眼眶2分钟；按揉养老、光明穴，每穴2分钟。每日治疗1次，10次为一个疗程，连续治疗3个疗程。

（六）饮食疗法

宜选用清淡而富于营养的食物，如具有补气养血的桂圆、大枣等，养血明目的枸杞、黑芝麻、龙眼肉等，养阴明目作用的梨、苹果、黄瓜、橘子等，补肝明目的猪肝、胡萝卜、鱼虾、蛋类等，温补肾阳的羊肉、猪腰等，可煎汤、熬粥、制丸等做成菜肴协助治疗。如肝肾阴虚者，取枸杞适量、猪腰1个，佐料适量，炒熟即可；脾虚气弱者，桂圆、大枣加适量水放入砂锅内熬成粥汁；肾阳虚衰者，羊肉切块加桂枝、当归，加适量调味品、清水、精盐、佐料，文火炖煮。

（七）情志疗法

此类病人病程长，见效慢，易焦虑，应注意劳逸结合，避免精神与体力的过度紧张。另因本病为慢性进行性发展，且尚无特效药物，故医护人员应做好病人的情志护理，树立病人与疾病长期做斗争的心理准备。及时了解疾病的进展情况，协助病人学习新的生活技巧，训练其他知觉的敏感度以适应生活，鼓励和指导病人积极锻炼身体，以增强体质。

二、中西医协同治疗

RP属于遗传性疾病，中医治疗在此方面疗效更佳。现代中医以辨病和辨证相结合的思维模式诊治本病，采用中药、针灸等疗法对延缓病情发展，保持中心视力有一定的临床意义。针刺眼周穴位特别是睛明、球后、承泣等，可以使血管扩张，增加了脉络膜的血液供应，促进视细胞恢复功能，从而使相应部位的视野扩大。在此基础上，还配合眼上直肌搭桥术、口服维生素、静脉滴注血管扩张剂等，在临床上取得了一定的效果。中医辨证论治配合西医治疗 RP，既改善局部血液循环，又扶正祛邪，标本同治，从而取得较好的疗效。

【典型案例】

案例 张某，男，16 岁。2014 年 5 月 9 日初诊。

[主诉] 双眼视力渐降，晚上或暗处更甚 3 年。

[病史] 病人 3 年前无明显诱因感觉双眼视力逐渐下降，夜间或暗处视物不见，常有跌倒撞破之事，家长未予以重视。半年前在某西医院行荧光素血管造影及视觉电生理等检查，诊断为视网膜色素变性，服用鱼肝油丸、维生素 A 等 4 个月，无明显疗效。故来我院就诊。父母无类似眼病，否认家族遗传史，并非近亲结婚。

[检查] 右眼视力 0.2，左眼视力 0.3，戴镜视力：右眼 0.5，左眼 0.6。近视力：右眼 0.66/20cm，左眼 0.66/20cm。查眼底：双眼屈光间质清，视盘颜色淡红，边缘清楚，视网膜血管变细，视网膜有点片状及骨细胞样色素沉着，以周边部为多，黄斑亮点清。视野检查：视野已缩小，达 25°~30°，厌食，易疲劳，口唇偏淡，二便调，舌淡红、苔薄白、有齿痕，脉缓稍弱。

[西医诊断] 视网膜色素变性（双），屈光不正（双）。

[中医诊断] 高风内障（脾虚气弱证）。

[方药] 补中益气汤加减：黄芪、党参、白术、柴胡、远志、升麻、当归、丹参、陈皮、山药、砂仁、白扁豆、夜明砂、甘草。15 剂，每日 1 剂，早晚温服。嘱病人注意用眼卫生及身体保健。

[二诊] 服上药无不良反应，视力略有提高，右眼视力 0.3，左眼视力 0.3，戴镜视力：右眼 0.6，左眼 0.6。近视力：右眼 0.66/20cm，左眼 0.66/20cm，眼底及周边视野无改善，纳食可，舌淡，苔薄白，脉缓。前方去砂仁、白扁豆、山药，15 剂。

[三诊] 视力稳定，视物疲劳缓解，视野扩大 5°。病人上学不便服用中药汤剂。给予益气明目丸，每次 10g，日 3 次，温开水送服。连续用药 2 个月。右眼视力 0.4，左眼视力 0.4~[1]，戴镜视力：右眼 0.8~[2]，左眼 0.6。近视力：右眼 1.0~[1]/20cm，左眼 1.0~[2]/20cm。眼科检查：眼底虽可见骨细胞样色素沉着，但病变范围未见扩大。视野提示范围缩小 5°，全身症状明显缓解。

[病例分析]

（1）辨治思路：根据小儿脾常不足之生理特点，系脾胃气虚，清气不升，目窍失养，导致目失濡养，夜视不见。厌食是素体脾胃不健，运化失司所致，且视网膜血管变细，乃精微不升，络脉瘀滞，视力日减，结合舌脉，治宜健脾益气兼以化瘀。黄芪、党参、白术、山药健脾补虚、益气明目，砂仁、白扁豆健脾除湿，柴胡、升麻升举清阳，远志宁心安神，当归、丹参、夜明砂、川芎活血以化瘀明目，少量陈皮行气以防滞，甘草调和诸药。服药 3 个月病人视力得到提高，厌食得到缓解，调理得当，故去除砂仁、白扁豆、山药，继续服药 3 个月视野范围可见扩大，仍以此方为主。6 个月后改为益气明目丸自服，补脾益气，活血化瘀，病人视野扩大。本例运用全身辨证与局部辨病结合的思路，以虚为主，虚中夹瘀，在补虚同时兼用活血化瘀药，在改善视网膜色素变性的疗效中，获得了一定的收获和体会。

（2）问题与对策：有效地阻止疾病的发展，保留有效的视功能，是治疗视网膜色素变性的难点。病人必须明确：目前没有完全根治本病的方法，经过积极治疗在某一阶段能使视功能得到改善，从长远来看也仅能延缓病情的发展。临床中用上直肌搭桥等手术可以提高部分病人的视功能，视网膜移植术后部分病人的视力和视野有不同程度的改善，近年来兴起的基因治疗是治疗本病的研究热点。但相比较而言，中医辨证施治及针灸治疗，也可以提高病人的视力，扩大视野，改善视功能，而且安全性相对较高。尤其是早期治疗，引起重视，持久的中医药辨证治疗，将有助于改善其视网膜的功能，对缓解病情有重要的临床意义。

（3）辨证要点：根据夜盲、眼底改变、视野缩小及视网膜电图异常即可诊断。此例是脾胃虚弱，清气不升以致目失濡养所致。眼底血管变细，认为本病夹有血瘀的病机，为虚中夹瘀，且瘀贯始终。

（4）理论探讨：脾输精气，上贯于目，脾主运化，为气血生化之源。《兰室秘藏·眼耳鼻门》中述："夫五脏六腑之精气，皆禀受于脾，上贯于目……故脾虚则五脏六腑之精皆失所司，不能归明于目矣。"脾气虚弱，中焦气血化生不足，运化无力，目窍失养，视物不明，是导致高风内障发生的原因之一。

【疗效判定标准】

参照 2002 年《中药新药临床研究指导原则》制定。

1.RP 疗效标准

（1）显效：视力提高 ≥ 4 行，视野范围扩大 ≥ 15°，静态视野平均敏感度（MS）较治疗前回升 ≥ 15%，ERG 改善，4 项中须具备 3 项。

（2）有效：视力提高 ≥ 2 行，视野范围扩大 ≥ 5°，静态视野平均敏感度（MS）较治疗前回升 ≥ 5%。

（3）无效：视野、视力无改善或继续下降者。

2.证候疗效标准

（1）临床痊愈：中医临床症状、体征消失或基本消失，证候积分减少 ≥ 95%。

（2）显效：中医临床症状、体征明显改善，证候积分减少 ≥ 70%。

（3）有效：中医临床症状、体征明显改善，证候积分减少 ≥ 30%。

（4）无效：中医临床症状、体征均无明显改善，甚或加重，证候积分减少不足 30%。

计算公式（尼莫地平法）为：［（治疗前积分 − 治疗后积分）÷ 治疗前积分］× 100%。

【预防与调护】

（1）本病具有较明显的遗传性、家族性，应做好本病的遗传宣传，尤其需禁止本病病人家族内的近亲血缘婚姻，防止本病的发生。

（2）强光刺激对本病十分不利，因此病人应配戴遮光眼镜以尽量避免强光的刺激。

（3）本病病人大多视野窄，暗适应能力差，因此应尽量减少夜间户外活动。

（4）生活起居要有规律，参加适量的户外活动以增强体质。

（5）精神护理：注意劳逸结合，避免精神的过度紧张，树立长期与疾病做斗争的心理准备。

（6）饮食调护：养成良好的饮食习惯，清淡而有营养，宜多吃肝脏、鱼类高蛋白食物及多种蔬菜水果等。

【注意事项】

（1）本病疗程长，为眼科难治之症，病人需有耐心接受长期的治疗。

（2）对于已确诊的 RP 病人，应每年定期复诊，检查眼底、视野及眼电生理，及时了解病情的变化。

【重点提示】

中医认为本病与先天禀赋不足，命门火衰；或肝肾亏虚，精血不足；或脾胃虚弱，清气不升以致目失濡养。按虚证治疗调理脏腑，肾为先天之本、藏精之所，肝肾同源，脾为后天之本、后天生精之源，所以治疗多着重肝、脾、肾的调理。病情发展血管变细，甚至闭塞，久病致瘀，虚中夹瘀兼郁，应在补虚同时兼用活血化瘀、理气解郁之药。

【现代研究进展】

（一）基础研究

1. 遗传机制

基因遗传缺陷，可导致视细胞感光细胞结构与功能变异，影响视细胞和色素上皮的代谢，干扰视细胞与色素上皮细胞间的相互作用，导致光电转化途径异常，及视细胞的凋亡。RetNet 和人类基因突变数据库（HGMD）目前已报道 60 多个 RP 相关基因和 3000 多个致病位点，越来越多新基因和新位点被发现。致病基因已发现 ADRP 中所占比例较高的有紫红质基因（RHO）、Pre-mRNA 剪切因子 31 基因、Peripherin2 蛋白基因、视网膜色素变性基因等，ARRP 中有视网膜色素上皮 65 基因等。不同基因的突变可引起临床上大同小异的 RP，这提示不同的遗传缺陷可能通过一个共同机制导致相同的病理结局，即遗传特异性。

2. 基因治疗

基因治疗是通过合适的载体将治疗基因导入靶细胞，使其在体内有效地表达，从而得到治疗的效果。如 Chadderton 等应用 RNA 干扰技术在 RHO 突变引起的 RP 小鼠视网膜下腔注入携带 RHO-siRNA 的 AAV 载体，并联合植入野生型 RHO 基因，可以有效治疗 RHO 突变引起的 RP；Bemelmans 等将慢病毒介导的 RPE 65 基因注射到模型组小鼠视网膜下腔内，可以使 RPE 65 基因在 RPE 持续表达，视网膜电图记录到的图像与正常类似，转移后至少 4 个月内可以防止视锥细胞的退化，而对照组小鼠的视锥细胞则完全退化，但是基因治疗目前还是以动物实验为主，有待于临床进一步验证。

（二）临床研究

1. 中医治疗

（1）辨证论治：孙艳等将 RP 中医辨证分为 3 型：肝虚血少型，方用补血养肝明目汤；肾阳虚型，方用温补肾阳汤；肾阴虚型，方用滋阴补肾汤。并与西药配合运用，疗效明显优于单纯西药组。郭继援等选择 18 例视网膜色素变性病人为研究对象，中医辨证分为肾阳不足、肝肾阴虚、脾虚气弱、气虚血瘀 4 型，辨证后给予病人针刺结合口服汤药益视饮（葛根、石菖蒲、远志、茯苓、党参、黄芪、山药、山茱萸、枸杞、菟丝子、蝉蜕、刺蒺藜、甘草）加减用药，治疗总有效率为 88.89%。

喻京生等对近 20 年国内外 RP 相关的文献进行了研究，同时在全国采用问卷调查方法进行了专家意见征集，邀请多家医院做了 220 例病人的临床一致性评价（≥90%），确定了《原发性视网膜色素变性》中医诊疗指南的辨证分型包括肾阳不足、肝肾阴虚、脾虚气弱、气虚血瘀 4 型，完成了中医诊疗指南的制定，为中医规范化治疗提供了理论指导。

（2）针刺治疗：张延菊等对 13 例 RP 病人予风池穴温通针法配合远端配穴及头皮针治疗，结果治疗 3 个疗程后病人视力较治疗前普遍提高，总有效率为 76.92%。同期视野平均光敏感度（MS）及平均缺损（MD）均较治疗前明显改善，模式标准差（PSD）未见明显变化。治疗后随访至 6 个月时，情况稳定。徐红等收集 RP 病人共 26 例，采用自身前后对照，观察针刺治疗 3 个月后病人视力、视野、ERG 和视功能损害眼病病人生存质量量表得分指标的变化，发现针刺能提高病人生存质量，且病程越短，治疗效果越好。马珊等对 15 例 RP 病人采用针刺辨证治疗，分肾阳不足、肝肾阴虚、脾虚气弱 3 型，观察治疗前后视力、视野 ERG 等指标，治疗结束后总有效率为 86.7%。

（3）针药联合：鹿麓等选取 100 例 RP 病人分为实验组与对照组各 50 例，实验组病人采用针药联用治疗，对照组行药物治疗。结果显示实验组病人治疗总有效率为 96%，采用针药联用疗法治疗 RP 效果明显更佳。马珊等对 20 例视网膜色素变性病人予针刺（承泣、睛明、球后、太阳、肝俞、脾俞、肾俞、足三里、命门、三阴交）及口服中药汤剂（当归、黄芪、枸杞、菟丝子、夜明砂、鸡血藤、制香附、石菖蒲），结果治疗后病人视力、视野分布及 ERG b 波方面改善，总有效率 82.5%，针药并治视网膜色素变性有一定疗效，临床值得推广。宁云红等用色素变性方联合针刺疗法（攒竹、鱼腰、丝竹空、睛明、球后、太阳、足三里、三阴交）治疗 30 例 RP 病人，治疗后总有效率达 88.3%，治疗后视力、视野、视网膜电图均有改善，治疗期间病人未出现不良反应。

2. 西医治疗

目前 RP 治疗包括药物治疗、神经营养、基因治疗、手术治疗等。药物研究主要有维生素 A、二十二碳六烯酸、钙离子拮抗剂、抗氧化剂等。神经营养因子包括碱性成纤维细胞生长因子、肝细胞源性生长因子等，且已经有许多因子应用于临床治疗。基因治疗在延缓病情发展具有显著优势，目前，RP 已开展基因治疗 I 期临床试验，3 例病人接受了视网膜下注射携带特异 RPE 启动子的 AAV2，暂无不良反应发生。手术治疗方面有视神经按摩兼埋线术、内直肌移植术、眼肌巩膜深层移植术等，目的在于改善视网膜循环，但后继跟踪观察资料少，远期疗效尚不确切。此外，视网膜移植等技术有一定的前景，但治疗尚处于试验研究阶段。

3. 中西医结合治疗

中西医疗法各有所长，结合两者优势有助于提高临床综合疗效，因而逐渐受到关注。杨海军等回顾 2008~2012 年用中西结合治疗 RP 病人 42 例，病人均有不同程度的视力提高，部分视野改善；黄丽华等纳入 100 例 RP 病人分为 2 组，采用复方芦丁 C+ 维生素 A+ 维生素 B_1+ 自拟中药方，结果与单纯西医治疗相比，视力得到提升，视功能得以改善；朱卫星等将 78 例 RP 病人分成 2 组，血管移植术联合中医治疗、单纯中药治疗，12 个月后观察视力、视野及视网膜电图，中西结合组疗效更佳；陈凡等将 32 例 RP 病人分为 2 组，对照组采用西药治疗：静脉滴注疏血通注射液 + 脑蛋白水解物注射液，配合维生素 A、维生素 B_1 口服，复方樟柳碱局部注射，治疗组配合杞菊地黄丸加减及针灸治疗，1 个月后，视力、视野方面中西结合治疗都优于单纯西医治疗，且未见明显不良反应。

喻京生等对 RP 并发白内障病人 31 人共 45 只眼，采用白内障超声乳化联合人工晶体植入术，术后配合服用中成药眼明丸（红参、茯苓、白术、怀山、熟地、枸杞、当归、川芎、丹参等），45 只眼术后 3 个月、6 个月视力均较以前有不同程度的提高。通过中西医结合治疗，对 RP 并发白内障病人，能恢复部分视功能，提高病人视觉质量。

（喻京生）

参考文献

［1］蒋沁，曹国凡，胡红莉. 视网膜色素变性的研究进展. 眼视光学杂志，2006，8（2）：126-130.

［2］陶润平，吴德正. 老年黄斑变性外周血中视网膜抗体的研究. 眼科研究，2000，（05）：415-417.

［3］叶辉，夏小平，邓娟，等. 偶发型视网膜色素变性病人 $CD4^+$、$CD25^+$ 调节性 T 细胞检测. 中国实用眼科杂志，2011，29（6）：539-542.

［4］张娟美，李根林. 视网膜色素上皮细胞特异性吞噬功能的研究. 国际眼科纵览，2006，30（05）：300-305.

［5］李幼萍. 视网膜色素变性的分子遗传学研究进展. 中华医学遗传学杂志，2015，32（2）：280-283.

［6］喻京生，罗旭昇，巢国俊. 原发性视网膜色素变性. 中医眼科常见病诊疗指南. 中国中医药出版社，2012.

［7］张延菊，方晓丽. 温通针法治疗原发性视网膜色素变性的临床观察. 中国中医眼科杂志，2015，25（4）：259-262.

第六节　黄斑水肿

黄斑水肿（ME）是由于不同眼内病变所引起的一种病理变化过程。常见病因：糖尿病视网膜病变，视网膜静脉阻塞，年龄相关性黄斑变性，黄斑牵引综合征，慢性葡萄膜炎，黄斑前膜。本节主要讨论由糖尿病视网膜病变及视网膜静脉阻塞引起的黄斑水肿相关临床理论。临床诊断的黄斑水肿是指黄斑区毛细血管内皮细胞或（和）色素上皮细胞屏障功能障碍，导致液体渗漏积聚；表现为黄斑区视网膜神经上皮层厚度增加，引起中心视力障碍。

古人受当时条件的限制，不能窥视眼内结构，故没有关于黄斑水肿的记载，因此只能凭自觉症状来命名。根据症状描述和全身情况进行辨病，黄斑水肿属于"视直如曲""视瞻昏渺""暴盲"范畴。表现为目外观如常，视直物如弓弦弯曲，或伴有淡淡暗影遮挡眼前，或视大为小等症。《证治准绳》中记载："视直物如曲弓弦，界尺之类视之皆如钩。"《审视瑶函》有"以小为大，以大为小"和"视正反斜"的记载。《证治准绳·七窍门》中指出"视瞻有色""视瞻昏渺"者，"若见黄赤者，乃或火土络有伤也，痰火湿热人，每有此患"。

糖尿病黄斑水肿为黄斑区内毛细血管渗漏致黄斑中心 2 个 DA 视网膜增厚。继发于糖尿病的黄斑水肿的视力损害比例为 1%~3%。基于我国各地区流行病学调查显示，糖尿病黄斑水肿与临床有意义的黄斑水肿在糖尿病罹患人群中的发病率分别为 5.2%（3.1%~7.9%）和 3.5%（1.9%~6.0%）。2012 年一项回顾性研究显示，高达 7% 的糖尿病病人会发生糖尿病黄斑水肿（DME）。Wisconsin 研究组的一项研究表明，1 型糖尿病病人 DME 发生率为 8.2%，发病时间 10 年者约有 20.1% 将并发 DME；2 型糖尿病病人病程小于 5 年中约有 3% 患有 DME，病程超过 20 年者则有约 28% 的病人发生 DME。视网膜中央静脉阻塞和视网膜分支静脉阻塞均会引发黄斑囊样水肿（CME），其发生率为 46.7%，引起的低视力和失明率为 57.4%。

【病因病机】

（一）中医病因病机

黄斑水肿是由于各种原因引起脏腑功能失调，导致津液运行和代谢障碍，导致水湿或水液停聚，泛溢于眼底黄斑部而形成。

1. 病因

（1）风邪外袭：风寒或风热之邪，侵袭肺卫，肺失通调，风水相搏，发为水肿。葡萄膜炎引起的黄斑水肿多由此病因引起。

（2）饮食失节：《素问·金匮真言论》"中央黄色，入通于脾"和《素问·阴阳应象大论》"中央生湿，湿生土，土生甘，甘生脾，脾生肉，肉生肺，脾主口。其在天为湿，在地为土，在体为肉，在脏为脾，在色为黄"的理论，结合黄斑所在解剖位置和现代眼底检查所见黄斑色泽及形态，认为黄斑属足太阴脾经。

　　饮食不节，过饥过饱，或嗜食寒凉生冷，或长期过食肥甘，醇酒厚味，辛辣香燥，损伤脾胃，致脾胃运化失职，水湿停聚；或中伤中阳，津液运化失职；或积热内蕴，热邪迫血妄行，水瘀互结，均可发为黄斑水肿。

　　（3）情志失调：《金匮要略·水气病脉证并治》："经为血，血不利则为水，名曰血分。"唐容川《血证论》："瘀血化水，亦发水肿，是血病而兼水也。"情志内伤，肝气郁结，气滞血瘀，脉络瘀阻，瘀久脉络破损而出血；或劳心竭虑，营谋强思等，以致阴血暗耗，心血不足，脾气虚弱，血失统摄，血溢脉外。瘀阻目络，则可发为黄斑水肿。

　　（4）禀赋不足，久病劳倦：先天禀赋不足，肾气虚弱，膀胱开合不利，气化失常；或因劳倦过度，纵欲无节，生育过多，损伤脾肾，水湿输布失常；或消渴病日久，阴损及阳，脾肾阳虚，水液蒸腾气化失常，均可引起水湿潴留，发为黄斑水肿。

2. 病机

　　（1）发病：由风邪外袭引起者多发病较急，饮食不节、情志不调、禀赋不足、久病劳倦引起者多发病缓慢，一般出现在病程进展的中后期。长期黄斑水肿病人亦可因外感病邪而加重。

　　（2）病位：本病患眼外观端好，病位在视衣，属内障眼病；病变的脏腑主要在肺、肝、脾、肾，尤以脾为关键，各脏之间相互影响。

　　（3）病性：多为本虚标实，虚实夹杂。脏腑功能失调引起的气血阴阳亏虚为标，水湿停聚、痰瘀阻滞为标；病久则虚实夹杂。

　　（4）病势：外感者多预后较好；内伤者多易反复发作，病情复杂，预后较差，导致视力受损。

　　（5）证候病机，病机转化：肺、脾、肝、肾对水液的宣化输布功能失常，水湿停聚于视衣，则发为黄斑水肿。肺主气，为水之上源，主宣发敷布津液，外感风邪或肺受阴虚燥热所伤，则肺失宣肃，水气不利，津液不能得以宣发敷布，水湿停聚于视衣，则视物有色或视物变形；阴津亏损，燥热偏胜，迫血妄行，或肝肾阴亏，水不涵木，肝阳上亢，气血上逆，血不循经而外溢，以致视衣出血，日久则血脉瘀滞；阴虚日久，伤津耗气或饮食情志所伤，以致脾气亏虚，水液运化失职，水湿内停，则视直如曲、视瞻昏渺，乏力汗出，失眠；病久阴损及阳，脾肾阳虚，阳气阻遏，温煦失职，蒸腾气化失司，开合不利，津液运化失职，饮不得化，痰饮停聚，以致黄斑区水肿、渗出，或有棉絮斑；日久痰瘀互结，阻滞目络，以致病情迁延不愈。

（二）西医病因病机

　　本节探讨黄斑水肿的常见病因主要为糖尿病（糖尿病视网膜病变）、视网膜静脉阻塞。这些疾病均可引起视网膜血管功能异常，从而导致黄斑区水肿。黄斑水肿产生的机制总体来说是黄斑区局部毛细血管内皮细胞内屏障或色素上皮细胞外屏障的功能缺陷导致细胞外液渗漏，在黄斑区外丛状层 Henle 纤维层间积存形成黄斑水肿。目前对于其发生机制主要包括以下几种学说。

1. 血视网膜屏障破坏机制

　　引起黄斑水肿的常见途径主要是血－视网膜屏障（BRB）的破坏。BRB 包括内屏障和外屏障两部分。血－视网膜内屏障主要是由视网膜血管内皮细胞与高分化的神经胶质细胞网络之间的紧密连接复合体所构成，其能够保持眼内环境的低通透性。血-视网膜外屏障则是由视网膜色素上皮细胞间的闭合小带形成的紧密连接构成。视网膜血管病变的病人因多种原因使 BRB 通透性增加。水液通过 BRB 的运动主要包括两种方式：双向的被动转运和从视网膜向脉络膜毛细血管层方向的主动转运。BRB 的破坏直接导致液体不正常地流入视网膜神经上皮层，液体流入超过流出，剩余液体积累在黄斑区视网膜内层，引起黄斑水肿。

2. 血管活性因子的机制

一些血管活性因子如血管内皮生长因子（VEGF）、蛋白质激酶 C（PKC）、肝素、血管紧张素Ⅱ、金属蛋白酶等，能够引起视网膜血管病变结构和功能病变进展。所有因子之间是相互关联的。糖尿病视网膜病变、视网膜静脉阻塞的缺氧和高血糖状态使病人 VEGF 生成增加，进而激活 PKC 引起血管通透性增加；高血糖还可直接引起 PKC 及血管紧张素Ⅱ的增加，二者通过影响内皮素的作用均可导致血管收缩及缺氧的加重；PKC 增加亦可直接、间接引起糖尿病病人体内组胺水平的增加，从而引起血管通透性增加；血管渗漏发生黄斑水肿。视网膜静脉阻塞病人的静脉受阻产生毛细血管无灌注和组织缺血，从而导致 VEGF 的释放，引起血管通透性增加，产生黄斑区水肿。

3. 玻璃体视网膜界面机制

玻璃体后脱离后持续存在的玻璃体视网膜牵拉会加重黄斑水肿程度，增厚的玻璃体引起黄斑区增殖膜牵拉，加重水肿。黄斑牵拉存在时，糖尿病病人视网膜微血管异常，免疫力下降，更容易发生血管渗漏，产生黄斑水肿。糖尿病视网膜病变病人反复出血形成纤维增殖，牵拉黄斑区，则会加重黄斑水肿。

4. 血流动力学作用机制

视网膜血管病变在疾病进展过程中会出现视网膜组织缺氧，从而引起血管发生调节性动脉扩张，动脉压下降，静脉及毛细血管内静水压增加，从而导致血管渗漏，发生黄斑水肿；视网膜血管周细胞凋亡所引起的血管收缩及舒张功能受损，使得毛细血管血压无法维持稳定，视网膜细胞外液累积导致黄斑水肿。

【临床表现】

（一）症状

视物模糊，中心视力下降，视物变形或变色，或眼前有黑影飘动。

（二）体征

黄斑区反光增强，中心凹光反射消失，黄斑区色暗红，局部视网膜增厚或呈蜂窝状外观。视网膜及黄斑区可见点片状出血、火焰状出血，黄白色硬性渗出或棉絮斑。

【实验室及其他辅助检查】

1. 荧光血管造影（FFA）检查

（1）弥漫型黄斑水肿：黄斑区后期可见大量荧光素渗漏。

（2）囊样黄斑水肿：早期及过渡期中心凹周围深层视网膜毛细血管荧光渗漏和高荧光，晚期荧光素积存于各囊腔，形成典型的花瓣状外观。

2. 光学相干断层扫描（OCT）检查

黄斑水肿在 OCT 上常表现为弥漫样、囊样和浆液性神经上皮脱离 3 种形态。目前 OCT 已成为监测糖尿病性黄斑水肿，判断治疗效果的重要手段。

（1）弥漫性黄斑水肿：弥漫不均匀的视网膜增厚，光反射减弱病可见不规则的低反射区。

（2）囊样黄斑水肿：黄斑区局部视网膜增厚、隆起，视网膜层间积液，内部结构紊乱，正常的反射带消失，视网膜内、视网膜下出现低反射的液性空腔，中心凹消失，出现囊样低反射空腔。

（3）浆液性神经上皮脱离：色素上皮光带前可见一向前呈弧形隆起的无光学反射的暗区。

（4）硬性渗出（脂质沉着）表现为位于视网膜深层（外丛状层）的高反射信号，呈颗粒状，密而厚的脂质沉着可以在其下方出现光学阴影；视网膜出血表现为视网膜内高反射信号，下方可有阴影和屏蔽效应。

【诊断与鉴别诊断】

一、诊断要点

（一）辨病要点

（1）视物模糊，中心视力下降，视物变形或变色，或眼前有黑影飘动。

（2）既往患有消渴病、消渴目病、视瞻昏渺、络阻暴盲、眩晕病、胸痹等病证者。

（二）中医辨证要点

首先须辨虚实，因外感风邪，肺失宣肃所致者为实；因脾气亏虚、脾肾阳虚而致运化失职，水液蒸腾气化失司者为虚；因肝肾阴虚、目络瘀滞或脾肾阳虚、痰瘀互结者为本虚标实，虚实夹杂。其次应辨病变之脏腑，在肺、脾、肝、肾之差异。最后对于久病虚实夹杂，多脏共病，或久病合并外感，或病久反复者，应仔细辨清本虚标实之主次。

（三）西医诊断要点

（1）双眼或一眼同时或先后发病，视力下降，视物变形，伴眼前黑影飘动。

（2）糖尿病视网膜病变病人符合美国糖尿病早期防治小组判定的典型临床黄斑水肿表现。

（3）《国际临床糖尿病性黄斑水肿病变严重程度分级标准》中把有临床意义的黄斑水肿的定义为：①距黄斑中心凹 500μm 范围内的视网膜增厚。②距黄斑中心凹 500μm 范围内伴视网膜增厚的硬性渗出。③距黄斑中心凹 1PD（视盘直径）内出现视网膜增厚，其面积超过 1PD 以上的范围。

（4）糖尿病性黄斑水肿国际分类法（2002 年）。

表 9-4　糖尿病性黄斑水肿国际分类法

糖尿病性黄斑水肿分级	散瞳眼底镜改变
无明显黄斑水肿	后极部无明显视网膜增厚和硬性渗出
轻度黄斑水肿	远离黄斑中心的后极部视网膜增厚和硬性渗出
中度黄斑水肿	接近黄斑中心的视网膜增厚和硬性渗出
重度黄斑水肿	累及黄斑中心的视网膜增厚和硬性渗出

（5）黄斑水肿分型：黄斑水肿根据症状体征分为局灶型、弥漫型、混合型：①囊样黄斑水肿：又称"局灶性黄斑水肿"。黄斑区有出血点，通常有环形或三角形硬性渗出，FFA 显示局部早期分散的强荧光点，后期渗漏，液体来自毛细血管瘤样膨出，如果黄斑中心 500μm 内视网膜增厚、黄斑中心 500μm 内有硬性渗出伴邻近视网膜增厚、≥ 500μm 有硬性渗出及视网膜增厚，并影响位于中心周围至少 1PD 范围的任意部分。②弥漫性黄斑水肿：通常黄斑区毛细血管造影晚期广泛渗漏，通常看不到毛细血管瘤样膨出，常无硬性渗出，黄斑区视网膜弥漫性增厚，可以有视网膜内囊性改变。③黄斑缺血系指黄斑区内毛细血管网的部分闭锁，可出现在黄斑中心凹旁或中心凹部，表现为中心凹毛细血管拱环扩大，无论是局灶型还是弥漫型黄斑水肿均可合并不同程度的缺血性改变，这时也称"混合型黄斑水肿"。

二、鉴别诊断

1. 鉴别原发病

黄斑水肿可由多种疾病引起，由糖尿病视网膜病变引起者既往有糖尿病，眼底表现除黄斑区水肿外可见视网膜微血管瘤，后极部点片状出血，黄白色硬性渗出或棉絮斑，FFA 可见视网膜无灌注区及新生血管；由视网膜静脉阻塞引起者既往多患有高血压、动脉粥样硬化，眼底表现除黄斑区水肿外可见视网膜上沿血管走行的大片出血，可呈火焰状，FFA 可见视网膜静脉血管充盈迟缓。

2. 与视网膜肿瘤相鉴别

视网膜肿瘤发生于黄斑区者可表现为黄斑部隆起，伴视网膜下积液，但本病多发于婴幼儿，主要表现为白瞳症，其次为眼红、眼痛、眼球变大等，通过 MRI、CT 及超声可以明确诊断。

3. 与视网膜脱离相鉴别

视网膜脱离波及黄斑部时可出现视物变形与视物显小症，但其积液常在视网膜下，与黄斑区水肿的组织内及组织间积液不同，荧光素眼底血管造影、眼部超声及 OCT 有助于鉴别诊断。

【治疗】

一、中医治疗

（一）治疗原则

根据病情虚实选择不同治则。实证以祛邪为治则，应予疏风清热、宣肺利水之法；虚证以扶正为治则，应予健脾利水、滋阴润燥之法；本虚标实者，应以扶正祛邪为治则，以扶正为主，健脾温肾，同时辅以利水养阴、活血化瘀、软坚散结之法；对于虚实夹杂者，则应兼顾虚实，辨清主次，先攻后补或攻补兼施。

（二）辨证施治

1. 肺经风热证

［症状］视物模糊，视物变形，瞳神紧小，胞轮红赤，神水不清，畏光，流泪，头额痛。舌红，苔薄白或薄黄，脉浮数或弦数。

［治法］祛风清热，宣肺利水。

［方药］新制柴连汤加减（《眼科纂要》）。柴胡、黄连、黄芩、赤芍、蔓荆子、栀子、龙胆、川木通、荆芥、防风、甘草。

［临证加减］视物变形重者可加车前子以利水；热重者可加石膏、知母；头痛剧烈加川芎、白芷。

2. 脾虚湿泛证

［症状］视物昏花，视物变形，精神倦怠，四肢乏力，大便稀溏，舌淡苔白，脉细无力。

［治法］益气健脾，利水渗湿。

［方药］参苓白术散加减（《太平惠民和剂局方》）。人参、白术、茯苓、甘草、山药、桔梗、白扁豆、莲子肉、薏苡仁、砂仁。

［临证加减］黄斑水肿明显者可酌加车前子、泽兰、川牛膝以利水消肿；脾阳虚衰明显者可酌加干姜、桂枝以温阳散寒、化气行水。

3. 肝肾阴虚，目络瘀滞证

［症状］视物模糊，目睛干涩，头晕耳鸣，腰膝酸软，肢体麻木，大便干结，舌暗红少苔，脉细涩。

［治法］补益肝肾，通络散结。

［方药］加减驻景丸加减（《医方类聚》）。枸杞子、五味子、车前子、楮实子、川椒、熟地黄、当归、菟丝子。

［临证加减］黄斑区渗出明显者，可酌加鸡血藤、鸡内金、瓦楞子以通络散结；失眠多梦者可酌加酸枣仁、合欢皮、夜交藤以安神；阴虚火旺，肝阳上亢者可予知柏地黄汤或龙胆泻肝汤加减。

4. 脾肾阳虚，目络瘀滞证

［症状］视力下降，或眼前黑影飘动，眼底可见视网膜水肿、棉绒斑、出血；形体消

瘦或虚胖，头晕耳鸣，形寒肢冷，面色萎黄或浮肿，阳痿，夜尿频、量多清长或浑如脂膏，严重者尿少而面色㿠白；舌淡胖，脉沉弱。

［治法］温阳利水，活血通络。

［方药］补阳汤加减（《审视瑶函》）。黄芪、白术、茯苓、车前子、熟地黄、人参、白芍、陈皮、泽泻、当归。

［临证加减］黄斑区伴出血者，可加丹参、牛膝以活血利水；阳虚较重者可加淫羊藿、桂枝以温阳利水。

5. 痰瘀互结证

［症状］视力下降，眼前黑影飘动，眼底视网膜水肿、渗出，视网膜有新生血管、出血，玻璃体可有灰白增殖条索或与视网膜相牵、视网膜增殖膜；形盛体胖，头身沉重，身体某部位固定刺痛，口唇或肢端紫暗；舌紫有瘀斑，苔厚腻，脉弦滑。

［治法］活血化瘀，软坚散结。

［方药］桃红四物汤加减（《玉机微义》）。桃仁、红花、当归、熟地黄、白芍、川芎。

［临证加减］黄斑区水肿反复合并顽固的出血、渗出时，可酌加鸡内金、生山楂、夏枯草、海藻等软坚散结之品；根据"水血同治"理论，久病者虽无明显瘀阻症状者，亦可合用益母草、泽兰等活血利水药物以加强消肿之功。

（三）单方验方

1. 补阳汤（《审视瑶函》）

治视正反斜阳不胜其阴者。炙甘草、羌活、独活、人参、熟地黄、白术（土炒）、黄芪（制）各一两，肉桂一钱，白芍药、陈皮、泽泻、防风、当归身（酒制）各五钱。上为粗末，每服五钱，水二盅，煎至八分，去滓，空心温服，使药力行尽，方许食。或锉剂亦可。

2. 连柏益阴丸（《审视瑶函》）

治视正反斜阳胜阴者。甘草根、羌活、独活、当归身（酒制）、五味子、防风、黄芩、草决明、川黄柏、知母、黄连（酒洗或拌，锉，炒火色）各一两，石决明（烧存性）六钱。上为细末，炼蜜为丸，如绿豆大。每服五十丸，渐至百丸止，临卧茶清送下。

3. 升阳泄阴汤（《审视瑶函》）

治视正反斜阴胜阳者服。羌活、当归身、独活、生地黄（酒洗，炒）、黄芪、楮实子（酒蒸，焙）、白术（制）各两半，白茯苓、防风、广陈皮、知母（酒炒）各三钱。上锉剂，或为粗末亦可。每服五钱，白水煎服，另合一料，炼蜜为丸，如桐子大，食远茶清送下。每日五十丸，与煎药合一服，不可饱服。如天气热甚，加五味子三钱或半两、天冬肉五钱、楮实子五钱。

二、中西医协同治疗

目前临床上西医治疗黄斑水肿的方法主要包括视网膜激光光凝治疗、抗 VEGF 药物玻璃体腔注射、糖皮质激素玻璃体腔注射，其中抗 VEGF 药物效果较明显，但存在周期性水肿复发问题，需反复注射，且价格昂贵；视网膜激光光凝治疗为破坏性治疗，糖皮质激素则具有引起高眼压、白内障的副作用。因而中医药在黄斑水肿的治疗上具有重要作用。在临床治疗黄斑水肿时建议中西医结合，辨证施治，以减轻治疗过程中产生的副作用，减少玻璃体腔注射药物的次数，延缓水肿复发周期。

（一）视网膜激光光凝治疗

1. 治疗方法

（1）直接光凝：对距中心小凹 500~3000μm 范围内的黄斑水肿区域内的微动脉瘤样扩张采用光斑直径 50~100μm，波长最好选择绿或黄，时间 0.1 秒或更短，直接对微血管瘤样扩张部或渗漏区光凝，对于毛细血管瘤样扩张采用直径＞40~50μm 的光斑直接光凝，直至微血管瘤样扩张部变暗，可重复治疗，但不要造成 Bruch 膜断裂，激光斑之间的间隔为激光斑宽度的 2~3 倍。

（2）格栅光凝：对距中心小凹 500~3000μm 范围内的黄斑水肿区域内的无灌注区及其周围弥漫渗漏可采用格栅光凝，光斑直径＜200μm，强度为淡灰色，可以在盘斑束上但距中心小凹 500μm，彼此间隔 1 个光斑直径。

2. 适应证

有效类型是临床有意义的黄斑水肿，可治疗病变包括两种，分别是视网膜强荧光点（多数是毛细血管瘤样膨出）和渗漏区（包括视网膜无血管区、视网膜内微血管异常、弥漫渗漏的毛细血管床），前者采用局部光凝，后者采用格栅光凝。弥漫性黄斑水肿以及部分不能明确划分到临床有意义的黄斑水肿，激光治疗未显示出有效，通常首选其他治疗方法。

（二）抗 VEGF 治疗

目前临床上有 4 种抗 VEGF 制剂，即雷珠单克隆抗体、贝伐单克隆抗体（标签外用药）、阿柏西普、康柏西普。以雷珠单抗为例，建议剂量 0.5mg，采取 3+PRN 模式治疗，即初始 3 个月每月 1 针直到达到平稳视力，其后根据需要注射。重复治疗指征：水肿持续威胁或累及黄斑中心，包括以下任一种：OCT 显示中心视网膜厚度≥250μm，尚未完成激光治疗（针对黄斑水肿区域内仍然存在或新出现的毛细血管微动脉瘤样膨出），抗 VEGF 治疗后水肿消退再次评估黄斑水肿类型，如果是临床有意义的黄斑水肿，尚存在血管瘤，建议对血管瘤直接局部光凝。

糖皮质激素：临床常用曲安奈德（TA），使用方法为玻璃体腔注射，单次眼内注射后药效可持续 2~9 个月。TA 对于糖尿病视网膜病变弥漫性黄斑水肿、视网膜静脉阻塞引起的黄斑水肿和不同类型的非感染性葡萄膜炎等所致的黄斑水肿的治疗可使视力提高，炎症程度减轻。但 TA 常可发生多种并发症，主要有高眼压、白内障、化脓性葡萄膜炎。

【典型案例】

案例 1　孙某，男，59 岁。2016 年 6 月 23 日初诊。

［主诉］双眼视力逐渐下降 3 年余，加重 2 周。

［病史］病人患糖尿病 10 余年，3 年前无明显诱因出现双眼视物模糊，就诊于我院，

诊断为"双眼糖尿病视网膜病变"，予双眼视网膜激光光凝及益气养阴、活血化瘀中药治疗。2 周前自觉双眼视力较前下降，伴视物变形，随来我院门诊就诊。

［现症］视物模糊，视物变形，伴乏力、手足凉麻，无口干、口渴，夜寐安，大便可、夜尿频、量多清长，舌淡胖，苔薄白，脉沉细。

［检查］视力：双眼 0.1，矫正不提高；双眼前节无明显异常，眼底可见少量点片状出血、微动脉瘤，黄斑水肿，周边网膜见密集光凝斑。

［辅助检查］OCT：双眼黄斑弥漫性水肿伴神经上皮脱离。黄斑中心凹厚度：右眼 621μm，左眼 534μm。

［西医诊断］①双眼糖尿病视网膜病变（视网膜激光术后）；②双眼糖尿病性黄斑水肿。

［中医诊断］视直如曲（脾肾阳虚，目络瘀滞）。

［治则］温阳利水，活血通络。

［处方］黄芪 20g，生白术 10g，茯苓 10g，车前子 10g，淫羊藿 10g，丹参 10g，附子 6g，桂枝 10g，三七粉 3g，瞿麦 30g，生地 10g，丹皮 10g，猪苓 15g。14 剂，水煎服，每日 1 剂，早晚分服。

［二诊］2014 年 7 月 7 日。双眼视物较前清晰。右眼视力 0.15，左眼 0.12，病人诉口苦，余症状同前。处方予原方加熊胆粉 0.5g 以清肝火，佩兰 10g 以增强活血利水之功。

［三诊］2014 年 7 月 21 日。双眼视物较前清晰。双眼视力 0.15。病人诉近日因家庭琐事情绪较差，口腔溃疡，口苦，视物变形未见明显好转，舌质红，舌苔黄腻，脉弦。处方予龙胆泻肝汤（小剂量）加薏苡仁 15g、玄参 10g，以清利肝胆湿热。

［四诊］2014 年 8 月 12 日。病人诉双眼视物变形较前好转，口苦及口腔溃疡较前明显好转，夜寐差，舌质红，舌苔黄，脉弦。原方加生龙牡各 30g 以镇静安神，白及 10g 以增强活血利水之功。

［五诊］2014 年 9 月 4 日。病人诉双眼视力较前提高，视物变形明显好转，无明显不适症状，舌淡红，苔薄白，脉沉细。视力：右眼 0.4，左右 0.15。复查 OCT：黄斑中心凹厚度：右眼 341μm，左眼 436μm。予代茶饮：枸杞 6g，白菊 6g，生山楂 6g，麦冬 6g，熊胆粉 0.25g。

其后服用代茶饮方 2 个月，2014 年 10 月 27 日复查，病人诉双眼视物变形基本消失，视力：右眼 0.3，矫正 0.7；左眼 0.25，矫正 0.8；OCT：黄斑中心凹厚度：右眼 290μm，左眼 331μm（治疗前后 OCT 见彩插 9-6）。

［病例分析］

（1）病人为老年男性，患消渴目病日久，阴损及阳，阳气阻遏，温煦失职，气化失司，饮不得化，停聚黄斑，聚水为肿，故视物模糊，视物变形。结合全身乏力手足凉麻，夜尿频质清长及舌脉征象，治宜温补脾肾之阳基础上辅以活血利水，予黄芪、生白术以益气健脾；淫羊藿、附子、桂枝以温阳利水；茯苓、车前子、猪苓以健脾利湿；丹参、三七粉、瞿麦、生地、丹皮以活血利水。经服 1 个月后病人眼部症状较前好转，因情志不舒，素体阴虚，而致肝郁火旺，然消渴病以阴虚燥热为本，故用减量之龙胆泻肝汤辅以滋阴、益气化湿之品，病人眼部及全身症状明显改善。其后因龙胆泻肝汤多苦寒之品，素体阴虚，恐伤胃之气阴，故以少量代茶饮调理，视力维持较佳。

（2）问题与对策：黄斑水肿病人病情往往复杂多变，在治疗过程中因外感内伤等多方面因素均可进展演变，在临床治疗过程中需及时仔细了解病人症状体征，合理辨证，把握疾病病机转变，有效处方用药。

（3）理论探讨：《素问·水热穴论》："肾者至阴也，至阴者盛水也……肾者，胃之关也，关门不利，故聚水而从其类也。上下溢于皮肤，故为胕肿。胕肿者，聚水而生病也。"脾运化水湿须借助于肾阳温煦，"脾阳根于肾阳"，二者相互资助，相互促进，肾阳不足不能温煦脾阳，脾阳久虚，进而可损及肾阳，而成脾肾阳虚之病证。消渴病阴虚之本是本病发生的病理基础。

案例 2　何某某，女，56 岁，2015 年 2 月初诊。

［主诉］双眼视力逐渐下降半年，加重 1 个月。

［病史］病人患 2 型糖尿病 12 年，半年前无明显诱因出现双眼视物模糊，1 个月前自觉视力下降明显，伴视物变形。

［现症］双眼视物不清，视物变形，乏力，无口干、口渴，夜寐差，便秘，小便可，舌淡有齿痕，苔白，脉细无力。

［检查］视力：右眼 0.3，左眼 0.6，双眼眼底见大量点片状出血、微动脉瘤、硬性渗出接近黄斑中心凹，黄斑水肿，周边网膜见密集光凝斑。辅助检查 OCT：双眼黄斑囊样水肿。黄斑中心凹厚度：右眼 369μm，左眼 618μm。

［西医诊断］①双眼糖尿病视网膜病变（视网膜激光术后）；②双眼糖尿病性黄斑水肿。

［中医诊断］视直如曲（脾虚湿泛，目络瘀滞）。

［治则］益气健脾，利水渗湿。

［处方］黄芪 30g，生白术 15g，茯苓 10g，车前子 15g，薏苡仁 10g，淫羊藿 10g，丹参 10g，桂枝 10g，麻仁 30g，夜交藤 30g。14 剂，水煎服，每日 1 剂，早晚分服。

［二诊］2015 年 3 月 2 日。病人诉双眼视力较前提高，视物变形明显好转，偶有眼部胀痛，眠差，视力：右眼 0.5，左右 0.8，余同前。复查 OCT：双眼黄斑囊样水肿较前明显好转。黄斑中心凹厚度：右眼 291μm，左眼 332μm。予原方加酸枣仁 10g，葛根 20g。

［三诊］2015 年 3 月 26 日。病人诉双眼视物较前清晰，视物变形较前好转，目睛干涩，耳鸣，腰膝酸软，大便干结，舌淡红，脉细。视力：双眼 0.8。处方予原方加制首乌 15g、黄精 10g、知母 10g、麦冬 10g 以滋补肝肾之阴，柏子仁 10g 以润肠通便。

［随访］2015 年 5 月 14 日复查 OCT：双眼黄斑囊样水肿较前明显好转。黄斑中心凹厚度：右眼 275μm，左眼 364μm。双眼视力 0.8（治疗前后 OCT 见彩插 9-7）。

［病例分析］

（1）病人为老年女性，患消渴目病，阴虚日久，伤津耗气，"血为气之母"，血虚累及气虚，均可导致 DME 病人气虚水液运化失职，水湿内停，故视物模糊，视物变形。结合全身乏力、便秘及舌脉征象，治宜益气健脾、利水渗湿，重用黄芪、生白术以益气健脾，茯苓、车前子、薏苡仁以利水渗湿，淫羊藿、桂枝以温阳利水，丹参以活血利水，夜交藤以安神。经服 1 个月后病人视物模糊及黄斑区水肿较前明显减轻。但病人为老年女性，肝肾阴虚，又因久患消渴病，故阴津亏损，出现目睛干涩、耳鸣、腰膝酸软等阴精无以荣养周身之症，处方时辅以制首乌、黄精、知母、麦冬等滋养肝肾阴精之品，病人眼部及全身症状明显改善。随访视力较佳，黄斑水肿较前明显减轻，逐步稳定。

（2）问题与对策：黄斑水肿发于女性、老人、特殊疾病病人时，需考虑其特有的体质及病理状态，临证时应整体把握疾病病理特征，正确辨证施治。

（3）理论探讨：《素问·金匮真言论》"中央黄色，入通于脾"和《素问·阴阳应象大论》"中央生湿，湿生土，土生甘，甘生脾，脾生肉，肉生肺，脾主口。其在天为湿，在地为土，在体为肉，在脏为脾，在色为黄"；对于DME来说，主要是黄斑区的病变，黄斑色黄居中，因此中医学认为黄斑病变属脾；又"诸湿肿满，皆属于脾"，故而在气虚病变时首先考虑脾气亏虚、水湿内停。

【疗效判定标准】

（一）黄斑水肿疗效判定标准

（1）痊愈：黄斑区视网膜平均厚度恢复正常。

（2）显效：黄斑区视网膜平均厚度较初诊时减少≥50%。

（3）有效：黄斑区视网膜平均厚度较初诊时减少≤50%，≥25%。

（4）无效：黄斑区视网膜平均厚度较初诊时减少＜25%或维持原状或继续加重。

（二）视力评价标准

治疗前后视力基线比较，视力：使用ETDRS视力表检查；计算辨认字母个数。

（1）显效：视力≥84（20/20），或视力提高≥10个字母。

（2）有效：视力提高＜10个字母，≥5个字母。

（3）无效：视力不提高，或视力下降≥5个字母。

【预防与调护】

1. 积极治疗原发病

慢性病病人如糖尿病、高血压、动脉粥样硬化病人应积极控制血糖、血压、血脂，减少眼部微血管并发症的发生及加剧。一旦发生眼部微血管病变，则应根据临床指南进行合理治疗观察，预防黄斑水肿的发生。

2. 调节情志

肝开窍于目，不良的情绪刺激是引发眼部疾病的重要诱因。应保持良好的心境，情绪稳定，避免过度情绪变化，以免加重黄斑水肿的病情。

3. 避风寒，慎起居，调饮食

规律生活，起居有时，合理膳食，宜食富含叶黄素、维生素的食物，戒烟、浓茶等。

【注意事项】

（1）本病病情复杂，易反复，建议病人尽早发现并及时规范治疗。

（2）积极控制原发病。

【重点提示】

黄斑水肿中医病机复杂，病程长，易反复，总体疾病进展过可总结为：阴虚火旺（肝郁火旺）→气虚水停→阴阳两虚，阳虚水泛→痰瘀互结，阻滞目络。临证之时需多加思考，抓住病机关键，提高临床疗效。

【现代研究进展】

（一）基础研究

发病机制研究

血管内皮生长因子（VEGF）在黄斑水肿形成过程中起到重要作用。

（1）破坏血 – 视网膜屏障：BRB 的异常是发生黄斑水肿的关键因素。VEGF 在 BRB 的破坏中起了至关重要的作用。DME 病人体内的高血糖水平使糖基化产物（AGE）和反应性活性氧产物合成增加，导致细胞内甘油二酯（DAG）水平增加，继而激活蛋白激酶 C（PKC），活化的 PKC 介导 VEGF 的合成。在 VEGF 相关的血管效应中还有一氧化氮合酶（NOS）的参与。通过上述机制，VEGF 可造成毛细血管内皮细胞损伤，从而导致血 – 视网膜屏障的破坏，引起视网膜渗出、出血及水肿。CRVO 病人的血 – 房水屏障被破坏引发 VEGF 从血管渗漏，继而导致眼内 VEGF 明显增加，且 VEGF 浓度与视网膜病变严重度相关。

（2）慢性炎症：慢性炎症在 DME 的发病中也起了重要的作用。白介素 –6 是重要的炎症细胞因子，DME 病人房水中不仅白介素 –6 的表达显著增强，且白介素 –6 与 VEGF 的表达存在相关性，白介素 –6 可通过诱导 VEGF 表达而间接诱导血管渗漏发生。

（二）临床研究

1. 中医治疗

（1）活血利水法：《金匮要略·水气病脉证并治》："经为血，血不利则为水，名曰血分。"众多医家认为黄斑水肿应当水血同治，多采用当归芍药散、桂枝茯苓丸等活血利水方。张沧霞将视网膜静脉阻塞合并黄斑水肿病人根据辨病与辨证相结合，分为肝阳上亢型、气滞血瘀型、气虚血瘀型，治疗在自拟黄斑消肿汤：三七（冲服）4g，苍术 15g，车前子 15g，茯苓、泽兰各 12g，益母草 20g，薏苡仁 12g，陈皮 10g，川牛膝 15g。在其基础上酌情予以平肝潜阳、疏肝理气、活血益气。

（2）益气养阴，化瘀逐痰法：喻青、李志敏经临床观察认为因虚致瘀，痰瘀互结，阻闭目络是本病发生发展的主要原因，所以自拟以益气养阴、化瘀逐痰、通窍明目为治疗原则的糖明汤（黄芪、葛根、丹参、木贼草、青葙子、生地、山药、茯苓、三七等）配合氩黄视网膜激光光凝治疗糖尿病性黄斑水肿 30 例。观察治疗前后的视力、眼底。治疗组总有效率为 90.0%，对照组总有效率为 83.3%，治疗组明显优于对照组；糖尿病性黄斑水肿消退以及视力改善治疗组明显优于对照组。

（3）益气健脾化湿法：有研究人员运用视网膜激光光凝联合中药治疗 DME，他们认为黄斑居中，属脾，脾主运化水湿，若脾失运化，水湿停留于黄斑区则造成黄斑水肿。故以益气健脾、运化水湿为原则拟方在光凝治疗后服用。方中西洋参、黄芪、茯苓、泽泻、车前子益气健脾，运化水湿，淡渗祛湿；枸杞子、熟地黄、白菊花、石决明滋补肝肾，明目退翳；当归、川芎补血活血，温通经脉；甘草调和诸药。发现视网膜激光光凝联合中药的疗效优于单纯视网膜激光光凝组，分析其原因可能是视网膜激光光凝封闭了渗漏点减少渗出，而中药健脾利水，促进了视网膜下积液的吸收，改善了视网膜血液循环和缺氧状态，从而提高了视力。

（4）益气养阴，交通心肾法：高健生、接传红等人多年探索研制密蒙花方针对 DR 及 DME 病人进行临床观察。密蒙花方由生芪、女贞子、肉桂、黄连、密蒙花等药味组成，方中巧妙地融合了经典古方交泰丸，开辟了从心肾论治 DR 的新理念。严京、吴正正等人对该方进行了一系列药理研究，证实密蒙花方可抑制缺氧状态下人脐静脉内皮细胞（HUVEC）增殖，其作用机制在于其可下调细胞内 VEGF、Flk-1/KDR mRNA，上调细胞内 Flt-1 mRNA，干预细胞内 VEGF-VEGFR 信号转导通路，而且其抑制 HUVEC 增殖的作用与促进细胞凋亡有关。密蒙花方可能通过抑制 HIF-1α 的表达而抑制血管内皮细胞的增殖，从而对新生血管的形成起到一定的抑制作用。

2. 西医治疗

随着对黄斑水肿产生的病理机制的研究，抗 VEGF 药物的使用已经成为目前临床治疗黄斑水肿具有较明显疗效的治疗措施。常用的抗 VEGF 药物主要包括：Avastin、Lucentis、Macugen、康柏西普。Nguyen 等将 126 只患有 DME 的眼随机分为 3 组，探讨玻璃体内注射雷珠单抗的治疗效果，第一组于第 0、1、3、5 个月时向玻璃体内注射雷珠单抗 0.5mg；第二组行单纯激光光凝，必要时在 3 个月后再次行激光光凝；第三组激光光凝加玻璃体内注射雷珠单抗，3 个月后再次联合治疗；随访 6 个月后发现单纯注射雷珠单抗组视力平均提高 7.24 个字母，单纯激光光凝组提高 0.43 个字母，联合治疗组提高 3.8 个字母。随后，Nguyen 等将 377 个 DME 病人随机分为 3 组，每组每月分别注射 0、0.3、0.5mg 雷珠单抗，随访 24 个月，结果显示：注射雷珠单抗后患眼在视力及后极部视网膜厚度上有显著改善。Mitchell 等将 345 只 DME 患眼随机分为单纯 0.5mg 雷珠单抗 + 假激光组（n=116）、0.5mg 雷珠单抗 + 激光组（n=118）及假注射 + 激光光凝组（n=111），经过 12 个月的随访发现，单纯雷珠单抗治疗或雷珠单抗联合激光治疗在提高视力、缓解黄斑水肿方面均明显优于单纯激光治疗，而单纯雷珠单抗治疗与雷珠单抗联合激光治疗间无明显差异。Brown DM 等进行了玻璃体腔内注射雷珠单抗治疗视网膜静脉阻塞（CRVO）患者的临床实验，392 名 CRVO 继发黄斑水肿的病人被分为三组（0.3mg、0.5mg、假性注射组）每月接受 1 次玻璃体腔内注射雷珠单抗。结果显示，在 6 次注药后，0.3mg 组与 0.5mg 组视敏度分别提高 12.7 个字母及 14.9 个字母，其中提高不少于 15 个字母的病人分别为 46.2%、47.7%。CMT 分别减小 434μm 及 452μm。而假性注射组平均视敏度提高 0.8 个字母，CMT 减少 168μm

（$P < 0.0001$）。玻璃体腔内注射雷珠单抗治疗视网膜静脉阻塞继发黄斑水肿的病人有较好的疗效，第二年注射雷珠单抗的用量及次数可采取个性化按需治疗，研究结果表明，视网膜分支静脉阻塞病人第二年减少注射次数对视力影响较小，而 CRVO 病人可能需要保持至少每 3 个月注射 1 次，以避免视力下降。

3. 中西医结合治疗

鉴于黄斑水肿的复杂性及反复性，临床上诸多医家致力于中西医联合疗法治疗黄斑水肿的研究。

（1）中药联合光凝治疗：接传红等以视网膜激光光凝治疗为对照组，观察多波长激光光凝联合口服中药治疗糖尿病性黄斑水肿的治疗效果，结果显示光凝联合药物治疗组（58例）较单纯光凝组（48例）视力改善明显，黄斑水肿吸收较单纯光凝组快。接传红、高健生等应用补气健脾养阴方联合激光治疗 30 例糖尿病性黄斑水肿，对照组 30 例采用单纯黄斑格栅光凝治疗，结果表明治疗组较对照组视力改善明显，治疗组总有效率为 62.96%，对照组总有效率为 28.89%。

（2）中西药联合治疗：邹红等将 51 例 DME 病人分成治疗组和对照组，治疗组 25 例予玻璃体腔注射雷珠单抗，格栅光凝并口服行气活血、健脾利水方免煎颗粒 12 周，对照 26 例口服药物予中药安慰剂 12 周，玻璃体腔注射及激光治疗同治疗组，结果显示治疗 8 周、12 周时，治疗组黄斑部厚度明显低于对照组。王秀兰将 54 例 61 眼 ME 病人，随机分为两组，对照组以曲安奈德 20mg 球旁注射治疗，每周 1 次，共 4 次，治疗组在对照组治疗基础上加服以活血散瘀、利湿化痰为法的中药，方以四物汤加丹参、三七为主，全部病例随访 6 个月，结果示球旁注射曲安奈德联合中药治疗远期疗效明显，ME 复发率低。陆秉文等将 60 例 60 眼 RVO 并发 ME 的病人，随机平均分为中医药治疗组、玻璃体腔注射雷珠单抗组及联合治疗组，综合分析临床疗效后认为玻璃体腔内注射雷珠单抗联合中医药治疗组总有效率最高，且可标本兼治，为病人最佳治疗方案。

（接传红　胡元春）

参考文献

［1］ 张惠蓉，夏英杰．视网膜静脉阻塞病人视力预后相关因素分析．中华眼科杂志，2002，38（2）：98-102.

［2］ 中华医学会眼科学会眼底病学组．我国糖尿病视网膜病变临床诊疗指南．中华眼科杂志，2014，50（11）：851-865.

［3］ 张沧霞，田石琦，郑艳霞．自拟黄斑消肿汤联合激光治疗视网膜静脉阻塞性黄斑水肿临床研究．中国中医眼科杂志，2010，20（6）：341-344.

［4］ 接传红，吴正正．高健生辨治糖尿病视网膜病变经验．中医杂志，2012，（23）：1996-1997.

［5］ 吴正正，严京，接传红，等．密蒙花方抑制缺氧状态下人血管内皮细胞增殖及其 VEGF 信号转导机制研究．中国中医眼科杂志，2011，（05）：249-252.

［6］ 吴正正，严京，高健生，等．密蒙花方对缺氧状态下人血管内皮细胞细胞周期

的影响.中国中医眼科杂志,2012.(01):5-8.

[7] 栾兆倩,高健生,接传红,等.密蒙花方对缺氧状态下脐静脉内皮细胞增殖及
HIF-1α表达的影响.中国中医眼科杂志,2011.(01):4-7.

[8] 邹红,任建萍,缪晚虹,等.行气活血健脾利水方联合雷珠单抗治疗糖尿病性
黄斑水肿的临床研究.中国中医眼科杂志,2016,26(2):71-74.

[9] 王秀兰,武开寿.中药联合曲安奈德球旁注射治疗黄斑囊样水肿疗效观察.中
国中医眼科杂志,2012,22(3):175-176.

[10] 陆秉文,吴星伟.中医药干预治疗视网膜静脉阻塞并发黄斑水肿的疗效观察.中
国中医眼科杂志,2013,23(5):328-332.

第七节　年龄相关性黄斑变性

年龄相关性黄斑变性(AMD)又称老年性黄斑变性,50岁以上人群多见,为黄斑区退行性病变,严重影响病人的视功能。临床上根据其眼底表现分为萎缩型(干性)和渗出型(湿性),萎缩型主要为脉络膜毛细血管萎缩,玻璃膜增厚和视网膜色素上皮(RPE)萎缩等引起的黄斑区萎缩变性。渗出型主要为玻璃膜的破坏,视网膜下脉络膜新生血管(CNV)形成。

古人对AMD认识不多,根据古籍描述认为与"视瞻昏渺""视直为曲"或"暴盲"相当。多将黄斑区色素上皮萎缩等引起视物模糊归属为"视瞻昏渺",水肿、渗出和新生血管膜等引起视物变形归属为"视直为曲",眼底出血导致视力骤降归属为"暴盲"等病症范畴。

AMD发病率目前呈上升趋势,并随年龄增长而增高,已成为发达国家50岁以上人群致盲的首要原因。而伴随我国人口结构的老龄化和眼科诊断水平的提高,AMD的发病率也在逐年上升。据资料统计,我国50岁以上人群的发病率在2.9%~12.9%。

【病因病机】

(一)中医病因病机

AMD的发生主要与精、气、血的亏损有关;从脏腑辨证,与肾、脾和肝的功能失调有关。

1.病因

1)精、气、血的亏损

年老体弱,脏腑功能渐衰,气血日衰,目失所养,故而视力日渐下降。《内经》曰:"男子六十四岁而精绝,女子四十九岁而经断,夫以阴气之成,止供给得三十年之视听言动。"说明人体在40岁以后处于体衰、阴精不足的状态。随着机体衰老、精血亏虚而目失所养,是老年眼病发生的病理基础。

后世医家也认为精、气、血的亏损是老年眼病发生的基础。《兰室秘藏》曰:"夫五脏六腑之精气,皆禀受于脾,上贯于目。"《审视瑶函》曰:"夫目之有血,为养目之源,充

和则有生长养之功，而目不病，少有亏滞，目病生矣。"这说明精血充和是目珠发挥正常生理功能的物质保证。

2）肾、脾和肝的功能失调

（1）肝血亏虚，目窍失养：《素问·五脏生成》曰："肝受血而能视。"《灵枢·脉度》曰："肝气通于目，肝和则目能辨五色矣。"肝气郁结，郁热内生，上扰目窍，脉络失畅；遮蔽神光则视物不清，视直如曲，重者甚至暴盲。《审视瑶函》："真血者，即肝中升运于目，轻清之血，乃滋目经络之血也。"肝藏血，主疏泄，具有调节人体气机的功能，并且肝脉直接上连于目系，是真血上达目窍的重要通道，若肝气郁滞，则气滞血瘀，留着视衣，遮蔽神光，而视物不清；肝血不足，则目窍失养，视衣萎缩而视物昏暗。

（2）脾胃虚弱，浊邪上犯：肝气不舒，横逆犯脾，脾虚湿困，清阳不升则视物模糊；中医前辈陈达夫认为黄斑区属于足太阴脾经，脾虚不运则浊邪上泛清窍，津液失其常道而外渗；脾气不足，统摄无力，可致血溢脉外而见眼底出血，中焦亏虚，可以产生水湿痰浊诸邪，则目窍黄斑失养而视物不清。

（3）肾气亏虚，不化水液：肝肾同源，肝阴不足，肾精亏虚。《素问·上古天真论》曰："肾者主水，受五脏六腑之精而藏之。"肾阴亏耗，相火妄动，煎灼血津，瘀血内生，阻滞脉络，血不循经，溢于脉外而成离经之血，导致出血；又《素问·逆调论》曰："肾者水脏，主津液。"若肾气虚，气化不足，则体内潴留之水上犯于目，致使视衣水肿，甚或出现渗出等病变。

2. 病机

（1）发病：因诱发因素和病变部位的深浅，发病有急有缓。由于肝阳上亢或肝风内动引起者，起病快，突感视大为小，视瞻有色。而因长期情志不遂，肝郁脾虚，高年精衰引起者，起病慢，逐渐加重而且时缓时剧病情起伏，每次加剧即使缓解后亦有后遗损害，使病情累积加重。

（2）病位：本病患眼外观端好，病在瞳神以内，属内障眼病，在眼底的黄斑部，内联脏腑与脾、肝、肾关系密切。

（3）病性：为本虚标实，好发于肝郁脾虚。脾虚运化不健是本，肝郁疏泄失调为本，晚期视力障碍，肾精不足，但眼底检查，水液停聚，痰浊阻滞，瘀血停滞诸症均很明显，虚实夹杂，病到晚期，以虚为本。

（4）病势：若病位较浅，以脾虚水湿停聚为主的病变容易恢复，而且一般无后遗症。若病位较深，以痰湿瘀血积滞为主的病变，往往反复发作，最终形成瘢痕，影响视力。

（5）证候病机，病机转化：依据发病部位、主要症状、体征和正邪相争气血失常的程度，病情反复发作，有色素上皮–玻璃膜–脉络膜毛细血管的综合病变，肝肾阴虚，君相火旺，灼伤脉络，血溢络外，瘀血停聚；或因脾虚湿困，痰湿与阴火同在，炼液成痰化为痰热，阻塞气机，引起血流瘀滞。痰、瘀同源，两者互结，形成斑块，以致气血循行失常，精气不能上承致目之精血可虚。

（二）西医病因病机

AMD 的病因和发病机制尚未完全清楚，除年龄和种族外，现代研究认为本病还可能与遗传、慢性光损害、营养不良、吸烟、免疫反应等因素有关。

（1）年龄：目前多数学者认为年龄是 AMD 发病的主要危险因素，AMD 的严重程度随着年龄增加而加重，调查显示 AMD 的患病率随着年龄增长而增加，特别是 60~69 岁年龄段较 50~59 岁年龄段显著提高。RPE 的衰老与退变是引起 AMD 的重要因素，RPE 细胞对光感受器外节盘膜的吞噬消化能力下降，结果未被完全消化的盘膜残余小体潴留于基底部细胞原浆中，并向细胞外排出，从而形成沉积于 RPE 与 Bruch 膜之间的玻璃膜疣。色素上皮、Bruch 膜及视细胞发生变性、增生或萎缩。若 Bruch 膜断裂，脉络膜毛细血管会通过破裂的 Bruch 膜进入到 RPE 下或视网膜下形成 CNV，导致视网膜下反复的渗漏、出血等。机体衰老是老年眼病发生的病理基础。

（2）缺氧：黄斑中心凹的血液供应来自脉络膜毛细血管。随着年龄增长，脉络膜血管顺应性降低，血管内血流阻力增加，脉络膜内血液的灌注量也相应降低，同时脉络膜毛细血管密度降低、管径缩小等以及血流动力学异常，都会影响 RPE 正常功能，导致 RPE 变性和萎缩，代谢产物堆积，增加 CNV 风险。有研究认为，RPE- 脉络膜缺血缺氧与 CNV 形成密切相关，而多种因素皆可引起 RPE- 脉络膜缺氧，尤其是脉络膜血流的异常。压力增加也可引起 RPE 脱离和 CNV 形成，但何种因素为直接因素最终导致 AMD 发生仍需要进一步探索。

（3）炎症：有研究认为，CNV 是新生脆弱的脉络膜血管穿过玻璃膜进行侵袭性生长，这一过程与 RPE 破坏引起的免疫反应或脉络膜血管的退行性改变有关，目前多数研究认为，炎症反应参与 AMD 的发病，无论是在 CNV 动物模型还是 AMD 病人均能发现免疫炎症因素的存在，一些炎性信号通路也最终能通过级联反应诱导血管生成因子的释放，如 VEGF，接着就会导致脉络膜血管生长，引发 AMD 的出血、渗出、RPE 或视网膜的脱离和盘状瘢痕的形成。

【临床表现】

（一）症状

1. 萎缩型 AMD

（1）萎缩前期：无明显视力障碍，可有中心视力轻度受损，或轻度视物变形，中央比较性暗点。

（2）萎缩期：随病情进展，双眼对称出现中心视力进行性下降，有虚性绝对性中央暗点，出现阅读困难，常需增加光线帮助阅读。

2. 渗出型 AMD

（1）早期：中心视力明显下降，其程度受中心凹受损程度而定。

（2）渗出期：因出血视力可出现急剧下降。

（3）瘢痕期：中心视力永久性受损。

（二）体征

1. 萎缩型 AMD

（1）萎缩前期：黄斑区色素紊乱，中心凹反光减弱或消失，RPE 层变薄，后极部常可见散在的黄白色点状硬性玻璃膜疣，玻璃膜疣间可见色素的脱失或增生等。

（2）萎缩期：黄斑区融合密集的玻璃膜疣及大片浅灰色的萎缩区，可见暴露脉络膜血管床，后极部可逐渐出现边界清晰的地图样萎缩区。

2. 渗出型 AMD

（1）早期：黄斑区可见密集大小不一、边界模糊且相互融合的软性玻璃膜疣。

（2）渗出期：可见黄斑区视网膜下灰黄色的 CNV 及大量的渗出或出血，出现黄斑区大片浆液或出血性色素上皮脱离或神经上皮层的盘状脱离，或出血性脱离；CNV 出血广泛者，眼底可见范围较大，色泽暗污的圆形或近圆形病灶，常掩盖 CNV。

（3）瘢痕期：视网膜下出血渐吸收，后极部可见大片机化的瘢痕。部分病人在瘢痕周围出现新的新生血管，再次出现渗出、出血、吸收、机化的过程，使得原有瘢痕进一步扩大。

【实验室及其他辅助检查】

（一）荧光血管造影（FFA）检查

1. 萎缩型 AMD

可见玻璃膜疣及色素脱失区域可表现为窗样缺损呈高荧光，随背景荧光而增强、减弱或消退；或见脉络膜毛细血管萎缩呈弱荧光；造影晚期血管渗漏区域出现强荧光。

2. 渗出型 AMD

（1）早期：病变区随造影时间延长，荧光强度渐增强，可见延迟出现的强荧光斑点。

（2）渗出期：造影早期可见形态不一的 CNV，渗漏成片状强荧光，出血荧光遮蔽。典型性 CNV 即显出边界清晰的不同形态，并且很快出现荧光渗漏，形成一片强荧光。隐匿性 CNV 因出血、渗出、色素或瘢痕的遮蔽，在造影早期 CNV 形态不清楚，仅为一些边界不清的斑点状荧光，中后期其范围逐渐增大，荧光逐渐增强，晚期显现荧光渗漏。

（3）瘢痕期：造影早期瘢痕区为弱荧光，后期瘢痕可染色，形成一片强荧光。

（二）吲哚菁绿血管造影（ICGA）检查

1. 萎缩型 AMD

玻璃膜疣因对脉络膜的遮蔽，呈现边界清楚的弱荧光；疣体自身荧光染色，随造影时间延长而荧光度增强，数量增多；色素脱失使透过荧光增加，病变区荧光度略强于周围。若脉络膜萎缩仅限于毛细血管层，则造影早期病变区荧光强度略强于周围，造影中、后期减弱，萎缩区边界渐清晰；若脉络膜萎缩累及中、大血管层，则造影早期病变区呈弱荧光，造影中、后期减弱，萎缩区边界更清晰。

2. 渗出型 AMD

ICGA 对隐匿性 CNV 能够进行可靠定位，脉络膜 ICGA 表现为异常粗大的脉络膜血管、强荧光等。具体表现为：

（1）不含 CNV 的浆液性色素上皮脱离：脱离区可呈弱荧光。

（2）典型 CNV：早期即可呈边界清晰强荧光点或区域，晚期增强或扩大，但边界仍较清晰。

（3）血管性 RPE 病变：一种可见有浑浊的渗出和薄的出血，显示早期强荧光和晚期荧光渗漏，边界不清；另一种荧光染色慢且少，甚至 30 分钟也未见明显染色。

（4）血管性色素上皮脱离：显示 CNV 的早期强荧光，晚期染色和渗漏。

（5）瘢痕染色：类似 FFA，早期见多个无规则强荧光，伴有色素和出血遮蔽荧光，晚期强荧光斑扩大，瘢痕组织染色。

（三）光学相干断层扫描（OCT）检查

1. 萎缩型 AMD

玻璃膜疣表现为 RPE/ 脉络膜毛细血管层出现几个或多个大小不等的半弧形隆起，其下为均匀的弱反光区，RPE 层厚度可无变化。脉络膜萎缩区表层的视网膜变薄，深层脉络膜反射增强。

2. 渗出型 AMD

可清楚显示 CNV 形态，以及出血，渗出及瘢痕等。

（1）典型 CNV 膜和积液：RPE/ 脉络膜毛细血管层相对应的红色反射光带局限性增厚或断裂，可呈梭形或不规则形。视网膜下或视网膜内积液，对此可进行量化分析。

（2）隐匿型 CNV：RPE 层局限性隆起，其下有浆液性和（或）出血性视网膜下或（和）色素上皮脱离。

（3）脉络膜视网膜瘢痕形成：瘢痕在 OCT 上表现为 RPE– 脉络膜毛细血管层的光带局限性增厚，边界较清楚，且反光增强；瘢痕上方视网膜萎缩变薄，常有囊样病变。

（四）视野检查

有中心暗点及不同程度的视野缺损。阿姆斯勒表检查示中心视野异常，出现变形、暗区或线条中断。

【诊断与鉴别诊断】

一、诊断要点

（一）辨病要点

局部血瘀、痰瘀、水肿多为实证。

（1）逐渐视物模糊或视物变形。

（2）突然一眼视力骤降伴视物变形，数年后另眼患病。

（3）玻璃膜疣、色素上皮萎缩灶。

（4）后极部出血、渗出、水肿等。

（5）黄斑区盘状或不规则瘢痕病变。

（6）RPED 或黄斑区水肿反复迁延不愈。

（二）中医辨证要点

全身证候虚实夹杂。

（1）脾虚气弱证：神疲乏力，大便溏泻，舌淡苔白，脉弱。

（2）肝肾亏虚证：眼睛干涩，头晕耳鸣，腰膝酸软，舌红苔少，脉细。

（3）痰湿蕴结证：胸膈满闷，头重眩晕，舌苔白腻或黄腻，脉沉滑或弦滑。

（4）络伤出血证：口渴烦热，失眠盗汗，舌质红、苔少，脉数。

（三）西医诊断要点

1. 萎缩型 AMD

（1）双眼或一眼同时或先后发病，视力下降缓慢。

（2）黄斑部出现散在的玻璃膜疣和萎缩灶。

（3）FFA 可见玻璃膜疣及透见荧光，晚期呈一片弱荧光。

2. 渗出型 AMD

（1）一眼视力急剧下降，数年后可累及另眼。

（2）黄斑区大范围视网膜深层或浅层出血，盘状色素上皮或视网膜神经上皮层脱离而见大量玻璃膜疣。

（3）FFA 可见视网膜下新生血管、荧光渗漏区、出血区遮蔽荧光。

二、鉴别诊断

1. 中心性浆液性脉络膜视网膜病变

黄斑中心凹周围浆液性视网膜隆起，色素上皮萎缩，无玻璃膜疣，无 CNV 的形成，无出血，FFA 在静脉早期开始出现黄斑区小的荧光素渗漏点，后期逐渐呈喷射状或墨迹样扩大的强荧光斑。

2. 中心性渗出性脉络膜视网膜病变

多见于青壮年，病灶范围较局限，多单眼发病，黄斑周围及另一眼多为玻璃膜疣存在和色素的改变。

3. 高度近视性 CNV

可有新生血管和出血，但有高度近视病史，眼底呈豹纹状眼底、后巩膜葡萄膜肿及漆裂纹等。

4. 息肉状脉络膜血管病变

多单眼发病，眼底见橘红色结节样病灶，该病变发生在黄斑外的比率比渗出型 AMD 要高，且 ICGA 可见异常分支状脉络膜血管网，其末端呈息肉状扩张。

【治疗】

一、中医治疗

（一）治疗原则

根据眼底黄斑区各个阶段病理变化特点，结合老年性眼病的证候规律，采用整体宏观辨证与局部微观辨病结合的思路和治疗方法进行辨证施治。

（二）辨证施治

1. 脾虚气弱证

［治疗法则］健脾益气，滋养肝目。

［方药］人参养荣丸方（《太平惠民和剂局方》）。出血者，可加生蒲黄、藕节等增强止血作用；渗出者，可加薏苡仁、扁豆等利水渗湿。

［中成药］补中益气丸。若因脾虚而导致水湿不运出现头身困重等湿邪内停之象，可用参苓白术散等。

2. 肝肾亏虚证

［治疗法则］滋补肝肾，活血明目。

［方药］六味地黄丸方（《小儿药证直诀》）。有瘢痕者，可加海藻、昆布、鸡内金等以软坚散结；五心烦热、失眠盗汗者，可加黄柏、知母等以降虚火。

［中成药］杞菊地黄丸。阴虚者可用知柏地黄丸、石斛夜光丸、左归丸，阳虚者可选用右归丸。

3. 痰湿蕴结证

［治疗法则］燥湿化痰，益气健脾。

［方药］化坚二陈汤、温胆汤。若痰热重者，可加半夏、茯苓、车前子等；可加当归、丹参、川芎等以行气活血消滞；可加浙贝母、海藻、牡蛎等以软坚散结。

［中成药］五苓散、二陈丸。若痰郁化热，可加清气化痰丸。

4. 络伤出血证

［治疗法则］滋阴降火，凉血止血。

［方药］可用生蒲黄汤（《中医眼科六经法要》）。水肿明显者，可加车前子、猪苓等利水消肿；出血久者，加山楂、鸡内金、浙贝母等活血消滞。

［中成药］和血明目片、止血祛瘀明目片。若见胁痛嗳气、神疲等肝郁脾虚证，可用丹栀逍遥丸；若血虚症状明显者，可用四物颗粒。

（三）单方验方

1. 加减驻景丸（《眼科金镜》）

治肝肾俱虚，两眼昏暗，视物如隔云雾。枸杞子、菟丝子、五味子、车前子、楮实子、川椒炒各一两，熟地、归身各五钱。上为细末，炼蜜为丸如桐子大，空心盐汤下五七十丸。

2. 明目地黄丸（《审视瑶函》）

治肾虚目暗不明，熟地黄四两、生地黄、山药、泽泻、山茱萸、牡丹皮、当归身、五味子，上为细末，炼蜜为丸，如桐子大。每服三钱，空心淡盐汤送下。忌萝卜。

（四）外治法

滴眼药水：可选用七叶洋地黄双苷滴眼液滴眼，每次1滴，每日3次。

（五）针刺治疗

通过针刺对穴位的刺激，可以调节全身的气血阴阳，从而使气血、经络通畅，有助于视力改善。

1. 常用穴位

（1）眼局部常用穴：睛明、承泣、球后、丝竹空、攒竹、四白、阳白、百会。

（2）全身常用配穴：翳风、翳明、风池、百会、合谷、肝俞、肾俞、脾俞、足三里、光明、三阴交、血海、阳陵泉、阴陵泉等。

2. 针法

针对主症配穴，将眼周穴位和远端肢体穴位配合应用，每次眼周穴位1~2个，远端肢体取2~3个，每日或隔日1次，分组交替运用，10次为一个疗程，休息3~5天再做下一个疗程。眼周穴位不宜运针提插、捻转，对于肢体、腹部及背部穴位可以针灸并用。

（六）饮食疗法

宜选用营养丰富、易消化的食物，如具有清热解毒、利水消肿、活血通络作用的苦瓜、冬瓜、丝瓜、绿豆等，具有清热解毒、养阴明目作用的梨、苹果、西瓜、橘子等，具有补益肝肾、养血明目作用的胡桃仁、莲子心、龙眼肉、黑芝麻等。还可煎汤、熬粥以辅助治疗，如肝肾亏虚者，用杞子萸肉粥：杞子、山萸肉、糯米，或加白糖、蜂蜜适量，或枸杞每日适量嚼服；脾气虚弱者，用参芪鸡：生晒参（或西洋参）、黄芪、母鸡1只，佐料适量。

（七）情志疗法

保持乐观的情绪有助于疾病治疗，医护人员要有耐心地开导病人，向病人讲解AMD的有关知识，治疗的方法、效果等，帮助、鼓励病人正确对待疾病，树立战胜疾病的信心，积极主动地配合治疗。

二、中西医协同治疗

AMD属于老年性致盲性眼病，中医对该病治疗有一定的优势。对于萎缩型AMD，西医目前尚无特效疗法，中医主要针对脾虚气弱、肝肾亏虚两种证型，从健脾益气、补益肝肾进行辨证治疗。对于渗出型AMD，往往CNV已经形成，此时多进行光动力学或玻璃体腔注射抗VEGF等药物进行治疗，虽然能暂时消退CNV，但是很难阻止CNV复发，在减少眼底出血、渗出等方面也较为逊色，而单独依靠中药似乎也很难使CNV完全消退。故该型AMD能较好体现中西医结合治疗的优势所在，达到标本兼治的目的，借助西医治疗手段退缩CNV以治标，然后根据眼底出血、渗出、水肿等局部表现再结合全身症状进行辨证分型论治以治本。根据我们的临床体会，该型AMD主要应以局部辨证结合脾虚气弱、肝肾亏虚、痰湿蕴结、络伤出血证等治疗。但是由于临床中病人的全身情况各有不同，辨证治疗还需要四诊合参，在中医理论的指导下灵活运用，不必拘泥某证。对于全身症状不明显的病人，可以参考老中医经验进行专方治疗、分期治疗等。

【典型案例】

案例1 张某，女，61岁。2011年5月9日初诊。

［主诉］右眼视物模糊3月余。

［病史］病人 3 个月前无明显诱因感觉右眼视物模糊。

［检查］右眼视力 0.5，左眼视力 0.8，眼底黄斑区色素紊乱，可见大量黄白色玻璃膜疣，中心凹反光不见。OCT 示黄斑区玻璃膜疣，伴腰酸膝软、耳鸣、食少，二便调。舌红、苔少，脉细数。舌质淡，脉沉。

［西医诊断］右眼 AMD（萎缩型）。

［中医诊断］视瞻昏渺（肝肾亏虚证）。

［方药］六味地黄丸加减。黄芪、当归、枸杞子、菟丝子、五味子、熟地、山药、茯苓。共 28 剂，每日 1 剂，早晚温服。

［二诊］2 周后再诊，右眼视物较前清晰。右眼视力 0.6，纳食可，但仍有腰膝酸软、耳鸣，舌淡，脉沉细。原方加半夏、陈皮、浙贝母以祛痰化湿。服药 2 个月。

［三诊］2011 年 8 月 11 日。右眼视力 0.7，眼底可见黄斑区色素紊乱减轻，玻璃膜疣较前减少。腰膝酸软、耳鸣明显减轻。明目地黄丸续服 3 个月。

［随诊］2011 年 11 月 23 日（3 个月后），右视物较清晰。眼科检查：右眼视力 0.8。眼底虽可见玻璃膜疣仍存在，但病变范围未见明显扩大。OCT 提示玻璃膜疣明显少于初诊时。全身症状明显缓解（治疗前后 OCT 变化见彩插 9-8）。

［病例分析］

（1）病人为老年女性，肝肾亏虚，气血上扬不畅，目失濡养，黄斑缺血，导致玻璃膜代谢失调，色素紊乱及玻璃膜疣，结合全身耳鸣失眠、腰膝酸软等征象，治宜滋补肝肾、疏肝明目，枸杞子、菟丝子、五味子、熟地、山药、茯苓攻补兼施、滋肝补肾、调理体质；在此基础上根据老龄女性，形体消瘦，不思饮食等症，又加用黄芪、党参、茯苓、白术以健脾益气，经 1 个月服药病人全身症状减轻，调理得当，正如《金匮要略》所言："见肝之病，知肝传脾，当先实脾。"此时结合局部病变，调整处方加疏肝解郁化痰药物柴胡、赤芍、浙贝、陈皮等药，以消除玻璃膜疣，2 个月后，病人视力 0.5~0.6，已有提高，精神好，二便调，饮食佳，但耳鸣失眠仍存在。调方 1 个月后改服明目地黄丸 3 个月后，病人裸眼视力提高到 0.6~0.8。本病运用全身辨证与局部辨病结合的思路，因虚实夹杂，兼顾攻补兼施；补虚涉及肝脾肾，祛邪不离郁和痰。在改善萎缩型 AMD 的疗效中，获得了一定的收获和体会。

（2）问题与对策：萎缩性 AMD 仍属于疑难病范畴，目前面对萎缩型 AMD，西医学尚无有效治疗方法，中医优势在于根据整体辨证原则，规范施治，结合局部病变灵活用药，取得了一定疗效，应将这种辨证与辨病结合的方法形成指南，特别是将局部不同阶段出现的不同程度的病理改变与加减用药形成共识，并将其在西医和基层推广，让更多医生规范用药，让更多病人受益，具有社会效益和经济效益。

（3）理论探讨：《审视瑶函》："真精者，乃先后二天元气所化之精汁。"只有肾精充足，五脏六腑之精气才能上注于目，而目视精明。《内经》曰："年至四十，阴气自半而起居衰矣。"又曰："男子六十四岁而精绝，女子四十九岁而经断。夫以阴气之成，止供给得三十年之视听言动，已先亏矣。"机体衰老，精血亏虚，目失所养，是导致老年眼病发生的病理基础。

案例 2 张某，男，64 岁。2016 年 2 月 24 日初诊。

［主诉］右眼视力下降1个月。

［病史］病人1个月前无明显诱因出现右眼视力下降，伴头晕头痛，舌暗红苔白腻，脉沉弦。血压、血糖均正常。

［眼科检查］视力右眼0.12，左眼0.8^{+1}，右黄斑区大片出血，灰黄色隆起。OCT见右黄斑中心凹视网膜增厚，内有活跃CNV及出血。FFA、ICG见CNV呈荧光渗漏，伴盘状病灶荧光染色、出血荧光遮蔽。

［西医诊断］右眼AMD（萎缩型）。

［中医诊断］视瞻昏渺（络伤出血证）。

［治则］益气调血化痰。

［处方］益气调血化痰方加减：炙黄芪、当归、三七粉、大黄炭、郁金、生蒲黄、浙贝、白茅根、黄芩、怀牛膝、陈皮、茯苓、枳壳。共28剂，每日1剂，早晚温服。

［二诊］1个月后复诊，视物较前清晰，视物变形减轻。视力0.1，出血部分吸收伴灰白纤维组织增殖。OCT提示右眼CNV较前缩小，出血吸收。全身症状未见明显改善。炙黄芪、当归、三七粉、大黄炭、郁金、生蒲黄、浙贝、黄芩、菊花、薏苡仁、苍术、白术、怀牛膝。

［三诊］1个月后来诊，病人视物变形明显好转，眼前黑影变淡，复查右眼视力0.15。眼底出血吸收，黄斑部可见瘢痕，OCT提示CNV继续缩小，出血已基本吸收（治疗前后OCT变化见彩插9-9）。头晕减少，舌红苔薄白，脉沉弦。

［病例分析］

（1）辨证思路：本病为本虚标实之证，年老体衰，功能减退，气血化生不足，不能上养眼目，致局部微环境缺氧，出现玻璃膜疣、RPE层的萎缩等，治宜益气养血、滋补肝肾，若因虚致瘀，阴虚火旺，火灼脉络，日久形成CNV，导致出血、渗出形成，治宜凉血止血、通络化瘀。若反复出血、渗出、水肿，治宜利湿消肿、软坚化痰。在病变整个过程中，凉血化瘀是其主要的治疗思路，故在治疗上以凉血化瘀、通络化瘀立方，选用三七粉、大黄炭、郁金、生蒲黄、黄芩、怀牛膝以凉血止血化瘀；浙贝、白茅根、陈皮、枳壳以利湿消肿、软坚化痰；炙黄芪、当归、茯苓补气健脾养血调节全身功能增加免疫，从而达到标本兼治的目的。二诊时，病人眼底出血基本吸收，但全身症状未见明显改善，故去活血化瘀的川牛膝和利湿化痰的陈皮、茯苓、枳壳，改用健脾利湿的薏苡仁、苍术、白术和清肝明目的菊花。三诊时，病人视力有所提高，眼底表现和全身症状均较前明显好转。

（2）问题与对策：湿性AMD属于难治性眼底病，目前主流方法为抗VEGF 3+3方案，但部分病人并非治愈，仅为稳定，需要几个月行一次注药治疗，有的病人因费用太高难以接受抗VEGF治疗。中医治疗眼底出血历史由来已久，只是在FFA、ICG、OCT检测下检验中医疗效是关键，中医优势在于全身辨证的同时，又能促进气血上扬，营养黄斑，改善局部微环境，辨证准确，方可促进出血和渗出吸收，缩小病灶，改善视力。因此，中医辨病结合辨证、治标结合治本，具有一定优势，特别是抗VEGF联合中药，可以减少注药次数，增进疗效，不易复发，围绕这个项目需要进行大样本、多中心观察。

（3）理论探讨：《兰室秘藏》曰："夫五脏六腑之精气，皆禀受于脾，上贯于目。脾者诸阴之首也，目者血脉之宗也，故脾虚则五脏六腑之精气皆失所司，不能归明于目矣。"又曰云："夫目之有血，为养目之源，充和则有生长养之功，而目不病，少有亏滞，目病生矣。"目珠高居人体之首，结构精细复杂，脉络纤细，对营养物质的要求极高，需体内轻清之血濡养方可完成视物辨色功能。"气虚""血滞""痰瘀"等均可影响精血上达头目，出现视瞻昏渺、视物变形或视物眼前黑影遮挡等。

【疗效判定标准】

基于病证结合的临床模式，中医药临床疗效的评价，既要有相关疾病西医公认的关键指标，又要突出中医特色，反映病人整体状态，相关"证"的症状改变，参照《眼科、耳鼻喉科诊疗常规》（北京市卫生局编）和《中国新药临床研究指导原则》（试行）制定。

（一）AMD 疗效标准

（1）好转：视力稳定或有提高，黄斑区病变减轻，新生血管渗漏减少或新生血管膜消失。

（2）无效：视力下降，黄斑区病变加重，新生血管渗漏加重。

（二）证候疗效标准

表 9-5　AMD 证候疗效评价（相关主症分级评分）表

主症	无 0	轻 1	中 2	重 3
头晕耳鸣	无	偶发	常发	经常发生，不间断
口燥咽干	无	偶有	常有口干	干渴、饮多不解
五心烦热	无	手足心热、午后明显	手足心灼热	手足心热、心烦不宁
腰膝酸软	无	偶发	常发	反复发作、不易缓解
心悸怔忡	无	偶发	心悸阵作	经常发作、心神不宁
失眠	无	睡眠时间 < 5 小时	睡眠时间 < 3 小时	彻夜难眠
健忘	无	偶有	常有	转瞬即忘
四肢麻木	无	偶有	常有、尚可忍受	持续麻木，难以忍受
面色㿠白	无	淡白	淡白无华	苍白
倦怠乏力	无	易疲劳，可坚持轻体力工作	乏力，勉强坚持日常工作	全身乏力，终日不愿活动
神疲懒言	无	不喜多言，不问不答	懒于言语，多问少答	精神萎靡，偶语
纳少腹胀	无	食量减少 < 1/3 偶感腹胀，食后 1/2 小时缓解	食量减少 > 1/3，常感腹胀，食后 2 小时缓解	食量减少 1/2，终日腹胀
大便溏薄	无	大便不成形，日 3~4 次	大便稀溏，日 5~6 次	大便水样，日 10 次以上

计算公式为（尼莫地平法）：［（治疗前积分 – 治疗后积分）/ 治疗前积分］× 10%

（1）中医临床症状、体征消失或基本消失，证候积分减少≥95%，临床痊愈。

（2）中医临床症状、体征明显改善，证候积分减少≥70%，显效。

（3）中医临床症状、体征均有好转，证候积分减少≥30%，有效。

（4）中医临床症状、体征无明显改善或加重，证候积分减少，不足30%，无效。

【预防与调护】

（1）当单眼或双眼出现视物模糊、视物变形，应定期到眼科检查另一眼。

（2）合理用眼，养成良好的阅读习惯，可配戴滤光镜保护眼睛免受强日光长期照射带来的黄斑损伤。

（3）生活起居要有规律，戒烟，参加适量的体育活动，包括太极拳、气功、功法等，以增强体质。

（4）精神护理：避免不良的情绪刺激，有计划地安排好工作，减轻工作压力和紧张程度，以免焦急上火，引发眼病。

（5）饮食调护：养成良好的饮食习惯，合理营养，宜多吃新鲜蔬菜水果、鱼、坚果等，少食性温燥热食物包括辣椒、生蒜、韭菜、洋葱、羊肉、狗肉等以及烧烤油炸食物、动物内脏等。

【注意事项】

（1）本病疗程长，且有复发的可能性，病人需有耐心地接受规范的治疗，切勿病急乱投医，打乱治疗计划。

（2）有高血压和糖尿病病史者，应积极治疗全身病。

【重点提示】

本病多发于老年人，中医认为与精气不足有关，按虚证治疗调理脏腑、气血津液为主。肾为先天之本、藏精之所，肝肾同源，脾为后天之本、后天生精之源，所以治疗多着重肝、脾、肾的调理。晚期 CNV 形成，按血证论治，又血瘀致气滞，气滞而生痰，痰瘀互结，理血同时又当治痰。

【现代研究进展】

（一）基础研究

1. 病因

遗传因素也是 AMD 发病因素之一。补体因子 H 基因 Y402H 和 AMD 易感基因 2A69S 多态性均与 AMD 相关，但 Y402H 突变率低，Y402H 和 A69S 均与吸烟在 AMD 的发生中存在交互作用。进一步研究补体成分 2 基因上单核苷酸多态性位点 rs9332739 的次要型等位基因 C 不是中国汉族人群晚期 AMD 发病的危险因素，基因型与 AMD 的发病无明显相关性；且该位点在中国汉族人群中可能不是晚期 AMD 的主要遗传标记物。

2. 疗效机制

金明等曾用 532 倍频激光成功建立 BN 大鼠 CNV 动物模型；根据对用药干预后 CNV 模型 FFA、病理学和脉络膜血管铺片等形态学方法的观察，证实益气调血化痰方对激光诱导 BN 大鼠 CNV 有较好的抑制作用；其作用机制可能是通过抑制 VEGF-A 及 VEGFR-2 的表达。由于 AMD 发病与多个病理环节相关，发病机制较为复杂，因此，益气调血化痰方抑制 CNV 发生相关的其他基因及蛋白表达网络的变化需要进一步的实验研究。

（二）临床研究

1. 中医治疗

朱静等用复明增视片治疗萎缩型 AMD 3 个月后，观察治疗前后病人的远视力、中心视野、眼底表现及中医症状等，发现该药能明显改善病人的临床症状和病理改变，提高病人的视功能，总有效率能达到 74%。江伟等以补益肝肾的二至明目汤（女贞子、旱莲草、川芎、丹参、枸杞子、楮实子）为主方治疗萎缩型 AMD，可提高病人的视力，稳定眼底病变。陆萍等认为脾气亏虚同样也是 AMD 的病理基础，采用柔肝健脾、滋阴明目法（柴胡、当归、白芍等）治疗萎缩型 AMD，发现病人的视功能不仅得到改善，全身症状也明显缓解。王文义等也认为 AMD 主要以脾气虚为主，采用健脾益气法，以党参、黄芪、法半夏、茯苓等加减治疗 AMD 3 个月，相比于对照组，总有效率为 35.7%。姚杰等认为本病虚实夹杂，利用加减驻景丸补益肝肾以治本的基础上络刺太阳、睛明、瞳子髎、合谷等穴位，以畅通络脉，消散瘀血，治疗 45 例湿性 AMD，治疗组的总有效率为 80.5%。朱华英等治疗干性 AMD（肝肾阴虚型）和湿性 AMD（脾虚湿困型）患者共 80 例，治疗组采用中药合并针刺治疗 3 个月后，视力的总有效率达 89.36%，中医证候改善 38 例，相比对照组有明显差异。

金明等采用随机单盲设组观察了益气调血化痰方药干预渗出型 AMD 102 只眼，疗程 3 个月。结果显示中药组视力提高 2 行占 68.24%；黄斑区出血吸收率大于 25% 者占 85.11%；FFA 测量 CNV 渗漏小于治疗前 50% 的为 71.43%，OCT 测量 CNV 厚度值由治疗前（413.27±100.87）μm 缩小为（322.77±97.53）μm。结论提示，益气调血化痰方药对于提高视力、促进出血吸收和缩小 CNV 面积有一定作用。

2. 西医治疗

VEGF 是 CNV 形成的重要原因之一。多种抗血管生成药物，如阿柏西普、贝伐单抗、雷珠单抗，以及雷珠单抗联合维替泊芬的 PDT 治疗等都已经成为目前眼科治疗渗出型 AMD 的主要方法。Regillo C 等用 0.5mg 雷珠单抗治疗渗出型 AMD，采用一组每月注射一次，另一组每月注射一次连续 3 个月，之后根据视力和检查再决定是否注射，即 3+PRN 模式，发现病人的基线特征，如视力、病灶面积等对治疗效果评价有影响。Hatz K 等用 0.3mg 雷珠单抗联合 PDT 治疗渗出型 AMD，雷珠单抗以采用 3+PRN 模式，观察 12 个月，结果相比于单独治疗，联合治疗能减少注射次数，并能提高视力的字母数。Umeda N 等也采用 3+PRN 模式，比较阿柏西普与雷珠单抗的治疗效果，发现影响视力改善程度的并非治疗药物的选择，而在于疾病或病理类型。

3. 中西医结合治疗

尽管目前光动力学疗法和抗 VEGF 疗法已经成为治疗渗出型 AMD 的主流疗法，但疗效只能维持一段时间，难以控制 CNV 的复发、需反复玻璃腔给药，增加了眼内炎等的危险，而且医疗费用高，因此需要积极探索中西医结合治疗 AMD 的方法，发挥各自的优势。李建基等在对照组单纯西药治疗基础上联合自拟方（枸杞、白术、女贞子等）治疗 2 个月后比较，联合组 35 例治疗总有效率为 97.2%。吴权龙等认为血瘀贯穿湿性 AMD 始终，"血水同源"，利用活血化瘀和利水明目的中药复方制剂散血明目片联合雷珠单抗眼内注射治疗湿性 AMD 3 个月后，病人的黄斑水肿、渗漏明显减轻，改善视网膜微循环，从而提高病人视力。陆秉文等用苦碟子注射液联合光动力疗法与玻璃体内注射雷珠单抗治疗渗出型 AMD 可以有效地改善视力、促进视网膜渗出及出血的吸收，同时减少重复治疗次数，缓解病人经济压力。

（金明　罗丹）

参考文献

［1］方凯，田君，秦雪英，等. 补体因子 H 与 ARMS2 基因多态性与年龄相关性黄斑变性的关联研究. 中华疾病控制杂志，2012，16（06）：467-471.

［2］宋颖，张琳. 补体成分 2 基因上 rs9332739 与年龄相关性黄斑变性的相关性研究. 上海交通大学学报（医学版），2016，36（03）：411-413，422.

［3］朱静，徐峰，周斌，等. 复明增视片治疗萎缩型老年性黄斑变性临床研究. 中国中医眼科杂志，2011，21（06）：342-344.

［4］江伟，唐由之，梁丽娜，等. 二至明目汤治疗非渗出性年龄相关性黄斑变性临床分析. 中国中医眼科杂志，2013，23（03）：201-203.

［5］姚杰，李上，郭承伟. 针药并用治疗 45 例湿性年龄相关性黄斑变性病人的临床体会. 山西中医学院学报，2015，16（1）：41-42，45.

第八节　高度近视性黄斑变性

高度近视所引起的眼底病理性改变称为近视性黄斑变性（MMD），多见于屈光度高于 –6.00D 或眼轴长度大于 26.5mm 眼底，其中黄斑出血为眼底病理损害之一，可严重影响视力，为眼科难治性疾病之一。

高度近视性黄斑变性属于内眼疾患，古代文献没有明确记载（中医文献中的"近视""能近怯远"是常见的单纯性近视而非高度近视），现代中医眼科也无特定诊断，只能根据病人的主诉归于"暴盲""视直如曲""视瞻有色"等范畴，因而对于本病的认识，需在中医理论指导下通过"病证结合"的方法，将病、证两个概念不同的诊疗体系结合起来，以提高辨证论治的准确性。

【病因病机】

（一）中医病因病机

近视性黄斑变性以视力下降、眼前有暗影遮挡或视物变形为主要症状。《审视瑶函》曰："目能近视，责其有水，不能远视，责其无火。"又谓："精气乱，视误故惑""精衰而视变"，故本病的病因病机多为竭视劳倦、过度用眼等引起精气耗伤，血脉阻滞，气血失调所致。因此，有关近视性黄斑变性的病因病机也归属于以精、气血、津液辨证为主线的眼底病规范化辨证体系中。即从疾病总进程来看，近视性黄斑变性的基本病因病机有两方面：先天禀赋不足导致肝肾精血亏虚；后天失养致脉络闭塞，气血不充，目失所养，气血津液失其常道。

（二）西医病因病机

高度近视伴有眼底病理性改变也称为病理性近视。其可以为常染色体显性遗传，或常染色体隐性遗传发病，与环境因素亦有关。近视性黄斑变性是引发视力损害的主要原因。在亚洲，由近视性黄斑变性所引发的视力损害可以占到27%。其主要病理改变是因眼球过度延伸，尤其是后巩膜延伸、变薄，引起脉络膜毛细血管层变薄，RPE层变性，色素细胞减少，被 Müller 细胞取代，Bruch 膜变薄或裂开，产生后极部视网膜脉络膜萎缩变薄，漆裂纹、视网膜下脉络膜新生血管（CNV）、出血，色素斑等继发性改变。

（三）从病证结合的演变

在中西医结合临床实践中，近视性黄斑变性是一个逐渐演变的过程，结合高度近视眼局部病变的致病因素和病理性质，与中医的病因病机进行分析，二者演变有相关性。从病证结合分析高度近视性黄斑变性的演变过程（表 9-6 及表 9-7）。

表 9-6　病理性近视病理与病机的关系

	病因		病理与病机	病与证
西医	先天遗传因素	后天环境因素长时间近距离工作	眼轴不断延伸，脉络膜萎缩，RPE萎缩，神经节细胞减少	豹纹状眼底、漆裂纹、CNV/Fuchs 斑
中医	禀受生成	劳瞻竭视，劳心思虑	精气血津液不足，脉络失养，病在肝脾胃	肝肾亏虚，气血不足

表 9-7　病理性近视黄斑出血的各阶段分析

	病理改变	临床表现		辨证（病位病性）	中医证型
		眼底检查	症状		
早期	眼轴增长，视网膜、脉络膜血管变细变直，色素上皮浅层色素消失	豹纹状眼底，弧形斑，黄斑红变	视远不清，视疲劳	精亏血虚（水轮）	精血亏虚

	病理改变	临床表现		辨证（病位病性）	中医证型
		眼底检查	症状		
中期	玻璃膜皲裂，色素上皮萎缩，后巩膜葡萄肿	漆裂纹，黄斑出血，黄斑局限性、白色萎缩斑	视物不清，视物变形，相对旁中心，暗点	津血不足	阴虚燥热，阴虚生燥，阴虚火旺
晚期	新生血管形成，出血性盘状脱离，色素增生	黄斑出血，Fuchs 斑	视物不清，视物变形，中心暗点	久病入络，郁热，瘀阻	络脉瘀损，郁热伤络，络息成积，气虚不摄

【临床表现】

（一）症状

主诉视力下降或视物变形，突然视力障碍，或有闪光感。有病理性近视病史。

（二）体征

重点注意观察后极部和周边视网膜的退行性病变。眼底表现可随着眼轴延长，病变进展程度不断加重。早期可见视盘周围脉络膜萎缩弧，豹纹状眼底，漆裂纹，CNV 形成，局限性片状黄斑出血，后巩膜葡萄肿；晚期可见 Fuchs 斑形成。

1. 视网膜脉络膜萎缩

由于 RPE 和脉络膜毛细血管层萎缩透见脉络膜大血管，构成豹纹状眼底，严重病例黄斑区及周围 RPE 和脉络膜大片萎缩，可见白色巩膜。

2. 漆裂纹

呈白色龟裂条纹，呈条状或分枝状，常呈水平位，多见于视盘和黄斑间，伴有视网膜脉络膜萎缩及视网膜下新生血管。漆裂纹系 Bruch 膜及 RPE 破裂所致，眼轴长，有后葡萄肿的患眼多发。

3. 后葡萄肿

后极部球壁（巩膜、脉络膜、视网膜）局部向后突出，超声检查可做出确切诊断。

4. 脉络膜新生血管

黄斑区出现浅灰色圆斑，较小而局限，常累及黄斑中心凹，有时在斑周围有色素或伴有出血，新生血管被出血遮盖。近视多于 –6D 及眼轴 > 26.5mm 者发生率高。新生血管形成与 Bruch 膜破裂，视网膜脉络膜萎缩相关。新生血管破裂引起出血，RPE 增生形成纤维血管性瘢痕呈黑色斑，边界清楚微隆起，外周可能有出血，约 1/2DD 大小，即 Fuchs 斑。FFA、ICGA 和 OCT 对诊断、观察 CNV 有重要意义。

5. 出血

病理性近视黄斑出血绝大部分和漆裂纹有关，因为 Bruch 膜与脉络膜毛细血管层紧密接触。Bruch 膜的破裂引起脉络膜毛细血管损伤出血。出血位于视网膜深层局限呈圆形，多沿漆裂纹分布，可自行吸收，与脉络膜新生血管引起的出血不同，后者发生在视网膜神经上皮深层，伴有渗出、水肿，预后较差。

临床中根据 FFA 表现是否伴有脉络膜新生血管（CNV），分为单纯型和新生血管型 2 种。文峰等报道单纯型黄斑出血的眼底特征为：①出血灶呈类圆形，大小一般不超过 1 PD，周围无渗出、水肿；② 81.8% 的单纯型黄斑出血在出血吸收后于原出血的下方可见新的漆样裂纹形成；③部分患眼 ICGA 可透过出血发现呈弱荧光条索的早期漆样裂纹；④出血吸收后视力均有明显增进，绝大部分患眼的视力可恢复到出血前水平。

新生血管型的黄斑出血，预后一般较差，出血多在漆裂纹附近，由于脉络膜新生血管不断渗出、出血、机化，最终形成伴色素增生的瘢痕，即 Fuchs 斑。病理性近视视网膜下新生血管多发生于 –11.00 D 至 –25.00 D 的近视，–25.00 D 以上的近视，由于后极部大片萎缩，反而看不到新生血管。

【实验室及其他辅助检查】

1. 荧光血管造影（FFA）检查

可直接显示视网膜脉络膜的血循环状态，显示黄斑区视网膜有无新生血管形成等。病理性近视合并的 CNV 在 FFA 检查上通常为典型性，早期表现为高荧光，随造影时间延长而渗漏。CNV 可出现在黄斑区或黄斑区以外。FFA 还可协助鉴别高度近视黄斑出血的原因是由于 CNV 还是漆裂纹，通常后者并不需要抗 VEGF 治疗。如果是由于漆裂纹引起的黄斑出血，在 FFA 上仅表现为出血遮蔽荧光而无明显荧光渗漏。如果出血较多，还可联合吲哚菁绿血管造影（ICGA），可以更好地观察漆裂纹。

2. 光学断层扫描（OCT）检查

可无创直观显示黄斑区视网膜的层次和结构，便于进行诊断及随访，对于合并脉络膜新生血管的病人，可观察其对治疗的反应。CNV 在 OCT 表现为 PRE 层之上的类圆形、纺锤形或不规则形的中等至强反射，通常合并网膜内或网膜下的积液。而病理性近视性 CNV 还有自己的特点，王凯等将其描述为 3 种类型：不易确定边界的 CNV、可确定边界的 CNV 及神经上皮脱离型。他们观察到 CNV 在活动期表现为高反射的圆顶样隆起；在瘢痕期只有 CNV 表面表现为高反射，其下方信号迅速衰减；在萎缩期 CNV 完全变平，其周围环绕的脉络膜视网膜萎缩灶表现为高反射信号，这与以往的文献报道一致。他们还发现不论存在 CNV 与否，脉络膜的反射信号都明显增强，往往与 CNV 的高反射信号融为一体，呈现弥漫性反向散射增强信号，认为病理性近视性 CNV 的诊断应结合 FFA 结果。王炜等对 16 例（17 只眼）病理性近视性 CNV（见出血、渗出及视网膜水肿）使用 OCT 观察后得到不同的结果，认为其特点为：边界清楚，位于色素上皮层水平或其表面，色素上皮和脉络膜毛细血管层完整，呈现连续的强反射切面，属于 II 型 CNV。

3. A、B 超检查

用于了解眼轴长度、视网膜劈裂或脱离及后巩膜葡萄肿发生情况。

【诊断与鉴别诊断】

一、诊断要点

（一）辨病要点

（1）高度近视病史。

（2）逐渐视物模糊或视物变形。

（3）眼底呈豹纹状眼底、后巩膜葡萄膜肿及漆裂纹、色素上皮萎缩灶。黄斑出血、渗出、水肿等。

（二）中医辨证要点

以精血亏虚为主，兼血瘀、痰湿，虚中夹实。

（1）肝肾阴虚证：眼睛干涩，头晕耳鸣，腰膝酸软，舌红苔少，脉细。

（2）阴虚火旺证：口渴烦热，失眠盗汗，舌质红、苔少，脉数。

（3）脾虚气弱证：神疲乏力，大便溏泻，舌淡苔白，脉弱。

（三）西医诊断要点

（1）有高度近视病史。

（2）屈光度大于 −6.00~−8.00D 或眼轴长超过 26~27mm。

（3）视力下降。病人一般在 50 岁后出现视力进行性减退。

（4）黄斑区色素异常萎缩区，视网膜下出血斑，视网膜下黄色条纹（漆裂纹），周边部视网膜变薄，格子样变性，形成孔源性视网膜脱离的危险。可见色素斑（Fuchs 斑）。

（5）脉络膜改变脉络膜硬化，形成脉络膜新生血管的危险。

（6）后巩膜葡萄肿。

二、鉴别诊断

1. 年龄相关性黄斑变性

多见于 50 岁以上病人，黄斑出现脉络膜新生血管，有典型的玻璃疣和色素的改变，而无上述近视性视盘改变。

2. 中心性渗出性脉络膜视网膜病变

多见于青壮年，多单眼发病。病灶范围较局限，黄斑可出现局限性出血和脉络膜新生血管，但无豹纹状眼底等改变。

3. 眼组织胞浆菌病

视盘周围萎缩，有脉络膜新生血管的危险。萎缩区边缘有色素环，相似于高度近视中近视弧将萎缩区域和相邻视网膜分离开。眼底散在圆形凿除状脉络膜瘢痕。

4. 脑回状脉络膜视网膜萎缩

比较罕见。出现于儿童时期的视网膜中周部多发性、边界清晰的脉络膜视网膜萎缩斑，逐渐融合并累及眼底的大部分区域。血鸟氨酸水平升高。病人常有高度近视。为常染色体隐性遗传。

【治疗】

一、中医治疗

（一）治疗原则

根据高度近视的发展进程，结合眼病的气血津精液的证候规律，采用整体辨证与局部辨病相结合的思路进行辨证施治。其中主要病理损害之一黄斑出血可严重影响视力，应迅速止血并促其吸收。中药辨证论治止血散血有一定优势，对视网膜下新生血管形成的患眼，若位于中心凹外可作激光治疗，位于中心凹下的脉络膜新生血管采用PDT疗法或抗VEGF治疗。

（二）辨证论治

1. 肝肾阴虚证

［证候］视物不清，眼前固定暗影，或伴视物变形。头晕耳鸣，腰膝酸软。舌红，苔薄，脉细。眼轴变长，眼底见视盘脉络膜萎缩弧，后极部脉络膜萎缩，可见漆裂纹，黄斑区见类圆形的出血斑。

［治法］益肾养阴，和血明目。

［方药］驻景丸加减。楮实子10g，菟丝子15g，熟地黄20g，枸杞子10g，茺蔚子10g，当归10g，赤芍10g，生蒲黄（包）15g，茜草10g。

［临证参考］病人先天禀赋不足，后天失养，肝肾精血亏虚，眼目失于濡养，故见视网膜脉络膜的萎缩，形成漆裂纹等。后天失养致脉络闭塞，气血津液失其常道，见黄斑出血，视物障碍。肝肾阴亏，不能上养清窍，濡养腰膝，则有头晕耳鸣、腰膝酸软。驻景丸滋补肝肾，养阴润燥，配合赤芍、生蒲黄、茜草，凉血止血，通络明目。若视物变形明显，加茯苓、生白术。咽干等阴虚症状明显者，加山茱萸、石斛。病理性近视单纯型黄斑出血多表现为此证型，一般预后较好。

2. 阴虚火旺证

［证候］视物不清，眼前黑影遮挡明显，或伴视物变形。头晕耳鸣、五心烦热、心烦不寐、口燥咽干，舌红少苔、脉细数。病理性近视眼底表现，黄斑区见片状出血，眼底血管造影可见CNV性渗漏。

［治法］益肾养阴，清热凉血。

［方药］四物五子合生蒲黄汤加减。生地黄15g，当归10g，白芍10g，牡丹皮10g，菟丝子10g，枸杞子10g，覆盆子10g，车前子10g，地肤子10g，丹参10g，生蒲黄（包）10g，旱莲草10g，荆芥炭10g，郁金10g。

［临证参考］肝肾阴精不足，阴不制阳，内生虚热，或久病生郁，郁滞化火，伤及眼络，故见黄斑出血。脉络受伤，气血津液不行，痰瘀互结成有形之邪，则见CNV形成。虚火上扰清窍、心神，则眩晕耳鸣，烦热不寐，口燥咽干。四物五子丸方益肾补血明目，主要针对本病的根本；生蒲黄汤凉血止血，活血化瘀，对治疗多种眼底出血有效，此处与

补肾养血药物合用，清虚火，和血脉。新鲜出血者，酌加白茅根、白及、三七粉；出血色暗者，酌加红花、川芎。心烦不眠明显者，加炒知母、炒栀子。此证型病人的黄斑出血相对较多，或伴 CNV 形成，是热盛伤络的表现。因方药中有一些寒凉药物，应注意对脾胃的养护。

3. 脾气虚弱证

[证候] 视物不清，眼前黑影，或视物变形。面色无华，倦怠乏力，视力疲劳，常欲闭目，纳呆便溏，舌淡苔薄，脉缓或弱。病理性近视眼底表现，黄斑区片状出血吸收缓慢，或反复出血，可见 Fuchs 斑。

[治法] 健脾益气，止血化瘀。

[方药] 助阳活血汤加减。柴胡 8g，黄芪 20g，党参 10g，白术 10g，当归 15g，丹参 10g，升麻 6g，葛根 10g，炙甘草 10g，蔓荆子 10g，防风 10g，白芷 10g。

[临证参考] 脾失健运，气虚推动血液无力，血行瘀滞致细小脉络丛生，变生新生血管。又脾气虚弱，不能统摄血液，血溢脉外而见出血反复。脾虚不运，清阳不升，则见面色无华、倦怠无力，或纳差便溏。黄芪、党参健脾益气，升麻、柴胡、蔓荆子、防风升举清阳，补益气血不足；陈皮、苍术化痰祛湿，丹参、葛根活血散结，仙鹤草、三七补虚止血。若为新鲜出血，可酌加大蓟、小蓟；伴明显黄斑水肿者，加茯苓、泽泻、益母草；病灶机化者，去甘草，酌加山楂、鸡内金、夏枯草、昆布、海藻等。反复出血或本病后期多辨证为脾气虚弱。

（三）中成药（含静脉用药）

血塞通注射液。

（四）高度近视性黄斑出血专病专方

1. 四物汤加减

四物汤联合卵磷脂络合碘片治疗。方药根据病程分期进行加减：早期（发病 1 个月内）以四物汤加滋阴降火、凉血止血药物，如赤芍、生地黄、大蓟、小蓟、牡丹皮、白茅根、生蒲黄、香附等。中期（发病 1~3 个月）以四物汤加活血化瘀药物，如桃仁、红花、地龙、丹参等。后期（发病 3 个月以上）以四物汤加健脾益气、活血软坚药物，用黄芪、党参、白术、茺蔚子等，有瘢痕及色素增生者加昆布、海藻、夏枯草、生牡蛎等软坚散结药物。

2. 驻景丸加味

驻景丸加味联合卵磷脂络合碘治疗单纯型黄斑出血。基本方为驻景丸加味：菟丝子、楮实子、茺蔚子、枸杞子、车前子、木瓜、寒水石、紫河车、三七、五味子。出血早期加茜草、白及，出血静止期加炒蒲黄、杜仲炭，出血吸收期加丹参、郁金、川芎。

3. 桃红四物汤

以桃红四物汤为基础方，视网膜水肿明显者加泽兰，出血较新鲜者加牡丹皮，伴机化渗出或色素游离者加丹参、党参。

（五）按主症辨证论治

1. 视物变形

黄斑区水肿或瘢痕性收缩均可导致出现视物变形的症状。黄斑水肿对应中医水液的异常积聚，属于有形之邪，是目失所养、津液失其常道的结果，比较明显的黄斑水肿多与活动性 CNV 并见，可以辨证为痰瘀互结。虚火偏盛者，予四物五子汤合生蒲黄汤配合健脾化痰、活血利水之品，如党参、生白术、茯苓、法半夏、泽泻、益母草等，酌加知母、黄柏等清热药物。偏于气虚者，予八珍汤加益气利水、活血散结，或温阳化气的药物，如生黄芪、泽兰、泽泻、丹参、川芎、桂枝等。瘢痕收缩、视网膜萎缩引起的视物变形可单独或与黄斑水肿同时出现，肝脾肾不足仍是基本病机，以益肾健脾、化瘀散结为主要治则，可予驻景丸加减，酌情选用党参、茯苓、丹参、夏枯草、鸡内金、生牡蛎等健脾益气、活血散结。

2. 眼前固定暗影

本病主诉中的眼前固定暗影多与黄斑区的出血灶有关，用药上可以根据病程的长短有所侧重。早期（出血小于 3 个月），辨证为虚火伤络证，以清热凉血止血为主；中期（一般至少 3 个月以上），仍辨证为虚火伤络证，但增加益肾健脾药物；后期（一般至少 6 个月以上），根据全身情况辨证为肝肾不足或脾气虚弱，以补益肝肾或健脾益气为主。除此以外，在中后期还要注意散结药物的使用，如浙贝、片姜黄等。

二、西医常规治疗

高度近视黄斑变性早期随诊观察。当并发黄斑出血时，西医常用止血和促进出血吸收的药物，如肾上腺色腙片、复方芦丁片、卵磷脂络合碘片、氨碘肽注射液等。对活动性 CNV，可采用玻璃体腔注射抗 VEGF 药物，传统激光治疗及光动力疗法。传统激光可用于封闭黄斑区以外的新生血管，但该治疗的复发率高达 70%。光动力疗法可用于选择性封闭黄斑区的新生血管，但该治疗并不能提高视力且费用较高。基于多项回顾性和前瞻性的研究结果，目前抗 VEGF 疗法已经成为病理性近视合并脉络膜新生血管的一线治疗。

三、中西医结合治疗

在西医明确诊断的基础上进行中西医联合治疗，是目前中西医结合的治疗方向。由于高度近视黄斑出血中有无新生血管患眼的预后不同，在辨病辨证治疗中，应该分开进行治疗和研究。从已发表的文献上看，无论单纯型或伴新生血管型黄斑出血，中药的治疗效果均好于对照的口服西药，最典型的是单纯型黄斑出血，中药在促进出血吸收、减轻水肿、缩短病程、提高视力等方面均有优势。对于伴新生血管的黄斑出血，由于光动力治疗以及玻璃体腔注射抗 VEGF 药物的使用，西医的治疗能力有了明显的提高，有些病例在短期内可以看到明显的新生血管消退和黄斑水肿减轻。

中药治疗新生血管型黄斑出血的优势在于药物作用的靶点广泛以及口服给药的安全性。当病人不愿接受激光和抗 VEGF 治疗，或上述治疗效果不好时，口服中药是一种很好方法。中药治疗也有助于激光、抗 VEGF 治疗后的恢复，以及后期病灶瘢痕化、广泛脉络膜视网膜萎缩病人视功能的稳定改善。

【预防和调护】

病理性近视与遗传关系较大，有多种遗传方式，以常染色体隐性遗传最常见，若双亲均为病理性近视，子代接近全部发病，应加以警惕。病理性近视的近视屈光度呈进行性增加，青春期发展更明显。对近视尤其是病理性近视病人，应设法防止近视度加深，要注意合理用眼，避免长期近距离用眼，积极参加户外活动，放松调节。正确矫正屈光不正，配戴合适眼镜。

预防并发症的发生。病理性近视周边部视网膜亦常变性，要注意观察有无闪光感、飞蚊症、视力、视野的改变和有无眼胀眼痛、视疲劳等症状，以便及时发现可能发生的视网膜病变及青光眼等眼病。平时应防止眼外伤和头、眼部的震动，避免剧烈活动和用力提重物等重体力活动，尽量减少对眼的不良刺激，预防并发症保护视功能。

【临证经验】

我们以"病理性近视""黄斑出血""新生血管"为检索词，在 CNKI 网站检索了 2003 年 1 月至 2012 年 12 月期间发表的有关病理性近视黄斑出血的文献，共 120 篇，以有明确辨证分型，各证型有具体病例数为纳入标准，证候诊断参照《中医临床诊疗术语·证候部分》（GB/T16753.2-1997），最终得到文献共 15 篇。多数文献未区分单纯黄斑出血和伴 CNV 的黄斑出血（8 篇），且部分文献仅给出了单一证型，或按照早、中、晚期，采用分期论治的方法，因此只能从这些文献中粗略地了解本病的证候分布情况。涉及辨证分型的文献中（10 篇）包括证型 11 个，出现频次最多的是阴虚火旺证，其次是肝肾阴虚、脾气虚证、肝郁化火、气不摄血等症。结果表明病理性近视黄斑出血以虚为本，病在络脉，精、气血、津液不足，络脉失养是核心病机，病机转化过程是络脉空虚，络脉虚损，血溢络外，以致瘀血凝结，病性由虚转为虚中夹实。伴或不伴 CNV 者均与肝肾阴虚证有密切关系。单纯型黄斑出血多与新鲜的漆裂纹并见，证候上以精血亏虚为主，眼目失于濡养，阴虚生燥，"气行壅滞，不得滑泽通利"（《素问玄机原病式》），络脉受损。伴有 CNV 的黄斑出血，则为久病之后，阴精津液亏虚加重，郁热伤络，络息成积，或气虚不摄所致。根据病人的整体情况和眼底表现，可将本病分为肝肾阴虚、阴虚火旺、脾气虚弱 3 个主要证候。

我们曾对病理性近视黄斑出血辨证分型进行临床分析，研究对象为 25 例（25 只眼）病理性近视黄斑出血病人，男性 6 例（6 只眼），女性 19 例（19 只眼）；年龄 27~72 岁，平均 49 岁；屈光度为 -6.00~-21.00 D，检查项目包括视力、矫正视力、屈光度，以及常规裂隙灯、散瞳眼底、眼底血管造影检查。总结病理性近视黄斑出血主要有 3 种证型：肝肾阴虚证、阴虚火旺证、脾气虚弱证。以上证型均为虚证，且随病程的进展证型有所改变，可有虚中夹实。各型病理性近视黄斑出血均与肝肾阴虚证有密切关系，同时与阴虚火旺证和脾气虚弱证有关。在不伴 CNV 的黄斑出血中，7 例为肝肾阴虚证，4 例为脾气虚弱证，2 例为阴虚火旺证，而 1 例病人因全身症状不典型而无法分类。而在伴有 CNV 的黄斑出血中，6 例为肝肾阴虚证，3 例为阴虚火旺证，2 例为脾气虚弱证。FFA、ICGA 检查可显示病理性近视黄斑出血所体现的中医意义上的气血异常，结合中医眼科古文献，我们使用四物五子汤治疗本病取得了一定疗效。

【典型案例】

案例 王某某，女，50 岁，初诊日期：2008 年 12 月 16 日。

[主诉] 左眼视物模糊 20 余天，有暗影遮挡。

[病史] 右眼白内障术后大泡状角膜炎，行角膜移植术后失明 3 年，左眼白内障术后 2 年。

[现症] 病人全身口干口苦，心烦多梦，二便正常，舌红苔薄，脉细。查视力：右眼指数 /20cm，左眼 0.12，−6.00DS 矫正不提高；右角膜灰白色浑浊，角膜缝线在位，角膜水肿，大泡状病变。双人工晶体在位，左眼豹纹状眼底，黄斑见片状深层出血，伴轻度水肿，范围约 1DD，中央灰白色斑和小片状出血。FFA 提示：造影早期左眼黄斑区见边界清楚高荧光斑，晚期渗漏明显，为脉络膜新生血管（CNV），周围遮挡低荧光（出血）。

[治法] 补益肝肾兼凉血散血。

[处方] 生地黄 15g，当归 12g，白芍 10g，牡丹皮 10g，菟丝子 10g，枸杞子 15g，覆盆子 12g，车前子 10g，地肤子 12g，丹参 10g，生蒲黄（包）10g，旱莲草 10g。每日口服 1 剂，每 2 周复诊 1 次，间断服用 1 月余。

[二诊] 2009 年 2 月 4 日。左眼视力：0.12⁺。左眼黄斑出血已部分吸收，Fuchs 斑形成，周围见部分脉络膜萎缩样改变。给予生地黄 15g，赤芍 10g，牡丹皮 10g，菟丝子 10g，枸杞子 15g，车前子 10g，楮实子 10g，丹参 10g，炒白术 10g，槐花 10g，枳壳 10g，间断服用 1 月余。

[三诊] 2009 年 3 月 16 日。左眼视力：0.15⁺。左眼黄斑出血已吸收，可见暗褐色 Fuchs 斑。FFA 提示：造影早期左眼黄斑区见边界清楚膜状高荧光，晚期无明显渗漏（机化膜）（治疗前后对比见彩插 9–10）。间断服用上方，巩固治疗。

[病例分析] 在高度近视性黄斑变性中，其黄斑出血无论是单纯型还是新生血管型，两者均以出血为主症，属血证范畴，出血之由归咎于气和火，即气不摄血，血溢络外和邪火扰动，血气不宁，而经外之血积而成瘀，阻滞络脉气血运行又成为二次病因，引起反复出血。

本病单纯型高度近视性黄斑出血多见于年轻人，一般较为清瘦，血气华泽，纳食不馨，易疲劳，四肢无力属脾气弱，气不摄血证，治疗多以健脾益气加收敛止血药。而新生血管型高度近视性黄斑出血好发于病程久、肝肾不足的中老年病人，人过四十，阴气自半，阴血不足，相火易动。视网膜脉络膜萎缩，漆裂纹均为气血不足，失于濡养所致。刘完素《素问玄机原病式》谓："诸涩枯涸，干劲皴揭，皆属于燥。"漆裂纹可以认为是失于精血滋养、干裂的结果，这类病人常见口干咽燥、腰膝疲软、心烦易怒、夜寐不安等症，属肝肾阴虚或阴虚火旺，宜滋补肝肾或滋阴降火，可酌加凉血止血药。

西医治疗主要针对新生血管膜，激光疗法形成瘢痕，若瘢痕萎缩灶逐渐扩大，可能危及中心视力，且激光封闭新生血管近期复发率较高。目前临床应用光动力疗法和抗 VEGF

治疗效果较好，但黄斑损伤终究影响视力，所以预防和调护对本病的预后有十分重要的意义。

（张红）

参考文献

［1］庄曾渊，张红．庄曾渊实用中医眼科学．中国中医药出版社，2016．

［2］张红，庄曾渊．基于病证结合探讨高度近视黄斑出血的病因病机．中国中医眼科杂志，2011，21（4）：207．

［3］张红，庄曾渊．庄曾渊分期辨证治疗老年性黄斑变性经验．中国中医眼科杂志，2011，21（2）：104．

［4］庄曾渊，张丽霞，杨永升．基于病证结合的眼底病精气血津液辨证方法的研究．中国中医眼科杂志，2007，17（2）：99-100．

［5］文峰，吴德正，姜利斌，等．单纯型病理性近视黄斑出血的眼底特征分析．中国实用眼科杂志，2002，20（2）：111-115．

［6］王凯，姜燕荣，黎晓新，等．引起黄斑下脉络膜新生血管的几种常见疾病的光相干断层扫描图像特征分析．中华眼底病杂志，2005，21（2）：69-73．

第九节　中心性浆液性脉络膜视网膜病变

中心性浆液性脉络膜视网膜病变（CSC），简称中浆。本病在我国发病率较高，为最常见的眼底病之一。发病年龄 25~50 岁，多为男性，发病高峰在 40 岁前后。男女之比为 5：1~10：1。90％以上单眼受累，左右眼无差别。大多能在 3~6 个月内自行恢复，是一种自限性疾病，但亦易复发，多次反复后可导致视力不可逆损害。

本病归属中医"视瞻有色""视直如曲""视瞻昏渺"的范畴。

【病因病机】

（一）中医病因病机

本病的形成与脏腑功能失调密切相关，当某脏腑功能失调，出现偏盛偏衰，精气不能上行敷布，或脏腑受邪，邪随经脉上冲于目，均可引起本病。故湿热痰浊内蕴，上犯清窍；或情志不舒，气滞血瘀，玄府失利；或脾肾阳虚，脾不运化，肾不化气，水湿内停，上注于目；或肝肾阴虚，水不涵木，肝旺乘脾，脾虚湿困，上注于目；或肝肾不足，精血亏耗；或心脾两虚，气血不足，目失所养，神光衰微，均可发为本病。

（二）西医病因病机

本病的确切病因还不清楚。过去有认为是视网膜或脉络膜视网膜炎症者；有认为是血管痉挛引起者，均因无足够根据而未被公认。1951 年三井及 Maumenee 分别在裂隙灯显微镜下进行了仔细观察，认为中浆病的本质是黄斑部或其附近视网膜神经上皮层的局限性浅脱离。20 世纪 60 年代初，Gass 通过眼底血管荧光造影证明，这种神经上皮层下积液由脉络膜毛细血管通透性增强所致，漏出液经 Bruch 膜先积聚于色素上皮层下形成色素上皮层脱离，然后穿过色素上皮层进入神经上皮层下。但塚原等经过大量荧光造影后发现，来自脉络膜毛细血管的浆液性漏出，大多直接进入神经上皮层下，不同于 Gass 当年所说的一定需要先有色素上皮层脱离。

本病发病时中心视力突然下降，如果原为正视，则裸眼视力一般不低于 0.5，最坏不低于 0.2。病程早期较浅度数远视镜片可以矫正视力，这一情况主要是因为黄斑区限局性视网膜浅脱离导致该区域视网膜神经上皮层前移所致。病人自觉视物昏矇，视野中央出现盘状阴影。中央视野可查到与后极部病灶大小、形成大致相应的相对性暗点。视物变小，直线变得扭曲，用 Amsler 方格表容易检出。

发病早期，检眼镜下，黄斑部或其附近有一个（偶有 2~3 个）圆形或横椭圆形、境界清楚、大小 1~3PD 神经上皮层浅脱离区。脱离区色泽较暗，微微隆起，周缘反射光凌乱，中心小凹反射光消失。这些改变如用无赤光检查则更为明显。此时如以裂隙灯显微镜加前置镜或接触镜作窄光带检查，可见神经上皮层光切线呈弧形隆起。色素上皮层亦有一光切线。前后两条光切线之间因液体完全透明而视一光学空间。如光切线移在随神经上皮层隆起的视网膜血管上，则可见到血管在色素上皮层剖面上的投影。有的病例，在神经上皮层浅脱离的下方，还可见到一至数个色素上皮层脱离。这种脱离呈圆形或类圆形，大小为1/4~1/3PD，检眼镜下色泽暗淡，边缘陡峭。窄光带检查，其脱离面光切线呈略带凹陷的暗红色，底部光切线不能见到。脱离腔内积液相对明亮，周缘出现时并不伴有神经上皮层脱离而单独存在，称为浆液性视网膜色素上皮层脱离。在发病后 1 个月左右，神经上皮层下浆液性渗出如不能迅速消失，因积液内蛋白及脂质含量增多而逐渐变得浑浊。脱离区往往可见黏附于神经上皮层后面的、为数众多的黄白色小点状沉着物（与虹膜睫状体炎时角膜后沉着物原理相同）。可用裂隙灯显微镜做光切面检查，确定其位置。并可由此判别位于深层的玻璃膜疣或复发病例的色素上皮层脱色斑点。这种沉着物只说明病程长短，与视力能否恢复无关。

病程晚期，神经上皮层下积液消失，视功能恢复，黄斑部可遗留大理石纹理状色素紊乱或细小色素斑点。如属复发病例，则在复发初期，透过透明的神经上皮层下积液，已可见到此种色素改变。

眼底血管荧光造影所见：色素上皮层在脉络膜与神经上皮层间起着屏障作用。荧光素自脉络膜毛细血管漏出，通过 Bruch 膜弥散于色素上皮层下。由于色素上皮细胞之间有封闭小带紧密结合，荧光素不能进入神经上皮层下。当某种原因使封闭小带受到破坏时，荧光素才能从色素上皮细胞间隙进入神经上皮层下。这种荧光素渗漏，在合并有色素上皮脱离的病例，早期动脉期却可见到范围不大、境界清楚、圆形或类圆形的色素上皮层下囊样荧光；俟后不断增强，至静脉期可以看到荧光色素自色素上皮层下进入神经上皮层下，呈墨渍样或喷射样扩散于整个神经上皮层脱离腔内，勾画出一个轮廓不太明显的盘状脱离区；此时，荧光片上可以见到大片荧光较淡的神经上皮层脱离区内，有一个浓度较高、境界清晰的色素上皮层脱离。在大多数不伴有色素上皮层脱离的中浆病，荧光色素直接从脉络膜毛细血管经色素上皮损害处进入神经上皮层下的积液内，这种荧光渗漏开始于动脉期或早期静脉期，起初为一个或数个荧光小点，以后呈墨渍样或喷射样扩散，逐渐弥散于整个浆液性间隙，勾画出一个盘状轮廓。墨渍样扩散及喷射样扩散又名炊烟样现象，同样是荧光色素向神经上皮层下渗漏。表现形式之所以不同，一般认为发病初期漏出液黏稠度低、色素上皮层透过性强、脱离程度较重者，多见喷射样扩散；反之，发病时间较久、漏出液黏稠度较高、脱离程度较轻者，多见墨渍样扩散。大约 20% 病例，检眼镜或裂隙灯显微镜下虽有神经上皮层的浆液性脱离，但荧光造影却无荧光渗漏，这种病例如果在造影之前大量饮水或静脉滴注等渗溶液（水负荷试验），则可提高荧光色素渗漏的阳性率。神经上皮层下积液消失后，荧光造影不能见到荧光素渗漏，但可以透见荧光，提示色素上皮损害。

本病常由精神紧张和过度疲劳等诱发，这些诱因何以能导致脉络膜毛细血管通透性增加，是血流动力学或血管调节功能失常？是脉络膜静脉血行障碍而影响脉络膜热调节功能衰竭？至今尚无一致认识。另外，色素上皮细胞与细胞之间有封闭小带紧密结合，在脉络膜与神经上皮层之间有着良好的屏障作用；只有在色素上皮细胞屏障作用及生理泵功能遭受损害时，浆液性漏出才能潴留于神经上皮层下而形成中浆（Gass，1977）。关于中浆发病时色素上皮层这些生理机制的破坏，是原发于脉络膜毛细血管渗漏之前还是继发于其后的问题，目前尚无法予以肯定。

【临床表现】

（一）症状

本病好发于中青年人，精神紧张、过度劳累常为主要发病诱因。主要临床症状有眼前灰黄暗影，视物变色、变形，视力正常或轻度下降。

（二）体征

（1）Amsler 方格表检查有中心暗点及变形曲线。

（2）眼底表现：①黄斑区水肿，色暗红，呈圆形或椭圆形隆起，绕以反光轮，中心凹光反射消失，水肿区内可见黄白色渗出小点。②反复发作后，可遗留灰黄色硬性渗出，有色素脱失及色素游离，中心凹反射多数逐渐恢复。

【实验室及其他辅助检查】

1. 荧光血管造影（FFA）检查

在静脉期，黄斑区可见 1 个或数个荧光素渗漏点，并随时间延长而逐渐扩大成墨渍样、冒烟状或圆点扩大型的强荧光斑。另外 FFA 还可呈现多种其他的表现形式。

2. 光学相干断层扫描（OCT）检查

OCT 能直观地观察到黄斑区的视网膜脱离及其范围和高度。检眼镜下见到的黄色沉积物在 OCT 中表现为视网膜背面或色素上皮表面的高反射点状物质，可伴色素上皮脱离。

严重病例如泡性视网膜脱离，不仅是浆液，大分子的纤维素亦渗出血管外，视网膜下除见到呈低反射的液体外，还见到高反射的纤维素。EDI-OCT可检测脉络膜明显增厚，可能是由于脉络膜静脉血管扩张所造成。不仅中浆发作眼脉络膜增厚，不发病的对侧眼脉络膜厚度也比正常眼增加，因此推测中浆可能与全身血管状态异常有关。

【诊断与鉴别诊断】

一、诊断要点

（一）辨病要点

局部水湿、痰瘀多为实证。

（1）视力下降，视物变形、变小、变大或变色。

（2）视野有中心暗点。

（3）黄斑部水肿、暗红色，中心反射消失，黄白色、灰白色渗出物，渗出吸收后遗有斑点或色素沉着。

（4）荧光素眼底血管造影（FFA）：动脉期及静脉早期通过色素上皮缺损处，出现针尖大的渗漏点，迅速扩大、呈墨渍样向四周弥散。

（二）中医辨证要点

本病辨证，以虚实为纲。中医学认为主要是由神劳、血少、气虚、精亏等所致，从虚立论。现代临床结合内眼病变，全身辨证，本病当有虚有实，或虚实夹杂。故辨证时应局部与全身症状相结合，探求本源，分虚实，察病所。

（1）水湿上泛证：眼前灰黄暗影；胸闷腹胀，纳呆便溏；舌淡，苔白腻，脉濡或滑。

（2）痰湿化热证：眼前棕黄暗影；头重胸闷；食少口苦；舌红，苔黄腻，脉濡数或滑数。

（3）肝郁气滞证：视大为小，视直为曲；胸胁胀痛；口燥咽干；舌淡红，苔薄黄，脉弦数。

（4）肝肾阴虚证：头晕耳鸣；咽干口燥，腰酸膝软；舌质红、苔少，脉弦细。

（三）西医诊断要点

（1）好发于中青年人，精神紧张、过度劳累诱发。

（2）视力下降，眼前有灰黄暗影，视物变形。

（3）Amsler方格表检查有中心暗点及变形曲线。

（4）黄斑区水肿，反光晕轮，可见黄白渗出小点。

（5）反复发作后，可遗留灰黄色硬性渗出，有色素脱失及色素游离。

二、鉴别诊断

1.下方周边部视网膜浅脱离

黄斑部可受到波及而误为本病。如果仅凭检眼镜小瞳孔检查所见，常易误诊。所以发现黄斑部有神经上皮层浅脱离，特别是其下方有放射皱褶者，必须扩瞳检查眼底周边部。

2. 中间部葡萄膜炎

其病理毒性产物由后房经 Berger 间隙，沿 Cloquer 管向后侵及黄斑部，引起水肿，产生小视、变视等与中浆病相似的症状。但该病前部玻璃体内有尘埃状浑浊，有时出现少量角膜后沉着物；晶体后囊（即 Berger 间隙内）有焦黄色锅巴样炎症渗出物。充分扩瞳后用三面镜检查，在锯齿缘附近可以发现炎症渗出、出血和视网膜血管白鞘。

3. 中心性渗出性脉络膜视网膜病变

病灶范围较局限，多单眼发病，常伴黄斑区出血、黄白色渗出。FFA 及 ICGA 检查可见 CNV。

【治疗】

一、中医治疗

（一）治疗原则

本病治疗以健脾利湿、滋补肝肾为原则，佐以清热化痰、疏肝解郁、活血散结，重视标本兼顾，扶正祛邪。

（二）辨证施治

1. 水湿上泛证

［治疗法则］健脾和胃，利水渗湿。

［方药］五苓散（《伤寒论》）合二陈汤（《太平惠民和剂局方》）加减。阴虚加丹皮、山萸肉，去白术。阳虚加吴茱萸，重用桂枝。血虚加鸡血藤、当归。肝阳上亢加龙骨、牡蛎、石决明、白芍。

［中成药］五苓胶囊。若因脾虚而导致水湿不运出现头身困重等湿邪内蕴者，可用参苓白术散。

2. 痰湿化热证

［治疗法则］健脾化湿，清热除痰。

［方药］三仁汤（《温病条辨》）合温胆汤（《三因极一病证方论》）加减。胃脘胀痛者，加生甘草、生姜、白芍；肠鸣便溏者，加香连丸。

3. 肝郁气滞证

［治疗法则］疏肝解郁。

［方药］逍遥散（《太平惠民和剂局方》）加减。可酌加香附、郁金、川芎以增强疏肝解郁之功效，肝郁化火加丹皮、栀子清热泻火。

［中成药］逍遥丸。肝火上炎可用加味逍遥丸。

4. 肝肾阴虚证

［治疗法则］滋补肝肾，活血明目。

［方药］可用六味地黄丸（《小儿药证直决》）。伴有虚火上炎症状加知母、黄柏。伴有

虚阳上亢者加枸杞子、菊花，或加枸杞子、何首乌、覆盆子以增强益肾明目之效。

[中成药]明目地黄丸、六味地黄丸。若见肝阳上亢者，可用杞菊地黄丸；阴虚火旺者，可用知柏地黄丸。

（三）单方验方

1.加减驻景丸（《眼科金镜》）

治肝肾俱虚，两眼昏暗，视物如隔云雾。枸杞子、菟丝子、五味子、车前子、楮实子、川椒炒各一两，熟地、归身各五钱。上为细末，炼蜜为丸如桐子大，空心盐汤下五七十丸。

2.明目地黄丸（《审视瑶函》）

治肾虚目暗不明，熟地黄四两，生地黄、山药、泽泻、山茱萸、牡丹皮、当归身、五味子，上为细末，炼蜜为丸，如桐子大。每服三钱，空心淡盐汤送下。忌萝卜。

（四）外治法

滴眼药水：可选用七叶洋地黄双苷滴眼液滴眼，每次 1 滴，每日 3 次。

（五）针刺治疗

通过针刺对穴位的刺激，可以调节全身的气血阴阳，从而使气血、经络通畅，有助于视力改善。

（1）眼局部常用穴：瞳子髎、攒竹、睛明、合谷、足三里、肝俞、脾俞等。

（2）针法：针对主症配穴，将眼周穴位和远端肢体穴位配合应用，每次眼周穴位 1~2 个，远端肢体取 2~3 个，每日或隔日 1 次，分组交替运用，10 次为一个疗程，休息 3~5 天再做下一个疗程。眼周穴位不宜运针提插、捻转，对于肢体、腹部及背部穴位可以针灸并用。

（六）情志疗法

精神紧张、过度劳累常为本病主要的发病诱因，因此情志调摄有助于疾病治疗。去除诱因，减少精神压力，保持生活规律，戒烟戒酒，适当休息，避免过度劳累，改善睡眠质量，有利于治疗及预防本病的复发。

二、中西医协同治疗

中心性浆液性脉络膜视网膜病变采用中西医结合治疗，比单一的中医和西医治疗病程缩短，疗效更佳。近年来国内外有较多 PDT 治疗本病的文献报道，研究结果显示，运用 1/2 或 1/3 剂量的维替泊芬 PDT 治疗中浆具有较好的疗效。视网膜光凝术依据适应证可以选择使用，同时可以应用有减少毛细血管通透性作用的药物进行治疗。本病中药治疗以活血化瘀、清热利水为主，降低毛细血管的通透性，促进水肿的吸收。因而在水肿期和渗出期常用丹参、当归、赤芍活血化瘀通络以改善微循环；泽泻、猪苓、白茅根利水以消肿，促进水肿消退。恢复期多由新陈代谢障碍致使部分黄斑区组织机化变性，中医学认为是由于肝肾亏虚，精气不能上荣于目，精气亏虚，瘀久成结所致。中药治疗以滋补肝肾、散结明目为法。

【典型案例】

案例 杨某，女，45 岁。2012 年 3 月 16 日初诊。

［主诉］左眼视物模糊 10 天。

［病史］10 天前加班用电脑做文字工作至深夜，发现左眼视物不清，伴淡黄色暗影，在看白墙和天空时暗影较明显，暗处及入夜时暗影消失。自行点用抗视疲劳眼药水无明显缓解。平素工作压力大，情绪紧张，生活不规律。情绪郁闷不畅，伴有两胁胀痛，舌质红，苔薄黄，脉弦。

［检查］检查右眼视力 1.5，左眼视力 0.3。左眼前节正常，视网膜黄斑区有明显水肿，中心凹反光消失。OCT 检查可见黄斑区神经上皮脱离。

［西医诊断］中心性浆液性脉络膜视网膜病变。

［中医辨证］肝郁脾虚。

［治则］疏肝健脾。

［处方］逍遥散加减。柴胡 10g，炒枳壳 10g，炒白术 12g，白芍 12g，云茯苓 12g，郁金 10g，当归尾 6g，山药 10g，苡仁 12g，蒲公英 10g，大青叶 10g，益母草 10g。每日 1 剂，水煎服。

［二诊］2012 年 3 月 30 日。左眼视力 0.8，左眼暗影变淡，上方去蒲公英、大青叶，加天花粉 10g、浙贝 12g、夏枯草 10g、生山楂 15g，再服 14 剂。

［三诊］2014 年 4 月 13 日。视力恢复，暗影消失。

［病例分析］本病属情志不舒，肝郁气滞，脾气虚弱，水湿停滞，湿聚为痰，郁遏化热，上犯于目或肝肾不足，精血亏虚，目失濡养等。因此，病发初期以逍遥散加减，促进局部水肿的吸收，后期以祛瘀散结为主，使黄斑区硬性渗出更快吸收，对预防复发起到了积极的作用。

【疗效判定标准】

基于病证结合的临床模式，中医药临床疗效的评价，既要有相关疾病西医公认的关键指标，又要突出中医特色，反映病人整体状态，相关"证"的症状改变，参照《眼科、耳鼻喉科诊疗常规》（原北京市卫生局编）和《中国新药临床研究指导原则》（试行）制定。

（1）痊愈：视力恢复，症状消失，病变区水肿及渗出完全吸收。

（2）显效：视力基本恢复，黄斑区点状机化灶或色素紊乱。

（3）无效：症状与体征无明显改变。

【现代研究进展】

（一）基础研究

目前 CSC 的确切发病因素还未完全明了，研究表明可能与下述因素有关。

部分研究表明，CSC 发病可能与遗传有关，其中脉络膜增厚可能是其遗传表型之一。Miki 等发现 CFH 基因参与 CSC 的发病，患有 CSC 的人 CFH 基因的水平更高，这说明 CSC 的发病具有遗传易感性。

患有心血管疾病（如高血压、冠心病等）的病人发生 CSC 的风险是普通人的 2.25~2.3 倍，说明心血管疾病是 CSC 发生发展的一个危险因素。

相对于正常人，CSC 病人出现显著的交感－副交感神经失调现象。通过监测血压及心率变化，发现 CSC 病人出现交感神经过度兴奋及副交感神经抑制，其具体机制尚不明确。有报道发现糖皮质激素与 CSC 的急性临床表现之间有着潜在的关系。糖皮质激素局部和全身治疗可诱发或加重病情。Noma 等发现肾上腺皮质激素与 CSC 之间存在着一种特殊的关系，糖皮质激素能够有效减少许多其他类型的黄斑水肿，甚至与视网膜下液有关的水肿，但在 CSC 中，糖皮质激素却能加重其视网膜下液的积聚。

有相关研究表明，胃食管反流及消化性溃疡是 CSC 的危险因素，在 CSC 病人中幽门螺杆菌（HP）感染的发病率升高，使用抗生素治疗幽门螺杆菌后对 CSC 的治疗效果有明显的影响。

Kim 等研究发现，对于 CSC 病人，子痫前期的病人的脉络膜厚度较未妊娠者、正常妊娠的病人增厚，差异有统计学意义。

（二）临床研究

1. 中医药治疗

冯相义等通过中医辨证将本病分为 3 型：①脾虚痰湿型（急性期）：予以健脾化湿、补脾益气，方药：橄榄根、党参、白术、茯苓、山药、苡仁、陈皮、甘草。②肝气郁结型（恢复期）：予以疏肝解郁，方药：橄榄根、柴胡、当归、白芍、白术、茯苓、甘草、薄荷。③肾阳不足，虚火上炎型（陈旧期）：治以滋阴降火、通经活络，方药：橄榄根、熟地、枸杞子、山萸肉、山药、菟丝子、决明子、茯苓、丹皮、菊花。46 例中，治愈 33 例，好转 11 例，无效 2 例，总有效率 95.65%，平均治疗 33 天。

聂翔分为 4 型：①湿热内阻型：方选黄连温胆汤加减（黄连、半夏、茯苓、陈皮、竹茹、薏苡仁、枳壳、车前子、茺蔚子、丹参、甘草）。②脾虚寒湿型：方选苓桂术甘汤配五苓散加减（白术、茯苓、猪苓、桂枝、薏苡仁、泽泻、车前子、枳壳、茺蔚子、丹参、甘草）。③气滞血瘀型：方选丹栀逍遥散加减（当归尾、丹皮、赤芍、栀子、白术、茯苓、柴胡、薏苡仁、茺蔚子、丹参、甘草）。④肝肾不足型，方用明目地黄汤加减（山药、山茱萸、生地黄、丹皮、茯苓、当归、泽泻、五味子、茺蔚子、丹参、柴胡）。共治 53 例（58 眼），治愈 40 眼，好转 14 眼，无效 4 眼，总有效率 93.1%。

王志勇等按眼底改变分 3 期治疗，黄斑水肿期治以渗湿利水，佐以活血理气，方以参苓白术散加减；黄斑渗出期治以活血理气，佐以渗湿化瘀，方以血府逐瘀汤加减；黄斑陈旧性病变期治以补益肝肾，佐以活血理气，方以杞菊地黄汤加减。结果：38 眼治愈 20 眼，好转 16 眼，未愈 2 眼，总有效率 94.73%。

许玺明将本病分 3 期治疗，早期风邪袭扰，脾虚水泛，治拟疏风清热、健脾利水，采用四苓汤加减；中期眼底渗出水肿基本消失者，治拟活血化痰、健脾利湿、宣肺解郁，采用三仁汤加减；晚期眼底渗出水肿消失，辨证为精血不足、肝肾亏虚，治拟和血明目、滋补肝肾，采用四物五子汤加减同时加用补肝肾药物及活血利水药物。共治 35 例，痊愈 27 例，有效 6 例，无效 2 例。

关丹红用中浆复明汤（党参、山药、白术、茯苓、当归、白芍药、郁金、枸杞子、猪苓、决明子、甘草）治疗 30 例，治愈 16 例，好转 12 例，无效 2 例。陈胜在予以常规的血管扩张剂及营养神经等治疗的基础上加服丹栀逍遥散（牡丹皮、炒栀子、柴胡、白芍、当归、茯苓、白术、炙甘草、生姜、薄荷）治疗肝经郁热型中心性浆液性视网膜病变 40 例（44 眼），结果治愈 20 眼，好转 16 眼，未愈 8 眼，有效率 81.82%。黄建良自拟复明汤（生黄芪、怀山、白术、泽泻、茯苓、猪苓、车前仁、木通、桂枝、生甘草），以达益气健脾化湿、利水明目之功。黄斑区水肿明显者，加琥珀末，以利水化痰；黄斑区黄白色点状渗出较多者，酌加丹参、郁金、山楂，以理气化瘀；黄斑区色素紊乱，少许黄白色渗出，中心凹光反射减弱者，可酌加枸杞子、杭菊花、山茱萸，以滋补肝肾明目；纳呆便溏者，加莲子、芡实、薏苡仁，以健脾除湿。共治 38 例（42 眼），治愈 13 眼，好转 28 眼，无效 1 眼，总有效率 97.6%。冯彩霞予以口服自拟复明汤（黄芪、川芎、茯苓、车前子、白术、茺蔚子、桔梗、陈皮、琥珀粉、甘草）治疗 42 例（42 眼）中浆病，结果治疗 3 个月时，总有效率 92.86%，治愈病例疗程平均为 74.5 天，治疗 6 个月时，总有效率 95.24%，治愈病例疗程平均为 92.4 天。苏礼和对 56 例（56 眼）中浆病病人采用健脾利水中药（茯苓、泽泻、白术、苡仁、车前子、当归、赤芍、茺蔚子等）为基本方随症加减，黄斑部水肿较为明显加泽兰、猪苓；渗出较多加昆布、海藻；黄斑部色素紊乱较甚加菟丝子、楮实子、枸杞子。每日 1 剂，水煎分 2 次温服。15 天为一疗程，用药两疗程后观察病人视力、眼底以及自觉症状改善情况。结果治愈 44 眼，好转 11 眼，无效 1 眼，总有效率 98.21%。汪勇采用苓泽祛湿汤（茯苓、泽泻、车前子、丹参、远志、柴胡、赤芍、麦芽、生地、鸡内金、枸杞子、山药）治疗 35 例中浆病，结果治愈 24 例，显效 6 例，有效 4 例，无效 1 例。其中痊愈 24 例，均随访 2 年以上，未见复发，总有效率为 97.14%。

2. 西医治疗

在 PDT 治疗干预下，视网膜解剖结构恢复正常，所渗出液体完全吸收，视力逐渐恢复正常。在治疗慢性 CSC 的过程中，虽然能促使渗液吸收，但由其导致的不良事件（RPE 萎缩、脉络膜毛细血管无灌注、医源性脉络膜新生血管）以及 PDT 高昂的价格都限制了其使用，为了尽量减少不良事件的发生，一些研究者试图通过改变 PDT 激光治疗次数、维替泊芬剂量或维替泊芬注射和激光输送之间时间设定的参数来达到此目的。目前最常用的参数是半剂量及半通量维替泊芬，并且有较多的试验进行比较各参数之间的安全及有效性，试验结果表明半剂量维替泊芬 PDT 治疗 CSC 效果较全剂量维替泊芬更为有效，其不良反应发生率明显降低且其长期效果也得到了肯定，是迄今为止较有前途的一种治疗 CSC

的方法。治疗急性或慢性 CSC，以达到降低脉络膜毛细血管通透性的目的。由 Yan 等进行的一项大规模的前瞻性临床研究报道玻璃体内注射 anti-VEGF 药物（如雷珠单抗、贝伐单抗）对 CSC（尤其是 CSC 合并脉络膜新生血管）能显著提高 CSC 病人的视力，减轻黄斑及视网膜水肿，促进玻璃体及视网膜出血的吸收。但是也有一些专家所做的关于玻璃体内注 anti-VEGF 的试验结果表示，由于缺乏大型随机临床试验、样品研究和短期随访，玻璃体内注射贝伐单抗对 CSC 的积极作用尚待进一步考证。

Bae 等进行了一项随机对照试验，随访观察 1 年，比较 32 例病人分别使用雷珠单抗与半通量 PDT 治疗慢性 CSC。研究结果发现，PDT 在促进渗液的吸收及降低脉络膜毛细血管通透性上有着明显的优势。Lu 等专家进行的一项关于 PDT 与抗血管内皮生长因子治疗急性 CSC 的 Meta- 分析指出，在 CSC 早期进行 PDT 治疗能够获得更好的解剖和功能上的恢复。有专家经过临床试验认为，将半剂量 PDT 联合玻璃体内注射贝伐单抗能够封闭 CSC 视网膜黄斑中心凹下脉络膜新生血管，阻止新生血管生成，有效促进视网膜渗出、水肿及出血的吸收，能够快速恢复黄斑区功能和结构，在视力恢复和降低复发率方面具有非常重要的作用。

3. 中西医结合治疗

中心性浆液性脉络膜视网膜病变采用中西医结合治疗，比单一的中医和西医治疗病程缩短，疗效更佳。如有视网膜光凝术适应证可以选择使用，可以应用有减少毛细血管通透性作用的药物进行治疗。本病中药治疗以活血化瘀、清热利水为主，降低毛细血管的通透性，促进水肿的吸收。因而在水肿期和渗出期常用丹参、当归、赤芍活血化瘀通络以改善微循环；泽泻、猪苓、白茅根利水以消肿，促进水肿消退。恢复期多由新陈代谢障碍致使部分黄斑区组织机化变性，中医学认为是由于肝肾亏虚，精气不能上荣于目，精气亏虚，瘀久成结所致。中药治疗以滋补肝肾、散结明目为法。

【 预防与调护 】

（1）当单眼或双眼出现视物变形、变大变小时应立即到眼科检查。

（2）合理用眼，养成良好的阅读习惯，可配戴滤光镜保护眼睛免受强日光长期照射带来的黄斑损伤。

（3）生活起居要有规律，戒烟，参加适量的体育活动。

（4）精神护理：CSC 与 "A 型" 性格之间有一定的关联，精神疾病、抗精神病药的使用及心理压力被认为是 CSC 发生的危险因素。

（5）如果患有心血管疾病（如高血压、冠心病等）、胃食管反流及消化性溃疡等内科疾病，应该积极治疗。

【 注意事项 】

（1）本病大多数可以治愈，但并不可以放任不管，尽早应用包括中医药在内的干预措施，对于最大限度保护病人的视功能，具有重要意义。

（2）本病易复发，对于已经临床治愈的病人，仍应定期观察。

【重点提示】

本病为一种自限性疾病，多数病例能自行痊愈。中心视力约在 3 个月内恢复，变视、小视、景色变暗等则需 6 个月左右才逐渐消失。但也有部分病例，迁延反复，致视功能呈不可逆性障碍；黄斑部分色素紊乱，色泽暗污；荧光造影有透见荧光及渗漏极为缓慢的渗漏小点，称为迁延性中浆，可能为视网膜色素上皮层失代偿的结果。

中医学认为本病主要与脾气虚弱、肝肾阴虚、气滞血瘀等病机相关，情志不畅是发病的重要诱因。多数病人在发病前有紧张、劳累、思虑、暴怒、悲伤等情绪波动，这些情志变化可以伤津耗液，导致阴血亏虚，进而发生气虚、气滞、痰湿阻络而出现本病的主要症状。

本病中医辨证遵循以脏腑辨证为主、眼局部辨证和全身辨证相结合的原则。从病程分析，短期 6 月以内的病人，黄斑区多有毛细血管渗漏，水肿明显，以脾虚湿困较为常见，长期病人，病程 6 个月以上者往往眼底血管造影无黄斑区毛细血管渗漏，眼底检查黄斑区水肿不明显，可见黄白色渗出或色素上皮脱离病灶，辨证多以肝肾阴虚或阴虚夹瘀为主。

（巢国俊）

参考文献

［1］ Kucukevcilioglu M，Durukan AH，Yumusak E，et al. Choroidal Thickness Changes After Photodynamic Therapy and Recurrence of Chronic Central Serous Chorioretinopathy. Am J Ophthalmol，2015，160（4）：841.

［2］ Tseng CC，Chen SN. Long~term efficacy of half~dose photodynamic therapy on chronic central serous chorioretinopathy. Br J Ophthalmol，2015，99（8）：1070–1077.

［3］ Ma J，Meng N，Xu X，et al. System review and meta~analysis on photodynamic therapy in central serous chorioretinopathy. Acta Ophthalmol，2014，92（8）：594–601.

［4］ Lai TY，Wong RL，Chan WM. Long~Term Outcome of Half~Dose Verteporfin Photodynamic Therapy for the Treatment of Central Serous Chorioretinopathy（An American Ophthalmological Society Thesis）. Trans Am Ophthalmol Soc，2015，9（113）：T81–T827.

［5］ Yan Y，Wang T，Cao J. Clinical research on intravitreal injection of bevacizumab in the treatment of macula lutea and retinal edema of ocular fundus disease. Pak J Pharm Sci，2015，28（4 Suppl）：1481–1484.

［6］ Solomon SD，Lindsley K，Vedula SS，et al. Anti~vascular endothelial growth factor for neovascular age~related macular degeneration. Cochrane Database Syst Rev，2014，29（8）：CD005139.

［7］Bae SH，Heo J，Kim C，et al. Low~fluence photodynamic therapy versus ranibizumab for chronic central serous chorioretinopathy： one~year results of a randomized trial. Ophthalmology，2014，121（2）：558-565.

［8］Lu HQ，Wang EQ，Zhang T，et al. Photodynamic therapy and anti~vascular endothelial growth factor for acute central serous chorioretinopathy： a systematic review and meta~analysis. Eye（Lond），2016，30（1）：15-22.

第十章　视神经病变

第一节　视神经炎

视神经炎（ON）泛指累及视神经的各种炎性病变，是指视神经的急性、亚急性或慢性炎症病变。本病以发病急、视力急剧下降和眼球转动疼痛为临床特点，视野损害多见中心暗点、旁中心暗点，但也可见象限性缺损或向心性缩小。可单眼或双眼同时发病，多青中年发病，女性发病率高于男性，是青中年人最易罹患的致盲性视神经疾病。

视神经炎按部位分型：球后视神经炎——仅累及视神经眶内段、管内段和颅内段，视乳头正常；视乳头炎——累及视乳头，伴视乳头水肿；视神经周围炎——主要累及视神经鞘；视神经网膜炎——同时累及视乳头及其周围视网膜。

视神经炎按病因分型：①特发性视神经炎：包括特发性脱髓鞘性视神经炎（IDON）——亦称经典多发性硬化相关性视神经炎（MS-ON），视神经脊髓炎相关性视神经炎（NMO-ON），以及其他中枢神经系统脱髓鞘疾病相关性视神经炎；②感染性和感染相关性视神经炎；③自身免疫性视神经病；④其他无法归类的视神经炎。

特发性脱髓鞘性视神经炎年发病率和患病率分别为 5/10 万和 115/10 万。特发性脱髓鞘性视神经炎是临床最为常见的类型，该种类型的视神经炎与中枢神经系统脱髓鞘疾病 MS 关系密切，二者具有共同的病理改变，部分 IDON 病人最终演化为 MS。国内有关 ON 的病因学研究得出结果，在符合视神经炎诊断的标准的病人中，IDON 最为常见，占 73.5%，认为其是最为常见的病因类型，该结果与西方国家报道一致。

本病根据古籍描述分别将其归属于"暴盲""视瞻昏渺""视瞻有色"等范畴，《证治准绳·七窍门》称暴盲是"平日素无他病，外不伤轮廓，内不损瞳神，倏然盲而不见也"。新版《中医眼科学》教材将其归属于"目系暴盲"范畴。目系暴盲是指目系因六淫之邪外侵或情志内伤导致视力猝然下降，甚则盲而不见的眼病。

【病因病机】

（一）中医病因病机

1. 病因

（1）外感风热邪毒，上攻目系，邪热阻窍或脉道受阻，精气不能上荣；或温热病后，余热未尽，扰动肝风，风热相助，灼伤脉络或壅塞脉道，清窍失用；或肝经实热，肝火循经上炎，热灼目系。

（2）情志的异常波动常常导致本病的发生，五志过极而化火，肝火内盛，循经上扰，灼伤目系；或悲伤过度，情志内伤，或忿怒暴悖，肝失调达，气机郁滞上壅目系，目系郁闭，玄府闭塞，神光受遏。患病后，神光不明，病人思前顾后，心情郁闷，久则忧郁思结，肝气不舒，因病致郁，而使气机不畅愈重，复加气滞血瘀，终则目系受损，神光不用。

（3）久病体虚，产后气血两虚，目系失养；或过度劳累，包括体力、目力、劳神、房劳过度等方面。经云："劳则气耗""久视伤血"。气血同源，气为血帅，血为气母。耗气伤血，气血亏虚致目系神光发越受阻。

（4）肝肾亏损，阴虚火旺，虚火上炎灼伤目系。

2. 病机

（1）发病：《灵枢·大惑论》曰："五脏六腑之精气，皆上注于目而为之精。"精气是视觉产生的物质基础，《审视瑶函》指出："眼乃五脏六腑之精华，上注于目而为明"。

本病可因外邪侵袭、情志失调、气郁血瘀、痰饮积聚、正气亏损、产后体虚等多种因素，均可导致邪热阻窍或脉道受阻，精气不能上荣；或气机紊乱，玄府闭塞；或耗气伤血，气血亏虚致目系失养，神光不能发越而目无所见。

（2）病位：目系与全身脏腑气血均有密切关系，气、血、精、津上濡目窍，滋养目系。五脏之中，以肝与目系关系最为密切，目窍系于肝，肝经与目系直接相连，"肝气通于目，肝和则目能辨五色矣"，肝气调和，肝血上达，脏腑之精气上贯于目，才能有视物辨色功能；目系归属水轮，为肾所主。故本病在病机上与肝肾二脏关系更为密切。

（3）病性：本病病位涉及肝肾、脾胃、心、胆等脏腑，可归纳为肝郁、血少、气虚、精亏，然均相兼于"郁、虚"二者。

（4）病势：早期病势较急，通过及时治疗，视功能可以较好恢复；若反复发作，病程迁延日久，视功能损伤，可转化为青盲。

（5）证候病机，病机转化：早期因外邪侵袭、情志失调、气郁血瘀，灼伤脉络或壅塞脉道，清窍失用，多为实证；病程日久，耗气伤血，多为虚证，如气血两虚，或肝肾亏损。

陈达夫根据六经辨证理论，独创眼内组织和六经相属学说，认为视神经状类经筋，应属于足厥阴肝经，然目系通于脑，脑属肾，肝肾同源，故而视神经疾病属于肝肾二经。由于足少阴肾经及足厥阴肝经里虚，精血不足，目失涵养。若卫外不固，风、寒之邪则可乘虚而入，闭塞目中玄府，而致视物不明；或情志郁结，肝失疏泄，玄府闭塞，亦可致目盲。陈氏认为本病正虚邪实居多，少阴、厥阴里虚，兼有外邪入侵为患，临证分为以下几型：①寒邪直中足少阴肾经，闭塞目中玄府，又分为少阴表实证和少阴里实证；②风邪为患，风邪留滞三阳，内犯三阴，闭塞目中玄府；③情志郁结，肝失疏泄，玄府闭塞；④足少阴肾经及足厥阴肝经里虚，阴弱不能配阳。

韦文贵根据其多年临床经验，将本病分为四种类型：①肝有郁热或肝气郁结，均可导致玄府郁闭，目失荣养；②脾气虚弱或病后气阴两虚，清阳下陷，清窍失养；③素体阴虚火旺，或肝火郁结者，风邪易侵，风火相煽，上犯目窍，或湿热内困，气机不畅，均可致清窍不利，神光不明；④肝肾阴虚，双眼干涩，甚者阴虚火旺，口干神烦，"五脏六腑之津液，尽上渗于目"，阴精亏乏，则目窍失于荣养而不明。另外，韦氏还认为，竭视苦思，用眼过度，视力疲劳，眼珠疼痛者，属于久视伤血，肝血不足，风邪乘虚而侵，血不养睛而致。

（二）西医病因病机

视神经炎病因复杂，通常指所有累及视神经的炎症性病变，其病因既泛指各种局部或全身感染性疾病累及视神经，也特指视神经本身和（或）中枢神经系统脱髓鞘病变，以及自身免疫性疾病等非特异性炎性病变。多数病人病因不明，可能的病因有：

中枢神经系统脱髓鞘疾病：如多发性硬化、Devic 病、急性播散性脑脊髓炎，尤其多发性硬化可能以视神经炎为首发症状或在病程进展中伴发视神经炎。约有 25% 的 MS 病人首发症状表现为视神经炎。美国国家卫生研究所组织 15 家医疗单位参加的多中心视神经炎治疗试验（ONTT），随访研究发现，在首次视神经炎发作后 5 年和 10 年病人转变为临床确诊的多发性硬化的平均几率是 30% 和 38%，其中伴有异常 MRI 信号的视神经炎在 5 年和 10 年转化为临床确诊的多发性硬化的危险率分别为 51% 和 56%。Kanski 指出，约 70% 的女性和 35% 的男性视神经炎病人最终进展为多发性硬化，确诊多发性硬化的病人 70% 有视神经炎的证据。

1. 感染

感染是导致 ON 的一个常见病因，局部和全身感染均可累及视神经而导致感染性视神经炎。局部感染包括眶内、眼内、鼻腔和鼻旁窦的炎症，中耳炎和乳突炎，口腔、扁桃体炎症及脑膜炎、脑脊髓膜炎等，均可从毗邻直接蔓延至视神经或其神经鞘膜。全身感染多为病原体或其分泌的毒素侵袭损害视神经，如病毒（流感、风疹、麻疹、腮腺炎、水痘 – 带状疱疹等病毒，腺病毒、柯萨奇病毒、巨细胞病毒、甲型肝炎病毒及艾滋病毒等），细菌（结核、梅毒、隐球菌病、疏螺旋体引起的 Lyme 病、伤寒、猫抓病等）及寄生虫感染。

2. 自身免疫性疾病

系统性红斑狼疮、韦格肉芽肿、风湿或类风湿病、白塞病、结节病（肉样瘤病）等均可能导致或诱发视神经炎。

视神经疾病过程中的病理改变可能是压迫性、中毒性、血管性或任何其他机制不明原因所造成。病理急性期白细胞渗出，其中中性粒细胞聚齐于病灶周围，神经纤维肿胀并崩解，然后巨噬细胞出现并清除变性的髓鞘物质。慢性期以淋巴细胞及浆细胞浸润为主。由于炎性细胞的渗出浸润，神经组织的肿胀而致视神经内部压力增高，轴浆运输受阻，压力增加进一步加重局部缺血、缺氧，神经纤维逐渐萎缩并被增生的神经胶质细胞取代。

视神经轴心的纤维容易受脱髓鞘性、中毒性或营养不良性病变的影响，发生视神经轴心部分的脱髓鞘样变性。多发性硬化症为一种以中枢神经系统炎性脱髓鞘为特征的自身免疫性疾病，疾病常常侵犯视神经，病变早期仅表现少突胶质细胞及髓鞘的变性，伴有血管充血及少量淋巴细胞和浆细胞的浸润，视神经轴突纤维可无损害，晚期变性分解的髓鞘物质可被小胶质细胞吞噬，引发视神经胶质纤维大量增生。

【临床表现】

1. 自觉症状

单眼或双眼视力急剧下降，可在 2~5 天内降至无光感，前额部或眼球深部疼痛，常在眼球转动时加重。

2. 眼部检查

单眼发病者双侧瞳孔不等大，患眼直接对光反应迟钝或消失，间接对光反应存在，患眼有相对性瞳孔传入障碍（RAPD）；双眼黑矇者瞳孔散大，直接和间接对光反应均消失；患眼有获得性色觉异常，以红、绿色障碍为主。

按病变不同部位分为视盘炎、视神经视网膜炎及球后视神经炎。

（1）视盘炎：早期视盘充血、水肿，视盘隆起度通常不超过 3 个屈光度，边缘不清，视盘浅表或其周围有出血斑及少量渗出物，视网膜静脉扩张，动脉常无改变，晚期继发视神经萎缩。

（2）视神经视网膜炎：除视盘炎表现外，视盘周围及后极部视网膜有水肿皱褶，并见片状出血和黄白色类脂质渗出，黄斑区有时可见扇形星芒状渗出，后部玻璃体可有尘埃状浑浊。

（3）球后视神经炎：早期大多眼底正常，少数病人视盘轻度充血，晚期视盘苍白。临床可分急性和慢性，以前者多见。根据球后视神经受累部位不同，可分为三种类型：①轴性视神经炎：病变主要侵犯球后视神经轴心部分的乳头黄斑束纤维；②视神经周围炎：病变主要侵犯视神经鞘膜及其周围神经纤维束；③横断性视神经炎：病变累及整个视神经横断面，视力可完全丧失。三者之中以横断性视神经炎病情最为严重。

IDON 有 2/3 的病人表现为球后视神经炎，而另 1/3 的病人表现为视乳头炎。视乳头炎病变早期视盘水肿，视神经炎发病后 3~6 个月，球后视神经炎和视乳头炎都会出现视神经萎缩，光学相干断层扫描（OCT）的检查可发现视神经纤维层（RNFL）变薄。IDON 视功能预后良好，有一定的自限性。发病后 3~5 周内开始恢复，80~90% 的病人视力能恢复至 0.5 以上。IDON 易复发，复发可累及任意一只眼。约 1/3 甚至 1/2 以上的 IDON 病人会进一步进展为 MS，特别是伴脑白质脱髓鞘病灶的 IDON 病人，据国外统计转化为 MS 的几率更可高达 70% 以上，故 IDON 又称为多发性硬化相关性视神经炎。

【实验室及其他辅助检查】

1. 视野检查

有多种视野损伤形态，包括局部和弥漫性视野缺损、中心性、旁中心、象限性、弓形、鼻侧和偏盲。通常视野缺损以中心暗点、盲中心暗点或旁中心暗点为主，也可表现为周边向心性缩小或仅见生理盲点扩大，横断性球后视神经炎可见黑矇。

2. 眼电生理检查

可行图形视觉诱发电位（P-VEP）检查，通常以 P_{100} 波潜伏期延长为主，振幅可下降；视力低于 0.1 时可选择闪光 VEP（F-VEP）检查。视神经炎亚临床期或治疗后视力已恢复，

P-VEP 的潜伏期仍有可能异常。

3.荧光素眼底血管造影

视盘炎及视神经视网膜炎早期显示视盘表面毛细血管扩张，荧光渗漏，边缘模糊，晚期呈强荧光渗漏。

4.眼光学相干断层扫描

早期视神经纤维层水肿变厚，晚期视神经纤维层损伤变薄。

5.影像学检查

应做 CT 或（和）MRI 检查，以排除颅内或眶内占位病变，明确有无中枢神经系统脱髓鞘疾病。

【诊断与鉴别诊断】

一、诊断要点

（一）辨病要点

（1）单眼或双眼视力急剧下降。

（2）眼球转动时牵引痛。

（3）视野缺损。

（4）眼底正常或视盘以及视网膜充血、水肿。

（二）中医辨证要点

（1）肝经实热证：以视力急降，头目胀痛或目珠转动痛，视盘充血水肿，易怒烦躁，口苦胁痛及舌红脉弦数为要点。

（2）肝郁气滞证：视力下降，目珠隐痛或压痛，视盘充血水肿，胸胁满胀及舌红苔薄白脉弦为要点。

（3）气血两虚证：以视物昏矇，目珠隐痛，视盘充血肿胀，神疲倦怠，少气懒言，面白唇淡及舌淡、脉细为要点。

（4）肝肾阴虚证：以双目干涩，视物昏矇，视盘边界模糊，咽干舌燥，烦热盗汗及舌红少苔、脉细数为要点。

（三）西医诊断要点

（1）视力急剧下降。

（2）视盘以及视网膜充血、水肿。

（3）球后视神经炎者有眼球转动时牵引痛。

（4）视野缺损。

（5）色觉障碍。

（6）VEP 检查 P100 波潜时延迟，振幅下降。

视神经炎的诊断尚无"金标准"，通常是一个临床诊断，目前国内的临床诊断标准主要参考了美国视神经炎研究小组（ONTT）在 1992 年中提出诊断标准：①伴或不伴眼痛的急性视力下降；②神经纤维束损害相关的视野异常；③至少具备以下两项之一：相对性瞳孔传入障碍（RAPD，Marcus Gunn 瞳孔）或视觉诱发电位异常；④无压迫性、缺血性、中毒性、遗传性、代谢性和浸润性视神经病临床和实验室证据；⑤无导致急性视力下降的视网膜疾病和其他眼部、神经系统疾病的临床和实验室证据。

二、鉴别诊断

1. 缺血性视神经病变

多见于中老年人，常伴糖尿病、高血压、高脂血症等疾病。视力损害程度不一，视野呈与生理盲点相连的扇形或象限性缺损，眼底表现为视盘水肿，FFA 检查见视盘缺血区充盈明显迟缓。

2. 视盘水肿

多因颅内压增高、眼压降低等导致，可见于各年龄段。早期并无视力严重受损，眼底可见视盘边界模糊甚则隆起，视网膜静脉迂曲扩张，动脉搏动消失，视野损害多表现为生理盲点扩大。

3. 压迫性视神经病变

后部压迫早期视盘可表现正常或轻度苍白，容易误诊为球后视神经炎。压迫性视神经病变常为无痛性，激素治疗无效。如果病人临床转归与典型视神经炎不符，必须进行影像学检查。

4. Leber 遗传性视神经病变

青年男性多见，表现为无痛性急性视力下降，双眼可同时或间隔发病。急性期眼底视盘充血、色红，荧光素眼底血管造影无荧光渗漏，基因检测可确诊。

【治疗】

一、中医治疗

（一）治疗原则

急性视神经炎必须早期及时治疗，治疗原则是消除病因，针对病情辨证论治。实证以清热解毒、疏肝解郁为主；虚证以补益气血、滋养肝肾为主，辅以通络开窍法治之，以及配合针刺疗法；早期可使用糖皮质激素冲击疗法；中药治疗可减少激素的副作用和病情复发，两者结合，相得益彰。

（二）辨证施治

1. 肝经实热证

[治疗法则] 清肝泻热，凉血散瘀。

[方药] 龙胆泻肝汤（《医方集解》）加减。若头胀目痛明显者，可加夏枯草、菊花清利头目止痛；口干舌燥，大便秘结者加天花粉、元参、决明子滋阴生津，润肠通便；烦躁失眠者加黄连、夜交藤清心宁神；眼底视盘充血肿胀，视网膜有渗出水肿者，加丹皮、赤芍、茯苓以凉血散瘀，利水渗湿。

［中成药］龙胆泻肝丸、丹栀逍遥丸等。

2. 肝郁气滞证

［治疗法则］疏肝解郁，活血通络。

［方药］逍遥散（《太平惠民和剂局方》）加减。郁热阻络，头目隐痛者加丹皮、山栀子、决明子、黄芩、丹参清热活血止痛；情志抑郁，少言太息者加郁金、青皮理气破郁；胁痛胸闷者加川楝子、瓜蒌宽胸行气止痛。

［中成药］逍遥丸。

3. 气血两虚证

［治疗法则］补益气血，开窍明目。

［方药］人参养荣汤（《太平惠民和剂局方》）加减。血虚有瘀者加用丹参、鸡血藤以养血活血；若心悸失眠者加酸枣仁、夜交藤以养心安神。

［中成药］十全大补丸、补中益气丸等。

4. 肝肾阴虚证

［治疗法则］滋补肝肾，活络明目。

［方药］明目地黄丸（《审视瑶函》）加减。若眼干口燥明显，加石斛、麦冬养阴清热；阴虚火旺者，加知母、黄柏、丹皮等滋阴降火；阴阳两虚者，加附子、肉桂、鹿角霜、枸杞子、菟丝子等温补肾阳、补肾明目药。

［中成药］杞菊地黄丸、石斛夜光丸、明目地黄丸、左归丸等，阴虚火旺者可用知柏地黄丸。

（三）单方验方、土方

逍遥散是临床治疗视神经炎的常见方，以逍遥散加减为基础的方药在临床得到大量的应用。现代药理研究表明，逍遥散可增加机体免疫功能，改善微循环，促进炎症吸收，运用该方可改善微循环，增强机体免疫功能，调节新陈代谢。

1. 血府逐瘀汤

由当归、生地黄、桃仁、红花、枳壳、赤芍药、柴胡、桔梗、川芎、牛膝、甘草等组成。具有扩张血管，减少血管阻力；改善微循环，提高组织耐氧能力；抑制纤维蛋白合成，抗凝血和组织增生；抑制过敏介质的释放，抗过敏反应等作用。其应用该方加减治疗急性视神经炎 36 例 40 只眼，有效率达 87.5%。

2. 舒肝明目汤

由柴胡、当归、白芍、白术、桑寄生、桑椹、女贞子、茯苓、决明子、夜交藤、丹皮、甘草组成。合疏肝、健脾、益肾于一体，具有疏肝明目之功效。报道以舒肝明目汤为主，配合激素、维生素等治疗视神经炎 38 例 60 眼，总有效率达 95%。

（四）外治法

1. 复方樟柳碱注射液穴位注射

复方樟柳碱注射液主要成分为氢溴酸樟柳碱和盐酸普鲁卡因，有扩血管、活血作用，氢溴酸樟柳碱有抗胆碱作用。复方樟柳碱注射液穴位注射是将针刺及药物对穴位的渗透刺激作用和药物的药理作用结合在一起发挥综合效能，改善视神经的血液供应，调节代谢，从而促进已部分萎缩的视神经提高视功能。

2. 自血光量子疗法

其作用机制为：红细胞经照射和充氧后，增加了氧合作用，并迅速出现氧化还原反应，使血浆稀释，使氧合血红蛋白迅速达到饱和浓度，血液含氧量增加，使组织对氧和能量的利用提高，加之血浆稀释后血流速度加快，微循环改善，必将改善组织的供血供氧，特别是改善脑、心、肺的供血供氧，从而增加眼的血液供应，改善视神经、视网膜的血流灌注，使未发生严重病变的视细胞因供血供氧增加而发生可逆性改变，恢复视功能。

（五）其他特色疗法

1. 针灸治疗

常用穴位有承泣、阳白、四白、攒竹、丝竹空、球后、足三里、太冲、行间及肝俞、胆俞等穴。局部取球后、睛明、太阳、攒竹为主；远端配穴风池、合谷、内关、足三里、太冲等，交替针刺。

2. 眼三针疗法

眼三针包括睛明、承泣、上明，均为眼周穴，采用眼周多针深刺，意在疏通目络气血、宣通目窍，与其他配穴共奏调理脏腑、疏经通络、调和气血之功，使五脏六腑之精气，皆上注于目精，从而获得治疗效果。《素问·刺要论》指出："病有浮沉，刺有浅深。"深刺眼三针，使针感向眼球底部和后部扩散而气至病所是提高针刺治疗效果的关键。常用配穴：百会、四神聪、阳白、风池、合谷、光明、太冲。随证取穴：肝肾阴虚取命门、太溪、肝俞、肾俞；肝气郁结取大敦、气海、京门、蠡沟、阳陵泉；心脾两虚取少冲、鱼腰、脾俞、商丘、后溪。

（六）饮食疗法

适宜选择清淡、营养丰富、易消化的食物，多吃新鲜水果、蔬菜，富含维生素 B 类的食物。菊花、枸杞、决明子各适量泡水代茶饮。

（七）情志疗法

视神经炎属于目系暴盲范畴，肝与目系关系最为密切，目窍系于肝，肝经与目系直接相连，肝喜条达恶抑郁。视神经炎发病以后易引起病人情绪变化，由于视功能损伤，会进一步对病人产生心理刺激和精神打击，容易导致病情加重，加重病人心理负担，形成恶性循环，因此视神经炎病人存在心身方面的危险因素。结合现代心身医学理论，在临床诊疗中，矫治不利于心身健康的过分竞争和时间紧迫感等有害成分，保留积极向上、有利于事业发展的成分，并对视神经炎病人进行针对性心理辅导及心理干预，以减轻病人焦虑及心理压力，对于降低发病风险，促进疾病恢复和预防疾病复发有重要意义。

二、中西医协同治疗

1. 糖皮质激素

激素冲击疗法是目前公认的视神经炎的治疗首选，即甲泼尼龙 1g 每日分 2~4 次静脉滴注，连用 3 天后，改用口服泼尼松 1mg/（kg·d），早晨顿服，逐渐减量，在全身使用糖皮质激素治疗同时应给予胃黏膜保护剂。在使用大剂量激素的同时，可以用滋阴降火中药减轻其副作用。

2. 抗生素

有明确感染指征时，应根据病情选择使用抗生素。

3. 神经营养剂

选择使用维生素类药物及神经营养剂。视神经炎病因复杂，至今虽无统一有效能够改变视觉功能长期预后的标准治疗方案，但仍应首先强调病因的探寻和及早进行治疗。大多数眼科医师仍然以 ONTT 研究结果作为指南，通常采用甲泼尼龙冲击疗法后口服激素为主，联合运用维生素、能量合剂、血管扩张剂，必要时联用抗生素或抗病毒药等综合治疗方法。中药如复方樟柳碱注射液、丹参、血栓通、葛根素、银杏叶等注射液。作用机制主要通过扩张血管，改善脉络膜血供，促进眼部组织细胞的新陈代谢。有报道采用血栓通、复方樟柳碱注射液、丹参联合激素治疗本病疗效较好，病人视功能有不同程度恢复。中药疗效较好且不良反应小，但急性期单独使用中药治疗，病情难以得到快速控制，故中西结合治疗取长补短，优势互补，可取得更好疗效。

【经典传承】

眼为五官之一，主司视觉，眼与全身脏腑经络有着密切的内在联系，尤其是气血二纲。《灵枢·大惑论》曰："五脏六腑之精气，皆上注于目而为之精。"可见精气是视觉产生的物质基础，故《审视瑶函·内外二障论》指出："眼乃五脏六腑之精华，上注于目而为明"。同时，"目者，血脉之宗也""凡七窍之用……无非血之用也"，正如《审视瑶函·开导之后亦补论》说："夫目之有血，为养目之源，充和则有发生长养之功，则目不病。少有亏滞，目病生焉。"可见，目之能视万物、辨黑白，有赖于气血之温煦濡养。气为血帅，血为气母。经云："气脱者目不明，目得血而能视。"气血两虚、气虚血瘀均可导致暴盲。

庞赞襄提出本病以疏肝解郁、清解热郁、启闭玄府、疏通脉络、健脾清热为主要治法。青年病人平素体壮热盛，内蕴热郁，郁邪热邪不得外散，上攻于目，治疗上重点选用解郁热之品，在疏肝解郁方剂中，可稍加辛凉宣散之品，如金银花、蒲公英之类，以发散郁结，清除热毒郁结；妇女病人则以补中益气、养血安神为主，特别是产后或哺乳期，多属气血两亏，宜补益中气，可酌加解郁通络之品，以防补而易滞，解纯补之弊。

姚和清认为本病是由于七情所伤，喜则气散，心阳动，阳亢阴弱，治当清补为主；恐则多以疏肝解郁为先，然后填补精气而归明于目；忧则心肝脾肺四脏皆可能受病，复有忧极而恐，伤及肾水，治疗以安神为主；思虑则气结于心而伤于脾，初时宜顺宜开，稍久宜补，而以扶脾补血，兼清心阳为主；悲宜补肝脾，恐宜养肝肾，惊则必须安神守志，收敛耗散之气。

视神经炎是临床常见病，各地名医和专家均有长期积累的丰富经验和学术特长，韦文贵从肝、脾、肾论治，尤重视疏肝解郁、开通玄府；陈达夫根据六经辨证，主张从肝肾二经论治；张皆春从精、气、神认识本病；姚和清强调七情过伤；庞赞襄多从肾虚、肝郁、气血论治；黄叔仁从阴虚火旺立法。其学术思想和观点有所不同，各有特色，值得后人学习和进一步深入探讨。

【典型案例】

案例1 高某，女，54岁，2005年11月25日初诊。

[主诉]左眼视力明显下降17天。

[病史]2005年11月8日当天生气后左眼视力下降，并有眼球疼痛，转动时加重。在当地某医院诊断急性球后视神经炎，球后注射地塞米松，静脉滴注阿莫西林和利巴韦林等，但左眼视力继续下降至无光感，故转至我院就诊。该病人早在1987年及2005年右眼曾患急性球后视神经炎，均用激素加抗生素治疗后视力恢复到1.0。病人有结核病史25年，已治愈。眼病后曾做包括头颅MRI在内的多项检查，未发现病因。

[检查]视力右眼0.8，左眼无光感，左眼瞳孔直接对光反射消失。眼压右眼18mmHg，左眼11mmHg，右眼底正常，左眼底视乳头仍红润，黄斑中心凹反光消失。病人全身神疲乏力，面白泛黄，神情不安，失眠，纳少，舌质：尖偏红，苔薄白腻，脉细无力。

[西医诊断]左急性球后视神经炎（暴盲）。

[中医辨证]心脾两虚，目系失荣。

[治法]补益心脾，清心宁神。

[方药]党参15g，炒白术30g，茯苓15g，炙甘草10g，泽泻10g，丹参10g，丹皮10g，百合20g，生地15g，熟地15g，天花粉10g，淡竹叶10g，当归10g，厚朴10g，焦三仙各15g，炒枣仁20g。水煎服7剂。该病人属眼病重症，故加用甲泼尼龙1g加入5%葡萄糖500mL内静脉点滴，连续3天后，又口服泼尼松首量80mg，每3~5天逐渐减量。

[二诊至五诊]每周复查视力均有改善，至12月15日，左眼视力已恢复至0.6，并于2005年12月20日根据病人有盗汗，五心烦热，口干，夜寐欠安，舌质偏红，少苔，脉象细等肝肾阴虚、虚火上炎证候，改用滋阴清热治则，处以炒知柏各15g，生地30g，茯苓10g，泽泻10g，玄参15g，龟甲15g，芦根15g，天花粉15g，地骨皮15g，枳壳10g，木瓜15g，伸筋草15g，百合20g，炒枣仁20g，炙甘草10g，继续服7剂。此后在此方基础上化裁，直至2006年2月7日在门诊复查双眼视力0.8，视野左眼有旁中心2~3度相对缺损。泼尼松已仅服1片，嘱再服2周后停用激素，中药汤剂停服，改用知柏地黄丸浓缩丸每次服8粒，每日2次，巩固疗效。

[病例分析]本案选自韦企平医案。病人左眼发病，且从病史中了解到右眼曾经2次发病，均未找到确切病因。从该女性病人右眼首次发病时仅36岁，又为双眼共3次发病，推测其为急性特发性脱髓鞘性视神经炎，且发病急重又明显疼痛，故加用激素短期冲击治疗，继则口服足量泼尼松片逐渐减量。该例全身辨证属脾气虚弱证。脾为后天之本，脾虚则无以化生水谷精微，"子病累母"则随之心血乏源，故治疗应健脾和养心并进，清心与宁神兼用。加上用大剂量激素易助湿劫阴，方药中加用泽泻、生地等加强祛湿养阴，以消除激素的全身副作用。服药20剂后患眼视力增至0.6，但随之出现阴虚火旺证候，经调整治则后病情稳定，视力恢复到0.8，全身证候改善。

韦企平论治本病以肝为主，兼顾全身。在病变早期，着重清肝火，平肝风，解肝郁；后期则重在养肝血，补肝肾，调肝脾。大致可归纳为以下几种证型：①肝经风热型。多因温热病后，余热未尽，扰动肝风，风热相助，灼伤脉络或壅塞脉道，清窍失用；②肝郁气滞型。多由情志引发，肝郁气滞，玄府闭塞，目系失养；③肝郁血虚，兼气虚。肝郁未解，气血渐亏，气机不畅，目窍失养，神光不明；④脾虚气弱型。多属病程日久，调摄失当或久药伤胃，视力不增，脾气反虚，升举无力，清阳不升，不荣于目；⑤肝肾阴虚型。因久病失治误治，精血内耗，肝肾渐亏，除视力下降，多种不同程度的视神经萎缩外，还可见眼干涩、头晕耳鸣、神烦腰酸、脉细舌红等症。此外，在临证时，不可拘泥于一证一方，病情因人而异，同一个病人，在病程发展的不同阶段，证型亦虚实有变，脏腑相传，故而本病首重整体辨证，抓住四诊中的关键证候确立主症，再根据发病的缓急、病程的远近，结合眼底望诊，立法订方。

案例2　阿某，男，25岁，初诊日期：1959年12月4日。

[主诉] 双眼视力减退11个月。

[病史] 近1年双眼视力明显下降，伴有头痛及眼球转动痛，外院检查颅内及神经系统病变，按视神经炎治疗无明显疗效。

[检查] 视力右眼0.1，左眼0.2，不能矫正。双眼底正常。视野双眼向心性缩小5°~8°。全身症状：头痛绵绵，过劳加重，纳少身倦，面色萎黄，舌质淡白，脉沉细。眼压数次测量均为正常。

[西医诊断] 双眼球后视神经炎（视瞻昏渺）。

[中医辨证] 脾气不足，清阳下陷。

[治则] 益气升阳。

[方药] 党参15g，炙黄芪15g，炒白术12g，陈皮5g，当归身10g，升麻5g，柴胡5g，炙甘草5g，枸杞子12g，生姜3片，大枣3个。7剂，水煎服。

[二诊] 1959年12月11日。双眼视力0.3。头痛消失，食欲增加，惟眼球仍痛，有时神烦。脉细无力。舌质淡白。因主症不变，仍以原方加石决明（包煎）15g，夜明砂（包煎）15g，再服14剂。

[末诊] 1959年12月28日。上方共服10剂后自觉视力恢复正常，眼痛及神烦均已消失，精神佳，舌质稍淡。检查双眼视力1.0，眼底正常。再守方7剂后停药。

[病例分析] 本案选自韦文贵医案（《韦文贵眼科临床经验选》），病人脾虚气弱，中气不足，清阳下陷，且病情过程，始终以中焦气亏为主症，故韦老在守方基础上再随症加减，取效明显。说明随症化裁变通固然重要，辨清主症，有是证必用其药，效不更方同样重要。

【疗效判定标准】

无公认疗效标准。

【预防与调护】

（1）调节情志，保持心情舒畅，避免急躁易怒。

（2）起居有节，锻炼身体，增强身体抗病能力。

（3）饮食避免辛辣刺激性食品，多食新鲜蔬菜水果。

（4）积极配合医生，遵医嘱用药、减药和定期复诊。

【注意事项】

（1）由于地理环境、气候特点、饮食习惯及遗传因素等差异，我国有关视神经炎的流行病学特点、临床表现及预后和西方国家的并不完全相同。应对其流行病学特征及发病机制进一步深入研究，有助于临床诊断及疾病治疗的个体化。

（2）ONTT激素治疗方案是否完全适合我国视神经炎病人，尚待进一步大样本的前瞻性、多中心、随机对照临床研究证实。

（3）视神经脊髓炎是一种以视神经炎和脊髓炎为特征的中枢神经系统炎性脱髓鞘疾病，不同于多发性硬化相关性视神经炎（MS-ON），NMO好发于儿童和青年人，NMO以及NMO相关视神经炎在亚洲国家比欧美国家更高发。

（4）免疫抑制剂副作用较大，包括肝肾功能损伤、骨髓抑制、重症感染、生育致畸等，使用时应定期复查血象和肝肾功能。

【重点提示】

（1）首先应明确视神经炎诊断，尽可能明确病变的性质和原因，选择相应针对性治疗方案。视神经炎主张针对病因的治疗，最大程度挽救视功能同时，防止或减轻、延缓进一步发生神经系统损害。

（2）本病视功能障碍可能仅为潜在全身性疾病的症状之一，如发现可能相关病症，应及时转诊至神经科、风湿免疫科、感染科、耳鼻喉科等相关专科进行全身系统性治疗。

（3）糖皮质激素是非感染性视神经炎急性期治疗的首选用药。目前国内常用制剂有泼尼松、甲泼尼龙、地塞米松、氢化可的松等。常用用法包括静脉滴注和（或）口服，不推荐球后或球周注射糖皮质激素治疗。应注意药物副作用。

（4）免疫抑制剂主要用于降低视神经炎病人的复发率，防止或降低脊髓和脑损害发生，降低从视神经炎发展为MS或NMO的几率。适用于NMO-ON以及自身免疫性视神经病病人的恢复期及慢性期治疗。因药物起效较慢（不同药物起效时间不同，多为2~3个月开始起效），建议与口服糖皮质激素有2~3个月叠加期。

（5）中医辨证论治方面：实证以清热解毒、疏肝解郁为主；虚证以补益气血、滋养肝肾为主，辅以通络开窍法治之，以及配合针刺疗法；中药对于降低视神经炎复发、减少激素治疗副作用、促进视功能恢复有帮助。

【现代研究进展】

根据视神经炎多郁、多虚的疾病特点，近现代医学工作者对其证型进行了广泛的研究，治疗多从肝论治，以疏肝解郁、补益肝肾为治则，也有侧重气、血、肾阴亏虚的治疗，通过气血辨证、全身辨证以及六经辨证等方法辨证施治多取得较好疗效。但是目前证候分型尚未统一，多以全身辨证作为辨证的依据。

姚芳蔚认为本病病因复杂，治疗时应探求病因，从根本上解决问题。认为本病好发病因为肝郁，病人多有精神刺激，情绪波动等诱因，情志所伤，最易伤肝，失其条达之性，导致气滞络阻，血行障碍，表现为眼底视乳头水肿，视网膜血管迂曲、出血、渗出，应用疏肝理气、活血通络之法。若有外感温邪传变，或外邪传肝、或肝气郁而化热，其证类同肝火，仅程度不同，宜清肝泻火、凉血泄热。热性病愈后伴有本病者，多有午后潮热、手足心热、汗出等症，因热病伤阴血，血虚生内热，治宜滋阴清热。

黄叔仁认为视神经炎最常见的证候为阴虚火旺，阴虚是肾阴或肝血不足，火旺是肝火上扰或肝气怫郁。阴虚是病之本，火旺是病之标。视力急剧下降时，当以疏肝清火治标为主，或佐以滋阴，以丹栀逍遥饮加减，急性阶段已过，或视力逐渐减退者，则以滋补肝肾为主，疏肝清火为辅，可用明目地黄汤加减。病程后期，炎症已缓解，视神经纤维开始萎缩或有此趋势时，无论全身有无中气不足证，为了使"脾胃之气，上荣于目"，加强视神经组织的营养，阻止萎缩进一步发展，当用健脾益气之法，方用益气聪明汤加减。

有医家根据视神经炎的病程将其分为急性期、慢性期或康复期进行治疗。急性期治疗常以清肝泻热、疏肝解郁、清热解毒为法，常用方剂有龙胆泻肝汤、丹栀逍遥散、柴胡疏肝散等；慢性期或康复期治疗以滋补肝肾明目为法，通过调补气、血、肝、肾，以助视神经病理损害组织的恢复，常用方剂有杞菊地黄丸、加减驻景丸、八珍汤等。

视神经炎的病因与发病机制复杂，国际上仍缺乏一致的分型标准，主要根据视神经炎的病因进行分型，并在此基础上进行对因治疗。国内临床上既往大多根据眼底所见对视神经炎进行分型，即球后视神经炎、视盘炎（视乳头炎）和视神经视网膜炎。球后视神经炎又根据视神经受累部位不同再分为三类：病变主要侵犯视盘黄斑束神经纤维的轴性球后视神经炎（因视盘黄斑束纤维在球后眶内段视神经的轴心部位），该类临床最多见；病变主要侵犯球后视神经鞘膜及其周围神经纤维束时所发生的球后视神经周围炎；病变累及整个视神经横断面时称横断性视神经炎。前述分型和分类能大体提示病因导向。但近些年随流行病学特点的变化和对视神经炎病因可借助多项血清生化及免疫指标检查、分子遗传学检查及影像学检查等进一步排查病因，发现传统的分型分类仍无法澄清病因和有针对性地指导治疗。例如同样临床诊断球后视神经炎，其病因可各不相同；而无论是球后视神经炎，还是视乳头炎，又可能是同一种病因。

西方文献又多将其分为典型视神经炎和非典型视神经炎。典型视神经炎大多为多发性硬化，但可孤立发病或伴随发病。而非典型视神经炎是炎性视神经病变的一个亚型，其发病原因复杂，包括视神经脊髓炎或其他中枢神经系统脱髓鞘疾病相关的视神经炎；鼻源性、齿源性、脑源性或眶源性感染相关引发的视神经炎（国内以往多习惯称其为典型视神经炎）以及免疫介导性疾病相关的视神经炎。此分类则能更好地提示病因与发病机制。

目前中华医学会眼科分会神经眼科学组集中国际上主流观点，并结合国内视神经炎发病情况推荐的视神经炎的病因分型如下。

（1）特发性视神经炎：①特发性脱髓鞘性视神经炎；②视神经脊髓炎相关性视神经炎；③其他中枢神经系统脱髓鞘疾病相关性视神经炎。

（2）感染性和感染相关性视神经炎。

（3）自身免疫性视神经病变。

（4）其他无法归类的视神经炎。

视神经脊髓炎相关性视神经炎：视神经脊髓炎（NMO）是一种不同于 MS 以视神经炎和脊髓炎为特征的中枢神经系统炎性脱髓鞘疾病，经典的 NMO 又称为 Devic's 病。NMO 好发于儿童和青年人，但各年龄段均可发病，已有报道 60 岁以上的老年人也可罹患。男女发病几率均等。研究显示 NMO 以及 NMO 相关视神经炎（NMO-ON）在亚洲国家比欧美国家更高发。视神经脊髓炎抗体（NMO-IgG）即水通道蛋白 4 抗体（AQP4-Ab）的发现成为了 NMO 新的诊断标准之一，并用于辅助 NMO 与 MS 的鉴别诊断。该抗体的特异性靶抗原即水通道蛋白 -4（AQP-4）是中枢神经系统（CNS）内的重要水通道蛋白，主要分布于构成血 - 脑脊液屏障的星形胶质细胞足突上，广泛表达于视神经和脊髓。NMO-IgG 作为 NMO 诊断工具，敏感性为 77% ~91%，特异性为 94% ~100%。

皮质类固醇激素目前是治疗本病的首选。1988 年至 1992 年美国 ONTT 对视神经炎采用糖皮质激素的治疗进行了多中心研究，结果显示：大剂量甲泼尼龙静脉滴注 3 天后改口服逐渐减量，并没有改变本病的最终预后，但可以加速病人视功能的恢复。单纯的口服低剂量糖皮质激素治疗增加 ON 复发，故不建议使用。进一步研究还表明，大剂量甲泼尼龙静脉滴注治疗组 6 个月后，观察对比敏感度、视野和色觉等方面较对照组均有持续的改善。通过研究，ONTT 建议的治疗方式为静脉滴注甲泼尼龙 1g/d 或 250mg/6h，3 天后改口服泼尼松 1mg/（kg·d）11 天，后逐渐减量。

Dimitriu 等研究证明，大剂量的类固醇可推迟确诊 MS 的 IDON 的发作，但这一趋势不会随着时间的推移而持续。另一些报道也指出，15% ~20% 的 MS 病人以视神经炎为首发表现，故一些研究认为合理的激素冲击治疗对预防 MS 复发有一定意义，但这一结论目前仍有争议。

虽然糖皮质激素是急性脱髓鞘性视神经炎的一线治疗，但不同药物、不同作用机制的研究也是目前该病治疗的热点。目前有一些药物虽然没有经过严格的临床试验，初步研究的数据也是有一定临床意义的。干扰素治疗 MS 疗效确切，在此基础上，Jacobs 等研究 383 例首次发病 IDON 病人在注射甲泼尼龙后、口服激素期间即开始接受干扰素 β-1α 治疗，每周一次，与安慰剂相对照。3 年随访发现，治疗组转化为 MS 的比例为 35%，比安慰剂组 50% 明显减低。此外，治疗组头颅 MRI 所示新增及强化病灶数量均明显少于安慰剂组。

治疗性血浆交换（TPE）作为第一线治疗各种神经系统疾病，包括重症肌无力、吉兰巴雷综合征等。急性中枢神经系统的脱髓鞘疾病在类固醇治疗无改善时，TPE 治疗后可得到改善。TPE 就是通过各种手段分离病人全血中的血浆。将分离的血浆丢弃，更换白蛋白溶液注入病人体内代替原有的血浆。每次 TPE 可以除去约 2500mL 血浆，故对于神经系统疾病，TPE 通常重复 3~5 次连续或隔日进行。TPE 用于治疗 ON 或 MS 中的作用机制尚不清楚，可能涉及去除血浆中的致病性循环免疫球蛋白或补体。TPE 的治疗时机目前还没有严格的界定，早期治疗疗效更好，发病 6 周后疗效较差。

（周剑）

参考文献

［1］张晓君，王薇，王虔，等．视神经炎病因学临床分析．中华眼底病杂志．2006，11（6）：367-369.

［2］罗国芬．陈达夫中医眼科临床经验．四川科学技术出版社，1985.

［3］葛坚．眼科学．人民卫生出版社，2005.

［4］刘光辉，李志英，刘安，等．视神经炎病人行为类型与中医证型的相关研究．中国中医眼科杂志，2010. 20（3）：180-182.

［5］中华医学会眼科学分会神经眼科学组．中华眼科杂志，2014，（6）：459-463.

第二节　前部缺血性视神经病变

前部缺血性视神经病变（AION）是以突然视力减退、视盘水肿和与生理盲点相连的象限性视野缺损为特征的疾病。按照发病原因本病可分为两型：巨细胞性动脉炎导致的动脉炎性 AION（A-AION）和巨细胞性动脉炎之外其他原因导致的非动脉炎性 AION（NA-AION）。

古人对 AION 认识不多，对其认识主要源于临床症状。本病属于中医眼科"视瞻昏渺""暴盲"等范畴。"视瞻昏渺"相当于现代轻型的 AION，供应视盘的部分动脉系统发生缺血，视盘表现为局限性水肿，视野为象限性缺损而中心视力影响较为轻微；而"暴盲"则为严重的 AION，整个视盘缺血，视野为弥漫性视野缺损，视力降低到 0.05 以下。

NA-AION 是 50 岁以上人群中最为常见的急性视神经病变，占 AION 的 95% 以上。美国 50 岁以上白色人种的年发病率可达 0.23/ 万 ~1.02/ 万，中国该病的年发病率为 1/16000。随着我国步入老龄化社会和眼科诊断水平的提高，AION 的发病率也在逐年上升。

【病因病机】

（一）中医病因病机

1. 病因

1）精、气、血的不足及运行不畅

年老体衰，肝肾不足，精血亏耗，目系失养为本病发病的主要病因。《内经》曰："年至四十，阴气自半，而起居衰矣。"又曰："男子六十四岁而精绝，女子四十九岁而经断，夫以阴气之成，止供给得三十年之视听言动。"说明人体在 40 岁以后处于体衰、阴精不足的状态。《审视瑶函》曰："血盛则玄府通利，出入升降而明，虚则玄府不能出入升降而昏。"又曰："夫目之有血，为养目之源，充和则有生长养之功，而目不病，少有亏滞，目病生矣。"说明精血充和是目珠发挥正常生理功能的物质保证。而气为血之帅，血为气之母，气行则血行，气滞则血瘀，提示气血的正常运行在共同维护目系的功能方面发挥着重要的作用。

2）肝、肾和心的功能失调

（1）肝失疏泄，气血失调：《素问·五脏生成》曰："肝受血而能视。"《灵枢·脉度》曰："肝气通于目，肝和则目能辨五色矣。"《内经》云："目者，五脏六腑之精气也。"说明眼的视觉功能与脏腑之精气关系密切。肝者，将军之官，主疏泄之功，喜条达而恶抑郁，开窍于目。肝气郁结，疏泄失职，气机不得升降，目络郁滞，可致目病。若情志过激，暴怒愤懑者，气火上逆，血随气逆，壅遏于上，气血不得升降，蒙蔽目窍，可致目病。

《审视瑶函》曰："真血者，即肝中升运于目，轻清之血，乃滋目经络之血也。肝藏血，主疏泄，具有调节人体气机的功能，并且肝脉直接上连于目系，是真血上达目窍的重要通道，若肝气郁滞，则气滞血瘀，目系失养，遮蔽神光，而视物不清；肝血不足，则目窍失养，神光衰微而视物昏暗。

（2）肾精不足，目系失养：肾生脑髓，目系属脑，《灵枢·海论》曰："脑为髓海，髓海不足，目无所见。"而《医林改错·脑髓说》谓："两目即脑汁所生，两目系如线，长于脑，所见之物归于脑。"阐明了肾-脑-目系的密切关系。肾精充足，目得精血濡养，则视觉敏锐。若久病之后或素体不足，肾精不足，髓海空虚，精血不能上荣于目，目系失养，则头晕目眩，视物昏花；或肝肾阴虚，阴不潜阳，肝阳上亢；或肝肾阴虚，虚火内生，上灼目络，煎熬阴液，玄府郁闭，目系失养，亦可致本病发生。

（3）心血亏虚，神光不明：心主血脉，诸脉属目。脉中血液受心气推动，循环全身，上输于目，目受血养，才能维持视觉。《灵枢·大惑论》说："目者心之使也，心者神之舍也。"《审视瑶函·目为至宝论》又说："心神在目，发为神光，神光深居瞳神之中，才能明视万物。"若心气不振，脉动乏力，或思虑劳心，久病体弱，心阳不振皆可致血脉瘀阻，气血不畅，目系失养而视物不清。

（4）脾虚湿聚，痰瘀阻络：素体脾虚，痰湿内盛；或偏食肥甘厚腻，恣酒嗜辣，致痰热壅积；或因肝失疏泄，木不疏土，而致脾运困遏，运化失司，助生痰浊；或年高体虚，脏气衰减，《内经》云："年四十而阴气自半也，起居衰矣。"肾气虚弱，气不化津，清从浊化，命门火衰，火不暖土，土壅湿滞，而成痰湿；肾气不足，心气虚损，运血无力，滞涩成瘀。痰积日久，入络成瘀，壅塞脉道，而使痰瘀阻络，目系失养，发为本病。

2.病机

（1）发病：AION发病较急。各种原因造成的气血瘀滞，或目络空虚，均可导致玄府郁闭，神光不能发越，视力突然下降。

（2）病位：本病患眼外观端好，但瞳孔收缩失职，对光反应迟钝，病在目系，属内障眼病，内联脏腑，与肝、肾、心关系密切。

（3）病性：在早期多为实证或本虚标实，后期多为虚证。本病早期多见气滞血瘀、痰瘀络阻的实证，表现为视盘水肿，视盘周围可见出血。晚期以肝肾阴虚、阴虚阳亢等虚证为主。

（4）病势：本病多为单眼发病，也有双眼同时或先后发病者。本病发病急，病势重，经治疗后，患眼视力及视野可有不同程度的改善，但大多数病人留有后遗症，主要表现为视野缺损。

（5）证候病机，病机转化：本病初期多由情志失调，肝气郁结，忿怒暴悖，气机紊乱，气滞血瘀，络脉瘀阻；或偏食肥甘厚腻，恣酒嗜辣，痰热内生，痰瘀阻络；或年老阴亏，阴血不能潜阳，肝阳上亢，气血逆乱，目络瘀阻，导致玄府闭塞、脉络阻塞而发病；病程日久，可致气血津液耗损，脏腑功能紊乱，阴阳失调。初期虽为气滞血瘀为主的实证，但大多数病人伴有肝肾不足。随病情逐渐发展至后期，病人的眼底表现以肝肾不足为主，可见视盘色淡、边界清、视网膜血管变细等表现。

（二）西医病因病机

AION 是因视盘急性缺血造成。这种缺血通常是由于供应视盘的睫状后短动脉短暂无灌注或低灌注所致，极少数 AION 是由于供应视盘的动脉或小动脉栓塞所致。绝大多数视盘无灌注或低灌注是由于血压的暂时性下降造成，最常见于睡眠时的夜间低血压或其他原因导致的全身低灌注，眼部缺血以及严重的颈总动脉、颈内动脉和（或）眼动脉狭窄或阻塞导致的眼局部低灌注较为少见。眼压迅速升高也可导致眼部灌注压暂时下降。视盘毛细血管灌注压下降到其自身调节范围临界值以下，可导致部分敏感人群视盘发生缺血并进而导致 AION 发病。

1. 全身因素

高血压、糖尿病、缺血性心脏病、高血脂、动脉粥样硬化、夜间低血压以及由于其他原因（包括休克、心肺旁路手术等）导致的动脉低血压，睡眠呼吸暂停，血液透析，严重而反复的出血、易栓症，偏头痛、心血管自身调节功能障碍，严重贫血，失血，A 型性格，颈动脉内膜剥脱术等。

2. 眼局部因素

小视盘、高眼压及白内障手术等也是导致 AION 发生的危险因素。视盘的结构，如小视盘、视盘缺如与 AION 有明显关系。眼压的变化也是 AION 发病的重要危险因素，当眼压大于 60mmHg 时，眼灌注压降低甚至无灌注，导致 AION 的发生。

【临床表现】

（一）症状

（1）视力突然减退或黑影遮挡，多发生于晨起时。

（2）通常不伴有眼球转动疼痛或钝痛，部分病人发病前可有一过性视物模糊或黑矇。

（二）体征

（1）患眼瞳孔直接对光反应迟钝，有相对性瞳孔传导阻滞。

（2）发病初期，可出现局限性或弥漫性视盘水肿，可伴有视盘周围线状出血；发病 2~3 周后，视盘颜色开始变淡；视盘水肿的消退时间在发病后 6~12 周。视盘水肿完全消退后，视盘颜色可以部分或全部苍白。

【实验室及其他辅助检查】

1. 视野检查

视野大多数表现为与生理盲点相连的象限性视野缺损（水平视野缺损），尤其以下方视野缺损多见，多绕过中心注视区。

2. 荧光素眼底血管造影（FFA）检查

早期可见与视野缺损区相应的视盘缺血区低荧光，后期则视盘染色。发病中期，视盘因表层毛细血管扩张而呈强荧光，缺血侧与非缺血侧已难分辨。

3. 视觉诱发电位检查

图形 VEP 表现为 P_{100} 波振幅下降、潜伏期延长，多以振幅下降为主；闪光 VEP 表现为 P_2 波振幅下降或潜伏期延长。

4. 光学相干断层扫描（OCT）检查

早期视神经纤维层（RNFL）增厚，增厚的程度和范围与缺血的程度及部位有关，其中以下方增厚最为严重；发病 1 个月后视神经纤维层变薄，其中颞侧、鼻侧象限先变薄；3 个月后视神经纤维层平均厚度变薄，GCC（视神经节细胞复合体）变薄。

血管成像 OCT 示：早期视盘周围毛细血管扩张，晚期视盘周围毛细血管血流密度降低，与缺血部位、视野相对应。

【诊断与鉴别诊断】

一、诊断要点

（一）辨病要点

局部气滞、血瘀、痰瘀多为实证。

（1）突然无痛性患眼视物模糊、黑影遮挡，晨起时发病多见。

（2）相对性瞳孔传导阻滞，单眼受累者或双眼病变程度不一致者常见。

（3）局限性或弥漫性视盘水肿，常伴有周围线状出血。

（4）视野检查可见与生理盲点相连的象限性视野缺损或半侧性缺损。

（5）有全身或眼局部的危险因素，高血压、颈动脉疾病等，对侧眼视盘直径小等。

（二）中医辨证要点

全身证候虚实夹杂。

1. 气滞血瘀证

胸胁胀满，头晕头痛，舌质紫暗或有瘀斑，苔薄白，脉弦或涩。

2. 肝肾阴虚证

失眠盗汗，头晕耳鸣，腰膝酸软，舌红苔少，脉细数。

3. 肝阳上亢证

头晕目眩、眼胀，急躁易怒，口苦咽干，面赤烘热，舌质红，苔薄，脉弦或数。

4. 痰热上壅证

胸闷烦躁，口苦痰稠，舌质红，苔黄腻，脉弦滑。

（三）西医诊断要点

（1）突然出现视野缺损和（或）无痛性视力下降。

（2）视野检查可见与生理盲点相连的、绕过中心注视点的象限性视野缺损，多位于鼻侧和下方。

（3）局限性或弥漫性视盘水肿，常伴有周围线状出血。

（4）可见相对性瞳孔传导阻滞和（或）视觉诱发电位异常。

二、鉴别诊断

1. 急性视神经炎

本病多为青少年发病，视力急剧下降，可伴眼球转动疼痛；眼底表现为视盘充血性水肿，颜色较红，视盘边界不清；视野表现为中心暗点或向心性视野损害；视觉诱发电位表现以 P_{100} 波潜伏期延长为主。

2. 视盘水肿

本病多为颅内原发疾病导致的颅内压增高引起。一般双眼发病，视盘水肿明显，隆起度在 3D 以上，周围视网膜水肿，静脉迂曲扩张。早期视力正常，病程较久者可有阵发性黑矇。视野表现为生理盲点扩大。病人可伴有头晕、头痛、恶心、呕吐、颈项强直等脑膜刺激征。

3. Foster-Kennedy 综合征

为额叶底部肿瘤或蝶骨嵴、嗅沟脑膜瘤压迫一侧视神经所致。临床表现为视力严重减退，病变侧视神经萎缩，嗅觉缺失，对侧视盘水肿。检查头颅 CT 或 MRI 有助于确诊。

【治疗】

一、中医治疗

（一）治疗原则

本病以活血化瘀、理气通络为原则。病之初期以气滞血瘀为主，治疗以活血化瘀为法；晚期以肝郁阴虚为主，治疗以滋补肝肾、活血通络为法。

（二）辨证施治

1. 气滞血瘀证

［治疗法则］活血化瘀，理气通络。

［方药］活血通络汤（《中西医结合眼科疾病诊疗手册》）。头昏痛者加天麻、牛膝以息风通络；失眠者加夜交藤、酸枣仁以养心安神；胸胁胀满甚者加郁金、青皮以行气解郁；体盛痰多者加清半夏、白附子、桔梗以化痰；视盘周围出血多者加三七粉冲服以散瘀止血。

［中成药］血府逐瘀胶囊。若见神疲乏力、咽干、口干兼气阴两虚者，可用复方血栓通胶囊等。

2. 肝肾阴虚证

［治疗法则］滋补肝肾，益阴明目。

［方药］明目地黄丸（《审视瑶函》）。心慌心悸，失眠多梦者，加酸枣仁、夜交藤、柏子仁各以养心安神；视盘颜色苍白者，加枸杞子、楮实子、菟丝子、女贞子以滋阴明目；情志抑郁者，加柴胡、白芍、青皮、郁金以疏肝理气；五心烦热、失眠盗汗者，加黄柏、知母等以降虚火。

［中成药］杞菊地黄丸。阴虚有热者可用知柏地黄丸或石斛夜光丸，阳虚者可选用右归丸。

3. 肝阳上亢证

［治疗法则］滋阴潜阳，活血通络。

［方药］育阴潜阳通脉汤（《中医眼科临床实践》）。心悸健忘，失眠多梦者，加夜交藤、磁石以重镇安神；五心烦热者，加知母、黄柏、地骨皮清虚热；视盘水肿较重者，加车前子、益母草、泽兰、郁金以利水渗湿。

［中成药］天麻钩藤颗粒。若兼头晕目赤、尿赤、湿热带下湿热症状可用龙胆泻肝丸。心烦易怒、失眠多梦、血虚阳亢者可用养血清脑颗粒。

4. 痰热上壅证

［治疗法则］涤痰通络，活血开窍。

［方药］涤痰汤（《奇效良方》）。加减：热邪较深者，去人参加黄芩、黄连以清热涤痰；水肿明显者，可加车前子、猪苓等利水消肿。

［中成药］二陈丸。若见胁痛嗳气、神疲等肝郁脾虚证，可用丹栀逍遥丸；若尿赤涩痛，湿热带下，可用龙胆泻肝丸；心烦口渴、尿黄、便秘三焦热盛者可用三黄片。

（三）单方验方

1. 加减驻景丸（《眼科金镜》）

治肝肾俱虚，两眼昏暗，视物如隔云雾。枸杞子、菟丝子、五味子、车前子、楮实子、川椒炒各一两，熟地、归身各五钱。上为细末，炼蜜为丸如桐子大，空心盐汤下五七十丸。

2. 明目地黄丸（《审视瑶函》）

治肾虚目暗不明，熟地黄四两、生地黄、山药、泽泻、山茱萸、牡丹皮、当归身、五味子，上为细末，炼蜜为丸，如桐子大。每服三钱，空心淡盐汤送下。忌萝卜。

3. 舒肝解郁益阴汤（《中医眼科临床实践》）

治疗肝郁阴虚所致的视物模糊。当归10g，白芍10g，茯苓10g，白术10g，丹参10g，银柴胡10g，熟地黄10g，山药10g，生地黄10g，枸杞子10g，焦神曲10g，磁石20g，栀子10g，升麻6g，五味子10g，甘草6g，每日1剂，水煎留液300mL，早晚分2次口服，15剂为一疗程，服用2~3个疗程。

4. 补阳还五汤（《医林改错》）

治疗气虚血瘀，目暗不明。黄芪（生）120g，当归尾6g，赤芍5g，地龙（去土）、川芎、红花、桃仁各 3g，每日 1 剂，水煎留液 300mL，早晚分 2 次口服，15 剂为一疗程。

（四）穴位注射

复方樟柳碱注射液，每日 1 次，每次 2mL，于患侧颞浅动脉旁皮下注射。

（五）针刺治疗

通过针刺对穴位的刺激，可以调节全身的气血阴阳，从而使气血、经络通畅，有助于视力改善。

1. 穴位

（1）主穴：承泣、太阳、风池、攒竹。

（2）配穴：球后、睛明、翳明、瞳子髎。

（3）全身常用配穴：百会、合谷、肝俞、肾俞、脾俞、足三里、光明、三阴交、血海、阳陵泉、阴陵泉等。

2. 针法

针对主症配穴，将眼周穴位和远端肢体穴位配合应用，每次主穴 1~2 个，配穴 1~2 个，远端肢体取 2~3 个，承泣、睛明、球后直刺 1~1.5 寸，不捻转、不提插以防出血，风池、翳明向鼻侧倾斜刺 1~1.5 寸，太阳、攒竹刺 1 寸可捻转或提插。每日或隔日 1 次，分组交替运用，10 次为一个疗程，休息 3~5 天再做下一个疗程。对于肢体、腹部及背部穴位可以针灸并用。

（六）饮食疗法

患病期间饮食宜以清淡而富有营养的食物为主，忌食辛辣、刺激、油腻高热量食物，忌暴饮暴食。忌烟，少饮酒，少喝浓茶，保持二便通畅。高血压、肾功能受损病人限制盐的摄入。平时多吃新鲜水果、蔬菜，常吃富含钾、钙、锌的食物。可以作为饮食治疗的药膳有：木香猪肝汤：木香 15g，猪肝 100g，上料加水，少盐，煲汤，饮汤，吃猪肝，适用于肝郁气滞病人；扁豆粥：白扁豆 50g，粳米 100g，煮粥，每日分 2~3 次服用，适用于有湿热病人；山药沙参瘦肉粥：山药 30g，沙参 20g，猪瘦肉 100g，加入冰糖或食盐煮汤，适用于阴虚病人。

（七）情志疗法

保持乐观的情绪有助于疾病治疗，医护人员要有耐心地开导病人，向病人讲解 AION 的有关知识。帮助、鼓励病人正确对待疾病，树立战胜疾病的信心，积极主动地配合治疗。病人要注意保持情绪稳定和心情愉悦，避免过度劳累和精神紧张。

二、中西医协同治疗

AION 属于常见的眼科疾病，多发生在伴有高血压、高脂血症、糖尿病、颈动脉硬化或狭窄等病的中老年人。中医对该病治疗有一定的优势。该病早期主要以实证为主，常见气滞血瘀、痰热上壅之证，部分表现为虚实夹杂如肝阳上亢证，眼底表现为视盘充血水肿，视盘周围有线状出血，同时兼有胸胁胀满、口苦痰稠或急躁易怒等症；而后期由于患病日久，久病伤阴，耗伤阴液，肝肾阴虚，表现为视盘颜色淡白或苍白，伴有腰膝酸软、头晕目眩等症。中医辨证论治可以明显改善病人的视觉症状及全身兼症。在治疗过程中如果同时应用西医治疗手段可以取得事半功倍之功。如在 AION 发病早期视力下降较著而无全身使用禁忌证者，应早期使用糖皮质激素类药物，可迅速缓解视盘水肿，减缓水肿引起的视功能持续受损，同时联合中医辨证施治，可达到标本兼治目的。及至 AION 后期，视盘颜色变淡或苍白，出现视神经萎缩，应注重应用滋补肝肾、益精明目的中药治疗，以期帮助恢复视神经功能。此期原则上按照视神经萎缩辨证施治，同时注重活血化瘀中药的应用。

【典型案例】

案例1　郝某，女，57 岁。 2015 年 5 月 4 日初诊。

[主诉] 左眼突然下方视物模糊 5 天，加重 1 天。

[现病史] 病人 5 天前清晨起床后发现左眼下方视物模糊，无眼球转动疼痛、头痛等伴随症状，未曾治疗。1 天前自觉右眼下方视物模糊范围扩大而来就诊。

[既往史] 高血压 2 年，平时口服硝苯地平缓释片控制血压；胃炎 2 年；2014 年曾行腰椎间盘手术治疗。

[检查] 右眼视力 0.6，矫正视力 1.0；左眼视力 0.25，矫正视力 0.25；NCT 眼压：双眼均 13mmHg；眼科检查：右眼未见明显异常；左眼瞳孔 RAPD 呈阳性，视盘水肿，边界不清，盘周见少量出血。视野示：左眼与生理盲点相连的下方视野缺损，上方视敏度下降。头颅 MRI 示：双侧放射冠见斑片状略长 T2 信号，印象：双侧放射冠多发小缺血灶。病人伴体倦乏力，气短、食少，二便调，偶有头晕；口唇暗，有瘀斑，舌质淡、苔薄白，脉弦细。

[西医诊断] 左眼前部缺血性视神经病变。

[中医诊断] 左眼视瞻昏渺（气虚血瘀证）。

[治疗] 活血通络汤加减。黄芪 30g、当归 10g、川芎 10g、桃仁 6g、红花 6g、赤芍 10g、葛根 30g、郁金 10g、石菖蒲 10g、丝瓜络 10g、丹参 15g、陈皮 10g、水蛭 6g。共 20 剂，每日 1 剂，早晚温服，同时配合球后注射地塞米松磷酸钠注射液，每次 5mg，每日 1 次，连用 3 日，3 日后改为曲安奈德注射液 20mg 球后注射。

[二诊] 治疗 20 日后再诊，病人诉左眼视物较前清晰，但下方仍然有大片暗影。检查示：左眼矫正视力提升至 0.4，视盘水肿消失，颞下盘周仍有少量线状出血，中心视野较前改善，但下方仍有大片视野缺损；纳食可，体倦乏力症状较前改善，但胁部胀满，夜间睡眠不佳；舌红，苔薄白，脉弦细。给予舒肝解郁益阴汤加减：当归、白芍、茯苓、白术、丹参、赤芍、银柴胡、熟地黄、山药、生地黄、枸杞子、神曲、栀子、炒酸枣仁、夜交藤各 10g，磁石 20g，升麻、五味子、甘草各 6g。共 30 剂，每日 1 剂，水煎服。

[三诊] 服药 1 个月后，病人自觉左眼视力明显提高，视物面积扩大。检查结果显示：左眼矫正视力提升至 0.6，左眼瞳孔直接间接对光反应灵敏，眼底可见视盘水肿、盘周出血均消失，颞上视盘颜色稍淡，黄斑中心凹光反射可见；视野：左眼上下方视敏度下降，较前 2 次视野明显改善。病人胁部胀满症状消失，夜间睡眠佳，偶有腰膝酸软、耳鸣。明

目地黄丸口服。3 个月后复诊，病人左眼矫正视力达 0.8。

［病例分析］

（1）病人为老年女性，年老体虚，元气不足，王清任云："元气既虚，必不能达于血管，血管无气，必停留而瘀。"气虚则无力运血、摄血，血行每失流畅，涩滞成瘀，或阻于经络之中，或溢于脉络之外，壅阻目络，目系失养，视物昏矇。结合体倦乏力、头晕、气短、食少、唇暗有瘀斑及舌象和脉象，将本例辨证为气虚血瘀证。治法为补气活血、通络明目，方剂选用活血通络汤加味。方中重用黄芪大补元气，俟气旺血行，血行瘀消；当归、赤芍、川芎、丹参活血行滞；桃仁、红花破瘀行血，活血通经；葛根轻扬升发，引药上行；郁金既入气分又走血分，入于气分以行气解郁，达于血分以凉血破瘀；石菖蒲辛温行散之力较强，为宣气通窍之佳品，与郁金、葛根合用，宣畅目窍气机；丝瓜络其形如经络，取类比象于目络，选用之是取其同气相求，行经通络之意；久病久瘀入络，败血凝痰深陷络中，故取水蛭祛瘀破血。本病起病急，视盘水肿重，早期应用糖皮质激素可以减轻视盘水肿，减缓视功能损伤。病人服药 20 日，全身症状减轻，视盘水肿消减，视力提高。二诊时，病人气虚血瘀症状改善，但胁部胀满、夜间睡眠不佳，兼见舌红、苔薄白、脉弦细。调整处方为舒肝解郁益阴汤以滋阴益肾，舒肝解郁。服药 1 个月后视盘水肿消失，视力提高，视野明显改善。为善其后，嘱服明目地黄丸 1 个月，缓图其本，以杜病源。复查视力，已提升至 0.8。本病运用全身辨证与局部辨病相结合的思路，兼顾攻补，重视化瘀血、调气机、补肝肾，在治疗 AION 的过程中，获得了一定的诊疗体会。

（2）问题与对策：缺血性视神经病变是多发于 50 岁以上老年人的急性致盲性眼病，严重影响病人生存质量。该病发病突然，治疗困难，为眼科难治性致盲疾病。目前尚无治疗缺血性视神经病变的理想方法。考虑到糖皮质激素类药物可以减轻视盘水肿，故可以短期给予大剂量糖皮质激素类药物。同时运用中医辨证进行个体化治疗，以活血通络为基本治法，通过调理机体阴阳气血，注重补气与理气药的应用，能够提高视力，改善视野，提高病人生活质量。尤其是中药、针灸等多种手段并用，效果更佳，值得进一步研究和探讨。

（3）理论探讨：刘完素在《素问玄机原病式》中指出"玄府……乃气出入升降之道路门户也，人之眼耳鼻舌、身意神识能为用者，皆由升降出入之通利也，有所闭塞，不能为用也"，还指出"若目无所见，耳无所闻……悉由热气怫郁，玄府闭密，而致气液、血脉、荣卫、精神不能升降出入故也"，《审视瑶函》："真血者，即肝中升运于目，轻清之血，乃滋目经络之血也。"以上说明了目昧不明的病机根源于气血的运行失调。气和血二者是相互依存，相互为用的。血赖气以化生，并在气的推动和固摄作用下循行于脉内。因此，吴鞠通在《温病条辨》中明确指出："善治血者，不求之有形之血，而求之无形之气。"强调治疗血病，必须治气，俟气机条达舒畅，升降出入正常，血证方能痊愈。因此治疗 AION 时，应在活血通络的同时须兼顾理气，气虚者补之，气滞者行之。在 AION 早期，往往因病情急迫，治以行气破血之法，但"克敌者存乎将，祛邪者赖乎正"，破血行气之品一方面可活血祛瘀，疏通脉络，但另一方面"行气太过易耗气，破血力峻能伤正"，用久则耗散正气。若瘀滞渐消，正虚邪衰，宜不失时机地扶正祛邪，补消兼施，以巩固疗效。肝开窍于目，肝经连系；肾藏精，精生髓，髓通于脑，目系内通于脑，为精血所养，故目系病变与肝肾的关系极为密切，且乙癸同源，肾主藏精，肝主藏血，目得精血之养方能明视万物。因此，在 AION 后期，气血两虚，肝肾阴虚多见，应宗"虚则补之""损者益之"之治则，注重滋补肝肾。

案例 2 冀某某，男，48 岁。2016 年 7 月 4 日初诊。

[主诉]右眼突然下方视物模糊 8 天。

[病史]病人于 8 天前无诱因出现右眼下方视物模糊，无其他伴随症状，来我院就诊。

[检查]左眼视力 1.0，右眼视力 0.5，矫正视力不提高。右眼瞳孔圆，直径约 4mm，直接对光反应迟钝，RAPD（+），眼底视盘水肿，边界不清，视网膜静脉充盈迂曲，黄斑区组织清楚，中心凹光反射可见。左眼检查未见明显异常。视野示：右眼与生理盲点相连的下方视野缺，MD：10.8dB，MS：16.9dB。FFA 示：右眼视盘强荧光。Angio OCT 示：右眼视盘水肿，视网膜毛细血管扩张。病人平素情志不舒，胸胁胀满，善太息，舌质暗红，苔薄白，脉弦。

[西医诊断]右眼前部缺血性视神经病变。

[中医诊断]右眼视瞻昏渺（气滞血瘀证）。

[治疗]给予血府逐瘀汤加减。当归、生地、桃仁、红花、枳壳、赤芍、柴胡、桔梗、川芎、牛膝、甘草。共 21 剂，每日 1 剂，早晚温服。

[二诊]2 周后，病人再诊，自诉右眼视物较前清晰。复查右眼视力 0.8，眼底视盘水肿明显减轻，边界模糊，视网膜静脉轻度充盈迂曲，黄斑区组织清楚，中心凹光反射可见。复查视野：视野缺损范围较前缩小，MD：10.0 dB，MS：17.8 dB。胸胁胀满症状明显缓解，舌质红，苔薄白，脉弦。处方：嘱其守方再服 1 个月，每日 1 剂，早晚温服。

[三诊]1 个月后，右眼视力提升至 1.0，眼底视盘轻度水肿，边界清楚，视网膜静脉轻度充盈迂曲，黄斑区组织清楚，中心凹光反射可见。舌质淡红，苔薄白，少津，脉弦。复查视野：右眼与生理盲点相连的鼻下方光敏度下降。予以舒肝解郁益阴汤续服 1 个月。

[四诊]1 个月后，右眼视力 1.0，眼底视盘水肿基本消失，视盘边界可见，视网膜静脉轻度充盈迂曲，黄斑区组织清楚，中心凹光反射可见。

[病例分析]

（1）病人平素情志不舒，肝气郁结，气机郁滞，血行不畅，气滞血瘀，目络瘀阻，目不能视。治宜活血化瘀、通络明目。方用血府逐瘀汤，方中桃仁破血行滞而润燥，红花活血祛瘀以止痛，共为君药。赤芍、川芎助君药活血祛瘀；牛膝活血通经，祛瘀止痛，引血下行，共为臣药。生地、当归养血益阴，清热活血；桔梗、枳壳，一升一降，调畅气机；柴胡疏肝解郁，升达清阳，与桔梗、枳壳同用，尤善理气行滞，使气行则血行，以上均为佐药。桔梗并能载药上行，兼有使药之用；甘草调和诸药，亦为使药。合而用之，使血活瘀化气行，则诸症可愈。病人治疗近 2 个月后，右眼视力提高至 1.0，视野缺损范围较前明显缩小。治疗后期（第 3 个月），病人患病日久。耗伤阴津，情志不舒，肝气郁结，肝郁阴虚，改予舒肝解郁益阴汤，以疏肝解郁，滋阴明目。本病运用全身辨证与局部辨病结合思路，意在以补助通，祛邪不伤正。

（2）问题与对策：前部缺血性视神经病变是眼科难治性疾病，早期的 AION 宜采用局部或全身使用糖皮质激素类药物治疗，但采用哪种类型的糖皮质激素及如何给药疗效最好、不良反应最小仍存在争议。在临床工作中需严密观察病人的全身情况及眼部反应，尽量应用冲击疗法，缩短激素的使用时间，减少不良反应。中医优势在于根据整体辨证原则，规范施治，结合局部病变灵活用药，取得了一定疗效，应推广应用辨证与辨病相结合的治疗方法，特别是将局部不同阶段出现的不同程度的病理改变与加减用药达成共识，并将其在西医和基层推广，规范缺血性视神经病变的治疗用药。

（3）理论探讨：《审视瑶函》："真血者，即肝中升运于目，轻清之血，乃滋目经络之血也。"肝藏血，主疏泄，具有调节人体气机的功能，并且肝脉直接上连于目系，是真血上达目窍的重要通道，若肝气郁滞，则气滞血瘀，目系失养，遮蔽神光，而视物不清；肝血不足，则目窍失养，神光衰微而视物昏暗。

【疗效判定标准】

基于病证结合的临床模式，中医药临床疗效的评价，既要有相关疾病西医公认的关键指标，又要突出中医特色，反映病人整体状态，相关"证"的症状改变，参照《中医病症诊断疗效标准》（国家中医药管理局）、《中药新药临床研究指导原则》（试行）和《24个专业104个病种中医诊疗方案》（国家中医药管理局医政司）制定。

（一）AION 疗效标准

通过视力评分、视野评分、症状评分 3 项总分进行评价。

显效：总分 ≥ 5 分。

有效：总分 2~4 分。

无效：总分 ≤ 1 分。

1. 视力评分

采用国际标准视力表，视力在一周内稳定。无光感至光感计 2 行，光感、手动、指数、0.02、0.04、0.06、0.08、0.1 间隔均计 1 行。治疗后视力增长 ≥ 3 行计 4 分，视力增长 2 行计 2 分，视力增长 ≤ 1 行计 0 分。

2. 视野评分

采用 OCTOPUS 视野计。

（1）视力 > 0.1，能看清十字形固视点者采用 G2 程序测量 30 度视野，并记录 MD 和 MS 值，计算缺损率 MD%=MD/（MS+MD）×100%，$\Delta MD\% = MD_{治疗后}\% - MD_{治疗前}\%$。若 $\Delta MD\% > 10\%$ 计 1 分，$\Delta MD\% > 15\%$ 计 2 分，$\Delta MD\% > 30\%$ 计 4 分。

（2）不能配合 G2 程序者采用 LVC 程序测量 30° 视野。记录 MS 值，$\Delta MS\% =（MS_{治疗后} - MS_{治疗前}）/30dB*100\%$。如 $\Delta MS\% > 10\%$ 计 1 分，$\Delta MS\% > 15\%$ 计 2 分。

（3）视力过低无法进行视野检查者此项计 0 分。

3. 症状评分标准

主要以下面 3 个症状作为疗效评价标准：①视物模糊。②暗影遮挡。③视疲劳。

根据症状消失、轻、中、重，分别计 3、2、1、0 分。症状得分 = 疗后积分 – 疗前积分。

（二）中医证候疗效标准

表 10-1　AION 证候疗效评价（相关主症分级评分）表

主症	无 0	轻 1	中 2	重 3
头晕耳鸣	无	偶发	常发	经常发生，不间断
口燥咽干	无	偶有	常有口干	干渴、饮多不解
五心烦热	无	手足心热、午后明显	手足心灼热	手足心热、心烦不宁
腰膝酸软	无	偶发	常发	反复发作、不易缓解
心悸怔忡	无	偶发	心悸阵作	经常发作、心神不宁
失眠	无	睡眠时间 < 5 小时	睡眠时间 < 3 小时	彻夜难眠
健忘	无	偶有	常有	转瞬即忘
四肢麻木	无	偶有	常有、尚可忍受	持续麻木，难以忍受
面色㿠白	无	淡白	淡白无华	苍白
倦怠乏力	无	易疲劳，可坚持轻体力工作	乏力，勉强坚持日常工作	全身乏力，终日不愿活动
神疲懒言	无	不喜多言，不问不答	懒于言语，多问少答	精神萎靡，偶语
纳少腹胀	无	食量减少 < 1/3 偶感腹胀，食后 1/2 小时缓解	食量减少 > 1/3，常感腹胀，食后 2 小时缓解	食量减少 1/2，终日腹胀
大便溏薄	无	大便不成形，日 3~4 次	大便稀溏，日 5~6 次	大便水样，日 10 次以上

计算公式为（尼莫地平法）：$[（治疗前积分 - 治疗后积分）/ 治疗前积分] × 100\%$

（1）中医临床症状、体征消失或基本消失，证候积分减少 ≥ 95%，临床痊愈。

（2）中医临床症状、体征明显改善，证候积分减少 ≥ 70%，显效。

（3）中医临床症状、体征均有好转，证候积分减少 ≥ 30%，有效。

（4）中医临床症状、体征无明显改善或加重，证候积分减少，不足 30%，无效。

【预防与调护】

（1）当单眼或双眼出现视物不清、黑影或暗点遮挡时，应立刻到眼科检查。

（2）重视治疗全身疾病，控制血压、血糖、血脂在理想水平，尤其要避免出现夜间低血压。

（3）生活起居要有规律，戒烟，不酗酒，参加适量的体育活动，包括太极拳、气功等，以增强体质。

（4）精神护理：避免不良的情绪刺激，有计划地安排好工作，减轻工作压力和紧张程度，以免焦急上火，引发眼病。

（5）饮食调护：养成良好的饮食习惯，合理营养。宜多吃新鲜蔬菜、水果，鱼，坚果等。

少食性温燥热食物，包括辣椒、生蒜、韭菜、洋葱、羊肉、狗肉等以及烧烤油炸食物等。

【注意事项】

（1）本病发病急，疗程长，且有双眼先后发病的危险，一旦一眼发病，需耐心地向病人解释另一眼将来患病的风险，嘱其接受规范的治疗，调整生活习惯，降低另一眼患病的几率。

（2）病人发病年龄一般在 45 岁以上，多伴有高血压、糖尿病、高脂血症、动脉粥样硬化等全身性疾病，应积极治疗全身病。

【重点提示】

本病多发于中老年人，中医认为与肝、肾、心三脏功能的关系最为密切，初期多为实证或本虚标实，多见气滞血瘀、肝阳上亢或痰热上壅等证，后期多因病久伤阴或年老阴亏表现为虚证，常发生视神经萎缩，表现为肝肾阴虚之证。临床治疗时，病人体质不同，症状多变，可出现气虚、肝郁等不同情况，辨证论治可在上述 4 个证型的基础，而不拘泥于所列方药，随症加减。因本病与气血的关系密切，应注重补气药和理气药的应用，以期目络气血通畅，神采光明。尤其前部缺血性视神经病变的晚期，视盘颜色变淡或苍白，出现视神经萎缩，原则上应按照视神经萎缩辨证施治。此期病人病程日久，精血亏损，肝肾阴虚，病人思明日久，常伴情志抑郁、肝气不舒，中医辨证多属肝郁阴虚。治疗时必须肝肾同治，应在滋补肝肾、益精明目的基础上，适量加用疏肝解郁之品，同时配合活血化瘀药物，以期改善睫状后短动脉的血液循环，帮助视神经功能的恢复。

【现代研究进展】

（一）基础研究

1. 病因

AION 被认为是因视神经乳头内循环不足引起，但其血管病变的部位以及病理生理机制尚不明了。有证据证明，AION 发生过程中睫状后短动脉及脉络膜的受累，另外，结构小而"拥挤"的视盘、夜间低血压和呼吸睡眠暂停均可能与 AION 发病相关。还有人认为多种血管病变和凝血障碍也与 AION 相关，但尚缺乏大规模的流行病学研究支持。血浆内皮素 -1（ET-1）是一种可使血管发生强烈而持久收缩的活性调节因子，近年来被广泛认为参与 NA-AION 的发生发展。王润生等发现 NA-AION 病人血浆 ET-1 明显高于对照组平均约 40μg/mL，其在不同病程及视盘各个缺血水肿程度组间差异亦有统计学意义，血浆 ET-1 水平随病程发展逐渐下降，提示血浆 ET-1 水平可能与 AION 病人视盘损害程度和病程长短相关联。血液动力及流变学异常亦可增加 AION 的发病风险，具体表现为血液黏滞度增大，血浆纤维蛋白原水平升高，红细胞沉降率加快以及变形时间延长。大量研究表明，高同型半胱氨酸血症、狼疮抗凝物、蛋白 C、蛋白 S、抗凝血酶Ⅲ的缺乏等会使血液处于高凝状态，增加形成血栓风险。Felekis 等对 77 例 NA-AION 病人与 60 名年龄、性别匹配的正常人对照研究，发现蛋白 S 在两组中存在差异。多项数据显示，AION 病人患眼及健眼的睫状后短动脉、视网膜中央动脉血流速度均有降低，而阻力指数升高，但患眼变化幅度较大，说明对侧眼虽暂时未患病，但已有潜在的血管风险。倘若睫状后短动脉流速减慢，灌注压下降，视盘血供不足，就易引发 NA-AION。

2. 疗效机制

迄今 AION 尚无有效的西医治疗方法。早期视盘水肿较重时可应用糖皮质激素类药物，糖皮质激素类药物可显著改善视力和视野。一般采用静脉滴注甲泼尼龙或口服泼尼松方式，不提倡玻璃体腔内注射曲安奈德。研究证实，血府逐瘀汤、育阴潜阳通脉汤、涤痰汤等方剂具有抗心肌缺血、抑制血小板聚集、改善血液流变性、改善微循环、降低血脂、减少神经元凋亡、提高脑内乙酰胆碱含量等作用。在辨证论治基础上应用中药治疗，不但能改善病人全身症状，而且可以恢复视神经乳头血管自身调节功能，改善视神经低灌注缺血状态，促进视功能恢复。

（二）临床研究

1. 中医药及中西医结合治疗

由于 AION 发病急，病势重，目前中西医结合综合治疗 AION 在临床上较为广泛，且疗效良好。葛文晶采用针刺联合中药治疗 AION 60 例，针刺以睛明、球后、承泣、瞳子髎、丝竹空、合谷、风池为主穴，中药以血府逐瘀汤，以眼底视盘表现及视力为疗效标准，治疗及追踪 3 个月后，对比治疗前后，结果治愈 41 例，显效 10 例，无效 9 例，总有效率为 85%。常永业等应用活血通络汤联合丹参注射液静脉滴注、地塞米松和盐酸消旋山莨菪碱球后注射治疗 AION 30 天，以视力、视野为疗效标准，结果治疗组总有效率 96.70%，与对照组相比较有明显差异。张玉华以单纯西药治疗为对照组，治疗组在此基础上联合针刺、中药治疗，应用血府逐瘀汤合逍遥散加减、育阴潜阳通脉汤，分别治疗气滞血瘀型和阴虚阳亢型 AION 2~4 个月后，以视野和视力为疗效标准，治疗组总有效率 84.21% 高于对照组 70%。杨整军等以行气活血通络为治疗原则，治疗组给予逍遥散加减联合川芎嗪针静脉滴注、糖皮质激素球后注射治疗 AION，以视力及视野为疗效标准，治疗组疗效优于单纯西药治疗的对照组。张彬等将 AION 分为阴虚络阻、气虚血瘀、肝郁气滞四型，分别给予育阴潜阳通脉汤、补阳还五汤和舒肝破瘀通脉汤，并联合丹参注射液静脉滴注、胞磷胆碱钠口服，经治疗，病人的视力、视野及视觉诱发电位情况优于治疗前。魏冠男在对照组单纯西药治疗基础上联合自拟益气通脉汤治疗 6 周后继续随访 6 个月，结果：在治疗后及随访后，联合组疗效均优于单纯西药组。

2. 西医治疗

治疗 AION 要控制该病的危险因素，如高血压、糖尿病、高血脂等全身疾病，同时给予改善血液循环、营养视神经药物，已达到促进视盘水肿消退、改善眼微循环及视功能的目的。临床常用的药物有糖皮质激素类药物、改善微循环药物及营养神经药物，在 AION 的治疗上，以采用综合治疗方法为主。

Hayreh 等采用大样本临床试验，给予治疗组病人口服糖皮质激素药物，对照组未使用糖皮质激素药物，平均随访 3.8 年，结果显示在急性期，治疗组病人在视力和视野改善方面优于对照组，且能较快消除视盘水肿。陈晓敏等给予治疗组采用地塞米松球旁注射与全身用药治疗方法，对比单纯全身用药治疗的对照组，结果治疗组在视力提升及视野改善上优于对照组。同时也有研究采用玻璃体腔内注射糖皮质激素药物方法，结果表明视盘水肿消退时间短于水肿自然消退时间。糖皮质激素药物应用途径较广，合理正确应用糖皮质激素，可以有效促进视盘水肿消退，预防激素导致的不良反应。

改善微循环药物，如复方樟柳碱注射液等，可以有效地改善眼微循环，临床常用于患眼侧颞浅动脉旁局部注射复方樟柳碱注射液 2mL，以扩张局部血管，增加血流量，改善眼病缺血情况。众多研究证实复方樟柳碱注射液可以有效地改善眼部微循环，恢复视功能。营养视神经药物，如维生素 B 类，也起到一定的辅助作用。

（张铭连　解世朋）

参考文献

［1］张晓君，魏文斌．精编临床神经眼科学．科学出版社，2009：179-182．

［2］Hayreh SS, Zimmerman MB. Optic disc edema in non~artedtic anterior ischemic optic neumpathy. Graefes Arch Clin Exp Ophthalmol, 2007, 245：1107-1121.

［3］中华医学会眼科学分会神经眼科学组．我国非动脉炎陛前部缺血陛视神经病变诊断和治疗专家共识．中华眼科杂志，2015，51（05）：323-326．

［4］金明．中医临床诊疗指南释义：眼科疾病分册．中国中医药出版社，2015：154-161．

［5］李传课．中医眼科学．人民卫生出版社，1999．

［6］王润生，王建洲，李雯，等．非动脉炎性前部缺血性视神经病变病人的血浆内皮素 -1 浓度的变化．中华眼底病杂志，2005，21（3）：156-158．

［7］Hayreh SS. Ischemic optic neuropathy. Prog retin eye res，2009，28（1）：34-62.

［8］张新芳，冉瑞金，李清韬，等．116 例非动脉炎性前部缺血性视神经病变发病相关因素的回顾性分析．中华眼底病杂志，2015，31（06）：528-531．

［9］陈婷，单广良，马瑾，等．非动脉炎性前部缺血性视神经病变临床特征及危险因素分析．中华眼底病杂志，2015，31（06）：524-527．

［10］于广委，李曼，张春侠，等，非动脉炎性前部缺血性视神经病变病人眼部动脉血流动力学观察．中华眼底病杂志，2015，31（06）：591-592．

［11］常永业，张铭连，冯娜，等．非动脉炎性前部缺血性视神经病变病人血液流变学指标观察．中华眼底病杂志，2012，28（02）：178-179．

［12］国家中医药管理局医政司．24 个专业 104 个病种中医诊疗方案．国家中医药管理局医政司，2012：314-318．

［13］常永业，张铭连，石慧君，等．活血通络颗粒治疗前部缺血性视神经病变的临床观察．中国中医眼科杂志，2012，22（02）：88-91．

［14］张玉华．综合疗法治疗前部缺血性视神经病变 68 例．中国中医眼科杂志，2008，18（04）：236-237．

第三节　视神经萎缩

视神经萎缩是神经眼科疾病范畴内的一部分，指外侧膝状体以前的视神经纤维、神经节细胞及其轴索因各种病变所致的传导功能障碍，是前视路（视网膜膝状体通路）系统损害后造成的轴突变性、神经纤维退变和坏死后的一个病理学概念及形态学后遗症。结果是视功能不同程度损害和眼底视盘颜色变淡和苍白。

中医称视神经萎缩为"青盲"，青盲作为病名首见于《神农本草经》。青盲属"内障"范围，即眼外观正常，不红不痛不痒，瞳神内外无障翳气色，视力下降和视野向心性缩窄多呈渐进性加重，最后可完全失明。青盲者大多视力受损严重，视野明显缺损，是造成低视力的主要眼病之一。

【病因病机】

（一）中医病因病机

1. 病因

（1）原发病因

①正气衰弱：先天禀赋不足或肝肾素亏，精血虚少；年老体弱或久病体虚，气血不足等均可造成目窍失养失荣，神光不得发越或神光发越渐少，目渐失明。

②外感六淫：邪毒外袭或热病痘疹内侵，毒素侵袭损害脉道或直接危害目窍、目系；或热邪郁久灼伤目系脉络，造成脉络损伤闭塞，目系受害失用，神光泯灭而盲无所见。

③内伤七情：怒伤肝，思伤脾，恐伤肾。暴怒或烦闷，情志抑郁使肝气受损不畅，经络阻滞；思虑过久，饮食失调，脾胃不和，精微不化，目失温养；惊吓恐慌使肾精受损，母病及子，肝阴不足，无以濡养目窍；凡此七情所伤，终可使脉闭气阻，精血不能荣养目系而致青盲。

④头眼部外伤或肿瘤压迫：外伤、肿瘤无论直接损害目系或脑中视路，还是压迫脉络使气血不行，都可造成目系或视通路失养失用，清窍蒙闭而不明三光。

（2）继发病因：暴盲、视瞻昏渺、视瞻有色、绿风或青风内障、圆翳内障或视衣脱离术后，甚或全身疾病，一旦病久或失治误治，均可能造成气血失和亏损，阴精日衰，经阻脉闭，玄府阻塞而目窍失养失用，导致病情演变或发展为青盲。

（3）诱发因素：起居饮食失调、劳倦过度、房劳不节、烟酒不慎、情绪波动等因素有可能诱发或加重青盲。

2. 病机

（1）发病：青盲发生时大多眼外观正常，不红不痛不痒，瞳神内外无障翳气色，视力下降和视野向心性缩窄多呈渐进性加重，最后可完全失明。由于原发或继发病因的不同，部分病人发病前或发病初可有眼球转动痛、头痛头晕、纳少神疲、四肢乏力或麻木、耳鸣如蝉、腰膝酸软及睡眠欠安等症状。少数因颅内病变所致青盲者还可有多饮多尿、肢体肿胖、毛发变稀、泌乳闭经、性欲减退、嗅觉或听力下降、记忆力差、嗜睡、吞咽困难及步态欠稳等内分泌功能障碍症状为主的多种全身症状。故青盲发病，中医四诊十分重要，尤其是仅表现为原发性视神经萎缩的青盲病，眼部体征相对较少，往往可通过详辨四诊，从全身体征或症状抓住病因所在和病机的关键，为诊疗本病打下基础。

（2）病位：青盲病位在目系，目系位于眼珠后部，裹撷筋骨血气之精，与经脉并行为系，向后与脑相连，相当于视神经及其毗邻组织。临证时先详查眼底视乳头形态、色泽、边缘、生理凹陷大小、视网膜及血管有无异常，以确定是否有青盲和引发青盲的原发疾病的病位。分析病位时应注意不要仅根据视乳头色泽变淡就断然确定青盲诊断，应仔细检查瞳孔对光反射、视野、视觉诱发电位后综合分析判断。还应结合血、尿、生化免疫学检查及影像学检查，尽早查明青盲的原发病因。

（3）病性：本病早期虽有实证或虚实夹杂证候，但由于本病病程长，眼底望诊可见视乳头色泽淡浅或苍白、视网膜血管普遍变细等退行性变化，结合临床大量证型统计分析，可知青盲以虚证多见。

（4）病势：本病自初发到晚期，部分病人由标实转化到本虚，或由实到虚实夹杂，再发展到虚证，这符合一般疾病发病发展规律。但从本病病程长，眼底视乳头变淡或苍白等证候特点，结合大量病例所见及文献统计，本病以虚证多见，或虚中夹郁兼瘀，故补虚为主是重要治则，不可忽视。

（5）病机转化：青盲是视神经纤维病理损害过程中呈现的临床征象，这一损害过程可以是急剧的，如缺血、炎症等；也可以是亚急性进展或缓慢发展的，如遗传、中毒或压迫性因素。由于病人病因、病程、病情及体质、饮食起居、生活环境等因素的差异，本病的病机各不相同。其病机或因余热痰浊阻经蒙络，清窍失养失用；或是内伤七情，气滞血瘀，玄府郁闭，阻碍神光发越；或为脏腑、气血渐亏，精血不能荣养目窍，目系失用萎缩。其中玄府闭塞，脉络不通是病机的关键，不论因虚、因实或虚实兼夹之证皆可造成目窍失通失充，目系失养失用。

（二）西医病因病机

视神经萎缩不是单独的一种疾病，其病因复杂，有时隐匿或难以澄清，视网膜神经节细胞和轴突的病理性损害相关的任何原因，如遗传、炎症、缺血、外伤、青光眼、中毒、肿瘤、先天因素、营养障碍及脱髓鞘疾病等，均可导致不同程度的视神经萎缩。故本病又泛指非特异性的、各种不同视神经病变造成的共同病理过程或结果。

视神经萎缩病因广杂，发病机制也应从导致视神经萎缩的原发疾病中去推测或证实，主要有机械压迫、局部缺血、遗传基因突变等学说。由不同病因视神经疾病病情发展后造成的病理学过程，其严重程度取决于原发疾病是否及时发现和有效控制病情，故积极寻找病因，尽早治疗其原发疾病，有可能阻止病情发展或恢复部分视力。现代视觉电生理、电视野、CT颅脑断层扫描及核磁共振影像学检查的应用，为完善和明确视神经萎缩的病因创造了条件。值得注意的是，部分以视神经萎缩为单一体征者，经全面体检或追踪观察，最后查出病因是颅内肿物或脱髓鞘疾病。对视神经萎缩一定要重视西医学的鉴别诊断和全面病因检查，避免误诊漏诊是确保中医疗效的首要前提。

【分类及临床表现】

视神经萎缩分类方法并不统一。Kanski 将本病分为原发性和继发性两类。Yanoff 等从病理学角度将视神经萎缩分为上行性、下行性和遗传性 3 类。我国 1996 年出版的《眼科全书》将视神经萎缩分为原发性、继发性及上行性 3 类。

笔者认为原发性和继发性二分类法更易理解和接受，而三分类法易使医师困惑于病因，也无助于病名诊断。近年，赵堪兴、杨培增主编的《眼科学》（人民卫生出版社，2008 年 7 版）已将本病按眼底表现分为原发性和继发性两类。对于儿童病人，笔者认为按 Yanoff 等提出的在上述两分法基础上再单列出遗传性一类更符合儿童视神经萎缩的流行病学特点，并有助于强化病因认识和简化诊疗路径。

1. 原发性视神经萎缩

指的是原发病变在筛板后的视神经、视交叉、视束和外侧膝状体以前的视路时，视神经萎缩的过程是下行的，又称下行性视神经萎缩或单纯性视神经萎缩，常见的如颅内段视神经挫伤、多发性硬化、视神经炎、颅内占位、Leber 遗传性视神经病变等。下行性视神经萎缩的临床特点主要包括视力逐渐下降，视盘颜色变淡或苍白，境界清晰，视野向心性缩小或扇形缺损，有或无相对 / 绝对暗点。早期可无自觉症状，直至中心视力及色觉发生障碍时才被注意。

2. 继发性视神经萎缩

临床有视乳头水肿者或广泛损及视网膜脉络膜的病变从而引起视网膜神经节细胞损害时，萎缩过程是上行的，又称上行性视神经萎缩。视盘由于视神经纤维化，神经胶质和结缔组织混合填充视盘所致，视盘呈灰白色、污灰色或灰红色，边缘不清，生理凹陷模糊或消失，筛孔不见。视网膜脉络膜病变者眼底除视盘改变外，可见与原发病密切相关的改变。常见的有视乳头炎、视乳头水肿、奎宁中毒、视网膜中央动脉阻塞、视网膜色素变性、视网膜脉络膜炎等。

【实验室及其他辅助检查】

1. 色觉检查

色觉是神经眼科领域不可或缺的一种检查方法，属主观检查，检查方法包括假同色图，FM-100 色彩试验，D-15 色盘试验以及色觉镜等。多种视神经疾病可以视觉障碍，为后天获得性色觉异常，可有蓝黄色觉异常，红绿色觉异常及全色盲。其中红绿色盲较为常见，如视神经炎、leber 遗传性视神经病变、缺血性视神经病变等，均可见红 / 绿色觉异常。而在乙胺丁醇中毒性视神经病变中，一些学者提出色觉损伤是其首发症状，典型的为红绿色觉异常。Polak 等认为在没有视力下降的病人中，蓝黄色觉障碍是最早出现的常见症状。锐敏的蓝黄色觉异常需要用 Lanthony 去饱和面板检查，而普及的 Ishihara 图，Farnsworth-Munsell D-15 试验和眼底检查在早期常不能发现蓝黄色觉异常。随病程进展出现红绿色觉异常，并出现视神经萎缩。停药后，视力、色觉和视野可能缓慢改善，但也有视功能损害不恢复者。因此临床医生应该重视色觉检查，以便临床鉴别视神经疾病与一些视网膜及黄斑病变。

2. 瞳孔检查

瞳孔检查应包括：两侧瞳孔是否等大、形圆，位置是否居中，边缘是否整齐。检查瞳孔的各种反射（直接对光反射，间接对光反射以及近反射）及反射异常（如黑矇性瞳孔麻痹，Argyll Robertson 瞳孔，Adie 瞳孔，Horner 瞳孔等）对于眼科以及全身病的诊断具有重要意义。

相对性传入瞳孔阻滞（RAPD）又称 Marcus-Gunn 瞳孔。检查者以手轮流遮盖病人一侧瞳孔，用集光手电侧照，数秒后观察未遮盖瞳孔大小，比较两侧瞳孔的变化。正常人双瞳孔大小相等。若双眼病情程度一样，可见瞳孔直接对光反应迟钝或完全消失；若双眼病变程度不等或单眼病变，则可见病情严重的眼或患眼瞳孔直接对光反应迟缓、潜隐性散大，即可见相对性传入性瞳孔反应缺陷。该检查项目简便实用，有诊断及鉴别诊断价值。但单眼瞳孔反应异常应注意排除眼底视网膜或黄斑部严重疾病，如视网膜脱离日久或黄斑变性等。

3. 对比敏感度

近年来，对比敏感度函数检查法已广泛应用于评估形觉功能，能早期发现青光眼、黄斑部病变、弱视等眼病引起的形觉功能障碍。目前临床使用对比敏感度测定检查法主要有 Arden 图测试法和光栅检查法。理论上该检查是对视觉状态一个更完整的检测，尤其是检测亚临床视神经炎的对比敏感度曲线能发现早期病例。某些疾病进行视力检查仍在正常范围，而对比敏感度检查的曲线可出现异常，特别是在高空间频率段的明暗分辨力下降。但该检测受许多因素影响，且作为主观检查法在鉴别视神经炎和功能性视力障碍或伪装视力下降方面价值不大。

4. 视野检查

视野检查属于心理物理学检查，反映的是病人的主观感觉。受病人精神因素、生理因素、仪器设备状态以及操作者检查方法和经验等因素影响，因此病人有一个学习、掌握的过程。

视野检查在视神经疾病诊断中有重要意义。视野缺损的类型对于判定视神经萎缩的病因有重要意义。如向心性视野缩小常见于视网膜色素变性、球后视神经炎（周围型）、周边部视网膜脉络膜炎等。癔症性视野缩小，有颜色视野颠倒、螺旋状视野收缩等现象；偏盲对视路疾病诊断极其重要。同侧偏盲多为视交叉以后的病变所致；颞侧偏盲为视交叉病变所引起；扇形视野缺损中扇形尖端位于生理盲点者为中央动脉分支栓塞或缺血性视盘病变，扇形尖端位于中心注视点者为视路疾病；鼻侧阶梯为青光眼的早期视野缺损；中心暗点常见于黄斑部病变、球后视神经炎、中毒性或家族性视神经萎缩等；弓形暗点常见于青光眼、有髓神经纤维、视盘先天性缺损、视盘玻璃疣、缺血性视神经病变等；环形暗点见于视网膜色素变性、青光眼等；生理盲点扩大见于视盘水肿、视盘缺损、有髓神经纤维、高度近视等。

5. 眼电生理检查

视觉电生理是眼科临床视功能测试的常规手段，是唯一的一个不需要病人应答的检查法，具有客观性、无创性和对病变从视网膜各层至视皮层进行分层定位的特点，对于婴幼儿、老年人、智力低下、不合作者或伪盲者可进行有效的视功能测试。常用的检查包括：

视网膜电图（ERG）、眼电图（EOG）和视觉诱发电位（VEP）。随着计算机技术及生物电测定的日臻完善，电生理各项分工越来越完善，对不同波形的分析了解，可以区别视网膜色素上皮层、光感受器、三级神经元、视路、视皮层的各层视觉电位特征，状况及变异，据此可以对不同层次的眼病进行定位。

6. 影像学检查

神经眼科相关影像学检查主要包括 X 线、CT、MRI，临床主要用于眼外伤、眼眶肿瘤、颅内占位病变、脱髓鞘疾病以及血管性疾病的诊断与鉴别诊断。另外 CTA、DSA、MRA 等检查在颅内血管性疾病的检查诊断方面发挥着越来越广的作用。功能性核磁成像技术（fMRI）因其无创、直观、较高空间、时间分辨率、能够无可比拟地对人脑活动成像等独特的特点，在弱视、视皮质区内或周围脑组织病变定位、视神经创伤后脑功能重塑等神经眼科领域得到应用。临床可以根据病情需要选择不同的检查手段。

7. 基因检查

主要用于遗传性眼科疾病的确诊。如线粒体 DNA 检测用于 leber 遗传性视神经病变的诊断，OPA1 基因检测用于 ADOA 的确诊，常染色体检测用于视网膜色素变性的科研研究等。

总之，视神经疾病因其涉及多学科范畴，病因复杂多样，临床表现复杂，需要借助的辅助检查手段也相对较多，可根据临床需要酌情选用。

【诊断与鉴别诊断】

一、诊断要点

（一）辨病要点

正如现行中医眼科学教材中青盲的描述：青盲是眼外观正常，视盘色淡，视力渐降，甚至盲无所见的内障眼病，其发病特点决定了本病以自觉症状为多，体征描述很少。因此辨病主要是视力，色觉以及眼底检查结合病史进行判断。

（1）视盘颜色和结构异常。

（2）视网膜血管和神经纤维层的病理征象。

（3）明确的视功能障碍。

（二）中医辨证要点

随青盲病因的不同，证候上可有实证，如外伤、绿风内障所致青盲，可表现为肝经风热、肝郁气滞、气滞血瘀等证，但由于青盲是各种原因造成的视网膜神经节细胞和轴突的不可逆损害后的一个病理学概念和形态学后遗症，病程漫长，多瘀多虚是其病机转化的必然证候特点。

（1）肝气郁结证：视物模糊，视盘色淡或苍白，或视盘生理凹陷扩大加深；心烦郁闷，口苦胁痛，头晕目胀；舌质红，舌苔薄白，脉弦偏数。

（2）气滞血瘀证：多见于外伤后或久病后，视力昏矇，眼底视盘色泽淡白或苍白；头痛健忘，或头部受伤处刺痛拒按，失眠多梦；舌质暗红，或有瘀斑，苔薄白，脉涩。

（3）肝肾不足证：视力渐降，甚至失明，视盘淡白或明显苍白；双眼干涩，头晕耳鸣，腰酸遗精；舌质红，苔薄白，脉细。

（4）气血两虚证：视力渐降，日久失明，视盘多苍白；头晕心悸，失眠健忘，面色少华，神疲乏力；舌质淡，苔薄白，脉沉细。

（三）西医诊断要点

（1）视力逐渐下降。

（2）色觉障碍。

（3）视野逐渐向心性缩小，也可见其他类型视野缺损。

（4）患眼或病情严重眼有 RAPD。

（5）视盘色泽变淡或苍白。

（6）视觉电生理检查或颅眶影像学检查有助于诊断。

二、鉴别诊断

视神经萎缩病因繁多，故结合西医学技术的各项病因检查十分必要。对婴幼儿，其母亲的妊娠史、分娩史及重视有关解剖学和胚胎学上的可能变异对明确病因及诊断均有帮助。对怀疑颅内肿瘤者应尽快通过影像学检查明确是否肿瘤压迫造成的视神经萎缩，以便及时摘除肿瘤，有利病情缓解和恢复。这些审因措施不仅是确保本病中医疗效的首要前提，而且可避免误诊、漏诊，贻误病情。

视盘的色泽和形态有个体差异，临床诊断视神经萎缩应慎重，尤其是原发性视神经萎缩，是由于筛板之后至外侧膝状体之前的前视路损害引起的视神经萎缩，眼底改变仅限于视盘颜色变淡，边界清晰，由于视神经纤维萎缩及髓鞘的丧失，生理凹陷稍显扩大变深，呈浅碟状，并可见灰蓝色的小点状的筛孔，但视网膜、黄斑及血管可正常。所以视盘颜色变淡或苍白未必就能诊断视神经萎缩，应结合前述多项视功能检查以明确诊断。视盘变白的区域和范围对鉴别不同病因有一定意义，视盘颞侧苍白常由选择性累及中心视力和视野的中毒性和营养障碍性视神经萎缩、Leber 遗传性视神经病变及球后视神经炎等引起；视盘上方或下方苍白时，更可能是缺血性视神经病变；视盘苍白主要局限在鼻侧和颞侧，即所谓带状或蝴蝶结－领结状萎缩，则有一定的定位意义，提示病变累及对侧的视交叉纤维。尤其婴幼儿，难以准确表达视力，尽早确认带状视神经萎缩并排除先天性鞍上肿瘤十分重要。反之，尽管有视力下降和视野缺损，偶尔可见患眼视盘色泽正常，但仔细检查视盘周围视网膜，可能发现视神经纤维层萎缩的证据，只是萎缩程度轻或太局限，不足以产生明显可见的视盘变白。

【治疗】

一、中医治疗

（一）治疗原则

根据中医望、闻、问、切，四诊合参，分证论治，是治疗眼病的常法。但属内障眼病的青盲症，通常外不见症，有时亦可全身无证可辨，则不可拘泥全身证候，可结合眼底望诊，眼底辨证，参考中医眼科传统的五轮学说，立法施方投药。

（二）辨证施治

1. 肝气郁结证

［治疗法则］疏肝解郁，开窍明目。

［方药］逍遥丸《太平惠民和剂局方》。郁闷日久加郁金疏肝解郁；气滞血瘀者加丹参、红花加强行血活血；肝郁血虚者加党参、制首乌益气养血；耳鸣失聪、神烦者加蝉蜕、远志开窍明目，宁心定神。

［中成药］逍遥丸（颗粒、胶囊）、丹栀逍遥丸；也可选用舒肝解郁胶囊。

2. 气滞血瘀证

［治疗法则］行气活血，化瘀通络。

［方药］血府逐瘀汤《医林改错》。若局部瘀血明显可加丹皮、苏木凉血散瘀，眼周刺痛或钝痛者可加全蝎、地龙等药通络止痛，组织水肿明显者可加茯苓、泽泻利水渗湿。

［中成药］可选血府逐瘀胶囊（丸、片、颗粒或口服液）、丹红化瘀口服液，或活血通脉胶囊、愈风宁心片、银杏叶片（胶囊、颗粒）、复方丹参滴丸或丹参片。

3. 肝肾不足证

［治疗法则］补益肝肾。

［方药］明目地黄丸《审视瑶函》。方中可加麝香、牛膝、丹参，加强通络开窍；盗汗明显者可加生龙牡，浮小麦。病久失眠心烦者加远志，莲子心，灯心草。

［中成药］可选明目地黄丸、杞菊地黄丸（片、颗粒或口服液）、左归丸、复明片（胶囊）或石斛夜光丸（片）。

4. 气血两虚证

［治疗法则］益气养血。

［方药］八珍汤《丹溪心法》。病重需久服中药者应在方中适加枳壳、木香、柴胡、香附等调理脾胃、疏肝理气之品。血虚偏重者加制首乌，龙眼肉养血安神。气虚明显的可重用黄芪，方中党参换用人参，或参芪并用。口干舌燥者可加玄参，天花粉养阴生津。大便秘结者加柏子仁，决明子润肠通便。

［中成药］可选八珍颗粒（片）、十全大补丸、归脾丸或人参归脾丸、人参养荣丸。

（三）单方验方

1. 逍遥散验方（韦氏中医眼科验方）

治疗肝气郁结之证，组方为：当归身、炒白术、柴胡、牡丹皮、茯苓、炒栀子、白菊花、白芍、枸杞子、石菖蒲。

2. 加减驻景丸（《眼科金镜》）

治肝肾俱虚，两眼昏暗，视物如隔云雾。枸杞子、菟丝子、五味子、车前子、楮实子、川椒炒各一两，熟地、归身各五钱。上为细末，炼蜜为丸如桐子大，空心盐汤下五七十丸。

（四）针刺治疗

1. 体针

（1）选穴：根据病证，以循经取穴为主，由于本病疗程长，取穴避免多而杂，应准而精，可遵循 2、4、2 原则，即眼周取 2 穴，头区取 4 穴，全身选 2 穴（指单眼者）。具体应用还应结合随证加穴，不必拘泥于固定穴数。眼周穴位要避免提插，进针和出针时应注意手法，以防出血。常用穴位如下：①眼周：睛明、上明、承泣、球后、攒竹、丝竹空、鱼腰、瞳子髎。②头区：阳白、四白、太阳、神庭、上星、百会、四神聪、头维、风池、翳明、头临泣、曲差、目窗、正营、率谷。③全身：足三里、三阴交、阳陵泉、光明、行间、太冲、蠡沟、中都、昆仑、合谷、通里、肝俞、肾俞。

（2）不同证型配穴：①肝气郁结选行间、太冲、中都、肝俞；②气滞血瘀选肝俞、风池、百会；③肝肾不足选三阴交、阳陵泉、悬钟、肝俞、肾俞；④气血两虚选合谷、足三里、百会、气海、脾俞、肾俞。

2. 头针

取视区（位于枕骨粗隆上 4cm，左右旁开各 1cm），两针对称向下方刺入，每日或隔日针 1 次，10 天 1 个疗程，休息 3 天后可行第二个疗程。

3. 电针

是将毫针的针刺作用与电刺激的生理效应综合作用，以加强疗效。可选前述不同穴位，每日 1 次，每次 20 分钟，10 次一个疗程。应注意电流回路要求尽量成对，临近配对取穴。

（五）其他疗法

1. 直流电药物离子导入

利用直流电场作用，将拟导入的药物离子放在同性电极下，根据同性相斥、异性相吸的原理，将药物离子不经血液循环而直接导入眼内。多选维生素 B_{12}、决明子、丹参、川芎嗪等药导入。疗程同电针治疗。

2. 穴位注射

取太阳、肾俞、肝俞、球后等穴，用复方樟柳碱、维生素 B_1、维生素 B_{12} 等穴位注射。每穴每次注入 0.5~1mL 药液，每日或隔日 1 次，10 次 1 个疗程。可视病情应用 2~4 个疗程。

（六）情志疗法

视神经疾病病人，生活起居要规律，穿戴要顺应气候变化，注意保暖防寒。更应定心、戒怒、乐观。《内经》所言："怒伤肝、喜伤心、思伤脾、忧伤肺、恐伤肾"及"恬淡虚无，真气从之，精神内守，病安从来"。充分体现了中医自古重视"治未病"，并强调养心安神，调畅气机。

二、中西医协同治疗

视神经萎缩的治疗强调审因为先，应注意积极寻找病因，以便针对原发病进行对症处理，以期阻止病情发展，恢复部分视力。如属颅内肿物压迫或炎症引发的视神经萎缩，应尽早切除肿瘤或消除炎症；额部外伤后引起视神经损伤，若能发现有视神经骨管骨折压迫视神经或视神经鞘膜有血肿压迫视神经，应立即行视神经管减压术，有时能挽救部分病人的视功能；放射状视神经病变及时高压氧治疗；特发性脱髓鞘性视神经炎选择剂量、疗程适宜的激素治疗，可能稳定病情和逆转恢复一定视力；对青光眼眼压高造成视神经损害者务必将眼压调控在目标眼压（靶眼压）水平之下，并尽量减少眼压昼夜波动对已很脆弱的球内段视神经的继续损害，治疗手段包括药物、激光、手术等；属药物中毒者，立即停用有关药物有可能完全恢复视力。

传统概念认为视神经萎缩系视神经严重损害的最终结局，现代研究则认为视神经萎缩是病理学及形态学概念。视神经纤维有 100 多万根，完全萎缩的神经纤维是不可逆的病理结局，但正在病理损害中或未损害的神经纤维，只要及时去除原发病灶并尽早采用中西医结合综合治疗，视功能是有机会恢复或改善的，至少可维持原有视功能。因此在积极查询病因的同时，尽早进行视神经萎缩的中西医结合诊治，在应用营养神经、改善微循环等药物的同时，结合中医辨证施治，并积极运用针刺等中医特色治疗，对病人的视功能恢复极其有益。

【典型案例】

案例1　刘某，男，7岁。2007年10月15日初诊。

[主诉] 右眼外伤后视物不见2个月。

[病史] 病人2个月前不慎从3.5米高处坠落，头部着地，右眼高度肿胀，不能睁眼，伴头痛、头晕、恶心、右侧鼻孔出血，无昏迷，无耳部出血。伤后3天右眼肿胀消退，发现右眼无光感，曾于外院应用激素、鼠神经生长因子、甲钴胺片、复方樟柳碱注射液等治疗半个月，右眼视力恢复至眼前手动，为进一步中西医结合治疗就诊于我院。

[查体] 舌质淡红，苔薄白，脉弦。右眼视力：10cm/手动，矫正未提高，角膜映光法显示右眼外斜15°，RAPD（＋）。眼底：视盘缘清，色淡白，A细，黄斑中心凹光反射不见。左眼前节及眼底均未见异常。眼压：右眼16mmHg，左眼15mmHg。眼电生理检查：右眼 F-VEP：P100 峰潜时延迟，振幅略降低。视野检查：右眼查不出，左眼正常。

[西医诊断] 右眼撞击暴盲（右眼外伤性视神经萎缩）。

[中医辨证] 气虚血瘀。

[治法] 益气活血，解郁开窍。

[处方] 生地10g，全当归10g，川芎6g，赤芍6g，红花6g，党参15g，生炙黄芪各10g，柴胡10g，枸杞子10g，石菖蒲10g，女贞子10g，菟丝子10g，枳壳10g，鲜石斛20g。9剂，每日1剂，水煎服。

[二诊] 患儿视力提高至0.04，其余眼部情况无明显变化，食欲欠佳。在上方基础上加用鸡内金6g、焦三仙各6g，14剂，水煎服。

[三诊] 患儿视力提高至0.1，眼部情况大致同前，复查电生理，提示P100峰潜时仍延迟，振幅较前次明显提高。复查视野，右眼可疑螺旋性缩小，中心视岛局限在10度左右，略偏向颞下方。怀疑病人除外伤损伤外尚存在心因性视力下降，在鼓励患儿保持乐观情绪、坚持治疗的同时，调整方药，酌加疏肝解郁药物。方剂如下：生地10g，当归10g，

川芎 6g，赤芍 6g，柴胡 10g，郁金 6g，党参 15g，生炙黄芪各 10g，枸杞子 10g，女贞子 10g，石菖蒲 10g，桔梗 6g，焦三仙各 6g。14 剂，每日 1 剂，水煎服。

［四诊］患儿表现活泼许多，与医生的互动明显增加，视力提高显著，达到 0.5，视野明显改善，缺损主要集中在颞上方，下方视野基本正常。沿用上方 14 剂。

［五诊］2007 年 12 月 28 日。患儿视力 1.2，角膜映光法显示右眼外斜 15°，右眼 RAPD（＋）。眼底：右眼视盘缘清，色苍白，A 细，黄斑中心凹光反射不见。复查右眼视野，仅颞上方残余小的旁中心向对暗点。电生理提示：P100 峰潜时仍轻度延迟，振幅基本正常。

［病例分析］

（1）病人有明确的外伤史，眼部出现视力下降，视野缺损，眼底表现为明确的视神经萎缩征象，诊断明确，综合考虑眼底辨证及舌脉因素，本案证属气虚血瘀，治疗以益气活血为主，重用桃红四物及黄芪、党参等益气之品，佐以柴胡疏肝理气，石菖蒲开窍及子类明目之剂。初诊后取得初步疗效，因此效不更方，只是对于儿童病人，更应注意调理脾胃，以补后天之本，所以加用鸡内金、焦三仙。三诊时病人视力继续提升，但从反复的视野检查中发现有可疑螺旋性缩小，由此考虑病人在外伤损害视神经的同时存在心因性视力障碍的因素，因此在原方基础上重用柴胡、郁金疏肝解郁，畅通玄府，达到良好疗效。

（2）问题与策略：外伤性视神经病变病人常没有全身症状，舌脉也常无特异性改变，因此辨证时主要依据眼底辨证。伤后初期眼底正常，常为气滞血瘀型；中期视盘颜色变淡，常为气虚血瘀型；晚期视盘苍白，动脉变细，常归入气血两虚型。外伤后气机受损，玄府闭塞，目系失养而致视曚目盲，因此外伤性视神经萎缩应从气血辨证入手，注意调畅玄府。

（3）理论探讨：历代中医将本病归于"青盲""视瞻昏渺"及"视瞻有色"范畴。《证治准绳·视瞻昏渺症》中指出："有神劳，有血少，有元气弱，有元精亏而昏渺者，致害不一。"《素问·金匮真言论》曰："东方青色，入通于肝，开窍于目。"《素问·五脏生成》曰："肝受血而能视。"说明本病主要与气血虚弱，肝肾不足有直接关系。气为血帅，气有生血、行血、摄血之功；血为气母，血能载气，气也依赖于血的供养。气虚则血行无力，脉络瘀阻，气无所行，目无所养而不明。《内经》中也有"气脱者目不明，目得血而能视"等论述。肝开窍于目，足厥阴肝经连目系。肝主气，肝气条达，疏泄有度，气血平和，目养有度才能明视不衰；反之，若肝窍郁闭，精血不能上承，则目系失养，神光不明。外界突然的或持久的精神刺激可造成肝气郁滞，玄府闭塞，目系失养而视曚目盲；或抑郁寡欢，气机疏泄不利，气血失养日久，目系萎陷而逐渐青盲。因此玄府闭塞，脉络不通造成目窍失充失养是本病病机的关键。中医辨证论治外伤性视神经萎缩必须从气血理论入手，益气活血是根本大法。作为联系肝与目的门户，玄府畅达可以保证升降出入之气行而不滞，因此方药中调理气机，畅通玄府之剂应贯彻始终。"益气活血，解郁开窍"之法广泛应用于临床后，获得了较好的临床效果。

案例 2 张某，男，15 岁，初诊日期：2006 年 5 月 12 日。

［主诉］双眼渐进性视力下降 7 个月。

［病史］病人 7 个月前无明显诱因出现右眼视力渐进性下降，逐渐降至 0.1 以下，不伴眼胀、眼痛、光幻觉等症状，无头痛、恶心，其后 4 个月左眼视力出现类似症状，视力逐渐下降至仅能辨认眼前物体大致轮廓，曾于某西医医院诊断双眼视神经炎，给予激素治疗，视力无明显改善。为进一步诊治，就诊于我院。否认家族内有类似病人。

［检查］舌淡，苔薄白。脉弦细。视力：右眼：0.03；左眼：0.05，验光：双眼 –5.00DS 矫正不提高；双眼瞳孔潜隐性散大，对光反射略迟钝。眼底：视盘色淡白，右眼明显，C/D=0.3，血管略细，走行大致正常，黄斑中心凹光反射欠清。眼压右眼：16mmHg，左眼：18mmHg。Mt–DNA 检测：14484（+），11778（–），3460（–）。

［诊断］双眼 Leber 遗传性视神经萎缩（青盲）。

［治则］滋补肝肾，开窍明目。

［方药］熟地黄 10g，山药 10g，山萸肉 10g，丹皮 10g，泽泻 10g，茯苓 10g，当归 10g，五味子 10g，柴胡 10g，太子参 30g，丹参 10g，枸杞子 10g，石菖蒲 10g。14 剂，水煎服。

［二诊］2006 年 5 月 30 日。病人视力无改善，时有失眠症状，仍遵补益肝肾治则。调整方剂：熟地黄 20g，生地黄 20g，白芍 10g，当归身 15g，麦冬 10g，五味子 10g，茯神 15g，甘草 6g，太子参 20g，木香 10g。15 剂，水煎服。同时加用复方樟柳碱注射液 4mL（各半），太阳穴注射，每日 1 次，共计 15 次。配合口服甲钴胺、银杏叶片、复合维生素 B 等药物。

［三诊至九诊］病人视力逐渐提高。均守前方续服并随症加减。2008 年 5 月 16 日，病人矫正视力右眼 0.2，左眼 0.4，眼底：双眼视盘边界清，色苍白，血管略细，走行比例大致正常，黄斑中心光欠清。视野：双眼中心暗点，右眼明显 。上方剂量乘 10，水泛为丸，如梧桐子大，每次 6g，每日 2 次口服。继续口服甲钴胺片。

［末诊］2009 年 7 月 29 日。矫正视力右眼 0.4，左眼 0.6，眼底可见视盘色苍白。视野仍有中心暗点。改服中药汤剂：生地黄 20g，熟地黄 20g，当归 15g，川芎 10g，赤芍 10g，枸杞子 15g，女贞子 15g，菟丝子 15g，楮实子 10g，石菖蒲 15g，党参 15g，丹参 10g，木香 10g。30 剂，水煎服。

［病例分析］

（1）病人男性，处于青春期，双眼先后发病，视力逐渐下降在 1~2 个月内视力降至 0.1 以下，不伴疼痛，为典型的 Leber 遗传性视神经病变的发病特点，只是没有家族史。提示我们在临床上碰到类似病人时，基因检测作为唯一的确诊依据，是不可忽视的检查项目，避免漏诊、误诊。本例病人平素体健，全身无任何不适。就诊时发病已 7 个月，眼底呈现视神经萎缩征象，临证时主要根据眼底辨证，考虑为肝肾阴虚证。先天禀赋不足，肾阴亏虚，一身之阴乏源，肝阴亦损，精血稀少，气血精微不得循经上荣于目，目系失养，神光不明。治疗主要是滋补肝肾，开窍明目。方选明目地黄丸，加太子参、丹参益气养血，石菖蒲开窍明目，枸杞子补益肝肾。因二诊时疗效不显著，且病人有失眠症状，随改用补水宁神汤（《审视瑶函》）。方中熟地黄可补真阴不足，肾水亏虚，生地黄滋阴退虚热；当归、白芍补血有助滋阴，又可活血；麦冬、五味子滋阴生津；茯神宁心安神；炙甘草调和诸药。另加太子参补气生血，木香理气使补而不滞。病人坚持服用后收效。因本病疗程较长，为方便病人，对于病情稳定者，可以制成水丸或者选用中成药服用。

（2）问题与策略：历代中医将本病归于"青盲""视瞻昏渺"及"视瞻有色"等范畴，对其病因病机进行了大量的讨论，其中多数医家将青盲从肝论治。临床上对本病多从肝气郁结和肝肾阴虚两个证型入手进行辨证施治。这与中医藏象学说中的基础理论相符合，肝开窍于目，肝气条达，疏泄有度则目养有度而明视不衰，肝失疏泄，玄府闭塞，目系失养而目视不明。由此提示我们在本病临床辨证过程中，调理气机、畅通血脉的治则应贯彻始终。

（3）理论探讨：脏腑学说认为肝主藏血，目受血而能视；主疏泄、调节气机；肝开窍于目，所受藏的精微物质能上输至目。人体十二经脉唯有足厥阴肝经直通目系（视神经）。在近代如庞赞襄教授提出"目病多郁论"；刘益群则主张青盲治在开郁通脉复明为要；孙艳红等研究 LHON 的中医体质分型，发现气郁体质和阴虚体质对 LHON 的发病有一定影响，充分体现了肝与眼病，特别是视神经萎缩的密切关系。"韦氏眼科"依据多年临证经验，认为肝对眼的调节作用是视神经疾病辨证论治的关键，治疗视神经疾病应以"调肝"为先，针对肝阴、肝气、肝血，虚则补之、实则泻之、逆乱则调之，临床上采用"逍遥散"化裁方治疗多种视神经疾病。目系（视神经）内通于脑，受脏腑气血之濡养，并与心肝肾三经建立直接或间接关联，故脏腑气血供养不足，心肝肾三经受邪可影响视神经发生本病。所以"从肝论治"绝非"唯肝论治"，而是以"调肝"为核心，治则涉及五脏六腑，包含肝肾双补、气血同调、疏肝健脾等多方位内涵，治法上则在清肝、平肝、疏肝、补肝同时兼顾健脾、补肾、养心、利胆等。

【疗效判定标准】

参考国家中医药管理局《中医病证诊断疗效标准》中视神经萎缩的疗效评价标准，综合考虑视力和视野进行统计。（2010 年国家中医药管理局颁发《22 个专业 95 个病种中医临床路径——青盲临床路径》）

1. 视力评分

采用国际标准视力表，视力在 1 周内稳定。无光感至光感计 2 行，光感、手动、指数、0.02、0.04、0.06、0.08、0.1 间隔均计 1 行。治疗后视力增长 ≥ 3 行计 4 分，视力增长 2 行计 2 分，视力增长 ≤ 1 行计 0 分。

2. 视野评分

采用 OCTOPUS 101 视野计。

（1）视力 > 0.1，能看清十字形固视点者采用 G2 程序测量 30 度视野，并记录 MD 和 MS 值，计算缺损率 MD%=MD/（MS+MD）*100%，ΔMD%= MD 出院 % – MD 入院 %。如 ΔMD% > 10% 计 1 分，ΔMD% > 15% 计 2 分，ΔMD% > 30% 计 4 分。

（2）不能配合 G2 程序者采用 LVC 程序测量 30 度视野。记录 MS 值，ΔMS%=（MS 出院 – MS 入院）/30dB*100%。如 ΔMS% > 10% 计 1 分，ΔMS% > 15% 计 2 分。

（3）视力过低无法进行视野检查者此项计 0 分。

3. 疗效标准

通过上述 3 项总分相加判断。

（1）无效：总分 ≤ 1 分。

（2）有效：总分 2~4 分。

（3）显效：总分 ≥ 5 分。

【预防与调护】

1. 心理调护

医护人员要针对每位病人的心理状态和不同病况有的放矢地做好思想工作，帮助、鼓励病人正确对待疾病。对经长期积极治疗确属无效的病人，也应实事求是地向病人做好解释工作，要启迪促使病人用科学的态度对待自己的病情，以积极向上的精神面貌对待视力的可能致残。

2. 生活调护

青盲病人应注意养心宁神，避免暴怒、急躁及忧伤。生活起居要有规律，房劳要节制，要及时更衣，慎防暑湿、风寒等六淫邪气。平日饮食宜服营养丰富又易消化的食物，如蛋类、肉类、鱼类、奶制品及豆制品，多食新鲜蔬菜及水果。最好戒烟少饮酒。在服中药期间，不宜食生姜、生蒜、生葱、胡椒、辣椒等刺激性大的调味品及少食大鱼、大肉类过于腥腻食物。对人参、鹿茸类温热补品，若病情需要可依据医生处方或医嘱辨证选用入药，切不可自行妄补滥用，以免有害身体。此外，青盲者不要因为视力严重丧失就少走懒动，要适当锻炼身体，参加力所能及的户外活动，运动有利于饮食消化，气血流畅，经络疏通，可使病情向有益方面转化。

3. 小儿青盲调护

小儿青盲更应加强生活护理及饮食调摄。注意防寒保暖，饮食应多样化易消化富营养。活动失灵或肢体强直要每天给予被动活动，防止肌肉萎缩。有项强口噤时尽早采取措施，以防咬破舌唇。双目失明的小儿需有人陪护，以防碰撞跌伤。还要避免蚊虫叮咬，禁食生冷不洁饮食，以防再度感染或后天脾胃损伤，造成原有疾病加重。

【注意事项】

本病视功能损害严重，部分病人有成终身盲目之灾。由于疗效相对较差或并非短期内能够有效，病人常精神负担很大，尤其青年人双眼视神经萎缩者更易忧愁悲观，失去治疗信心，或四处求医，滥用所谓偏方、秘方和"灵丹妙药"。故对本病病人，加强心理疏导是有助于治疗的重要环节。

【重点提示】

熟悉或掌握可导致本病发生的不同视神经疾病或全身病的早期临床特征，并尽快消除病因，是维持和改善本病视功能的关键。虽然表现为相同的视功能损害及视盘变淡白的临床征象，但尽早认识原发疾病并给予及时适宜的治疗，其预后可完全不同。

【现代研究进展】

随着现代诊断设备的不断发展，现代中医眼科多采用西医辨病、中医脏腑辨证结合五轮辨证和眼底辨证，灵活辨证施治诊治视神经萎缩。

在辨证辨病方面，庞赞襄教授提出"目病多郁论"，认为视神经萎缩多为肝肾阴虚，肝郁损气，肝郁少津或肝经郁热引起，其中肝经郁热型多见。郑智通过对 120 例不同原因所致的视神经萎缩进行证型和病因之间的相关性研究发现，气血两虚和肝肾阴虚多见于缺血性视神经病变，气血两虚和气滞血瘀多见于青光眼性视神经萎缩，气滞血瘀证多见于外伤性视神经萎缩，肝郁气滞则常见于 Leber 遗传性视神经萎缩。王明芳引用老师陈达夫教授经验，指出本病的病机主要在于玄府闭塞，神光蔽阻，虽有虚实之分对应治疗有补泻之别，但要重视"通"字，即开通玄府窍道，畅达精气，发越神光。

在西医治疗方面，视觉康复是近年国际上兴起的新型治疗方法。有学者认为视功能受损通常不是完全的，常有不同程度的残留视觉功能，即便是成人，其残余视力也是具有可塑性的。通过视觉功能训练，如 VRT（Vision restoration therapy）或视觉神经系统的电流或电磁波刺激，适当训练部分损害的视觉系统可尽量挽回视功能。视觉的康复需要从视网膜到视皮层整个视觉通路功能的恢复。Sabel 等将视觉功能训练方法如 VRT 应用于颅脑损伤及脑出血后视功能受损，视野缺损的病人，发现视野中相对暗点区的敏感度提高，盲区缩小，病人的阅读、行走等能力明显提高。新加坡学者也对脑梗死、脑瘤术后视野偏盲的病人进行 VRT 训练，病人中心视野敏感度有所提高，生活质量得以改善。

在中医治疗方面，韦玉英先生提出"法随证转"，归纳出青盲九法：疏肝解郁法、补气活血法、清热平肝法、行气活血法、疏肝养血法、养血和营法、健脾益气法、滋补肝肾法及温肾健脾法；并对小儿青盲提出三期论治：早期风热为主，正盛邪旺，应平肝息风、清热解毒；中期肝郁血虚，虚实并存，应疏肝养血，通补兼施；晚期脾虚肝弱，正虚为主，应理气健脾、养肝补肾。彭清华提出桃红四物汤加味（桃仁、红花、川芎、当归、赤芍、生地、夏枯草、丹参、茺蔚子、生甘草）随症加减治疗外伤性视神经萎缩；加味四物汤、加减丹栀逍遥散、四子和血汤、羊肝丸等治疗不同类型视神经萎缩，均有一定疗效。刘益群主张青盲治在开郁通脉复明为要，开郁治目之法首在和营通脉，常用丹参、丹皮、白芍、茺蔚子、三七等药，辅以枸杞子等明目之品，以汤药通其里，再以针灸迫其外，气通脉和，玄府开放，目系得养。柏超然提出，本病大半以上系"相火食气"，灼烁目系，遏闭神光，倡用"柏板清相汤"（黄柏、板蓝根、忍冬藤、防风、黄芪、粉葛根、露蜂房、生甘草）；若有目瞀头痛，气恼伤肝，血少神劳，脉细涩者，常用羚犀逍遥汤、丹栀逍遥汤取效；外伤所致者用四物汤加黄芪 30g、三七 3g；颅内肿瘤所迫者手术后可用薏仁、苍术、猪茯苓、葛根、络石藤等。肖国士在总结前人经验和文献基础之上，指出调补为治青盲的要法，调补的规律多数为先调后补，调补旨在调和、疏导、理顺各种错综复杂的病理关系，包括巧用汗、下、清、温、消、补等法。肖氏认为，《目经大成》所创的羚犀逍遥散、全真散、左右合归丸，都为本病的调补补充了有效方药。

青盲的治疗除上述中药治疗外，针灸、穴位注射等治疗方法也得到广泛应用。针刺治疗视神经萎缩具有简易、廉价、效佳的特点。张彬等继承庞赞襄老中医"四穴八针"法治疗多种眼病取得较好疗效。于海波等采用眼三针眶区深刺，四神针治疗视神经萎缩，有效率达73%，视力和视觉诱发电位均有不同程度改善。唐由之、吴星伟观察平补平泻手法针刺瞳子髎的瞬时视觉电生理效应，认为针刺可通过经络的感传和调节环核苷酸代谢过程而作用于视网膜、视神经细胞，从而产生一系列生理效应。段俊国等电针十二经络原穴，观察针刺前、中、后双侧P-VEP的变化，发现眼与十二经脉存在密切关系，心经、脾经、大肠经、膀胱经与眼关系最密切。针刺引起的P-VEP改变各经脉不同，膀胱经呈易化效应，而其余经脉主要表现为抑制效应。针刺一侧经脉，双眼P-VEP都有改变，但同侧更明显，这客观地说明了眼与十二经脉有关，为针刺治疗眼病提供了依据。中医眼科韦氏传承流派认为青盲是难治的疑难重症，治疗不能"蜻蜓点水"，尤其到中医系统医院就诊者大多已属沉疴旧疾，久治无效者，故针刺治疗方案在遵循辨证取穴原则上，应采取眼局部和眼周取穴为主，全身配穴为辅，实践证明对其他疗法久治无效青盲者仍可能取效。

（韦企平　孙艳红）

参考文献

[1] 韦企平. 应当加强对视神经萎缩的认识. 中国中医眼科杂志，2011：02-11.

[2] 谢立科，童绎，唐由之. 视神经萎缩诊断与治疗. 人民军医出版社，2007：152-162.

[3] 陈达夫. 中医眼科六经法要. 四川人民出版社，1978.

[4] 姚芳蔚. 姚和清先生治疗青盲案三则. 浙江中医杂志，1980，（2）：63.

[5] 庞赞襄. 视神经萎缩证治. 中医杂志，1989，30（2）：4-9.

[6] 刘怀栋，张彬，魏素英. 庞赞襄中医眼科经验. 河北科学技术出版社，1994.

[7] 郑智，韦企平，官晓红，等. 120例不同病因视神经萎缩症候特点分析. 北京中医药大学学报（中医临床版），2006，13（1）：1-3.

[8] 韦企平，周剑，孙艳红，等. 青盲中医证型的探讨和建议. 中国中医眼科杂志，2009，19（3）：168-170.

[9] 韦企平，魏世辉. 视神经疾病中西医结合诊治. 人民卫生出版社，2007.

[10] 段俊国，周华祥，王晓莉，等. 眼与十二经脉关系的视觉诱发电位研究. 中医杂志，1996，37（8）：488-491.

[11] 廖良，徐铭谦，韦企平，等. 球后直接夹持大鼠视神经造成视网膜神经节细胞过量损伤. 眼科新进展，2011，3：4-7.

[12] 庄曾渊，金明. 今日中医眼科. 人民卫生出版社，2011.

[13] 闫晓玲，周剑，韦企平，等. 针刺眼周三穴及风池穴对视神经萎缩病人视觉诱发电位的影响. 中国中医眼科杂志，2014，02.

[14] 杨柳，路明，郝美玲，等. 针刺治疗青光眼性视神经病变研究现状. 中国中医眼科杂志，2014，06.

［15］谷新怡，刘爱伟，苏艳，等. 黄芪在眼科疾病中的应用研究进展. 中国中医眼科杂志，2016，2.

［16］谷新怡，周剑，闫晓玲，等. 黄芪注射液通过调节 JNK 和 NF-κB 通路抑制视网膜神经节细胞凋亡. 中国中医基础医学杂志，2016，3.

第十一章 眼外肌病及屈光

第一节 麻痹性斜视

麻痹性斜视包括神经肌肉异常之外的各种因素导致的眼球运动障碍。可以为单条或多条眼外肌的部分性或完全性麻痹。分为先天性、后天性两类，前者由先天发育异常、产伤等引起；后者可由外伤、炎症、血管性疾病、肿瘤和代谢性疾病（如糖尿病）等引起，临床以后者多见。麻痹性斜视临床过程分为：麻痹肌功能减弱，对抗肌功能亢进；继之麻痹肌的直接对抗肌痉挛或挛缩，逐步萎缩、纤维化等并逐渐失去弹性；斜视扩散到所有注视方向，并向共同斜视发展。

中医称本病为风牵偏视，是指眼珠突然偏斜，转动受限，视一为二为临床特征的眼病。又名目视歧、坠睛、偏视、坠睛眼、视一为二等。"视歧"见于《内经》，坠睛之名首见于《太平圣惠方·治坠睛诸方》："坠睛眼者，由眼中贼风所吹故也，……则瞳人牵拽向下"（下斜视）。而"偏视"出自《诸病源候论·目病诸候》："人脏腑虚而风邪入于目，而瞳子被风所射，睛不正则偏视。"古人早已认识到后天发病、睛珠偏斜和视一为二（双眼复视）为本病特征。

后天性麻痹性斜视发病率近年来随心血管疾病、糖尿病高发而呈上升趋势。本病虽有自愈倾向，但自愈过程一般需3~6个月，此间因复视、眩晕等不适症状明显，病人大多要求积极治疗。经中医，特别是针刺治疗，病程可明显缩短，多数病人经1~2个月治疗即痊愈。需注意的是，初诊时应做颅脑影像检查，除外脑占位等所致者。

【病因病机】

（一）中医病因病机

本病主要与风邪、痰浊侵犯目络，气滞血瘀，或头面部肿瘤压迫等而致。如《证治准绳·杂病·七窍门》谓："目珠不正……乃风热攻脑，筋络被其牵缩紧急，吊偏珠子，是以不能运转。"《太平圣惠方·治坠睛诸方》认为是"风寒入贯瞳仁，攻于眼带，则瞳仁牵拽向下"。

结合临床归纳为：气血不足，腠理不固，风邪乘虚侵入经络；或过劳目力，眼带疲劳损伤而弛缓不收；或脾胃失调，津液不布，聚湿生痰，复感风邪，风痰壅阻眼络，致眼带转动不灵；或久患消渴，气阴两虚，眼带失养，经筋迟缓；或肝肾阴虚，肝风内动、虚阳上亢，挟痰上扰等而致。

1. 病因

（1）气血亏损："邪之所凑，其气必虚"（《内经》）。久病或年老体弱，或久患消渴，气阴两虚或气血不足，目络空虚，故风寒、风热、风痰诸邪入侵目络，筋脉拘急或弛缓而发病。诚如《诸病源候论》所言："皆由目之精气虚，而受风邪所射故也。"

（2）过劳眼目：连续用眼、过劳目力，或气血耗散、经络空虚，风邪入侵；或目之经筋拘急，气血壅阻，或眼带松弛，失其弛纵有度，均可致目珠偏斜发为本病。

（3）肝、脾功能失调

①肝风内动、肝阳上亢：《灵枢·经脉》曰："肝足厥阴之经脉，……连目系，上出额，与督脉会于巅。其支者，……从目系下颊里……上注肺。"《灵枢·脉度》曰："肝气通于目。"可见肝之经脉、气血与眼关系密切。若肝气郁结，久而化火，必循经上炎于目；或因年老而肝肾阴虚，则肝阳上亢，虚阳扰于目之筋脉等均可导致本病。

②脾湿生痰，痰浊上犯目络：若脾气素弱，或情志不舒，肝郁犯脾，则脾虚不得运化水湿，湿邪停滞日久必聚湿生痰。痰浊随肝气、肝阳上犯目络、目窍。经络筋脉被阻，或拘急挛缩，或弛纵不收，睛珠必转动失灵，偏斜一侧，导致本病。

2. 病机

（1）发病：临床以发病突然为特征。无论因外邪侵犯入络，或内风肝阳引动、风痰上犯等皆突然发病。常在睡眠觉醒或忽然发现视一为二、头晕、呕恶等症状。

（2）病位：虽病位为目之经络筋脉，但大多直接表现为单眼目珠偏斜，黑睛偏向一侧，向下斜者为"坠睛"，向上斜者为"吊弦风"，严重时黑睛几乎不可见，称"瞳神反背"；向外斜者多伴上胞下垂、瞳神散大。

（3）病性：本病多为本虚标实，好发于素体肝强脾弱、肝阳上亢、消渴等人。气血不足、脾虚气弱、肝肾阴虚、气阴两虚等均可为本病发病之本，而风寒、风热、风痰、阳亢、气滞血瘀等可为本病之标，但不论何种病因，若失治误治，病至晚期必有经络瘀阻，经筋挛缩硬化，目之局部为实邪侵害。

（4）病势：本病来势均较急骤，若为外邪入侵，局部经络阻滞，病位较浅，及时驱邪外出则恢复容易。若肝脾功能失调，或久患消渴、阴虚阳亢、气阴两虚等，则脏腑与眼目皆病，病位深且病势重。

（5）证候病机，病机转化：正常生理状态下，目之筋脉弛张有度，阴阳调和，控制目珠灵活转动。不论何种病因，虚则目筋失养而弛缓不收，实则痰气阻滞或气血瘀阻而目筋拘挛收缩，必致筋脉阴阳失衡、一侧弛纵而对侧拘急，目珠偏斜，视一为二；视物失准则步态不稳，甚至跌仆；肝阳上亢、肝肾不足则眩晕。外邪入侵而致者，治疗及时，驱邪外出，通畅经络、经筋得养则较快恢复；若素体久病、患有消渴、肝脾功能失调等病机复杂，则恢复较慢，治疗应调理脏腑与通畅局部经络并举。若不及时有效治疗大多恢复缓慢，部分病人甚至难于恢复，最终不得不手术治疗。

（二）西医病因病机

麻痹性斜视病因有先天性或后天性两类，先天性者在出生时或出生早期发生，主要为先天性发育异常，或由出生时创伤或幼儿期疾病所致，可累及单眼的一条眼外肌或多条眼外肌，又可累及双眼同名肌。先天性斜视多有以下特征：①视力好；②有异常视网膜对应；③垂直肌受累较多；④眼外肌不发生继发性挛缩；⑤病情比较稳定；⑥有代偿头位。后天性者多为急性发病，复视明显，以中老年人为多见。病因复杂，并非单纯由眼科因素所致，大多与全身因素相关，或即为全身疾病的眼部表现。如颅脑外伤、脑占位病变、耳鼻咽喉部肿瘤或炎症、脑炎、脑膜炎、内分泌疾患、心脑血管疾病、代谢障碍、免疫疾患、重症肌无力、中毒、病毒感染等。相应眼外肌麻痹后眼位即向该肌作用方向对侧偏斜，第Ⅲ颅神经（动眼神经）麻痹时多条眼外肌麻痹，因外直肌力量较强而成外展位；伴提上睑肌麻痹时同时出现上睑下垂。

【临床表现】

（一）症状

猝然发病，视一为二；常伴有视物模糊，眩晕，恶心，步态不稳；或倾头瞻视，或有头眼部紧张、疼痛等。遮盖一眼后不适症状明显减轻。

（二）体征

眼部检查：眼珠偏斜，斜向麻痹肌作用方向的对侧，眼球运动受限。外展肌群麻痹时眼位向鼻侧偏斜，产生同侧性复视；内转肌群麻痹时，眼位向颞侧偏斜，产生水平交叉性复视。上下转肌群麻痹时产生垂直复视。一般头向麻痹肌作用方向偏斜；动眼神经麻痹时可伴有上睑下垂、瞳孔散大。

【实验室及其他辅助检查】

1. 角膜映光法

令病人注视 33cm 处的点状光源，通过观察映光点在角膜的位置，判断其斜视度。如映光点在瞳孔中央，表示无显斜；若落在瞳孔中央之颞侧，则为内斜，反之为外斜；若映光点落在瞳孔中央之下方则为，则为上斜，反之为下斜。映光点在瞳孔缘，其斜视度约为15°，在瞳孔缘与角巩缘之间为 25°~30°，在角巩缘处约为 45°。

2. 周边弧形视野计检查

第二斜视角大于第一斜视角，即麻痹眼注视时，健眼的偏斜度大。并可检查斜视度。

3. 同视机检查

可准确判断麻痹肌情况、斜视度数等。

4. 眼球运动及复视像

眼球运动时做如下比较：双眼在六个诊断眼位的运动是否协调一致；有无功能亢进或减退现象；向正上方和正下方注视时，斜视角有无改变。复视像检查：利用红绿镜片将两眼像分离，结合眼球运动，可在疾病初发时方便有效地鉴别麻痹肌及眼别。要点为复视在麻痹肌作用方向最明显，周边物像为麻痹眼。

5. Hess 屏、Lancaster 屏检查法

为红绿眼镜测试法的进一步发展，对测定斜位有一定价值，既可定性又可定量，可根

据图形分析出麻痹肌与亢进肌。

6. 歪头试验

适于鉴别是一眼上斜肌还是上直肌麻痹。一眼上斜肌麻痹时，病人多将头倾向健眼侧。当头向患眼侧倾斜时，由于此时上斜肌麻痹，不能对抗上直肌的上转作用，因此该患眼必须向上移位；而头向健眼侧倾斜时，则无此现象。上直肌麻痹病人，无论头向哪侧眼倾斜，麻痹眼均无上移。

7. 影像学检查

X 光眶片、颅脑 CT 或 MRI 检查，以排除眶骨折、颅脑出血及占位性病变等。胸部影像检查排除胸腺肿瘤引起的重症肌无力。

8. 眼部 B 超

有助于眼肌肥厚、眼眶软组织异常的检查和鉴别诊断。

9. 化验室检查

血流变、血脂、血糖等项目检查有助于确诊或排除全身系统疾病。

【诊断与鉴别诊断】

一、诊断要点

（一）辨病要点

（1）视一为二，猝然发生。

（2）一眼目珠偏斜，向前直视时失去正中位置。

（3）目珠转动失灵。

（二）中医辨证要点

（1）风邪中络：连续长时间用眼后受风、外感病史；发病急骤；舌苔薄白或薄黄，脉浮紧或浮数。

（2）风痰阻络：有肝阳上亢、眩晕等病史；胸闷呕恶，眩晕，食欲不振，泛吐痰涎；舌苔白腻，脉弦滑。

（3）气阴两虚：有消渴病史；面白气短乏力，或有消瘦、口渴；舌嫩红或白，苔薄少津。

（4）脉络瘀阻：有头眼部外伤或手术史；头眼疼痛；舌暗红有瘀斑，苔薄白，脉弦或涩。

（三）西医诊断要点

（1）复视突然发生。

（2）眼球斜向麻痹肌作用方向的对侧，出现不同程度的转动受限。

（3）第二斜视角大于第一斜视角。

二、鉴别诊断

1. 与共同性斜视相鉴别

两者均有目偏斜。共同性斜视起病缓慢、隐蔽，多见于儿童，一般无复视，第一斜视角等于第二斜视角，无眼球运动障碍；本病则起病突然，复视，多见于中老年人，第二斜视角大于第一斜视角，并有不同程度的眼球转动受限。

2. 与斜颈相鉴别

外科斜颈头位倾斜，与本病某些眼肌麻痹造成的头位类似。外科斜颈无复视，胸锁乳突肌强硬，闭合一眼时偏斜的头位不改善。

【治疗】

一、中医治疗

（一）治疗原则

一般发病初期当标本兼治，在辨证论治基础上结合活血通络，中后期则以通经活络、恢复眼球运动功能为主。药物治疗配合针刺疗法、眼球运动训练等中和治疗可以取得较好疗效。部分较重病人经半年治疗仍不恢复时可考虑手术治疗。对因颅内、眶内占位病变引起者应及时针对病因治疗。

（二）辨证施治

1. 风邪中络证

[治疗法则] 祛风散邪，活血通络。

[方药] 羌活胜风汤（《原机启微》）合牵正散（《杨氏家藏方》）加减。偏于风热者，可加银花、连翘、桑叶以散风清热；偏于风寒者，酌加藁本、桂枝以驱风散寒。眼痛明显者，可加细辛、元胡，以开窍行气止痛。

[中成药] 偏于风热者可服连花清瘟胶囊，偏于风寒者可服通宣理肺丸或活络丹。素体气血虚者可加服人参养荣丸。

2. 风痰阻络证

[治疗法则] 息风化痰，活血通络。

[方药] 正容汤（《审视瑶函》）合桃红四物汤（《医宗金鉴》）加减。呕恶明显者，加生姜、竹沥以涤痰止呕；胸闷、纳少、舌苔厚腻等痰湿偏重者，酌加苡仁、石菖蒲、佩兰以芳香化浊，除湿祛痰。

[中成药] 可服全天麻胶囊、大活络丹等。

3. 气阴两虚证

[治疗法则] 养阴益气，活血通络。

[方药] 二至丸（《医方集解》）和补阳还五汤（《医林改错》）加减。口渴便秘者，加天冬、沙参、麻仁以滋阴润肠；病久者加全蝎、蜈蚣以增强活血通络之力。

[中成药] 复方血栓通胶囊合六味地黄丸。

4. 脉络瘀阻证

[治疗法则] 活血行气，化瘀通络。

[方药] 血府逐瘀汤（《医林改错》）加减。病变早期可于方中加防风、荆芥、白附子、僵蚕、全蝎以增祛风散邪之功；后期可于方中加党参、黄芪等以益气扶正。

［中成药］可服复方血栓通胶囊、丹芪偏瘫胶囊等。

（三）单方验方

1. 天麻钩藤饮（《中医内科杂病证治新义》）

治疗肝阳上亢而致的头痛眩晕，耳鸣眼花，震颤，失眠等。适用于本病阴虚阳亢者。天麻、钩藤、生石决明、栀子、黄芩、牛膝、杜仲、益母草、桑寄生、夜交藤、朱茯神，水煎服。

2. 导痰汤（《校注妇人良方》）

治痰涎壅盛，时发晕厥，胸膈痞满，或咳嗽恶心，不思饮食。适用于本病风痰较盛者。制半夏、陈皮、茯苓、甘草、枳实、制南星，水煎服。

（四）外治法

（1）热敷：患眼局部热敷，可缓解发病初期眼胀痛、疲劳感等，每日 1 次，每次 10 分钟。

（2）灸疗：常规艾条悬灸患侧太阳、头维、阳白、臂臑、外关、合谷等穴，每日 1 次，每次 10~15 分钟。

（五）针刺治疗

通过针刺对穴位的刺激，可以调节全身的气血阴阳，使脏腑功能失调尽快恢复；局部穴位刺激可直接疏通目络，舒缓经筋，振奋经气，尽快恢复麻痹肌功能。

1. 常用穴位

（1）眼局部常用穴：睛明、承泣、球后、丝竹空、攒竹、四白、阳白、百会。全身常用配穴：翳风、天柱、风池、百会、合谷、肝俞、肾俞、太冲、足三里、光明、三阴交、曲泉、阳陵泉、阴陵泉等。

（2）针法：针对主症配穴，将眼周穴位和远端肢体穴位配合应用，每次眼周穴位 4~5 个，远端肢体取 2~3 个，交替运用，每日 1 次，10 次为一个疗程，休息 3~5 天再做下一个疗程。

2. 对症选穴

根据不同麻痹肌选不同穴位，即麻痹肌邻近穴位，如内直肌麻痹选睛明，外直肌麻痹选瞳子髎，下直肌麻痹选承泣，上直肌麻痹选鱼腰等。

3. 眼外肌直刺

必须准确判定麻痹的眼外肌，适用于各直肌麻痹。操作：结膜囊表面麻醉后，以针灸针直接针刺相应麻痹肌之眼球附着点后 1~3mm 处，每条肌肉可轻轻推刺数十下，刺后点抗生素眼药，每日或隔日 1 次。本法可明显促进麻痹肌功能恢复。

（六）推拿疗法

病人仰卧位，医者坐于病人头侧，用双手拇指分别按揉百会、睛明、攒竹、鱼腰、太阳、瞳子髎、丝竹空、风池等穴。再用双手拇指指腹分抹眼眶周围，上述手法反复交替使用，每次治疗约 20 分钟。然后病人取坐位，医者在病人背部点揉肝俞、胆俞及对侧合谷、下肢光明穴 5~10 分钟。全套手法治疗时间 30 分钟，每日 1 次，10 天为 1 个疗程。

（七）眼球运动训练

令病人端坐，安定心情后，眼球做转动训练。可按上、下、左、右、左转、右转的顺序，亦可自由转动。注意各方向转动均匀。每日 2~3 次，每次 1~5 分钟。初练时头晕可闭眼练习，逐步过渡到睁眼练习。疾病痊愈后仍可坚持练习 1~2 个月。

二、中西医协同治疗

本病诊断较多依靠现代眼科检查，特别是鉴别是否为肌无力的眼科表现、是否为糖尿病、排出脑部病变等均十分重要。确诊后之治疗主要依靠中医，特别是针刺，大部分病人单纯针刺治疗即可以痊愈。但临床上一般配合口服神经营养药物，如维生素 B_1、甲钴胺等。极少部分病人经各种治疗半年仍不愈，仍有复视或外观目珠偏斜明显，在病人要求下可行斜视矫正手术。有高血压、糖尿病者，需同时进行相应内科治疗。

【典型案例】

案例 1 刘某，男，27 岁。2014 年 3 月 5 日初诊。

[主诉] 视物双影、头晕 3 天。

[病史] 病人 3 天前因通宵玩电子游戏出现视物成双、头晕来诊。1 周前有外感病史。

[检查] 双眼视力均为 1.0。角膜映光，左眼正位，右眼映光点位于颞侧瞳孔缘。眼球运动：左眼各方向自如不受限；右眼外转明显受限，余各方向转动基本正常。眼表及前节、眼底等均未见异常。复视像检查：存在水平同侧复视，向右影像分离最明显，周边物象为右眼。头颅 CT 检查未见异常。伴头眩、乏力，饮食、二便未见异常。舌淡红苔薄白，脉浮缓。

[西医诊断] 麻痹性斜视 – 右外直肌麻痹。

[中医诊断] 风牵偏视（风邪入络证）。

[治疗] 针刺治疗为主，配合口服维生素 B_1，每次 10mg，3 次 / 日；甲钴胺每次 1 片，3 次 / 日。嘱病人进行眼球运动训练，每日 2 次，每次 1 分钟。

[针刺处方] 风池、完骨、太阳、合谷、丝竹空，均取双侧；患侧头维、瞳子髎、球后、外关。眼周穴不施手法，余穴平补平泻手法。每日 1 次，连续治疗 5 天，休息 2 天。

[随访] 治疗 5 次后，病人眼球运动即部分恢复，2 周后痊愈。

[病例分析]

（1）病人虽为青年男性，平素身体健康，但外感后未能适当休息、积极调理，反而连夜游戏、耗气伤血，而致经络空虚，邪气因入，目之筋络为邪所克故发病。治当祛风通络。因病人年轻，脏腑气血健旺，经络一时为邪所克而不畅，当针刺局部，疏通气血，导邪外出，激发经气，故以针刺治疗为主。项部及头部诸穴均为头眼部疾患常用穴，具有祛头风、行气血、开目窍等功效。患侧取穴除疏通经络外，可作用于局部麻痹之肌肉，促其尽快恢复功能。本例发病时间短、病势轻浅，故经及时治疗很快痊愈。

（2）理论探讨：《诸病源候论》曰："人脏腑虚而风邪入于目，而瞳子被风所射，晴不正则偏视。"《太平圣惠方》亦谓："风寒入灌瞳仁，攻于眼带，则瞳仁牵拽向下……"可见外邪入侵是本病常见病因。临床可见部分病人因外感后所致，亦有长时间用眼后复又外感而发者，以青年病人居多，西医属病毒感染而致。此类病人经及时治疗一般恢复较快，本例即属此类。治疗时若仍有外感，应祛风清热或祛风散寒，辅以抗病毒治疗，亦可使用皮质激素。外感症状消失则专注于眼肌功能恢复，此阶段应以针刺治疗为主，辅以活血通络药，并令病人坚持眼球运动训练。

案例2　刘某，男，68岁。2016年2月24日初诊。

［主诉］上睑下垂、复视、眩晕2周。

［病史］1周前晨起发现左眼睑下垂，视物成双，头晕、眼眶痛，步态不稳，至内科就诊治疗无效，遂转眼科就诊。病人患糖尿病10余年，血糖控制尚可。现复视、头晕、左眼睑下垂，不敢双眼同时视物，时有恶心。

［眼科检查］视力右眼0.6，左眼0.5；右上睑抬举自如，平视睑裂8mm。左上睑无力抬举，平视睑裂2mm。双眼表无明显异常，瞳孔等大等圆，对光反射存在，晶状体皮质轻度浑浊。眼底：视盘色正常、边界清晰，视网膜动脉反光增强，静脉充盈，可见动静脉交叉压迫征。黄斑中心凹反光可见。视网膜未见出血、渗出等。眼压：右眼14mmHg。左眼17mmHg。眼球：右眼角膜映光正位，各方向转动自如不受限；左眼外斜约30°，除外展外各方向转动均不同程度受限。血糖：6.3mmol/L。舌暗红苔少，脉弦细。

［西医诊断］动眼神经不全麻痹，老年性白内障，视网膜动脉硬化。

［中医诊断］视一为二，上胞下垂，圆翳内障；气阴两虚证。

［治则］益气养阴，通络。以针刺配合中药为主。

［治疗］二至丸合补阳还五汤加减：生黄芪、红花、当归、川芎、赤芍、地龙、女贞子、旱莲草、全蝎、三七、甘草。14剂，每日1剂，早晚温服。请内科继续控制血糖。并口服维生素B_1，每次10mg，3次/日，甲钴胺每次1片，3次/日。

［针刺处方］风池、完骨、天柱、太阳、合谷（均取双侧）；神聪、百会、神庭。头维、上睛明、承泣、四白、球后、外关（均取患侧）。眼周穴不施手法，余穴平补平泻手法。每日1次，连续治疗5天，休息2天。

［随访］15天后左眼上睑抬举部分恢复，平视睑裂5mm。眼球运动，内转功能部分恢复。舌脉同前，前方继服。针刺加"眼肌直刺法"，直刺上、下、内直肌附着点，隔日1次。30天后主诉复视基本消失，上睑抬举自如，外观正常，眼球运动大致正常，但复视像检查仍有水平交叉复视，向右影像分离明显。该服成药复方血栓通胶囊，每次5粒，3次/日。嘱病人加强眼球运动训练。针刺不再行眼肌直刺，余同前。45天后主诉无任何不适，眼球运动、复视像检查均正常。停口服药及针刺治疗，嘱病人继续眼球运动训练1个月以巩固疗效。

［病例分析］

（1）辨证思路：病人久患消渴，必真气耗散，正如《灵枢·大惑论》所言："精散则视歧，视歧见两物。"临床上麻痹性斜视（特别是动眼神经麻痹）为糖尿病的常见并发症之一。另外，高血压、脑卒中、肌无力等亦常有眼肌、眼睑异常。本例病人发病后根据病史首先考虑其病因为糖尿病，但亦必须行颅脑影像检查，排除颅脑占位病变及脑出血等。除外上述病变后按本病规律积极治疗即可取得良好疗效。除眼部症状外，依据病人舌脉辨证为气阴两虚，故以益气活血的补阳还五汤、滋阴明目的二至丸为主方治疗。另为，临床经验证实，此类病人使用通络活血药疗效良好，故加用了全蝎、三七。针刺作为治疗主要方法，初期应该每日治疗，甚至每日2次。早期以局部穴、患侧穴为主，是为了尽快疏通经气、振奋眼带；当疗效不好或恢复不再进展时可行眼肌直刺法，直接刺激麻痹肌促其恢复；后期又应重视双侧取穴，以调理阴阳，恢复双眼多条眼肌的协调作用。

（2）理论探讨：早在《黄帝内经》中就提出了针刺治疗眼病的方法，并就其机制有诸多论述。正如《灵枢·口问》云："目者，宗脉之所聚也。"《灵枢·邪气脏腑病形》曰："十二经脉，三百六十五络，其血气皆上于面而走空窍，其精阳气上走于目而为睛，"《灵枢·海论》指出："夫十二经脉者，内属于腑脏，外络于肢节。"可见眼与脏腑之间的有机联系，主要依靠经络为之连接贯通，经络是运行全身气血，联络脏腑形体官窍，沟通上下内外，感应传导信息的通路，腧穴是经络气血转输交会之处，针刺可以扶正祛邪、疏通经络。因此，利用经络的这些特性，通过针刺刺激相应腧穴可以对各脏腑形体官窍的功能活动进行调节，以达到调理脏腑功能，扶正祛邪从而治疗眼病的目的。另外十二正经与奇经八脉治疗本病的途径不同，正经治其标，奇经治其本，配合使用可体现中医标本兼治的理论思想和特色。临床医家尚有许多应用特定穴治疗的经验，其作用亦是通畅经络、行气活血、恢复和调节眼之经筋、眼带的功能。

【疗效判定标准】

基于病证结合的临床模式，参照《中医病证诊断及疗效标准》中有关麻痹性斜视的疗效评定标准和《中国新药临床研究指导原则》（试行）制定。

（一）疾病疗效标准

（1）治愈：眼位正，眼球运动自如，复视消失。
（2）好转：病人眼偏斜度减轻，复视像距离缩小，眼球运动受限部分恢复。
（3）无效：眼位仍偏斜，病情无好转，症状未减。

（二）证候疗效标准

表11-1 麻痹肌斜视证候疗效评价（相关主症分级评分）表

主症	无0	轻1	中2	重3
视一为二（双眼复视）	无	时有时无	常有但可忍耐	不可忍耐，须闭一眼或遮盖
头晕	无	偶有	常有	不能忍耐
步态不稳	无	偶有	常有	不可自主步行
腰膝酸软	无	偶发	常发	反复发作、不易缓解

续表

主症	无 0	轻 1	中 2	重 3
恶心	无	偶发	时发可忍耐	不能忍耐
乏力	无	偶有	常有，休息可缓解	休息不能缓解
口渴	无	偶有	常有	口渴难耐

计算公式为（尼莫地平法）：$[（治疗前积分－治疗后积分）/治疗前积分]×100\%$

（1）中医临床症状、体征消失或基本消失，证候积分减少≥95%，临床痊愈。

（2）中医临床症状、体征明显改善，证候积分减少≥70%，显效。

（3）中医临床症状、体征均有好转，证候积分减少≥30%，有效。

（4）中医临床症状、体征无明显改善或加重，证候积分减少，不足30%，无效。

【现代研究进展】

（一）基础研究

1. 病因

后天性眼肌麻痹病因复杂，支配眼外肌的神经有第Ⅲ（动眼神经）、Ⅳ（滑车神经）、Ⅵ（展神经）等，其中枢（核）部分、行走通路、眼外肌本身等均可因各种病变导致本病，以展神经为例：展神经是第Ⅵ对颅神经，因其在颅底的行程最长，故受损机会最多，局部直接或远隔部位间接的病变（糖尿病、高血压、脑干病变、鼻咽癌、特异性和非特异性的炎症、颅高压、颅底骨折、颅内海绵窦血栓等）均可导致展神经麻痹。在麻痹性斜视中，受累最多的眼外肌是外直肌，该疾病与眼科、神经内外科、神经眼科、内分泌科和耳鼻喉科均有着密切的联系，其原因可能与近年来社会总体生活水平提高导致的高血压、糖尿病、高血脂等全身疾病的发病率明显增加有关；同时，随着老龄化社会的到来，人群平均寿命延长，心脑血管疾病的发病率逐年累积，其微血管缺血性病变涉及区域广泛，脑干眼球运动神经中枢并发症也相应增多。动眼神经病变尚涉及瞳孔异常，其病因病理更为复杂。

2. 疗效机制

麻痹性斜视为针刺治疗的有效病种之一，已得到学术界广泛认同，针刺治疗为大多数中医、中西医结合眼科医生所采用。现代研究表明针刺治疗本病的作用机制一方面与其可以有效改善颈内动脉、眼动脉的血流情况，从而改善眼局部的缺血缺氧状态。另外，针刺本身是予以麻痹肌一个良性刺激，兴奋麻痹的神经，增强了眼肌的放电量，改善神经冲动的传递，使麻痹的神经纤维再生，从而治愈疾病。总之，针刺治疗对本病主要作用可能有：①解除中枢（脊髓）神经抑制状态；②促进神经再生恢复；③促进损伤肌、神经纤维芽枝生长；④增强中枢机制对眼肌的调控能力。

（二）临床研究

虽然针刺是治疗本病的首选方法，但临床上单纯应用针刺而不使用药物等治疗病人难以接受，故大多报道为针刺与其他疗法的配合应用。

1. 常规针刺结合中药治疗

夏芒果针药并用治疗麻痹性斜视 21 例，针刺取睛明、球后、上明、太阳、阳白、四白、光明、风池、内关、三阴交。中药治疗以祛风化瘀、活血通络为原则。药物组成为荆芥、木贼、防风、桃仁、红花、蒲黄、僵蚕，结果 2 个疗程后治愈 15 例，3 个疗程后治愈 2 例，好转 4 例，总有效率 100%。王维杰中药联合针刺治疗外伤性眼肌麻痹 41 例，针刺主穴取太阳、睛明、球后、光明、攒竹、风池、丝竹空、合谷、三阴交。配穴取：头维、阳白、迎香、鱼腰、外关、阳陵泉、太冲。中药治疗以活血行气、通经活络为原则，方用补阳还五汤加减。结果总有效率 95.1%。钱维燕报道对照组 28 例，予以静脉滴注胞磷胆碱，肌内注射甲钴胺。治疗组 28 例在对照组治疗基础上加用中药正容汤加减，结合针刺结果对照组总有效率为 75.0%。治疗组总有效率为 92.9%。治疗组疗效明显优于对照组。赵斌将 65 例麻痹性斜视的糖尿病病人分为中医治疗组和西医治疗组。中医治疗组 36 例，根据病情选取穴位针刺取穴：球周穴选睛明、承泣、球后、上明、瞳子髎、丝竹空等穴；远穴选百会、合谷、阳白、风池等穴治疗，同时应用中药口服予以桃红四物汤加味；西医治疗组 29 例，应用血管扩张剂、维生素 B_1、甲钴胺口服或肌内注射给药。结果：中医治疗组总有效率为 94.4%，西医治疗组总有效率为 75.9%，两组总有效率比较差异有显著性意义（$P < 0.05$）。

2. 眼肌直刺法治疗

"眼肌直刺法"早在 20 世纪八九十年代即应用于临床并有相关研究，现已写入统编《中医眼科学》教材。彭崇信报道将 120 例麻痹性斜视病人随机分为 3 组，治疗 1 组采用一般的针刺方法治疗，取穴百会、头维、上星、攒竹、太阳、球后、上睛明、风池、合谷；治疗 2 组采用眼肌直刺特色疗法治疗，针刺相应的"眼肌穴"。对照组采用现代医学方法治疗。结果采用眼肌直刺特色方法治疗后的斜视度变化幅度最大。董慧波报道麻痹性斜视病人 118 例，分别采用常规西医治疗方法与眼肌直刺特色疗法。结果观察组病人的显效率、有效率、痊愈率相比对照组差异有统计学意义。两组病人治疗前的斜视度相比无显著性差异，观察组病人治疗后斜视度相比治疗前和对照组治疗后均显著改善（$P < 0.05$）。齐晓芸将 160 例麻痹性斜视病人分为两组，对照组给予三磷酸腺苷、肌苷、辅酶和维生素类药物进行治疗，治疗组病人给予眼肌直刺特色疗法进行治疗，结果治疗组病人总有效率为 90%，对照组为 70%，两组疗效具有明显的差异性；两组病人治疗后斜视程度的对比具有明显的差异性。郑艳霞应用眼肌直刺、眼周及全身辨证取穴配合常规药物共治疗眼外肌麻痹 120 例。结果总有效率 90.83%，针刺治疗对 4 种证型同样有效，而且有效率高。疗效与中医辨证分型之间并无显著性关系（$P > 0.05$）。张沧霞报道对照组常规肌内注射维生素 B_1、B_{12}，口服血管扩张剂配合眼周穴位针刺 49 例。治疗组眼肌直刺为主配合眼周穴位针刺 58 例。结果对照组治愈率为 69.23%；治疗组治愈率为 85.00%，两组疗效比较有显著性差异（$P < 0.01$）。

【预防与调护】

（1）头晕、步态不稳等症状严重时，可遮盖麻痹眼，以消除复视，防止跌仆。

（2）忌食肥甘厚腻，以免渍湿生痰加重病情；宜清淡饮食。

（3）慎起居，避风寒，以避免或减少本病的发生，或减轻症状。

（4）眼球转动锻炼：嘱病人眼球向各方向转动或作环转运动，以促进眼肌运动功能恢复及增强眼肌协调力，每日 1~2 次，每次数分钟，以不感觉头晕为度。

【注意事项】

（1）部分病人初期虽经颅脑影像检查无异常，但如久治不愈，或有加重倾向时，应及时再次行影像检查或神经内外科检查，以排除肿瘤等非眼科病变，防止误诊误治。

（2）有高血压和糖尿病病史者，应积极治疗全身病。

【重点提示】

本病多发于中老年人，大部分伴有高血压、糖尿病、心脑血管疾病等，复视为基础疾病在眼科的表现，故许多病人常因麻痹性斜视为首发症状查出糖尿病等问题。中医认为本病不论何种病因，一旦发病必有局部经络气血瘀滞、眼筋眼带弛纵失常，故治疗除全身辨治外，必须重视疏通经络、行气活血；针刺治疗亦以局部穴位主，适时使用眼肌直刺法，振奋经气、激发眼带功能；开始治疗重视患眼及麻痹肌附近穴位，使治疗更有针对性。疾病较久者，麻痹肌功能部分恢复但可能出现拮抗肌挛缩、协同肌痉挛等多条眼肌协调功能紊乱，此时当双侧取穴，重视风池、完骨及背腧等远端穴，均衡左右、平调气血、燮理阴阳才能取得较好疗效。

（杨光）

参考文献

［1］杨晓桦．针刺治疗眼病体会．中国中医眼科杂志，2001，11（2）：991.

［2］中医病证诊断疗效标准［ZY/T001. 1~001. 9~94］．南京大学出版社，1994.

［3］夏蔚，沈伟，李龙标．眼肌麻痹的病因及治疗．中国实用眼科杂志，2006，24（1）：89-91.

［4］李国臣，廖川国，张春亭．电针治疗眼肌麻痹46例临床观察．中国针灸，1998，18（5）：291.

［5］欧阳应颐，张锡芳，尹勇，等．针刺治疗眼肌麻痹76例临床研究．中国针灸，2003，23（8）：452-454.

［6］张彬，庞荣，贾海波，等．培土健肌汤配合针刺"四穴八针"治疗麻痹性斜视的体会．中国全科医学，2011，14（5）：1726.

［7］盛广玉，高毅．深轻刺加电针治疗眼球运动神经麻痹78例．中国针灸，2000，20（1）：50.

［8］段俊国．中医眼科学．中国中医药出版社，2005.

［9］李晴，杨光. 针刺治疗动眼神经麻痹误诊 1 例分析. 中国中医眼科杂志，2013，23（4）：266.

第二节　近视眼

近视眼也称短视眼，是指在眼调节放松状态下，物体的平行光线经眼球屈光系统后聚焦于视网膜之前。中医认为近视是以眼外观端好，视近清楚，视远模糊为特征的眼病。中医学对近视眼早有认识，《诸病源候论》称"目不能远视"，《审视瑶函》称"能近怯远症"，至《目经大成》称为近视。

近视产生的原因有两种情况，一是眼球前后轴过长，二是眼的屈光力过强；近视的发病原因不外遗传和环境两大因素。随着互联网时代的到来，目前近视眼已经成为全球公共卫生最严重的问题之一。流行病学调查表明，我国近视病人绝对值位居世界第一，目前有3 亿之多，约占全世界近视眼总人数的 33%，在中国多个地区流行病学调查显示青少年近视眼的患病率已经高达 90%。并且仍呈上升趋势，其中病理性近视眼在 2000 万以上，有数据表明病理性近视眼占原发性近视眼的 3%~6%，统计多年来各地报道资料，我国人群平均病理性近视眼患病率为 1.0%，是致盲的重要原因。据 1993 年统计资料，发达国家的盲目率为 0.2%，高度近视在致盲原因中占第四位。为此带来的心理伤害和经济损失不可估量。因此，世界卫生组织（WHO）已经将近视眼的防治列入全球防盲计划之中。

【病因病机】

（一）中医病因病机

近视眼的发生发展主要与机体阴阳不平衡有关。《审视瑶函》为明末傅仁宇所著，书中卷五专门论述了后天所形成的近视为"能近怯远症"，认为"此症非谓禀受生成近觑之病不治者，盖言平昔无病能远视，忽目患能近视而不能远视者，阳不足，阴有余，病于火少者也。无火，是以光华不能发越于远，而拘敛近视耳"，书中阐述的"阳不足，阴有余"中医近视病机学说，持续影响至今。1983 年廖品正主编的高等《中医眼科学》和 1994 年祁宝玉主编《中医眼科学》均将近视眼的病因病机归纳为心阳衰弱和肝肾两虚证型。认为近视乃心阳不足，神光不能发越或肝肾亏虚，精血不足，目失濡养，光华不能远及所致。

当代有中医眼科学者认为生长发育期儿童如果长期在室内生活，严重缺乏阳光和户外运动，机体会潜移默化发生变化，出现"阴有余，阳虚亢"体质，这样的体质在长期近距离用眼诱因下，容易导致眼轴延伸、远视力下降的轴性近视。其近视发生的阴阳失衡，为阳不配阴呈现的"虚假阳亢"，在阴气有余、虚阳假亢之环境中，眼轴逐渐延长，近视逐渐加深。

（二）西医学近视学说

引起近视眼的原因虽然众多，但归纳起来不外遗传和环境两大因素。从环境因素而言，人的视觉器官是在适应外界光的变化不断变化和变异。全球互联网时代的到来，加速了眼睛的变异，最主要的表现就是近视化趋势。人眼在长时间近距离工作时必须进行适应性调节，而持续性超负荷用眼是后天近视眼发病的主要诱因。对于最常见的好发于学生的单纯性近视，研究者普遍认为其发生与遗传和环境均有关系。流行病学调查表明，室外活动较少，缺乏阳光和运动的青少年近视眼发病率明显增高，室外活动时间已经被认为是可以有效延缓近视发展的保护因素，室外活动时间较多的儿童近视的患病率明显低于室外活动时间较少的儿童。尽管环境因素与近视发生率有相关性，但只能说明某些因素可以增加调节形成一定程度的屈光性近视，是否能形成轴性近视，仍然存有疑问。从遗传因素方面，虽然近视的病因及具体病机制尚未完全明了，但目前普遍认为，病理性近视主要是由遗传决定的，具有遗传异质性，通过对基因的筛查，发现了一系列与病理性近视有关的基因位点。高度近视眼属于常染色体隐性遗传，一般近视眼属于多因子遗传，并受环境因素的影响。

【临床表现】

近视眼最突出的表现是视近清楚、看远模糊，常眯眼视物。主观症状是远视力降低，高度近视常伴有飞蚊症，眼底多呈豹纹状改变。近视的前驱症状表现为视疲劳引起的假性近视，所表现的远视力低下通过眼睛调节力的放松可以恢复。

按照近视程度可分为轻度近视（–3.0D 以下）、中度近视（–3.0D~–6.0D）、高度近视（–6.0D 以上）。

按照病程进展分为单纯性近视和病理性近视。单纯性近视眼大多数近视度数不超过 –6.0D，在青春期后发展缓慢，20 岁后基本稳定，单纯性近视眼的近视力均可达到 1.0，从某种意义上不属于疾病状态。病理性近视眼又称高度近视眼、先天性近视眼、恶性近视眼，20 岁后近视眼仍在发展，眼球不断呈轴性延伸，常见并发症为视网膜脱离、黄斑病变、白内障、青光眼、视网膜脉络膜病变、巩膜葡萄肿、玻璃体病变、弱视等。

【实验室及其他辅助检查】

1. 视力检查

为判断近视眼最重要检查手段。视力即视锐度，反映眼底黄斑区的视功能。可分为远视力和近视力，矫正视力是指戴镜视力。视力检查，两只眼分别进行，在有充足照明光线下，远视力检查距离为 5 米，现在的综合验光仪和激光视力表可根据情况调整距离。近视力检查距离为 30cm，Jaeger 近视力表分 7 个等级，当近视力达到正常，远视力低于 0.8 时，是初步判断近视眼的最简单方法。

2. 验光检查

可以准确了解近视屈光状态，合理配镜矫正近视，提高视觉质量。验光分为显然验光和散瞳验光，40 岁以上选择显然验光（即不散瞳验光），40 岁以下根据眼睛调节力情况选择不同药物进行散瞳验光。按照验光方式分为电脑验光和人工检影验光，一般情况下，两者互相参考使用。

3.眼底检查

散瞳验光前必须进行常规眼底检查，初步排除青光眼；高度近视眼底检查有助于早期发现变性区，积极进行预防治疗。

【诊断与鉴别诊断】

近视眼通过验光很容易做出明确诊断，散瞳验光有助于鉴别假性近视。

【治疗】

一、中医治疗

（一）治疗原则

目前，中医内治法主要针对近视眼并发症进行辨证论治，治疗原则以益气升阳、健脾化湿、补益肝肾、养血明目为主。

（二）辨证施治

1.阳气不足

［症状］单纯近视眼发展较快者。长期室内生活，缺乏户外运动，面色㿠白，气虚懒言，疲倦乏力，舌淡脉弱。

［治疗原则］益阳坚阴，定志明目。

［方药］远志丸、补中益气丸或益气聪明汤加减。常用药物党参、白术、远志、沙苑子、红景天、谷精草、黄柏、槐角等。

2.气血两虚

［症状］近视眼远近皆模糊，阅读不能持久，眼酸胀干涩，伴有明显视疲劳，或玻璃体浑浊严重，或玻璃体后脱离，或病理性近视眼、或近视眼视网膜脱离术后，或近视眼孕产妇病人。多有失眠、心悸、脱发、乏力等。

［治疗原则］健脾益气，养血明目。

［方药］人参健脾丸或归脾丸加减。常用药物：人参、黄芪、当归、白术、山药、葛根、沙苑子、枸杞子、茺蔚子、生熟地、谷精草等。

3.肝肾两虚

［症状］禀赋不足，高度近视眼，眼底出血，玻璃体浑浊。自觉视物模糊，伴眼前黑花渐生，逐渐加重，或视物变形，中心暗点，眼干涩困倦、迎风流泪、畏光明显，或视网膜脱落反复发生。多有口干舌燥、头晕耳鸣、腰膝酸软等。

［治疗原则］填精补肾，养肝明目。

［方药］杞菊地黄丸或加减驻景丸加减。常用药物：熟地、白菊花、白术、怀山药、霜桑叶、白芍、山萸肉、玄参、菟丝子、楮实子、茺蔚子、何首乌等。

（三）外治法

中医针灸、按摩、埋豆、埋线疗法主要针对视疲劳所引起的假性近视，以疏通经络、放松调节为主，可以缓解视疲劳，增加眼睛调节功能。常用体针局部穴位：承泣、翳明、四白、睛明、光明、球后等，可配合部分远端穴位，随症加减。梅花针叩打颈部及眼周穴位也比较常用。小儿背部推拿对缓解近视眼疲劳也有一定好处。

（四）其他特色疗法

推荐户外运动，每天晒太阳不低于 2 小时，对控制近视眼的发生发展很有帮助。建议体育运动可选择乒乓球、羽毛球、网球、排球等适合眼睛多焦点运动的方式，有利于眼睛的放松。建议每次近距离工作或学习时间不超过 45 分钟；间断做眼部保健操有利于改善局部微循环，缓解视疲劳。

（五）饮食调理

均衡饮食，五谷杂粮、蔬菜水果合理搭配，建议少吃甜食。

二、西医治疗

（一）非手术治疗

1. 框架眼镜

运用球镜、柱镜或球柱联合镜片改变眼球的屈折力，使光线聚焦在视网膜上，获得清楚物象。传统框架眼镜是最简便、常用、经济、安全的矫正近视眼的方法，是普通近视眼病人的首选。

2. 角膜接触镜

目前分为软性镜片和硬性镜片，利用眼表泪膜和镜片的屈光力，使眼底获得清楚物象。角膜接触镜是矫正屈光很好的手段，所视物象真实，避免了框架眼镜物象失真问题。在体育运动或表演活动中可首选配戴，在日常生活中也可配戴，但要注意每日配戴时间不要超过 10 小时，否则会出现角膜缺氧、知觉减退，甚至感染等问题。

（二）手术治疗

屈光手术是以手术的方法改变眼的屈光状态，包括角膜屈光手术、内眼屈光手术、巩膜屈光手术。最常见的有激光角膜屈光术、屈光性晶体置换术、巩膜加固术。随着科技的进步，屈光手术越来越精细完美。尽管如此，屈光手术仍然是治标不治本的方法，对于高度近视眼近视的不断加深，以及并发症的出现则需要中西医结合治疗。

三、中西医协同治疗

单纯性近视眼无需药物治疗，以框架眼镜矫正为主，对于发育期青少年近视眼发展较快阶段，可以用益阳坚阴中药阶段性干预，对控制延缓近视眼的快速发展有一定作用。20 岁以后近视眼病人在全面检查评估眼睛状况下也可考虑屈光性手术治疗。

如果近视眼发生视网膜脱落，首选视网膜脱离复位手术，术后可用中药辅助治疗，对消除视网膜水肿，增加手术成功率有很好帮助，处方用李东垣益气聪明汤加减；视网膜周边变性区可选用激光光凝治疗，避免视网膜脱落风险，同时用中药改善眼底血供，预防网脱，处方选用归脾丸合杞菊地黄丸加减。如果近视眼伴黄斑变性、出血、玻璃体浑浊，首选中医治疗，能够较快促使水肿消退、出血吸收，减少后遗症。

【经典传承】

从某种意义讲，单纯性近视眼不属于疾病范畴，因此中医界对近视眼预防治疗进行系统研究者较少。现代医家有关论述和治疗的经典医集医案也很难寻觅。现摘录中医眼科古籍经典一二，以启迪后学。

1.《银海精微·卷之下·眼能远视不能近视》

问曰：能远视不能近视者，何也？答曰：气旺血衰也，经云：近视不明是无水也，治宜六味地黄丸，加补肾丸，诸补阴药皆可主之。

问曰：能近视，不能远视者，何也？答曰：血虚气不足也。经云：远视不明，是无火也。治初起者宜服地芝丸、千里光散、菊花散，随人气血虚实加减，诸补药皆可用。

编者注：此条文献第二段待讨论，文中所描述近视初起服用养阴处方地芝丸，似与《审视瑶函》文献冲突。

2.《原机启微·附录·论目不能远视为阴气不足》

东垣曰：能远视不能近视者，阳气不足，阴气有余也，乃气虚而血盛也。血盛者，阴火有余，气虚者气弱也，此老人桑榆之象也。能近视不能远视者，阳气有余，阴气不足也，乃血虚气盛……虽曰目得血而能视，殊不言气者，盖血得气为水火之交，而能神明也。否则阴虚不能远视，阳乏不能视近，是为老人桑榆之渐。

编者注：此文献主要论述老视眼病因病机。

3.《审视瑶函·卷之五·能远怯近症·能近怯远症》

怯近症兮视远明，眼前之物反无睛，阴精太涩阳邪见，痰火之人极欠宁。治之之法，补肾清心。此症谓目能远视，而不能近视也。盖阴精不足，阳光有余，病于水者，故光华发见散乱，而不能收敛近视，治之止在心肾，心肾平则水火调，而阴阳和畅，则远近发用，各得其宜。

地芝丸治目能视远，责其有火，不能近视，责其无水。当宜补肾水疗。天门冬（去心）、生地黄（焙干）各四两、枳壳（去瓤）、菊花各三两，上为细末，炼蜜为丸，如梧桐子大，每服百丸，食后茶清送下。

怯远症，肝经不足肾经病，光华咫尺视模糊，莫待精衰盲已定。（编者认为：此指高度近视眼）此证非谓禀受生成近觑之病不治者，盖言平昔无病能远视，忽目患能近视而不能远视者，阳不足，阴有余，病于火少者也。无火，是以光华不能发越于远，而拘敛近视耳，治在胆肾，胆肾足则神膏厚，神膏厚则经络润泽，经络润泽则神气和畅，而阳光盛矣。宜服：定志丸。

定志丸治目能近视，责其有水，不能远视，责其无火，当宜补心火，并治心气不定，五脏不足……常服益心强志，令人不忘。远志（去心）、菖蒲各二两，人参、白茯神各一两。上为细末，炼蜜为丸，如梧桐子大，朱砂为衣。每服三十丸，米饮送下，食后临卧，日进三服。

补肾磁石丸治肝肾气虚上攻，眼目昏暗，远视不明，时见黑花，渐成内障（编者注：此论述应为高度近视伴玻璃体浑浊，黄斑出血，则内障不明）。石决明醋煅，甘菊花去梗叶，磁石捶碎，红醋淬，肉苁蓉酒浸切焙，菟丝子水淘净，酒浸一宿，慢火烘干各一两。上为细末，用雄雀十五只，去毛嘴足，留肚肠，以青盐二两，水三升，同煮，令雄雀烂，水欲尽为度，取出先捣如膏，和药末为丸，如梧桐子大。每服三钱，空心温酒送下。

谨按：阳气者，犹日火也。阴气者，金水也。先儒所谓金水内明而外暗，日火内暗而外明者也。然人之眼，备脏腑五行精华相资而神明，故能视，即此理之常也。《难经》曰：目得血而能视，殊不言气者，盖血得气为水火之交，而能神明者也。否则阳虚不能视远，阴乏不能视近，是为老人桑榆之渐，然学者于目病，能求诸此，则思过半矣。

4.《目经大成·卷之二下·近视五十二》

双眼近觑是生来，不是生来却祸胎，真火不明真气弱，真阴一点亦危哉。瞳神远见足元阳，视短孤阴自葆光。此症目禀赋无恙，忽而只见近，而不见远者也。甚则子立身边，问为谁氏。行坐无晶镜，白昼犹如黄昏，盖阳衰过阴，病于火者……治之当何如？益火之原，以消阴翳。

【预防与调护】

近视眼的预防非常重要。随着环境的变化，互联网时代的到来，全球近视眼大流行的趋势越来越明显。越来越多的人常年足不出户，远视功能渐行退化。近距离用眼时间过度，很多人白天持续在电脑屏幕前工作，休息时间玩手机，每天十五六个小时眼睛得不到放松和休息。建议工作或学习期间，定期闹钟提醒，定时进行眼睛放松运动；此外，缩短用眼时间、少用电子产品、适度的户外运动都有利于预防近视的发生和进展。

【注意事项】

高度近视眼需要注意避免视网膜脱离的风险。平时减少头部的碰撞和冲击，不做冲撞性运动，不参与跳高、跳水运动，不搬移挪动重物。眼睛一旦出现闪光感、明显的黑影飘浮、视物变形和中心暗点、塑料薄膜样遮挡感要及时就医。

【现代研究进展】

（一）近视眼发生的病因病机

近视眼的发生发展机制至今尚未完全明了。但近视眼的许多分支研究领域均有不同程度进展。其中有较大突破的是建立了各种近视眼动物模型，如豚鼠和猴近视模型。这些动物近视模型都是在动物视觉发育敏感期采用视觉形觉剥夺或镜片模糊成像诱导而产生。随着分子生物学与免疫学等实验技术的进展，对近视眼的研究正在不断深入。大量研究证实眼局部存在近视生长调控机制，目前已知有多种神经递质和生物活性物质参与了出生后眼球生长的调控，包括各种生长因子、神经传递介质、激素和金属蛋白酶等等。在实验性高度近视眼的发生发展中视网膜–RPE–脉络膜信号级联系统起着关键的调控作用，当视网膜感受到模糊影像时会破坏光的正常传导机制，导致视网膜细胞微环境中多种细胞因子（近视信使）的变化，以调节眼球的生长，减少眼轴长度和光学效应之间的不匹配，"补偿"屈光错误。在高度近视眼中，最重要的变化是巩膜的主要成分Ⅰ型胶原蛋白的降解，导致巩膜变薄，其厚度的改变主要发生在后极部。国内学者通过人高度近视后极部巩膜电镜观察同样有以上发现。目前研究证明高度近视眼巩膜的主要成分Ⅰ型胶原蛋白的降解与基质金属蛋白酶mRNA升高（主要为MMP-2）密切相关，近视眼中基质金属蛋白酶mRNA升高（主要为MMP-2），作用于巩膜Ⅰ型胶原（Collagen-Ⅰ）组织，导致其降解疏松紊乱，带来巩膜一系列病理变化，最终引起巩膜的重塑近视眼形成。

（二）近视预防治疗现状

1. 药物治疗研究

（1）M受体阻滞剂类药物

阿托品：阿托品是一种非选择性的M受体拮抗剂，是通过阻断眼轴的增长从而控制近视眼的进展，对于其阻止近视发展的机制，目前更倾向于阿托品是通过非调节机制而抑制近视发展。有学者认为视网膜无长突细胞可以表达毒蕈碱受体于细胞膜表面，而阿托品与受体结合后可以增加多巴胺的释放，从而阻止近视发展。JR Polling等发现0.5%阿托品对于延缓欧洲国家的高度近视青少年发展是持久和有效的。Chia等研究表明，在对于400例儿童为期两年的研究中，0.5%阿托品组在第一年控制近视进展方面优于0.1%阿托品组和0.01%阿托品组，但是当第二年停药以后，三组之间却没有明显差异，而且0.01%阿托品组引起的副作用更小。但是长期应用是否有效及延缓近视发展程度仍值得探索。目前在台湾阿托品对于控制近视发展已经成为一种标准化治疗，但是在西方国家却没有将阿托品作为处方药控制近视发展，推测原因可能是阿托品控制近视发展对于亚洲人比对欧洲人更加有效，但是阿托品是否具有种族差异性仍然值得探索。总之，阿托品是目前公认治疗近视眼最有效的药物，临床上对于阿托品治疗近视的最有效浓度并没有定论，如何在临床上规范的应用阿托品未来仍需考证。

哌仑西平：哌仑西平是一种选择性M_1受体阻滞剂，在临床应用中对于控制近视发展相对于阿托品来说具有更少的副作用。美国一项研究采用双盲随机对照安慰剂试验中，对9~12岁儿童应用哌仑西平眼用凝胶观察其耐受性及适应性发现，其具有很好的耐受性，临床应用价值较大。然而，关于哌仑西平控制近视发展的机制仍不清楚。

消旋山莨菪碱：消旋山莨菪碱是一种M胆碱能受体拮抗剂，是阿托品的同类药，药效相对弱，也是多年应用在消化系统等内科治疗的传统临床药物，近期被开发为滴眼液，用于假性近视的治疗。多项临床试验结果显示，消旋山莨菪碱能够延缓儿童近视进展，且安全性优于阿托品。陈等认为消旋山莨菪碱可能是一种相对弱的非选择性M胆碱能受体拮抗剂，或是一种选择性M胆碱能受体拮抗剂，并推断M胆碱能受体拮抗剂减缓近视发展可能通过非调节机制完成，即通过影响视网膜递质的释放来阻断眼轴的增长，使得近视得到控制，但是目前仍缺乏大规模的临床试验数据。

（2）阿扑吗啡：阿扑吗啡是一种非选择性多巴胺受体激动剂，其在小鸡、豚鼠、猕猴的行觉剥夺性近视眼当中的抑制作用已被证实。视网膜多巴胺是由无长突细胞和内丛状层细胞释放的神经递质。Dong 等通过给予人工形觉剥夺性和离焦性近视两种豚鼠模型结膜下注射阿扑吗啡，来评估多巴胺在近视发展中的作用，结果发现人工给予阿扑吗啡后可以抑制形觉剥夺性近视的发展，且为浓度依赖性，而离焦性近视模型并未观察到这种改变，因此推测多巴胺信号较离焦性近视在形觉剥夺性近视中发挥着更重要作用。关于多巴胺受体激动剂，目前大都处于试验阶段，未在临床中得到应用。

（3）7- 甲基黄嘌呤：7- 甲基黄嘌呤是一种非选择性的腺苷受体拮抗剂，腺苷受体广泛分布于豚鼠的巩膜、脉络膜、视网膜色素上皮层及视网膜。目前乙酰胆碱和多巴胺与近视之间的关系已被大家关注，这两种神经递质都是通过腺苷受体调节的。最近研究发现7- 甲基黄嘌呤不仅能减少行觉剥夺性豚鼠近视眼轴的延长，而且还能阻止后极部巩膜纤维直径变薄，表明 7- 甲基黄嘌呤可以通过重塑豚鼠后极部的巩膜达到阻止形觉剥夺性近视形成的目的。

（4）"益阳坚阴"中药复方："益阳坚阴"中药可明显抑制豚鼠形觉剥夺眼近视眼的发生和发展，而"养阴"中药干预会明显促使实验性近视眼的发生发展。研究表明"益阳坚阴"中药复方药物可以减少豚鼠形觉剥夺眼视网膜色素上皮－脉络膜层 MMP-2 的上调，抑制巩膜 COL- Ⅰ 的降解，有可能是延缓豚鼠实验性近视眼发展的主要原因，而养阴药物可促进形觉剥夺后豚鼠视网膜色素上皮－脉络膜层 MMP-2 的上调，加速了巩膜 COL- Ⅰ 的降解，可能是促使豚鼠实验性近视发展的主要因素。初步证实了"益阳坚阴"中药复方预防和控制近视的可能性。

2. 手术方法进展

（1）激光手术：随着科技的不断发展，激光治疗近视也迅速发展，从近视眼手术"鼻祖"RK（放射状角膜切开术），到 20 世纪 90 年代激光屈光性角膜切削术 PRK、LASIK 的出现，到目前最新一代的飞秒激光近视手术的成熟应用，无论是从治疗设备的改进、手术方式的创新、还是治疗理念，都发生了质的飞跃。飞秒激光手术又称小切口透镜取出术（SMILE），2011 年 9 月获得美国食品药品监督管理局（FDA）批准，迄今为止，全世界已经进行了超过 50 万 SMILE 手术，更多屈光外科医生将 SMILE 手术作为首选。SMILE 是在VisuMax® 飞秒激光平台（Carl Zeiss Meditec，Jena，Germany）上进行近视治疗的微创角膜屈光手术，FDA 批准给予 SMILE 用于治疗 22 岁或者以上年龄的 –1.00 D 至 –8.00 D 的近视，散光小于等于 –0.50 D，等效球镜度小于等于 –8.25 D，在过去一年里屈光状态稳定。由于SMILE 不涉及 LASIK 手术的角膜瓣，摒弃了传统使用板层刀切削角膜，而是通过计算机的控制进行的全激光手术，所以没有角膜瓣相关并发症的问题。与传统手术采用的机械性角膜板层刀相比，飞秒激光能制作出精确性非常高的角膜瓣厚度，其精度是传统角膜刀的100 多倍，切割时更加准确，可以切削更薄的角膜瓣。由于激光近视矫正手术瓣切削的深度均匀，损伤的神经和血管较少，实际上消除了由于使用手持角膜刀而引发并发症的可能性。因此，飞秒激光的运用大大减少了 LASIK 术后干眼症的发生率，这就使得近视手术变得更加安全，完全避免了交叉感染的可能。

（2）晶体植入术：晶状体眼人工晶体植入术（简称 ICL 植入术），对于高度近视者来说是一种不错的选择。即在不摘除眼内自有晶体的基础上，植入一个新的人工晶体，使病人的高度近视、远视、散光得以矫正，而且还具有可逆性，术后即可恢复到最佳矫正视力，给高度近视病人带来了前所未有的高清视觉体验。值得一提的是，ICL 植入术矫正视力是一种具有高度精确性和可预测性的治疗方法，每片晶体都是"量身定做"，实现真正意义上的个性化设计。

关于近视眼的治疗，世界上众多研究者在关注，截至目前"有数不清的治疗方法和药物"，归纳起来有以下几种：眼肌的训练（各种自我调节训练和理疗仪器）、促使眼周围血液循环（按摩、局部药贴、针灸、熏洗等）、戴镜矫正（框架镜、角膜接触镜）、各种近视眼手术（巩膜加固术、屈光性角膜成形术）等。药物治疗近视的方法一直在探索中，通常多以改善眼功能、防止病变进行及治疗各种并发症，目前认为可能用来治疗近视眼的药物主要包括 M 受体阻滞剂类（如：阿托品和哌仑西平）、多巴胺系统药物、血管活性肠肽、各种生长因子（如：bFGF、TGF-β、HGF、IGF 等）等。但多数药物对增进近视眼的远视力和改变近视眼屈光状态无直接效应。近视眼致盲的主要原因是并发症，而如何预防和治疗并发症也是眼科一项重要任务。以上方法虽多，但由于近视眼本身的复杂性，其治疗始终是"治标不治本"的状况，著名屈光专家汪芳润教授讲"近视眼的治疗始终是一个极其复杂和困难的问题"。

（马东丽）

参考文献

[1] 徐广第. 眼科屈光学. 军事医学科学出版社，2001.

[2] 徐亮. 加强户外活动是防治近视眼的关键. 眼科，2012，21（1）：1-2.

[3] 汪芳润. 近视眼. 上海医科大学出版社，1996.

[4] 马东丽. 关于青少年单纯性近视眼的思考. 中华中医药杂志，2009，24（1）：56-58.

[5] 陈静. 近视病因与发病机制的研究进展. 中华实验眼科杂志，2012，30（4）：376-379.

[6] 赵武校. 近视眼局部生长调控研究进展. 眼科新进展，2007，27（2）：383-385.

第三节　视疲劳

视疲劳又称眼疲劳，是指用眼后（尤以视近物后）眼部出现不适。主要症状有视物模糊、异物感、眼发干、怕光、流泪、眼困倦、眼睑沉重、睁眼困难、眼球及眼眶周围酸胀感或疼痛，可有不同程度的全身症状，如头痛、头晕、恶心呕吐等。

本病与中医学"目倦"相当。目倦见于国家标准《中医临床诊疗术语》，又名肝劳。《医学入门·杂病分类·眼》谓："读书针刺过度而（目）痛者，名曰肝劳，但须闭目调护。"

引起视疲劳的原因包括眼部因素、体质因素、精神因素和环境因素，并非独立的眼病，是一种眼或全身器质性因素与情志因素相互交织的综合征，属于心身医学范畴。

【 病因病机 】

（一）中医病因病机

《审视瑶函·内外二障论》提出："盖心藏乎神，运光于目……凡此皆以目不转睛而视，又必留心内营。心主火，内营不息，则心火动，心火一动，则眼珠隐隐作痛。"结合临床归纳如下。

（1）久视耗气伤血，劳心伤神，耗伤气血津液，目失濡养。《黄帝内经》中指出："久视伤血，久卧伤气……"

（2）肝肾精血亏损，筋失所养，调节失司，目窍失充，不耐久视。

（3）劳瞻竭视，暗耗精气阴液而生虚火，上炎于目。

（4）肝郁气滞，气机失调，目络不畅。

（二）西医病因病机

1. 眼部原因

（1）调节功能障碍：近视、远视、散光、老视，调节衰弱，调节痉挛。

（2）眼肌功能障碍：内、外隐斜，集合及融合功能无力。

（3）眼病所致视力不佳。

2. 全身原因

身体衰弱，内分泌紊乱，更年期综合征，神经官能症，过度疲劳。

3. 环境因素

光线过强（眩光）或过暗，阅读物过于细小，视标不稳定，视频终端综合征。

【 临床表现 】

（一）症状

自觉症状：长时间近距离用眼后视物模糊、重影、字行重叠、文字跳跃，看远后看近或看近后看远，须注视片刻后才逐渐看清；甚者眼睑困倦、沉重难睁，眼球或眼眶酸胀、疼痛、眼干涩、流泪，异物感等；严重者伴有头痛、眩晕、嗜睡、乏力、注意力难以集中、多汗、易怒、食欲不佳等。

（二）体征

眼部检查：有屈光不正、干眼或无明显异常。

【 诊断与鉴别诊断 】

一、诊断要点

（1）久视后出现视物模糊、眼胀、头痛、眼眶胀痛、眼睑沉重、眼干涩等症状。

（2）常有屈光不正、干眼或老视。

二、鉴别诊断

1.青风内障
青风内障早期可有用眼后头眼部不适、休息后缓解等症状，与本病类似。仔细、反复进行眼压、视野等检查可发现有眼压增高、视野有相应损害、眼底视盘病理性凹陷等异常，而视疲劳除不适症状外无其他异常。

2.屈光不正
屈光不正病人久视后即可出现视疲劳，但经验光配镜后症状消失。

【治疗】

（一）辨证论治

1.气血亏虚证
[证候] 久视后出现视物模糊、眼胀、头晕；眼科检查可有近视、远视等屈光不正或老视；可兼见心悸、健忘、神疲、便干；舌淡苔白，脉沉细。

[辨证分析] 气血亏虚，目中经络涩滞，失于濡养，故不能近距离久视；全身症状及舌脉表现均为气血亏虚之候。

[治法] 益气养血，宁心安神。

[方药] 八珍汤加减。可加百合、远志以安神定志；大便干结者可加火麻仁以入肠通便；头眼胀痛加蔓荆子、菊花以清利头目、止痛；口苦，舌尖红者加黄连、莲子心。

2.肝肾不足证
[证候] 久视后视物模糊、眼胀、干涩，眼部检查可有近视、远视等屈光不正或老视；可兼见头晕目眩、耳鸣、腰膝酸软；舌质淡，苔少，脉细。

[辨证分析] 肝肾精血亏损，目失濡养，调节失司，故不能近距离久视；全身症状及舌脉表现均为肝肾不足之候。

[治法] 滋养肝肾，益精明目。

[方药] 杞菊地黄丸和柴葛解肌汤加减。方中可去生石膏；眼干涩者加以北沙参、麦冬以益气养阴；眼胀痛明显者加夏枯草、青皮行气止痛。

3.阴虚火旺证
[证候] 久视后出现视物模糊、眼胀痛、干涩，眼部检查可有近视、远视等屈光不正或老视；可兼见头晕目眩、五心烦热、失眠、咽干口燥；舌红苔少，脉细数。

[辨证分析] 劳瞻竭视，耗竭阴津，阴不制阳，致虚火上炎，故不能近距离久视；全身症状及舌脉表现均为阴虚火旺之候。

[治法] 滋阴降火，益精明目。

[方药] 知柏地黄丸加减。口干喜饮者宜加石斛、天花粉、生石膏以生津止渴。

4.肝郁气滞证
[证候] 久视后出现视物模糊、眼胀痛、流泪、头胀痛，眼部检查可有近视、远视等

屈光不正或老视；可兼见烦躁易怒、善太息、眩晕、口苦、不思饮食；舌红，苔白或黄，脉弦数。

［辨证分析］肝失条达则目窍气机不畅，经络气血瘀滞故不能近距离久视；全身症状及舌脉表现均为肝郁气滞之候。

［治法］疏肝理气，通络散郁。

［方药］柴胡疏肝散加减。热象明显者可合用丹栀逍遥散；头痛甚者，伴有眼刺痛加丹参、红花、苏木。

（二）外治

（1）点眼：珍视明滴眼液、七叶洋地黄苷滴眼液等，每日 2~4 次，每次 1~2 滴。有干眼者，滴人工泪液类眼液。

（2）中药超声雾化熏眼：内服药渣再次煎水过滤，作中药超声雾化熏眼，每次 10~15 分钟，每日 2~3 次。

（三）针刺治疗

选攒竹、阳白、太阳、丝竹空、瞳子髎、肝俞、肾俞、液门、风池、后溪、太溪、行间、内劳宫、四神聪，每次用 8~10 穴，10 日为 1 个疗程，可行 2~3 个疗程。

（四）其他治疗

（1）推拿按摩：选用眼周穴位如攒竹、承泣、睛明、丝竹空、阳白、鱼腰、风池，用手指按摩穴位，轻柔、指压。

（2）矫正屈光不正：对屈光不正或老视者均配戴合适的眼镜，定期复查。

【典型案例】

案例　王某，女，57 岁，2016 年 7 月 19 日初诊。

［主诉］双眼酸胀不适伴干涩 1 月余。

［病史］病人 1 个月前无明显诱因自觉双眼酸胀不适，伴有眼干涩，来我院就诊。

［检查］视力：右眼 0.2 +3.75DS/−2.00DC*156=1.0，左眼：0.3 +2.50DS/−1.75DC*168=1.0，双眼前、后阶均无明显病变。伴有头晕目眩、腰膝酸软；舌淡，苔少，脉细。

［西医诊断］①双眼视疲劳；②双眼屈光不正。

［中医诊断］双眼目倦（肝肾不足证）。

［治疗］

（1）杞菊地黄丸加减：枸杞子、菊花、熟地、山药、山茱萸、茯苓、牡丹皮、泽泻、北沙参、麦冬、黄芪。共 15 剂，每日 1 剂，早晚分服。

（2）针灸：取穴如下：肝俞、肾俞、阳白、行间、太阳、丝竹空、瞳子髎、液门、后溪、太溪、内劳宫、四神聪，一天 1 次，共 15 天。

（3）七叶洋地黄苷滴眼液，日 3 次，点眼。

［二诊］2016 年 8 月 4 日。自诉双眼酸胀症状减轻，仍感干涩。中药原方加白芍、当

归，服药 15 天，针灸原方去行间、阳白加三阴交穴、承泣穴。

[三诊] 2016 年 8 月 18 日。病人自诉酸胀症状消失，仍有轻微干涩，续服 15 天，病人双眼干涩症状消失。

[辨证分析]

（1）病人为中年女性，肝肾精血亏损，精血不能上荣于目，以致目失濡养，调节失司，导致双眼酸胀、干涩不适；结合全身症状头晕目眩、腰膝酸软，结合舌脉，治宜滋养肝肾，益精明目，故给予杞菊地黄丸加减。杞菊地黄丸由六味地黄丸加枸杞子、菊花而成，肝开窍于目，肝血上注于目而能视。枸杞子补肾益精，养肝明目；菊花善清利头目，宣散肝经之热。熟地滋阴补肾，填精益髓；山茱萸补养肝肾，并能涩精，取肝肾同源之意。山药补益脾阴，亦能固肾；三药配合，肾肝脾三阴并补。茯苓淡渗脾湿，并助山药之健运。丹皮清泄虚热，并制山茱萸之温涩。泽泻共泻肾浊，助真阴得复其位。针灸取穴以补益肝肾，滋阴养血；经中药服用 15 天后，结合病情，调整处方加白芍、当归养血和营，使目得血荣。针灸取穴去阳白、行间，加三阴交、承泣以增其滋阴养血功效；经继续治疗 1 个月后症状消失。本病运用全身辨证与局部辨证相结合思路，以滋养肝肾、益精明目为治疗原则，通过口服中药、针灸及眼药水相配合的方法，在治疗肝肾不足型视疲劳中，取得了较好的疗效。

（2）问题与讨论：随着电脑和手机的长时间运用，视疲劳病人呈现增加趋势，中医在治疗视疲劳中具有一定的优势，根据整体与局部辨证原则，规范施治，中药与针灸配合运用，在诊治过程中取得了良好的效果。应将这种辨证辨病结合的方法，向基层及西医推广，使得医生可以灵活运用，让更多的病人受益。

【预防与调护】

（1）凡有近视、远视、老视者宜先验光，必要时配戴合适的眼镜。

（2）生活有规律，休息及睡眠要充分。

（4）合理用眼，避免长时间、近距离、过于精细的工作。

（3）加强锻炼，增强体质。

（魏丽娟）

第四节　甲状腺相关性眼病

甲状腺相关性眼病（TAO）是一种与内分泌有关的免疫性疾病。过去有多种命名，如"内分泌性突眼""甲状腺突眼""Graves 眼病"等。1969 年将该病命名为甲状腺性相关眼病，旨在明确甲状腺与眼部病变共同存在的特征。近年来，有的学者提出由于本病主要累及眼眶组织，因此，建议称为甲状腺相关免疫眼眶病变（TRIO），但目前临床上仍习惯称之为甲状腺相关性眼病。病人可表现为甲状腺功能亢进、甲状腺功能低下及甲状腺功能正常。若甲状腺功能正常而出现 Graves 眼病时，称为眼型 Graves 病。

中医将本病多称为"鹘眼凝睛"，是指以眼珠突出、红赤如鹘鸟之眼，呈凝视状为特征的眼病。该病名首见于《世医得效方·眼科》，又名鹘眼凝睛外障、鱼睛不夜。本病较为严重者的症状记载见于《证治准绳·杂病·七窍门》，书中有："目如火赤，绽大胀于睥间，不能敛运转动……犹鹘鸟之珠。"

TAO 在眼眶病的发病中位居首位，国外为 47%，国内为 20%。国外报道轻度的亚临床、自限型 TAO 的发病高达 80%，而女性较之男性更易罹患 Graves 病，且发生严重眼眶受累的可能性是男性的 8 倍。国内报道，在甲状腺功能亢进的病人中，多见于中青年，女性多于男性，为 4：1，多为双眼发病。在甲状腺功能正常的病人中，多见于中年以上，无性别差异，多为单眼发病。

【病因病机】

（一）中医病因病机

中医描述本病病因较广，《秘传眼科龙木论·鹘眼凝睛外障》谓："此证皆因五脏热壅冲上，脑中风热入眼所致。"《银海精微·鹘眼凝睛》亦认为本病是"因五脏皆受热毒，致五轮振起，坚硬不能转运，气血凝滞"而引发。结合临床，可归纳为以下几种。

（1）情志失调，肝气郁结，郁久化火，上犯于目，使目眶脉络涩滞所致。

（2）素体阴虚，或邪热亢盛，日久伤阴，或劳伤过度，耗伤阴血，心阴亏虚，肝阴受损，阴虚阳亢，上犯目窍，珠突眶外。

（3）七情内伤，肝气郁结，疏泄失常，气机阻滞，血行不畅为瘀，水湿停滞为痰，痰瘀互结，阻于眶内，致珠突如鹘眼。

该病的发生与情志和体质以及饮食和水土失宜相关。甲状腺相关性眼病病位在目，病本在肝，与脾、肾有关。其病机关键在于肝郁气滞、脾失健运、痰湿内生、气血瘀滞。以气、痰、瘀三者合而为患，其主要病理产物和致病因素是气滞、痰凝、血瘀。同时伴有肝阴不足、气阴两虚。病理特点是本虚标实，虚实夹杂。

（二）西医病因病机

发病机制至今尚未完全阐明，但已得到公认属于自身免疫或器官免疫性疾病。TAO 早期的改变主要是淋巴细胞浸润和氨基葡聚糖（GAG）的沉积，晚期则为眼球后组织纤维化，目前认为这是多种因素相互作用的结果。

1. 环境因素

研究表明，吸烟是其非常重要的危险因素，可致病情严重程度增加。一方面，吸烟将导致 TAO 放射性碘治疗后的病情恶化，另一方面，还会减弱免疫抑制的疗效。目前吸烟导致 TAO 的发病可能的原因包括：①直接作用眼眶组织；②促使成纤维细胞增殖；③抑制 T 细胞的活性。

2. 遗传因素

TAO 的发病具有遗传易感性。人类白细胞抗原（HLA）与 TAO 发病有关。研究提示，HLA-DR3 和 B8 的多态性与 TAO 发病相关，同时，HLA-B35、B54、DR4 和 DQ4 可能是严重 TAO 的抗性标志。此外，CTLA-4 与 TNF-α 基因的多态性同样参与了此过程。总之，TAO 的发病具有很强的遗传倾向，但其具体作用尚不明确，有待今后进一步研究。

3. 免疫机制

在机体免疫耐受状态被打破时，自身反应性 T、B 细胞会对自身产生一系列炎性反应，大量的脂肪堆积于眶周间隙，引起眼外肌纤维化，由此导致组织结构改变，最终产生甲状腺相关性眼病。

（1）T、B 淋巴细胞：TAO 病人在炎症阶段的特征为大量炎症细胞浸润，如肥大细胞、巨噬细胞及淋巴细胞。研究表明，$CD4^+T$ 淋巴细胞通过识别自身抗原并与其结合而被激活，产生各种细胞因子和黏附分子，并激活 $CD8^+T$ 淋巴细胞或 B 细胞，最终产生各种自身抗体。此外，T 淋巴细胞还能通过刺激成纤维细胞和 GAG 的分泌来参与该病的发生发展。最新研究还发现，Treg 细胞免疫抑制功能的降低可能是促使 Graves 眼病发生的另一个重要因素。Th17 细胞也可能参与了 Graves 眼病的发生与发展。机体细胞免疫抑制受损可能是其重要机制。

（2）细胞因子及黏附分子：趋化因子和黏附分子（如 ICAM-1）介导了 T 淋巴细胞、B 淋巴细胞进入眼部组织的过程。研究者已发现眶后结缔组织的成纤维细胞呈强免疫活性。TAO 病人球后组织中检测到有大量单核细胞浸润，并存在 IL-α、IFN-γ 和 TNF-α 等细胞因子。说明这些细胞因子在 TAO 病人的病理发展过程中起到了重要作用：①诱导表达参与自身免疫反应的分子（如 ICAM-1）；②刺激成纤维细胞（OF）分泌 GAG。

4. 病理机制

研究表明，OF 广泛分布于球后结缔组织和眼肌膜中，且高表达 CD40 分子。CD40 可与 T 细胞表面的 CD40L 结合并激活 T 细胞，促进促炎性细胞因子的表达，从而导致炎症反应和透明质酸的产生。TAO 病人眼部脂肪组织的增加可直接导致眼压增高、眼球突出，并可分泌多种细胞因子和生长因子等，进一步参与 TAO 的发生和发展。近期研究发现，过氧化物酶体增殖体激活受体（PPAR）和 CCAATT 增强子结合蛋白（C/EBP）在脂肪细胞的分化过程中起正向调节作用。PPAR 激动剂对眶内成纤维细胞脂肪化起促进作用，而 PPAR 拮抗剂可抑制脂肪细胞的形成。

【临床表现】

（一）症状

眼部不适感觉，可表现为眼痒、干涩、畏光或流泪充血，眼球突出，眼球运动障碍、复视，高度眼球突出所造成的眼睑不能闭合，出现暴露性角膜炎、角膜溃疡甚至穿孔，视神经受压可致视神经病变，视功能严重受损。眼痒和刺激感于晨起时较重。伴有甲状腺功能亢进的病人尚有全身症状，如急躁、基础代谢率增高、脉搏加快、消瘦、食欲增加、手震颤等。

（二）体征

1. 眼睑的改变

为临床上常见的体征，以眼睑回缩和上睑迟落征为主要表现，前者表现为上或下睑回缩，瞬目减少，外观呈凝视状态，又称凝视征，上眼睑回缩为 Dalrymple 征，后者是 TAO 最常见的早期特异性临床体征，报道有 94% 的 TAO 病人表现眼睑迟落征，可伴有眼睑肿胀和水肿。甲状腺激素分泌过多使交感神经兴奋是其原因之一。组织学发现提上睑肌组织的纤维化、萎缩和瘢痕，而 Müller 肌也有炎症、纤维化和萎缩改变，这也是导致上眼睑退缩容易转为慢性的原因。

2. 眼球突出

为 TAO 最常见的体征，多为双眼但可先后发病，病程早期多表现眼球轴性突出，后期由于眼外肌的纤维化、挛缩，使眼球突出并固定在某一眼位，影响外观。伴有甲状腺功能亢进者，眼球突出症状发展较快。有的病人甲亢得以控制后，眼球突出更加明显，临床上称为恶性眼球突出。

3. 眼球运动障碍

TAO 不可避免地出现眼外肌病变，总的进程是早期水肿，炎细胞浸润；后期纤维化。多条眼外肌受累，可先后发病且程度不同。根据统计，肌肉受累频度依次为下直肌、上直肌和内直肌，外直肌受累少见。CT 显示肌腹肥厚，而肌肉止点多属正常，此点可与肥大性肌炎相鉴别。当眼外肌纤维化时，复视更加明显，表现为眼球向该肌肉运动相反的方向运动障碍，如下直肌病变，眼球向上转动受限。这是由于下直肌挛缩所致，而非上直肌麻痹，称为限制性眼外肌病变。

4. 视神经病变

眼神经病变是本病的继发性改变，由于眶内水肿、眶压增高或肿大的眼外肌对视神经压迫所致。病人视力减退不能矫正，严重者仅存光感，眼底可见视盘水肿或苍白，视网膜水肿，静脉迂曲扩张。

5. 结膜表现

球结膜充血和血管迂曲扩张，多在水平肌止端处。严重的结膜水肿可以突出于睑裂以外，导致睑裂闭合不全，从而继发角膜病变。

6. 角膜病变

由于眼睑改变和严重的眼球突出，导致睑裂的闭合不全，而发生暴露性角膜炎，早期为角膜下方点状上皮脱落，重者出现角膜溃疡甚至穿孔，严重损害视功能。

【实验室及其他辅助检查】

1. 眼超声检查

简单价廉，重复性好，在诊断和随诊 TAO 的病程中，是一种有效而准确的方法。B型超声可灵敏地探测到肥大的眼外肌和扩大的眶脂肪垫。而 A 型超声则可以较 B 型超声更准确地测量眼肌的厚度。早期眼外肌水肿明显时，内回声弱，光点少；随着病变发展，肌肉内出现纤维化，内回声增强，光点增多。同时由于眶内脂肪组织弥漫性肿胀，表现为回声光团增大；软组织水肿及炎性细胞浸润而使视神经侧后边回声向后延长。

2.CT 及 MRI 扫描检查

能清晰地显示眼外肌、眶软组织和眶骨。水平位扫描能显示水平直肌的形态，以及眼球突出的状态和视神经的变化。冠状位扫描能同时清晰显示四条直肌厚度，尤其能较好地显示下直肌的形态。MRI 不仅能显示 TAO 的眶内形态，还能显示眼外肌的病理变化，如肌肉的水肿、脂肪化和纤维化等。CT 扫描可显示多条眼外肌增粗，外形呈梭形肿胀；眶尖部眼外肌增厚常压迫视神经，使其水肿增粗；多条肿胀的眼外肌汇聚于眶尖部而使眶尖密度增高。同时由于眼外肌和眶脂体肿胀而使眶隔前移，眼球突出。MRI 检查可显示眼外肌增厚的中、高强度信号。

3. 甲状腺疾病相关的检查

血清 T3、T4 和 FT3、FT4 的测定；血清 TSH 测定；基础代谢率（BMR）；T3 抑制实验（TRH）等。甲状腺功能亢进者，实验室检查发现甲状腺吸碘率增高，血清 T3、T4 水平高于正常，血清 TSH 水平数值多不稳定，T3 抑制试验及 TRH 兴奋实验结果也可异常。

4. 突眼度检查

借助仪器可比较准确的测量眼球与眼眶骨性标志的关系，Hertel 测量仪是一种透明的毫米尺，两端可放在眼眶两侧骨缘上，因而可直接测量到角膜的距离。测量仪两端还各装有一套反光镜，可将眼球的侧面观向前投射到标尺上。两眼正面观与两眶间距离的读数，正常人一般在 15~20mm，两眼与两眶距离的差别分别小于 1mm。如差别大于 2mm，提示可能有眼外肌麻痹，大于 2.5mm 通常提示眼眶病理变化。追踪检查可揭示眼病进展过程。

【 诊断与鉴别诊断 】

一、诊断要点

（一）辨病要点

（1）单眼或双眼发病，起病缓，眼珠逐渐突起，红赤凝定如鹘鸟之眼。

（2）视一为二之症，继之眼珠突起甚至出眶，眶缘可扪及肿块。

（3）后期眼珠渐突出眶，胞睑难于闭合，白睛红赤肿胀，黑睛暴露生翳。

（二）中医辨证要点

1. 气郁化火证

[主症]眼珠进行性突出，不能转动，白睛赤肿，畏光流泪；全身或伴有急躁易怒，口苦咽干，怕热多汗，心悸失眠；舌质红，苔黄，脉弦数。

[辨证分析]情志不舒，肝失条达，气机郁结，久则化火，肝火上炎目窠，火性暴烈，辨证以眼珠呈进行性外突、白睛赤肿及气郁化火的全身症状为要点。

2. 阴虚阳亢证

[主症]眼珠微突，凝视不能转动，白睛微红；全身伴有头晕耳鸣，心烦失眠，消瘦多汗，腰膝酸软；舌质红苔少，脉细数。

[辨证分析]此乃本虚标实之证。阴损血亏，目窍失于濡养，且虚阳上扰，清窍不利，故辨证以眼珠微突而白睛淡红，以及头晕耳鸣、心烦不寐、腰膝酸软等全身症状为要点。

3. 痰瘀阻滞证

[主症] 眼珠外突，运转受限，白睛黯红，视一为二，畏光流泪；胁肋胀痛，胸闷不舒；舌质黯红，苔黄，脉弦。

[辨证分析] 肝气郁结，气滞血瘀，瘀血阻滞；木郁土壅，脾失健运，水湿不化、胁胀胸闷、舌黯、脉弦等为要点。

（三）西医诊断要点

（1）眼睑回缩和上睑迟落，眼球突出，眼球运动障碍或伴有复视。

（2）CT、MRI 扫描和超声波检查显示典型眼外肌肥大，一般可确诊。

（3）甲状腺功能亢进史以及相关甲状腺功能的实验室检查有助于诊断。

（二）鉴别诊断

1. 眼眶肿瘤

单侧突眼，双眼突出不对称程度明显超过甲状腺相关性眼病，突出的方向与病变部位相反，不伴有眼睑退缩和滞后。

2. 眼眶炎性假瘤

多急性发病，眶深部疼痛显著，眼球向前突出，伴眼睑红肿，上睑下垂。CT 扫描有助于诊断。

【治疗】

一、中医治疗

（一）治疗原则

本病多为全身疾病的局部症状之一，故应结合全身情况进行辨证施治。

（二）辨证施治

1. 气郁化火证

[治法] 清肝泻火，解郁散结。

[方药] 丹栀逍遥散（《内科摘要》）；肝经郁火较重者，可加夏枯草、石决明入肝经而清泻郁火；若有胸闷胀痛者，加香附、郁金以疏肝解郁；眼珠突出明显或眶内可扪及肿块者，加丹参、红花、海藻、昆布以化瘀通络散结。

[中成药] 加味逍遥丸。若因肝气郁结而导致胸胁胀满、易怒等症加重，可用柴胡疏肝散等。

2. 阴虚阳亢证

[治法] 滋阴潜阳，平肝降火。

[方药] 平肝清火汤（《审视瑶函》）。阴虚火旺者，可加知母、黄柏滋阴降火；心悸失眠者，加莲子心、麦冬、夜交藤以养心安神；双手震颤者，加石决明、龟甲、鳖甲以滋阴平肝息风。

［中成药］杞菊地黄丸。阴虚者可用知柏地黄丸、左归丸，阳虚者可选用右归丸。

3. 痰瘀阻滞证

［治法］疏肝理气，化瘀祛痰。

［方药］逍遥散（《太平惠民和剂局方》）合清气化痰丸（《医方考》）；郁热之证明显者，可加郁金、夏枯草、茺蔚子以解郁清肝；瘀血之象较重者，可加川芎、桃仁、莪术、三棱活血化瘀；眼突明显者，可加生牡蛎、浙贝母、夏枯草、昆布以软坚化痰散结。

［中成药］桃仁红花煎、二陈丸。若因脾虚而导致水湿不运之象，可用参苓白术散等。

（三）单方验方

穿山龙浸膏

每次 10~20mL（每 1mL 含生药 0.59g），每天 3 次，连服 2~3 个月，可改善眼肌症状。雷公藤多苷具有滋阴潜阳、平肝息风、清化湿热、解毒通腑泻火、扶正祛邪的作用。其有效成分具有较强的抗炎及免疫抑制作用。以雷公藤多苷片（每片含有效成分 10mg）剂量为 15~60mg/d，分 3 次口服，疗程为 2~12 个月。其治疗机制可能在于降低 α 肾上腺受体亲和力，并抑制外周 T1 向 T3 转化，同时抑制球后组织自身抗原形成。

（四）外治法

1. 涂眼药膏

可用抗生素眼膏涂眼，以防暴露赤眼生翳。

2. 湿热敷

用桑叶、荆芥、防风、菊花、大青叶、当归、赤芍水煎。过滤取汁做眼部湿热敷。

3. 手术治疗

对于突眼严重或有视神经受压者，可行眼眶减压术。

（五）针刺治疗

通过针刺对穴位的刺激，可以调节全身的气血阴阳，从而使气血、经络通畅。

（1）选风池、天柱、百会、阳白、外关、内关、合谷、行间、太冲等穴，每次 2~4 穴，交替轮取，泻法为主，每日 1 次。

（2）选用迎香、太阳、上星、合谷等穴及上睑点刺放血，以开郁导滞。

（六）饮食疗法

宜选用清淡含维生素高的蔬菜、水果及营养丰富的鸡蛋、淡水鱼等，同时应予以养阴生津之物，如银耳、香菇、淡菜、燕窝等。

适当增加矿物质供给，尤其是钾、钙及磷等微量元素。同时，还应该多补充维生素丰富的食物，如肝类、内脏、新鲜的瓜果蔬菜。此外，饮食有节，忌食辛辣食物；忌食含碘多的食物如海带、紫菜等海产品；少喝浓茶、咖啡。避免暴饮暴食、注意饮食卫生。

（七）情志疗法

保持乐观的情绪有助于疾病治疗，医护人员要有耐心地开导病人，向病人讲解有关知识，治疗的方法、效果等，帮助、鼓励病人正确对待疾病，树立战胜疾病的信心，积极主动地配合治疗。

二、中西医协同治疗

（一）结合治疗优势

现代大量研究表明，中西医结合治疗的方式可缩短治疗病程，减少西药药物剂量，减轻药物的副作用，减少放射性碘及手术治疗引起的甲状腺功能低下发生率，降低甲亢的复发率，同时亦能改善机体免疫功能以及能明显改善病人的不适症状，提高病人的生活质量。

（二）中西医结合治疗原则

在对治疗本病的现代文献整理中发现，现代医家结合中西药治疗本病多遵循以下原则。

（1）症状明显时，以西药为主，中药为辅，以改善症状提高生活质量。

（2）缓解期治疗，中西药合用，减轻西药副作用。

（3）恢复期治疗，以中药为主，巩固疗效防止复发。

（三）中西医结合治疗方式

1. 中药专方与西药结合

病人的治疗不运用辨证论治方法，入选病人仅符合西医诊断的标准即可纳入，在其治疗过程中除运用中药专方治疗，同时配以西药，目前相关研究的专方治疗均以益气养阴、清热舒郁、化痰散结、活血化瘀为主，而且其在临床观察中均证实与单纯西药治疗具有显著优势。

2. 辨病（西医）与辨证（中医）结合

辨证论治为中医药治疗的特色，辨病辨证相结合的治疗方式更具个体化，更符合中医药治疗疾病的原则，其根据致病机制不同或病情发展阶段不同而引起的病机变化采用辨证论治，且在辨证论治的同时结合西药治疗，经临床研究验证取得了很好的疗效。

3. 中药功效与现代药理学结合

通过近现代大量实验研究发现，目前大多数中药的药理学作用均已有所了解，因此在治疗本病的期间，可在辨证论治的同时结合其所用中药的药理学作用而加减用药。

（1）化痰软坚散结的药物：大部分为含碘中药。具有抗甲状腺作用的药物为海藻、黄药子、鳖甲、白芥子；增强免疫功能的药物为昆布、鳖甲；保肝药物有白薇；免疫抑制剂药物为山慈菇、猫爪草、浙贝母。

（2）补益的药物：多为益气养阴、健脾补肾的药物。增强免疫功能的药物为党参、黄芪、山药、白术、白芍、桑椹、生地、麦冬、旱莲草、女贞子、黄精、山茱萸、五味子；保肝利胆的药物为黄芪、白术、旱莲草、女贞子、五味子、山茱萸；抗甲状腺的药物为白芍、麦冬、龟甲。

（3）养阴清热的药物：保肝利胆的药物为黄芩、栀子、生石膏；抗炎作用的药物为黄连、夏枯草；调节免疫功能的药物为天花粉。

（4）清肝明目的药物：增强免疫功能的药物为决明子、龙胆草；保肝利胆的药物为密蒙花、龙胆草；抗炎作用的药物为决明子、杭菊花、龙胆草。

（5）理气活血的药物：保肝利胆的药物为柴胡、郁金、陈皮、青皮、川楝子、香附、川芎、丹参、桃仁；增强免疫功能的药物为柴胡；有免疫抑制作用的药物为红花。

【典型案例】

案例　肖某，男，54 岁，初诊：2013 年 8 月 18 日。

［主诉］右眼肿胀突出、复视 2 月余。

［现病史］2 个月前右眼肿胀，突出，曾在外院查甲状腺相关指标未见异常，B 超示双眼眼肌肥厚，MRI 示右眼下直肌、外直肌及其周围组织增粗，在外院服用激素治疗，效果不显，现服用泼尼松 5mg，每日 1 次。

［眼部检查］查视力 OU：1.0，双眼球结膜无充血水肿，角膜清，瞳孔对光反应存在。右眼眼睑退缩，迟落征（+），右眼上转受限，测量眼球突出度 18 > 103 < 14.5，辐辏不到位，复视像右下分离最大。眼底：右眼视盘边界清，色略淡，视网膜血管细，黄斑中心凹反光未见。左眼眼底未见异常。

［既往史］无特殊病史。

［现症］右眼球突出，复视，纳食可，夜寐差，喜凉食，二便调。舌尖红，苔薄白，脉细。

［西医诊断］眼型 Graves 病。

［处方］生地 30g，赤芍 30g，丹皮 30g，知母 10g，僵蚕 10g，蝉蜕 6g，白蒺藜 10g，木贼 6g，三棱 6g，莪术 6g，皂角刺 10g，炙麻黄 10g，制附子 5g，细辛 3g，桂枝 6g，四季青 10g。14 剂，水煎服，每日 1 剂，分两次服。

［二诊］2013 年 9 月 9 日。病人一直按照上方服用汤药，右眼红肿减轻，复视基本痊愈。右眼上转基本到位，测量眼球突出度 17 > 103 < 14.5，辐辏不到位，复视像右下分离最大。原方加生牡蛎 30g、干姜 10g、川椒 3g，继续服用。

［三诊］2013 年 10 月 14 日。病人一直按照上方服用汤药 1 个月，复视痊愈，红肿消退。右眼上转到位，测量眼球突出度 16 > 103 < 14.5，辐辏到位，复视像正常。

［病例分析］甲状腺相关性眼病（TAO）是眼眶最常见的疾病之一。其眼部体征可概括为：①眼睑改变：主要以眼睑退缩和上睑迟落为特征性表现，眼睑退缩上下睑均可，以上睑明显，常伴有眼睑肿胀或水肿。②眼外肌改变：眼外肌梭形肥大，病理检查可见肌纤维肥大。炎细胞浸润、变性、萎缩及纤维化，可致眼球运动障碍复视。③眼球突出、眶内软组织水肿、炎细胞浸润、脂肪垫增厚，严重者可出现暴露性角膜炎、继发感染。④视神经病变而使视力下降，主要原因是眶尖部肌肉肥大、水肿压迫所致。另外，还可以出现眶压增高、泪腺增大、结膜和泪阜水肿等症状。眶尖部高密度影是 TAO CT 扫描的另一特征性表现，B 型超声可见多条眼外肌粗大及球后脂肪垫增厚。中国中医科学院眼科医院高健生教授通过多年临床实践，采用麻黄附子细辛汤为主方，配伍凉血化瘀、清热祛风之品治疗本病，临床疗效明显。

高健生教授在临床上注重玄府理论在眼科的应用，玄府的实质是指"玄府"的升降出入运动形式，也是生命运动存在的基本形式。在眼科临证治疗中，高教授认为目无所见、目盲、目昏、视如蝇翅、黑花等病因病机，是由"热气怫郁，玄府闭密"致使"玄府郁闭小"，而使气液、血脉、营卫、精神不能升降出入所致。同时受东垣"益气升阳"学说和张锡纯升陷汤的理论的启发，对于一些病程较长、病情复杂的慢性疑难眼病，如甲状腺相关性眼病、葡萄膜炎、视神经萎缩等，注重顾护人之阳气，提出益气升阳举陷法，通过补阳、助阳药物温补肾阳，培元固本，使阳气振奋，常用麻黄附子细辛加味治疗。

高教授在治疗眼睑肿胀或眼眶肿物时，辨证多以红肿热痛识阴阳，凡眼睑肿胀、无压痛、红肿者多辨为阴证，可配伍使用附子、细辛等。

本案中病人长期右眼肿胀突出，未见明显红痛。诸湿肿满皆属于脾，高教授治法以温阳健脾、凉血舒肝为主，重在温补脾阳、开窍散邪，用附子、细辛温肾阳，运脾阳，以生地黄、炒知母、丹皮凉血活血；白蒺藜、木贼、僵蚕、蝉蜕清肝火疏风，佐以麻黄、川椒解玄府之郁，开玄府散瘀结，寒热并用使邪从表出。高老在治疗中寒热并用，上清肝经风热，凉血散瘀，下温补脾肾鼓舞阳气，在辨证治法上突出了温阳治法的应用，诊疗思路上独树一帜，收到了较好疗效。

【疗效判定标准】

基于病证结合的临床模式，中医药临床疗效的评价，既要有相关疾病西医公认的关键指标，又要突出中医特色，反映病人整体状态，相关"证"的症状改变，参考《中国新药临床研究指导原则》（试行）制定。

（一）TAO 疗效评分标准

参考《中国新药临床研究指导原则》（试行），将能分级的眼部症状分为四级：无症状（0分）、轻度（0分）、中度（0分）、重度（3分）。

表 11-2　TAO 疗效评分标准表

症状	无（0分）	轻（1分）	中（2分）	重（3分）
眼球突出	无症状	眼球微突出	眼球突出较重	眼球突出欲脱
畏光	无症状	时而畏光	畏光	畏光难忍
流泪	无症状	偶有流泪	遇到刺激流泪	经常流泪
两目胀痛	无症状	时而两目胀痛	轻微两目胀痛	两目胀痛难忍
视物模糊	无症状	时而视物模糊	视物模糊不清	视力严重下降
眼睑肿胀	无症状	时而眼睑肿胀	眼睑轻微肿胀	眼睑重度肿胀
闭目露睛	无症状	眼睑闭合不全	闭目轻微露睛	露睛严重

（二）TAO 疗效评定标准

参考《中国新药临床研究指导原则》（试行）。

表 11-3　TAO 疗效评定标准表

显效	有效	无效
临床症状基本消失（症状积分降低＞70%）	临床症状好转（症状积分降低＞30%）	临床症状未改善或恶化（症状积分降低＜30%）
突眼度恢复正常	突眼度较前下降	突眼度未改善或者恶化
甲状腺功能指标下降	甲状腺功能指标下降	实验室指标无变化
眼部 CT 或核磁显示眼外肌较前有改善	眼部 CT 或核磁显示眼外肌较前有改善	眼部 CT 或核磁显示眼外肌较前无明显变化或者恶化

表 11-4　TAO 证候疗效评价（相关主症分级评分）表

主症	无 0	轻 1	中 2	重 3
头晕耳鸣	无	偶发	常发	经常发生，不间断
口燥咽干	无	偶有	常有口干	干渴、饮多不解
五心烦热	无	手足心热、午后明显	手足心灼热	手足心热、心烦不宁
腰膝酸软	无	偶发	常发	反复发作、不易缓解
心悸怔忡	无	偶发	心悸阵作	经常发作、心神不宁
失眠	无	睡眠时间＜5 小时	睡眠时间＜3 小时	彻夜难眠
健忘	无	偶有	常有	转瞬即忘
四肢麻木	无	偶有	常有、尚可忍受	持续麻木，难以忍受
面色㿠白	无	淡白	淡白无华	苍白
倦怠乏力	无	易疲劳，可坚持轻体力工作	乏力，勉强坚持日常工作	全身乏力，终日不愿活动
神疲懒言	无	不喜多言，不问不答	懒于言语，多问少答	精神萎靡，偶语
纳少腹胀	无	食量减少＞1/3，偶感腹胀，食后 1/2 小时缓解	食量减少＞1/3，常感腹胀，食后 2 小时缓解	食量减少 1/2，终日腹胀
大便溏薄	无	大便不成形，日 3~4 次	大便稀溏，日 5~6 次	大便水样，日 10 次以上

计算公式为（尼莫地平法）：[（治疗前积分 - 治疗后积分）/ 治疗前积分] ×100%

（1）中医临床症状、体征消失或基本消失，证候积分减少 ≥95%，临床痊愈。

（2）中医临床症状、体征明显改善，证候积分减少 ≥ 70%，显效。

（3）中医临床症状、体征均有好转，证候积分减少 ≥ 30%，有效。

（4）中医临床症状、体征无明显改善或加重，证候积分减少，不足 30%，无效。

【 预防与调护 】

（1）抬高头位以减轻眶周水肿和眼部不适。

（2）通过配戴墨镜和使用人工泪液以减轻畏光，缓解异物感。

（3）精神护理：避免不良的情绪刺激，调理情志，保持心情舒畅。

（4）饮食调护：养成良好的饮食习惯，合理营养，忌食肥甘厚腻及辛辣炙煿之品，以免加重病情。

（5）在眼珠尚未突出的阶段应积极治疗，防止病变进一步发展。

【 注意事项 】

（1）本病疗程长，且有复发的可能性，病人需有耐心地接受规范的治疗。

（2）TAO 的治疗较为复杂，目前尚缺乏根本的治愈方法，多数病人需要采取综合治疗措施。有全身病史者，应积极治疗全身病。

【 重点提示 】

TAO 是成人最常见的眼眶疾病之一，它属于一种自身免疫性疾病。近年来在不断的临床探索和研究过程中发现中医药治疗 TAO 有其独特优势，中医药治疗能有效调整机体的免疫功能、防止复发、缩短疗程、提高疗效，并能够依个人情况辨证治疗、随症加减，充分体现了中医辨证论治的特色。

临证之时，当谨守病证结合诊疗模式，主要从抓住主症、辨别体征、分析病位、确定病性、分证论治着手。

（1）抓住主症主面：TAO 表现为眼珠逐渐突起，红赤凝定如鹘鸟，或视一为二之症，继之眼珠突起甚至出眶，病程日久，可见眼珠渐突出眶，胞睑难于闭合，白睛红赤肿胀，黑睛暴露生翳。临证之时，一定要认真询问其发病形式，伴发症状，发病过程，有无诱因，家族中是否有类似疾病病人，有的放矢，针对性地去补充检查内容，进行诊断和鉴别诊断。对于复杂病例，一时难以明确诊断的可疑病人，要防微杜渐，加强随访，以免失察误诊。与此同时，要注意将中医四诊与临床主诉融会贯通，在中医整体观和辨证论治理论指导下，进行临床施治，体现辨证论治特色和优势，取得预期疗效。

（2）辨别体征方面：要仔细检查眼眶、眼睑、眼球、眼底等，辨别细微病变显得尤为重要。随着现代医学的发展，借助现代检查仪器，使整体辨证与局部辨证、宏观辨证与微观辨证相结合的辨证思路得以实现。临床上，我们要仔细分析眼睑改变，眼球是否突出及是否有运动障碍，眼底视盘是否水肿或苍白等，便于及时发现早期改变，做出正确诊断。

（3）分析病位方面：分析病位可从三个方面进行考虑。第一，病变发生的部位，TAO常因病情轻重不同而表现各异，初期表现为眼珠逐渐突起，红赤凝定如鹘鸟，或视一为二之症，继之眼珠突起甚至出眶，病程日久，可见眼珠渐突出眶，胞睑难于闭合，白睛红赤肿胀，黑睛暴露生翳，通过分析病位，可对疾病的性质及预后有全面系统的认识。第二，遵循中医四诊八纲、气血津液辨证、脏腑经络辨证学说，在辨证论治思想指导下，分析病机，确定病位，即病在何脏何腑、寒热虚实、气血盛衰情况，为遣方用药服务。TAO多从肝、脾、肾论治者居多。第三，根据疾病发生的不同阶段、主要临床问题进行分析。疾病初期，病情较轻，多由肝郁气滞、水湿停滞、痰火上扰所致，可从肝、脾着手进行辨证施治；随着病情发展，可出现瘀血阻络、痰浊内停之标实，脾气虚弱、肝肾阴虚之本虚，病位责之肝、脾、肾。

（4）确定病性方面：初期多为实证，中晚期多以虚实夹杂证或虚证为主，年老体弱者初期也可出现虚实夹杂证。

（5）分型论治方面：主要从气郁化火证、阴虚阳亢证、痰瘀阻滞证来遣方用药，临证之时，亦需考虑兼症。所以治疗应注重清肝泻火、解郁散结、滋阴潜阳、化瘀祛痰等。

在病证结合的基础上，还应该吸纳治疗TAO的现代实验成果，这将能起到很好的协同作用。可以预计随着研究工作的深入，辨证论治水平的提高，处方用药不断得到整合优化，中医药防治TAO将会发挥更大的作用。

【现代研究进展】

（一）基础研究

1. 发病机制

TAO是一种器官特异性、多因素、多种基因遗传模式的自身免疫性疾病，受多种易感基因及环境刺激因素的共同作用。研究表明，不同的种族易感基因有所不同，且同一家系中，TAO的表现亦不完全相同，提示有多种基因参与其发病机制。近年来，对于TAO易感基因的研究正迅速向广度发展，细胞因子（CK）相关基因、人类白细胞DR抗原基因（DR）、尿苷二磷酸葡萄糖脱氢酶基因（UGDH）等与之均有不同程度的关联。Liu等针对亚洲人群的研究发现，IL-1仅相关基因rsl800587位点的T-889C基因多态性及IL-1B相关基因rsl6944位点的A-511G基因多态性均与TAO的敏感性有关。

2. 动物模型

吕红彬等证实用TSHR基因免疫或TSHR活化后的脾细胞及CD4$^+$T细胞免疫BALB/C小鼠构建TAO模型是一种有效的方法。这种模型与人类的组织学特征接近。在免疫鼠眶内组织内发现具有免疫活性的TSHR蛋白表达增强，支持TSHR作为交叉抗原参与TAO发病的假说，即在一些内在或外界环境因素作用下，导致甲状腺抗原的释放，引起自身免疫反应的发生，自身免疫性T淋巴细胞被激活，结果引起针对TSHR的细胞和体液免疫反应扩增，一方面导致自身免疫性甲状腺疾病的发生，另一方面激活的淋巴细胞通过辨认甲状腺与眼眶的交叉抗原（TSHR）进入眼眶，导致眼部的病变。总之，该模型进一步证实了TSHR和针对自身抗原的淋巴细胞在TAO的自身免疫过程中起着非常重要的作用。

（二）临床研究

1. 中医药治疗

有学者单独使用中药复方治疗 TAO 某一证型，其机制可能是中药含有一定的调节免疫、促使炎症修复、抗氧化、清除氧自由基等作用。李红等运用平目汤 2 号（由生黄芪、丹参、桂枝等组成）对非活动期 Graves 病浸润性突眼属阳气亏虚、痰瘀阻滞证进行观察，治疗组用"平目汤 2 号"和泼尼松模拟药口服，对照组予泼尼松和"平目汤 2 号"模拟药口服，两组疗程均为 12 周。结果：治疗组中医证候积分低于对照组（$P < 0.01$），突眼度明显低于对照组（$P < 0.01$），总有效率高于对照组（$P < 0.01$）。晏琳根据"异病同治"的原则，运用天麻钩藤饮加减治疗甲亢突眼 20 例，结果显示：治疗组眼球突出度及视力检测明显改善，与对照组比较，差异有统计学意义（$P < 0.05$）。武春丽运用二陈汤合桃红四物汤治疗甲亢症突眼 36 例，认为治疗应着重化痰散结，活血化瘀，同时可辅以疏肝理气、清肝泻火、健脾利湿，结果：临床治愈 2 例，显效 16 例，有效 14 例，无效 4 例，总有效率 88.9%。林旋等使用治甲一方治疗肝火旺盛型 Graves 病，两组均常规使用甲巯咪唑抗甲状腺治疗，治疗组加用治甲一方，其药物组成：牛蒡子 15g、柴胡 15g、栀子 15g、牡丹皮 15g、猫爪草 30g、浙贝母 15g、钩藤 15g、白芍 15g 等。结果显示：治疗组甲亢控制优于对照组、突眼度小于对照组，总有效率优于对照组。薛科辉等使用自拟突眼消汤治疗阴虚阳亢、痰瘀阻滞证 Graves 眼病，治疗组单用自拟突眼消汤，药物组成为：太子参、生地黄、北沙参、熟地黄、夏枯草、羌活、白芷、川芎、炮山甲、防风、菊花、九里光、苦丁茶、柴胡、当归、石决明、谷精草、猪苓、车前子、酸枣仁、生甘草；对照组予泼尼松口服，结果显示：治疗组在中医症状改善及突眼度改善显著优于对照组。

2. 西医治疗

TAO 的治疗包括药物治疗、眶放射治疗、眼部手术治疗。药物治疗主要是抗氧化治疗、免疫调节治疗；给药途径包括局部使用和全身使用。其中新型的免疫抑制剂如 B 淋巴细胞单抗、肿瘤坏死因子抑制剂、过氧化物酶增殖体激动受体拮抗剂等是近年的研究热点。Kahaly 等对于中重度 TAO 病人予以甲泼尼龙 500 mg，每周静脉滴注 1 次，共 6 次，然后再改为 250 mg 每周 1 次，共 6 次。发现总体剂量小，不良反应较少，且疗效不差于其他剂量较大方案。糖皮质激素的冲击治疗可以明显减轻炎性症状、视神经受累，从而改善生活质量，减少手术率，但对于眼外肌受累和突眼的改善还是有限。相对于口服给药，多项研究均提示静脉给药治疗的效果优于口服给药（前者有效率在 80%~90%；后者有效率在 60%~65%），且不良反应也明显少于口服给药。多个临床研究提示利妥昔单抗（B 淋巴细胞单抗）相对于糖皮质激素，能更有效改善 TAO 局部炎症反应和降低 CAS 评分。

3. 中西医结合治疗

近年来，多运用现代药理证实，含免疫抑制剂的中药联合糖皮质激素治疗、中西医结合治疗可减少糖皮质激素产生的副作用，在降低远期复发率方面优于单用西药治疗。穆亚东运用雷公藤多苷联合甲巯咪唑、泼尼松治疗甲亢突眼 61 例，治愈率 57.4%，显效率 18.0%，有效率 11.5%，无效率 11.5%。其优点是可以相应地减少甲巯咪唑、泼尼松的剂量，副作用小，缩短病程。杨永东在蒲公英配合碘 131 治疗 Graves 病合并突眼中发现，只有在症状完全被控制后，突眼才能得到较多的恢复和好转，而辅助应用蒲公英配 1311 放射性治疗 Graves 病合并突眼，能更为有效地使突眼得以好转或恢复。李贵茂等在对照组（丙硫氧嘧啶及甲泼尼龙口服）基础上，治疗组加用清热化痰、祛瘀散结之自拟方药睛突1号。药物组成：黄芩、柴胡、瓜蒌、竹茹、苍术、川芎、郁金、龙胆、当归、黄芪。2个月为 1 个疗程，共 3 个疗程。结果显示：2 组间总有效率无明显差异，但显效率差异显著。最大的优点是在保证疗效的前提下，抗甲状腺药物及免疫抑制剂用量的显著减少，该药的毒副作用也随之减少或消除。王雷采用自拟固本消瘿汤与西药合用治疗，药物组成：黄芪 15g、桔梗 10g、太子参 15g、夏枯草 15g、赤芍 15g、白芍 15g、青葙子 10g、煅牡蛎 30g、蜂房 15g。结果显示：治疗组不仅在降低甲亢病人血清甲状腺激素水平、升高促甲状腺激素水平方面明显优于单纯西药组，而且在改善突眼临床症状方面效果更为显著。张高锋等使用散结化瘀汤治疗甲状腺相关性眼病，其药物组成为当归、夏枯草、玄参各 15g，赤芍、栀子、黄芩、连翘各 12g，青皮、陈皮、浙贝母、法半夏、三棱、莪术各 10g，木香、香附、甘草各 6g，大枣 2 枚等。对照组使用甲泼尼龙静脉冲击治疗，治疗组在对照组基础上加用散结化瘀汤。其结果显示：CAS 评分、突眼度、眼裂宽两组均有明显改善，治疗组优于对照组；复视、视神经病变两组均有改善，但治疗组疗效优于对照组。

（张丽霞　张兆康）

参考文献

［1］钟勇. 甲状腺相关性眼病. 中国临床医生，2005，33（11）：9-11.

［2］汤玮，石勇铨. 甲状腺相关性眼病及新进展. 现代实用学，2012，24（08）：846-846.

［3］郏文亭，崔岱. 甲状腺相关性眼病发病机制及药物治疗新进展. 医学述，2012，18（21）：3599-3601.

［4］谭淑君，李春北，李铭. [131]I 治疗前后 Graves 病病人 CXCL10、CCL22 水平表达变化的研究. 海南医学，2014，25（14）：2102-2104.

［5］Smith TJ. Orbital fibroblasts exhibit a novel pattern of responses to proinflammatory cytokines：potential basis for the pathogenesis of thyroidassociated ophthalmopathy. Thyroid，2002，12（3）：197-203.

索引

眼科常用中药索引

眼科常用方剂索引

眼科常用中成药索引

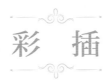

彩　插

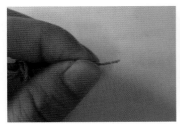
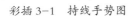

彩插3-1　持线手势图

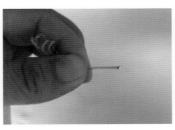

彩插3-2　正常合格的珠火图

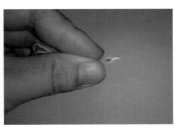

彩插3-3　大珠火，并有灰，不合格

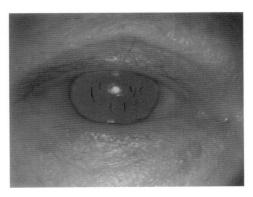

彩插5-1　泪膜破裂时间测定

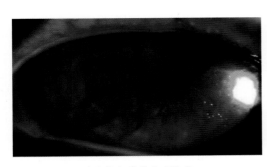

治疗前角膜荧光素染色

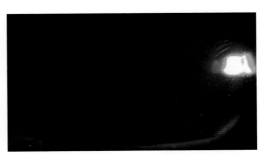

治疗1周后角膜荧光素染色

彩插5-2　治疗前后角膜荧光素染色对比

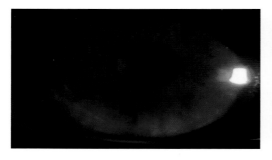
治疗前角膜荧光素染色

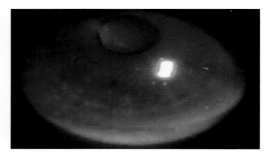
治疗 1 周后角膜荧光素染色

彩插 5-3　治疗前后角膜荧光素染色对比

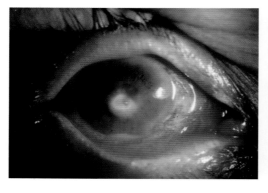
彩插 5-4　匍行性角膜溃疡伴轻度前房积脓

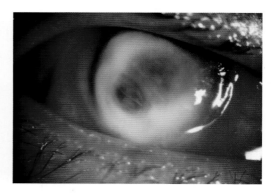
彩插 5-5　铜绿假单胞菌性角膜溃疡

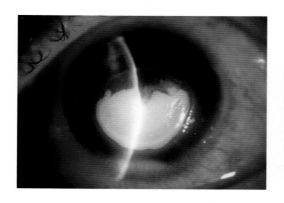
彩插 5-6　真菌性角膜溃疡

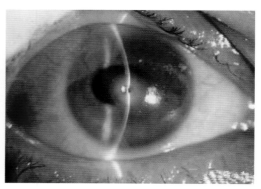
彩插 5-7　蚕食性角膜溃疡

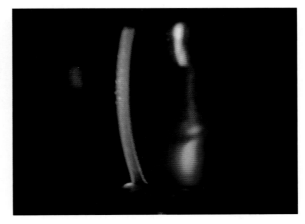

彩插 7-1

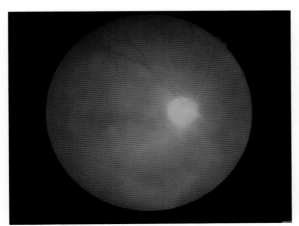

治疗前眼底及 FFA

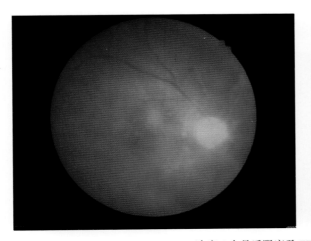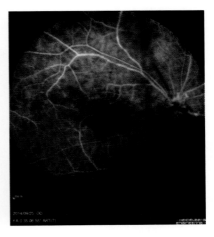

治疗 6 个月后眼底及 FFA

彩插 7-2　治疗前后眼底及 FFA 变化对比

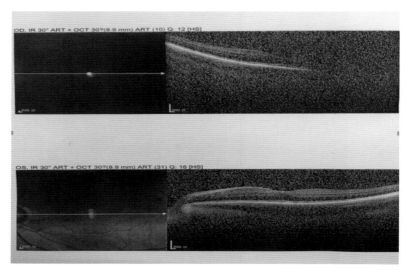

彩插 7-3　治疗前 OCT

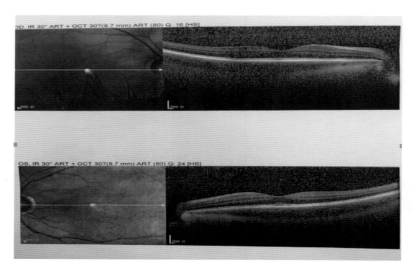

彩插 7-4　治疗 2 个月后 OCT

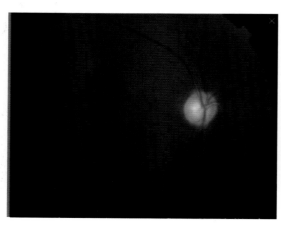

彩插 9-1　FFA

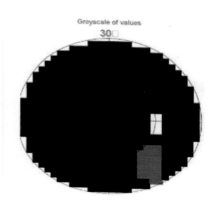

彩插 9-2　视野

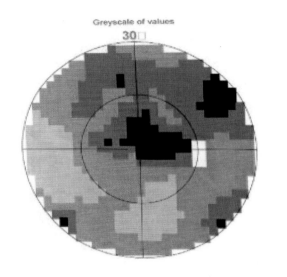 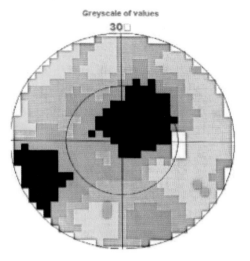

彩插 9-3　治疗后视野

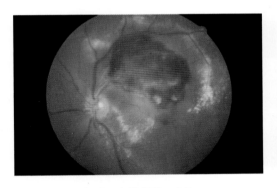

初诊　左眼指数 / 半尺

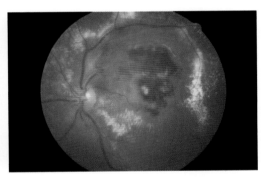

治疗半个月　左眼视力 0.03

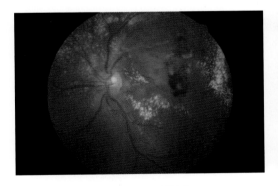

治疗 1 个月后　左眼视力 0.05

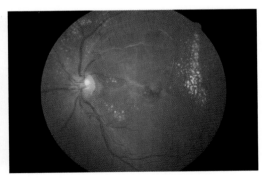

治疗 2 个月后　左眼视力 0.1

彩插 9-4　治疗前后眼底变化

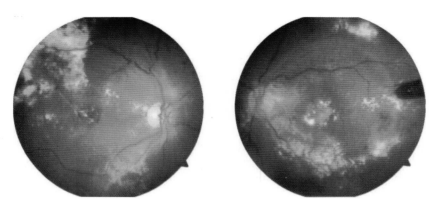

治疗前眼底情况（左图：右眼；右图：左眼）

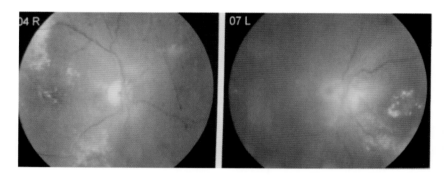

治疗后眼底情况（左图：右眼；右图：左眼）

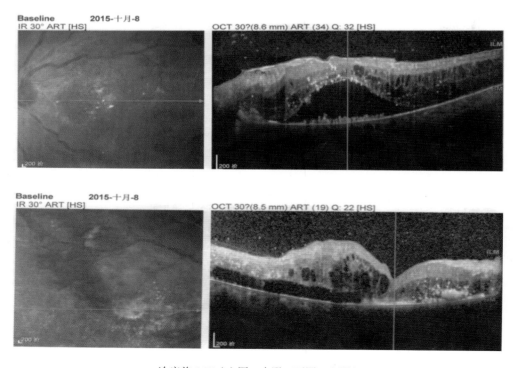

治疗前 OCT（上图：右眼；下图：左眼）

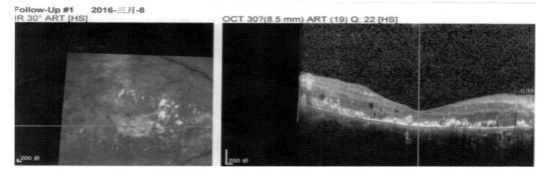

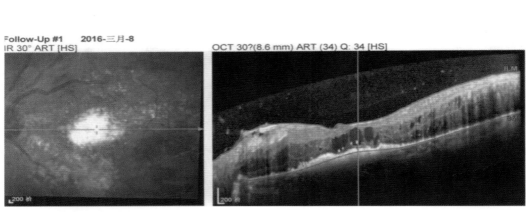

治疗 5 个月后 OCT（上图：右眼；下图：左眼）

彩插 9-5　治疗前后眼底变化及 OCT 变化

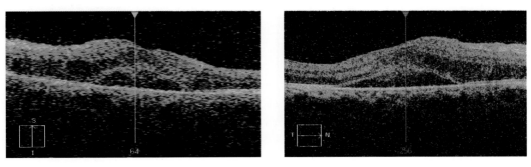

2014.6.23

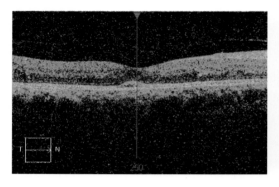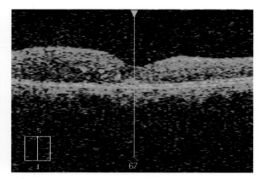

2014.10.27

a. 右眼治疗前后 OCT

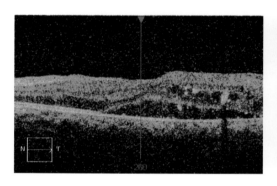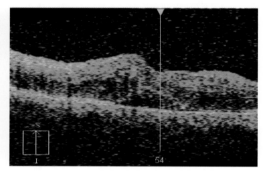

2014.6.23

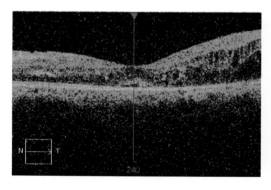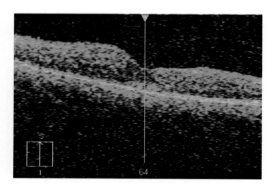

2014.10.27

b. 左眼治疗前后 OCT

彩插 9-6　治疗前后 OCT 对比

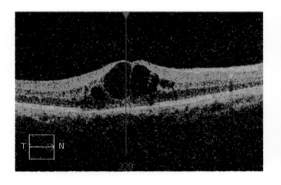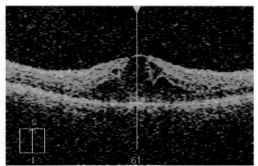

2015.2.12

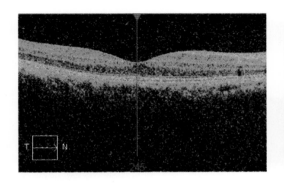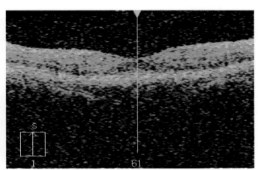

2015.5.14

a. 右眼治疗前后 OCT

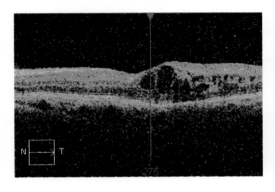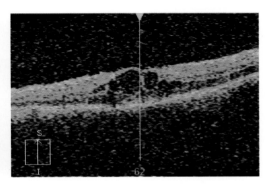

2015.2.12

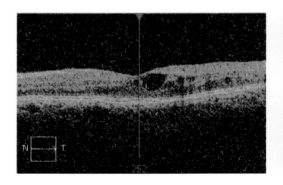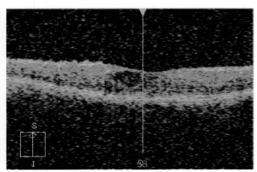

2015.5.14

b. 左眼治疗前后 OCT

彩插 9-7　治疗前后 OCT 对比

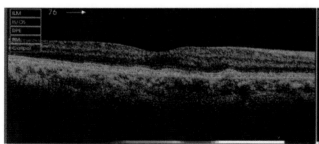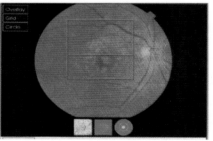

a. 治疗前 OCT

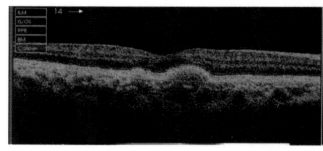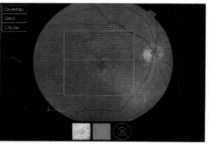

b. 治疗 6 个月后 OCT

彩插 9-8　治疗前后 OCT 对比

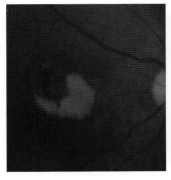 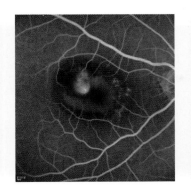

FFA（荧光素眼底血管造影）　　　　　　　ICGA（吲哚菁绿血管造影）

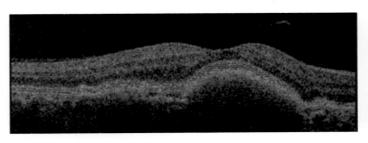 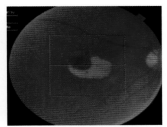

a. 初诊时眼底彩照、FFA、ICGA、OCT　　　　　　　眼底彩照

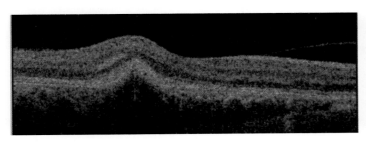 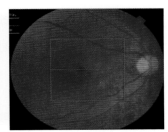

b. 二诊时 OCT

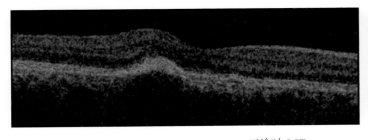 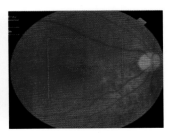

c. 三诊时 OCT

彩插 9-9　治疗前后 OCT 对比

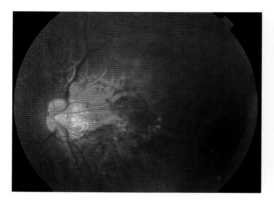

a. 治疗前眼底像黄斑深层出血

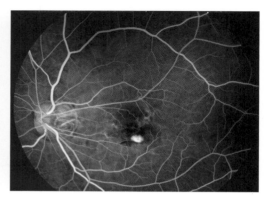

b. FFA 示 26 秒膜状荧光渗漏

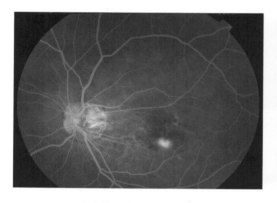

c. 治疗前 6 分 46 秒荧光渗漏

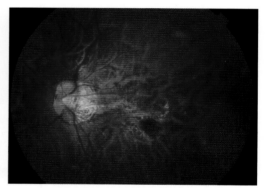

d. 治疗后眼底照 Fuchs 斑

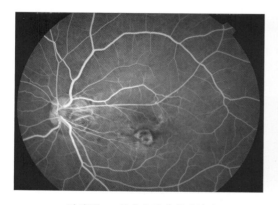

e. 治疗后 60 秒黄斑膜状荧光染色

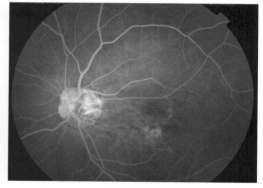

f. 治疗后 8 分 13 秒未见荧光渗漏

彩插 9-10　治疗前后对比